Die kindliche Entwicklung verstehen

Oskar Jenni

Die kindliche Entwicklung verstehen

Praxiswissen über Phasen und Störungen

Mit 198 farbigen Illustrationen

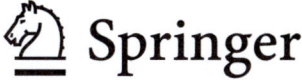

Oskar Jenni
Abteilung Entwicklungspädiatrie
Universitäts-Kinderspital Zürich
Zürich, Schweiz

ISBN 978-3-662-62447-0   ISBN 978-3-662-62448-7 (eBook)
https://doi.org/10.1007/978-3-662-62448-7

Die Deutsche Nationalbibliothek verzeichnet diese Publikation in der Deutschen Nationalbibliografie; detaillierte bibliografische Daten sind im Internet über http://dnb.d-nb.de abrufbar.

© Springer-Verlag GmbH Deutschland, ein Teil von Springer Nature 2021
Das Werk einschließlich aller seiner Teile ist urheberrechtlich geschützt. Jede Verwertung, die nicht ausdrücklich vom Urheberrechtsgesetz zugelassen ist, bedarf der vorherigen Zustimmung des Verlags. Das gilt insbesondere für Vervielfältigungen, Bearbeitungen, Übersetzungen, Mikroverfilmungen und die Einspeicherung und Verarbeitung in elektronischen Systemen.
Die Wiedergabe von allgemein beschreibenden Bezeichnungen, Marken, Unternehmensnamen etc. in diesem Werk bedeutet nicht, dass diese frei durch jedermann benutzt werden dürfen. Die Berechtigung zur Benutzung unterliegt, auch ohne gesonderten Hinweis hierzu, den Regeln des Markenrechts. Die Rechte des jeweiligen Zeicheninhabers sind zu beachten.
Der Verlag, die Autoren und die Herausgeber gehen davon aus, dass die Angaben und Informationen in diesem Werk zum Zeitpunkt der Veröffentlichung vollständig und korrekt sind. Weder der Verlag, noch die Autoren oder die Herausgeber übernehmen, ausdrücklich oder implizit, Gewähr für den Inhalt des Werkes, etwaige Fehler oder Äußerungen. Der Verlag bleibt im Hinblick auf geografische Zuordnungen und Gebietsbezeichnungen in veröffentlichten Karten und Institutionsadressen neutral.

Lektorat: Christine Lerche
Illustration Umschlag: © Sandra Niemann, Zürich

Springer ist ein Imprint der eingetragenen Gesellschaft Springer-Verlag GmbH, DE und ist ein Teil von Springer Nature.
Die Anschrift der Gesellschaft ist: Heidelberger Platz 3, 14197 Berlin, Germany

Meinen fünf Lehrern
Remo H. Largo
Gian-Luca, Andrea, Lino und Maurus Jenni

Vorwort: Die Bedeutung von Entwicklungswissen

Dieses Buch gibt einen Überblick über die kindliche Entwicklung von der Geburt bis in das Erwachsenenalter und vermittelt Entwicklungswissen an Bezugs- und Fachpersonen. Es baut auf der These auf, dass Kinder gleichen Alters sehr verschieden sind und dass jedes einzelne Kind vielfältige Facetten in sich trägt.

Wenn ich als Entwicklungspädiater Kindern und Jugendlichen begegne, versuche ich, ihre Stärken und Schwächen zu erkennen, ihr individuelles Profil zu akzeptieren und sie motivierend zu unterstützen. Ich muss mir dabei ihr Vertrauen erst „verdienen" – durch eine kindorientierte Haltung, in der ich Verständnis für ihre spezifischen Herausforderungen und Nöte zeige und meine Erwartungen an ihre individuellen Eigenheiten anpasse. Denn ich bin überzeugt, dass sich Kinder und Jugendliche nur durch eine Passung mit dem Umfeld – einen Fit, wie es Remo Largo nannte – bestmöglich entfalten können.

Wie kann diese Passung gelingen, wie können wir Kinder und Jugendliche auch in schwierigen Phasen der Entwicklung verstehen und ihnen angemessen begegnen? Die Motivation für dieses Buch entstand aus meiner Beobachtung und Überzeugung heraus, dass Bezugs- und Fachpersonen auf ein fundiertes Entwicklungswissen zurückgreifen sollten, um Kinder und Jugendliche „lesen" zu können. Dabei ist besonders wichtig, die Welt aus dem Blickwinkel der Kinder und Jugendlichen wahrzunehmen – ein Credo, das sich wie ein roter Faden durch dieses Buch zieht.

Zahlreiche Fallbeispiele und Handlungssituationen aus der Praxis sowie Abbildungen, Illustrationen und Tabellen sollen Ihnen, liebe Leserinnen und Leser, das Verständnis für die kindliche Entwicklung erleichtern. Dieses Buch gibt keine konkreten Tipps oder Ratschläge, denn jede Situation, jedes Kind ist anders. Vielmehr bietet es eine wissenschaftlich fundierte Grundlage von Entwicklungswissen, auf der Fachpersonen ihre individuellen und kindgerechten Handlungsoptionen in der Praxis begründen können.

Grundlegend scheint mir dabei der Leitsatz, dass die Vielfalt von kindlichen Eigenschaften eine wichtige, unbedingt zu fördernde Ressource ist. Das vorliegende Buch möchte einen Beitrag dazu leisten, im Umgang mit der kindlichen Variabilität geeignete Lösungen zu finden und darüber hinaus im Umfeld – sei es im Elternhaus oder auch in der Schule – mehr Verständnis für individuelle Entwicklungssituationen zu bewirken.

Ein Buch wie dieses lebt von den wissenschaftlichen Befunden zahlreicher Forschender weltweit. Ich habe dabei eine eigene Bewertung des Wissensstandes über die kindliche Entwicklung und eine Selektion aus der unendlichen Flut von wissenschaftlichen Resultaten vorgenommen – mit der Zielsetzung, die Erkenntnisse aus der Forschung nicht nur in einem wissenschaftlichen Kontext zu vermitteln, sondern auch für die Praxis nutzbar zu machen.

Ich habe dieses Buch als Entwicklungspädiater geschrieben und dabei versucht, das Kind als Ganzes zu sehen und in den Mittelpunkt zu stellen. Die Entwicklungspädiatrie versteht sich als Fachgebiet der Kinder- und Jugendmedizin, das alle Aspekte der Entwicklung von gesunden und kranken Heranwachsenden integriert. Sie bemüht sich um eine umfassende Sichtweise auf Kinder und Jugendliche unter Einbezug von medizinischen, biologischen, psychologischen, sozialen sowie pädagogischen Aspekten und vertritt dabei eine kindorientierte Werthaltung. In dieser Tradition, aus diesem Verständnis heraus ist auch dieses Buch entstanden.

Oskar Jenni
Zürich
Februar 2021

Danksagung

Ich bin zahlreichen Kolleginnen und Kollegen aus der Entwicklungspädiatrie, Kinder- und Jugendmedizin, Kinder- und Neuropsychologie, Pädagogik und Sonderpädagogik, den Neurowissenschaften, der Genetik, Statistik, Anthropologie und den Bewegungswissenschaften sehr dankbar für ihre Unterstützung im Entstehungsprozess des Buches sowie für ihre fachlichen Hinweise und Beiträge zu einzelnen Kapiteln (in alphabetischer Reihenfolge): Helen Baumann, Caroline Benz, Silvia Brem, Judith Burkart, Daniela Bühler, Jon Caflisch, Aziz Chaouch, Birgit Ernst, Ruth Etter, Regula Franz, Sepp Holtz, Reto Huber, Martina Hug, Tanja Kakebeeke, Daniel Konrad, Karin Kucian, Barbara Kühni, Patricia Lannen, Bea Latal, Sonja Laube, Rabia Liamlahi, Ursina McCaskey, Maria Mögel Wessely, Patrick Orban, Susanne Polentarutti, Anita Rauch, Valentin Rousson, Christoph Rutishauser, Christina Schaefer, Kaspar Staub, Susanne Staubli, Susanne Stronski, Hans Henrik Thodberg, Rainer Truninger, Michael von Rhein, Flavia Wehrle und Barbara Wirz.

Der wissenschaftlichen Illustratorin Sandra Niemann verdanke ich die anschauliche und einladende Gestaltung dieses Fachbuches mit zahlreichen Abbildungen und Illustrationen. Ihre Arbeit wurde von der Maiores Stiftung finanziert.

Stefanie Wolff-Heinze hat mich in den letzten zwei Jahren mit vielen Ratschlägen und Ideen begleitet. Sie hat mit ihrem großen Engagement und ihrem sorgfältigen Lektorat wesentlich zum Gelingen dieses Buches beigetragen.

Mein Dank gilt auch Dr. Christine Lerche vom Springer Verlag, die ich mit der Idee eines umfassenden Fachbuches über die kindliche Entwicklung begeistern konnte; sie und Christiane Beisel haben mir im Entstehungsprozess dieses Buches als wertvolle Ratgeberinnen zur Seite gestanden.

Zu besonderem Dank für die großzügige, finanzielle Unterstützung bin ich Felix H. Sennhauser, dem vormaligen ärztlichen Direktor des Universitäts-Kinderspitals Zürich, sowie Monica Giedion-Risch und ihrer *Stiftung. Für das Kind* verpflichtet, die dieses Buchprojekt überhaupt erst ermöglicht haben.

Mit großer Anerkennung und tiefer Dankbarkeit verbunden fühle ich mich vor allem meinem Mentor Remo H. Largo, der am 11. November 2020 verstorben ist. Er lehrte mich jeden Tag, wie vielfältig das Menschsein ist, und was wir tun können, damit jeder von uns seine Individualität leben kann. Er hat mir vor Augen geführt, dass wir uns als Erwachsene an das Kind anpassen müssen – und nicht das Kind an uns. Diese kindorientierte Haltung ist sein großes Vermächtnis, das in diesem Buch zum Ausdruck kommt.

Inhaltsverzeichnis

1	**Die Gesetzmäßigkeiten der kindlichen Entwicklung – Variabilität als zentraler Faktor**	1
1.1	Entwicklungswissen schafft Handlungsoptionen	3
1.2	Jedes Kind ist anders: Variabilität als Chance und Herausforderung	5
1.2.1	Erkenntnisse zur Variabilität aus historischer Sicht	6
1.2.2	Die interindividuelle Variabilität	7
1.2.3	Das Entwicklungsalter	11
1.2.4	Das biologische Alter	15
1.2.5	Das relative Alter	16
1.2.6	Die Reifung	18
1.2.7	Die Entwicklungsgeschwindigkeit	21
1.2.8	Die intraindividuelle Variabilität	22
1.3	Die Entwicklung von Kindern über die Zeit: mal kontinuierlich, mal sprunghaft	26
1.3.1	Sprünge, Stufen und Phasen der Entwicklung	28
1.3.2	Stabilität der Entwicklung	32
1.4	Nur eine Frage der Gene? Die Wechselwirkungen zwischen Anlage und Umwelt	41
1.4.1	Die Bedeutung der Anlage	42
1.4.2	Die Bedeutung der Umwelt	46
1.4.3	Die Mechanismen zwischen Anlage und Umwelt	49
	Literatur	55
2	**Bereiche der Entwicklung – die Facetten des Kindes**	59
2.1	Das körperliche Wachstum: Wie Kinder Gestalt annehmen	61
2.1.1	Dynamik des Wachstums	61
2.1.2	Geschlechtsunterschiede	63
2.1.3	Säkularer Trend	64
2.1.4	Erfassung des Wachstums	65
2.2	Das Gehirn – ein zentraler Impulsgeber für die Entwicklung	66
2.2.1	Aufbau des Gehirns	66
2.2.2	Grundlegendes zur Hirnentwicklung	68
2.2.3	Neurogenese und Migration	69
2.2.4	Myelinisierung	70
2.2.5	Bildung von Synapsen	70
2.2.6	Elimination von Synapsen	72
2.2.7	Regionaler Verlauf der Bildung und Elimination von Synapsen	75
2.2.8	Kritische und sensible Phasen	76
2.2.9	Geschlechtsunterschiede	82
2.2.10	Methoden zur Untersuchung des Gehirns	82
2.3	Mit den Sinnen ins Leben starten: die kindliche Wahrnehmung	83
2.3.1	Systematisierung der Wahrnehmung	83
2.3.2	Grundlegendes zur Entwicklung der Wahrnehmung	85
2.3.3	Erfassung der Wahrnehmung	85
2.4	Das Schlafverhalten – vom Wachsein zum Schlaf und zurück	86
2.4.1	Schlafphysiologie	86
2.4.2	Regulation des Schlafes	88

2.4.3	Grundlegendes zur Entwicklung des Schlafes	91
2.4.4	Geschlechtsunterschiede und säkularer Trend	91
2.4.5	Schlaf und Lernen	92
2.4.6	Erfassung des Schlafes	93
2.5	**Immer in Bewegung: motorische Fähigkeiten und Fertigkeiten**	94
2.5.1	Systematisierung der Motorik	94
2.5.2	Grundlegendes zur motorischen Entwicklung	97
2.5.3	Geschlechtsunterschiede	98
2.5.4	Säkularer Trend	101
2.5.5	Die motorische Entwicklung als dynamisches System	102
2.5.6	Die motorische Kontrolle im Gehirn	104
2.5.7	Erfassung der Motorik	105
2.6	**Kognition, Intelligenz und die Kontrollprozesse des Denkens**	106
2.6.1	Systematisierung des kindlichen Denkens	107
2.6.2	Theorien der geistigen Entwicklung	117
2.6.3	Geschlechtsunterschiede	121
2.6.4	Säkularer Trend	123
2.6.5	Erfassung der Kognition	124
2.7	**Die Entwicklung der Sprache – Interaktion mit der Umwelt**	124
2.7.1	Systematisierung der Sprache	125
2.7.2	Grundlegendes zur Sprachentwicklung	130
2.7.3	Geschlechtsunterschiede	136
2.7.4	Zusammenhang zwischen Sprache und Kognition	136
2.7.5	Neurobiologische Grundlagen der Sprachentwicklung	138
2.8	**Vom Ich zum Wir: die soziale und emotionale Entwicklung**	139
2.8.1	Systematisierung	139
2.8.2	Entwicklungstheorien zum Sozialverhalten	157
2.8.3	Geschlechtsunterschiede	159
	Literatur	161
3	**Das Säuglingsalter – Kontaktaufnahme mit der Welt**	**173**
3.1	**Körperliches Wachstum – das dynamische erste Lebensjahr**	175
3.1.1	Der Gewichtsverlauf	175
3.1.2	Das Kopfwachstum	177
3.1.3	Die ersten Zähne	178
3.2	**Vom Reflex zum freien Gehen: die Motorik in den ersten zwölf Lebensmonaten**	179
3.2.1	Frühkindliche Reflexe	180
3.2.2	Körperkontrolle und -haltung	183
3.2.3	General Movements	185
3.2.4	Koordinierte Bewegungen	187
3.2.5	Greifen	188
3.2.6	Entwicklung zum freien Gehen	190
3.3	**Sehen, Hören, Fühlen – was der Säugling bereits wahrnimmt**	193
3.3.1	Visuelle Wahrnehmung	193
3.3.2	Auditive Wahrnehmung	197
3.3.3	Geschmacks-, Geruchs- und Tastsinn	199
3.4	**Das Ernährungsverhalten – von der Stillzeit an den Familientisch**	200
3.4.1	Physiologische Regulationsmechanismen	201
3.4.2	Entwicklungsphasen des Essverhaltens	202

3.4.3	Kulturelle und soziale Einflüsse	203
3.4.4	Nahrungsvorlieben	203
3.4.5	Die Eltern-Kind-Interaktion beim Essen	204
3.4.6	Essverhalten und frühkindliche Autonomieentwicklung	205
3.5	**In den Rhythmus finden: das Schlaf- und Schreiverhalten**	205
3.5.1	Schlafphysiologie	205
3.5.2	Entwicklung des frühen Schlaf-Wach-Rhythmus	206
3.5.3	Der Schlafort des Säuglings	208
3.5.4	Das Schreiverhalten des Säuglings	209
3.6	**Ein kluges Köpfchen – die frühe kognitive Entwicklung**	211
3.6.1	Erkunden der gegenständlichen Welt	211
3.6.2	Frühes Kategorisieren	213
3.6.3	Numerisches Wissen	213
3.6.4	Basales Zeitverständnis	214
3.6.5	Kausales Denken	214
3.6.6	Entwicklung des Gedächtnisses	215
3.6.7	Entwicklung der Aufmerksamkeit	217
3.7	**Mit Gesten kommunizieren: Wie sich Säuglinge verständlich machen**	217
3.8	**Erste Kontakte mit sich und Anderen knüpfen – das frühe Sozialverhalten**	219
3.8.1	Bindungsverhalten	219
3.8.2	Soziale Fähigkeiten	223
3.8.3	Emotionale Fähigkeiten	224
3.8.4	Emotionsregulation und Temperament	225
	Literatur	228
4	**Frühe Kindheit – Kind sein dürfen**	**233**
4.1	**Start in die Mobilität: Der Körperbau verändert sich**	235
4.2	**Greifen, Gehen, Gleichgewicht – das Kind kommt in Bewegung**	236
4.2.1	Das freie Gehen	237
4.2.2	Motorische Basisfertigkeiten: Springen, Hüpfen, Werfen	239
4.2.3	Feinmotorische Fertigkeiten	241
4.2.4	Rechts- oder Linkshänder	242
4.2.5	Stifthaltung	244
4.2.6	Der zunehmende Bewegungsdrang	244
4.2.7	Bewegungsstereotypien	245
4.3	**Die Entwicklung der Sauberkeit – Trockenwerden als individueller Reifeschritt**	247
4.4	**Weniger am Tag, mehr in der Nacht: Schlafverhalten in der frühen Kindheit**	248
4.4.1	Individueller Schlafbedarf	248
4.4.2	Einschlafrituale und Einschlafhilfen	250
4.4.3	Das Kind im Elternbett	251
4.4.4	Besondere Verhaltensweisen im Schlaf	252
4.5	**Die kognitive Entwicklung: Lernen als Kinderspiel**	253
4.5.1	Was ist Spiel – und warum spielen Kinder?	253
4.5.2	Das Raumspiel	256
4.5.3	Das symbolische Spiel	259
4.5.4	Nachahmung und soziales Lernen	261

4.5.5	Geschlechtsunterschiede im Spiel	262
4.5.6	Spielverhalten von Kindern mit Entwicklungsstörungen	263
4.5.7	Kategorisieren	263
4.5.8	Das Verständnis für Zahlen	265
4.5.9	Vom basalen zum konkreten Zeitverständnis	266
4.5.10	Kausales und schlussfolgerndes Denken	267
4.5.11	Exekutive Funktionen	268
4.6	**Mit dem Stift Spuren hinterlassen – die Freude am Zeichnen**	269
4.6.1	Funktionen des kindlichen Zeichnens	269
4.6.2	Phänomenologie des kindlichen Zeichnens	270
4.7	**Wortschatzerwerb im Eiltempo – die Sprachentwicklung**	274
4.7.1	Die ersten Wörter	274
4.7.2	Die große Variabilität des Spracherwerbes	275
4.7.3	Sprachentwicklung durch soziale Interaktion	276
4.7.4	Merkmale des frühen Spracherwerbes	276
4.8	**Soziales Verhalten: Verständnis für das Selbst und das Gegenüber**	277
4.8.1	Das Selbstverständnis	278
4.8.2	Theory of Mind	280
4.8.3	Emotionen ausdrücken und verstehen	282
4.8.4	Emotionsregulation und Bedürfnisaufschub	283
4.8.5	Entwicklung von Empathie und prosozialem Verhalten	283
4.8.6	Das Bindungsbedürfnis	284
	Literatur	285
5	**Mittleres Kindesalter – ein bedeutsamer Übergang**	291
5.1	**Mehr Zahnlücken, mehr Muskulatur: die körperliche Entwicklung**	293
5.2	**Ein Schub in der motorischen Leistungsfähigkeit: schneller, höher und weiter**	294
5.2.1	Entwicklung von Kraft, Schnelligkeit und Ausdauer	294
5.2.2	Elegantere Bewegungen	296
5.2.3	Erwerb von komplexen motorischen Fertigkeiten	299
5.2.4	Trainierbarkeit und motorische Lernfähigkeit	299
5.3	**Die kognitive Entwicklung – eine Phase markanter Veränderungen**	300
5.3.1	Kausales und logisches Denken	302
5.3.2	Gedächtnisentwicklung	303
5.3.3	Exekutive Funktionen	307
5.3.4	Metakognitive Fähigkeiten – das Lernen lernen	308
5.3.5	Kategorisieren	311
5.3.6	Räumliches Denken	311
5.3.7	Zeichnen – Bilder der kindlichen Entwicklung	311
5.3.8	Das magische Denken und der unsichtbare Freund	317
5.3.9	Das Zeitwissen	318
5.4	**Eintauchen in die Kulturtechniken: Wie Kinder schulische Fertigkeiten erlernen**	319
5.4.1	Entwicklung des Schreibens	320
5.4.2	Entwicklung des Lesens	324
5.4.3	Entwicklung des Rechnens	327
5.5	**Ich und die Welt um mich herum: Fortschritte in der sozialen Kompetenz**	331

5.5.1	Die Entwicklung des Selbstkonzeptes	331
5.5.2	Die Vorstellung über das eigene Geschlecht	333
5.5.3	Emotionen und deren Regulation	337
5.5.4	Beziehungen zu Gleichaltrigen	338
5.6	**Passung zwischen Kind und Umwelt – das Fit-Konzept**	339
5.6.1	Bedürfnis nach Geborgenheit und Zuwendung	340
5.6.2	Wunsch nach sozialer Anerkennung	341
5.6.3	Drang nach Leistung und Erfolg	342
5.6.4	Das Fit-Konzept in der Praxis	343
	Literatur	347
6	**Adoleszenz – Schritt für Schritt ins Erwachsenenleben**	353
6.1	**Die Jugendjahre im Wandel der Zeit**	355
6.2	**Die Pubertät: eine Phase körperlicher Veränderungen**	357
6.2.1	Die Pubertät bei Mädchen	360
6.2.2	Die Pubertät bei Jungen	362
6.3	**Die Nacht zum Tag machen – das jugendliche Schlafverhalten**	364
6.3.1	Veränderungen der inneren Uhr	367
6.3.2	Veränderungen der Schlafhomöostase	368
6.4	**Kognitive Entwicklung in der Adoleszenz: der Wachstumsschub im Kopf**	369
6.4.1	Exekutive Funktionen: mehr Selbstkontrolle, weniger Abhängigkeit	371
6.4.2	Metakognitive Strategien: effektiv lernen und planen	373
6.4.3	Zeitbewusstsein: zwischen Vergangenheit und Zukunft	374
6.5	**Neue Balance zwischen Distanz und Nähe – das jugendliche Sozialverhalten**	374
6.5.1	Das erweiterte Selbstkonzept – die Identität	374
6.5.2	Jugendliche Emotionen – die Lust nach Sensationen	380
6.5.3	Erweiterte Perspektivenübernahme	383
6.5.4	Autonomieentwicklung: weg von den Eltern	383
6.5.5	Neue Beziehungen: Gleichaltrige, Freunde und Liebesbeziehungen	386
6.5.6	Das moralische Denken und Fühlen von Jugendlichen	391
6.6	**Das Gehirn im Reifungsprozess: eine Zeit der Emotionalität und Selbstreflexion**	393
	Literatur	396
7	**Störungen der Entwicklung – mit Unsicherheiten leben**	401
7.1	**Störungen als Spiegel der Variabilität: die Terminologie**	403
7.2	**Einblicke in das Spektrum von Entwicklungsstörungen**	406
7.3	**Entwicklungsdiagnostik – unverzichtbar bei der Suche nach der Ursache**	409
7.3.1	Quellen der Diagnostik	409
7.3.2	Entwicklungsscreening	410
7.3.3	Entwicklungstestung	411
7.4	**Risiko- und Schutzfaktoren für die Entwicklung eines Kindes**	414
7.4.1	Risikofaktoren	414
7.4.2	Schutzfaktoren	416
7.4.3	Wechselwirkungen von Risiko- und Schutzfaktoren	418
7.5	**Abklärung und Förderung bei globalen Entwicklungsstörungen**	419

7.5.1	Unterschiedliche Schweregrade	419
7.5.2	Ursachen von Entwicklungsstörungen	420
7.5.3	Fördermaßnahmen bei Entwicklungsstörungen	423
7.6	**Die Motorikstörung: ein prognostischer Marker**	424
7.6.1	Die Kriterien der Motorikstörung	425
7.6.2	Entstehung und Verlauf	425
7.6.3	Das klinische Bild	426
7.6.4	Die diagnostischen Schritte	427
7.6.5	Motorische Störungen bei Kindern mit Entwicklungsrisiken	429
7.6.6	Entwicklungsförderung der Motorik	429
7.7	**Sprachentwicklungsstörung: Je früher erkannt, umso besser!**	430
7.7.1	Die Sprachentwicklungsstörung und ihre Entstehung	430
7.7.2	Risikofaktoren von Sprachstörungen	432
7.7.3	Bedeutung des Umfeldes bei kindlichen Sprachstörungen	434
7.7.4	Abklärung von Sprachstörungen	434
7.7.5	Sprachliche Entwicklungsförderung	434
7.8	**Die Aufmerksamkeitsdefizit-Hyperaktivitäts-Störung als Spektrumdiagnose**	436
7.8.1	Das klinische Bild	436
7.8.2	Kein allgemein anerkanntes Störungsmodell	437
7.8.3	Kein zuverlässiger Test	437
7.8.4	Überschneidungen mit anderen Krankheitsbildern	438
7.8.5	ADHS als unreifes Verhalten	438
7.8.6	ADHS als dimensionale Störung	439
7.8.7	Klinische Diagnostik	440
7.8.8	Differentialdiagnosen	442
7.8.9	Synthese der Befunde	442
7.8.10	Behandlungsansätze bei ADHS	443
7.9	**Barrieren in der sozialen Interaktion: die Autismus-Spektrum-Störung**	444
7.9.1	Die Trias des Autismus	444
7.9.2	Häufigkeit: Anstieg oder nicht?	445
7.9.3	Die Entstehungswege des Autismus	446
7.9.4	Theory of Mind und zentrale Kohärenz: die Theorien zum Autismus	447
7.9.5	Das klinische Bild	447
7.9.6	Entwicklungsdiagnostik des Autismus	449
7.9.7	Begleiterkrankungen	450
7.9.8	Entwicklungsförderung	451
	Literatur	452
8	**Nachwort: Kindheit heute**	457
	Serviceteil	
	Stichwortverzeichnis	461

Über den Autor

Prof. Dr. med. Oskar Jenni
Der Facharzt für Kinder- und Jugendmedizin ist Co-Leiter der Abteilung Entwicklungspädiatrie am Universitäts-Kinderspital Zürich und außerordentlicher Professor für Entwicklungspädiatrie der Universität Zürich. Zu seinen Forschungsgebieten zählen u. a. das Schlafverhalten im Kindesalter sowie die motorische, kognitive und soziale Entwicklung von gesunden und kranken Kindern. Erkenntnisse aus der Forschung rund ums Kind zusammenzuführen und der Gesellschaft als interdisziplinären Wissensfundus zugänglich zu machen, ist das Ziel der *Akademie. Für das Kind. Giedion Risch* in Zürich, die der vierfache Familienvater als Mitbegründer leitet.

Die Gesetzmäßigkeiten der kindlichen Entwicklung – Variabilität als zentraler Faktor

Inhaltsverzeichnis

1.1 Entwicklungswissen schafft Handlungsoptionen – 3

1.2 Jedes Kind ist anders: Variabilität als Chance und Herausforderung – 5
1.2.1 Erkenntnisse zur Variabilität aus historischer Sicht – 6
1.2.2 Die interindividuelle Variabilität – 7
1.2.3 Das Entwicklungsalter – 11
1.2.4 Das biologische Alter – 15
1.2.5 Das relative Alter – 16
1.2.6 Die Reifung – 18
1.2.7 Die Entwicklungsgeschwindigkeit – 21
1.2.8 Die intraindividuelle Variabilität – 22

1.3 Die Entwicklung von Kindern über die Zeit: mal kontinuierlich, mal sprunghaft – 26
1.3.1 Sprünge, Stufen und Phasen der Entwicklung – 28
1.3.2 Stabilität der Entwicklung – 32

1.4 Nur eine Frage der Gene? Die Wechselwirkungen zwischen Anlage und Umwelt – 41
1.4.1 Die Bedeutung der Anlage – 42
1.4.2 Die Bedeutung der Umwelt – 46
1.4.3 Die Mechanismen zwischen Anlage und Umwelt – 49

Literatur – 55

© Springer-Verlag GmbH Deutschland, ein Teil von Springer Nature 2021
O. Jenni, *Die kindliche Entwicklung verstehen*, https://doi.org/10.1007/978-3-662-62448-7_1

Ob im Kindergarten oder in der Schule, im familiären Umfeld oder im gesellschaftlichen Kontext: Die Erwartungshaltung und das Verhalten von Erwachsenen gegenüber Kindern und Jugendlichen sind wesentlich von den Vorstellungen einer „normalen" kindlichen Entwicklung geprägt. Dabei spielen Verallgemeinerungen, die aus Alltagsbeobachtungen entstehen oder von der Erfahrung mit eigenen Kindern abgeleitet werden, eine bedeutende Rolle. So erwartet man beispielsweise, dass ein Kind bis zum ersten Geburtstag frei laufen kann, im Alter von zwei Jahren noch einen Mittagsschlaf macht, sich mit vier Jahren in Rollenspielen übt, zehnjährig flüssig liest und mit 14 Jahren einen Wachstumsschub hat.

Doch was ist, wenn ein Kind Verhaltensweisen zeigt, die nicht im Einklang mit den eigenen Vorstellungen und Erwartungen stehen? Was geschieht, wenn ein Kind „anders" ist als seine Altersgenossen? Wenn es erst mit 18 Monaten die ersten freien Schritte zeigt oder bereits nach dem ersten Geburtstag keinen Mittagsschlaf mehr benötigt? Wenn es im Kindergarten noch nicht an Rollenspielen interessiert ist oder in der Schule Schwierigkeiten mit dem Lesen hat? Tatsächlich verläuft die kindliche Entwicklung auf den verschiedenen Ebenen bei jedem Kind unterschiedlich schnell. Ob Motorik, Schlaf, Sozialverhalten, Sprache oder Wachstum: Die **Variabilität** ist bei Kindern gleichen Alters enorm groß. Der umfassende Wissensfundus über die **Gesetzmäßigkeiten der kindlichen Entwicklung** liefert dazu zahlreiche Beschreibungen und entsprechende Erklärungen. Diese ermöglichen einen differenzierten Blick auf das jeweilige Kind und seine individuellen Eigenschaften und Bedürfnisse.

Die Annahmen über die Gesetzmäßigkeiten der Entwicklung sind für den Alltag mit Kindern und Jugendlichen von zentraler Bedeutung. So herrscht beispielsweise die weitverbreitete Ansicht vor, dass Jungen besser in Mathematik seien als Mädchen oder Kinder aus Migrationsfamilien aufgrund ihrer Herkunft schlechtere Leistungen zeigen als einheimische Kinder. Wie solche Vorurteile über Heranwachsende den Umgang mit ihnen prägen, beschreiben Rosenthal und Jacobson mit dem **Pygmalion-Effekt** – auch „**Erwartungseffekt**" genannt (Rosenthal und Jacobson 1966). Sie zeigten in einem Experiment, dass höhere Erwartungen von Erwachsenen gegenüber Kindern zu besseren Einschätzungen führen, hingegen negative Vorstellungen geringere Bewertungen auslösen können. Entsprechend werden die Kinder anders behandelt. Wenn also Mädchen oder Migrantenkinder die geringen Leistungserwartungen erfüllen und tatsächlich schlechtere Leistungen zeigen, sehen sich Erwachsene in ihren Vorurteilen bestätigt und gehen mit diesen Kindern auch dementsprechend um. Dieser Mechanismus funktioniert auch vice versa: Werden beispielsweise die mathematischen Fähigkeiten von Jungen überschätzt, dann zeigen sie bessere Leistungen, bekommen bessere Noten und erfüllen die positiven Erwartungen der Erwachsenen. Höhere Erwartungen führen also zu besseren Leistungen, weil die Kinder anders behandelt werden.

Die Studie von Rosenthal und Jacobson zum Pygmalion-Effekt wurde allerdings heftig kritisiert. Beispielsweise wurde das experimentelle Vorgehen bemängelt und den Autoren vorgeworfen, dass sie die Befunde stark übergeneralisierten (Rost 2013). Tatsächlich fand man den Pygmalion-Effekt in nachfolgenden Studien hauptsächlich bei negativen und kaum bei positiven Erwartungen (Jussim und Harber 2005). Wird ein Kind also aufgrund eines Merkmals stigmatisiert, dann werden seine Leistungen unterschätzt; es verinnerlicht diese tiefen Erwartungen der Erwachsenen und zeigt infolgedessen schwächere Leistungen, als es ihm seine Fähigkeiten erlauben würden.

> **Pygmalion-Effekt – der Einfluss von Erwartung auf Bewertung**
> Unter dem Vorwand, durch einen Leistungstest aus einer Schülergruppe diejenigen 20 Prozent herauszufiltern, die im folgenden Schuljahr zu erheblichen Leistungssteigerungen imstande sein würden, führten Rosenthal und Jacobson einen Intelligenztest durch; die Auswahl der Schüler erfolgte dabei per Los (Rosenthal und

Jacobson 1966). Ein Jahr später zeigten die zufällig ausgewählten Kinder in der Tat eine besonders ausgeprägte Leistungssteigerung, die unabhängig von ihrer Intelligenzleistung war. Die Autoren schlossen daraus, dass die Lehrpersonen die Schüler aufgrund ihrer im Unterbewusstsein verankerten positiven Erwartungen besser bewertet und entsprechend anders behandelt hatten.

Auch wenn die Studien zum Pygmalion-Effekt nicht unumstritten sind, so unterstreichen sie doch einen wichtigen Aspekt: Fachleute müssen ihre Erwartungen und Anforderungen an den individuellen Entwicklungsstand eines Kindes sowie an seine Eigenheiten und Bedürfnisse anpassen, damit Über- oder Unterforderungen vermieden werden. Sie dürfen keine vorschnellen Schlussfolgerungen ziehen, sondern sollten sich selbstkritisch mit ihren Sichtweisen, Haltungen und Handlungsweisen auseinandersetzen. Sie müssen sich dabei von Vorurteilen loslösen und ihre Erwartungen an Kinder und Jugendliche reflektieren können. Eine Übereinstimmung zwischen den kindlichen Eigenheiten und der Umwelt ist eine notwendige Voraussetzung dafür, dass sich das Kind wohl fühlt, über ein gutes **Selbstwertgefühl** verfügt und ein altersgemäßes soziales Verhalten zeigt. Fachpersonen und Eltern sollten sich also bei jedem Kind auf seine individuellen Eigenschaften und **Bedürfnisse** einstellen, damit es sich normal entwickeln kann (**zum Fit-Konzept** ▶ Kap. 5). Damit eine solche **Passung** zwischen den Erwartungen des Umfeldes und dem Kind gelingt, sind fundierte Kenntnisse über die kindliche Entwicklung unerlässlich.

Umfassendes Entwicklungswissen kann also helfen, …
— Kinder sowie deren Verhalten und Entwicklung besser zu verstehen;
— Fehlentwicklungen rascher zu erkennen und allenfalls zu korrigieren;
— individuelle kindliche Eigenheiten und Bedürfnisse wahrzunehmen und somit einen vertrauensvollen Kontakt zum Kind (und zu seinen Eltern) herzustellen.

Durch fundierte Kenntnisse über die kindliche Entwicklung sind Fachpersonen in der Lage, ihr Handeln auf eine professionelle Basis zu stellen und zu begründen. Auf diese Weise können sie mehr Handlungsoptionen für bessere individuelle Lösungen finden, denn – um es in Anlehnung an Kurt Lewin (1890–1947) zu formulieren – „es gibt nichts Praktischeres als eine gute Theorie" (Lewin 1951).

1.1 Entwicklungswissen schafft Handlungsoptionen

Bei den Gesetzmäßigkeiten der kindlichen Entwicklung stehen drei Aspekte im Fokus: die **Variabilität** zwischen Kindern, die **Stabilität** der Entwicklung über die Zeit und das **Zusammenspiel zwischen Anlage und Umwelt**. Die folgenden Fallbeispiele veranschaulichen, wie die Vorstellungen über die kindliche Entwicklung den Umgang mit Heranwachsenden beeinflussen und welche Relevanz Entwicklungswissen hat; je nach Sichtweise sehen die Handlungen verschieden aus. Und noch etwas zeigen diese vier Beispiele: Fundierte Kenntnisse über die kindliche Entwicklung liefern zusätzliche Handlungsoptionen, die individuell auf die spezifische Situation des Kindes zugeschnitten sind.

> ▶ **Fallbeispiele: Entwicklungswissen**
> Julian ist ein 16 Monate alter Junge, der noch nicht frei geht. Er zeigt ein eigenartiges Bewegungsmuster: So bewegt er sich im Sitzen auf dem Boden fort und rutscht auf dem Gesäß.
> Laura ist ein vierjähriges Mädchen, das heftige Gefühlsausbrüche zeigt, wenn Wünsche nicht erfüllt werden oder ihr etwas nicht gelingt.
> Konstantin ist ein achtjähriger Junge, der in der Schule große Probleme beim Lesen und Schreiben hat und sehr darunter leidet. Neuerdings klagt er häufig über Bauch- und Kopfschmerzen.
> Carla ist eine 15-jährige Gymnasiastin, die seit einiger Zeit nicht mehr zur Schule gehen will. Sie zieht sich oft zurück und besteht darauf, eine Berufslehre als Schreinerin zu machen. ◄

Ist **Sitzrutschen** im Alter von 16 Monaten noch normal? Wird Julian je frei gehen können? Wer davon ausgeht, dass das eigenartige Rutschen auf dem Gesäß in diesem Alter nicht normal ist, und die Befürchtung hat, dass Julian später Probleme beim Gehen haben wird, leitet möglichst rasch eine entsprechende medizinische Diagnostik und Therapie ein. Wer jedoch von einer motorischen Variante ausgeht, wird mit Maßnahmen zuwarten und den Verlauf beobachten.

Sollte Laura ihre Gefühlsausbrüche nicht mit der Zeit in den Griff bekommen oder werden diese auch noch in der Schule ein Problem sein? Warum trotzt sie immer dann, wenn jemand etwas von ihr will? Wer von einer großen Spannbreite im Auftreten und in der Intensität von **Trotzphasen** ausgeht, wird die Gefühlsausbrüche von Laura noch im Rahmen der normalen Entwicklungsphase interpretieren. Wer jedoch diese Ausbrüche in das zweite und dritte Lebensjahr verortet, wird eine misslungene Bewältigung der Trotzphase annehmen. Wer Trotzen als Grenzabsteckung im Rahmen der Autonomieentwicklung vermutet, wird diese Verhaltensweisen in einem gewissen Maße zulassen und gleichzeitig dem jeweiligen Entwicklungsstand des Kindes entsprechende Grenzen setzen. Wer Trotzen als provozierendes Verhalten sieht, wird das Kind bestrafen.

Leidet Konstantin an einer **Lese-Rechtschreib-Störung**? Warum hat er mit Lesen und Schreiben nur so viel Mühe? Ist das schulische Setting nicht angemessen? Sind die Bauch- und Kopfschmerzen harmlos? Wer die Schwierigkeiten von Konstantin als Entwicklungsstörung des Lesens und Schreibens betrachtet, wird therapeutische Maßnahmen und eine Anpassung der Lernziele in Betracht ziehen. Wer das schulische Setting als Ursache für das Problem sieht, wird einen Schulwechsel anstreben. Wer einen Zusammenhang der körperlichen Symptome mit den Schulschwierigkeiten vermutet, wird die Eltern beruhigen und aufklären. Wer davon ausgeht, dass die beiden Belastungen nichts miteinander zu tun haben, wird weitere medizinische Abklärungen einleiten.

Ist die Schulunlust von Carla einfach eine Krise, die wieder vorübergeht? Sollte man nicht streng sein und sie weiterhin auf das Gymnasium schicken, weil ein Studium für sie als gute Schülerin das Beste ist? Wer tatsächlich eine **Pubertätskrise** sieht, wird die Probleme als Ablösungsphase interpretieren, das Gespräch mit der Jugendlichen suchen und hoffen, dass die Krise vorübergeht. Wer daran glaubt, dass die Jugendliche einen starken Drang nach Autonomie hat und zunehmend selbst ihre Umwelt gestalten will, wird ihrem Wunsch nachkommen und ihr eine Berufslehre ermöglichen.

Die exemplarischen Situationen von Julian, Laura, Konstantin und Carla werfen drei zentrale Fragen auf, die sich mit fundierten Kenntnissen über die Gesetzmäßigkeiten der kindlichen Entwicklung beantworten lassen.

1. **Sind Entwicklung und Verhalten der Norm entsprechend?**

Um diese Frage zu beantworten, ist eine genaue Beschreibung der **Variabilität** von Eigenschaften sowie der Verhaltensweisen von Kindern und Jugendlichen nötig. Wie verhält sich ein durchschnittliches Kind? Wie groß sind **Spannbreite** und Häufigkeit eines Verhaltens oder Merkmals in einer Gruppe von Kindern? Umfassende Kenntnisse über die Vielfalt von Kindern sind außerordentlich bedeutsam, um deren Verhalten und Entwicklung entsprechend einordnen zu können.

2. **Sind die Probleme nur vorübergehend oder bleiben sie dauerhaft?**

Grundlegendes Wissen über die Entwicklung von kindlichen Eigenschaften oder Merkmalen über die Zeit macht Voraussagen über die Zukunft möglich. Auf dieser Basis kann man einschätzen, ob das Verhalten eines Kindes im Verlauf bestehen bleibt, wieder verschwindet, ob es in seiner Entwicklung aufholt oder sich die Probleme sogar noch verstärken.

3. **Welche Gründe gibt es für das Verhalten?**

Neben dem Wissen über die Variabilität und den Entwicklungsverlauf sind auch Kenntnisse über die Ursachen der Vielfalt und die Gründe für den Entwicklungsverlauf wichtig. Welchen Anteil hat das Kind selbst bei einer bestimmten Verhaltensweise, welche Rolle spielt die Umwelt? Ist beispielsweise die

Variabilität in den intellektuellen Fähigkeiten einer Gruppe von Kindern so groß, weil ihre anlagebedingten Begabungen so unterschiedlich sind oder weil sie in der Schule verschieden gut gefördert werden? Kann der sportliche Erfolg eines Kindes durch sein anlagebedingtes Talent, die gute Förderung oder seine hohe Motivation erklärt werden? Lassen sich das Aufmerksamkeitsdefizit und die Impulsivität eines Kindes mit angeborenem Herzfehler durch die verminderte körperliche Leistungsfähigkeit oder durch eine psychosoziale Belastungssituation angesichts der drohenden Trennung der Eltern erklären? Die Interpretationen von bestimmten kindlichen Verhaltensweisen beruhen in hohem Maße auf der Annahme, bis zu welchem Grad das Verhalten und die Entwicklung durch die Anlage vorbestimmt sind oder wie stark die Umweltfaktoren die Entwicklung beeinflussen.

benötigt. Mit anderen Worten: Jedes Kind ist anders und hat seine ganz individuellen Stärken und Schwächen.

Die tiefere Bedeutung dieser Vielfalt lässt sich mit der Evolutionstheorie erklären. Die Evolution beruht auf dem Prinzip der genetischen Variabilität von Individuen und einer entsprechenden Selektion je nach Umweltbedingungen. Im Verlauf der Evolution entstehen dabei eine immer größere Vielfalt und Komplexität, die das Überleben einer Art sichern (Smith und Szathmary 1995). Je größer die Vielfalt zwischen den Menschen ist, desto wahrscheinlicher ist es, dass wenigstens einige Menschen bei sich verändernden Umweltbedingungen überleben. Die Variabilität zwischen Kindern hat also einen tieferen evolutionsbiologischen Sinn.

> „Es liegt etwas Erhabenes in dieser Ansicht vom Leben, das (...) sich aus einem einfachen Beginn zu unendlich vielen schönsten und wundervollsten Formen entwickelt hat und noch weiter entwickelt." Charles Darwin 1859

Die Aussagekraft von Gesetzmäßigkeiten
Die kindliche Entwicklung unterliegt allgemeinen Gesetzmäßigkeiten, die die Entwicklungsschritte ...
- beschreiben (**Variabilität** zwischen Kindern und innerhalb des einzelnen Kindes);
- vorhersagen (**Stabilität** oder Veränderungen über die Zeit);
- erklären (als **Zusammenspiel zwischen Anlage und Umwelt**).

1.2 Jedes Kind ist anders: Variabilität als Chance und Herausforderung

Der Zeitpunkt, an dem ein Kind mit dem Laufen oder Sprechen beginnt, ist von Individuum zu Individuum sehr verschieden. Je nach seinen Begabungen eignet sich das Kind bestimmte Fähigkeiten leichter und rascher an, während es sich bei anderen Entwicklungsschritten schwerer tut oder mehr Zeit

Sichelzellen – Variabilität als Sicherung des Überlebens
Sichelzellen sind eine besondere Variante von roten Blutkörperchen, die durch eine genetische Mutation verursacht wird. Dadurch verändert sich die Form der Blutkörperchen zu sichelförmigen Gebilden (Sichelzellen). In unseren Breitengraden hat diese Variante keine besondere bzw. förderliche Funktion. Im Gegenteil: Sichelzellen können in den Blutgefäßen steckenbleiben und die Sauerstoff-Versorgung des Gewebes beeinträchtigen. In Westafrika hingegen tritt die Sichelzellmutation besonders häufig auf, weil die sichelförmigen Blutkörperchen resistent gegen den Malaria-Erreger sind und somit die Menschen in dieser Region einen Selektionsvorteil haben. Dieses vielzitierte Beispiel aus der Biologie zeigt, welchen Nutzen die anlagebedingte Variabilität zwischen Menschen je nach Umweltbedingungen haben kann und wie sie unser Überleben sichert.

Die Vielfalt zwischen Kindern sollte daher nicht als störend betrachtet werden, sondern verdient vielmehr Anerkennung und Wertschätzung. Die Variabilität wird erst dann zu einem Problem, wenn sie mit Geringschätzung und Ausgrenzung von bestimmten Kindern einhergeht. Einer solchen Entwicklung soll das Prinzip der **Inklusion** entgegenwirken. Das Recht auf Inklusion, das allen Kindern die Teilhabe am gesellschaftlichen Leben ermöglichen soll, ist eine zentrale Forderung der Behindertenrechtskonvention und der Ziele für eine nachhaltige Entwicklung der Vereinten Nationen. Inklusion beschreibt die Gleichwertigkeit eines Kindes, die per se und vollkommen unabhängig davon gegeben ist, ob ein Kind gewissen Normen entspricht. **Normalität** wird dabei mit Variabilität gleichgesetzt. Folglich muss die Gesellschaft entsprechende Strukturen schaffen, in denen Kinder und Jugendliche in einer vielfältigen Art und Weise wertvolle Leistungen einbringen können. Eine Voraussetzung dafür sind fundierte Kenntnisse über die Verschiedenheit von Heranwachsenden.

Die Unterschiede bei einem Merkmal von gleichaltrigen Kindern bezeichnet man als **interindividuelle Variabilität**. So variieren die Fähigkeiten und Eigenschaften zwischen Kindern im gleichen Alter um mehrere Entwicklungsjahre. Die Befunde aus den Zürcher Longitudinalstudien haben bei normal entwickelten Kindern gezeigt, dass der Entwicklungsstand eines siebenjährigen Kindes lediglich fünf bis sechs Jahre betragen oder bereits dem Status eines Acht- bis Neunjährigen entsprechen kann (Largo 2019).

Auch das einzelne Kind ist in sich unterschiedlich weit entwickelt. Man spricht in diesem Fall von **intraindividueller Variabilität**. So kann ein Kind in der Motorik weiter fortgeschritten sein als in seiner intellektuellen Entwicklung; ein anderes Kind wiederum ist sprachlich begabt, aber motorisch ungeschickt. In der Literatur wird unter intraindividueller Variabilität auch die Veränderung von Fähigkeiten eines Kindes über die Zeit verstanden (Nesselroade 2001). Im vorliegenden Buch wird dieser Aspekt allerdings mit den Begriffen „Stabilität" und „Veränderung" beschrieben (▶ Abschn. 1.3.2).

> **Variabilität**
>
> — **Interindividuelle Variabilität:** Verschiedenartigkeit zwischen Kindern gleichen Alters in Ausmaß, erstem Auftreten und Abfolge von Merkmalen.
> — **Intraindividuelle Variabilität:** Unterschiede in Merkmalen innerhalb eines einzelnen Kindes.
> — **Heterogenität/Diversität:** Diese Begriffe schließen neben Eigenheiten des Kindes auch äußere Dimensionen ein – wie soziale Herkunft, ethnische und religiöse Zugehörigkeit, wirtschaftliche Lebensbedingungen sowie Familien- und Wohnkonstellation.

Heterogenität und **Diversität** sind begrifflich weiter gefasst als Variabilität. Sie stehen gleichsam für Vielfalt und werden oft im pädagogischen Kontext verwendet. Sie beschreiben die Vielfalt der kindlichen Eigenheiten, aber auch die Variabilität der umgebungsbedingten Lernvoraussetzungen (wie soziale Herkunft, Familienkonstellation etc.).

1.2.1 Erkenntnisse zur Variabilität aus historischer Sicht

Die Existenz von Unterschieden zwischen den Menschen wurde bereits in der Antike beschrieben und ist keineswegs ein neuzeitlicher Befund. So schrieb Aristoteles (384–322 v. Chr.): „Der Staat besteht nicht nur aus vielen Menschen, sondern auch aus solchen, die der Art nach verschieden sind. Aus ganz Gleichen entsteht kein Staat." (Politik, II. Buch, 1261a)

Erste Deutungen zu den menschlichen Unterschieden wurden aber erst in den naturwissenschaftlichen Beiträgen des 19. Jahrhunderts gemacht. So erklärte Charles Darwin (1809–1882) in seiner Evolutionstheorie die Entwicklung der Arten mit der großen Variabilität zwischen Individuen und der natürlichen Selektion. Seine Theorie beschrieb die Variabilität der Menschen als Wechselspiel zwischen Genetik und Umwelt. Allerdings präzisierte erst etwas später Gregor Mendel (1822–1881) mit seinen Experimenten, dass die Variabilität zwischen Menschen durch die zufällige Kombination von Erbanlagen entsteht. Die Gesetze von Mendel lösten eine intensive Suche nach der Erblichkeit von körperlichen und psychologischen Merkmalen aus. Die Arbeiten von Darwin und Mendel inspirierten wiederum Francis Galton (1822–1911), einen Vetter von Charles Darwin, zur genauen wissenschaftlichen Quantifizierung der Variabilität der Menschen. Er gilt als eigentlicher Begründer der Messung von individuellen Unterschieden, entwickelte viele verschiedene Testverfahren (zum Beispiel zur visuellen und akustischen Wahrnehmung sowie zum Gedächtnis) und setzte erste Fragebogenerhebungen ein. 1844 untersuchte er anlässlich der „International Health Exhibition" in London die Besucherinnen und Besucher hinsichtlich ihrer Merkmale.

Galton beschrieb aber nicht nur die Körpermaße im Detail, sondern auch psychologische Merkmale wie die Intelligenz. Außerdem analysierte er als Erster die statistische Verteilungsform der menschlichen Eigenschaften und deren Zusammenhänge mit Hilfe von Korrelationen und Regressionen. Er war auch der erste Wissenschaftler, der mit statistischen Methoden ermitteln wollte, inwieweit die Merkmale des Menschen von seinen Erbanlagen oder von den Umwelteinflüssen bestimmt werden. Er glaubte dabei, dass die menschliche Persönlichkeit vorwiegend durch die Erbanlagen bestimmt sei, und prägte den Begriff „Eugenik"; dieser wurde zur Zeit des Nationalsozialismus durch die Rassenhygiene extrem radikalisiert und ist bis heute entsprechend negativ konnotiert.

Allerdings waren die wissenschaftlichen Methoden zur Erfassung der Eigenschaften des Menschen bis zum Ende des 19. Jahrhunderts noch ungenügend entwickelt. Besonders die Testung der Intelligenz und weiterer Persönlichkeitsmerkmale war unzuverlässig. Erst der Biologe Alfred Binet (1857–1911) entwickelte differenzierte Verfahren zur Messung der geistigen Fähigkeiten von Kindern. Nachdem in Paris die allgemeine Schulpflicht eingeführt wurde und in diesem Rahmen die Einteilung von Kindern in Regel- und Sonderschulen vorzunehmen war, schuf er eine Reihe von Testverfahren zu Gedächtnis, Ver-ständnis, Aufmerksamkeit und Motorik – mit dem Ziel, diejenigen Kinder zu identifizieren, die wegen geistiger Beeinträchtigung einer Sonderschule zugewiesen werden mussten. Er berechnete das Intelligenzalter (Entwicklungsalter ▶ Abschn. 1.2.3) als Maß für die Intelligenz. Weil aber die Differenz zwischen **Intelligenzalter** und **Lebensalter** in den verschiedenen Altern eine unterschiedliche Bedeutung hat, schlug der Psychologe William Stern (1871–1938) den **Intelligenzquotienten (IQ)** vor, der das Intelligenzalter zum chronologischen Alter in Beziehung setzt. Mit diesem Vorgehen ermöglichte Stern den Leistungsvergleich von Kindern verschiedener Altersstufen. Heute erfolgt die Berechnung des IQ allerdings nicht mehr nach der Formel von Stern; vielmehr wird die Intelligenzleistung einer Stichprobe von gleichaltrigen Kindern in IQ-Werte mit einem Mittelwert bei 100 und einer Standardabweichung von 15 umgerechnet (▶ Abschn. 1.2.3).

1.2.2 Die interindividuelle Variabilität

Wenn eine Fachperson die Entwicklung eines Kindes einschätzen will, muss sie die **Spannbreite** – also das Ausmaß der Variabilität – von Entwicklungsmerkmalen kennen. Nur so lässt sich die Bedeutung einer Abweichung bei einem einzelnen Kind bewerten und abwägen, ob diese noch der Norm entsprechend ist.

> **„Was ist normal?" aus theoretischer Sicht**
>
> Jürgen Link unterscheidet die **Normalität**, die auf Mittelwerten und Streubreiten beruht, von der **Normativität**, die von den Wertvorstellungen der Gesellschaft geprägt wird (Link 2006). Dabei geht er von Wechselwirkungen zwischen der statistischen Streubreite und den gesellschaftlichen Wertvorstellungen aus. Bei welcher Spannbreite ein Merkmal oder Verhalten noch als normal bezeichnet wird, hängt von den Erwartungen ab – und nicht ausschließlich von statistischen Werten.

Die interindividuelle Variation von Merkmalen kann mit Hilfe einer **Häufigkeitsverteilung** als Kurve anschaulich dargestellt werden. Die Breite dieser Verteilungskurve entspricht dem Ausmaß der Unterschiede zwischen den Kindern, also der interindividuellen Variabilität eines Merkmals.

Die körperlichen und psychischen Merkmale bei Kindern zeigen in der Regel eine charakteristische Form der Häufigkeitsverteilung. Diese ist im mittleren Bereich am höchsten, weil in einer Gruppe von Kindern die mittlere Ausprägung eines Merkmals am häufigsten ist. Je extremer die Werte sind, desto geringer ist die Anzahl der Kinder. Diese symmetrische Verteilung eines Merkmals (auch **„Normalverteilung"** genannt) ähnelt einer Glocke und wird daher nach ihrem Entdecker Carl Friedrich Gauß (1777–1855) auch **„Gauß'sche Glockenkurve"** genannt. ◘ Abb. 1.1 veranschaulicht eine solche Normalverteilung am Beispiel der Körpergröße vierjähriger Mädchen (rote Kurve) mit Perzentilen sowie Standardabweichungsskala (SDS-Skala). Diese Daten wurden im Rahmen einer Schweizer Studie mit 555 Vorschulkindern erhoben (der Swiss Preschooler's Health Study SPLASHY (Messerli-Bürgy et al. 2016)): 68 Prozent und somit die Mehrzahl der Mädchen waren zwischen 99 und 107 Zentimeter (cm) groß. Der mittlere Wert von 103 cm wurde am häufigsten festgestellt. Er wird als Mittel- oder Durchschnittswert bezeichnet. Extremere Werte (<95 cm und >111 cm) kamen selten vor. Der **Mittelwert** bei 103 cm liegt nicht genau am höchsten Punkt der Daten, sondern ist wegen der Wölbung bei 109 cm leicht nach rechts verschoben. Trotzdem kann man die Größe von vierjährigen Mädchen als annähernd normal verteilt betrachten. Die Gauß'sche Glockenkurve ist als grüne Kurve dargestellt.

Die Variabilität eines Merkmals kann nicht nur mit einer Häufigkeitsverteilung als Glockenkurve bildlich illustriert, sondern auch mit statistischen Kennwerten beschrieben werden. Die Streuung um den Mittelwert eines Merkmals – die sogenannte **Standardabweichung** – beziehungsweise die Perzentilenwerte quantifizieren das Ausmaß der Variabilität. In ◘ Abb. 1.1 liegt der Mittelwert der Körpergröße von vierjährigen Mädchen bei 103 Zentimetern. Die erste Standardabweichung befindet sich bei 99 respektive 107 cm und die zweite Standardabweichung bei 95 respektive 111 cm.

Auch der IQ lässt sich mit diesen statistischen Kennwerten als Häufigkeitsverteilung anschaulich darstellen; denn dieser Wert beruht ebenfalls auf der Annahme einer Normalverteilung. Durch das Normierungsverfahren werden die Intelligenzleistungen einer Stichprobe mit einem Mittelwert von 100 und einer Standardabweichung von 15 IQ-Punkten festgelegt. Die erste Standardabweichung liegt beim IQ bei 85 und 115, die zweite Standardabweichung bei 70 respektive 130. Mit dieser Methode kann die Verteilung von individuellen Messwerten und die interindividuelle Variabilität des IQ vollständig beschrieben werden. Innerhalb der ersten Standardabweichung (85–115) liegen demnach 68 Prozent der Individuen, innerhalb

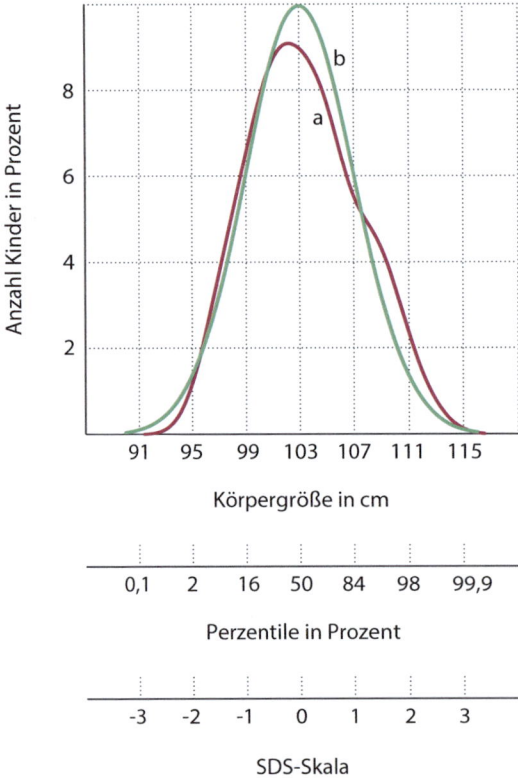

◘ **Abb. 1.1** Normalverteilung der Körpergröße. a Körpergröße der Mädchen, b Gauß'sche Glockenkurve. Unpublizierte Daten aus SPLASHY (Messerli-Bürgy et al. 2016)

der doppelten Standardabweichung (70–130) 95,5 Prozent, und innerhalb der dritten Standardabweichung (55–145) sind es bereits 99,7 Prozent aller Individuen.

> **„Was ist normal?" aus praktischer Sicht**
>
> Die Normalitätsgrenze wird oft vereinfachend bei der doppelten Standardabweichung – beispielsweise beim IQ < 70 für die kognitive Entwicklungsstörung oder >130 für die weit überdurchschnittliche kognitive Entwicklung – festgelegt, auch wenn es für keine der Eigenschaften des Menschen eine klare Grenze zwischen normal und abnorm gibt.

In der Praxis ist neben dem Mittelwert und der Standardabweichung auch die Darstellung von Perzentilenwerten in Kurven (Perzentilenkurven) weit verbreitet (◌ Abb. 1.2). Die Berechnung der **Perzentilen** ergibt sich durch eine feste Beziehung zwischen Mittelwert und Standardabweichung (zum Beispiel: Mittelwert +1,28 Standardabweichung = 75. Perzentile). Perzentilenwerte, denen eine Normalverteilung der Messgröße (zum Beispiel der Körpergröße) zugrunde liegt, werden als **Gauß'sche Perzentilen** bezeichnet.

> **Mittelwert**
>
> Der Mittelwert eines Messwertes gibt den höchsten Punkt einer Verteilungskurve an und ergibt sich durch die Summe aller Messwerte geteilt durch deren Anzahl. Der Mittelwert repräsentiert den Durchschnitt der Messwerte.

Perzentilenkurven stellen die Verteilung eines Merkmals in einem bestimmten Altersintervall anschaulich dar. So geben die Perzentilenkurven in ◌ Abb. 1.2 Auskunft über die Körpergrößen-Entwicklung und die zeitliche Leistungsfähigkeit in einer motorischen Steckbrettaufgabe von Mädchen sowie die Weitsprungleistungen und die selektive Aufmerksamkeit von Jungen zwischen drei und sechs Jahren (Daten aus (Messerli-Bürgy et al. 2016)). Der Perzentilwert eines Merkmals gibt die relative Position einer Person im Vergleich zu den Personen einer Vergleichsgruppe an. Liegt beispielsweise ein Kind mit seiner Körpergröße auf der 75. Perzentile, dann sind 25 Prozent der Kinder größer und 75 Prozent der Kinder kleiner als dieses Kind. Perzentilenwerte drücken also **Prozenträngeaus**. Die 50. Perzentile bezeichnet den Mittelwert, also die Körpergröße eines durchschnittlichen Kindes in einem bestimmten Alter. Häufig werden neben der 2. (oder auch der 3.) und 98. (97.) Perzentile ebenso die 10., 25., 75. und 90. Perzentile dargestellt. Die 84. Perzentile entspricht der 1. Standardabweichung, die 16. Perzentile demzufolge der –1. Standardabweichung. Die 97,7. Perzentile liegt bei der 2. Standardabweichung, die 2,3. Perzentile entsprechend bei der –2. Standardabweichung.

> **Standardabweichung**
>
> Die Streuung um den Mittelwert wird als Standardabweichung einer Messgröße bezeichnet. Innerhalb der 1. Standardabweichung zu beiden Seiten des Mittelwertes liegen 68 Prozent aller Werte eines Merkmals. Diese Streubreite ist das eigentliche Variabilitätsmaß und eignet sich zum direkten Vergleich der Variabilität einer Messgröße in verschiedenen Populationen von Kindern.

Ein Kind, das mit seiner Körpergröße über der 98. oder unter der 2. Perzentile liegt, ist allerdings nicht notwendigerweise auffällig oder leidet an einer Wachstumsstörung, einer Mangelernährung oder an einer genetischen Erkrankung. Rund vier Prozent der Normalbevölkerung liegen außerhalb dieser Perzentilenwerte. Auf der anderen Seite ist eine Krankheit auch nicht ausgeschlossen, wenn die Körpergröße eines Kindes zwischen der 2. und 98. Perzentile liegt. In der klinischen Praxis sind zusätzliche Informationen wie Körpermaße der Eltern und Verlauf der Körpergröße über die Zeit hinweg dafür maßgebend, ob von einer Störung des Wachstums gesprochen werden kann.

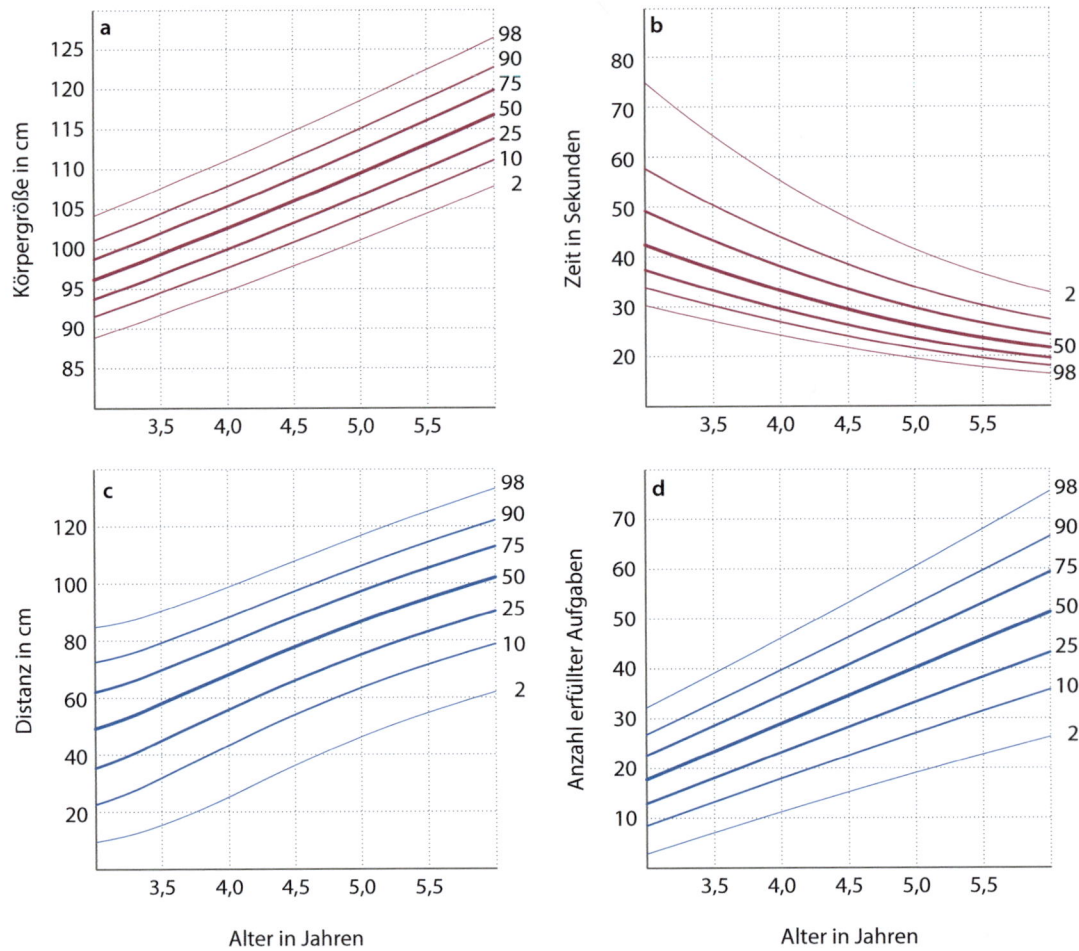

Abb. 1.2 Perzentilenkurven ausgewählter Merkmale. **a** Körpergröße der Mädchen, **b** Geschwindigkeit in der Steckbrettaufgabe von Mädchen, **c** Standweitsprung von Jungen, **d** Selektive Aufmerksamkeit von Jungen. Unpublizierte Daten aus SPLASHY (Messerli-Bürgy et al. 2016)

Obwohl die meisten körperlichen und psychologischen Merkmale eines Kindes annähernd normalverteilt sind, zeigen einige Eigenschaften – wie beispielsweise die Anzahl der Wörter, die ein Kind in den ersten Lebensjahren erwirbt, oder das Körpergewicht – eine asymmetrische, nicht glockenförmige Verteilung; diese kann durch **empirische Perzentilen** wiedergegeben werden. Dabei sortiert man die Werte eines Merkmals der Größe nach und bezeichnet die mittlere Zahl als **Median** oder **Zentralwert**. Der Median ist robuster gegenüber extremen Werten als der Mittelwert. Wenn in diesem Buch von Durchschnittswerten (oder der 50. Perzentile) gesprochen wird, dann beziehen sich diese entweder auf den Mittelwert oder den Median – je nachdem, ob die Werte normalverteilt sind.

> **Außerhalb der normalen Streubreite**
> Die Annahme, dass sich ein Kind mit einer Störung immer außerhalb der normalen Streubreite des betroffenen Merkmals befindet, ist nicht richtig. Das freie Gehen setzt beispielsweise bei gesunden Kindern in der Regel zwischen neun (98. Perzentile) und 18 Monaten (2. Perzentile) ein (Jenni et al. 2011a). Die meisten Kinder mit einer schwe-

1.2 · Jedes Kind ist anders: Variabilität als Chance und Herausforderung

ren Zerebralparese liegen deutlich außerhalb dieses Altersbereiches. Kinder mit einer leichten motorischen Störung befinden sich hingegen meist im Normbereich. Das heißt: Sie machen die ersten Schritte im gleichen Alter wie gesunde Kinder (Largo et al. 1985). Ein normales Geh-Alter schließt also eine motorische Störung keineswegs aus. Eine leichte motorische Störung kann aber durchaus zu einer Verzögerung der motorischen Entwicklung führen. Sie kann jedoch so gering sein, dass das Entwicklungsmerkmal immer noch altersgemäß auftritt. Um eine leichte motorische Störung zu erfassen, ist es daher notwendig, nicht nur den Zeitpunkt des ersten freien Gehens festzuhalten, sondern auch die Art und Weise zu beurteilen, wie sich das Kind bewegt.

Standardabweichung und Perzentilenwerte beschreiben die Variabilität im Ausmaß oder im erstmaligen Auftreten eines Entwicklungsmerkmals (zum Beispiel die Anzahl der Wörter oder den Zeitpunkt der ersten Schritte). Es gibt neben dieser mit Zahlen beschreibbaren Vielfalt unter Heranwachsenden allerdings auch eine interindividuelle Variabilität in den Erscheinungsformen eines Merkmals. So kann man beispielsweise bei Säuglingen in der frühen Entwicklung der Motorik verschiedene **Varianten** von Bewegungsmustern (▶ Kap. 3) beobachten: Während die einen Kinder den klassischen, stufenweisen Ablauf zeigen (vom freien Sitzen, Kriechen, Krabbeln, Stehen mit Hilfe, Gehen mit Hilfe bis zum freien Stehen und Gehen), kriechen andere nie oder rutschen auf Gesäß oder Bauch.

Die interindividuelle Variabilität zwischen gleichaltrigen Kindern ist sehr groß und zeigt sich ...
— im **Ausmaß** (bspw. Anzahl Wörter);
— im **ersten Auftreten** (bspw. unterschiedlicher Zeitpunkt des freien Gehens);
— in **Varianten** (bspw. verschiedene Bewegungsmuster);
— in den **Entwicklungsabfolgen** (bspw. variabler Ablauf der frühen Bewegungsentwicklung).

Fachpersonen sollten – neben Kenntnissen über Ausmaß und Erscheinungsformen der Variabilität von Entwicklungsmerkmalen – auch über ein Basiswissen in der **Entwicklungsdiagnostik** verfügen. Denn mit einer Einschätzung des Entwicklungsstandes eines einzelnen Kindes kann die Frage beantwortet werden, ob es vergleichsweise weiter oder weniger weit entwickelt ist. Kenntnisse über den individuellen Entwicklungsstand sind in der Praxis notwendig, damit man sich auf die spezifischen Bedürfnisse und Eigenheiten eines Kindes einstellen kann und es dadurch weder über- noch unterfordert.

1.2.3 Das Entwicklungsalter

Statistische Kennwerte wie Mittelwerte, Standardabweichungen oder Perzentilenwerte als Maß für die kindliche Variabilität sind allerdings nicht einfach in den Alltag von Kindern übertragbar. Es ist oft unklar, was es in der Praxis konkret bedeutet, wenn die Eigenschaft oder die Fähigkeit eines Kindes auf der 25. Perzentile liegt – außer, dass in einem solchen Fall das Merkmal bei 75 Prozent der Kinder gleichen Alters stärker ausgeprägt ist oder diese Kinder bessere Leistungen in der entsprechenden Fähigkeit zeigen. Auch löst beispielsweise der IQ eines Kindes bei Bezugspersonen oft Unbehagen und Kritik aus, denn ein IQ-Wert kann stigmatisierend wirken. Mit statistischen Kennwerten wird die kindliche Entwicklung generell in Abhängigkeit vom chronologischen Alter eines Individuums betrachtet. Man schätzt damit ein, ob ein Kind in einem bestimmten **Lebensalter** diejenigen Leistungen erbringt, die auch andere Kinder gleichen Alters zeigen.

Als Alternative zu den statistischen Variabilitätsmaßen in einem bestimmten Lebensalter bietet sich die Bestimmung des **Entwicklungsalters** an, das im praktischen Alltag oft aussagekräftiger ist als das Lebensalter eines Kindes. Fünfjährige Kinder können also beispielsweise den motorischen Entwicklungsstand von 3,5- oder auch 8-Jährigen zeigen, was in ◘ Abb. 1.3 dargestellt ist. Diese Verknüpfung des Entwicklungsstandes mit dem Entwicklungsalter ist anschaulicher als die Verbindung

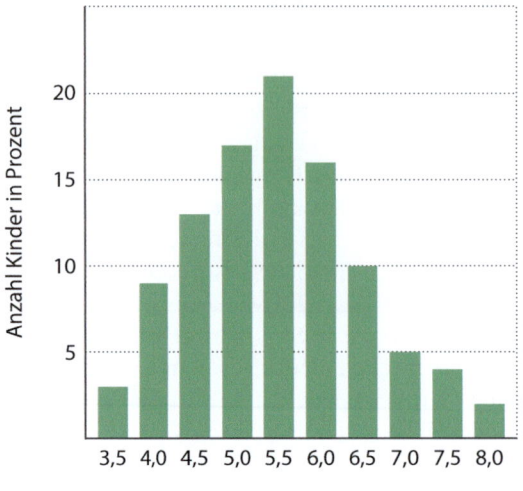

■ Abb. 1.3 Verteilung des motorischen Entwicklungsalters. Unpublizierte Daten aus SPLASHY (Messerli-Bürgy et al. 2016)

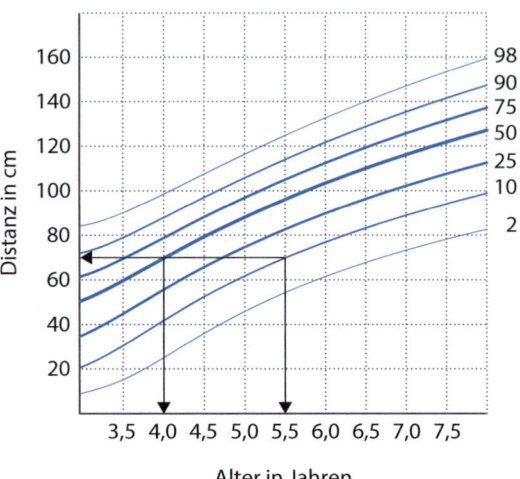

■ Abb. 1.4 Bestimmung des Entwicklungsalters. Perzentilenkurven des Standweitsprunges von Jungen. Daten aus Kakebeeke et al. 2018

mit einem statistischen Kennwert, weil man sich besser vorstellen kann, über welche motorischen Fähigkeiten Kinder im Alter von drei, fünf oder sieben Jahren in der Regel verfügen.

Zur Bestimmung des Entwicklungsalters werden Entwicklungs- oder Intelligenztests eingesetzt. Das Entwicklungsalter lässt sich beispielsweise mit den Perzentilenkurven eines Entwicklungstestes bestimmen oder mit Hilfe der Auswertungsprogramme von Testinstrumenten als **Testalteräquivalent** ermitteln. ■ Abb. 1.4 illustriert, wie das Entwicklungsalter bestimmt werden kann: Man trägt den ermittelten Wert des 5,5-jährigen Peter im Standweitsprung (70 cm) in die Perzentilenkurven ein. Peters Leistung liegt im Vergleich zu gleichaltrigen Jungen auf der 10. Perzentile; das bedeutet, dass 90 Prozent der Gleichaltrigen weiter springen können als er. Verbindet man nun „seinen" Punkt auf der 10. Perzentile mit der 50. Perzentile, lässt sich Peters Entwicklungsalter im Standweitsprung ablesen: Seine Sprungleistung von 70 Zentimetern erreichen die Jungen durchschnittlich im Alter von vier Jahren, das heißt: Peters Entwicklungsalter im Standweitsprung beträgt vier Jahre.

Etwas mehr als die Hälfte aller 5,5 Jahre alten Kinder zeigen ein Entwicklungsalter zwischen fünf und sechs Jahren. Je etwa 25 Prozent aller Kinder kommen auf ein Entwicklungsalter, das entweder weniger als fünf oder mehr als sechs Jahre beträgt. Es gibt sogar solche, die im Weitsprung Leistungen von nur Dreijährigen oder bereits Achtjährigen erreichen (■ Abb. 1.3).

> **Entwicklungsalter**
>
> Der Begriff „Entwicklungsalter" wurde vom Soziologen Paul Hanley Furfey (1896–1992) bereits 1926 eingeführt (Furfey 1928). Das Entwicklungsalter gibt Auskunft über den Entwicklungsstand eines Kindes bezogen auf den durchschnittlichen Entwicklungsstand gleichaltriger Kinder. Es wird in Jahren ausgedrückt und entspricht demjenigen Alter, in dem der Wert eines Entwicklungstestes von der Hälfte aller Kinder erreicht wird.

Das Entwicklungsalter einzelner Aufgaben eines Entwicklungstestes ist wenig aussagekräftig; daher mittelt man die Alter von mehreren Aufgaben eines Entwicklungsbereiches. Zudem werden entsprechende Fähigkeiten anhand von Fragebögen und Beobachtungen exploriert und im Gespräch mit Eltern, Lehrpersonen, TherapeutInnen und anderen Bezugspersonen eingeschätzt. Die Einschät-

1.2 · Jedes Kind ist anders: Variabilität als Chance und Herausforderung

zung des Entwicklungsalters gelingt für die kognitive, sprachliche und motorische Entwicklung in der Regel gut, ist für das Sozialverhalten jedoch weitaus schwieriger (Benz und Jenni 2015). In den letzten Jahren wurden allerdings verschiedene, psychometrisch gut untersuchte Instrumente zur Einschätzung von sozialen Kompetenzen publiziert (zum Beispiel die Untertests der Intelligenz- und Entwicklungsskalen für Kinder, IDS-2). Zur Beurteilung der sozialen Entwicklung werden auch Informationen über das soziale Verhalten eines Kindes bei Eltern und anderen Bezugspersonen wie Lehrpersonen oder TherapeutInnen eingeholt. Beispielsweise wird erfragt, wie sich das Kind unter Gleichaltrigen verhält und ob es beim Spiel ältere, gleichaltrige oder jüngere Kinder bevorzugt. Spielt beispielsweise ein sechsjähriger, in der sozialen Entwicklung verzögerter Junge lieber mit ein bis zwei Jahre jüngeren Kindern? Gleichermaßen werden die Akzeptanz durch andere Kinder, das Interesse des Kindes an deren Aktivitäten und seine Bereitschaft, Spiel- und Verhaltensregeln zu befolgen sowie sich in eine Gruppe einzufügen, beurteilt. Beteiligt sich zum Beispiel eine Siebenjährige nicht an Gruppenspielen, weil sie die Regeln nicht versteht, oder wird sie von Rollenspielen ausgeschlossen, weil sie die Rollenverteilung nicht nachvollziehen kann? Mit diesen Informationen kann das Entwicklungsalter der sozialen Kompetenzen eingeschätzt werden (Benz und Jenni 2015; Jenni et al. 2011b).

Das Entwicklungsalter stellt eine Vereinfachung dar. Es orientiert sich an einem universellen (für alle Kinder geltenden) Entwicklungsverlauf und an einem durchschnittlichen Kind. Es berücksichtigt die meist beträchtliche (aber normale) Variabilität zwischen Kindern nicht. Außerdem hilft das Entwicklungsalter nicht in der Einschätzung, ob tatsächlich ein **Entwicklungsrückstand** vorliegt. So ist beispielsweise ein Entwicklungsrückstand von zwölf Monaten bei einem achtjährigen Kind noch im Rahmen der normalen Variabilität, bei einem dreijährigen Kind jedoch nicht. Mit anderen Worten: Ein Entwicklungsrückstand von zwölf Monaten wird bei jüngeren Kindern als auffällig klas-

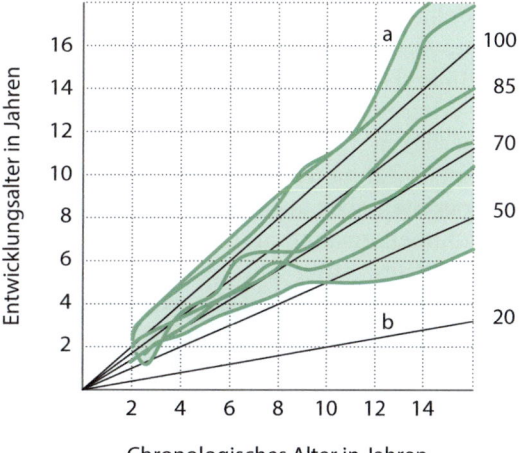

◼ **Abb. 1.5** Zunehmende Variabilität des Entwicklungsalters. a Fünf individuelle Entwicklungsverläufe, b Schematischer Entwicklungsverlauf bei Entwicklungsquotienten von 20 bis 100

sifiziert, bei älteren Kindern dagegen nicht. Die Variabilität im Entwicklungsalter zwischen Kindern nimmt mit fortschreitendem Alter also zu, und die Bestimmung des Entwicklungsalters wird damit zunehmend unzuverlässiger. ◼ Abb. 1.5 zeigt diese Zunahme anhand individueller Entwicklungsverläufe von kognitiven Fähigkeiten (als Entwicklungsalter) bei normal entwickelten Kindern und bei Kindern mit einem Entwicklungsrückstand in Abhängigkeit des chronologischen Alters (Daten aus den Zürcher Longitudinalstudien und klinische Fälle der Abteilung Entwicklungspädiatrie des Universitäts-Kinderspitals Zürich).

Es gibt verschiedene Definitionen des Alters:

Chronologisches Alter: Das Lebensalter gibt Auskunft über die Zeit, die seit der Geburt verstrichen ist.

Gesetzliches Alter: Die verschiedenen gesetzlichen Alter bestimmen den Schuleintritt (ab dem 4. Geburtstag), die Strafmündigkeit (10. Geburtstag), die sexuelle Mündigkeit (ab dem 16. Geburtstag), die Volljährigkeit (18. Geburtstag) oder das Rentenalter (65. Geburtstag).

Entwicklungsalter: Das Entwicklungsalter spiegelt den Entwicklungsstand eines Kindes wider und entspricht demjenigen Alter, in dem eine Fähigkeit oder Eigenschaft bei der Hälfte aller Kinder beobachtet wird.

Biologisches Alter: Darunter versteht man den Alterungs- und Entwicklungsstand von körperlichen Eigenschaften (bspw. das Skelettalter, Zahnalter oder Pubertätsalter im Kindesalter, aber auch den kardiovaskulären Gesundheitszustand im Erwachsenenalter).

Relatives Alter: Das Alter eines Kindes innerhalb einer Altersklasse wird als relatives Alter bezeichnet (relativ jüngeres versus relativ älteres Kind innerhalb eines Jahrganges).

Das Entwicklungsalter eines Kindes ist anschaulicher und verständlicher als statistische Kennwerte wie der IQ oder der Perzentilenwert eines Entwicklungstestes. Es hat außerdem den Vorteil, dass es direkte Vergleiche mit dem Verhalten des Kindes im Alltag erlaubt. Die Angabe des Entwicklungsalters in einem Entwicklungsprofil ermöglicht eine umfassende Darstellung der unterschiedlichen kindlichen Leistungen und eignet sich sehr gut, um Eltern und Fachpersonen die individuellen Eigenheiten eines Kindes verständlich zu machen (Jenni et al. 2011b).

> **Das Entwicklungsalter – ein wichtiger Informant für Bezugs- und Fachpersonen**
> Wenn man in einer fachlichen Beratung darlegen kann, dass die geistigen Fähigkeiten eines siebenjährigen Kindes einem durchschnittlichen Elfjährigen entsprechen, seine emotionalen Bedürfnisse aber denjenigen eines Fünfjährigen, gibt man damit Eltern und Fachpersonen die Möglichkeit, die Schwierigkeiten eines Kindes in der Schule besser nachzuvollziehen. Man bekommt einen guten Eindruck von den kindlichen Fähigkeiten, wenn man weiß, dass ein Kind in einem Entwicklungsbereich ein Entwicklungsalter erzielt, das dem Lebensalter in etwa entspricht, oder dass seine Leistung derjenigen eines älteren oder jüngeren Kindes zugeordnet werden kann. Das Entwicklungsalter bietet außerdem Informationen zum Niveau der Aufgaben, die ein Heranwachsender in einem bestimmten Alter bewältigen kann. Es erlaubt konkrete Verhaltensempfehlungen: So sollte beispielsweise ein sechsjähriges Kind, dessen Entwicklungsstand im sozialen Verhalten einem Vierjährigen entspricht, unter Umständen nicht allein auf die Straße gelassen werden, weil es sich nicht an Regeln halten oder sein Verhalten kontrollieren kann.

Das Entwicklungsalter wird in der Praxis vor allem dann eingesetzt, wenn in einem bestimmten Alter keine **Normierungsstichprobe** zur Verfügung steht. Kann beispielsweise bei einem zwölfjährigen Jungen wegen einer schweren Entwicklungsstörung kein entsprechender Intelligenztest eingesetzt werden, weil er durch die Aufgaben überfordert wäre, bietet es sich an, einen Entwicklungstest für jüngere Kinder anzuwenden und mit dem Testalteräquivalent das Entwicklungsalter des Jungen zu berechnen. Dieses Vorgehen erlaubt eine Einschätzung des Schweregrades seiner Entwicklungsstörung. Zudem ermöglicht das Wissen des Entwicklungsalters entsprechende Anpassungen der Anforderungen und Erwartungen der Umwelt an sein Fähigkeitsniveau (Fit-Konzept, ► Kap. 5).

Analog zum Intelligenzalter und dem IQ, wie ihn William Stern berechnet hat (► Abschn. 1.2.1), kann das Entwicklungsalter in Bezug zum chronologischen Alter gesetzt und ein **Entwicklungsquotient (EQ)** berechnet werden.

$$\text{Entwicklungsquotient} = \text{Entwicklungsalter} / \text{Chronologisches Alter} \times 100$$

Der EQ entspricht allerdings nicht genau dem IQ, weil der IQ heutzutage nicht mehr aus dem Intelligenzalter berechnet wird. Stattdessen setzt man den Rohwert in Bezug zum Mittelwert und zur entsprechenden Standardabweichung einer gleichaltrigen Normstichprobe.

$$\text{Intelligenzquotient} = 100 + 15 \left(\frac{(\text{Rohwert} - \text{Mittelwert})}{/\text{Standardabweichung}} \right)$$

Aus diesem Grund können die EQ-Werte des Spieltestes eines Kindes im Vorschulalter nicht zwangsläufig mit dem IQ eines Intelligenztests im Schulalter verglichen werden.

1.2.4 Das biologische Alter

Entsprechend dem Entwicklungsalter, das sich auf motorische, kognitive, sprachliche oder soziale Entwicklungsmerkmale bezieht, bildet das biologische Alter den Alterungs- und Entwicklungsstand von körperlichen Eigenschaften eines Kindes ab. Es kann mit dem **Knochenalter** quantifiziert werden.

> **Knochenalter**
>
> Das Knochenalter widerspiegelt die Reife des Skelettes und ist ein Maß für den körperlichen Entwicklungsstand und das biologische Alter. Es kann bereits ab zwei Jahren mit dem Grad der Verknöcherung der Handwurzelknochen bestimmt werden.

Zur Bestimmung des Knochenalters wird eine Röntgenaufnahme der linken Hand angefertigt. ◘ Abb. 1.6 zeigt schematische Abbildungen der jeweils linken Hand von Kindern im Alter von vier, sieben und 14 Jahren, die auf Basis von Röntgenbildern aus den Zürcher Longitudinalstudien erstellt wurden.

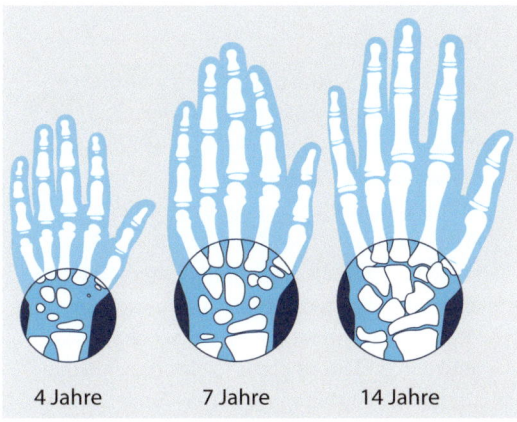

◘ **Abb. 1.6** Bestimmung des Knochenalters. Nachgezeichnet aus den Zürcher Longitudinalstudien (Wehrle et al. 2021)

Die Handwurzelknochen sind zu Beginn des Lebens knorpelig angelegt und noch nicht verknöchert. Sie sind deshalb auf einer Röntgenaufnahme noch nicht sichtbar. Erst mit fortschreitender biologischer Reifung werden die Knorpelanlagen zu Knochen und sind dann auf dem Röntgenbild erkennbar. Der Prozess der Verknöcherung erfolgt in der Regel nach einem bestimmten Muster. Zwei häufig verwendete Methoden, um den Grad der Verknöcherung einzuschätzen, sind diejenigen nach **Greulich und Pyle** (Greulich und Pyle 1959) sowie nach **Tanner und Whitehouse** (Tanner et al. 1983). Dabei wird die Röntgenaufnahme der linken Hand mit Referenzbildern aus Atlanten verglichen. Diejenige Abbildung aus dem Atlas, die der aktuellen Aufnahme des Kindes am nächsten kommt, entspricht dem Knochenalter. Das Knochenalter kann auch automatisiert mit einer spezialisierten Software beurteilt werden (BoneXpert, Thodberg et al. 2009). Aufgrund des Hand-Röntgenbildes lässt sich auch abschätzen, wann die Pubertätsentwicklung beginnen und ob sie früh oder spät einsetzen wird.

Weitere Methoden zur Bestimmung des biologischen Alters bei Kindern und Jugendlichen sind Panoramaröntgenuntersuchungen der Kieferregion (zur Erfassung des Zahnalters) und eine Computertomographie des Schlüsselbeines. Diese Techniken werden vor allem in der forensischen **Altersbestimmung** eingesetzt (Schmeling et al. 2016). Das biologische Alter bezieht sich bei diesen Messmethoden immer auf die körperlichen Merkmale. Das bedeutet nicht, dass sich alle Organe beim Kind im Gleichschritt entwickeln.

Bei Erwachsenen wird das biologische Alter mit der Länge der Chromosomenenden von Leukozyten (**Telomerlänge**), der DNA-Methylierung (auch „**epigenetische Uhr**" genannt (Horvath 2013)) sowie mit weiteren biologischen Markern bestimmt (wie Blutdruck, Body-Mass-Index, Lungenfunktionstests, Nierenwerte, Cholesterin und anderen (Belsky et al. 2015)). Diese nicht nur auf körperliche Merkmale bezogene Altersbestimmung ist allerdings im Kindesalter noch kaum verbreitet.

Wie beim motorischen, sprachlichen oder kognitiven Entwicklungsalter kann das bio-

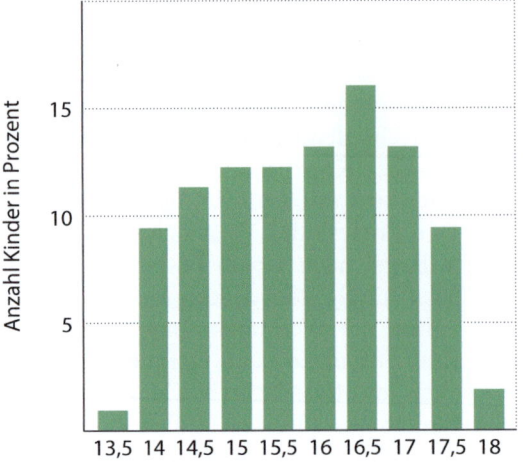

◘ Abb. 1.7 Verteilung des Knochenalters. Adaptiert nach Thodberg et al. 2017; mit freundlicher Genehmigung von © Springer-Verlag. All Rights Reserved

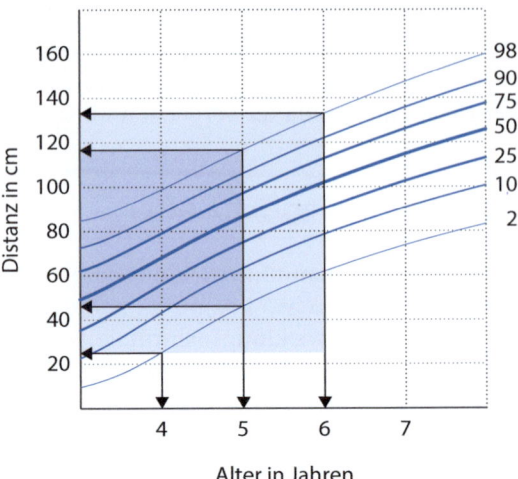

◘ Abb. 1.8 Variabilität in Altersklassen. Standweitsprung. Dunkelblaue Fläche: fünfjährige Jungen. Hellblaue Fläche: vier- bis sechsjährige Jungen. Daten aus Kakebeeke et al. 2018

logische Alter vom chronologischen Alter eines Kindes erheblich abweichen. So kann beispielsweise ein 16-jähriger Jugendlicher durchaus den biologischen Entwicklungsstand eines 14- oder auch 18-Jährigen zeigen (◘ Abb. 1.7). Bei ersterem wird in diesem Fall von **konstitutioneller Verzögerung**, bei letzterem von **konstitutioneller Akzeleration** des Wachstums gesprochen. Die Bestimmung der Skelettreife eignet sich aus diesem Grund nicht zur genauen Festlegung des chronologischen Alters. In der forensischen Altersbestimmung werden daher noch weitere Maße wie Pubertätsentwicklung, Zahnalter und Entwicklungsalter verwendet sowie ein Mindestalter geschätzt (Schmeling et al. 2016).

1.2.5 Das relative Alter

Die Variabilität von gleichaltrigen Kindern ist – wie bereits dargestellt – sehr groß. So springen fünfjährige Jungen im Kindergarten aus dem Stand im Durchschnitt 87 Zentimeter weit (◘ Abb. 1.8). Die stärksten Jungen springen 115 cm (98. Perzentile), die schwächsten 47 cm (2. Perzentile). Die Spannbreite beträgt also 68 cm. Eine Gruppe von Kindern besteht aber nicht nur aus genau gleichaltrigen Individuen; vielmehr werden im Kindergarten, in der Schule oder in Sportvereinen in der Regel **Jahrgangsklassen (Altersklassen)** gebildet. Der Stichtag für die Altersklasseneinteilung liegt – je nach Population – entweder zu Beginn (1. Januar) oder in der Mitte eines Jahres (1. August). Die Einteilung nach Alter hat den Zweck, eine altersgemäße Entwicklungsumgebung und einen Leistungsvergleich zu ermöglichen. Innerhalb einer Jahrgangsklasse entstehen auf diese Weise chronologische Altersunterschiede von bis zu zwölf Monaten. Darum sollte in Altersklassen immer auch das **relative Alter** eines Kindes im Vergleich zu seinen Klassenkameraden berücksichtigt werden.

> **Relatives Alter**
>
> Der Begriff „Relatives Alter" wurde von Barnsley und Kollegen im Jahre 1985 eingeführt (Barnsley et al. 1985) und beschreibt das chronologische Alter eines Kindes relativ zu denjenigen in derselben Alterskohorte: Ein Kind hat im Vergleich zu den Anderen ein relativ jüngeres oder aber ein relativ älteres chronologisches Alter. Relativ jüngere Kinder zeigen in Jahrgangsklassen ein durchschnittlich jüngeres Entwicklungsalter und relativ ältere Kinder ein fortgeschrittenes Entwicklungsalter.

1.2 · Jedes Kind ist anders: Variabilität als Chance und Herausforderung

Altersklassen vergrößern die an sich schon große Variabilität zwischen Kindern noch zusätzlich. Betrachtet man die Leistungen im Standweitsprung einer Kindergartenklasse mit Kindern im Alter von vier bis sechs Jahren (zwei Jahrgangsklassen), so springen die stärksten Jungen in dieser Gruppe 134 cm (98. Perzentile), die schwächsten aber nur 25 cm (2. Perzentile). Die Spannbreite beträgt also 109 cm im Gegensatz zu 68 cm bei den Gleichaltrigen. Ein vierjähriger, motorisch durchschnittlich begabter Junge springt etwa gleich weit wie ein schwächerer sechsjähriger Junge (etwa 70 cm). ◘ Abb. 1.8 illustriert die Vergrößerung der Variabilität durch Bildung von Altersklassen anhand des Standweitsprunges.

Verschiedene Studien haben gezeigt, dass das relative Alter Auswirkungen auf die kindliche Entwicklung hat (McPhillips und Jordan-Black 2009; Bedard und Dhuey 2006; Hauck und Finch 1993). Diese Effekte wurden mit den Begriffen „Geburtsdatumseffekt" oder „Relativer Alterseffekt" beschrieben.

Der **Geburtsdatumseffekt** wurde von Jinks 1964 erstmals im pädagogischen Kontext beschrieben (Jinks 1964) und bedeutet, dass relativ ältere SchülerInnen aufgrund ihres frühen Geburtstages (und damit Altersvorsprunges) gegenüber relativ jüngeren Kindern gewisse Entwicklungsvorteile haben. Tatsächlich haben Studien belegt, dass ältere SchülerInnen einer Jahreskohorte im Vergleich zu jüngeren etwas bessere kognitive und motorische Leistungen zeigen (zum Beispiel (McPhillips und Jordan-Black 2009; Bedard und Dhuey 2006)). Der Geburtsdatumseffekt wird allerdings mit zunehmendem Alter der Schülerinnen und Schüler immer kleiner (Hauck und Finch 1993). Die größten Nachteile haben also junge Kindergarten- und Grundschulkinder. Wenn sie beispielsweise bei der Einschulung vier Jahre alt sind, dann haben sie im Vergleich zu den Ältesten der Kohorte bis zu 20 Prozent weniger Entwicklungszeit.

Weitere Studien befanden (zum Beispiel (Jeronimus et al. 2015)), dass relativ ältere SchülerInnen bei der Selektion von Förderprogrammen oder für besondere Aufgaben

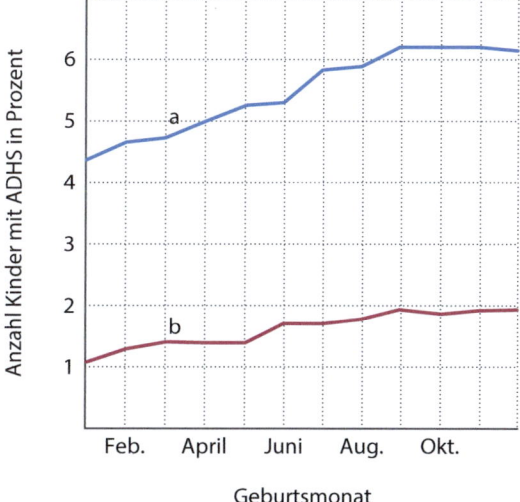

◘ **Abb. 1.9** Korrelation zwischen Geburtsmonat und ADHS. a Jungen, b Mädchen (nach Morrow et al. 2012; mit freundlicher Genehmigung von © Canadian Medical Association Journal (CMAJ). All Rights Reserved

im Vergleich zu jüngeren überproportional häufig ausgewählt werden. Hingegen müssen relativ jüngere Kinder vermehrt Klassenstufen wiederholen.

Zahlreiche Studien aus verschiedenen Ländern haben in den letzten Jahren den Geburtsdatumseffekt auch bei Verhaltensstörungen wie der Aufmerksamkeitsdefizit-Hyperaktivitäts-Störung (ADHS) beschrieben (Layton et al. 2018; Morrow et al. 2012). In diesen Studien wurde gezeigt, dass die jüngsten Kinder einer Altersklasse deutlich häufiger die Diagnose ADHS erhalten als die ältesten Kinder. ◘ Abb. 1.9 zeigt den Anteil der sechs- bis zwölfjährigen Kinder mit medikamentöser Behandlung wegen ADHS in Abhängigkeit vom Geburtsmonat, wobei der Stichtag für den Schuleintritt jeweils der 1. Januar ist. Die höhere ADHS-Häufigkeit bei den jüngsten Kindern wird damit erklärt, dass diese in einem Klassenverband als aktiver und impulsiver wahrgenommen werden und über eine geringere Ausdauer und Konzentration verfügen als die älteren Kinder. Sie scheinen dabei in ihrem Verhalten unreifer zu sein (zum Begriff der „Reife" siehe ► Abschn. 1.2.6).

▶ **Fallbeispiel: Relatives Alter**
Felicitas zeigte eine unauffällige Entwicklung in den ersten Lebensjahren. Sie wurde als sehr junges Kind in den Kindergarten eingeschult. Wäre sie einige Tage jünger gewesen, dann wäre sie ein Jahr später in den Kindergarten gekommen. Die Eltern freuten sich über den Kindergarteneintritt, weil Felicitas als kognitiv und sprachlich aufgewecktes Kind in Erscheinung trat. Die Kindergärtnerinnen äußerten zwar gelegentlich, dass sie etwas jung sei, berichteten aber nicht über konkrete problematische Situationen im Alltag. Der Übertritt in die Schule gestaltete sich allerdings schwierig: Bereits nach einigen Wochen gaben die Lehrpersonen die Rückmeldung, dass Felicitas nicht stillsitzen könne, die Regeln nicht befolge und nicht warten könne, bis sie an der Reihe sei. Sie äußerten den Verdacht auf eine ADHS. Die Abklärungen an einem sozialpädiatrischen Zentrum zeigten allerdings keine Verhaltensstörung, sondern bestätigten die Unreife im Verhalten bei einem relativ jungen Alter. ◀

Im Sport wurde für das Phänomen der Überrepräsentation relativ älterer Kinder und Jugendlicher im Vergleich zur normalen Geburtenverteilung von Barnsley und Kollegen der Begriff **„Relativer Alterseffekt"** geprägt (Barnsley et al. 1985). Der relative Alterseffekt ist besonders ausgeprägt in Sportarten wie Fußball, Ski, Eishockey, Tennis oder Rudern, in den nationalen Kadern sowie in den olympischen Disziplinen (Romann et al. 2018). Dieser Befund weist darauf hin, dass der relative Alterseffekt bei höherem Leistungsdruck mehr ins Gewicht fällt.

Die Mechanismen des relativen Alterseffektes auf die kindliche Entwicklung sind nicht hinreichend geklärt. Möglicherweise entwickeln relativ ältere Kinder durch eine von den Erwachsenen unbemerkte Bevorteilung ein besseres **Selbstwirksamkeitsgefühl** und damit einen höheren **Selbstwert**, da sie häufiger Erfolgserlebnisse haben als relativ jüngere Kinder.

Kinder werden also oft in zusammengefassten Altersgruppen als Gleichaltrige betrachtet. Jedoch spielt ihr relatives Alter zueinander eine ebenso wichtige Rolle und darf nicht vernachlässigt werden. Das relative Alter führt in der Schule und im Sport dazu, dass die Jüngeren eines Klassenverbandes häufiger als unreif und schwächer wahrgenommen werden als die Älteren der Gruppe.

Alterskorrektur bei Frühgeborenen
Bei Frühgeborenen (<37. Schwangerschaftswochen) wird das chronologische Alter bis zum Schuleintritt korrigiert. Dabei wird die Differenz zwischen dem Gestationsalter und dem errechneten Geburtstermin vom chronologischen Alter des Kindes abgezogen. Wird ein Kind beispielsweise in der 28. Schwangerschaftswoche geboren, wird das chronologische Alter um zwölf Wochen (etwa drei Monate) korrigiert. Ist das Kind also 24 Monate alt, so werden die Körpermaße bei 21 Monaten eingetragen. Außerdem wird bei Entwicklungs- oder Intelligenztests als Referenzalter das korrigierte Alter verwendet (van Veen et al. 2016). Die Bedeutung der Alterskorrektur nimmt mit zunehmendem Alter immer mehr ab. Sie kann aber bei der Einschulung durchaus noch von Bedeutung sein. Ist ein Kind zum Beispiel nur wenig vor dem Stichtag der Einschulung geboren, dann kann eine Alterskorrektur dazu führen, dass die Einschulung um ein Jahr zurückgestellt wird.

1.2.6 Die Reifung

Der Begriff **„Reifung"** wird häufig mit dem Wachstum des Organismus nach biologischen Gesetzmäßigkeiten definiert. Reifungskonzepte gehen von der Annahme aus, dass der Körper, die Organe und das Gehirn mit fortschreitendem Alter nach einem genetisch bestimmten Bauplan ausreifen. Erfahrungs- und Übungsmöglichkeiten spielen dabei keine Rolle. Der Pädiater, Psychologe und Pädagoge Arnold Gesell (1880–1961) war einer der bekanntesten Vertreter der Reifungstheorie.

Er beschrieb nicht nur das körperliche Wachstum, sondern schuf zudem einen detaillierten Atlas aller kindlichen Entwicklungsbereiche. Gesell betrachtete Reifung und Entwicklung des Kindes als streng endogen gesteuert. Im Gegensatz zu dieser Anschauung wird der Begriff „Reifung" heute als Entwicklungsprozess verstanden, der nicht nur einseitig auf biologischen Mechanismen beruht, sondern auch ausreichende Erfahrungen und entsprechende Umweltbedingungen voraussetzt (siehe zur erfahrungserwartenden Plastizität, ▶ Kap. 2).

> **Aus der Praxis: Reifung**
> Im Alltag kann man zum Beispiel bei der Blasenkontrolle, beim selbstständigen Gehen oder Fahrradfahren beobachten, dass diese Fähigkeiten einem Kind nicht beizubringen sind, wenn es dafür noch nicht reif ist. Erst wenn das Kind einen bestimmten Reifestand bzw. Entwicklungsstand erreicht hat, gelingen diese Entwicklungsaufgaben mit wenig Aufwand. Versuche, ein Kind zu früh die oben genannten Fähigkeiten lehren zu wollen, sind zum Scheitern verurteilt. Diese Gesetzmäßigkeit gilt auch für jeden anderen Entwicklungsbereich – wie zum Beispiel für die Sprache oder die Kognition.

Kinder entwickeln in den ersten Lebensjahren eine Reihe von Fähigkeiten, die nicht auf eigentliche Lernprozesse zurückgeführt werden können. So beginnen sie, mit durchschnittlich 13 Monaten frei zu gehen oder mit 18 Monaten die ersten Sätze zu sprechen. Es gibt keine Möglichkeiten, diese Reifungsprozesse durch Übung zu beschleunigen. Normale Umwelterfahrungen reichen aus, damit Kinder diese Entwicklungsschritte zeigen. Wird ein Kind jedoch vernachlässigt, ist sozial isoliert oder schwer krank, dann verzögert sich die Entwicklung. Reifungsprozesse laufen also nie ohne den Einfluss der Umwelt ab: Erfahrungen werden vom reifenden Organismus erwartet. Befunde aus der Hirnforschung haben diese Reifungstheorie in der Zwischenzeit mit dem Modell der **erfahrungserwartenden Plastizität** bestätigt. Dabei findet die genetisch gesteuerte Bildung von Synapsen nur statt, wenn normale Umweltbedingungen vorhanden sind. Erfahrungserwartende Reifung muss von späteren Lernprozessen des Kindes unterschieden werden, die von spezifischen Erfahrungen des Kindes abhängig sind.

> **Reifung**
> Während der frühen Entwicklung sind bestimmte Entwicklungsschritte des Kindes (beispielsweise freies Sitzen oder Gehen) erst möglich, wenn ein Kind reif dafür ist – also die biologischen Voraussetzungen dafür bestehen und das Kind einen bestimmten Entwicklungsstand zeigt. Der Reifungsprozess erwartet durchschnittliche (halbwegs normale) Erfahrungen aus der Umwelt. Man spricht deshalb auch von **erfahrungserwartender Reifung** (Greenough et al. 1987).

> **Lernen**
> Es gibt Entwicklungsprozesse, die nur ablaufen, wenn das Kind spezifische Erfahrungen macht. So lernt ein Kind nur Skifahren, wenn es entsprechende Lerngelegenheiten gibt und das Kind entsprechend gezielt gefördert wird. Dieser Prozess wird auch als **erfahrungsabhängiges Lernen** bezeichnet (Greenough et al. 1987).

Der Begriff „Reifung" wird im Alltag meist dann verwendet, wenn ein Kind im körperlichen Wachstum verzögert oder vorzeitig entwickelt ist. ◘ Abb. 1.10 illustriert zwei Jungen mit einer unterschiedlichen Wachstumsdynamik aus der 1. Zürcher Longitudinalstudie. Dargestellt sind die Entwicklung der Körpergröße und der Wachstumsgeschwindigkeit von der frühen Kindheit bis zum Abschluss des Wachstums. Die **konstitutionelle Verzöge-**

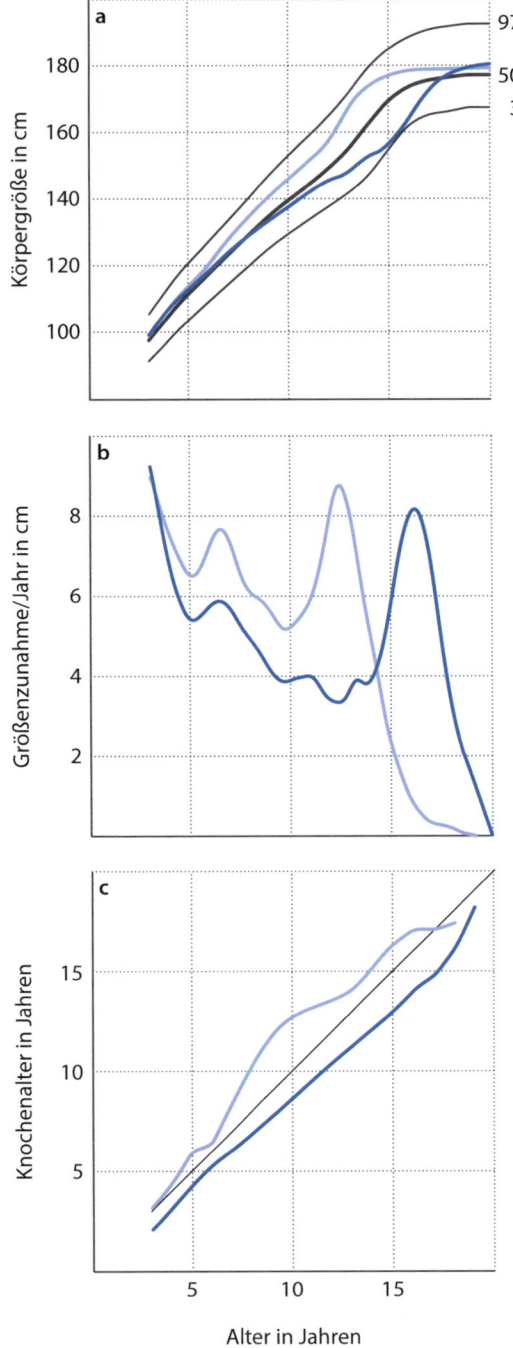

Abb. 1.10 Unterschiedliche Wachstumsdynamiken. Entwicklungsverläufe von zwei einzelnen Jungen aus der 1. Longitudinalstudie. **a** Körpergröße, **b** Wachstumsgeschwindigkeit, **c** Knochenalter. (Wehrle et al. 2021)

rung von Wachstum ist dadurch gekennzeichnet, dass diese meist schon im Vorschulalter beginnt und durch eine verlangsamte Reifungsentwicklung charakterisiert ist. Die Kinder sind kleiner als ihre Altersgenossen, zeigen ein **verzögertes Knochenalter** und einen späteren Eintritt in die Pubertät. Die konstitutionelle Verzögerung im Wachstum ist meist genetisch bedingt, häufig war auch ein Elternteil davon betroffen. Schon der Begriff macht deutlich, dass die Kinder das verspätete Wachstum aufholen und eine normale Erwachsenengröße im familiären Zielbereich erreichen werden.

Oft wird Reifung auch im Kontext der sozialen Entwicklung eines Kindes verwendet (Peterson et al. 2007). Eine **sozioemotionale Unreife** äußert sich zum Beispiel darin, dass das Verhalten eines Kindes einem eher jüngeren Kind entspricht. So kann es sich im Vergleich zu Gleichaltrigen noch weniger lange von Bezugspersonen trennen oder noch nicht längere Zeit konzentrieren. Oder es ist noch nicht in der Lage, Wichtiges von Unwichtigem zu unterscheiden. Es kann sein eigenes Handeln noch weniger gut planen bzw. steuern und ist motorisch aktiver als gleichaltrige Kinder. Das Verhalten dieser Kinder kann sich auch mit einer ADHS-Symptomatik äußern (Jenni 2016).

Die klinische Erfahrung zeigt, dass eine **konstitutionelle Verzögerung** in der körperlichen Entwicklung oft auch mit unreifen sozialen Verhaltensweisen und schwächeren kognitiven Fähigkeiten einhergeht. Dieser Umstand wird durch zahlreiche Studien bestätigt (siehe zum Beispiel in (Gur et al. 2012; Roalf et al. 2014)). Er passt zur Beobachtung, dass Mädchen zu Beginn der Pubertät nicht nur in der körperlichen Entwicklung weiter fortgeschritten sind, sondern auch in ihrem sozialen Verhalten reifer wirken und in den kognitiven Fähigkeiten weiter entwickelt sind als die Jungen. Diese Geschlechtsunterschiede in der Pubertät wurden unter anderem auch mit unterschiedlichen Prozessen der Hirnreifung in diesem Alter erklärt (Ingalhalikar et al. 2014).

1.2 · Jedes Kind ist anders: Variabilität als Chance und Herausforderung

> ▶ **Fallbeispiel: Körperliche und sozioemotionale Unreife**
>
> Jonas war im Kleinkindalter ein pflegeleichtes Kind. Auch der Eintritt in den Kindergarten und in die Schule gelang problemlos. Allerdings gehörte er immer zu den Kleinsten in der Klasse und wurde deswegen auch gehänselt. Gegen Ende der Grundschulzeit kam es zu Klagen der Lehrpersonen: Jonas war unruhig, verhielt sich impulsiv und konnte sich nicht lange konzentrieren. Auch zeigte er oft clowneskes Verhalten und störte den Unterricht. Lehrpersonen und Eltern fragten sich, ob nicht eine ADHS vorliegen könnte. Aus diesem Grund wurde er für weitere Abklärungen einem sozialpädiatrischen Zentrum zugewiesen. Die Abklärungen ergaben eine altersentsprechende kognitive, sprachliche und motorische Entwicklung. In der 1:1-Situation gab es nur wenige Hinweise für eine Aufmerksamkeitsproblematik. Auffällig war besonders die Gestalterscheinung des Jungen. Auch seine Stimme wirkte kleinkindlich. Die Eltern erzählten zudem, dass er zu Hause noch sehr verspielt sei und gerne mit dem jüngeren Bruder spiele. Auch könne er am Abend oft nicht allein einschlafen. Überhaupt wirkte Jonas vom Aspekt her nicht wie ein zwölfjähriger, sondern eher wie ein achtjähriger Junge. Pubertätszeichen zeigte er ebenfalls noch keine. Die Verzögerung im Wachstum interpretierten die Spezialisten des sozialpädiatrischen Zentrums nach klinischer Untersuchung und mittels Hand-Röntgenbild als konstitutionelle Wachstumsverzögerung. Seine Verhaltensauffälligkeiten wurden im Rahmen der sozioemotionalen Unreife erklärt. ◀

1.2.7 Die Entwicklungsgeschwindigkeit

Kinder sind nicht nur körperlich, geistig und sprachlich unterschiedlich weit entwickelt. Sie wachsen und entwickeln sich auch in einem unterschiedlichen Tempo; dies lässt sich besonders deutlich beim körperlichen Wachstum beobachten. Verschiedene **Wachstumsgeschwindigkeiten** führen dazu, dass Kinder mit gleichem Wachstumspotenzial in einem bestimmten Alter unterschiedlich groß sein

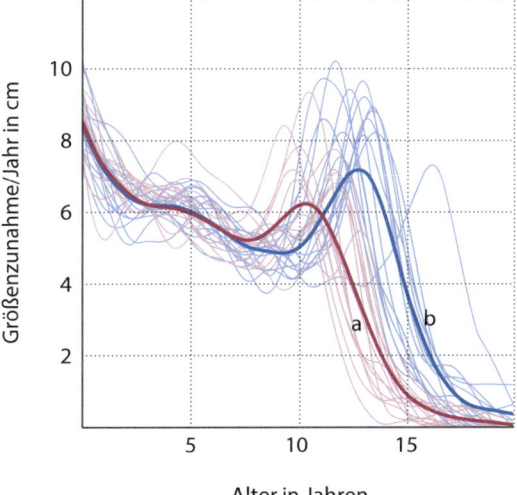

Abb. 1.11 Variabilität der Wachstumsgeschwindigkeit. Durchschnittlicher Verlauf bei a Mädchen, b Jungen. Daten aus den Zürcher Longitudinalstudien (Wehrle et al. 2021)

können. Dass sich die Wachstumsgeschwindigkeit im Verlauf der Kindheit ständig verändert und unter gleichaltrigen Kindern und je nach Geschlecht unterschiedlich hoch sein kann, wird in **Abb. 1.11** dargestellt. Die Abbildung zeigt Wachstumsgeschwindigkeitskurven bei individuellen Mädchen und Jungen (dünne Linien) sowie die durchschnittlichen Verläufe (dicke Linien) bei Mädchen und Jungen (Daten aus den Zürcher Longitudinalstudien, Wehrle et al. 2021).

Das **Entwicklungstempo** ist nicht nur im körperlichen Wachstum, sondern auch in anderen Bereichen der Entwicklung von Kind zu Kind unterschiedlich. **Abb. 1.5** zeigt individuelle Verläufe der kognitiven Entwicklung von Kindern mit normaler Entwicklung und von solchen mit geistigem Entwicklungsrückstand. Die Abbildung illustriert, dass das kognitive Entwicklungsalter nicht notwendigerweise mit dem chronologischen Alter parallel läuft; vielmehr gibt es erhebliche Abweichungen dazu. Jedes Kind entwickelt sich mit einem eigenen Entwicklungstempo. Das sich rasch entwickelnde Kind braucht weniger, das sich langsam entwickelnde Kind mehr Zeit, um einen bestimmten geistigen Entwicklungsstand zu erreichen.

Die unterschiedlichen Entwicklungsgeschwindigkeiten zwischen Kindern führen dazu, dass sich die Schere zwischen sich rasch und langsam entwickelnden Kindern mit zunehmendem Alter immer weiter öffnet. Dieser sogenannte **Schereneffekt** ist meist noch nicht im Vorschulalter, sondern erst im Schul- und Jugendalter erkennbar (◘ Abb. 1.5). Seine Entstehung wurde mit dem **Matthäus-Effekt** erklärt, der besagt, dass diejenigen Kinder mit einem raschen Entwicklungstempo einen schnelleren Entwicklungs- und Leistungszuwachs zeigen als solche mit einem langsameren Entwicklungstempo (Primi et al. 2010).

» *„Denn wer da hat, dem wird gegeben werden, und er wird die Fülle haben; wer aber nicht hat, dem wird auch, was er hat, genommen werden." (Matthäus Evangelium, Kapitel 25, Vers 29)*

Der Matthäus-Effekt

Der Soziologe Robert Merton (1910–2003) beschrieb den Matthäus-Effekt anhand der Häufigkeit von Zitierungen bei wissenschaftlichen Arbeiten (Merton 1968). Er fand, dass bereits bekannte Autoren häufiger zitiert werden als solche, die noch wenig bekannt sind. Die Folge davon sei, dass bereits bekannte Autoren einen stetig wachsenden Bekanntheitsgrad erlangen. Erfolg führt also tendenziell zu weiterem Erfolg.

Matthäus-Effekte wurden auch für andere Entwicklungsbereiche beschrieben. Zum Beispiel postulierte Stanovich, dass sich bereits im frühen Schulalter eine Schere zwischen starken und schwachen Lesern öffnet: Die schwachen Leser erzielen einen langsameren Zuwachs in den Lesekompetenzen als stärkere Leser (Stanovich 1986). Der Matthäus-Effekt kann mit der aktiven **Gen-Umwelt-Korrelation** erklärt werden (▶ Abschn. 1.4.3): Dabei gestaltet das Kind seine Umwelt aktiv mit und sucht entsprechende Erfahrungen anhand seiner anlagebedingten Fähigkeiten und seines Entwicklungstempos selbst aus. So wählen beispielsweise kognitiv stärkere Kinder entsprechend intellektuell fördernde Umwelten aus oder schaffen sich diese selbst, indem sie sich für intellektuell anspruchsvolle Themen interessieren und sich mit kognitiv ähnlich starken Freunden umgeben (Klicpera und Gasteiger-Klicpera 1993).

1.2.8 Die intraindividuelle Variabilität

Als **intraindividuelle Variabilität** werden die Unterschiede in verschiedenen Entwicklungsbereichen innerhalb eines Kindes bezeichnet. Das einzelne Kind kann in sich unterschiedlich weit entwickelt sein und über verschieden ausgeprägte **Teilbegabungen** verfügen. Tatsächlich stellt man im Umgang mit Kindern rasch fest, dass sich beim Einzelnen verschiedene Entwicklungsbereiche mit Stärken und Schwächen identifizieren lassen. So kann ein Kind zugleich eine sprachliche Begabung und eine motorische Ungeschicklichkeit zeigen; ein anderes wiederum ist in seiner intellektuellen Entwicklung weit fortgeschritten und zugleich sozioemotional verzögert.

Intraindividuelle Variabilität: eine alternative Definition

In der wissenschaftlichen Literatur wird die intraindividuelle Variabilität auch als Variabilität in einem Entwicklungsmerkmal über die Zeit, also zu verschiedenen Zeitpunkten innerhalb eines einzelnen Kindes, definiert (Nesselroade 2001). Diese Variabilität innerhalb eines Kindes wird in diesem Buch mit den Begriffen „Instabilität" und „Veränderung" beschrieben (▶ Abschn. 1.3.2). Die intraindividuelle Variabilität wird hier als Vielfalt der Entwicklungsmerkmale innerhalb eines einzelnen Kindes verstanden.

Viele Theorien über die kindliche Entwicklung – beispielsweise diejenige von Jean Piaget – unterscheiden allerdings nicht einzelne Entwicklungsbereiche wie Kognition, Sprache, Motorik oder Sozialverhalten, sondern betrachten die kindliche Entwicklung vielmehr als ein einheitliches, bereichsübergreifendes Phänomen. So postulierte bereits 1907 der Psychologe Charles Spearman (1863–1945), dass die Leistungen im Bereich der Kognition, Sprache und Motorik durch einen generellen Faktor bestimmt werden. Entsprechend schrieb er der Intelligenz einen generellen Faktor zu (den **G-Faktor**), der die geistige Leistungsfähigkeit des Kindes determiniert und eine Grundlage für die generelle Begabung ist (Spearman 1904). Andere Theorien unterstützen Spearmans Modell – so beispielsweise die **Mental Speed Theorie**, der zufolge die Leistungsfähigkeit eines Individuums hauptsächlich durch die Geschwindigkeit der Verarbeitung von Informationen im zentralen Nervensystem bestimmt wird (Jensen 2005). Als Beleg dafür werden vor allem Korrelationen zwischen Reaktionszeiten und dem IQ genannt. In den letzten Jahren wurden verschiedene Hypothesen zu den neurobiologischen Mechanismen der geistigen Leistungsfähigkeit formuliert. Besonders bekannt ist die Theorie der neuronalen Effizienz: Diese postuliert, dass Kinder mit einer hohen Begabung das Leistungspotenzial ihres Gehirns besser nutzen als solche mit einer schwachen Begabung (Deary et al. 2010).

Diese **Generalfaktor-Theorien** legen den Schluss nahe, dass es gar keine intraindividuelle Variabilität geben kann; vielmehr scheint die Entwicklung eines Kindes ein genereller, bereichsübergreifender Prozess zu sein, der vom Gehirn gesteuert wird. Zugleich findet man jedoch in der wissenschaftlichen Literatur Erklärungsmodelle, die voneinander unabhängige Teilbegabungen beim Menschen beschreiben: So definierte beispielsweise der Ingenieur und Psychologe Louis Thurstone (1887–1955) im Jahr 1938 die sieben kognitiven Grundfähigkeiten und stellte die Theorie von Spearman infrage (Thurstone 1938). Thurstones sieben Grundfähigkeiten bestehen aus dem Sprachverständnis, der Wortflüssigkeit, dem Zahlenverständnis, der Auffassungsgeschwindigkeit, der Raumvorstellung, dem schlussfolgernden Denken und der Gedächtnisleistung. Der Kulturwissenschaftler Jerry Fodor (1935–2017) stellte 1983 die These der Modularität des Geistes auf: Darunter verstand er relativ unabhängige geistige Fähigkeiten (Module), die in abgrenzbaren Strukturen des Gehirns repräsentiert werden (Fodor 1983). Im gleichen Jahr veröffentlichte der Erziehungswissenschaftler Howard Gardner sein Buch zur Theorie der **multiplen Intelligenzen** (Gardner 1983). Diese Theorie ging von acht verschiedenen Intelligenzen aus: der sprachlichen, logisch-mathematischen, räumlichen, musikalischen, naturalistischen, motorischen, intrapersonalen und interpersonalen Intelligenz. Gardners Theorie ist allerdings mehr eine „Theorie der Kompetenzen und Fähigkeiten" als eine neuartige Theorie der Intelligenz.

Gardners Theorie hatte einen bedeutsamen Einfluss auf die Pädagogik. Er postulierte, dass ein Kind dann am besten lernt, wenn es seine Stärken zu Hilfe nimmt. Zum Beispiel versteht ein Kind mit guten visuellen Fähigkeiten eine Geschichte eher durch Abbildungen, während ein anderes Kind mit guten sprachlichen Kompetenzen diese besser in der Diskussion mit anderen Kindern und Erwachsenen erfasst.

Gardners Theorie stieß allerdings nicht nur auf Zustimmung, weil er seine Hypothese nie mit empirischen Forschungsergebnissen belegen konnte. Außerdem wurde kritisiert, dass die von ihm vorgeschlagenen Intelligenzen nicht voneinander unabhängig seien, sondern beträchtlich korrelierten. Gegen die letztere Kritik lässt sich allerdings einwenden, dass es tatsächlich statistisch voneinander unabhängige Teilbegabungen gibt – insbesondere dann, wenn Fähigkeiten verglichen werden, die inhaltlich wenig miteinander zu tun haben. Es gibt in der Zwischenzeit viele Studien, die die Zusammenhänge zwischen Entwicklungsbereichen untersuchten. So zeigten beispielsweise mehrere unabhängige Untersuchungen, dass der Zusammenhang zwischen der motorischen und der geistigen Leistung eines Kindes im Vorschul- wie auch im Schulalter nur schwach ist (Wassenberg et al. 2005; Jenni et al. 2013). Man kann also nicht zwangsläufig schlussfolgern, dass kognitiv weit entwickelte Kinder auch motorisch stark sind. Weil die Korrelationen zwischen verschiedenen Entwicklungsbereichen insgesamt gering sind, können beim

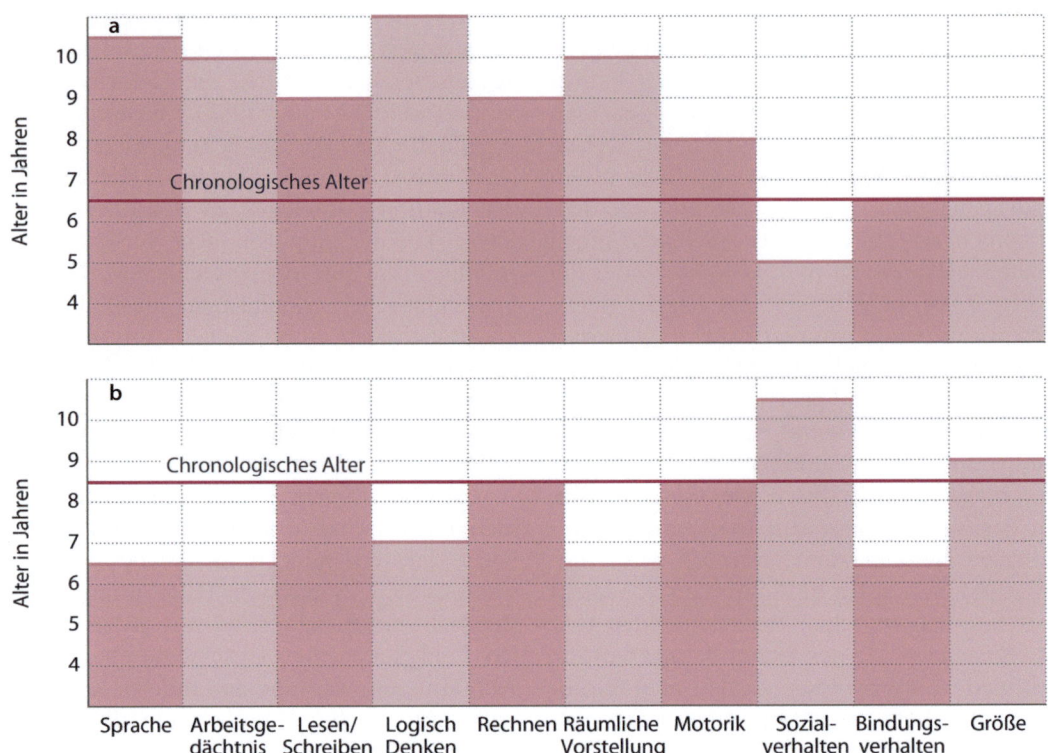

○ **Abb. 1.12** Dissoziiertes Entwicklungsprofil. **a** Emma, **b** Anna. Klinische Fälle der Abteilung Entwicklungspädiatrie des Universitäts-Kinderspitals Zürich. Nach Jenni et al. 2011b; mit freundlicher Genehmigung von © Georg Thieme Verlag. All Rights Reserved

einzelnen Kind große intraindividuelle Unterschiede entstehen.

Um die Fähigkeiten in den verschiedenen Entwicklungsbereichen eines Kindes anschaulicher darzustellen, hat sich in der Praxis das sogenannte **Entwicklungsprofil** bewährt (Jenni et al. 2011b) (○ Abb. 1.12). Der Entwicklungsstand eines Kindes wird dabei als Entwicklungsalter für verschiedene Entwicklungsbereiche eingeschätzt (▶ Abschn. 1.2.3).

Die grafische Darstellung von psychologischen Testergebnissen als Profil von Stärken und Schwächen wurde bereits 1910 vom Neurologen Grigori Rossolimo (1860–1928) vorgeschlagen und fand breiten Eingang in die testpsychologische Diagnostik (Rossolimo 1926). In der Tat verwenden viele Fachpersonen in der Psychologie, Pädagogik und Medizin – trotz gewissen psychometrischen Einwänden – individuelle Profilbeurteilungen von Entwicklungs- und Intelligenztests für die Diagnostik sowie für die Ermittlung des Förderbedarfes. Praktisch alle Testinstrumente bieten **Profilanalysen** der einzelnen Entwicklungsbereiche wie beispielsweise der Intelligenz, Motorik und Sprache an. Man muss bei der Interpretation von Profilen berücksichtigen, dass Profilunterschiede zwischen Untertests oder Skalen umso zuverlässiger beurteilt werden können, je weniger diese inhaltlich und statistisch miteinander zusammenhängen (wie zum Beispiel viele geistige Fähigkeiten und die Motorik (Jenni et al. 2013)).

Es hat sich als hilfreich erwiesen, das Entwicklungsprofil zusammen mit den Angaben der Eltern oder der Bezugspersonen zu erarbeiten. Eine solche Zusammenarbeit erhöht die Gültigkeit, Zuverlässigkeit und Akzeptanz eines Entwicklungsprofils und schafft Vertrauen zwischen Eltern und Fachpersonen. Die Interpretation von Entwicklungsprofilen braucht Erfahrung und stützt sich neben der klinisch-psychologischen Untersuchung ebenso auf Informationen über die schulischen Leistungen eines Kindes, seine Familien- und Krankengeschichte sowie über seinen soziokulturellen Hintergrund.

Das Erstellen eines Entwicklungsprofils ist nicht nur für die Beschreibung eines Kindes hilfreich; es erklärt auch in vielen Fällen sein Verhalten. Dieses wird ganz wesentlich durch das Zusammenwirken der verschiedenen Entwicklungsbereiche bestimmt. Verhaltensauffälligkeiten und psychosomatische Symptome können besonders dann auftreten, wenn Entwicklungsbereiche stark auseinanderklaffen und Kinder extrem ungleiche Leistungen zeigen – wenn also die intraindividuelle Variabilität besonders groß ist. Kinder können ein unausgeglichenes, also ein inhomogenes bzw. **dissoziiertes Entwicklungsprofil** oft nicht einordnen und werden dadurch verunsichert. Die Erfahrung zeigt, dass Verhaltensauffälligkeiten mit zunehmender Dissoziation der Entwicklungsbereiche häufiger werden. Nicht jedes Kind mit einem inhomogenen Entwicklungsprofil entwickelt allerdings Auffälligkeiten in seinem Verhalten. Das Auftreten von Störungen hängt wesentlich davon ab, wie sich das Umfeld auf das dissoziierte Entwicklungsprofil und die große intraindividuelle Variabilität eines Kindes einstellt.

> **Das dissoziierte Entwicklungsprofil**
>
> Ein unausgeglichenes (inhomogenes) Profil bezeichnet man als dissoziiertes Entwicklungsprofil. Dieser Fachterminus lehnt sich an den Begriff der dissoziierten Intelligenz an (ICD-10, F74). Die dissoziierte Intelligenz beschreibt, dass zwischen einzelnen Intelligenzkomponenten (wie zum Beispiel logischem Denken und Sprachverständnis) signifikante Diskrepanzen vorliegen.

▶ **Fallbeispiel: Dissoziiertes Entwicklungsprofil (Abb. 1.12)**

Die knapp siebenjährige Emma ist ein Einzelkind. Sie hatte die Entwicklungsmeilensteine altersgerecht durchlaufen. Den Eltern war allerdings aufgefallen, dass sie ein frühes Interesse für Zahlen zeigte. Mit vier Jahren unterschied sie bereits gerade von ungeraden Zahlen. Im Kindergarten eckte Emma allerdings an. Sie fand keinen Anschluss in der Gruppe und hatte kaum Freunde. Es erfolgte eine erste Abklärung wegen des problematischen sozialen Verhaltens. Ihre Schwierigkeiten wurden mit ihrer hohen intellektuellen Begabung und ihren besonderen Interessen erklärt, die sie kaum mit Gleichaltrigen teilen konnte. Nach nur einem Kindergartenjahr wurde sie bereits in die zweite Klasse eingeschult. Hier war sie aber trotz sehr guter Schulleistungen kaum tragbar.

In der Abklärung zeigte Emma ein deutlich dissoziiertes Entwicklungsprofil: Sie hatte Schwierigkeiten, soziale Situationen richtig einzuschätzen und sich in andere Menschen einzufühlen. Sie wollte immer im Mittelpunkt der Aufmerksamkeit stehen, war nicht bereit, Regeln und Grenzen zu akzeptieren, und konnte kaum mit eigenen Fehlern umgehen. Ihr Entwicklungsalter lag in diesem Bereich bei etwa fünf Jahren. Im Gegensatz dazu zeigte sie in den kognitiven und sprachlichen Fähigkeiten ein Entwicklungsalter, das zehn bis zwölf Jahren entsprach. Wegen des dissoziierten Entwicklungsprofils reagierten die Klassenkameradinnen irritiert und schlossen sie aus der Gruppe aus, was ihr auffälliges Verhalten wiederum verstärkte.

Die Gründe für die Verhaltensauffälligkeiten von Emma lagen also im dissoziierten Entwicklungsprofil mit sozialer Unreife und intellektueller Unterforderung. Durch das Überspringen einer Klasse konnte zwar einer drohenden schulischen Unterforderung begegnet werden. Zugleich führte diese Maßnahme jedoch dazu, dass sie mit durchschnittlich zwei Jahre älteren Kindern beschult wurde und so ihre sozialen Unzulänglichkeiten noch offensichtlicher wurden. Die Eltern und vor allem auch die beiden Lehrerinnen zeigten viel Verständnis für ihre Schwierigkeiten. Wichtig war vor allem die Erkenntnis, dass die Herausforderungen nicht nur in der Unterforderung von Emma bestanden, sondern vielmehr in der sozialen Überforderung.

Aus Jenni et al. 2011b. ◀

> **▶ Fallbeispiel: Schulische Überforderung (◘ Abb. 1.12)**
>
> Die knapp neunjährige Anna hatte sich bis anhin unauffällig entwickelt. Vor allem im Kindergarten war sie regelrecht aufgeblüht. Sie nahm in der Kindergruppe viele soziale Aufgaben wahr, kümmerte sich oft um die Kleineren und wurde von allen geschätzt. Seit dem Schuleintritt war sie immer stiller geworden und wollte manchmal morgens gar nicht mehr in die Schule. Der Hausarzt diagnostizierte eine depressive Verstimmung und drängte auf eine Abklärung. Annas Verhalten war für Eltern und Lehrerin unbegreiflich. Das Mädchen wurde von den Erwachsenen wegen seines anpassungsfähigen Verhaltens geschätzt und war bei den Gleichaltrigen wegen seiner vermittelnden Art beliebt. Im Lesen, Schreiben und Rechnen hielt es im Klassenverband einigermaßen mit. Zum Zeitpunkt der Abklärung besuchte Anna die zweite Klasse. Ihr Entwicklungsprofil zeigte eine hohe soziale Kompetenz und altersentsprechende Fähigkeiten im Lesen und Rechnen. Die expressive und rezeptive Sprache, das logische Denken sowie das räumlich-figurale Vorstellungsvermögen waren jedoch um fast zwei Jahre verzögert. Der Gesamt-IQ betrug 79 und lag damit zwischen 1 und 2 Standardabweichungen unterhalb des Durchschnittes. Eltern und Lehrpersonen hatten die Überforderung übersehen, weil sie sich an der guten sozialen Kompetenz und den altersentsprechenden Fähigkeiten im Lesen und Rechnen orientierten. Altersentsprechende schulische Fähigkeiten gehen in den ersten Schuljahren nicht zwangsläufig mit entsprechenden kognitiven Fähigkeiten einher. Um der akuten Überforderung zu begegnen, wurde das Mädchen schulisch um ein Jahr zurückversetzt. Gleichzeitig erhielt es eine integrierte schulische Förderung. Annas Stimmung besserte sich rasch, auch weil sie nun im Rechnen und Lesen zu den besseren Schülerinnen gehörte. Anna fühlte sich im zwischenmenschlichen Umgang durchaus kompetent. Sobald sie aber mit sprachlichen Inhalten und logischem Denken konfrontiert war, musste sie die Erfahrung machen, dass sie den Erwartungen der Erwachsenen und Gleichaltrigen nicht genügen konnte; dies verunsicherte sie auf Dauer und ließ sie schließlich deprimiert werden. Mädchen mit fortgeschrittenen sozialen Kompetenzen, einem hohen Sozialstatus und großem Fleiß gelingt es oft erstaunlich lange, kognitive Defizite zu kompensieren.
>
> Aus Jenni et al. 2011b. ◀

Das Entwicklungsprofil ist im klinischen Alltag sehr aufschlussreich. Es erlaubt eine umfassende Sichtweise auf das Kind und hat den immensen Vorteil, dass es dessen Stärken und Schwächen anschaulich abbildet.

1.3 Die Entwicklung von Kindern über die Zeit: mal kontinuierlich, mal sprunghaft

Neben Kenntnissen über die Variabilität von Eigenschaften im einzelnen Kind gehört ausreichendes Wissen über den **Entwicklungsverlauf** von Kindern zu den Kernkompetenzen von Fachpersonen in der Praxis. Man muss wissen, wann die kindliche Entwicklung ein **gleichmäßiger (kontinuierlicher) Prozess** ist und wann sie in **(diskontinuierlichen) Sprüngen, Phasen oder Stufen** verläuft. Außerdem sollten Fachpersonen einschätzen können, welche Eigenschaften des Kindes stabil bleiben und welche sich mit zunehmendem Alter verändern. Ob also beispielsweise motorisch ungeschickte Kinder im Verlauf motorisch ungeschickt bleiben oder ob sie im Vergleich zu Gleichaltrigen aufholen. Besonders die Frage, ob ein Kind in Zukunft eine **Aufholentwicklung** zeigen wird, beschäftigt Eltern und Fachpersonen im Umgang mit Kindern häufig.

> **▶ Fallbeispiel: Schüchternheit**
>
> Der vierjährige Luca ist sehr schüchtern, wenn er mit anderen Kindern zusammen ist, die er nicht kennt. Möglicherweise wird er sich beim Eintritt in den Kindergarten schüchtern verhalten und auch später im Schulalter sowie in der Adoleszenz in sozialen Situationen zurückhaltend reagieren, denn Schüchternheit ist ein relativ stabiles Persönlichkeitskonstrukt (Asendorpf und Neyer 2012). ◀

1.3 · Die Entwicklung von Kindern über die Zeit: mal kontinuierlich, mal sprunghaft

Zur Untersuchung der kindlichen Entwicklung über die Zeit sind **Längsschnittstudien** einer ganzen Gruppe von Kindern notwendig. Zwar ist die Beobachtung eines einzelnen Kindes im Verlauf seiner Entwicklung durchaus interessant; aber sie erlaubt keine Aussage darüber, ob die Veränderungen des einzelnen Kindes alterstypisch oder auf individuelle Besonderheiten zurückzuführen sind. Das ist erst möglich, wenn eine Gruppe gleichaltriger Kinder miteinander verglichen wird und deren individuelle Entwicklungsverläufe im Vergleich zum durchschnittlichen Verlauf untersucht werden.

> **Längsschnittstudien (Longitudinalstudien)**
>
> Longitudinalstudien sind eine Voraussetzung für die Untersuchung der Stabilität eines Entwicklungsmerkmals mit zunehmendem Alter. Dabei untersucht man eine Stichprobe von gleichaltrigen Kindern (bspw. eine Kohorte von Kindern) in einem gewissen Intervall (mindestens aber zweimal, bspw. monatlich oder jährlich) in mindestens einem Entwicklungsmerkmal.

Das Ziel einer Längsschnittuntersuchung ist die Beschreibung, Erklärung und Vorhersage des untersuchten Entwicklungsmerkmals. Solche Studien zeigen einige methodische Herausforderungen wie die lange Studiendauer, ein möglicher Stichprobenschwund über die Zeit oder Testwiederholungseffekte. Beispiele für große Längsschnittstudien, die über einen längeren Zeitraum in zahlreichen, teilweise jährlichen Intervallen ein breites Spektrum verschiedener Eigenschaften (körperliche, geistige, sprachliche, motorische und soziale) erhoben haben bzw. aktuell erfassen, sind die **Zürcher Longitudinalstudien** (Wehrle et al. 2021), die amerikanischen Terman, Berkeley und Fels Studien, die britische ALSPAC-Studie, die schottische Lothian-Studie und die neuseeländische Dunedin-Studie.

Es gibt zwei Arten, wie man die Entwicklung von Kindern über die Zeit beschreiben kann: **Diskontinuität** und **Kontinuität** sowie **Stabilität** und **Instabilität** (Bornstein et al. 2017).

■ Diskontinuität und Kontinuität

Wird die durchschnittliche Entwicklung eines Merkmals einer Gruppe von Kindern über die Zeit beschrieben, dann lässt sich erkennen, ob sich eine kindliche Eigenschaft in Entwicklungsphasen (zum Beispiel in einem Wortschatzspurt) oder gleichmäßig ausbildet (wie beispielsweise die Muskelkraft). Ein Kind beginnt in der Regel im zweiten Lebensjahr, zu sprechen, und lernt immer mehr Wörter. Im dritten Lebensjahr zeigt sich dann mit dem Wortschatzspurt ein eigentlicher **Entwicklungssprung**. Im Gegensatz zu dieser eher sprunghaften Entwicklung des Wortschatzes nimmt die Muskelkraft zwischen dem zweiten und sechsten Lebensjahr in einem gleichmäßigen Prozess langsam zu. Diese durchschnittlichen Veränderungen gelten als alterstypisch und werden als universell interpretiert. Das heißt, sie treten scheinbar bei allen Kindern auf. Diese Schlussfolgerung ist allerdings nicht ganz korrekt: Denn einzelne Kinder können immer auch individuelle Besonderheiten und Abweichungen vom Durchschnitt zeigen. In ◘ Abb. 1.13 werden durchschnittliche Muster von Diskontinuität und Kontinuität in Entwicklungsverläufen kindlicher Merkmale dargestellt.

■ Stabilität und Instabilität

Im Alltag mit Kindern interessiert nicht nur, wie sich Eigenschaften von Kindern generell entwickeln, sondern im Besonderen auch, wie stabil die Entwicklung eines Merkmals mit zunehmendem Alter ist. Stabilität bedeutet dabei nicht, dass sich ein Merkmal nicht über die Zeit verändert, sondern nur, inwieweit sich die Eigenschaft eines einzelnen Kindes im Vergleich zu den anderen Kindern verändert oder nicht. Stabilität und Instabilität geben also Aufschluss darüber, wie stabil oder instabil die interindividuellen Unterschiede einer Eigenschaft in einer Gruppe von Kindern sind und ob ein Kind die Position innerhalb seiner Gruppe beibehält – ob also zum Beispiel ein intellektuell schwächeres Kind im Vergleich zu den anderen Kindern im Verlauf der Entwicklung schwächer bleibt oder in seiner geistigen Entwicklung aufholt. Die Stabilität eines Merkmals ist eine wichtige Voraussetzung für die Zuverlässigkeit der Voraussage des Verlaufes von Entwicklungsmerkmalen. Ist eine

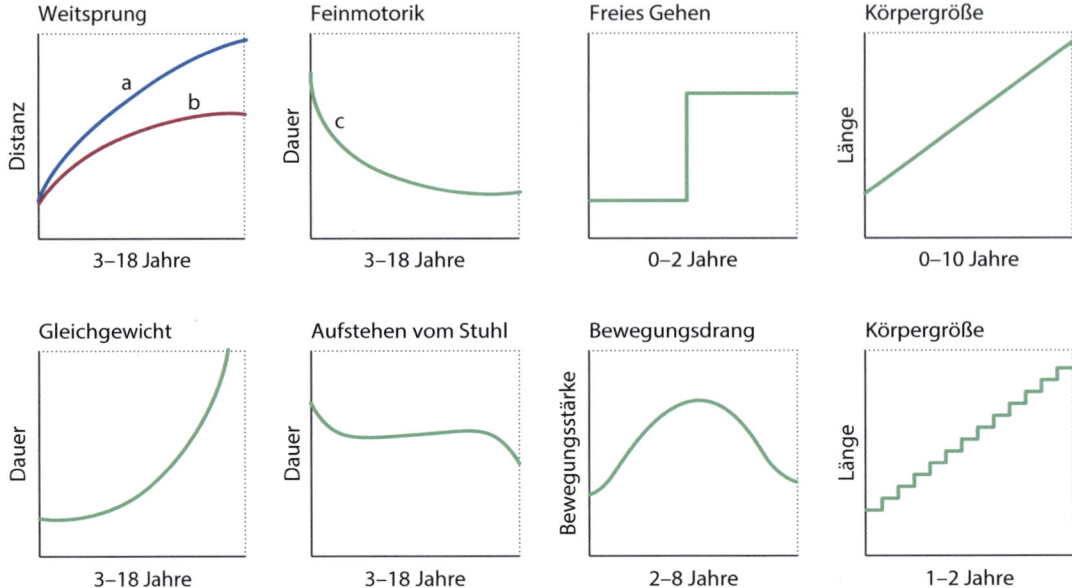

Abb. 1.13 Durchschnittliche Entwicklungsverläufe verschiedener kindlicher Leistungsmerkmale und Eigenschaften. a Jungen, b Mädchen, c Jungen und Mädchen zusammen

Eigenschaft über die Zeit hinweg nicht stabil, dann lässt sich keine zuverlässige Prognose für die Zukunft stellen.

> **Entwicklung über die Zeit: Begriffe**
>
> Kontinuität und Diskontinuität veranschaulichen die Art und Weise der durchschnittlichen Entwicklung eines Merkmals einer Gruppe von Kindern über die Zeit. Stabilität und Instabilität beschreiben die Veränderungen eines Merkmals eines einzelnen Kindes im Vergleich zu den anderen über die Zeit (Bornstein et al. 2017).

1.3.1 Sprünge, Stufen und Phasen der Entwicklung

Ob die kindliche Entwicklung in Sprüngen oder als gleichmäßiger Prozess abläuft, hängt vom Standpunkt der Betrachtung ab (Adolph et al. 2008). Das Kind wächst zu gewissen Zeiten langsamer (bspw. in der mittleren Kindheit) und in anderen rascher (zum Beispiel im Säuglingsalter oder in der Pubertät). Dennoch zeigt es eine relativ gleichmäßige Längenzunahme von der Geburt bis ins Erwachsenenalter. Betrachtet man das Wachstum allerdings in kleineren Zeitintervallen, so zeigen sich durchaus diskontinuierliche Entwicklungsschritte mit eigentlichen Wachstumssprüngen innerhalb weniger Tage (Lampl et al. 1992) (Abb. 1.13). Das Intervall der Betrachtung spielt also bei der Beurteilung, ob sich ein Merkmal kontinuierlich oder diskontinuierlich mit Sprüngen entwickelt, eine wichtige Rolle. Grundsätzlich gilt, dass die kindliche Entwicklung keinem gleichförmigen Prinzip folgt; sie läuft zum Teil in Sprüngen, Stufen und Phasen, aber auch in kontinuierlichen Prozessen ab.

> **Aus der Praxis: Wahrnehmung von Entwicklung**
>
> Ob Entwicklung kontinuierlich oder diskontinuierlich abläuft, hängt von der Betrachtungsweise ab. Wenn Eltern ihr Kind jeden Tag beobachten, dann nehmen sie Entwicklungsschritte oder Stufen kaum wahr; das Kind entwickelt sich aus ihrer Sicht langsam und kontinuierlich. Großeltern, die das Kind nur alle paar Monate sehen, sind hingegen oft erstaunt über die großen Entwicklungsschritte seit dem letzten Treffen.

1.3 · Die Entwicklung von Kindern über die Zeit: mal kontinuierlich, mal sprunghaft

◘ Abb. 1.13 illustriert verschiedene Muster von durchschnittlichen Entwicklungsveränderungen über die Zeit. Dargestellt sind Mittelwerte von motorischen Aufgaben und des Wachstums. Es zeigen sich **diskontinuierliche Entwicklungssprünge** wie auch **gleichmäßige kontinuierliche Verläufe**. Im Folgenden werden exemplarisch einige Eigenschaften und ihr durchschnittlicher Entwicklungsverlauf beschrieben:

Weitsprung: In den ersten Lebensjahren nimmt die Sprungdistanz aufgrund der zunehmenden Muskelkraft kontinuierlich zu (von etwa 50 Zentimetern im Alter von drei Jahren auf 100 Zentimeter im Alter von sechs Jahren). Dann flacht sich die Entwicklungskurve bei den Mädchen rasch ab und erreicht ein Plateau zu Beginn der Pubertät, weil die Muskelkraft nicht weiter zunimmt. Im Gegensatz dazu steigert sich die Muskelkraft bei den Jungen noch bis in das Erwachsenenalter (Kakebeeke et al. 2018).

Feinmotorik: Dargestellt ist die Steckbrett-Aufgabe, bei der das Kind Pilzstecker in ein Brett mit zwölf Löchern stecken muss. Junge Kinder sind noch nicht in der Lage, diese Aufgabe rasch zu erledigen. Das Tempo bei der Bewältigung dieser Aufgabe nimmt im Verlauf der Entwicklung immer mehr zu und erreicht in der Adoleszenz ein Plateau (Kakebeeke et al. 2018).

Freies Gehen: Dieser motorische Meilenstein geht bei vielen Kindern mit einem abrupten Entwicklungsschritt, einer eigentlichen Entwicklungsstufe, einher. Die meisten Kinder lernen innerhalb weniger Tage und Wochen, frei ohne Unterstützung zu gehen (Adolph et al. 2008).

Körpergröße in den ersten zehn Lebensjahren: Dieses Merkmal zeigt eindrücklich, dass das beobachtete Intervall ein wichtiger Faktor ist, der bestimmt, ob sich ein Merkmal kontinuierlich oder in Stufen entwickelt (Lampl et al. 1992). Bei der Betrachtung relativ kurzer Zeiträume kann man erkennen, dass die Körpergröße in Sprüngen zunimmt (siehe Körpergröße in den ersten zwei Lebensjahren). Bei längerer Betrachtungsweise scheint das Wachstum des Kindes hingegen ein kontinuierlicher Prozess zu sein.

Gleichgewicht: Die Dauer, mit geschlossenen Augen auf einem Bein zu stehen, nimmt im Verlauf des Kindesalters bei beiden Geschlechtern exponentiell zu (Kakebeeke et al. 2018).

Aufstehen vom Stuhl: Im Aufstehtest wird ein Kind aufgefordert, so schnell wie möglich fünfmal ohne Einsatz der Arme von einem Stuhl aufzustehen. Dieser Test misst die motorische Koordination, weil das Kind möglichst schnell und zeitlich koordiniert Kraft einsetzen muss, um aufzustehen und sich wieder hinzusetzen. Interessanterweise zeigt der durchschnittliche Verlauf dieser koordinativen Fähigkeit keine Veränderungen vom Vorschul- bis in das Erwachsenenalter. Es scheint, dass sich die koordinativen Fähigkeiten für diese motorische Aufgabe bereits im Vorschulalter ausbilden und im Verlauf nicht mehr verändern (Kakebeeke et al. 2018).

Bewegungsdrang: Der Drang, sich zu bewegen, zeigt einen charakteristischen Entwicklungsverlauf: Die Stärke der Aktivität nimmt in den ersten Lebensjahren deutlich zu, erreicht im frühen Schulalter (zwischen sechs und acht Jahren) ein Maximum und nimmt dann in der mittleren Kindheit wieder ab. Der verstärkte Bewegungsdrang kann auch als Entwicklungsphase bezeichnet werden (Eaton et al. 2001).

Körpergröße in den ersten zwei Lebensjahren: Auch wenn das Wachstum des Kindes scheinbar kontinuierlich und linear verläuft, zeigen sich im mittleren Verlauf häufig Wachstumsschübe, wenn man die Körpergröße in kurzen Intervallen misst. Wachstumsschübe werden von Bezugspersonen im Alltag auch oft erwähnt (Lampl et al. 1992).

Entwicklungsphasen und -stufen

Entwicklungsphasen sind bestimmte Zeiträume in der kindlichen Entwicklung, die sich von früheren oder späteren Phasen abgrenzen. Entwicklungsstufen sind kurze Zeiträume, die durch qualitative oder besonders starke Veränderungen gekennzeichnet sind.

Als **Entwicklungsphasen** werden längere Zeiträume in der Entwicklung von Kindern bezeichnet, die durch spezifische Besonderheiten charakterisiert sind und sich von früheren oder späteren Phasen unterscheiden. Diesen Phasen werden spezifische Funktionen für die Entwicklung des Kindes zugeschrieben. So ist beispielsweise die Trotzphase Ausdruck der zunehmenden Autonomieentwicklung des Kindes (Benz und Jenni 2015).

> **Aus der Praxis: Entwicklungsphasen**
> **Schreiphase:** Nach der Geburt nimmt Schreien ohne ersichtlichen Grund immer mehr zu, erreicht mit etwa sechs Wochen ein Maximum und nimmt dann bis zum dritten Lebensmonat laufend ab. Dieses unspezifische Schreien des Säuglings kommt gehäuft in den Abendstunden vor und wird mit Entwicklungsprozessen des Schlaf-Wach-Rhythmus erklärt (Jenni 2009).
> **Erkundungsphase:** In den ersten zwei Lebensjahren zeigt das Kind ein besonderes Erkundungsverhalten. Es lernt dabei die gegenständliche Umwelt zuerst mit dem Mund (orales Erkunden), dann mit den Händen (manuelles Erkunden) und schließlich mit den Augen (visuelles Erkunden) kennen (Bonhoeffer und Jenni 2018).
> **Trotzphase:** Zum Anfang des zweiten Lebensjahres beginnt das Kind, seinen eigenen Willen zu entwickeln und diesen auch zum Ausdruck zu bringen. Es möchte zunehmend selbstständig handeln und seine Wünsche durchsetzen. Die Trotzphase ist Ausdruck der fortschreitenden Autonomieentwicklung des Kindes und wird darum auch „Autonomiephase" genannt (Benz und Jenni 2015).

Der Erziehungswissenschaftler Robert Havighurst (1900–1991) hat verschiedene Entwicklungsphasen definiert, die der Mensch im Verlauf seines Lebens durchläuft und in denen er unterschiedlichen Entwicklungsaufgaben mit alterstypischen Anforderungen gegenübersteht (Havighurst 1958).

Havighurst unterschied dabei drei Formen von **Entwicklungsaufgaben**:
1. die biologischen Veränderungen des Organismus (zum Beispiel in der Motorik, in der Wahrnehmung oder während der Pubertät);
2. die persönlichen Aufgaben mit Entwicklung von allgemeinen Werten und Zielen, die sich der Mensch selbst setzt;
3. die gesellschaftlichen Aufgaben (zum Beispiel in der Schule und im Beruf).

So beschrieb er als zentrale Entwicklungsaufgaben des Jugendlichen in der Adoleszenz die Akzeptanz der Veränderungen des eigenen Körpers während der Pubertät, den Beziehungsaufbau zu den beiden Geschlechtern und die Übernahme der Geschlechtsrolle, die Entwicklung von Moral und Werten, das sozial verantwortliche Verhalten sowie die Vorbereitung auf den Beruf.

Auch in diesem Buch werden Altersabschnitte vom ersten Lebensjahr bis in die Adoleszenz als Entwicklungsphasen bezeichnet (▶ Kap. 3, 4, 5 und 6). Die Phasen und deren wichtigste Entwicklungsaufgaben sind in ◻ Tab. 1.1 dargestellt.

Neben der Definition von Entwicklungsphasen lassen sich auch eigentliche **Entwicklungsstufen** beschreiben. Diese sind meist kürzer als Entwicklungsphasen und durch besondere qualitative Veränderungen gekennzeichnet. Tatsächlich beruhen viele Entwicklungstheorien auf Stufenmodellen (beispielsweise Charlotte Bühlers (1893–1974) Stufenmodell der kindlichen Entwicklung, Jean Piagets (1896–1980) Stufentheorie der kognitiven Entwicklung oder Erik Eriksons (1902–1994) Stufentheorie der psychosozialen Entwicklung (Flammer 2017)).

Der Psychologe John Flavell hat folgende Kriterien für Entwicklungsstufen definiert (Flavell 1971):

1. **Entwicklungsstufen sind durch qualitative Veränderungen gekennzeichnet.**
Beispiel: Das kindliche Bewegungsmuster verändert sich qualitativ, indem zum Beispiel andere Muskelgruppen gebraucht werden, sich die Wahrnehmungsfunktionen des Kindes weiter differenzieren und sich die Körperproportionen verändern (▶ Kap. 2).

1.3 · Die Entwicklung von Kindern über die Zeit: mal kontinuierlich, mal sprunghaft

■ **Tab. 1.1** Die vier Entwicklungsphasen

Entwicklungsphase	Altersbereich	Zentrale Entwicklungsaufgaben und -phänomene
Säuglingsalter	1. Lebensjahr	Wachstum Schlaf- und Wach-Rhythmus Essverhalten Bewegungsentwicklung (z.B. Körperkontrolle, Greifen) Frühe Entwicklung der Wahrnehmung Erstes Erkundungsverhalten (oral, manuell, visuell) Entwicklung der Objektpermanenz Frühe non-verbale Kommunikation Bindungsentwicklung Frühe Emotionsregulation
Frühe Kindheit	2–4 Jahre	Basisfertigkeiten der Motorik (z.B. Gehen, Springen, Werfen) Bewegungsdrang/-spiel Sauberkeitsentwicklung Selbstständiges Einschlafen Spielverhalten und Nachahmung Entwicklung des Zeichnens Frühe Selbstregulation Sprachentwicklung Entwicklung der Perspektivenübernahme Initialisierung prosozialer Verhaltensweisen
Mittlere Kindheit	5–12 Jahre	Eintritt in die Schule Erweiterung des kognitiven Verständnisses Entwicklung des Gedächtnisses Ausbilden exekutiver und metakognitiver Fähigkeiten Entwicklung des Zeitverständnisses Erwerb der Kulturtechniken (Lesen, Schreiben, Rechnen) Umgang mit digitalen Medien Identifikation mit der Geschlechterrolle Perspektivenübernahme höherer Ordnung Beziehungsaufbau zu Gleichaltrigen
Adoleszenz	13–18 Jahre	Pubertärer Wachstumsspurt und sexuelle Reife Verschiebung der Schlafphase Abstraktes, analytisches Denkvermögen Ausreifung der Selbstregulation Drang nach intensiven Emotionen Autonomieentwicklung und Ablösung von den Eltern **Pflege von Freundschaften und Liebesbeziehungen** Bewusstwerdung der eigenen Identität Bildung persönlicher Moral- und Wertvorstellungen Entwicklung von Zukunftsperspektiven

2. **Entwicklungsstufen beeinflussen nicht nur einen, sondern mehrere Entwicklungsbereiche.**
Beispiel: Der Entwicklungsschritt vom Kriechen zum freien Gehen beeinflusst die Autonomieentwicklung des Kindes, ermöglicht ihm neue Lernerfahrungen und fördert damit die kognitive Entwicklung des Kindes.

3. **Entwicklungsstufen laufen in der Regel rasch ab.**
Beispiel: Das Kind durchläuft die Stufen vom Kriechen zum freien Gehen gewöhnlich innert weniger Wochen.

4. **Entwicklungsstufen laufen nicht isoliert ab.** Beispiel: Beim Übergang vom Kriechen zum Laufen beginnt das Kind in der Regel, zu sprechen, entwickelt differenziertes Greifen und zeigt Objektpermanenz (▶ Kap. 2 und 3).

Die Stufendefinition von Flavell muss allerdings relativiert werden: Das erstmalige Auftreten von Entwicklungsstufen ist variabel, zudem können viele **Varianten** auftreten (▶ Kap. 3). Die **Entwicklungsschritte** eines Kindes laufen nicht immer nach einer definierten Sequenz ab, und ein nächster Schritt muss nicht notwendigerweise höherwertig sein als der vorangehende. Auch sind Entwicklungsschritte nicht unumkehrbar und frühere Stufen nicht zwingend eine Voraussetzung für bevorstehende Schritte.

Trotzdem werden in diesem Buch Entwicklungsphasen und -stufen im Detail beschrieben, weil sie in der Praxis gut erkennbar sind und die Komplexität der kindlichen Entwicklung einfacher dargestellt werden kann.

Entwicklungsstufen sind außerdem die Grundlage für die in der Praxis gebräuchlichen Entwicklungs- und Intelligenztests (Bonhoeffer und Jenni 2018). So wird beispielsweise bei jungen Kindern der Entwicklungsstand im räumlichen Denken mit dem Raumspiel bestimmt. Das Raumspiel läuft in einer bestimmten Abfolge von Entwicklungsstufen ab (Inhalt-Behälter, Turm, Zug, Mauer, ▶ Kap. 4). Dabei wird in der Praxis diejenige Stufe beschrieben, die das Kind bevorzugt zeigt (zum Beispiel der Turmbau im Alter zwischen zwölf und 24 Monaten). Mit der Erfassung der Entwicklungsstufe lassen sich das Entwicklungsalter bestimmen und entsprechende Fördermaßnahmen einleiten.

Auch wenn Entwicklungsstufen bis zu einem gewissen Grad variabel sind und viele Varianten zeigen, sind sie in der Praxis hilfreich, weil sie einfach beschrieben werden können und Entwicklungsstörungen erkennen lassen (Bonhoeffer und Jenni 2018).

1.3.2 Stabilität der Entwicklung

Die kindliche Entwicklung verläuft je nach Betrachtungsweise kontinuierlich oder in **Sprüngen, Stufen und Phasen**. Im individuellen Fall interessiert aber auch, ob ein Entwicklungsmerkmal über die Zeit hinweg stabil bleibt. Das heißt, ob beispielsweise ein sprachlich begabtes Kind in seiner Vergleichsgruppe über die Zeit hinweg immer noch sprachlich begabt bleibt oder die anderen Kinder aufholen. Wenn beispielsweise die Körpergröße eines Kindes auf der 25. Perzentile nach einigen Jahren immer noch auf der 25. Perzentile ist, dann bleibt die Körpergröße dieses individuellen Kindes im Verlauf der Entwicklung stabil.

Umfassende Kenntnisse über **Stabilität** und **Veränderung (Instabilität)** von kindlichen Fähigkeiten im Entwicklungsverlauf sind wichtig. Ist ein Merkmal über die Zeit hinweg relativ stabil, dann ist eine Prognose der zukünftigen Entwicklung eher möglich, als wenn ein Entwicklungsmerkmal instabil ist. Außerdem sind therapeutische Interventionen eher wirksam, wenn eine Eigenschaft des Kindes noch veränderbar ist.

Die Stabilität eines Merkmals wird im Längsschnitt mittels der Korrelation von zwei Messungen dieses Merkmals im Abstand von einer bestimmten Anzahl an Jahren erhoben. Es wird also der Verlauf der Rangordnung des Merkmals in einer Vergleichsgruppe untersucht.

> **Korrelation**
>
> Die Stärke eines Zusammenhanges zwischen zwei Merkmalen wird mit der Korrelation (r) beschrieben. Die Korrelation darf nicht als Maß für eine kausale Beziehung zwischen zwei Variablen betrachtet werden.

Der **Korrelationskoeffizient (r)** kann zwischen 0 und 1 und −1 variieren. Sind zwei Messpunkte identisch, dann ist die Korrelation $r = 1$ und die Messpunkte liegen in einem

1.3 · Die Entwicklung von Kindern über die Zeit: mal kontinuierlich, mal sprunghaft

Punktdiagramm auf einer Geraden. Gibt es keinen Zusammenhang, dann ist die Korrelation r = 0 und die Messpunkte zeigen im Punktdiagramm eine kreisförmige Verteilung. In der Praxis findet man solche maximalen Korrelationen praktisch nie. Im Normalfall verteilen sich die Punkte von einzelnen Individuen eher ellipsenförmig. Je breiter die Ellipse ist, umso kleiner ist die Korrelation (das heißt, umso geringer der Zusammenhang) zwischen zwei Merkmalen. Eine Korrelation zwischen Intelligenz und Schulleistung beweist nicht, dass die Intelligenz die Schulleistung beeinflusst oder umgekehrt. Es ist wahrscheinlich, dass zusätzliche Faktoren diesen Zusammenhang erklären – zum Beispiel das elterliche Erziehungsverhalten, die Beziehung zur Lehrperson oder besondere Begabungen.

◘ Abb. 1.14 zeigt die Korrelationen des Kopfumfanges zwischen den Altern von sieben und 18 Jahren, dem IQ zwischen den Altern von sieben und 18 Jahren (Daten aus

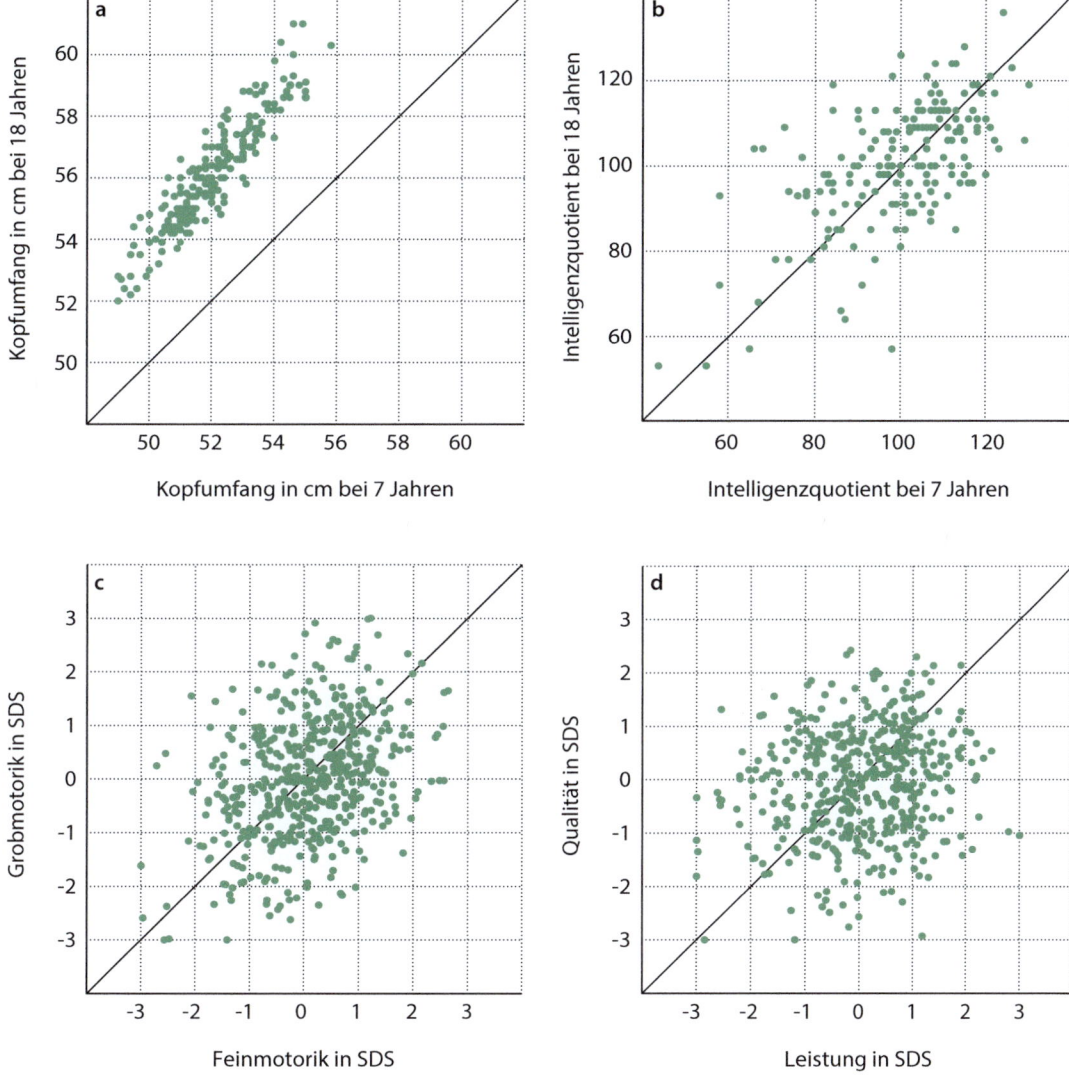

◘ **Abb. 1.14** Korrelationen von Entwicklungsmerkmalen. **a** Korrelation des Kopfumfanges zwischen sieben und 18 Jahren (r = 0,92), **b** Korrelation des Entwicklungsquotienten zwischen sieben und 18 Jahren (r = 0,60), **c** Korrelation zwischen Fein- und Grobmotorik (r = 0,34), **d** Korrelation zwischen Bewegungsqualität und Bewegungsleistung (r = 0,16). Aus eigenen Daten der Zürcher Longitudinal- und Neuromotorik-Studien (Wehrle et al. 2021; Kakebeeke et al. 2018)

den Zürcher Longitudinalstudien), zwischen Fein- und Grobmotorik (Daten aus (Kakebeeke et al. 2018)) und schließlich zwischen Bewegungsqualität und Bewegungsleistung (Daten aus (Kakebeeke et al. 2018)).

> **Die Zürcher Longitudinalstudien**
>
> Die Zürcher Longitudinalstudien (ZLS) sind ein Set von drei Studien, die seit den 1950er-Jahren über 900 Teilnehmende eingeschlossen haben (Wehrle et al. 2021). Viele in diesem Buch präsentierte Daten stammen aus den ZLS. Diese gehören weltweit zu den bedeutendsten Entwicklungsstudien – die körperliche, motorische, geistige und soziale Entwicklung wurde zwischen Geburt und jungem Erwachsenenalter zu mehr als 20 Zeitpunkten äußerst detailliert untersucht. Aktuell sind die ZLS-Studienteilnehmenden zwischen 40 und 70 Jahre alt. In den nächsten zwei Jahren werden sie alle zu einer weiteren Untersuchung eingeladen, ausführlich zu ihrer Gesundheit, ihrem Wohlbefinden und ihrer Lebenssituation befragt und mithilfe von standardisierten Messinstrumenten untersucht. Damit werden im Rahmen von ZLS-Lifespan die umfangreichen Daten, die im Kindes- und Jugendalter zu Gesundheit und Entwicklung gesammelt wurden, mit Daten zur Entwicklung, zum Gesundheitszustand sowie vielen weiteren Faktoren im Erwachsenenalter ergänzt.

Gemäß Asendorpf und Neyer gelten hinsichtlich der Stabilität von Entwicklungsmerkmalen die folgenden vier Regeln (Asendorpf und Neyer 2012):

1. **Die Korrelation zwischen zwei Messpunkten eines Merkmals nimmt mit zunehmendem Intervall ab.** So ist beispielsweise die Stabilität bei motorischen Aufgaben zwischen fünf und 18 Jahren geringer (r = 0,3) als zwischen 15 und 18 Jahren (r = 0,6). Der Grund dafür ist, dass sich Veränderungen in den Umweltbedingungen über die Zeit kumulieren und damit die Stabilität eines Merkmals reduzieren (Jenni et al.

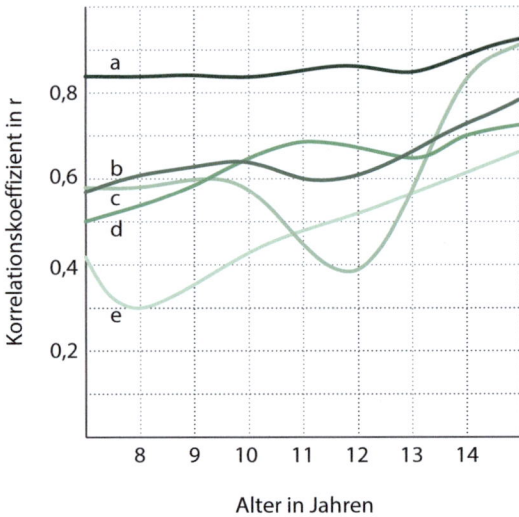

Abb. 1.15 Korrelationen über die Zeit. a Kopfumfang, b Gewicht, c Körpergröße, d IQ, e Motorik. Aus den Zürcher Longitudinalstudien (Jenni et al. 2011c)

2011c). Abb. 1.15 stellt die Korrelationen von Körpergröße, Gewicht, IQ und Motorik im Alter von 18 Jahren in Abhängigkeit von den vorausgegangenen Jahren dar. Man sieht dabei, dass die Korrelationen mit zunehmendem Intervall immer größer werden und besonders beim Kopfumfang, dem Gewicht und der Größe besonders hoch sind. Die geringere Stabilität der Körpergröße im Alter von elf und zwölf Jahren bildet den Eintritt in die Pubertät ab, die von Kind zu Kind sehr unterschiedlich ist.

2. **Die Stabilität für verschiedene kindliche Eigenschaften ist unterschiedlich ausgeprägt.** So ist die Korrelationsstabilität bei der Körpergröße und der intellektuellen Entwicklung hoch (Korrelationsstabilität r > 0,70). Eine mittlere Stabilität (r > 0,50) findet sich bei den motorischen Aufgaben und in der Sprachentwicklung. Deutlich instabiler (r < 0,50) sind sozioemotionale Eigenschaften des Kindes. Diese unterschiedlichen Stabilitäten decken sich mit der Stärke des genetischen Einflusses, der auf die verschiedenen kindlichen Entwicklungsmerkmale wirkt. Je stabiler ein Merkmal ist, desto eher können die Unterschiede zwischen Kindern mit der genetischen Anlage, jedoch weniger mit Umwelteinl-

flüssen erklärt werden. Tatsächlich ist der genetische Einfluss beim Wachstum, bei der Motorik, der intellektuellen Entwicklung und der Sprache deutlich stärker als bei der sozioemotionalen Entwicklung, bei der die Umweltbedingungen einen hohen Anteil der Variabilität zwischen Kindern erklären. Außerdem lassen sich sozioemotionale Kompetenzen weniger gut erfassen als die Motorik oder intellektuelle Fähigkeiten.

3. **Die Stabilität eines Entwicklungsmerkmals nimmt bei ungünstigen Umweltbedingungen, Erkrankungen des Kindes und psychosozialen Belastungen ab**. Fallbeispiel (▶ Abschn. 1.3.2, ◘ Abb. 1.18). Veränderungen (d.h. Instabilität) werden also weitgehend durch die Umweltbedingungen bestimmt.

4. **Die Stabilität ist umso geringer, je jünger die Kinder sind.** Verschiedene Ursachen sind dafür verantwortlich: Einerseits ist die Entwicklung im frühen Kindesalter durch Phasen mit langsamerer Entwicklung, aber auch durch Entwicklungssprünge gekennzeichnet. Andererseits wird die Entwicklung des jungen Kindes meist mit anderen Instrumenten gemessen (zum Beispiel mit dem Spielverhalten) als bei älteren Kindern (mit Intelligenztests). Und schließlich wirkt im frühen Kindesalter eine starke passive Genom-Umwelt-Korrelation (▶ Abschn. 1.4.3). Das bedeutet: Umweltbedingungen haben in jüngeren Altern einen größeren Einfluss als später, wenn sich das Kind seine Nische zunehmend entsprechend den eigenen genetischen Anlagen sucht (aktive Genom-Umwelt-Korrelation, siehe ▶ Abschn. 1.4.3). Aus dieser Regel zur Genom-Umwelt-Korrelation lässt sich folgern, dass Interventionen oder präventive Maßnahmen möglichst früh umgesetzt werden sollten, da in dieser Zeit der Einfluss der Umwelt noch deutlich größer ist als später.

Die Stabilität eines Entwicklungsmerkmals wird weitgehend durch die genetischen Anlagen bestimmt, Veränderungen (d.h. die Instabilität) hingegen durch die Umweltbedingungen (Tucker-Drob und Briley 2014). Diese Regel zeigt sich im Phänomen der **Eigenregulation** der kindlichen Entwicklung. Ungünstige Umweltbedingungen führen zu Veränderungen der kindlichen Eigenschaften. Eine Aufholentwicklung setzt dann ein, wenn die ungünstigen Bedingungen wegfallen und das Kind wieder seine Entwicklungslinie findet (siehe Fallbeispiel ▶ Abschn. 1.3.2, ◘ Abb. 1.18).

■ **Stabilität des Wachstums**

Ein normales Wachstum zeichnet sich dadurch aus, dass sich Wachstumsparameter wie Körperlänge, Körpergewicht und Kopfumfang relativ stabil über die Zeit hinweg entwickeln. Häufig verläuft das Wachstum parallel zu den Perzentilenkurven in einem eigentlichen Kanal (im sogenannten **Wachstumskanal**). Die Korrelationsstabilität von Wachstumsmerkmalen liegt bei $r > 0{,}80$. Allerdings gilt auch beim Wachstum wie bei anderen Merkmalen, dass die Kanalisierung im frühen Kindesalter noch geringer ist als später. ◘ Abb. 1.16 illustriert die Entwicklungsverläufe und Stabilität der Körpergröße und der kognitiven Leistungsfähigkeit von einzelnen Kindern aus den Zürcher Longitudinalstudien. Insbesondere in den ersten zwei Lebensjahren tritt häufig ein Kreuzen der Perzentilen auf: In diesen Fällen ist also die Wachstumsgeschwindigkeit rascher (Aufholwachstum) oder langsamer (Anpassung nach unten) als im Durchschnitt (Jenni et al. 2007).

Der Grund für die instabilen Wachstumseigenschaften in den ersten Lebensjahren liegt in diversen Umwelteinflüssen (beispielsweise der Ernährung), die in diesem Alter noch eine stärkere Wirkung ausüben als genetische Anlagen und Hormone. Erst wenn das Kind älter wird, wächst es in den genetisch bestimmten Zielkanal hinein. Zugleich beginnen die biologisch regulierten Wachstums- und Sexualhormone zu wirken, und die Bedeutung der Umwelt nimmt ab (Abnahme der passiven und Zunahme der aktiven Genom-Umwelt-Korrelation, ▶ Abschn. 1.4.3). Das Kind bestimmt mit zunehmendem Alter selbst, was, wovon und wieviel es isst. Der Einfluss der Eltern auf das Ernährungsverhalten des Kindes wird immer geringer.

Eine vorübergehend geringere Stabilität im Wachstum zeigt sich außerdem während der Pubertät, weil gleichaltrige Jugendliche

Betrachtet man die Wachstumskurven, so hat man den Eindruck, dass das Wachstum recht gleichmäßig verläuft (○ Abb. 1.10). Dies trifft aber keineswegs zu. Das Kind wächst – neben den frühkindlichen und pubertären Wachstumsschüben in größeren Intervallen – auch in vielen kurzfristigen Wachstumsschüben. Misst man die Körpergröße in sehr kurzen Intervallen (○ Abb. 1.13), dann zeigt sich ein variabler Wachstumsverlauf von Tag zu Tag und Woche zu Woche. Diese kurzfristigen Wachstumsschübe werden mit der von Nacht zu Nacht schwankenden Freisetzung von Wachstumshormonen im Schlaf erklärt (Lampl et al. 1992).

> **Wachstumsschübe**
>
> Auch wenn das Wachstum als ein recht gleichmäßiger Prozess erscheint, zeigen sich doch erstaunliche Wachstumsschübe von Tag zu Tag, Woche zu Woche und auch je nach Jahreszeit. Deshalb ist es nicht sinnvoll, allzu häufig die Größe eines Kindes zu messen; vielmehr empfiehlt sich im Säuglingsalter ein Abstand von drei Monaten und ab dem Alter von sechs Jahren ein Abstand von sechs Monaten.

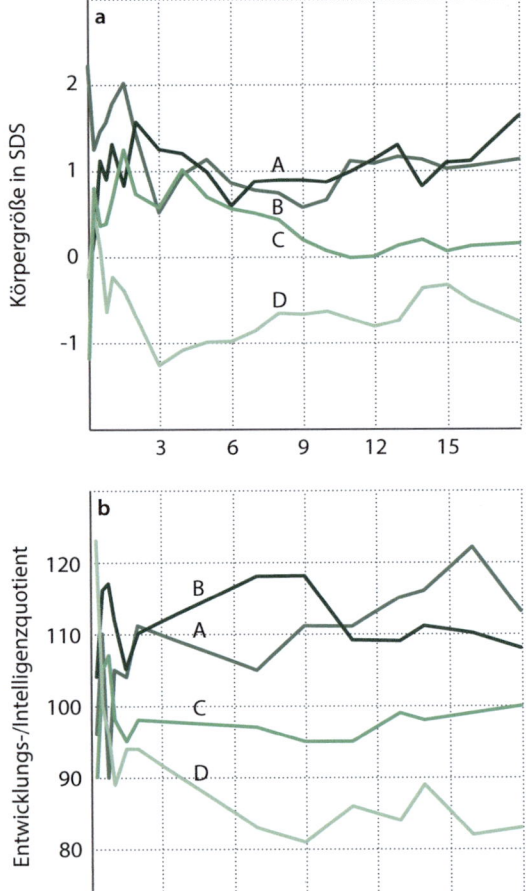

○ **Abb. 1.16** Stabilität von Entwicklungsverläufen. **a** Körpergröße, **b** Kognitive Entwicklung. Verlauf von vier individuellen Kindern von Geburt bis zum Alter von 18 Jahren (A-D). Aus den Zürcher Longitudinalstudien (Wehrle et al. 2021)

Die Kanalisierung des Wachstums ist für den klinischen Alltag nützlich. So verfolgen Kinderärztinnen und -ärzte den Wachstumsverlauf im Rahmen der Vorsorgeuntersuchungen. Zeigen sich dabei Abweichungen vom Perzentilenverlauf und wird das Wachstum zunehmend instabil, sind medizinische Abklärungen indiziert. Wie aus ○ Abb. 1.17 zu ersehen ist, können bei einer Wachstumsstörung die Messpunkte durchaus zwischen der 3. und 97. Perzentile liegen; allerdings deutet der instabile Verlauf mit mehrfachem Überkreuzen der Wachstumsperzentilen auf eine Wachstumsstörung dieses Kindes hin. Eine Instabilität des Wachstums tritt nicht nur bei Krankheiten, sondern auch bei ungünstigen Umweltbedingungen auf.

diese Phase des Erwachsenwerdens zu unterschiedlichen Zeitpunkten erreichen. So haben beispielsweise einige Jugendliche zum durchschnittlichen Startzeitpunkt der Pubertät mit 13 Jahren die pubertären Veränderungen schon fast durchlaufen; andere befinden sich in der Mitte der Pubertät, und bei so manchem hat sie noch nicht einmal begonnen. Dies zeigt sich in ○ Abb. 1.15 mit der geringeren Stabilität der Körpergröße zwischen 13 und 15 Jahren.

1.3 · Die Entwicklung von Kindern über die Zeit: mal kontinuierlich, mal sprunghaft

▶ **Fallbeispiel: Wachstumsverzögerung**
Sofia ist ein 3,5-jähriges Mädchen mit einem schweren Asthma, das von der Hausärztin während 1,5 Jahren mit einem kortisonhaltigen Spray und Kortisontabletten behandelt wurde. Darunter flachte sich die Wachstumskurve deutlich ab und kreuzte zwei Perzentilenlinien (◘ Abb. 1.17). Erst die langsame Reduktion der Kortisondosis und das Einführen einer alternativen Medikation führten zu einem Aufholwachstum und vollständiger Kompensation des Wachstumsdefizits. Fallen die ungünstigen äußeren Bedingungen weg (in diesem Fall die Therapie mit einem Medikament, das als Nebenwirkung das Wachstum hemmt), setzt ein Aufholwachstum ein, das ein Kind auf seine anlagebedingte Entwicklungslinie zurückführt. Diese Eigenregulation des Wachstums gleicht mit großer Genauigkeit das Wachstumsdefizit aus. Das Wachstum verläuft nur so lange beschleunigt, bis diejenigen Körpermaße wieder erreicht sind, die der Entwicklungslinie entsprechen. ◀

Wegen der hohen Stabilität des Wachstums im Verlauf der Entwicklung kann eine Voraussage der Größe im Erwachsenenalter gemacht werden. Berücksichtigt man neben dem chronologischen Alter auch das biologische Alter (Knochenalter) und die Größe der Eltern (genetische Prädisposition), dann lässt sich die **Wachstumsprognose** bis in das Erwachsenenalter abschätzen. Allerdings ist die Streubreite der prognostizierten Körpergröße mit ±8,5 cm relativ groß; sie nimmt mit fortschreitendem Alter aber ab.

■ **Stabilität der geistigen Entwicklung**
Eltern und Fachpersonen sind in der Regel nicht nur an Wachstumsprognosen interessiert, sondern ebenso an Voraussagen zur geistigen Entwicklung. Sie möchten wissen, ob ein Kind einen geistigen Entwicklungsrückstand aufholen kann und somit eine normale Beschulung möglich ist. Fachpersonen interessiert bei der Entwicklungsdiagnostik außerdem, ob das Untersuchungsergebnis eines Entwicklungstestes im Verlauf bestätigt werden kann und somit zuverlässig ist.

Ähnlich wie beim Wachstum ist die Stabilität von Entwicklungstests bei gesunden Kindern in den ersten zwei Lebensjahren gering und damit die Voraussage der späteren Entwicklung nicht zuverlässig (McCall 1979). Schon die Psychologin Nancy Bayley (1899–1994) warnte davor, kognitive Aufgaben im frühen Kindesalter mit späteren Intelligenzleistungen zu vergleichen (Bayley 1949). Tatsächlich besteht zwischen dem Grad der Spielentwicklung eines normal entwickelten Kindes im ersten und zweiten Lebensjahr und der Intelligenz im Schulalter nur ein schwacher Zusammenhang (Korrelationskoeffizient $r < 0{,}30$ (McCall 1979)). Dieser Umstand gilt aber nicht für Kinder mit Entwicklungsrückstand: Denn je ausgeprägter eine Entwicklungsstörung im frühen Kindesalter ist, desto größer ist die Wahrscheinlichkeit, dass das Kind auch zu einem späteren Zeitpunkt in seiner Entwicklung beeinträchtigt bleibt (McCall 1979).

Zusammenfassend lässt sich sagen, dass sich mit einer Entwicklungsuntersuchung im Kleinkindalter die Intelligenz im Schulalter nicht zuverlässig voraussagen lässt. Dafür sind Entwicklungstests in den ersten zwei Lebensjahren nicht genügend stabil. Die Gründe dafür liegen in der Bedeutung der Motorik bei der Einschätzung von Denkleistungen kleiner Kinder sowie im Einfluss der Umwelt auf deren Entwicklung. Das junge Kind kann seine Gedanken noch nicht differenziert ausdrücken, sondern äußert diese

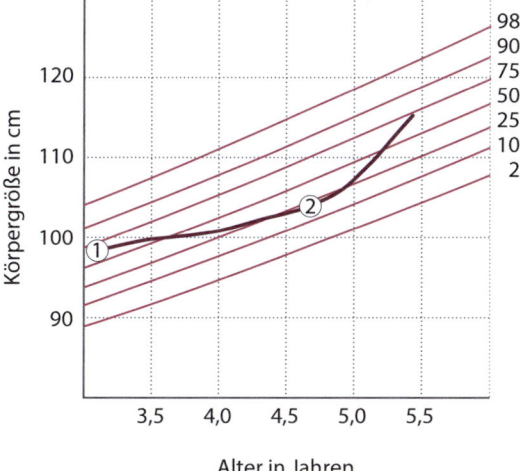

◘ **Abb. 1.17** Eigenregulation des Wachstums. 1 Beginn der Behandlung mit Kortison, 2 Therapiestopp

häufig mit motorischen Handlungen. Der motorische Entwicklungsstand beeinflusst darum die Einschätzung der kognitiven Leistungsfähigkeit. Außerdem ist der Einfluss der Umwelt und dabei besonders der Familie in den ersten Lebensjahren hoch. Förderung oder Vernachlässigung können folglich die kognitive Entwicklung in den ersten Lebensjahren wesentlich beeinflussen (siehe auch zur passiven Genom-Umwelt-Korrelation, ▶ Abschn. 1.4.3). Ein weiterer Grund liegt in der Methode der Testuntersuchungen im frühen Kindesalter (zum Beispiel mit den Bayley-Skalen oder dem Griffith-Test). Diese sind als Stufentests konzipiert, während später Leistungstests zur Anwendung kommen. Und schließlich sind die Testergebnisse von jungen Kindern sowohl von deren Kooperation als auch von der Erfahrung der untersuchenden Fachperson abhängig, die das Kind für eine Testung motivieren muss.

In den letzten Jahren wurden Intelligenzverfahren für das Säuglingsalter entwickelt, die eine deutlich bessere Voraussage der Intelligenzleistung im Kindesalter erlauben als mit den herkömmlichen Entwicklungstests des Spielverhaltens (zum Beispiel den Bayley-Skalen). Dabei wird die **Informationsverarbeitung** als zentrale Voraussetzung für Denkleistungen von Säuglingen und Kleinkindern betrachtet (siehe ▶ Kap. 2 zu den Präferenzmethoden, Habituationsmethoden etc. (Rose et al. 2012)). So bildet die kindliche Betrachtungsdauer von bekannten und unbekannten Bildern (**visuelle Präferenz** und **Habituation**) die Geschwindigkeit der Gedächtnisbildung und Aufmerksamkeit ab (Rose et al. 2012). Solche Verfahren haben allerdings erst wenig Eingang in die klinische Routine der Entwicklungsdiagnostik von kleinen Kindern gefunden, weil sie mit aufwändigen Versuchsdesigns und experimentellen Aufgaben durchgeführt werden; diese sind klinisch meist wenig praktikabel. Trotzdem hat sich gezeigt, dass diese Verfahren eine deutlich höhere Stabilität zwischen Säuglings- und Kindesalter aufweisen als die herkömmlichen, auf Spieltests basierenden Verfahren. So zeigen sich eine besonders hohe Korrelation von r = 0,70 zwischen dem Säuglingsalter und Kindergartenalter und eine immer noch moderate Korrelation von r = 0,41 zwischen Säuglingsalter und mittlerem Schulalter.

> **Entwicklungstests**
>
> Trotz der Entwicklung von neuen vielversprechenden Tests zur Erfassung von intellektuellen Fähigkeiten von Kleinkindern sind die herkömmlichen Spiel- und Entwicklungstests (wie beispielsweise die Bayley-Skalen) nach wie vor der Standard in der Entwicklungsdiagnostik von jungen Kindern. Damit kann der Entwicklungsstand eines Kindes mit einer Entwicklungsstörung zuverlässig erfasst werden.

Erst ab dem dritten Lebensjahr – deutlich jenseits des Säuglingsalters – nimmt die Korrelation zwischen den Entwicklungstests und der späteren Intelligenzleistung zu (r = 0,4 bis 0,6). Im Schulalter wird die Stabilität des IQ von gesunden Kindern zunehmend besser und die Voraussagekraft zuverlässiger. So zeigten verschiedene, große Kohortenstudien Stabilitätskoeffizienten zwischen r = 0,7 bis 0,85 im mittleren Kindesalter und in der Adoleszenz (Fels Longitudinal Study, Denver Child Research Council Study, Oakland Growth, Berkeley Growth and Guidance Study, Dunedin Studie und Zürcher Longitudinalstudien (Bayley 1949; Conley 1984; Honzik et al. 1948; Moffitt et al. 1993; Sontag et al. 1958; Wehrle et al. 2021)).

Auch die Stabilität der geistigen Entwicklung von Kindern mit Entwicklungsstörungen ist gut untersucht. Whitaker fasste alle verfügbaren Studien von Kindern mit Entwicklungsstörungen in einer Metaanalyse zusammen und fand eine mittlere Korrelation von r = 0,82 für den IQ über ein durchschnittliches Intervall von knapp drei Jahren (Whitaker 2008). Er zog aus dieser Analyse den Schluss, dass – wie bei gesunden Kindern – der IQ von Kindern mit **kognitiver Entwicklungsstörung** im Laufe der Zeit stabil bleibt und damit der Entwicklungsverlauf im Schulalter recht gut vorausgesagt werden kann.

Kognitive Entwicklungsstörungen sind also in den meisten Fällen kein vorübergehen-

1.3 · Die Entwicklung von Kindern über die Zeit: mal kontinuierlich, mal sprunghaft

des Phänomen (▶ Kap. 7). Der IQ zeigt auch bei Kindern mit Entwicklungsstörungen im Langzeitverlauf in der Regel eine recht hohe Stabilität. Mit anderen Worten: Die von einer kognitiven Entwicklungsstörung betroffenen Kinder holen nicht auf. Dieser Umstand konnte in einer retrospektiven Fallserie bestätigt werden (Jenni et al. 2015). Die Kinder blieben bezüglich ihrer kognitiven Leistungsfähigkeit relativ stabil. Weder das Geschlecht noch der sozioökonomische Status hatten einen Einfluss auf den IQ-Verlauf der Kinder. Es zeigten sich allerdings eine nur mäßige Stabilität von Test zu Test und in Einzelfällen relativ große Veränderungen vom einen zum anderen Untersuchungszeitpunkt. Dies lässt sich durch Tagesschwankungen des Kindes wie auch durch die unterschiedlichen Testverfahren und Untersuchungspersonen erklären. ◘ Abb. 1.18 zeigt exemplarisch den Entwicklungsverlauf im Entwicklungs-/Intelligenz-Quotient eines Kindes mit einer Trisomie 21 (im Fallbeispiel „Eigenregulation" beschrieben).

Entscheidungen über diagnostische und therapeutische Maßnahmen bei Kindern mit Entwicklungsstörungen wie auch Voraussagen über die zukünftige Entwicklung dürfen nicht allein auf der Grundlage einer einzigen Untersuchung (bspw. mittels eines IQ-Tes-tes) getroffen werden. Vielmehr sind bei der Beurteilung stets die jeweilige Entwicklungsgeschichte und das jeweilige Verhalten des untersuchten Kindes zu berücksichtigen.

Auch bei der geistigen Entwicklung gilt die Regel, dass die Stabilität durch die Anlagen und die Instabilität durch die Umweltbedingungen bestimmt werden. So können ungünstige Lebensbedingungen und Krankheiten die kognitiven Fähigkeiten der Kinder erheblich beeinträchtigen. Fallen beispielsweise psychosoziale Belastungen (wenn ein Kind bei einer fürsorglichen Pflegefamilie aufgenommen wird) oder eine Erkrankung infolge einer erfolgreichen Behandlung weg, setzt durch die **Eigenregulation** eine Aufholentwicklung ein. Im Gegensatz zum Wachstum und der geistigen Entwicklung findet sich in der sprachlichen und sozioemotionalen Entwicklung eine weniger ausgeprägte Eigenregulation. Dieser Umstand passt zur Beobachtung, dass sensible Phasen eher für die sprachliche und sozioemotionale Entwicklung existieren – hingegen weniger für die kognitive Entwicklung oder das Wachstum (▶ Kap. 2).

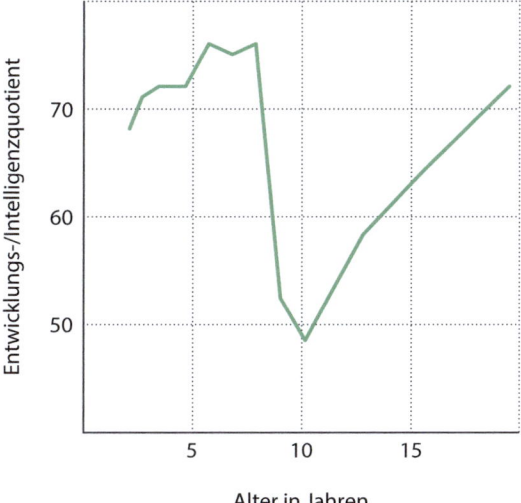

◘ **Abb. 1.18** Eigenregulation der kognitiven Entwicklung. Kind aus der entwicklungspädiatrischen Poliklinik des Universitäts-Kinderspitals Zürich (siehe folgendes Fallbeispiel)

Eigenregulation der kindlichen Entwicklung

Eigenregulation bedeutet, dass sich ungünstige Lebensbedingungen (Deprivation, schwerwiegende psychosoziale Belastungen, schwere Krankheit etc.) zwar negativ auf die Entwicklung eines Kindes auswirken können, das Kind aber eine Aufholentwicklung zeigt, wenn sich die Bedingungen verbessern. Wissenschaftliche und klinische Beobachtungen sprechen dafür, dass alle Entwicklungsbereiche über eine gewisse Eigenregulation verfügen – wenn auch in unterschiedlicher Ausprägung. Ungünstige Lebensbedingungen wirken sich auf die Entwicklungsbereiche verschieden stark aus, Entwicklungsverzögerungen können unterschiedlich wettgemacht werden. So können Beeinträchtigungen des Wachstums und der intellektuellen Entwicklung im Vergleich zu Beeinträchtigungen in der sozioemotionalen Entwicklung eher kompensiert werden.

Entwicklungsverzögerungen können nicht beliebig lange aufgeholt werden: Je älter ein Kind ist und je länger seine Entwicklung beeinträchtigt wird, desto geringer wird die **Aufholentwicklung** ausfallen. Diese Regel haben die Studien mit Kindern aus rumänischen Waisenhäusern eindrücklich bestätigt (siehe auch ▶ Kap. 2, (Nelson et al. 2019)).

Das Phänomen der Eigenregulation zeigt sich auch, wenn Kinder mit Benachteiligungen in den ersten Lebensjahren intensiv gefördert werden. Sie zeigen dann zwar im Vergleich zu nicht-geförderten Kindern einen Anstieg des IQ unmittelbar nach der Förderung (zum Beispiel in den Head Start- oder Perry Preschool Programmen in den USA), verlieren diese IQ-Zugewinne aber nach einigen Jahren ohne entsprechende Förderung wieder und erreichen das Niveau der nicht-geförderten Kinder (was auch als **Fade-Out Phänomen** bezeichnet wird). Dieser Umstand konnte kürzlich in einer Metaanalyse bestätigt werden (Protzko 2015).

> ▶ **Fallbeispiel: Eigenregulation der kognitiven Entwicklung (◘ Abb. 1.18)**
>
> Wie negativ sich ein Zusammentreffen ungünstiger Lebensbedingungen auf die Entwicklung eines Kindes auswirken kann, zeigt die folgende Fallgeschichte: Elias war ein zufriedener und aktiver Junge mit einer Trisomie 21; er hatte sich in den ersten acht Lebensjahren erstaunlich gut entwickelt. Elias zeigte in den Entwicklungsabklärungen durchwegs EQ/IQ-Werte zwischen 70 und 80, die für ein Kind mit einer Trisomie 21 vergleichsweise hoch sind. Als er acht Jahre alt war, diagnostizierte man eine akute Leukämie, die mit einer Chemotherapie behandelt wurde. In der Folge kam es zu verschiedenen schweren Komplikationen und einem Rückfall der Leukämie. Elias war während fast sechs Jahren häufig krank und musste viel Zeit im Spital verbringen. Diese Umstände beeinträchtigten seine kognitive Entwicklung schwerwiegend. Glücklicherweise konnte die Leukämie schließlich geheilt werden, Elias zeigte eine Aufholentwicklung. Im frühen Erwachsenenalter erreichte er wieder seine Entwicklungslinie und kann heute in einer Wohngruppe ein weitgehend selbstständiges Leben führen. ◀

■ **Stabilität der motorischen Entwicklung**

Im Gegensatz zur Stabilität des Wachstums und der intellektuellen Entwicklung ist die Stabilität der motorischen Entwicklung im Kindes- und Jugendalter etwas geringer (Jenni et al. 2011c; Ahnert und Schneider 2007). Sie variiert in Abhängigkeit von der motorischen Aufgabe. Motorische Fähigkeiten wie beispielsweise die Schnelligkeit bei Finger-, Hand- und Fußbewegungen oder auch die Qualität der Bewegungen zeigen Korrelationsstabilitäten meist > 0,60, während motorische Fertigkeiten wie Hüpfen, Springen, Schrauben oder Perlenauffädeln im mittelhohen Bereich ($r = 0{,}40$ bis $0{,}50$) liegen. Kraft, Ausdauer und Bewegungsdrang sind hingegen nur geringfügig stabil ($r = 0{,}30$).

Diese Befunde stützen die Annahme, dass besonders diejenigen motorischen Fähigkeiten wie die Schnelligkeit, Bewegungskoordination oder -qualität, die wenig erfahrungsabhängig sind und kaum trainiert werden können, stabilere Eigenschaften über die Zeit hinweg aufweisen. Im Gegensatz dazu zeigen fein- und grobmotorische Fertigkeiten wie Hüpfen oder Perlenauffädeln, die geübt oder trainiert werden können oder abhängig von Umwelterfahrungen sind, eine geringere Stabilität (Jenni et al. 2011c). Wie bei anderen Entwicklungsbereichen steigt die Stabilität in den meisten Aufgaben mit zunehmendem Alter an (◘ Abb. 1.15).

Eine Besonderheit ist die hohe Stabilität der **Bewegungsqualität** im Verlauf des Kindes- und Jugendalters (Jenni et al. 2011c). Die Bewegungsqualität kann beispielsweise mit den sogenannten **Mitbewegungen** erfasst werden (zur Definition und Systematisierung siehe ▶ Kap. 2). Mitbewegungen sind unwillkürliche Bewegungen derjenigen Körperpartien, die nicht aktiv an der Durchführung einer Aufgabe beteiligt sind. Kinder mit vielen Mitbewegungen im jüngeren Alter zeigen auch später im Vergleich zu gleichaltrigen Kindern mehr Mitbewegungen. Selbst die Entwicklung der Körpergröße ist nur geringfügig stabiler als die Mitbewegungen. Dieser Befund ist erstaunlich, weil im Gegensatz zur motorischen Leistungsfähigkeit oder zur Körpergröße, die beide quantitativ gemessen werden, die Mitbewegungen von der Untersuchungsperson nur anhand von qualitativen Kriterien eingeschätzt werden. Trotz dieser Ungenauigkeit des Messvorganges sind Mitbewegungen über die Zeit hinweg das stabilste Merkmal der motorischen Entwicklung von Kindern. Mitbewegungen und damit die Qualität im Bewegungsverhalten eines Kindes können als eigentliches Persönlichkeitsmerkmal betrachtet werden (▶ Kap. 2).

■ **Stabilität der sprachlichen Entwicklung**

Die Stabilität der Sprachentwicklung wurde im Vergleich zur Stabilität des Wachstums, der geistigen Entwicklung oder der Motorik nur selten in Längsschnittstudien untersucht. Bornstein und Kollegen fassten eine Reihe von Untersuchungen mit Kindern und Jugendlichen vom Kleinkindalter bis in die späte Adoleszenz zusammen und kamen zu folgendem Schluss: Auch die Sprachentwicklung zeigt eine ähnlich hohe Stabilität wie die intellektuellen Leistungen eines Kindes (Bornstein et al. 2018). Dieser Befund bezog sich auf verschiedene Sprachebenen und unterschiedliche Populationen (wie gesunde Kinder, aber auch Frühgeborene, autistische oder hörbeeinträchtigte Kinder). Wie die Studien über die Stabilität in anderen Entwicklungsbereichen berichteten auch diese Autoren über eine geringere Stabilität der Sprachentwicklung im Vorschulalter als im Schulalter. Verhaltensgenetische Untersuchungen konnten im Verlauf bestätigen, dass die Bedeutung des familiären Umfeldes für die Sprachentwicklung mit zunehmendem Alter des Kindes abnimmt und die genetischen Einflüsse zunehmen (siehe dazu Genom-Umwelt-Korrelation, ▶ Abschn. 1.4.3).

Zusammenfassend lässt sich sagen, dass die Sprachentwicklung in den ersten Lebensjahren weniger stabil ist als im Schulalter. Tatsächlich wird sie im Vorschulalter stärker durch die Umwelt geprägt; eine entsprechende Förderung ist darum wirksamer als bei Kindern im Schulalter.

1.4 Nur eine Frage der Gene? Die Wechselwirkungen zwischen Anlage und Umwelt

Mit dem Wissen über die Variabilität und den Entwicklungsverlauf lässt sich noch nicht ableiten, wie die Vielfalt zwischen Kindern entsteht und wodurch die Entwicklung über die Zeit bestimmt wird. Über die Bedeutung von **Anlage** und **Umwelt** als zentrale Einflussfaktoren der Variabilität von kindlichen Verhaltensmerkmalen wird seit langer Zeit diskutiert. In einem Punkt ist man sich dabei einig: Die Variabilität der genetischen Anlage sowie die vielfältigen Umweltbedingungen und -einflüsse spielen eine wichtige Rolle bei der Entstehung von individuellen Unterschieden zwischen Kindern. Es besteht zu dieser Sichtweise auch keine Alternative, denn gewisse Anlagen und entsprechende Umweltbedingungen sind unabdingbar.

> **Definition der Anlage**
>
> Unter Anlagen sind im engeren Sinn nur diejenigen Voraussetzungen einer Person gemeint, die auf die nächste Generation vererbt werden. Darunter versteht man alles, was die kindliche Entwicklung unabhängig von äußeren Einflüssen bestimmt. Anlagebedingte Eigenschaften müssen nicht notwendigerweise von den Eltern vererbt sein. Sie können auch als Chromosomenveränderungen oder Spontanmutationen der Gene neu entstehen.

Einige Studien haben die enge Definition der Anlage in Frage gestellt. So konnte man zeigen, dass epigenetische Veränderungen, die durch Umweltbedingungen (wie Stress, Ernährung oder Rauchen) entstanden sind, ebenfalls zwischen den Generationen vererbt werden können (siehe zur Epigenetik, ▶ Abschn. 1.4.3). Auch konnten Studien beispielsweise den Nachweis erbringen, dass es eine Beziehung zwischen der Ernährung der Eltern und dem Auftreten eines Diabetes bei den Kindern gibt, die sich durch veränderte Muster der DNS-Methylierung erklären lässt (Huypens et al. 2016). So leiden vor allem diejenigen Kinder später an einem Diabetes, deren Mütter in der Schwangerschaft und danach besonders viele tierische Fette zu sich nehmen.

Uneinigkeit besteht insbesondere bei der Frage, wie groß die entsprechenden Beiträge von genetischer Anlage und Umwelt am Entwicklungsprozess tatsächlich sind. Wie stark ist die Entwicklung von Kindern in den Genen vorprogrammiert? Wie bedeutsam ist der Einfluss der Umwelt? Die generellen Vorstellungen, bis zu welchem Grad die kindliche Entwicklung und Persönlichkeit als etwas Vorbestimmtes oder aber als Produkt der Umwelt, in der das Kind aufwächst, betrachtet werden, prägen unseren Umgang mit dem Kind ganz wesentlich.

Die früher übliche Trennung zwischen unveränderbarer Anlage und beeinflussbaren Umwelterfahrungen gilt heute allerdings als überholt. Vielmehr stehen Anlage und Umwelt in einer komplexen Wechselwirkung, die mit verhaltensgenetischen Methoden beschrieben werden kann. Die Verhaltensgenetik hat eine lange Tradition, die auf Francis Galton zurückgeht. Sie verwendet vielfältige Ansätze zur Beschreibung des Zusammenspieles zwischen Anlage und Umwelt wie Zwillings- und Adoptionsstudien, Metaanalysen, statische Modelle und Molekulargenetik.

Die **Verhaltensgenetik** befasst sich nicht nur ausschließlich mit der Genetik, sondern schließt auch die Umwelt mit ein. Denn **Erblichkeit** und Umwelteinfluss können nicht getrennt voneinander betrachtet werden. Die zentrale Frage der Verhaltensgenetik lautet: Wieviel Variabilität eines Entwicklungsmerkmals in einer Gruppe von Individuen kann mit den Unterschieden in Erbanlage und Umwelt erklärt werden? Bei dieser Frage geht es um die relative Stärke des Einflusses von Genen und Umweltfaktoren auf eine menschliche Eigenschaft. Die Verhaltensgenetik bedient sich dabei der Methoden der quantitativen Genetik. Genom und Umwelt werden in diesem Rahmen als additive Größen betrachtet. So werden die jeweiligen Anteile von Genom und Umwelt zusammengezählt und erklären damit total 100 Prozent der Variabilität der menschlichen Eigenschaften.

1.4.1 Die Bedeutung der Anlage

Die relativen Anteile von Anlage und Umwelt an der Variabilität eines menschlichen Merkmals werden mit der Schätzung der Erblichkeit des Merkmals erfasst. Erblichkeitsberechnungen berufen sich auf die Regel, dass die Ähnlichkeit eines Merkmals zwischen Menschen (berechnet mit der Korrelation) den Anteil der gesamten Variabilität eines Merkmals widerspiegelt. Weil eineiige Zwillinge hundert Prozent ihrer Gene teilen und gleichzeitig unter denselben Umweltbedingungen aufwachsen, entspricht die Korrelation eines Merkmals zwischen eineiigen Zwillingen dem genetischen Anteil der Variabilität dieses Merkmals.

> **Erblichkeit (Heritabilität, h^2)**
>
> Darunter versteht man den erblichen Anteil eines Merkmals in einer bestimmten Gruppe von Menschen im Vergleich zur Gesamtheit aller Umwelteinflüsse. Die Erblichkeit wird in Populationen von Menschen mit unterschiedlichen Konstellationen von genetischer Verwandtschaft in verschiedenen Umwelten mit statistischen Verfahren geschätzt (in Zwillings-, Adoptions- und Kombinationsstudien mit weiteren Verwandtschaftsgraden).

Die **Heritabilität** bezieht sich immer nur auf diejenige Gruppe von Menschen, bei denen das Merkmal untersucht wurde. Aussagen über einzelne Personen sind nicht möglich. So bedeutet beispielsweise eine Erblichkeit h^2 von 0,50, dass 50 Prozent der Unterschiede in

1.4 · Nur eine Frage der Gene? Die Wechselwirkungen zwischen Anlage und Umwelt

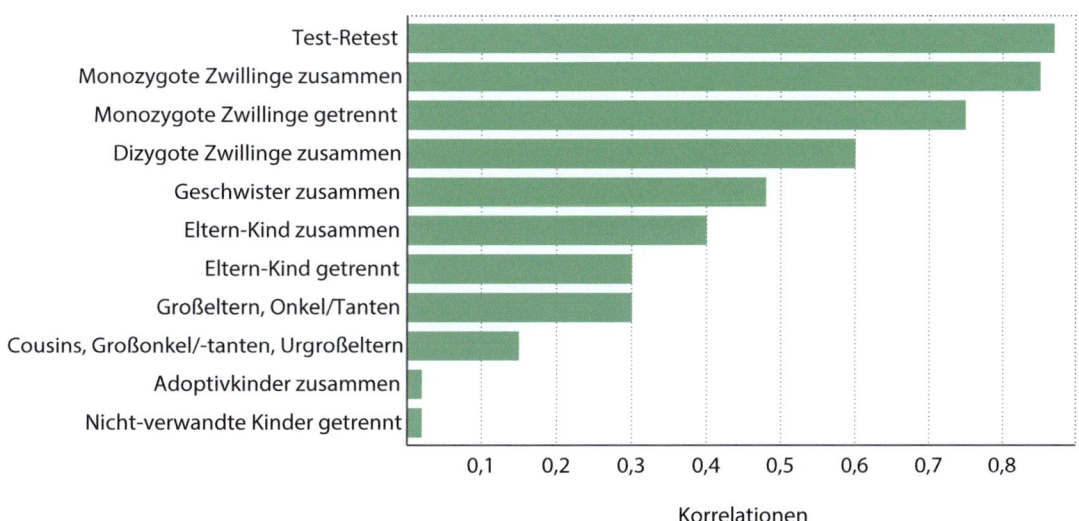

Abb. 1.19 Verwandtschaft und Erblichkeit der Intelligenz. Daten zusammengestellt aus (Bouchard und McGue 1981; Scarr und Weinberg 1983). Abbildung von Jenni 2020; mit freundlicher Genehmigung von © Springer-Verlag Heidelberg, Berlin. All Rights Reserved

einem Merkmal mit genetischen Unterschieden in der ausgewählten Stichprobe entstehen. Dieser Wert sagt jedoch nicht aus, dass bei einzelnen Personen das entsprechende Merkmal zu 50 Prozent genetisch bedingt ist. Erblichkeit bedeutet auch nicht, ob und wie stark ein Merkmal von einer Generation zur anderen vererbt wird. Sie gibt nur an, inwieweit die in einer Population beobachtete Variabilität eines Merkmals auf genetische Unterschiede zwischen den Mitgliedern dieser Population zurückgeführt werden kann. Folglich sind auch Aussagen über einzelne Personen nicht möglich.

Schätzungen der Heritabilität wurden besonders häufig für intellektuelle Fähigkeiten gemacht, dem stabilsten Persönlichkeitsmerkmal des Menschen (Abb. 1.19). In einer Übersichtsarbeit mit 10.000 Zwillingspaaren zeigten Bouchard und McGue (Bouchard und McGue 1981), dass sich eineiige Zwillinge (h^2 von 0,85) signifikant ähnlicher sind als zweieiige Zwillinge (h^2 von 0,60). **Zwillingsstudien** gehen von der Annahme aus, dass die Umwelt von Zwillingen gleich ist und dass die größere Ähnlichkeit von eineiigen Zwillingen ausschließlich auf ihrer genetischen Gleichartigkeit beruht.

> **Gene und Genom**
>
> Gene sind definierte Abschnitte auf der Desoxyribonukleinsäure (DNS) und enthalten die Information für die Herstellung von Proteinen, die für die Entwicklung eines Individuums und den Zellstoffwechsel notwendig sind. Unter Genom versteht man die Gesamtheit aller Gene.

Weil zweieiige Zwillinge nur etwa die Hälfte ihrer Gene gemeinsam haben und eineiige Zwillinge über identische Gene verfügen, entspricht die doppelte Differenz der Korrelation dem ungefähren genetischen Anteil der Variabilität des untersuchten Merkmals. Im Beispiel von Bouchard und McGue ergibt sich demnach eine Heritabilität der intellektuellen Fähigkeiten von $(0{,}85-0{,}60) \times 2 = 0{,}50$. Diese Befunde wurden auch mit komplexeren statistischen Modellen vielfach repliziert (Plomin et al. 2016). Abb. 1.19 zeigt die Ähnlichkeit der intellektuellen Fähigkeiten in Abhängigkeit der genetischen Verwandtschaft. Monozygote Zwillinge erreichen dabei eine Ähnlichkeit der IQ-Werte, die fast denjenigen Werten entspricht, wenn eine Person innerhalb von zwei Wochen erneut getestet wird. Die Ähnlichkeit verringert sich mit abnehmender Verwandtschaft immer mehr und verschwindet gänzlich, wenn nicht-verwandte Kinder verglichen werden.

Die hohe Heritabilität der geistigen Fähigkeiten bedeutet aber nicht, dass es ein einzelnes Intelligenz-Gen gibt. Im Gegenteil: Die intellektuellen Fähigkeiten eines Menschen werden von Hunderten verschiedener Gene geprägt, die alle einzeln betrachtet sehr kleine Effekte zeigen (Plomin et al. 2016). Einzig, wenn ein spezifischer Defekt in einem Gen vorliegt (bspw. bei einer Mutation im Fragilen X-Gen), kann dieser eine enorme Auswirkung auf die kognitive Entwicklung eines Kindes haben (mit einer schwerwiegenden kognitiven Entwicklungsstörung beim Fragilen X-Syndrom). Allerdings treten solche monogenetischen Störungen eher selten auf (1:2000 Kinder mit Fragilem X-Syndrom).

Auch wenn die Erblichkeit der Intelligenz relativ groß ist, bedeutet dies noch nicht, dass die Anlage bei anderen Merkmalen oder Verhaltensweisen nicht eine ebenso große Rolle spielt. Eine kürzlich publizierte Metaanalyse von Poldermann und Mitarbeitern untersuchte den relativen Anteil der Erblichkeit des IQ sowie von verschiedenen weiteren Merkmalen ((Polderman et al. 2015), ◘ Tab. 1.2). Die Studie schloss alle Zwillingsstudien der letzten fünfzig Jahre ein und berücksichtigte 1,5 Millionen Zwillinge aus verschiedenen Kulturen (vorwiegend der entwickelten Länder) sowie viele unterschiedliche Merkmale. Die Autoren berichteten über eine besonders hohe Erblichkeit für körperliche Merkmale (h^2 meist > 0,70), eine mittlere für kognitive Fähigkeiten und andere psychologische Eigenschaften (h^2 zwischen 0,40 und 0,55) sowie eine niedrige für soziale Fähigkeiten und Wertvorstellungen (h^2 um 0,15).

◘ Tab. 1.2 Erblichkeit verschiedener Merkmale (nach Polderman et al. 2015; Plomin et al. 1994)

Körperfunktion oder Entwicklungsbereich	r (MZ)	r (DZ)	h^2
Bewegungsaktivität	0,65	0,26	0,78
Körpergewicht	0,81	0,44	0,75
Körpergröße	0,91	0,54	0,73
Stoffwechselfunktionen	0,68	0,37	0,62
Blutdruck	0,58	0,31	0,55
Intelligenz	0,71	0,44	0,54
Immunsystem	0,61	0,36	0,50
Temperament	0,47	0,23	0,47
Ängstlichkeit	0,55	0,33	0,44
Depressionen	0,45	0,25	0,40
Wertvorstellungen	0,49	0,41	0,16
Soziale Fähigkeiten	0,34	0,27	0,14

r (MZ), Korrelation monozygote Zwillinge (je höher die Korrelation, desto stärker die Ähnlichkeit der Zwillinge); r (DZ), Korrelation dizygote Zwillinge; h^2, Heritabilität = (2x(r(MZ)-r(DZ)). h^2 = prozentualer Anteil der Genetik an den interindividuellen Unterschieden eines Merkmals.

1.4 · Nur eine Frage der Gene? Die Wechselwirkungen zwischen Anlage und Umwelt

Schätzungen der Heritabilität zeigen also einen beträchtlichen genetischen Einfluss. Die Gene wirken aber nie direkt auf die Entwicklung. Sie entfalten ihre Wirkung nie losgelöst von den Umweltbedingungen, sondern stehen in einer engen Wechselwirkung mit diesen (▶ Abschn. 1.4.3). So erreicht ein Kind sein maximales **Entwicklungspotenzial** nur, wenn die Umweltbedingungen entsprechend günstig sind. Außerdem kann sich die Aktivität der Gene im Verlauf des Lebens verändern, auch wenn die Gene in ihrer Struktur unverändert bleiben. So können sie zu bestimmten Zeitpunkten aktiviert und inaktiviert werden. Diese Programmierung geschieht durch epigenetische Prozesse.

Auch bedeutet eine hohe Heritabilität nicht zwingend Unveränderbarkeit. So kann sich ein Merkmal trotz hoher Erblichkeit im Verlauf der Zeit verändern. Beispielsweise wurden die Menschen in den letzten hundert Jahren immer größer, obwohl die Körpergröße außerordentlich stark genetisch determiniert ist (Cole 2000). Als Ursachen für diesen sogenannten säkularen Trend werden unter anderem eine bessere Ernährung, verbesserte hygienische Verhältnisse, eine optimierte medizinische Versorgung sowie eine generell bessere sozioökonomische Situation und Bildung der Menschen diskutiert (▶ Kap. 2). Mit anderen Worten: Der Trend zu immer größeren Menschen wird in hohem Maße durch die Umwelt bestimmt. Der säkulare Trend hat sich in den meisten westlichen Ländern in der Zwischenzeit stark abgeschwächt und wurde mittlerweile sogar gestoppt. Das Wachstumspotenzial der Körpergröße ist also ausgeschöpft und die Variabilität der Körpergröße ist weitgehend bestimmt durch die genetische Anlage (h^2 um 0,80). Wenn sich ein Merkmal mit einer so hohen Erblichkeit über die Zeit hinweg verändern kann, dann gilt eine solche Regel auch für andere Merkmale mit geringerer Erblichkeit. Tatsächlich konnte man auch bei der Intelligenz einen ähnlichen säkularen Trend beschreiben, der auf vergleichbare Ursachen wie beim Wachstum zurückgeführt wird (Flynn 1987). (▶ Kap. 2)

Die Metaanalyse von Polderman und Mitarbeitern zeigt, dass körperliche Merkmale eine deutlich höhere genetische Erblichkeit haben als psychologische Merkmale (Polderman et al. 2015). Auch wenn dieser Befund wenig überraschend ist, untermauert er doch, dass die Umwelt eine bedeutende Rolle spielt. Intuitiv könnte man davon ausgehen, dass der Einfluss der Umwelt im Verlauf des Lebens zunimmt und die genetischen Anlagen weniger wichtig werden. Die Umwelt wirkt über die Zeit hinweg sozusagen kumulativ: Je länger man lebt, desto größer werden unsere Erfahrungen und damit der Einfluss der Umwelt. Eine umfassende Studie von Haworth und Mitarbeitern berichtete allerdings genau das Gegenteil (Haworth et al. 2010): Der genetische Einfluss nimmt mit dem Alter zu (◘ Abb. 1.20). Diese Autoren zeigten, dass die Erblichkeit von kognitiven Fähigkeiten in einer großen Stichprobe von 11.000 Zwillingspaaren aus vier Ländern im Verlauf des Alters ansteigt: von 41 Prozent im Kindesalter (neun Jahre) auf 55 Prozent im frühen Jugendalter (zwölf Jahre) und auf 66 Prozent im späten Jugendalter (17 Jahre). Eine mögliche Erklärung liefert die aktive **Genom-Umwelt-Korrelation** (▶ Abschn. 1.4.3), der zufolge Kinder mit zunehmendem Alter selbstständig

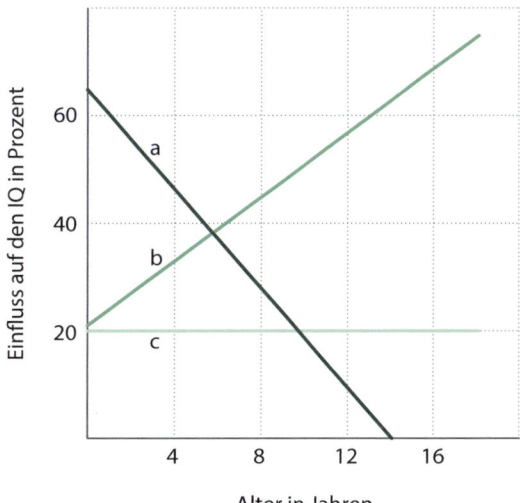

◘ **Abb. 1.20** Einfluss von Anlage und Umwelt. a Geteilter, familiärer Einfluss, b Genetischer Einfluss, c Nicht-geteilter Einfluss. Adaptiert nach Tucker-Drob und Briley 2014; mit freundlicher Genehmigung von © SAGE Publications. All Rights Reserved

diejenigen Lebensumstände aus dem Umweltangebot auswählen, die am besten zu ihren genetischen Anlagen passen. Mit anderen Worten: Im jungen Alter bestimmen weitgehend die Eltern und Lehrpersonen die Gestaltung der kindlichen Umwelt; dabei kann es vorkommen, dass die Anregungen und Anforderungen an das Kind nicht genügend an seine genetische Anlage angepasst sind. Erst wenn das Kind bzw. der Jugendliche eigenaktiv und selbstgesteuert Erfahrungen machen kann, erhöht sich der genetische Beitrag an der Ausprägung der kindlichen Eigenschaften.

Auch wenn Aussagen hinsichtlich des relativen Anteils von Anlage und Umwelt für ein einzelnes Kind nicht möglich sind, ist die Anlage-Umwelt-Debatte trotzdem elementar. Denn sie prägt unsere Vorstellungen im Umgang mit dem Kind und ist ein wichtiger Faktor in bildungs- und sozialpolitischen Diskussionen.

1.4.2 Die Bedeutung der Umwelt

Ein Kritikpunkt an den verhaltensgenetischen Modellen lautet, dass die Umwelt nur indirekt erfasst und als homogener Einflussfaktor betrachtet wird (sozusagen als „Umweltlichkeit"). Der Umweltanteil ergibt sich vereinfachend aus der Differenz von 100 Prozent minus der Erblichkeit. Unter Umwelt wird im verhaltensgenetischen Sinn also die Summe aller äußeren Faktoren verstanden, die ein Kind beeinflussen. Darunter fallen Einkommen und Bildung der Eltern, deren Gesundheitszustand, Erziehungsstil, Anregungsgehalt der Umgebung, Art der Eltern-Kind-Beziehung, Merkmale der Peergruppe und vieles andere mehr. Es wird dabei vereinfachend von geteilter und nicht-geteilter Umwelt gesprochen. Die von allen Geschwistern einer Familie **geteilten Einflüsse** und die **nicht-geteilten Einflüsse** ergeben den gesamten Umwelteinfluss.

Bei Zwillingsstudien geht man davon aus, dass die Umwelteinflüsse von ein- und zweieiigen Zwillingen exakt gleich sind. Diese Annahme ist allerdings nicht ganz korrekt, weil eineiige Zwillinge wegen ihrer großen Ähnlichkeit von der Umgebung meist identisch behandelt werden, zweieiige Zwillinge hingegen nicht. In einem solchen Fall wird der genetische Einfluss über- und der Umwelteinfluss unterschätzt. Diese Verzerrungen lassen sich vermindern, wenn eineiige Zwillinge untersucht werden, die schon unmittelbar nach der Geburt voneinander getrennt wurden.

> **Umwelteinflüsse**
>
> Geschwister sind **geteilten Umwelteinflüssen** in vergleichbarer Weise ausgesetzt. Sie wirken auf alle Kinder einer Familie und umfassen beispielsweise das familiäre Einkommen, das Familienklima, den Anregungsgehalt der Umgebung, die elterlichen Werthaltungen, die Familienstruktur und anderes. **Nicht-geteilte Umwelteinflüsse** sind für jedes Kind einer Familie einzigartig und führen zu unterschiedlichen Entwicklungsverläufen. Diese umfassen u.a. die unterschiedliche elterliche Bevorzugung, kritische Lebensereignisse und Kontakte außerhalb der Familie.

Die in der verhaltensgenetischen Literatur sehr vereinfacht dargestellte Umwelt hat der Psychologe Urie Bronfenbrenner (1917–2005) in einem ökosystemischen Modell detailliert beschrieben (Bronfenbrenner 1977). Dieses Modell geht von einer komplexen Anordnung überlappender Lebensbereiche aus (◘ Abb. 1.21). Die Mikrosysteme in Bronfenbrenners Entwicklungstheorie sind die unmittelbaren Systeme, in denen ein Kind lebt. Sie umfassen seine unmittelbaren Kontakte – beispielsweise zu den Eltern, Geschwistern, Freunden und anderen Bezugspersonen. Das Mesosystem besteht aus zwei oder mehreren Mikrosystemen, die sich gegenseitig beeinflussen: zum Beispiel Familie, Kindertagesstätte, Schule und Peergruppe. Haltung und Werte im Mesosystem können je nach Mikrosystem sehr unterschiedlich und zum Teil widersprüchlich sein. Das Exosystem ist aufgebaut aus weiteren Systemen, die das Kind nur indirekt beeinflussen – wie zum Beispiel Medien, soziale und lokale Einrichtungen, Nachbar-

1.4 · Nur eine Frage der Gene? Die Wechselwirkungen zwischen Anlage und Umwelt

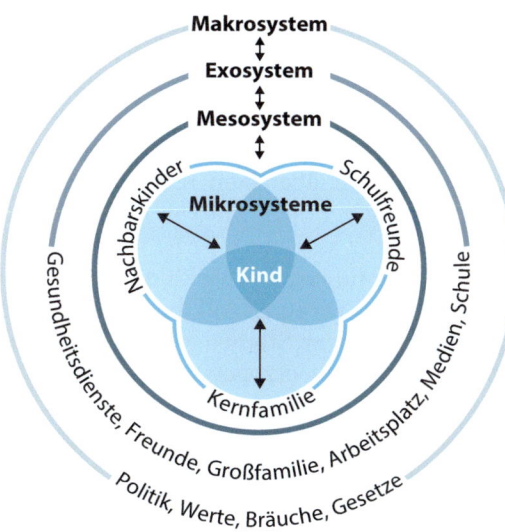

Abb. 1.21 Ökosystemisches Modell. Nachgezeichnet nach Bronfenbrenner 1977

schaft oder Arbeitsplatz der Eltern. Auf diese drei Systeme – also Mikro-, Meso- und Exosystem – wirkt wiederum das übergeordnete Makrosystem; es umfasst Ideologien, Einstellungen, Kultur sowie Werte- und Normensysteme der Menschen in einem geographischen Raum.

Bronfenbrenners Modell erinnert daran, dass die Entwicklung eines Kindes nicht ausschließlich von den genetischen Anlagen bestimmt wird, sondern dass es in einer komplexen Umwelt mit proximalen (dem Kind naheliegenden) und distalen (entfernteren) Einflüssen aufwächst. Es erlaubt vertiefte Einsichten in die Einflussmechanismen der Umwelt und zeigt darüber hinaus Möglichkeiten auf, wie man die Entwicklungsbedingungen von Kindern auf verschiedenen Ebenen verbessern kann, damit sie ihr Entwicklungspotenzial bestmöglich ausschöpfen können.

Bronfenbrenner betont dabei besonders die Bedeutung der Familie, in der außerordentlich wichtige proximale Prozesse ablaufen (Bronfenbrenner 1986). Werden diese Prozesse im Mikrosystem der Familie gestört, kann ein Kind sein Entwicklungspotenzial nur ungenügend verwirklichen. Dieser Umstand gilt insbesondere für die ersten Lebensjahre, wenn ein Kind seine Umwelt noch nicht selbst aussuchen kann und seine Einflussmöglichkeiten als aktiver Gestalter seiner Entwicklung noch beschränkt sind (siehe auch Genom-Umwelt-Korrelation, ▶ Abschn. 1.4.3).

Tatsächlich zeigen viele Studien, dass die Familie für die Entwicklung eines Kindes eine elementare Bedeutung hat. Besonders wichtig sind verlässliche und verfügbare Bezugspersonen, die Vertrauen, Nähe und Sicherheit fördern, sowie die Qualität der Beziehung zwischen der Bezugsperson (meistens der Eltern) und dem Kind (Masten und Coatsworth 1998). Einfühlsames Verhalten der Bezugspersonen führt zu einem Gefühl der Geborgenheit bei Kindern. Der Begriff „Geborgenheit" fasst den Zustand der Vertrautheit und Sicherheit gut zusammen. Es gibt wahrscheinlich in keiner anderen Sprache einen entsprechenden Ausdruck, der diesen wichtigen Schutzfaktor so passend beschreibt (zu den Schutz- und Risikofaktoren, siehe auch ▶ Kap. 7).

Weitere wichtige Faktoren für die kindliche Entwicklung sind die Beziehung zwischen den Eltern und das Erziehungsklima innerhalb einer Familie. In der psychologischen Literatur wird das elterliche Erziehungsverhalten vereinfachend auf zwei Achsen beschrieben (Baumrind 1971; Maccoby und Martin 1983): auf der Achse **„Elterliche Zuwendung und Wärme"** sowie auf der Achse **„Elterliche Forderung und Kontrolle"**.

Daraus ergeben sich vier verschiedene Erziehungsstile (Abb. 1.22):
- autoritativ: akzeptierend und klar strukturierend
- autoritär: zurückweisend ohne elterliche Wärme und starke Kontrolle ausübend
- vernachlässigend: zurückweisend und keine Orientierung gebend
- permissiv: akzeptierend und keine Kontrolle ausübend

▶ **Fallbeispiele: Erziehungsstile (Beispiele angelehnt an Siegler et al. 2011, S. 444)**

Der Vater von Jonas beobachtet, dass der fünfjährige Sohn seinem Freund David ein Spielzeugauto entreißt. Die Reaktion des Vaters auf diesen Vorfall kann je nach Erziehungsstil unterschiedlich ausfallen:

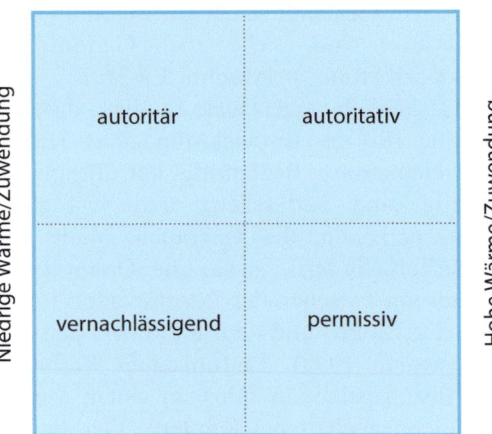

Abb. 1.22 Erziehungsstile. Nach Baumrind 1971; Maccoby und Martin 1983

Autoritativer Erziehungsstil: Der Vater erklärt Jonas mit ruhiger, aber bestimmter Stimme, dass das Auto David gehöre und man anderen Kindern Dinge nicht wegnehmen dürfe. Er weist Jonas mit entschlossenem Ton an, das Spielzeug wieder zurückzugeben.

Autoritärer Erziehungsstil: Der Vater packt Jonas am Arm und sagt wütend: „Ich habe dir doch schon so oft gesagt, dass es verboten ist, anderen Kindern einfach die Sachen wegzunehmen." Er weist Jonas mit böser Stimme und unter Androhung einer Strafe an, das Spielzeug zurückzugeben. „Wenn du das nicht sofort machst, darfst du heute Abend nicht fernsehen."

Vernachlässigender Erziehungsstil: Der Vater ist nicht besonders an Jonas interessiert. Er umarmt ihn selten und äußert kaum Anerkennung für ihn und sein Verhalten. Auch achtet er kaum auf individuelle Spielsituationen und findet, dass es generell die Aufgabe der Mutter sei, Jonas Grenzen zu setzen. Entsprechend ignoriert er den Vorfall mit David.

Permissiver Erziehungsstil: Als Jonas David das Spielzeug wegnimmt, greift der Vater nicht ein. Er mag Strafen generell nicht und versucht nur selten, die Handlungen von Jonas zu unterbrechen oder zu steuern. Das Verhalten von Jonas ist ihm aber nicht gleichgültig, er geht in anderen Situationen durchaus liebevoll mit ihm um. ◄

Mehrfach haben Studien bestätigt, dass ein autoritativer Stil ein wichtiger Schutzfaktor für die kindliche Entwicklung ist (Amato und Fowler 2002; Smetana 2017). Dieser Erziehungsstil ist mit Wärme, Wertschätzung und Akzeptanz gegenüber dem Kind und gleichzeitig mit einem hohen Maß an Führung und Strukturierung assoziiert. Er ist vor allem für die sozioemotionale Entwicklung bedeutsam und wird als wirkungsvoll beschrieben. So haben verschiedene Studien gezeigt, dass Kinder, die autoritativ erzogen werden, über eine weiter fortgeschrittene soziale und emotionale Reife sowie Selbstkontrolle verfügen als Kinder, die mit einem anderen Erziehungsstil aufwachsen (Amato und Fowler 2002; Smetana 2017).

In den letzten Jahren verstärken sich jedoch die Hinweise, dass – je nach kulturellem Hintergrund und Alter des Kindes – der permissive, aber auch der autoritäre Erziehungsstil die Entwicklung eines Kindes nicht an sich beeinträchtigen. So wurden bei spanischen Jugendlichen der Mittelschicht unter einem permissiven Erziehungsstil und bei amerikanischen Unterschichtskindern unter einem autoritären Erziehungsstil auch normale Entwicklungsverläufe beschrieben (Smetana 2017). Welchen Erziehungsstil die Eltern einsetzen, ist also auch ganz wesentlich vom kulturellen Hintergrund und dem Alter des Kindes abhängig.

Auch wenn die vier Erziehungsstile wissenschaftlich gut untersucht sind, muss man wissen, dass Bezugspersonen in der Praxis oft flexibel auf die verschiedenen Herausforderungen des Alltages reagieren, und der Erziehungsstil eines Elternteils weniger konsistent ist als in der wissenschaftlichen Literatur angenommen.

Eine umfassende Metaanalyse kam darüber hinaus zu dem Schluss, dass ein bedeutender genetischer Einfluss der Eltern deren Erziehungsverhalten bestimmt (Klahr und Burt 2014). So prägen gewisse Persönlichkeitseigenschaften der Eltern – wie beispielsweise deren Fähigkeit zu Wärme und Zuwendung – den Umgang mit dem Kind. Auch spielen sozioemotionale Fähigkeiten der Eltern eine große Rolle für die Art und Weise, wie sie mit ihren Kindern im Alltag interagieren. Dabei beeinflussen besonders die Kompetenzen der Eltern im Emotionsverständnis und der Emotionsregulation deren Erziehungsverhalten. Emotionale Fähigkeiten bestimmen, inwieweit die Eltern die spezifischen Bedürfnisse der Kinder erkennen und verstehen können. Auch wird das Erziehungsverhalten bestimmt durch die elterliche Kompetenz, die Gefühle bei sich selbst, aber auch in der Interaktion mit dem Kind mit angemessenen Verhaltensweisen regulieren zu können. Verhaltensgenetische Studien haben den elterlichen Einfluss auf das Kind mit **Genom-Umwelt-Korrelationen** genauer erklärt (▶ Abschn. 1.4.3).

Das Erziehungsverhalten wird allerdings nicht nur durch die Bezugspersonen selbst bestimmt. Auch das Kind prägt das elterliche Verhalten zu einem wesentlichen Teil mit (Avinun und Knafo 2014). So löst ein temperamentvolles Kind ein anderes Verhalten bei seinen Bezugspersonen aus als ein ruhiges und „pflegeleichtes" Kind.

1.4.3 Die Mechanismen zwischen Anlage und Umwelt

■ **Genom-Umwelt-Korrelationen**

Die Verhaltensgenetik beschäftigt sich vor allem mit der Frage, wie groß die relativen Anteile von Erbanlage und Umwelt an der Variabilität eines Merkmals sind. Es wurden zudem verhaltensgenetische Hypothesen zu den Wechselwirkungen zwischen Anlage und Umwelt aufgestellt. Im Fokus der Untersuchungen standen dabei die Beziehungen zwischen genetischer Anlage und Umweltbedingungen. Exemplarisch für diese sogenannte Genom-Umwelt-Korrelation sind intelligente Eltern, die eine anregende Umwelt bereitstellen und somit die intellektuellen Fähigkeiten des Kindes stärken. Tatsächlich konnten verhaltensgenetische Studien zeigen, dass das Umfeld auch von der genetischen Anlage der Eltern geprägt wird. Eine systematische Übersichtsarbeit aus 55 Studien schätzte die mittlere Erblichkeit von 35 verschiedenen eingeschlossenen Umwelteinflüssen bei $h^2 = 0{,}27$ (Kendler und Baker 2007). Das heißt, dass 27 Prozent der Umweltunterschiede durch einen genetischen Einfluss entstehen.

> **Übersichtsarbeit und Metaanalyse**
>
> In einer systematischen Übersichtsarbeit wird die wissenschaftliche Literatur zu einer Fragestellung umfassend und nach vorgängig festgelegten, systematischen Methoden bewertet. Eine systematische Übersichtsarbeit wird als Metaanalyse bezeichnet, wenn eine statistische Auswertung der eingeschlossenen Studien erfolgt. Beide wissenschaftlichen Publikationsarten sind sehr wichtig, weil nur mehrfach replizierte Befunde im heutigen Wissenschaftsverständnis als gültig betrachtet werden können.

Das Konzept der Genom-Umwelt-Korrelation entstand aus der Erkenntnis, dass sich getrennt aufwachsende eineiige Zwillinge im Kindesalter relativ stark im Entwicklungsverlauf wie auch im Verhalten voneinander unterscheiden, im Jugend- und Erwachsenenalter jedoch immer ähnlicher werden. Plomin und Kollegen beschrieben drei Arten von Genom-Umwelt-Korrelationen (Plomin et al. 1977), in denen die wechselseitigen Abhängigkeiten zwischen genetischen und umweltbedingten Einflüssen im Verlauf des Alters deutlich werden.

■ **Die passive Genom-Umwelt-Korrelation**

Das Kind ist der Umwelt, die die Eltern durch ihre eigenen Anlagen und Interessen gestalten, passiv ausgesetzt. Es entwickelt sich entsprechend den Angeboten der Umwelt. Eine hohe passive Genom-Umwelt-Korrelation zeigt sich dann, wenn eine Übereinstimmung zwischen dem, was die Umwelt aufgrund der elterlichen Eigenschaften anbietet, und dem, was für das Kind aufgrund seiner Anlage optimal ist, vorliegt. So gestalten beispielsweise sportliche oder musikalische Eltern eine sportlich beziehungsweise musikalisch anregende Umwelt. Das Kind entwickelt insbesondere dann entsprechende Fähigkeiten, wenn es sportlich und musikalisch entsprechende Anlagen mit sich bringt.

Eine passive Genom-Umwelt-Korrelation zeigt sich schon vor der Geburt, weil die

Bedingungen in der Gebärmutter nur schon aufgrund der genetischen Anlagen der Mutter verschieden sind. So haben beispielsweise Kinder von intelligenten Müttern eher förderliche intrauterine Bedingungen, weil diese Mütter intelligenzmindernde Risikofaktoren wie Rauchen und Alkohol während der Schwangerschaft mehr vermeiden als weniger intelligente Mütter (Scarr 1992).

- **Die reaktive Genom-Umwelt-Korrelation**

Die genetische Anlage eines Kindes löst selektive Reaktionen bei Eltern und Bezugspersonen aus; das heißt, sie erkennen beispielsweise die Interessen und Talente ihres Kindes und stellen entsprechende Umweltangebote bereit. Beispielhaft zeigt sich die reaktive Genom-Umwelt-Korrelation folgendermaßen: Ein motorisch geschicktes Kind fällt dem Sportlehrer in der Schule auf; er lädt es zum Training in den Sportverein ein, wo seine motorische Geschicklichkeit weiter verbessert wird. Ein musikalisches Kind fällt dem Musiklehrer auf, der es in das Schulorchester aufnimmt, was wiederum seine Musikalität fördert.

- **Die aktive Genom-Umwelt-Korrelation**

Das Kind gestaltet seine proximale Umwelt (das Mikrosystem, ▶ Abschn. 1.4.2) aktiv mit, indem es Beziehungen und Erfahrungen entsprechend seinen anlagebedingten Fähigkeiten und Neigungen auswählt (Scarr 1992). So suchen sich motorisch geschickte Kinder eher einen Sportverein als weniger geschickte Kinder und solche, die musikalisch sind, möchten eher ein Musikinstrument in einer Band spielen als solche, die weniger musikalisch sind. Kinder sind also eigenaktiv und gestalten ihre Umwelt selbst.

- **Verlauf der Genom-Umwelt-Korrelation über die Zeit**

Scarr und Weinberg haben aufgrund ihrer Zwillings- und Adoptionsstudien gezeigt, dass die passive Genom-Umwelt-Korrelation im Verlauf der Entwicklung immer mehr abnimmt, während die reaktive und besonders die aktive Genom-Umwelt-Korrelation immer mehr an Einfluss gewinnen. ◘ Abb. 1.23 illustriert die unterschiedlichen Genom-Umwelt-Korrelationen in der frühen und späten Kindheit. In den ersten Lebensjahren kommt die aktive Genom-Umwelt-Korrelation in der geschlossenen familiären Welt kaum zum Tragen, denn erst mit zunehmendem Alter und wachsender Autonomie sucht sich das Kind selbstständig „seine Nische in der Welt" aus (Scarr und Weinberg 1983).

Die Erkenntnisse der Genom-Umwelt-Korrelationen sowie die Befunde über die relativ geringe Stabilität der Entwicklung im frühen Kindesalter (▶ Abschn. 1.3.2) zeigen, dass die Umwelt besonders im jungen Alter auf das Kind einwirkt. Wird das Kind älter, so gestaltet es die Umwelt zunehmend selbst, indem es die Beziehungen und Erfahrungen seinen anlagebedingten Fähigkeiten und Neigungen entsprechend aussucht. Auf diese Weise werden die Merkmale und Fähigkeiten der Kinder immer stabiler und die Eigenschaften gefestigter.

- **Die Bedeutung des sozioökonomischen Status**

Die enge Beziehung zwischen genetischer Anlage und Umweltgestaltung zeigt sich auch darin, dass der sozioökonomische Status der Familie die wichtigste Einflussgröße der kindlichen Entwicklung darstellt (Bradley und Corwyn 2002). Der sozioökonomische Status

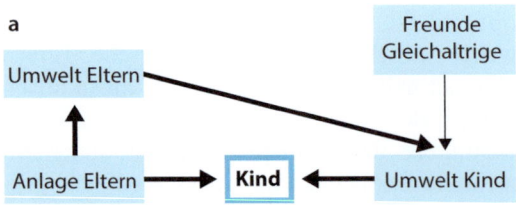
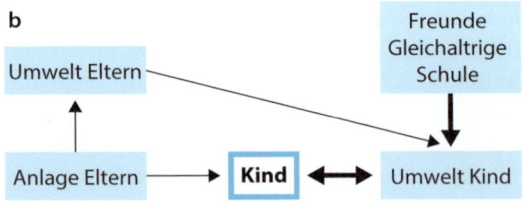

◘ **Abb. 1.23** Beziehung zwischen Anlage und Umwelt. **a** Frühe Kindheit, **b** Mittlere Kindheit. Nach Scarr und Weinberg 1983

wird sowohl von Einflussgrößen der Umwelt als auch von den genetischen Anlagen der Eltern gleichermaßen bestimmt (Trzaskowski et al. 2014).

> **Der sozioökonomische Status**
>
> Der sozioökonomische Status (SES) ist ein Begriff aus den Sozialwissenschaften und gilt als generelles Maß für die soziale Herkunft eines Individuums. Die maßgeblichen Faktoren sind dabei die Bildung und der Schulabschluss, die Ausbildung nach der Schule und der Beruf, das Einkommen sowie die Eigentumsverhältnisse. Ein häufig gebrauchtes Maß ist der ISEI (International Socio-Economic Index of Occupational Status), der Einkommen und sozialen Status der Berufe berücksichtigt (Ganzeboom et al. 1992).

Der sozioökonomische Status prägt die Entwicklung eines Kindes weit mehr als sämtliche pränatalen und perinatalen Risikofaktoren. Die Bedeutung des sozioökonomischen Status als gemeinsame Einflussgröße von Umwelt und Anlage nimmt im Verlauf der Entwicklung sogar noch zu. So unterscheidet sich in den ersten Lebensjahren beispielsweise die intellektuelle Entwicklung von Kindern aus dem tiefsten und dem höchsten sozioökonomischen Umfeld um sechs IQ-Punkte, während sich mit 16 Jahren bereits eine Differenz von 17 IQ-Punkten zeigt (von Stumm und Plomin 2015).

Die Genom-Umwelt-Korrelation beruht auf einem Modell, das die Unterschiede zwischen Merkmalen einer bestimmten Gruppe von Kindern beschreibt. Es erklärt allerdings nicht, warum die einen Kinder bestimmte Verhaltensweisen oder Eigenschaften entwickeln und andere nicht. Diesen Aspekt beleuchten die im Folgenden dargestellten Modelle der Genom-Umwelt-Interaktion.

- **Genom-Umwelt-Interaktionen**

Unter Genom-Umwelt-Interaktionen versteht man die gegenseitige Beeinflussbarkeit von Genom und Umwelt, zum Beispiel die unterschiedliche Empfänglichkeit gegenüber gewissen Umwelteinflüssen. So können beispielsweise Kinder mit einem genetischen Risiko für eine Entwicklungsstörung empfänglicher für bestimmte Umweltbedingungen sein als solche ohne genetisches Risiko.

- **Das Problem der fehlenden Erblichkeit**

Die immensen Fortschritte in der Genforschung haben zur detaillierten Beschreibung des ganzen Genoms und zur Identifizierung einer großen Zahl von **Genvarianten (Polymorphismen)** geführt. In genomweiten Assoziationsstudien (GWAS) wurden diese Polymorphismen zu bestimmten Merkmalen einer Person in Beziehung gesetzt. Die Hoffnung der Verhaltensgenetik war, dass man einerseits die Erblichkeit von Verhaltensmerkmalen, die bis anhin nur für Gruppen von Menschen beschrieben wurde, ganz konkret mit einzelnen Genen erklären und andererseits Rückschlüsse auf den Wirkungsmechanismus des Gens ziehen kann. Der Zusammenhang zwischen Polymorphismen und Verhalten ist allerdings eine bloße Wahrscheinlichkeitsbeziehung. Ein Polymorphismus führt demzufolge nicht mit Sicherheit zu einem bestimmten Merkmal; lediglich die Wahrscheinlichkeit dafür ist erhöht.

Die letzten Jahre haben allerdings gezeigt, dass durchschnittlich weniger als zehn Prozent der Variabilität eines Merkmals mit spezifischen Genen oder Polymorphismen erklärt werden kann. In der genetischen Literatur spricht man darum vom **Problem der fehlenden Erblichkeit** (Manolio et al. 2009). So fand man sogar für die Körpergröße (mit einer verhaltensgenetisch untersuchten Erblichkeit von 80 Prozent) in mehreren GWAS bei sehr großen Populationen mehr als 3000 Gene, die nur maximal 25 Prozent der Erblichkeit der Körpergröße erklärten (Yengo et al. 2018). Bei psychologischen Eigenschaften zeigt sich sogar noch weniger Erblichkeit, die durch einzelne Gene entsteht.

Wo genau liegen die Gründe für das Problem der fehlenden Erblichkeit? Hierzu gibt es eine Reihe von Hypothesen: Gewisse Autoren kritisieren, dass die (geteilte und nicht-geteilte) Umwelt in verhaltensgenetischen Studien nur indirekt über die Zwillingskonstellation erfasst wird. Die Umweltfaktoren werden nicht direkt gemessen. Man geht bei der Zwillingskonstellation von zwei Annahmen aus. Erstens: Die Zwillinge wachsen in einer identischen (geteilten) Umwelt auf. Zweitens: Die Ähnlichkeit zwischen ihnen ist ausschließlich durch den unterschiedlichen Anteil der gemeinsamen Gene erklärbar (100 Prozent bei eineiigen Zwillingen und 50 Prozent bei zweieiigen Zwillingen). Allerdings zeigen beispielsweise Genom-Umwelt-Korrelationen, dass die Umweltbedingungen in einem beträchtlichen Maße auch von den genetischen Anlagen bestimmt werden, so dass die in verhaltensgenetischen Studien gefundene Erblichkeit überschätzt wird. Die geteilte Umwelt ist zudem zwischen ein- und zweieiigen Zwillingen nicht immer genau gleich; tatsächlich ist die geteilte Umwelt bei Eineiigen ähnlicher als bei Zweieiigen. Auch ist das Erziehungsverhalten von Eltern gegenüber Geschwisterkindern wegen der zeitlichen Unterschiede nie identisch – das gilt ebenso für eineiige Zwillinge. Das Erziehungsverhalten richtet sich im Alltag vielmehr nach den individuellen Bedürfnissen des einzelnen Kindes.

Weitere Gründe für das Problem der fehlenden Erblichkeit ist die Tatsache, dass es eine enorm hohe Anzahl von genetischen Varianten gibt, die im Einzelnen nur einen verschwindend kleinen Effekt haben. Um die gesamte Erblichkeit zuverlässig zu erfassen, bräuchte es darum sehr große Studienpopulationen. Auch das Vorhandensein von genetischen Varianten oder die wechselseitige Beziehung zwischen einzelnen Genen, die mit herkömmlichen genetischen Techniken nur ungenügend erfasst werden können, werden diskutiert.

Eine häufig zitierte Hypothese zum Problem der fehlenden Erblichkeit ist, dass das Genom die Umwelt beeinflusst et vice versa. Es besteht also nicht nur eine additive Beziehung zwischen Genom und Umwelt (Korrelation), sondern auch eine gegenseitige Wechselwirkung (Interaktion), in der Genom und Umwelt die menschlichen Merkmale beeinflussen. Das ist ein Grund, warum die Erblichkeit in verhaltensgenetischen Studien möglicherweise überschätzt wird.

Im Folgenden werden verschiedene theoretische Modelle zu Genom-Umwelt-Interaktionen beschrieben: **Modelle der unterschiedlichen Empfindlichkeit, epigenetische Prozesse** und **das Modell des maximalen Entwicklungspotenzials.**

- **Modelle der unterschiedlichen Empfindlichkeit**

Gewisse Genom-Umwelt-Interaktionen gehen von der Hypothese aus, dass Kinder aufgrund ihrer Anlage unterschiedlich auf die verschiedenen negativen oder positiven Erfahrungen reagieren. Kinder sind demnach unterschiedlich anfällig für verschiedene Umweltbedingungen (Belsky et al. 2007). So postuliert das **Diathese-Stress-Modell** (Abb. 1.24a), dass psychische Störungen nicht allein aufgrund einer genetischen Veranlagung (einer Krankheitsneigung oder Diathese) entstehen können, sondern zusätzliche Belastungen (zum Beispiel Stress) wirken müssen (Belsky und Pluess 2009). Einige Menschen sind in diesem Modell also aufgrund ihrer Anlage anfälliger für negative Erfahrungen als andere. Empirische Befunde zu einer Genom-Umwelt-Interaktion im Diathese-Stress-Modell wurden beispielsweise in der neuseeländischen Dunedin-Studie beschrieben. Caspi und Kollegen untersuchten den Zusammenhang zwischen

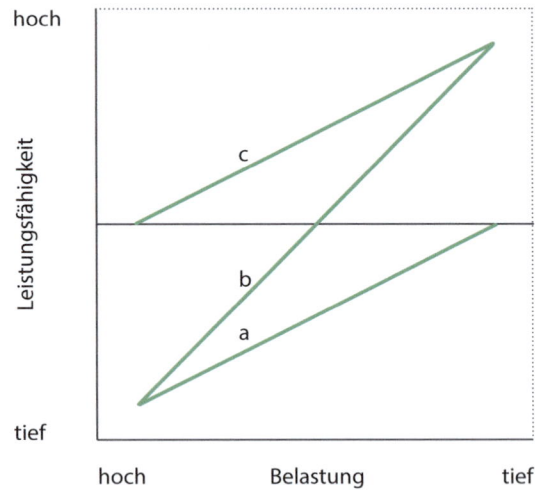

Abb. 1.24 Modelle der Empfindlichkeit. a Diathese-Stress, b Differentielle Empfindlichkeit, c Empfindlichkeitsvorteil (nach Belsky und Pluess 2009)

Kindesmisshandlung zwischen drei und elf Jahren und Gewaltbereitschaft im Erwachsenenalter in Abhängigkeit von Varianten des MAO-A Gens. Dieses Gen ist am Abbau von Neurotransmitterstoffen wie Noradrenalin, Serotonin und Dopamin beteiligt (Caspi et al. 2002). Die Autoren fanden dabei unterschiedliche Effekte auf die zwei MAO-A Varianten: Bei Personen mit geringer MAO-A Aktivität wirkte sich die Kindesmisshandlung stark auf die Gewaltbereitschaft im Erwachsenenalter aus; bei Probanden mit hoher MAO-A Aktivität waren dagegen kaum Auswirkungen feststellbar. Eine geringe MAO-A Aktivität machte diese Personen demnach im Erwachsenenalter aggressiver als solche mit hoher MAO-A Aktivität. Diese Form der Genom-Umwelt-Interaktion wird als genetische Grundlage der Resilienz betrachtet (▶ Kap. 7).

▶ **Fallbeispiel: Unterschiedliche Empfindlichkeit**

Alexander und Maximilian sind zwölfjährige, zweieiige Zwillinge eines Akademikerpaares. Die Eltern ließen sich bereits im Vorschulalter scheiden; die Zwillinge wurden von beiden Elternteilen je zur Hälfte betreut. Allerdings war die Beziehung der Eltern gestört, es kam immer wieder zu Konflikten und Spannungen. Die angespannte familiäre Situation war für die beiden Kinder eine große Herausforderung. Ärztliche Konsultationen, Erziehungsberatungen und psychotherapeutische Maßnahmen waren über die Jahre hinweg immer wieder notwendig. Während sich Alexander in der psychosozial äußerst belastenden Situation sehr gut entwickelt hatte, schulisch erfolgreich war und keine psychotherapeutische Hilfe in Anspruch nehmen musste, zeigte Maximilian eine zunehmend schwere Verhaltensstörung mit ADHS und oppositionellem Verhalten, die – neben ambulanten – auch stationäre Maßnahmen erforderte. Die sehr ungleichen Entwicklungsverläufe der Zwillinge sprechen für eine unterschiedliche Anfälligkeit der beiden Jungen auf die Belastungen während der Kindheit, ohne dass spezifische genetische Varianten gefunden wurden. ◄

Eine Weiterentwicklung des Diathese-Stress-Modells ist die **Theorie der differentiellen Empfindlichkeit** (◘ Abb. 1.24b, (Belsky und Pluess 2009)). Sie besagt, dass gewisse genetische Veranlagungen nicht nur anfälliger für negative Umwelteinflüsse, sondern auch empfänglicher für positive Erfahrungen machen können. Empfindliche Personen sind in diesem Modell für Einflüsse aus der Umwelt also generell empfänglicher und reagieren deshalb stärker auf negative, aber auch stärker auf positive Umwelteinflüsse. Ein Beispiel für dieses Modell der differentiellen Empfindlichkeit wird mit der Variante des Dopamin Rezeptor D2 Gens beschrieben. Eltern mit dieser Genvariante üben in wirtschaftlichen Krisenzeiten eher einen autoritären Erziehungsstil aus und in Zeiten des wirtschaftlichen Aufschwunges einen permissiven Erziehungsstil (Lee et al. 2013). Diejenigen Eltern ohne diese Variante im Dopamin Rezeptor D2 Gen zeigen unabhängig von der wirtschaftlichen Situation keine Veränderung im Erziehungsstil. Hohe Empfindlichkeit in diesem Modell bedeutet also eine starke Reaktionsbereitschaft auf positive wie auch auf negative Umwelterfahrungen; bei einer niedrigen Empfindlichkeit bleiben die Reaktionen aus.

Das **Modell des Empfindlichkeitsvorteils** beschreibt die unterschiedliche Reaktion von Menschen auf positive Einflüsse (◘ Abb. 1.24c, (Pluess und Belsky 2013)). So zeigen Kinder mit Varianten im Gen des Enzyms Delta-6 Desaturase (CC oder CG Variante), das Fettsäuren in der Muttermilch abbaut, einen höheren IQ, wenn sie im ersten Lebensjahr gestillt werden, im Vergleich zu denjenigen Kindern, die mit der Flasche ernährt werden (Caspi et al. 2007). Bei Kindern ohne diese Variante (GG) ist der IQ bei Gestillten wie auch bei mit der Flasche Ernährten gleich. Ein positiver Effekt des Stillens ist also nicht nachweisbar (◘ Abb. 1.25).

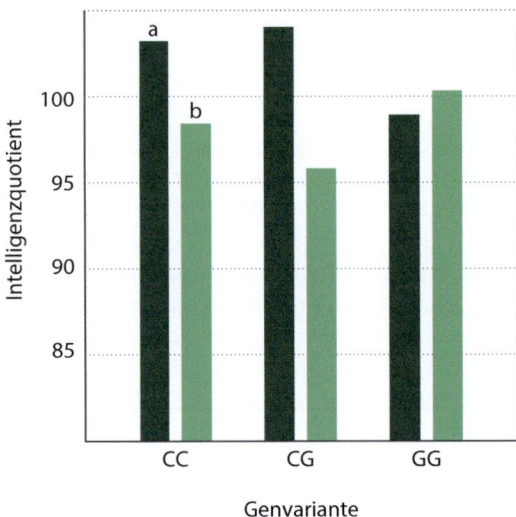

Abb. 1.25 Einfluss von Stillen auf den IQ. a Gestillt, b Nicht gestillt. Nach Caspi et al. 2007; mit freundlicher Genehmigung von © PNAS. All Rights Reserved

---

Genom-Umwelt-Interaktionen: genetische Basis der Resilienz

Genom-Umwelt-Interaktionen beschreiben die Wechselwirkungen zwischen den genetischen Anlagen und den Umweltbedingungen. Gewisse Kinder sind aufgrund ihrer Anlage unterschiedlich empfindlich auf Erfahrungen in der Umwelt. Genom-Umwelt-Interaktionen sind die genetische Grundlage der Resilienz – dem kindlichen Vermögen, sich erfolgreich an eine bedrohliche Umwelt anzupassen (Masten 2016). Genom-Umwelt-Interaktionen zeigen, dass es nicht eine einzige bestmögliche Umwelt für alle Kinder gibt, sondern verschiedene Umwelten mit den Anlagen zusammenwirken.

Die Modelle der Genom-Umwelt-Interaktion wurden mit einer Reihe von empirischen Studien bestätigt. Es ist in Zukunft durchaus denkbar, dass durch gezielte Genanalysen bei einzelnen Kindern gewisse Risikofaktoren für die Entwicklung identifiziert werden können. Dies würde auch bessere Entwicklungsprognosen und entsprechende, frühzeitige Interventionen ermöglichen.

■ **Epigenetische Prozesse**

Unter **Epigenetik** versteht man molekularbiologische Mechanismen, die die Aktivität der Gene verändern, ohne dass die genetische Struktur und damit die gespeicherte Information verändert werden. Bestimmte Abschnitte des Desoxyribonukleinsäure-Stranges (kurz: DNS-Stranges) werden dabei je nach Umweltbedingungen markiert und programmiert. Dieser Prozess der genetischen Regulation ist ein weiteres Beispiel für eine Genom-Umwelt-Interaktion.

Die Gene befinden sich auf dem DNS-Strang, der wie ein Faden auf den sogenannten Histonproteinen aufgewickelt ist (Allis und Jenuwein 2016). Die komplizierte Struktur der Histonproteine dient unter anderem dazu, den langen DNS-Strang in den kleinen Zellkern zu packen und dabei die Aktivität der Gene zu regulieren. Chemische Markierungen an den Histonproteinen (bspw. Acetylgruppen) oder am DNS-Strang (bspw. Methylgruppen) bestimmen, wann und in welchem Ausmaß welche Gene in Abhängigkeit von den unterschiedlichen Umweltbedingungen für die Proteinproduktion in der Zelle abgelesen werden können. Epigenetische Prozesse spielen zum Beispiel eine wichtige Rolle bei der Krebsentstehung, wo Gene häufig nicht verändert, sondern nur epigenetisch ab- oder angeschaltet werden. Die molekularen Mechanismen der Epigenetik sind außerordentlich komplex und wurden bis anhin vor allem in Tiermodellen oder bei Erwachsenen untersucht (Allis und Jenuwein 2016). Die hohen Erwartungen an die Epigenetik für die Erklärung von normalen und gestörten Entwicklungsphänomenen bei Kindern und Jugendlichen haben sich bis jetzt allerdings noch nicht erfüllt. Aus wissenschaftlicher Sicht sind die theoretischen Konzepte und Befunde der Epigenetik durchaus interessant, aber für den Alltag mit Kindern zurzeit noch wenig hilfreich.

Ein relevanter Befund ist allerdings, dass sich die DNS-Methylierung mit dem Alter verändert. Aus dieser Erkenntnis entwickelte Horvath einen Algorithmus, mit dem man das biologische Alter recht genau bestimmen kann (Horvath 2013). Diese sogenannte **epigenetische Uhr** funktioniert für alle Gewebe mit hoher Genauigkeit und ist deutlich präziser als die bisherigen Methoden zur Altersbestimmung (▶ Abschn. 1.2.4).

- **Das maximale Entwicklungspotenzial**

Irving Gottesman (1930–2016) beschrieb in einem weiteren Modell der Genom-Umwelt-Interaktion die sogenannte **Reaktionsnorm** der Entwicklung, die für jedes Kind ein minimales (bei anregungsarmer Umwelt) und ein maximales (bei anregungsreicher Umwelt) **Entwicklungspotenzial** definiert (Gottesman 1963). Er postulierte dabei, dass die genetischen Anlagen eine individuelle Obergrenze bestimmen, die der Organismus bei optimalen Umweltbedingungen erreichen kann. Sind die Lebensbedingungen günstig und anregungsreich, wird das anlagebedingte maximale Entwicklungspotenzial weitgehend verwirklicht. Sind die Umweltbedingungen ungünstig und anregungsarm, wird nur der untere Grenzbereich ausgeschöpft. Jedes Kind hat eine unterschiedliche Variationsbreite an Entwicklungsmöglichkeiten. Bei den einen Kindern ist das Entwicklungspotenzial größer, bei anderen weniger groß.

Selbst unter den besten Bedingungen kann der Organismus nur dasjenige Entwicklungspotenzial realisieren, das die genetische Anlage innerhalb der Variationsbreite als Obergrenze vorgibt. Mit anderen Worten: Ein Kind kann sich nicht über sein individuell angelegtes maximales Entwicklungspotenzial hinaus entwickeln. Die Entwicklungsmöglichkeiten sind irgendwann ausgereizt, die Obergrenze ist erreicht. Gottesman betonte, dass diese Genom-Umwelt-Interaktion grundsätzlich für die körperliche, motorische, sprachliche, geistige und soziale Entwicklung gilt.

Literatur

Adolph KE, Young JW, Robinson SR, Gill-Alvarez F (2008) What is the shape of developmental change? Psychol Rev 115(3):527–543

Ahnert J, Schneider W (2007) Entwicklung und Stabilität motorischer Fähigkeiten vom Vorschul- bis ins frühe Erwachsenenalter. Z Entwicklungspsychol Pädagogische Psychol 39(1):12–24

Allis CD, Jenuwein T (2016) The molecular hallmarks of epigenetic control. Nat Rev Genet 17(8):487–500

Amato PR, Fowler F (2002) Parenting practices, child adjustment, and family diversity. J Marriage Fam 64(3):703–716

Asendorpf JB, Neyer FJ (2012) Psychologie der Persönlichkeit, 5. Aufl. Springer, Heidelberg

Avinun R, Knafo A (2014) Parenting as a reaction evoked by children's genotype: a meta-analysis of children-as-twins studies. Personal Soc Psychol Rev 18(1):87–102

Barnsley R, Thompson A, Barnsley P (1985) Hockey success and birthdate: the relative age effect. J Can Assoc Health Phys Educ Recreation 51:23–28

Baumrind D (1971) Current patterns of parental authority. Dev Psychol 4(1):1–103

Bayley N (1949) Consistency and variability in the growth of intelligence from birth to 18 years. J Genet Psychol 75(2):165–196

Bedard K, Dhuey E (2006) The persistence of early childhood maturity: International evidence of long-run age effects. Q J Econ 121(4):1437–1472

Belsky DW, Caspi A, Houts R, Cohen HJ, Corcoran DL, Danese A, Harrington H, Israel S, Levine ME, Schaefer JD, Sugden K, Williams B, Yashin AI, Poulton R, Moffitt TE (2015) Quantification of biological aging in young adults. Proc Natl Acad Sci U S A 112(30):e4104–e4110

Belsky J, Pluess M (2009) Beyond diathesis stress: differential susceptibility to environmental influences. Psychol Bull 135(6):885–908

Belsky J, Bakermans-Kranenburg MJ, van Ijzendoorn MH (2007) For better and for worse: differential susceptibility to environmental influences. Curr Dir Psychol Sci 16(6):300–304

Benz C, Jenni O (2015) Kindliches Sozialverhalten – Entwicklungsaufgaben und Krisen in den ersten Lebensjahren. Pädiatrie up2date 4:295–318

Bonhoeffer J, Jenni O (2018) Das frühkindliche Spielverhalten – Ein Spiegel der kognitiven Entwicklung. Pädiatrie up2date 13:303–321

Bornstein MH, Putnick DL, Esposito G (2017) Continuity and stability in development. Child Dev Perspect 11(2):113–119

Bornstein MH, Hahn C-S, Putnick DL, Pearson RM (2018) Stability of core language skill from infancy to adolescence in typical and atypical development. Sci Adv 4(11):eaat7422

Bouchard TJ, McGue M (1981) Familial studies of intelligence – a review. Science 212(4498):1055–1059

Bradley RH, Corwyn RF (2002) Socioeconomic status and child development. Annu Rev Psychol 53:371–399

Bronfenbrenner U (1977) Toward an experimental ecology of human-development. Am Psychol 32(7):513–531

Bronfenbrenner U (1986) Ecology of the family as a context for human-development – research perspectives. Dev Psychol 22(6):723–742

Caspi A, McClay J, Moffitt TE, Mill J, Martin J, Craig IW, Taylor A, Poulton R (2002) Role of genotype in the cycle of violence in maltreated children. Science 297(5582):851–854

Caspi A, Williams B, Kim-Cohen J, Craig IW, Milne BJ, Poulton R, Schalkwyk LC, Taylor A, Werts H, Moffitt TE (2007) Moderation of breastfeeding effects on the IQ by genetic variation in fatty acid metabolism. Proc Natl Acad Sci U S A 104(47):18860–18865

Cole TJ (2000) Secular trends in growth. Proc Nutr Soc 59(2):317–324

Conley JJ (1984) The hierarchy of consistency: a review and model of longitudinal findings on adult individual differences in intelligence, personality and self-opinion. Personal Individ Differ 5(1):11–25

Deary IJ, Penke L, Johnson W (2010) The neuroscience of human intelligence differences. Nat Rev Neurosci 11(3):201–211

Eaton WO, McKeen NA, Campbell DW (2001) The waxing and waning of movement: implications for psychological development. Dev Rev 21(2):205–223

Flammer A (2017) Entwicklungstheorien, 5., unveränd. Aufl. Hogrefe, Bern

Flavell JH (1971) Stage-related properties of cognitive development. Cogn Psychol 2(4):421–453

Flynn JR (1987) Massive IQ gains in 14 nations – what IQ tests really measure. Psychol Bull 101(2):171–191

Fodor J (1983) The modularity of mind: an essay on faculty psychology. MIT Press, Cambridge, MA

Furfey PH (1928) Developmental age. Am J Psychiatr 8(1):149–157

Ganzeboom HBG, Degraaf PM, Treiman DJ, Deleeuw J (1992) A standard international socioeconomic index of occupational-status. Soc Sci Res 21(1):1–56

Gardner H (1983) Frames of mind. The theory of multiple intelligences. BasicBooks, New York

Gottesman II (1963) Heritability of personality – a demonstration. Psychol Monogr 77(9):1–21

Greenough WT, Black JE, Wallace CS (1987) Experience and brain-development. Child Dev 58(3):539–559

Greulich WW, Pyle SI (1959) Radiographic atlas of skeletal development of the hand and wrist. Stanford University Press, Stanford

Gur RC, Richard J, Calkins ME, Chiavacci R, Hansen JA, Bilker WB, Loughead J, Connolly JJ, Qiu HJ, Mentch FD, Abou-Sleiman PM, Hakonarson H, Gur RE (2012) Age group and sex differences in performance on a computerized neurocognitive battery in children age 8–21. Neuropsychology 26(2):251–265

Hauck AL, Finch AJ (1993) The effect of relative age on achievement in middle school. Psychol Sch 30(1):74–79

Havighurst RJ (1958) Developmental tasks and education. University of Chicago Press, Chicago

Haworth CMA, Wright MJ, Luciano M, Martin NG, de Geus EJC, van Beijsterveldt CEM, Bartels M, Posthuma D, Boomsma DI, Davis OSP, Kovas Y, Corley RP, DeFries JC, Hewitt JK, Olson RK, Rhea SA, Wadsworth SJ, Iacono WG, McGue M, Thompson LA, Hart SA, Petrill SA, Lubinski D, Plomin R (2010) The heritability of general cognitive ability increases linearly from childhood to young adulthood. Mol Psychiatry 15(11):1112–1120

Honzik MP, MacFarlane JW, Allen L (1948) The stability of mental test performance between 2 and 18 years. J Exp Educ (17):309–324

Horvath S (2013) DNA methylation age of human tissues and cell types. *Genome Biol* 14, 3156

Huypens P, Sass S, Wu M, Dyckhoff D, Tschop M, Theis F, Marschall S, de Angelis MH, Beckers J (2016) Epigenetic germline inheritance of diet-induced obesity and insulin resistance. Nat Genet 48(5):497

Ingalhalikar M, Smith A, Parker D, Satterthwaite TD, Elliott MA, Ruparel K, Hakonarson H, Gur RE, Gur RC, Verma R (2014) Sex differences in the structural connectome of the human brain. Proc Natl Acad Sci U S A 111(2):823–828

Jenni O (2009) Säuglingsschreien und die Entwicklung der Schlaf-Wach-Regulation. Monatsschr Kinderheilkd 157:551–558

Jenni O (2016) Warum nicht ADHS Spektrum? Monatsschr Kinderheilkd 164(4):271–277

Jenni O (2020) Grundlagen der kindlichen Entwicklung. In: Hoffmann G.F., Lentze M.J., Spranger J., Zepp F., Berner R. (eds) Pädiatrie. Springer Reference Medizin. Springer, Berlin, Heidelberg

Jenni O, Kakebeeke T, Werner H, Caflisch J (2011a) Bewegungsverhalten im Kindesalter: Was ist normal? In: Hellbrügge T, Schneeweiss B (Hrsg) Aktuelle Herausforderungen in der Sozialpädiatrie. Klett-Cotta, Stuttgart, S 67–83

Jenni O, Benz C, Latal B (2011b) Wenn die kindliche Entwicklung nicht im Gleichschritt verläuft – Kinder mit Entwicklungsauffälligkeiten besser verstehen. Pädiatrie up2date 2:199–228

Jenni OG, Molinari L, Caflisch JA, Largo RH (2007) Sleep duration from ages 1 to 10 years: Variability and stability in comparison with growth. Pediatrics 120(4):e769–e776

Jenni OG, Chaouch A, Locatelli I, Thoeni I, Diezi M, Werner H, Caflisch J, Rousson V (2011c) Intra-individual stability of neuromotor tasks from 6 to 18 years: a longitudinal study. Hum Mov Sci 30(6):1272–1282

Jenni OG, Chaouch A, Caflisch J, Rousson V (2013) Correlations between motor and intellectual functions in normally developing children between 7 and 18 years. Dev Neuropsychol 38(2):98–113

Jenni OG, Fintelmann S, Caflisch J, Latal B, Rousson V, Chaouch A (2015) Stability of cognitive performance in children with mild intellectual disability. Dev Med Child Neurol 57(5):463–469

Jensen ARI (2005) Mental chronometry and the unification of differential psychology. In: Sternberg RJ, Pretz JE (Hrsg) Cognition and intelligence. Cambridge University Press, Cambridge, MA, S 26–50

Jeronimus BF, Stavrakakis N, Veenstra R, Oldehinkel AJ (2015) Relative age effects in Dutch adolescents: concurrent and prospective analyses. PLoS One 10(6): e0128856

Literatur

Jinks PC (1964) An investigation into the effect of date of birth on subsequent school performance. Educ Res 6(3):220–225

Jussim L, Harber KD (2005) Teacher expectations and self-fulfilling prophecies: knowns and unknowns, resolved and unresolved controversies. Personal Soc Psychol Rev 9(2):131–155

Kakebeeke TH, Knaier E, Chaouch A, Caflisch J, Rousson V, Largo RH, Jenni OG (2018) Neuromotor development in children. Part 4: new norms from 3 to 18 years. Dev Med Child Neurol 60(8):810–819

Kendler KS, Baker JH (2007) Genetic influences on measures of the environment: a systematic review. Psychol Med 37(5):615–626

Klahr AM, Burt SA (2014) Elucidating the etiology of individual differences in parenting: a meta-analysis of behavioral genetic research. Psychol Bull 140(2):544–586

Klicpera C, Gasteiger-Klicpera B (1993) Lesen und Schreiben. Entwicklung und Schwierigkeiten. Huber, Bern.

Lampl M, Veldhuis JD, Johnson ML (1992) Saltation and stasis – a model of human growth. Science 258(5083):801–803

Largo RH (2019) Kinderjahre: Die Individualität des Kindes als erzieherische Herausforderung. Piper, München

Largo RH, Molinari L, Weber M, Pinto LC, Duc G (1985) Early development of locomotion – significance of prematurity, cerebral-palsy and sex. Dev Med Child Neurol 27(2):183–191

Layton TJ, Barnett ML, Hicks TR, Jena AB (2018) Attention deficit-hyperactivity disorder and month of school enrollment. N Engl J Med 379(22):2122–2130

Lee D, Brooks-Gunn J, McLanahan SS, Notterman D, Garfinkel I (2013) The great recession, genetic sensitivity, and maternal harsh parenting. Proc Natl Acad Sci U S A 110(34):13780–13784

Lewin K (1951) Problems of research in social psychology. In: Cartwright D (Hrsg) Field theory in social science; selected theoretical papers. Harper & Row, New York, S 169

Link N (2006) Versuch über den Normalismus: Wie Normalität produziert wird. Vandenhoeck & Ruprecht GmbH & Co., Göttingen

Maccoby EE, Martin JA (1983) Socialization in the context of the family: parent-child interaction. In: Mussen PH, Hetherington EM (Hrsg) Handbook of child psychology: vol. 4. Socialization, personality, and social development. Wiley, New York, S 1–101

Manolio TA, Collins FS, Cox NJ, Goldstein DB, Hindorff LA, Hunter DJ, McCarthy MI, Ramos EM, Cardon LR, Chakravarti A, Cho JH, Guttmacher AE, Kong A, Kruglyak L, Mardis E, Rotimi CN, Slatkin M, Valle D, Whittemore AS, Boehnke M, Clark AG, Eichler EE, Gibson G, Haines JL, Mackay TFC, McCarroll SA, Visscher PM (2009) Finding the missing heritability of complex diseases. Nature 461(7265):747–753

Masten AS (2016) Resilienz: Modelle, Fakten & Neurobiologie. Junfermann, Paderborn

Masten AS, Coatsworth JD (1998) The development of competence in favorable and unfavorable environments – Lessons from research on successful children. Am Psychol 53(2):205–220

McCall RB (1979) The development of intellectual functioning in infancy and the prediction of later IQ. In: Osofsky J (Hrsg) The handbook of infant development. Wiley, New York

McPhillips M, Jordan-Black JA (2009) The effect of month of birth on the attainments of primary and secondary school pupils. Br J Educ Psychol 79:419–438

Merton RK (1968) Matthew effect in science. Science 159(3810):56–58

Messerli-Bürgy N, Kakebeeke TH, Arhab A, Stulb K, Zysset AE, Leeger-Aschmann CS, Schmutz EA, Fares F, Meyer AH, Munsch S, Kriemler S, Jenni OG, Puder JJ (2016) The Swiss Preschoolers' health study (SPLASHY): objectives and design of a prospective multi-site cohort study assessing psychological and physiological health in young children. BMC Pediatr 16:16

Moffitt TE, Caspi A, Harkness AR, Silva PA (1993) The natural history of change in intellectual performance: Who changes? How much? Is it meaningful? J Child Psychol Psychiatry 34(4):455–506

Morrow RL, Garland EJ, Wright JM, Maclure M, Taylor S, Dormuth CR (2012) Influence of relative age on diagnosis and treatment of attention-deficit/hyperactivity disorder in children. Can Med Assoc J 184(7):755–762

Nelson CA, Zeanah CH, Fox NA (2019) How early experience shapes human development: the case of psychosocial deprivation. Neural Plast: Article ID 1676285

Nesselroade JR (2001) Intraindividual variability in development within and between individuals. Eur Psychol 6(3):187–193

Peterson CC, Slaughter VP, Paynter J (2007) Social maturity and theory of mind in typically developing children and those on the autism spectrum. J Child Psychol Psychiatry 48(12):1243–1250

Plomin R, Defries JC, Loehlin JC (1977) Genotype-environment interaction and correlation in analysis of human-behavior. Psychol Bull 84(2):309–322

Plomin R, Owen MJ, McGuffin P (1994) The genetic-basis of complex human behaviors. Science 264(5166):1733–1739

Plomin R, DeFries JC, Knopik VS, Neiderhiser JM (2016) Top 10 replicated findings from behavioral genetics. Perspect Psychol Sci 11(1):3–23

Pluess M, Belsky J (2013) Vantage sensitivity: individual differences in response to positive experiences. Psychol Bull 139(4):901–916

Polderman TJC, Benyamin B, de Leeuw CA, Sullivan PF, van Bochoven A, Visscher PM, Posthuma D (2015) Meta-analysis of the heritability of human traits based on fifty years of twin studies. Nat Genet 47(7):702–706

Primi R, Ferrob ME, Almeida LS (2010) Fluid intelligence as a predictor of learning: a longitudinal multilevel approach applied to math. Learn Individ Differ 20(5):446–451

Protzko J (2015) The environment in raising early intelligence: a meta-analysis of the fadeout effect. Intelligence 53:202–210

Roalf DR, Gur RE, Ruparel K, Calkins ME, Satterthwaite TD, Bilker WB, Hakonarson H, Harris LJ, Gur RC (2014) Within-individual variability in neurocognitive performance: age- and sex-related differences in children and youths from ages 8 to 21. Neuropsychology 28(4):506–518

Romann M, Rossler R, Javet M, Faude O (2018) Relative age effects in Swiss talent development – a nationwide analysis of all sports. J Sports Sci 36(17):2025–2031

Rose SA, Feldman JF, Jankowski JJ, Van Rossem R (2012) Information processing from infancy to 11 years: continuities and prediction of IQ. Intelligence 40(5):445–457

Rosenthal R, Jacobson L (1966) Teachers expectancies – determinants of pupils IQ gains. Psychol Rep 19(1):115–118

Rossolimo GI (1926) Das psychologische Profil und andere experimentell-psychologische, individuelle und kollektive Methoden zur Prüfung der Psychomechanik bei Erwachsenen und Kindern. Marhold, Halle

Rost DH (2013) Handbuch Intelligenz. Beltz, Weinheim

Scarr S (1992) Developmental theories for the 1990s – development and individual-differences. Child Dev 63(1):1–19

Scarr S, Weinberg RA (1983) The Minnesota adoption studies – genetic-differences and malleability. Child Dev 54(2):260–267

Schmeling A, Dettmeyer R, Rudolf E, Vieth V, Geserick G (2016) Forensische Altersbestimmung: Methoden, Aussagesicherheit, Rechtsfragen. Dtsch Ärztebl 113(4):44–48

Siegler R, Eisenberg N, DeLoache J, Saffran J (2011) Entwicklungspsychologie im Kindes- und Jugendalter (Deutsche Ausgabe: Pauen S.). Springer, Berlin

Smetana JG (2017) Current research on parenting styles, dimensions, and beliefs. Curr Opin Psychol 15:19–25

Smith JM, Szathmary E (1995) The major transitions in evolution. Freeman, Oxford

Sontag LW, Baker CT, Nelson VL (1958) Mental growth and personality development: a longitudinal study, Bd 23. Monographs of the Society for Research in Child Development, Child Development Publications, Lafayette, Indiana

Spearman C (1904) „General intelligence" objectively determined and measured. Am J Psychol 15:201–292

Stanovich KE (1986) Matthew effects in reading – some consequences of individual-differences in the acquisition of literacy. Read Res Q 21(4):360–407

von Stumm S, Plomin R (2015) Socioeconomic status and the growth of intelligence from infancy through adolescence. Intelligence 48:30–36

Tanner JM, Whitehouse RH, Marshall MR, Healy MR, Goldstein H (1983) Assessment of skeletal maturity and prediction of adult height (TW2 Method). Academic Press, New York

Thodberg HH, Jenni OG, Caflisch J, Ranke MB, Martin DD (2009) Prediction of adult height based on automated determination of bone age. J Clin Endocrinol Metab 94(12):4868–4874

Thodberg HH, van Rijn RR, Jenni OG, Martin DD (2017) Automated determination of bone age from hand X-rays at the end of puberty and its applicability for age estimation. Int J Legal Med 131(3):771–780

Thurstone LL (1938) Primary mental abilities. University of Chicago Press, Chicago

Trzaskowski M, Harlaar N, Arden R, Krapohl E, Rimfeld K, McMillan A, Dale PS, Plomin R (2014) Genetic influence on family socioeconomic status and children's intelligence. Intelligence 42:83–88

Tucker-Drob EM, Briley DA (2014) Continuity of genetic and environmental influences on cognition across the life span: a meta-analysis of longitudinal twin and adoption studies. Psychol Bull 140(4):949–979

van Veen S, Aarnoudse-Moens CSH, van Kaam AH, Oosterlaan J, van Wassenaer-Leemhuis AG (2016) Consequences of correcting intelligence quotient for prematurity at age 5 years. J Pediatr 173:90–95

Wassenberg R, Feron FJM, Kessels AGH, Hendriksen JGM, Kalff AC, Kroes M, Hurks PPM, Beeren M, Jolles J, Vles JSH (2005) Relation between cognitive and motor performance in 5-to 6-year-old children: results from a large-scale cross-sectional study. Child Dev 76(5):1092–1103

Wehrle FM, Caflisch JA, Eichelberger DA, Haller G, Latal B, Largo RH, Kakebeeke TH, Jenni OG (2021) The importance of childhood for adult health and development – study protocol of the Zurich longitudinal studies. Front Hum Neurosci 14:612453

Whitaker S (2008) The stability of IQ in people with low intellectual ability: an analysis of the literature. Intellect Dev Disabil 46(2):120–128

Yengo L, Sidorenko J, Kemper KE, Zheng ZL, Wood AR, Weedon MN, Frayling TM, Hirschhorn J, Yang J, Visscher PM, Consortium G (2018) Meta-analysis of genome-wide association studies for height and body mass index in similar to 700.000 individuals of European ancestry. Hum Mol Genet 27(20):3641–3649

Bereiche der Entwicklung – die Facetten des Kindes

Inhaltsverzeichnis

2.1 Das körperliche Wachstum: Wie Kinder Gestalt annehmen – 61
2.1.1 Dynamik des Wachstums – 61
2.1.2 Geschlechtsunterschiede – 63
2.1.3 Säkularer Trend – 64
2.1.4 Erfassung des Wachstums – 65

2.2 Das Gehirn – ein zentraler Impulsgeber für die Entwicklung – 66
2.2.1 Aufbau des Gehirns – 66
2.2.2 Grundlegendes zur Hirnentwicklung – 68
2.2.3 Neurogenese und Migration – 69
2.2.4 Myelinisierung – 70
2.2.5 Bildung von Synapsen – 70
2.2.6 Elimination von Synapsen – 72
2.2.7 Regionaler Verlauf der Bildung und Elimination von Synapsen – 75
2.2.8 Kritische und sensible Phasen – 76
2.2.9 Geschlechtsunterschiede – 82
2.2.10 Methoden zur Untersuchung des Gehirns – 82

2.3 Mit den Sinnen ins Leben starten: die kindliche Wahrnehmung – 83
2.3.1 Systematisierung der Wahrnehmung – 83
2.3.2 Grundlegendes zur Entwicklung der Wahrnehmung – 85
2.3.3 Erfassung der Wahrnehmung – 85

© Springer-Verlag GmbH Deutschland, ein Teil von Springer Nature 2021
O. Jenni, *Die kindliche Entwicklung verstehen*, https://doi.org/10.1007/978-3-662-62448-7_2

2.4		Das Schlafverhalten – vom Wachsein zum Schlaf und zurück – 86
2.4.1		Schlafphysiologie – 86
2.4.2		Regulation des Schlafes – 88
2.4.3		Grundlegendes zur Entwicklung des Schlafes – 91
2.4.4		Geschlechtsunterschiede und säkularer Trend – 91
2.4.5		Schlaf und Lernen – 92
2.4.6		Erfassung des Schlafes – 93
2.5		Immer in Bewegung: motorische Fähigkeiten und Fertigkeiten – 94
2.5.1		Systematisierung der Motorik – 94
2.5.2		Grundlegendes zur motorischen Entwicklung – 97
2.5.3		Geschlechtsunterschiede – 98
2.5.4		Säkularer Trend – 101
2.5.5		Die motorische Entwicklung als dynamisches System – 102
2.5.6		Die motorische Kontrolle im Gehirn – 104
2.5.7		Erfassung der Motorik – 105
2.6		Kognition, Intelligenz und die Kontrollprozesse des Denkens – 106
2.6.1		Systematisierung des kindlichen Denkens – 107
2.6.2		Theorien der geistigen Entwicklung – 117
2.6.3		Geschlechtsunterschiede – 121
2.6.4		Säkularer Trend – 123
2.6.5		Erfassung der Kognition – 124
2.7		Die Entwicklung der Sprache – Interaktion mit der Umwelt – 124
2.7.1		Systematisierung der Sprache – 125
2.7.2		Grundlegendes zur Sprachentwicklung – 130
2.7.3		Geschlechtsunterschiede – 136
2.7.4		Zusammenhang zwischen Sprache und Kognition – 136
2.7.5		Neurobiologische Grundlagen der Sprachentwicklung – 138
2.8		Vom Ich zum Wir: die soziale und emotionale Entwicklung – 139
2.8.1		Systematisierung – 139
2.8.2		Entwicklungstheorien zum Sozialverhalten – 157
2.8.3		Geschlechtsunterschiede – 159
		Literatur – 161

2.1 · Das körperliche Wachstum: Wie Kinder Gestalt annehmen

Motorik, Wahrnehmung, Sprache, Intelligenz und sozioemotionale Verhaltensweisen – in all diesen Entwicklungsbereichen zeigen sich die individuellen Facetten eines Kindes. Dabei stehen die einzelnen Bereiche in einer dauernden Wechselwirkung zueinander (siehe dazu ▶ Abschn. 2.5.5 über die dynamische Systemtheorie), denn Kinder entwickeln sich ganzheitlich. Im Mittelpunkt dieses Kapitels stehen – neben der Beschreibung dieser Entwicklungsbereiche – die grundlegenden Aspekte der Entwicklung sowie die Mechanismen des Wachstums und die Hirnentwicklung. Die folgenden Kapitel (▶ Kap. 3, 4, 5 und 6) widmen sich der detaillierten Beschreibung der kindlichen Entwicklung in ausgewählten Altersabschnitten.

2.1 Das körperliche Wachstum: Wie Kinder Gestalt annehmen

Die körperliche Entwicklung beginnt mit der Befruchtung und endet nach dem pubertären **Wachstumsspurt**. Neben der offensichtlichen Größen- und Gewichtszunahme sticht besonders der Wandel der Gestalt des kindlichen Körpers hervor, der bereits von Carl Heinrich Stratz (1858–1924) beschrieben wurde (Stratz 1903). ◻ Abb. 2.1 illustriert diesen **Gestaltwandel** vom Neugeborenen- bis zum Erwachsenenalter: In den ersten Lebensjahren ist die kindliche Gestalt durch einen relativ großen Kopf und kurze Extremitäten charakterisiert. Im Verlauf der Entwicklung nehmen die Größe des Kopfes im Verhältnis zum Körper um die Hälfte ab und die Länge der Arme sowie Beine um ein Achtel zu. Hingegen bleibt die Größe des Rumpfes im Vergleich zur Körpergröße gleich.

2.1.1 Dynamik des Wachstums

Die Besonderheiten des kindlichen Wachstums lassen sich anschaulich anhand der **Wachstumskurve** eines einzelnen Kindes beschreiben. In ◻ Abb. 2.2a ist die Wachstumskurve eines Jungen aus den Zürcher Longitudinalstudien dargestellt. Es können drei Phasen identifiziert werden: Die Körpergröße nimmt in den ersten Lebensjahren rasch zu. Dann flacht die Wachstumskurve bis zum mittleren Kindesalter ab, um nach einer erneuten Zunahme des Wachstums in der Pubertät die Erwachsenengröße zu erreichen. Dieser besondere Verlauf des Wachstums in drei Phasen wird mit unterschiedlichen physiologischen Prozessen erklärt: Das Wachstum wird während der ersten Lebensjahre vor allem durch die **Ernährung**, in der mittleren Kindheit durch die Wirkung von **Wachstumshormonen** und während der Pubertät durch **Sexualhormone** reguliert (Karlberg 1987).

Einen noch genaueren Einblick in die Dynamik des Wachstums vermittelt die Ge-

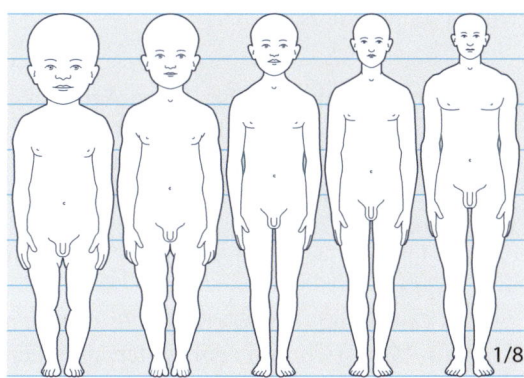

◻ Abb. 2.1 Entwicklung der körperlichen Gestalt. Adaptiert nach (Stratz 1903)

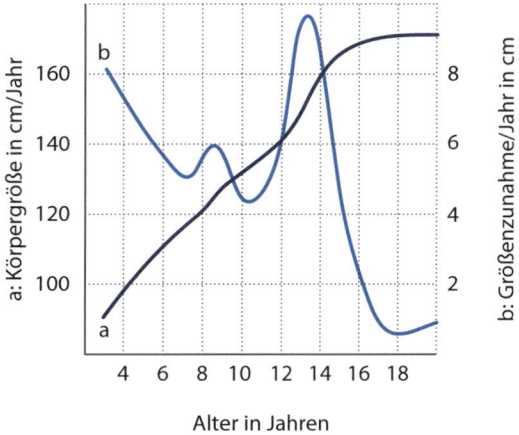

◻ Abb. 2.2 Wachstumskurve bei einem Jungen. a Körpergröße, b Wachstumsgeschwindigkeit der Körpergröße. Aus den Zürcher Longitudinalstudien (Wehrle et al. 2021)

schwindigkeitskurve der Körpergröße, die sich aus der Wachstumskurve ableiten lässt, wenn ein Kind in mindestens jährlichen Abständen gemessen wird (◘ Abb. 2.2b).

Die stärkste Wachstumsphase in der menschlichen Entwicklung lässt sich bereits vor der Geburt feststellen (Mullis und Janner 2009). Auch wenn die Schwangerschaft nur vier Prozent der Zeitspanne zwischen Befruchtung und Abschluss des Wachstums nach der Pubertät ausmacht, finden in dieser Periode bereits 30 Prozent des gesamten Längenwachstums statt: Der Fötus wächst etwa 50 Zentimeter (cm) während neun Monaten; dies entspricht einer **Wachstumsgeschwindigkeit** von 67 cm pro Jahr. In dieser pränatalen Phase wird das Wachstum besonders durch Faktoren wie die mütterliche Ernährung und Gesundheit sowie den Zustand der Plazenta bestimmt (Mullis und Janner 2009). Auch im ersten Lebensjahr bleibt die Wachstumsgeschwindigkeit mit durchschnittlich 25 cm pro Jahr sehr hoch. Sie nimmt im Verlauf jedoch ständig ab. In der mittleren Kindheit kommt es zu einer vorübergehenden leichten Zunahme des Wachstums, was auch als **mittlerer Wachstumsschub** bezeichnet wird (Gasser et al. 1985). Dieser kleine Wachstumsgipfel ist in der Kurve des Jungen in ◘ Abb. 2.2b zwischen sieben und zehn Jahren gut sichtbar. Das Wachstumstempo des Säuglingsalters wird allerdings nicht mehr erreicht; selbst im **pubertären Wachstumsschub** wachsen Jungen und Mädchen durchschnittlich nur noch sieben beziehungsweise sechs Zentimeter pro Jahr (◘ Abb. 2.3).

Die Wachstumsgeschwindigkeit weist bei allen Kindern den gleichen, systematischen Kurvenverlauf auf. Dies gilt nicht nur für die Körpergröße, sondern auch für die Länge der Beine und Arme sowie des Rumpfes (Prader et al. 1989). Das Wachstum des Rumpfes unterscheidet sich von demjenigen der Beine und Arme nur dadurch, dass die Wachstumsgeschwindigkeit der Extremitäten in jedem Alter etwas größer ist (durchschnittlich vier Zentimeter pro Jahr) als diejenige des Rumpfes (2,5 Zentimeter pro Jahr). Auch setzt der pubertäre Wachstumsschub der Arme und Beine etwas früher ein als derjenige des Rumpfes. Letzteres erklärt, dass die Kinder

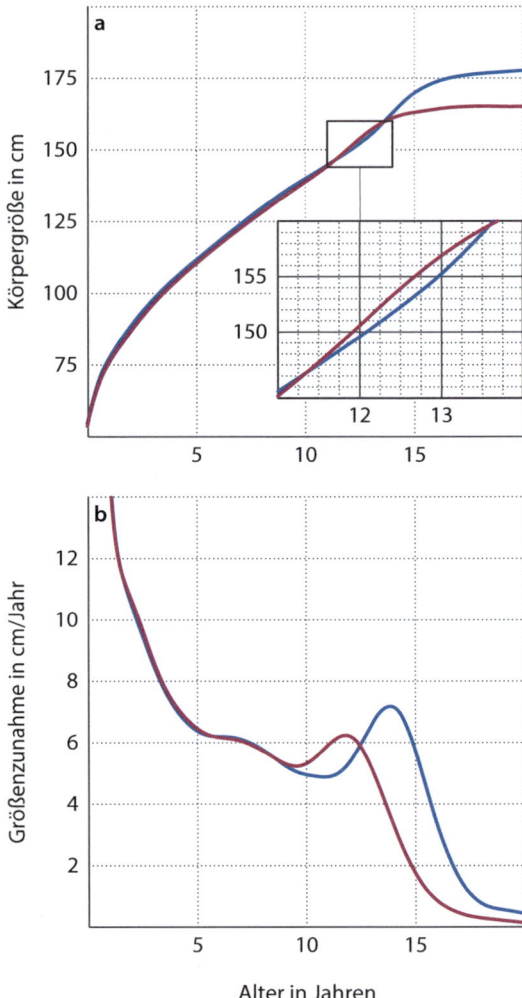

◘ **Abb. 2.3** Geschlechtsunterschied beim Wachstum: **a** Mittelwertkurve der Körpergröße von Jungen (blau) und Mädchen (rot), **b** Wachstumsgeschwindigkeit der beiden Geschlechter. Aus den Zürcher Longitudinalstudien (Wehrle et al. 2021)

zu Beginn der Pubertät eher lange Arme und Beine haben. Zusätzlich führt die im Vergleich zum Körperwachstum geringere Gewichtszunahme während der Pubertät dazu, dass die körperliche Gestalt in der frühen Adoleszenz disharmonisch und schlaksig erscheint (▶ Kap. 6).

Die Variabilität der Körpergröße zwischen Kindern lässt sich auf ein unterschiedlich ausgeprägtes Wachstum über die gesamte Entwicklungsperiode zurückführen. Kinder, die später als Erwachsene groß sind, wachsen in jedem Alter etwas mehr als diejenigen, die eine geringe Erwachsenengröße erreichen. Die Wachstumsdynamik ist bei kleinen und großen Individuen aber grundsätzlich gleich (Prader et al. 1989).

Das Wachstum ist jedoch nicht nur von Kind zu Kind unterschiedlich ausgeprägt: Es verläuft auch unterschiedlich rasch und dauert verschieden lange an. Die Unterschiede in der Wachstumsdauer zwischen einzelnen Kindern können bis zu fünf Jahre betragen (siehe dazu die beiden individuellen Verläufe der Wachstumsgeschwindigkeitskurve in ▶ Abschn. 1.2.6, ◘ Abb. 1.10). Das Wachstumstempo ist dabei unabhängig von der Körpergröße: Kleine und große Kinder können gleichermaßen verschieden schnell wachsen.

> **Intersex**
>
> Dieser Ausdruck wird verwendet, wenn das genetische Geschlecht (XX = weiblich, XY = männlich) nicht mit dem äußerlichen Geschlecht übereinstimmt. In diesen Fällen finden sich bei genetisch männlichen Kindern statt der männlichen bevorzugt weibliche Geschlechtsorgane. Bei genetisch weiblichen Kindern sind entsprechend männliche Geschlechtsorgane ausgebildet. Zudem gibt es Kinder, die Mischformen wie beispielsweise eine stark vergrößerte Klitoris zeigen. Ursache für ein Intersex kann eine Entwicklungsstörung der Hoden oder eine Störung der Geschlechtshormone sein.

2.1.2 Geschlechtsunterschiede

Geschlechtsunterschiede in der körperlichen Entwicklung äußern sich bereits vor der Geburt. So regen **Sexualhormone** – wie beispielsweise Testosteron – die Ausbildung der Geschlechtsorgane beim männlichen Fötus an, während das Fehlen der männlichen Sexualhormone zu weiblichen Geschlechtsorganen führt. Die männlichen Sexualhormone beeinflussen aber nicht nur die Genitalentwicklung, sondern auch die Hirnentwicklung. Dies kann sich später in gewissen Geschlechtsunterschieden des sozialen Verhaltens zeigen (Auyeung et al. 2013, ▶ Abschn. 2.6.3). Der überwiegende Teil der Kinder entwickelt sich körperlich so, wie es die Biologie vorgibt. Allerdings gibt es auch Abweichungen von dieser binären Geschlechtsverteilung zwischen Mann und Frau; diese werden mit den beiden Begriffen **„Transgender"** und **„Intersex"** beschrieben.

> **Transgender**
>
> Menschen, deren psychische Geschlechtsidentität nicht mit ihrem biologischen Geschlecht übereinstimmt, bezeichnet man als Transgender. Da sich die Geschlechtsidentität bereits in der frühen Kindheit entwickelt (▶ Kap. 4), spüren diese Kinder schon in jungen Jahren, dass sie nicht zu ihrem biologischen Geschlecht passen.

Unmittelbar nach der Geburt verläuft die körperliche Entwicklung bei Mädchen und Jungen erstaunlich ähnlich. So gleichen sich Größe und Erscheinungsbild von Säuglingen derart, dass man einen Jungen im ersten Lebensjahr in der Regel nicht von einem Mädchen unterscheiden kann. In ◘ Abb. 2.3a ist der identische Verlauf des mittleren Längenwachstums beider Geschlechter dargestellt. Erst mit Beginn der Pubertät beginnen sich die Größenunterschiede der Geschlechter zu verstärken. Die unterschiedliche Wachstumsgeschwindigkeit während der Pubertät führt dazu, dass die Mädchen vorübergehend etwas größer sind als die Jungen (siehe Kasten in ◘ Abb. 2.3a).

Die Größenunterschiede zwischen den Geschlechtern entstehen, weil der pubertäre Wachstumsschub bei den Mädchen durchschnittlich zwei Jahre früher (im Alter von zwölf Jahren) erfolgt als bei den Jungen (mit 14 Jahren, siehe dazu ◘ Abb. 2.3b die mittlere Wachstumsgeschwindigkeit der beiden Geschlechter). ◘ Abb. 2.4 zeigt eine sechste Grundschulklasse mit Kindern im zwölften Lebensjahr. Das Mädchen in der mittleren Reihe ganz links ist deutlich größer als die Jungen in derselben Reihe. Aber auch innerhalb des gleichen Geschlechtes – wie beispielsweise beim zweiten und dritten Jungen von rechts in der mittleren Reihe – zeigen sich große Unterschiede.

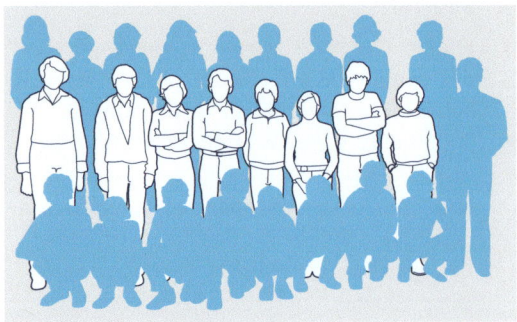

◘ **Abb. 2.4** Variabilität der Körpergröße. Größenunterschiede zwischen Kindern einer sechsten Klasse (Alter: zwölf Jahre)

Männer sind zum Zeitpunkt des Wachstumsabschlusses durchschnittlich 13 Zentimeter größer als Frauen (Prader et al. 1989). Dieser Geschlechtsunterschied kommt allerdings erst im Verlauf der Pubertät zustande, denn im präpubertären Alter sind die Jungen im Mittel praktisch gleich groß wie die Mädchen. Der Geschlechtsunterschied von 13 Zentimetern in der Erwachsenengröße lässt sich zu gleichen Teilen auf einen stärkeren pubertären Wachstumsschub und auf eine um durchschnittlich 1,5 Jahre längere Wachstumsdauer beim männlichen Geschlecht zurückführen (◘ Abb. 2.3).

Auch wenn der Unterschied im Mittelwert bei der Größe von jungen Männern und Frauen beträchtlich ist, so sind doch zahlreiche Frauen größer als der durchschnittliche Mann. Bei der Interpretation von Unterschieden zwischen den Geschlechtern muss deshalb immer auch der Bereich der Überlappung der beiden Verteilungskurven berücksichtigt werden (siehe dazu ▶ Abschn. 2.5.3).

2.1.3 Säkularer Trend

In den letzten 150 Jahren nahm die durchschnittliche Körpergröße in der Bevölkerung immer mehr zu (Cole 2000). Die Veränderung eines Merkmals über die Generationen hinweg nennt man **säkularen Trend**. Ein solcher wurde in zahlreichen Studien nicht nur mit der Körpergröße, sondern auch mit der immer früher einsetzenden Menarche oder der frühe-

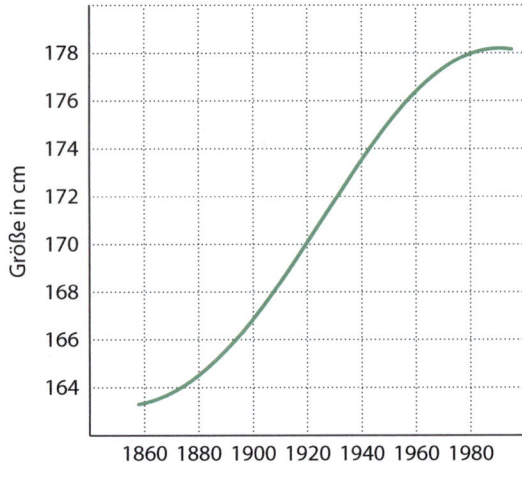

◘ **Abb. 2.5** Säkularer Trend der Körpergröße. Durchschnittliche Körpergröße von jungen Männern nach Wachstumsabschluss. Aus Vinci et al. 2019; mit freundlicher Genehmigung von © Elsevier. All Rights Reserved

ren Brustentwicklung bei Mädchen bestätigt: Während Anfang des 20. Jahrhunderts die Menarche etwa im Alter von 17 Jahren einsetzte, tritt die erste Menstruationsblutung heute im Alter von etwa 13 Jahren auf. Die Beschleunigung der körperlichen Entwicklung von Kindern im Verlauf der Generationen wird auch als **säkulare Akzeleration** bezeichnet; von **individueller Akzeleration** spricht man, wenn die Entwicklung eines Kindes im Vergleich zu Gleichaltrigen derselben Generation vorzeitig einsetzt (▶ Kap. 1). ◘ Abb. 2.5 stellt den säkularen Trend zwischen 1858 und 1995 im körperlichen Wachstum (Körpergröße) von jungen Schweizer Erwachsenen im Alter zwischen 19 und 21 Jahren dar.

Die säkulare Akzeleration wird mit den stetig optimierten Lebensbedingungen wie einer verbesserten Hygiene, Ernährung und medizinischen Versorgung erklärt (Cole 2000), die zu einer Ausschöpfung des genetischen Wachstumspotenzials und zu einer immer früher einsetzenden ersten Menstruationsblutung führten. Ein ähnliches Phänomen über die Generationen hinweg zeigt sich bei der intellektuellen Entwicklung (Flynn 1987): So nahm der IQ über die letzten Generationen immer mehr zu (siehe zum **Flynn-Effekt**, ▶ Abschn. 2.6.4). Die Beschleunigung des körperlichen Wachstums, der pubertären Entwicklung und auch der intellektuellen Fähigkeiten über die Generationen hat sich in den westlichen Ländern in der Zwischenzeit allerdings stark verlangsamt (besonders in den südlichen Ländern) oder gar ein Plateau erreicht (in den nördlichen Ländern, (Fudvoye und Parent 2017)). Dieses Nord-Süd-Gefälle wird mit den unterschiedlichen sozioökonomischen Voraussetzungen in den entsprechenden Ländern erklärt.

2.1.4 Erfassung des Wachstums

Für die Erfassung des Wachstums in der klinischen Praxis werden in der Regel **Perzentilenkurven** verwendet (▶ Kap. 1). Diese Kurven sind hilfreich für die Beurteilung des Wachstums, des Ernährungszustandes und der Gesundheit von einzelnen Kindern – besonders in den kinderärztlichen Vorsorgeuntersuchungen, aber auch zur Einschätzung von Populationen im Rahmen epidemiologischer Studien.

Es gibt zwei unterschiedliche Methoden, um Normwerte von Perzentilenkurven zu erheben. Bei den sogenannten **Referenzkurven** werden die Körpermaße anhand einer repräsentativen Stichprobe von Kindern und Jugendlichen in einer umschriebenen Population erfasst (Referenzwerte) – unabhängig davon, wie gesund diese Population ist. Bei den **Standardkurven** werden die Körpermaße hingegen anhand einer möglichst gesunden und optimal ernährten (aber nicht repräsentativen) Population erhoben (Standardwerte). In der heutigen Zeit werden aus gesundheitspolitischen Gründen eher Standardkurven bevorzugt. Daher beruhen die häufig eingesetzten WHO-Kurven auf einer Population von gesunden, optimal ernährten Kindern aus verschiedenen Kulturen (WHO Multicenter Growth Reference Study, de Onis et al. 2007).

In der Praxis werden meist die Körpergröße, das Körpergewicht und der Kopfumfang gemessen. Aus der Körpergröße und dem Körpergewicht lässt sich der **Body-Mass-Index** (BMI, kg/m^2) ableiten: Körpergewicht (kg) dividiert durch die Körpergröße im Quadrat (m^2). Der BMI korreliert mit der Fettmasse und ist daher ein häufig verwendetes Maß für Über- oder Untergewicht. Das zuverlässigste Maß für die Fettmasse eines Individuums ist allerdings die Hautfaltendicke der Armmuskeln (Trizeps, Bizeps) oder der Hautfalten unterhalb des Schulterblattes (Arhab et al. 2019).

> **Körpergröße, Körperlänge und Körperhöhe**
>
> „Körpergröße" ist ein Oberbegriff für die Distanz von der Fußsohle bis zum Scheitel. Der Begriff „Körperlänge" beschreibt die bis zum Alter von zwei Jahren im Liegen gemessene Größe, der Ausdruck „Körperhöhe" die ab dem Alter von zwei Jahren stehend gemessene Größe. Da in diesem Alter die Körperlänge etwas größer als die Körperhöhe ist, entsteht in den meisten Perzentilenkurven ein kleiner Sprung.

Ein Kind, das mit seiner Körpergröße außerhalb der 2. oder 98. Perzentile liegt (also größer oder kleiner als die doppelte Standardabweichung vom Durchschnitt der Kinder ist), ist nicht unbedingt als auffällig zu klassifizieren.

Im klinischen Alltag sind die folgenden vier zusätzlichen Informationen wichtig, um eine Störung von der Norm abgrenzen zu können:
- Körpermaße der Eltern
- Entwicklung der Körpergröße über die Zeit
- Verhältnis zu den anderen Körpermaßen (Gewicht, Kopfumfang)
- Vorhandensein von Krankheitssymptomen

Aufgrund der korrelativen Beziehung zwischen der Körpergröße des Kindes und derjenigen der Eltern (Korrelationskoeffizient $r = 0{,}6$) kann mittels der Zielgröße grob abgeschätzt werden, welche Erwachsenengröße ein Kind unter den gleichen Lebensbedingungen und bei ungestörtem Wachstum erreichen wird. Die Zielgröße errechnet sich folgendermaßen: ([Größe des Vaters + Größe der Mutter]: 2) +6,5 cm für Jungen bzw. −6,5 cm für Mädchen. 95 Prozent der Erwachsenengrößen liegen innerhalb eines Streubereiches von ±8,5 cm des errechneten Wertes. Eine noch genauere Prognose des Wachstums eines Kindes kann anhand der aktuellen Körpergröße (nach dem sechsten Lebensjahr) und des Knochenalters geschätzt werden.

2.2 Das Gehirn – ein zentraler Impulsgeber für die Entwicklung

Das Gehirn ist das wohl komplexeste aller menschlichen Organsysteme. Es werden in diesem Abschnitt daher nur diejenigen Strukturen des zentralen Nervensystems dargestellt, die für die weiteren Kapitel relevant sind. Eine umfassende und empfehlenswerte Einführung in die Neurowissenschaften findet sich in (Bear et al. 2018). In diesem Kapitel wird zunächst der Aufbau des Gehirns erklärt. Dann folgt eine Darstellung der Hirnentwicklung, die sich vereinfachend in drei Phasen unterteilen lässt (Stiles und Jernigan 2010):
(1) die **Neurogenese** und neuronale **Migration**, die vor der Geburt ablaufen;
(2) die **Myelinisierung**, die in den ersten beiden Lebensjahren die maximale Ausprägung zeigt;
(3) die Entwicklung des neuronalen **Netzwerkes** mit Bildung und Abbau von Synapsen, die hauptsächlich nach der Geburt bis in das frühe Erwachsenenalter stattfindet.

2.2.1 Aufbau des Gehirns

Das Gehirn besteht aus **zwei Hälften** – den sogenannten Hemisphären, die durch den Balken (Corpus callosum) miteinander verbunden sind. 80 Prozent des gesamten Gehirns entfallen auf das Großhirn, der Rest auf das Kleinhirn, das Zwischenhirn und den Hirnstamm. Jede Hirn-

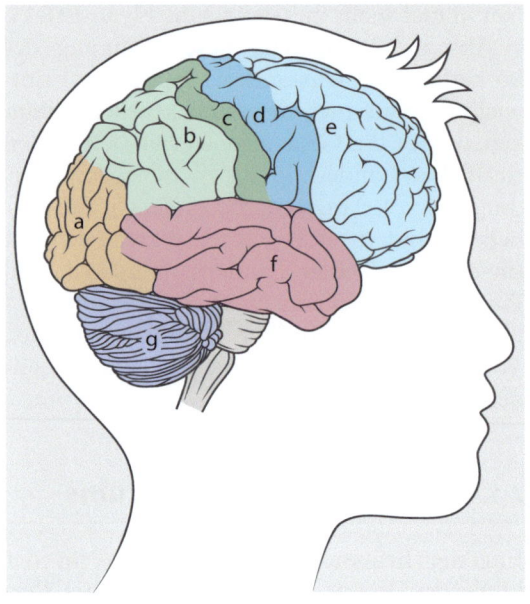

☐ **Abb. 2.6** Aufbau des Gehirns. a Okzipitallappen (Hinterhauptlappen), b Parietallappen (Scheitellappen), c Sensorische Zentralregion, d Motorische Zentralregion, e Frontallappen (Stirnlappen), f Temporallappen (Schläfenlappen), g Kleinhirn. Zwischen c und d liegt die Zentralfurche

hälfte lässt sich in verschiedene Lappen und Regionen einteilen (☐ Abb. 2.6): den Hinterhauptlappen (Okzipitallappen), Scheitellappen (Parietallappen), Schläfenlappen (Temporallappen), die Zentralregion und den Stirnlappen (Frontallappen).

Auf der mikroskopischen Ebene besteht das Gehirn aus 100 Milliarden bis 1 Billion **Nervenzellen (Neurone)** sowie 1 bis 20 Billionen Hilfszellen, den sogenannten **Gliazellen**. Diese umfassen drei Formen von Zellen: die Astrozyten, die für die Ernährung und Flüssigkeitsregulation des Gehirns verantwortlich sind, die Oligodendrozyten, die die Myelinscheide um die Axone bilden, sowie die Mikrogliazellen, die die Immunabwehr des Gehirns sicherstellen. Die Gliazellen dienen den Neuronen auch als stützendes Gerüst. Die Nervenzellen sind für die Aufnahme, Verarbeitung und Übertragung von Informationen im Gehirn zuständig. Sie leiten die elektrischen Signale innerhalb des Gehirns von einer Region zur anderen sowie zu anderen Teilen des Körpers (zum Beispiel zur Muskulatur). Neurone bestehen aus einem **Zellkörper**, einem **Axon**

2.2 · Das Gehirn – ein zentraler Impulsgeber für die Entwicklung

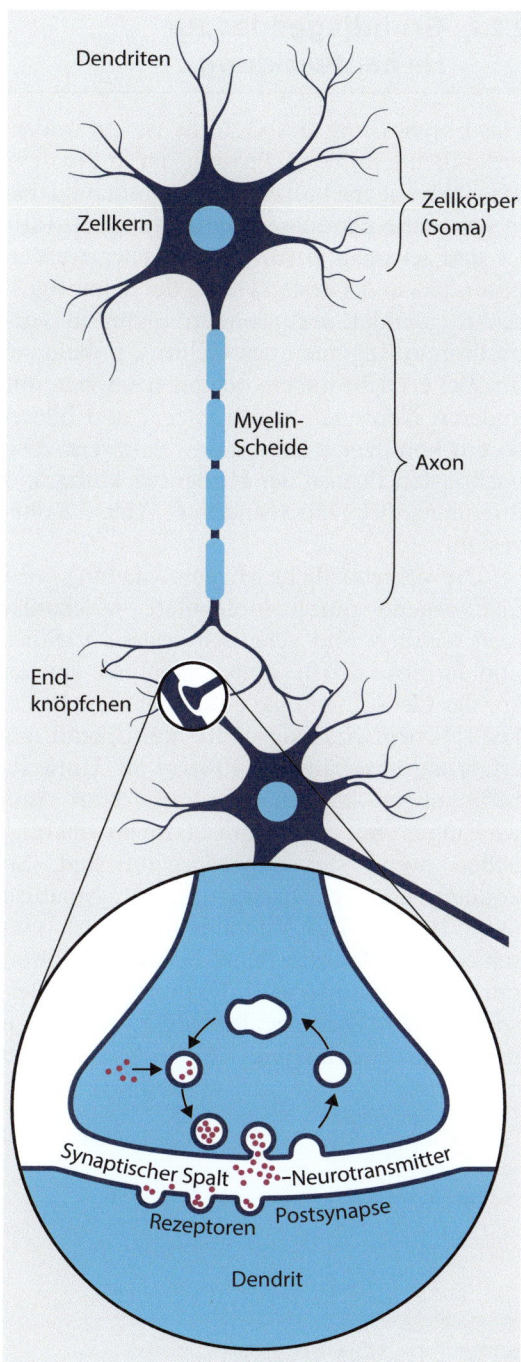

Abb. 2.7 Aufbau der Nervenzelle

und den **Dendriten**. Abb. 2.7 illustriert die wichtigsten Elemente der Nervenzelle.

Die **Axone** geben als Signalsender die Information an andere Nervenzellen weiter. Sie sind von einer isolierenden, fetthaltigen Myelinscheide umhüllt, die die Geschwindigkeit der **elektrischen Signalübertragung** beschleunigt. Die Leistungsfähigkeit des Gehirns wird allerdings nicht durch die Geschwindigkeit der elektrischen Signalweiterleitung bestimmt, sondern durch die Effektivität des neuronalen Netzwerkes. An den Enden des Axons befinden sich die Endknöpfchen zur Signalübertragung (Präsynapse). Der Zellkörper der Neurone besitzt neben dem Axon noch eine andere Art der Aussprossung, die sogenannten **Dendriten**. An deren Oberfläche wachsen Dornen, die als Signalempfänger die Information der Axone von anderen Nervenzellen über die Endknöpfchen entgegennehmen (Postsynapse). Die Dornen der Dendriten bilden zusammen mit den Endknöpfchen der Axone die sogenannten **Synapsen**. Dornen und Endknöpfchen sind in der Synapse allerdings nicht direkt verbunden; vielmehr werden die Informationen über einen Spalt durch spezifische **Neurotransmitter** (Botenstoffe) ausgetauscht. Dabei wird zunächst die Präsynapse durch einen elektrischen Impuls (das Aktionspotential) erregt, was zur Ausschüttung von Neurotransmittern in den synaptischen Spalt führt. Die Information wird also mit einer **chemischen Signalübertragung** weitergegeben, indem sich der ausgeschüttete Neurotransmitter an spezifische Rezeptoren auf der Membran der Postsynapse anbindet (Abb. 2.7).

Durch diesen Vorgang werden auf der postsynaptischen Seite ebenfalls elektrische Impulse ausgelöst. Diese Beschreibung ist allerdings stark vereinfacht, denn die chemische Signalübertragung ist ein außerordentlich komplexer Prozess (Bear et al. 2018). Je nachdem, ob ein Neurotransmitter aktivierende oder hemmende Wirkung hat, wird die Signalübertragung verstärkt oder reduziert. Glutamat ist der am häufigsten vorkommende erregende Neurotransmitter und Gamma-Aminobuttersäure (GABA) der wichtigste hemmende Neurotransmitter. Weitere Neurotransmitter sind beispielsweise Acetylcholin (für die Signalübertragung an die Muskelzellen), Noradrenalin (für die Alarmbereitschaft), Dopamin (für die Steigerung von Antrieb, Motivation und Emotionen) sowie Serotonin (mit unzähligen Wirkungen wie Regulation des Schlafes, Appetits, der Temperatur, der Stimmung etc.).

Die synaptischen Verbindungen der Neurone bilden ein engmaschiges Netzwerk. Eine einzelne Nervenzelle kann bis zu mehrere tausend Kontakte mit anderen Nervenzellen haben. Die Gesamtheit des **neuronalen Netzwerkes** im zentralen Nervensystem wird auch als **Konnektom** bezeichnet (in Anlehnung an das Genom, Sporns et al. 2005).

Das neuronale Netzwerk verändert sich in Abhängigkeit von Umwelterfahrungen. Dabei werden besonders diejenigen Synapsen verstärkt, die häufig gebraucht werden, und diejenigen eliminiert, die nicht gebraucht werden. Der Psychologe Donald Hebb (1904–1985) formulierte 1949 die Regel, dass die Verbindung zwischen zwei Nervenzellen verstärkt wird, wenn diese zur selben Zeit aktiv sind (Hebb 1949): „Nerve cells that fire together, wire together." Eine solche synaptische Verstärkung führt in der Folge zu stabilen Verbindungen zwischen Neuronen. Hebb prägte dabei den Begriff **„Synaptische Plastizität"**, die die neurophysiologische Grundlage von Gedächtnis- und Lernprozessen darstellt (Hebb 1949). Tatsächlich gelten heute die Verstärkung von Synapsen über die Zeit (Langzeitpotenzierung) und die Abschwächung von synaptischen Verbindungen (Langzeitdepression) als die grundlegenden Mechanismen für das erfahrungsabhängige Lernen über das Leben hinweg (erfahrungsabhängige Plastizität) (Kandel 2001).

2.2.2 Grundlegendes zur Hirnentwicklung

Die Entwicklung des Gehirns ist ein außerordentlich komplexer Prozess, der in der dritten Schwangerschaftswoche beginnt und bis in das frühe Erwachsenenalter andauert (Stiles und Jernigan 2010). Nervenzellen werden besonders in der ersten Hälfte der Schwangerschaft gebildet und wandern dann in vorbestimmte Regionen des Gehirns. Sobald sie ihr Ziel erreicht haben, beginnen sie, sich mit anderen Neuronen zu vernetzen, und bilden so ein komplexes neuronales Netzwerk. Die wichtigsten Phasen der Hirnentwicklung und ihre ungefähre Dauer sind in ◘ Abb. 2.8 dargestellt.

Die vorgeburtliche Hirnentwicklung wird überwiegend durch molekulare Mechanismen reguliert und genetisch gesteuert (Stiles und Jernigan 2010). Umwelteinflüsse spielen vor der Geburt nur eine untergeordnete Rolle. Die Hirnentwicklung läuft weitgehend als **erfahrungsunabhängiger Prozess** ab. Umweltbedingungen können allerdings dann Auswirkungen auf die frühe Hirnentwicklung haben, wenn sie schwerwiegend sind. So können ein spezifischer Nahrungsmangel (zum Beispiel des Vitamins Folsäure), verschiedene Giftstoffe (zum Beispiel Alkohol) oder auch intrauterine Infektionen (zum Beispiel mit dem Zytomegalievirus) zu Störungen in der Hirnentwicklung führen, die sich auch

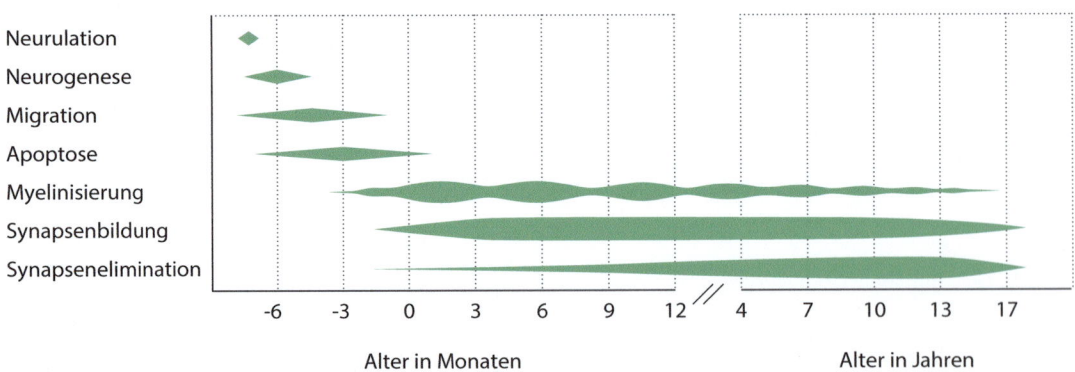

◘ **Abb. 2.8** Phasen der Hirnentwicklung. Die Myelinisierung verläuft in Schüben. Die Synapsenbildung und -elimination nimmt im Verlauf der Entwicklung zu unterschiedlichen Zeitpunkten zu und dann ab

später in der Kindheit mit Entwicklungsauffälligkeiten manifestieren. Im Gegensatz zur vorgeburtlichen Phase wird die Hirnentwicklung nach der Geburt wesentlich von den Erfahrungen des Kindes beeinflusst (als **erfahrungserwartende oder erfahrungsabhängige Prozesse**) und von Genom-Umwelt-Interaktionen geprägt (▶ Kap. 1).

Man kann bei der Entwicklung des Gehirns drei Entwicklungsschritte unterscheiden (Gibb und Kolb 2017): Die vorgeburtliche **Neurogenese** (Bildung, Migration und programmierter Zelltod von Nervenzellen), die **Myelinisierung** der Axone nach der Geburt und die Vernetzung von Neuronen mit anfänglicher **Überproduktion (Blooming)** und in der Folge teilweisem **Abbau (Pruning)** von synaptischen Verbindungen. Diese Entwicklungsschritte werden in den folgenden Abschnitten genau erläutert.

2.2.3 Neurogenese und Migration

Bereits sechs Wochen nach der Befruchtung entwickeln sich die ersten Neurone mittels Zellteilung aus den neuronalen Vorläuferzellen (Neuroblasten). Sie bilden zuerst die Neuralplatte, aus der sich in der Folge das Neuralrohr zusammenfaltet und dann die Hirnbläschen und weitere Strukturen entstehen (Stiles und Jernigan 2010). ◘ Abb. 2.9 stellt die pränatale Hirnentwicklung dar. Im Prozess der Neurogenese werden bis zu 250.000 Zellen pro Minute gebildet (Gibb und Kolb 2017). Bereits in der Mitte der Schwangerschaft ist die Neurogenese praktisch vollendet und die erwachsene Zahl von Nervenzellen erreicht. Ganz abgeschlossen ist die Bildung von Neuronen allerdings noch nicht, denn neue Zellen werden über das ganze Leben hinweg gebildet – beispielsweise im Hippocampus, der eine wichtige Rolle bei den Gedächtnisfunktionen spielt, oder auch im Riechkolben (Stiles und Jernigan 2010).

Die frühe Entwicklung des Gehirns ist genetisch reguliert (Gibb und Kolb 2017). Das heißt: Die verschiedenen Zelltypen von Nervenzellen (zum Beispiel Pyramidenzellen und Körnerzellen) werden zu bestimmten Zeiten und in genau definierten Regionen gebildet.

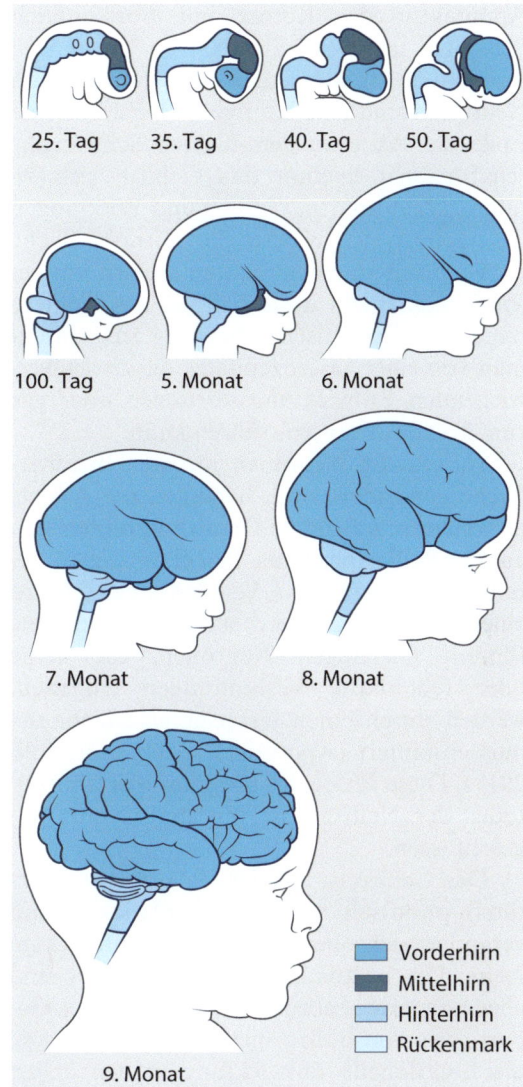

◘ **Abb. 2.9** Hirnentwicklung vor der Geburt

Die Neurone exprimieren dabei spezifische Gene, die die Proteine für die Differenzierung des jeweiligen Zelltyps produzieren. Eine Störung dieser Neurogenese (beispielsweise durch einen Folsäuremangel) führt zu Neuralrohrdefekten (Spina bifida) und schwerwiegenden Strukturdefekten des Gehirns. Zwischen dem fünften und siebten Schwangerschaftsmonat beginnen die Neurone, entlang der Gliazellen in die verschiedenen Schichten der **Großhirnrinde (Kortex)** zu wandern. Diese neuronale Migration führt zur charakteristischen

Architektur des Kortex mit horizontalen Schichten und vertikalen Säulen (Stiles und Jernigan 2010). Störungen der Migration von Neuronen sind eine häufige Ursache für eine Epilepsie. Ab etwa dem siebten Schwangerschaftsmonat beginnt das Gehirn, sich zu falten. Die Furchen, Gräben und Windungen des Gehirns vergrößern die Hirnoberfläche im Vergleich zu einem glatten Gehirn um ein Vielfaches. Bleibt diese Faltung des Gehirns wegen einer genetischen Störung aus, spricht man von einer Lissenzephalie, die zu schwerwiegenden Entwicklungsstörungen oder gar zum Tod des Embryos führen kann.

Sobald die Neuronen an die Hirnoberfläche gewandert sind, beginnen die Axone, zu wachsen; unzählige Dendriten bilden sich an den Zellkörpern aus. Dabei entstehen bereits erste synaptische Verbindungen, die zu einer rudimentären Vernetzung der Neurone führen. Diejenigen Neuronen, die keine oder fehlerhafte Verbindungen eingehen, werden durch einen festgelegten Mechanismus eliminiert (Apoptose) (Gibb und Kolb 2017). Diese Phase des programmierten Zelltodes der Neurone ist mit der Geburt abgeschlossen.

Das Gehirn ist mit der Geburt also strukturell praktisch vollständig entwickelt und verändert sich oberflächlich betrachtet kaum mehr. Die postnatalen Veränderungen sind aber mindestens ebenso groß wie vor der Geburt, was von außen nicht sichtbar ist, weil die funktionelle Entwicklung in den ersten 20 Lebensjahren größtenteils auf der mikroskopischen Ebene abläuft.

2.2.4 Myelinisierung

Bei der Myelinisierung wird das Axon mit einer fetthaltigen Myelinscheide umhüllt. Die Phase der maximalen Myelinisierung während der Entwicklung liegt in den ersten Lebensjahren (Lebel und Deoni 2018). Allerdings werden auch später noch Neurone myelinisiert, was beispielsweise mit sich stetig verbessernden Gedächtnisleistungen oder einem schnelleren Arbeitstempo im Verlauf der mittleren Kindheit und der Adoleszenz zutage tritt. Die Myelinisierung führt entsprechend zu einer Zunahme der Geschwindigkeit der neuronalen Informationsverarbeitung (Kail 1991). Sie findet zuerst in sensorischen sowie motorischen und erst später in temporalen und frontalen Hirnregionen statt (ähnlich wie die Synaptogenese und der Synapsenabbau, ▶ Abschn. 2.2.5 und 2.2.6).

In Gewebeschnitten des Gehirns und in Bildern der Magnetresonanz-Tomographie erscheinen die im Inneren des Gehirns liegenden myelinisierten Bereiche (die Axone) weiß; daher wird diese Region auch als **weiße Substanz** bezeichnet. Die Zellkörper und Dendriten in den kortikalen und subkortikalen Arealen sind im Gegensatz dazu grau (**graue Substanz**).

2.2.5 Bildung von Synapsen

Die Bildung von Synapsen zwischen benachbarten Neuronen beginnt ansatzweise bereits pränatal. Allerdings verstärkt sich dieser als **Synaptogenese** bezeichnete Prozess nach der Geburt um ein Vielfaches, die Zahl der Synapsen nimmt in den ersten Lebensjahren stark zu (◘ Abb. 2.10). Man nennt diesen Prozess der Synaptogenese auch **Blooming (synaptisches Blühen)**.

Das Muster und die Anzahl von Verbindungen zwischen den Neuronen sind in der Phase der Synaptogenese zwar genetisch festgelegt; jedoch ist dieser genetische Bauplan nicht ausreichend, damit ein synaptisches Blooming entsteht. Es braucht dafür Stimulation durch die Umwelt; das Gehirn „erwartet" ausreichende Umwelterfahrungen. Dabei genügt beispielsweise die bloße Betrachtung der Umgebung als Anregung, damit sich synaptische Verbindungen in der visuellen Hirnrinde über molekulare Mechanismen entwickeln können. Generelle Erfahrungen reichen aus, damit dieser Reifeprozess des neuronalen Netzwerkes in den ersten Lebensjahren ablaufen kann.

2.2 · Das Gehirn – ein zentraler Impulsgeber für die Entwicklung

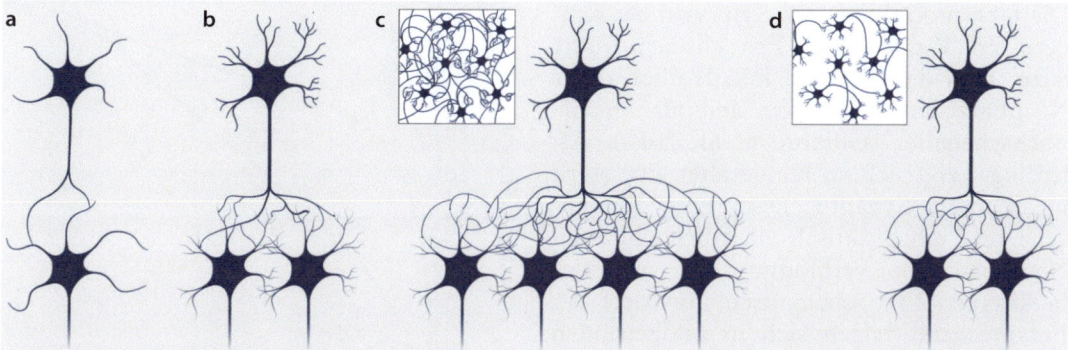

Abb. 2.10 Bildung und Elimination von Synapsen: mikroskopische Ebene. Schematische Darstellung **a** bei Geburt, **b** mit sechs Monaten, **c** mit acht Jahren, **d** mit 16 Jahren. Die beiden Kästen illustrieren das neuronale Netzwerk bei acht und 16 Jahren

---

Erfahrungserwartende und erfahrungsabhängige Plastizität

Greenough und Mitarbeiter führten 1987 den Begriff **„Erfahrungserwartende Plastizität"** ein (Greenough et al. 1987). Darunter versteht man die Fähigkeit des Gehirns, Synapsen nur bei normalen Umweltbedingungen und mit generellen Erfahrungen zu bilden. Die erfahrungserwartende Plastizität wird auch mit dem Begriff **„Reifung"** beschrieben. Diese Form der Plastizität tritt besonders in den ersten Lebensjahren auf und steht im Gegensatz zur **erfahrungsabhängigen Plastizität**, die ausschließlich von spezifischen und individuellen Erfahrungen abhängig ist und über das ganze Leben hinweg wirkt. Die erfahrungsabhängige Plastizität wird auch mit dem Begriff **„Lernen"** beschrieben (▶ Kap. 1).

Wenn in den ersten Lebenswochen keine visuelle Stimulation erfolgt, findet im visuellen Kortex keine Synaptogenese statt und das Kind entwickelt eine verminderte Sehfunktion. Auch der Spracherwerb wird beeinträchtigt, wenn das Kind gehörlos ist oder in den ersten Lebensjahren kein Kontakt mit Sprache erfolgt. Das Gehirn „erwartet" für die Bildung von Synapsen in bestimmten Phasen eine ausreichende Anregung durch die Umwelt; daher spricht man von erfahrungserwartender Plastizität des Gehirns. Diese Form der Plastizität wird auch mit gewissen Zeitfenstern in Verbindung gebracht, die als kritische oder sensible Phasen bezeichnet werden (▶ Abschn. 2.2.8).

Bewegungsdrang in den ersten Lebensjahren: Beispiel für einen erfahrungserwartenden Prozess

Kleine Kinder sind dauernd in Bewegung. Der kindliche Bewegungsdrang zeigt dabei einen sehr charakteristischen Entwicklungsverlauf (Eaton et al. 2001): Die motorische Aktivität nimmt in den ersten Lebensjahren stark zu, erreicht im Kindergartenalter ein Maximum und reduziert sich dann im Verlauf wieder. Studien zeigen, dass dieser meist ungerichtete Bewegungsdrang in den ersten Lebensjahren von Umweltbedingungen nur wenig abhängig ist (Schmutz et al. 2018). Die Kinder zeigen ein von Natur aus gesteigertes Bedürfnis nach Bewegung, das die Bildung von Synapsen im motorischen Kortex anregt (erfahrungserwartender Prozess). Der Überschuss an Synapsen wird dann im weiteren Verlauf je nach Art der Bewegungsaktivität oder des Sports selektiv eliminiert. Das heißt: Es werden diejenigen Verbindungen entfernt, die für die motorische Aktivität nicht benötigt werden. Auf diese Weise wird das neuronale Netzwerk in einem erfahrungsabhängigen Prozess verfeinert.

Die Überproduktion von Synapsen bei Kindern im Vergleich zu Erwachsenen führt dazu, dass die Neurone mit deutlich mehr Nachbarzellen verbunden sind als im Erwachsenenalter (Gilmore et al. 2018). Allerdings zeigt sich im Kindesalter eine stark ungerichtete Synaptogenese: Eine Nervenzelle geht mit praktisch allen benachbarten Neuronen eine Verbindung ein, wie dies in ◘ Abb. 2.10 schematisch illustriert ist. Entsprechend zeigen sich in bildgebenden Untersuchungen bei Kindern oft breitere neuronale Aktivierungsmuster als bei Erwachsenen. Das noch wenig differenzierte Netzwerk benötigt dabei entsprechend viel Energie, was sich im Anstieg der zerebralen Durchblutungsrate und einem erhöhten Energieverbrauch des Gehirns in den ersten Lebensjahren äußert (Chugani et al. 1987). Der Energieverbrauch liegt dabei im Alter von fünf Jahren bei etwa 150 Prozent des Erwachsenenwertes. Danach vermindert sich dieser wieder und erreicht erst nach der Adoleszenz das Niveau von Erwachsenen (◘ Abb. 2.12c). Das **undifferenzierte neuronale Netzwerk** des jungen Kindes ist im Alltag durch **motorische Mitbewegungen** sichtbar (▸ Abschn. 2.5.1). Diese sind definiert als unwillkürliche Bewegungen derjenigen Körperpartien, die nicht aktiv an der Durchführung einer motorischen Aufgabe beteiligt sind. Durch das dichte und ausgedehnte neuronale Netzwerk werden zusätzliche Hirnregionen aktiviert und damit unwillkürliche Bewegungen ausgelöst. Mitbewegungen kommen bei jungen Kindern also physiologisch bedingt vor und sind ein Zeichen der Reifungsprozesse des neuronalen Netzwerkes im Gehirn (Kakebeeke et al. 2017).

Die Zunahme der Synapsen-Anzahl geht mit einem starken Wachstum des Gehirns einher. Das Gehirn macht etwa zehn Prozent des Körpergewichtes eines Neugeborenen (3500 Gramm) aus, beim Erwachsenen aber nur etwa zwei Prozent seines Körpergewichtes. Dieser große Unterschied im relativen Gewicht des Gehirns zwischen einem Neugeborenen und einem Erwachsenen lässt sich auch in ◘ Abb. 2.1 gut erkennen. Nach sechs Monaten wiegt das Gehirn bereits 50 Prozent des Gewichtes im Erwachsenen-

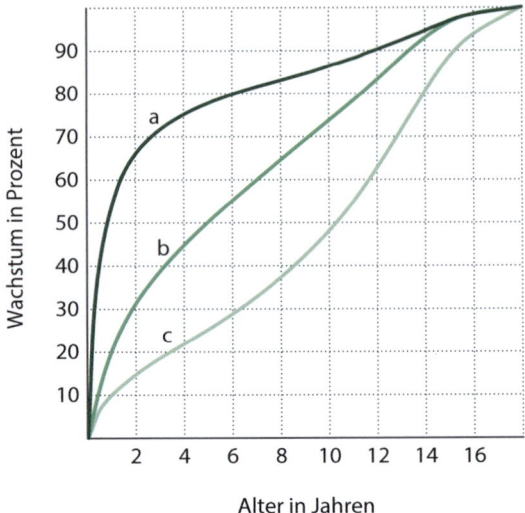

◘ **Abb. 2.11** Kumulative Wachstumskurven. a Kopf, b Körpergröße, c Gewicht. Daten aus den Zürcher Longitudinalstudien (Wehrle et al. 2021)

alter, nach fünf Jahren 90 Prozent und nach zehn Jahren 95 Prozent. Im Gegensatz dazu beträgt das Körpergewicht nach zehn Jahren nur etwa 50 Prozent des Erwachsenengewichtes. Das Gehirn wächst in den ersten Lebensjahren außerordentlich schnell, deutlich rascher als der Rest des kindlichen Körpers (◘ Abb. 2.11). Dieses starke Gehirnwachstum zeigt sich ebenfalls im Wachstum des Kopfumfanges, der in den ersten Lebensjahren deutlich stärker wächst als während der späteren Entwicklung. In der klinischen Praxis können sich Abweichungen im Verlauf des Kopfumfanges als Entwicklungsstörung oder neurologische Erkrankung manifestieren. Aus diesem Grund wird der Kopfumfang in den kinderärztlichen Vorsorgeuntersuchungen regelmäßig gemessen.

2.2.6 Elimination von Synapsen

Auf die Phase der Überproduktion von Synapsen folgt eine Phase der Elimination von überschüssigen Verbindungen. Man nennt diesen Prozess der Elimination auch **Pruning (synaptische Bereinigung)**, ◘ Abb. 2.10).

Der umgekehrte U-förmige Verlauf der Synapsendichte im Gehirn konnte nicht nur in histologischen Untersuchungen gefunden

2.2 · Das Gehirn – ein zentraler Impulsgeber für die Entwicklung

(Huttenlocher und Dabholkar 1997), sondern auch mit bildgebenden Untersuchungstechniken des Gehirns wie der MRT oder der EEG veranschaulicht werden. Bei MRT-Untersuchungen dient das Ausmaß der grauen Substanz als Marker für die Zahl der Neuronen und synaptischen Verbindungen (Giedd et al. 1999; Gogtay et al. 2004). Die graue Substanz nimmt im Verlauf der Entwicklung zu und dann wieder ab. Denselben Entwicklungsverlauf konnte man auch in der langsamwelligen Aktivität des Schlaf-EEG finden (Kurth et al. 2010). Abb. 2.12 illustriert den Verlauf der Synapsendichte mittels verschiedener Methoden – im Hirngewebe, im Elektroenzephalogramm (EEG) (b), im zerebralen Energieverbrauch (c) und in der grauen Substanz.

Die Elimination von Synapsen beginnt zum Zeitpunkt der maximalen Synapsenzahl, wenn also das neuronale Netzwerk sehr dicht und ausgedehnt ist. Die Elimination erfolgt

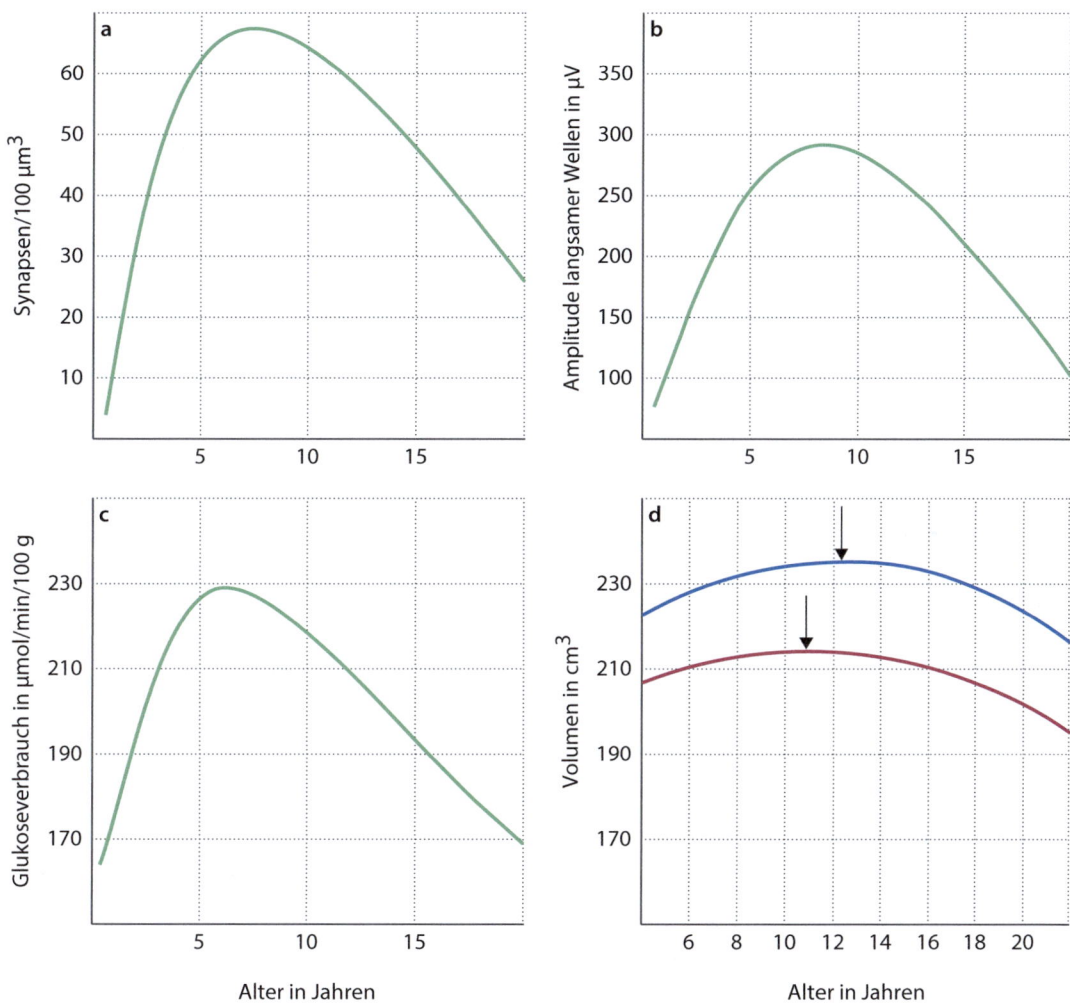

Abb. 2.12 Bildung und Elimination von Synapsen: makroskopische Ebene. **a** Hirngewebe (Huttenlocher und Dabholkar 1997), **b** Langsamwellige EEG-Aktivität (Kurth et al. 2010), **c** Zerebraler Energieverbrauch (Chugani et al. 1987), **d** Hirnrindendicke (graue Substanz) bei Jungen (blau) und Mädchen (rot, Giedd et al. 1999); mit freundlicher Genehmigung von © Wiley and Sons **a**, **c**, Society of Neuroscience **b** und Springer-Nature **d**. All Rights Reserved

dabei nicht zufällig. In einem selektiven Prozess werden besonders diejenigen synaptischen Verbindungen entfernt, die nur wenig oder gar nicht gebraucht werden. Auf diese Weise entsteht ein neuronales Netzwerk mit einer deutlich geringeren Anzahl von Verbindungen. Es überleben nur diejenigen Synapsen, die häufig aktiviert werden. Dabei werden sie verstärkt; das heißt, es werden benachbarte Nervenzellen gemeinsam angeregt und auf diese Weise stabilisiert (Hebb'sche Regel, (Hebb 1949)). Weil die Anzahl der Synapsen in der Kindheit sehr groß ist, werden deutlich mehr Verbindungen abgebaut als verstärkt. In der maximalen Phase des Prunings gehen im Durchschnitt 5000 Synapsen pro Sekunde verloren (Bear et al. 2018). Daraus ergibt sich im Verlauf der Entwicklung ein zunehmend effizienteres neuronales Netzwerk, das weniger Energie verbraucht (Chugani et al. 1987) und weniger Mitbewegungen bei motorischen Aufgaben hervorruft (Kakebeeke et al. 2018).

Die Elimination von Synapsen ist abhängig von den individuellen Lernerfahrungen, die ein Kind macht. Sie äußert sich als **erfahrungsabhängige Plastizität**. Wissenschaftliche Untersuchungen konnten zeigen, dass diese Form der Plastizität zwischen dem Zeitpunkt der maximalen Synapsendichte und während der Phase der Synapsenelimination besonders ausgeprägt ist. So fand man beispielsweise, dass die Lerneffekte bei einer motorischen Aufgabe besonders dann groß sind, wenn die maximale Synapsendichte (gemessen mit der langsamwelligen EEG-Aktivität) erreicht und der motorische Kortex für die Anpassung des neuronalen Netzwerkes mit Selektion und Elimination von Synapsen bereit ist (Wilhelm et al. 2014). Der Überschuss an synaptischen Verbindungen der Neurone ist also eine Basis für die erfahrungsabhängige Plastizität und erlaubt den Kindern, dass sie in dieser Phase schnell und effizient neue Fähigkeiten lernen. Außerdem kann das kindliche Gehirn in der Phase maximaler Synapsendichte flexibler auf Schädigungen (zum Beispiel durch eine Hirnverletzung oder einen Hirninfarkt) mit Reorganisationsprozessen reagieren als das Gehirn eines Erwachsenen (Anderson et al. 2011).

Die Abnahme der Anzahl der Synapsen führt also nicht per se zu einer schlechteren Leistungsfähigkeit des Gehirns. Im Gegenteil: Der gezielte Abbau ruft eine Steigerung der Effizienz der bestehenden neuronalen Netzwerke hervor. Pruning kann daher als organisiertes Aufräumen betrachtet werden und führt in der Folge dazu, dass das Kind bessere Leistungen zeigt und dafür weniger Energie benötigt. Allerdings zeigen Studien auch, dass während des Prunings durchaus Leistungseinbrüche beobachtet werden können (► Kap. 6). So wurden beispielsweise bei Jugendlichen zu Beginn der Pubertät schwächere Leistungen in der emotionalen Selbstregulation und der Gefühlserkennung festgestellt (McGivern et al. 2002; Zimmermann und Iwanski 2014).

Die erfahrungsabhängige Plastizität ist jedoch nicht nur auf die Phase zwischen maximaler Synapsendichte und Abschluss der Synapsenelimination beschränkt: Vielmehr existiert diese Art der Verformbarkeit des Gehirns über das gesamte Leben hinweg und bildet eine wichtige Grundlage für Lernprozesse auch im Erwachsenenalter. Die erfahrungsabhängige Plastizität ist während der Entwicklung wegen der selektiven Synapsenelimination aber ausgeprägter als im Erwachsenenalter, was sich darin äußert, dass das Kind die gestellten Lernaufgaben in der Regel einfacher meistert und seine Lernbereitschaft höher ist als diejenige von Erwachsenen. Man spricht im Zusammenhang mit dieser erfahrungsabhängigen Plastizität des Kindes auch von **sensiblen Phasen** im Kindesalter (► Abschn. 2.2.8).

> **Plastizität**
>
> Das Konzept der Plastizität wurde bereits 1890 vom Psychologen William James (1842–1910) eingeführt (William 1890). Unter **neuronaler Plastizität** versteht man die Fähigkeit des Gehirns, sich an verändernde Umweltbedingungen mit Veränderungen seiner Struktur und Funktion anzupassen. Es werden neurowissenschaftlich zwei verschiedene Arten der Verformbarkeit des Gehirns beschrieben: die strukturelle oder **kortikale Plastizität** von ganzen Netzwerken oder Hirnregionen und die **synaptische Plastizität**, die die Veränderungen auf der Ebene einzelner Synapsen erklärt.

Plastizität bedeutet aber nicht nur Anpassungsfähigkeit des Gehirns und erhöhte Lernbereitschaft des Individuums: Fehlende oder negative Erfahrungen können in einer Phase erhöhter Plastizität auch zu einer gestörten Entwicklung führen. Tatsächlich mehren sich in den letzten Jahren Hinweise, dass verschiedene psychiatrische und neurologische Erkrankungen mit den vordem beschriebenen Prozessen assoziiert sind. So werden Störungen im synaptischen Pruning mit der Entwicklung einer Schizophrenie (Gabor und Karoly 2011) oder einer Depression (Tesler et al. 2016) während der Adoleszenz in Zusammenhang gebracht. Auch zeigen verschiedene Untersuchungen, dass Drogenkonsum (zum Beispiel von Cannabis, (Lubman et al. 2015)) die Elimination von Synapsen zu beeinträchtigen vermag und daher im Kindes- und Jugendalter deutlich stärkere negative Effekte verursacht als im Erwachsenenalter.

2.2.7 Regionaler Verlauf der Bildung und Elimination von Synapsen

Bildung und Elimination von Synapsen finden in allen Teilen des Gehirns statt. Allerdings laufen die beiden Prozesse in den verschiedenen Hirnregionen zu unterschiedlichen Zeitpunkten ab (Huttenlocher und Dabholkar 1997). Im okzipitalen Kortex (Hinterhaupt) erreicht die Synaptogenese beispielsweise ihr Maximum im Säuglingsalter, während im frontalen Kortex (Stirnhirn) der Höhepunkt in der mittleren Kindheit liegt (Abb. 2.13).

Der Unterschied in den zeitlichen Verläufen der Synaptogenese in verschiedenen Hirnarealen konnte mit neurowissenschaftlichen Methoden – wenn auch mit etwas unterschiedlichen Zeitpunkten je nach Technik – eindrücklich bestätigt werden. Beispielhaft illustriert Abb. 2.14 die Verschiebung der maximalen langsamwelligen EEG-Aktivität von der Geburt bis in das Erwachsenenalter vom okzipitalen in den frontalen Kortex (Kurth et al. 2010). Die langsamwellige EEG-Aktivität widerspiegelt indirekt die Synapsendichte und gilt als eigentlicher Marker der synaptischen Plastizität (Huber et al. 2004).

Der typische Verlauf von hinten nach vorne zeigt sich auch in den Zeitpunkten, in denen sich bestimmte Fähigkeiten und Verhaltensweisen des Kindes ausbilden (Kurth et al. 2012). Zuerst reifen visuelle und auditive Funktionen (im okzipitalen und temporalen Kortex), dann andere sensorische Fähigkeiten und die räumliche Orientierung (im parieta-

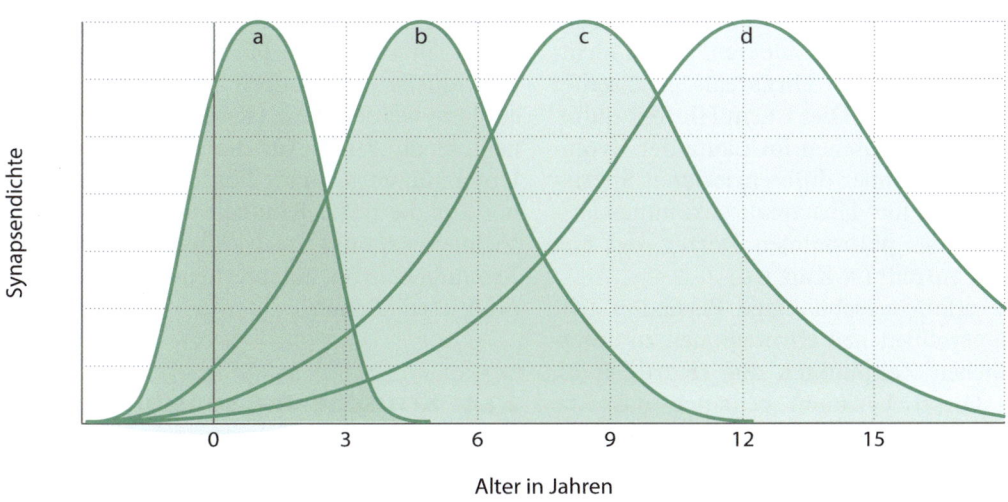

Abb. 2.13 Bildung und Elimination von Synapsen: regionale Ebene. a Okzipital- und Temporallappen, b Parietallappen, c Frontallappen, d Präfrontaler Kortex

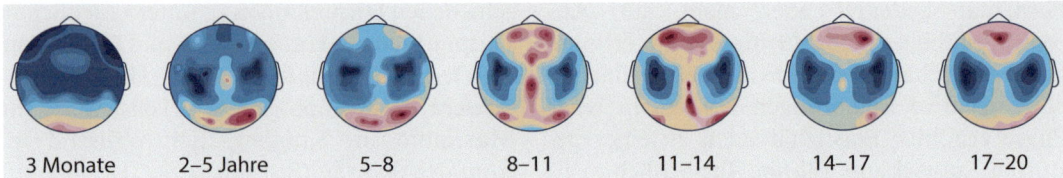

Abb. 2.14 Entwicklung der Plastizität des Gehirns. Nase oben und Hinterhaupt unten. Rot- und Gelbtöne illustrieren Regionen mit erhöhter Plastizität. Aus Kurth et al. 2010; mit freundlicher Genehmigung von © Society of Neuroscience. All Rights Reserved

len Kortex), im Folgenden motorische Fähigkeiten (im zentralen und frontalen Kortex), sprachliche Funktionen (im parietalen und frontalen Kortex) und schließlich die höheren kognitiven Funktionen (im präfrontalen Kortex) (◘ Abb. 2.14).

Ähnlich wie bei der Synaptogenese tritt auch die Elimination von synaptischen Verbindungen zu verschiedenen Zeitpunkten in unterschiedlichen Regionen des Gehirns auf (Huttenlocher und Dabholkar 1997). Im auditiven und visuellen Kortex beginnt die Synapsenelimination mit Erreichen des Maximums im ersten Lebensjahr und dauert bis in das Schulalter an. Demgegenüber setzt der Prozess der Reduktion von Synapsen im parietalen, zentralen und frontalen Kortex deutlich später ein und erstreckt sich bis in die Adoleszenz (beim parietalen oder zentralen Kortex) oder sogar weit in das Erwachsenenalter hinein (beim präfrontalen Kortex, ► Kap. 6).

Dieses typische Entwicklungsmuster zeigt sich bei Primaten oder anderen Tieren nicht; bei diesen reifen alle Hirnareale gleichzeitig (Rakic et al. 1986). Dies ist ein Hinweis dafür, dass es beim Menschen im Laufe der Evolution zu einer immer differenzierteren Spezialisierung einzelner Hirnareale gekommen ist – besonders des präfrontalen Kortex, der erst sehr spät ausreift (► Kap. 6).

Die erfahrungsabhängige Plastizität tritt also in verschiedenen Hirnregionen zu unterschiedlichen Zeitpunkten auf (Kurth et al. 2012). Dieser Umstand bedeutet, dass die Lernbereitschaft für gewisse Fähigkeiten je nach Alter verschieden ist (Wilhelm et al. 2014). Vereinfachend ausgedrückt ist im Kleinkindalter die Plastizität im sensorischen Bereich am höchsten, während in der mittleren Kindheit besonders sprachliche, motorische und gewisse kognitive Lernaufgaben am einfachsten vom Kind gemeistert werden. In der Adoleszenz wiederum ist die Lernbereitschaft für höhere kognitive Fähigkeiten – wie beispielsweise die exekutiven oder metakognitiven Funktionen – am größten (Knoll et al. 2016). Es muss allerdings betont werden, dass diese Phasen der Hirnentwicklung im individuellen Kind sehr unterschiedlich rasch ablaufen und es eine große Variabilität von Kind zu Kind gibt.

Auch später im Erwachsenenalter zeigt das Gehirn noch erfahrungsabhängige Plastizität und ein entsprechendes Lernvermögen (Munte et al. 2002; Pascual-Leone et al. 2005). Allerdings ist die Lernfähigkeit von Erwachsenen nie mehr so effizient und nachhaltig wie jene in der Kindheit. Man darf davon aber nicht ableiten, dass Lernen generell einfacher ist, je jünger ein Kind ist. Denn es zeigen sich im Verlauf der Kindheit und Adoleszenz unterschiedliche Phasen mit erhöhter Lernbereitschaft, in denen die Hirnentwicklung durch individuelle Erfahrungen besonders stark beeinflusst werden kann (Knoll et al. 2016; Wilhelm et al. 2014). Aus diesem Grund dürfen Unterstützungs- und Förderangebote nicht nur auf die frühe Kindheit ausgerichtet sein. Vielmehr sollten auch ältere Kinder und Jugendliche von entsprechenden Angeboten profitieren können.

2.2.8 Kritische und sensible Phasen

Die im vorangehenden Teil beschriebenen Phasen der Hirnentwicklung deuten darauf hin, dass es günstige Zeitabschnitte im Kindes- und Jugendalter für bestimmte Arten von Erfahrungen gibt (Bornstein 1989). Zwei verschiedene Formen von Zeitfenstern mit erhöhter Plastizität können unterschieden werden: **kritische und sensible Phasen**.

Der genetisch programmierte Reifungsprozess der frühen Kindheit erwartet normale Umweltbedingungen, um in Gang gesetzt zu werden. Diese erfahrungserwartende Plastizität geht mit **kritischen Phasen** einher, die nach dem Alles-oder-nichts-Prinzip funktionieren: Fehlen entsprechende Umweltangebote, dann entwickelt sich das Gehirn fehlerhaft, unzureichend oder gar nicht. Nach Abschluss einer kritischen Phase können die Veränderungen im Gehirn, die durch die fehlende Erfahrung verursacht wurden, nicht mehr rückgängig gemacht werden. In diesem Fall lässt sich die Entwicklung dieser Fähigkeiten auch zu einem späteren Zeitpunkt in einer normalen Umwelt nicht mehr nachholen. Wissenschaftlich belegt sind kritische Phasen für die frühkindliche Entwicklung des Sehens und Hörens, weniger gut bewiesen sind sie für die sozioemotionale Entwicklung in den ersten Lebensjahren (Epelbaum et al. 1993; Haworth et al. 2010; Hubel und Wiesel 1970; Lewis und Maurer 2009; Nelson et al. 2019; Sakai 2005; van IJzendoorn und Juffer 2006) (▶ Abschn. 2.2.8). Für andere Entwicklungsbereiche wie für die Motorik oder die Kognition fehlen bis heute wissenschaftliche Beweise für kritische Phasen.

Im Gegensatz zu kritischen Phasen werden unter **sensiblen Phasen** weniger stark begrenzte Zeitfenster verstanden (Bolhuis und Hogan 2017), in denen bestimmte Fähigkeiten durch erfahrungsabhängige Plastizität besonders effektiv gelernt werden können. Während sensibler Phasen haben die Umweltbedingungen stärkere Effekte auf gewisse Eigenschaften eines Kindes als in den vorausgehenden und nachfolgenden Perioden. Fähigkeiten können zwar auch nach Abschluss einer sensiblen Phase bis zu einem gewissen Grad noch aufgeholt oder gelernt werden, aber das Lernen ist dann weniger effizient und erfordert mehr Zeit und Aufwand; das maximal erreichbare Leistungsniveau ist geringer. Wenn Lernen hingegen in einer sensiblen Phase stattfindet, dann meistert das Kind die Lernaufgaben rascher und wirksamer als in anderen Lebensabschnitten. Empirisch gut untersucht sind sensible Phasen im Bereich der Sprachentwicklung (Johnson und Newport 1989; Kuhl et al. 1992; 2006). Bei der kognitiven und motorischen Entwicklung hingegen gibt es kaum zuverlässige Indizien für sensible Phasen; das bedeutet jedoch nicht, dass es im Kindesalter keine Zeiträume von erhöhter Lernbereitschaft wegen erfahrungsabhängiger Plastizität gibt.

Ein typisches Merkmal von kritischen und sensiblen Phasen sind die begrenzten Zeitfenster für die Entwicklung von bestimmten Fähigkeiten oder Merkmalen. Diese Phasen von erhöhter Plastizität des Gehirns werden mit spezifischen molekularen Mechanismen an- und abgeschaltet (Bavelier et al. 2010). Die Frage stellt sich dabei, warum die Natur solche Zeitfenster geschaffen hat und diese nicht während der ganzen Entwicklung offenlässt. Es wäre durchaus wünschenswert, wenn eine generell gesteigerte Plastizität über das ganze Leben hinweg abnorme Entwicklungsverläufe, fehlerhafte Funktionen oder atypische Verhaltensweisen korrigieren könnte.

Die begrenzten Zeiträume von kritischen und sensiblen Phasen können mit dem **„Stabilitäts-Plastizitäts-Dilemma"** erklärt werden, das ein Gleichgewicht zwischen Plastizität und Stabilität fordert (Mermillod et al. 2013). Wenn zu viel Plastizität in einem neuronalen Netzwerk herrscht, kann das Gehirn zwar lernen, aber nichts behalten, weil immer wieder neue Informationen das Gelernte überschreiben. Wenn im Gegensatz dazu das Netzwerk zu stabil ist, findet keinerlei Lernen statt und es zeigt sich keine Plastizität. Entwicklungsfenster müssen in der Kindheit also geschlossen werden, damit sich stabile Eigenschaften und Merkmale ausbilden können und sich das Kind zu entwickeln vermag.

> **Phasen mit erhöhter Lernbereitschaft im Alltag**
> Im Alltag lässt sich beispielsweise bei der Blasenkontrolle, beim selbstständigen Gehen oder Fahrradfahren beobachten, dass man solche Fähigkeiten einem Kind nicht beibringen kann, wenn es dafür noch nicht bereit ist. Erst wenn das Kind eine Phase erhöhter Plastizität des Gehirns für diese

> Fähigkeiten erreicht hat – also einen bestimmten Entwicklungs- oder Reifestand zeigt –, gelingen diese Entwicklungsaufgaben mit wenig Aufwand. Versucht man dem Kind zu früh beizubringen, trocken zu werden, zu laufen oder Fahrrad zu fahren, ist ein Scheitern vorprogrammiert. Diese Gesetzmäßigkeiten gelten auch für andere Entwicklungsbereiche wie die Kognition, die Sprache oder die sozioemotionale Entwicklung.

▪ Die frühe Prägung

Kritische oder sensible Phasen wurden erstmals bei der Beobachtung von Jungtieren beschrieben: Bereits im 19. Jahrhundert entdeckte man, dass Küken in den ersten Lebenstagen in Abwesenheit der Henne beginnen, jedem sich bewegenden Objekt zu folgen (Bornstein 1989). Später konnte der Verhaltensbiologe Konrad Lorenz (1903–1989) bestätigen, dass sich Graugänseküken während eines kurzen Zeitfensters nach dem Schlüpfen auf ein Muttertier festlegen und dann nur noch diesem Tier folgen (Lorenz 1935). War nur er als Forscher zu diesem Zeitpunkt anwesend, dann prägten sich die Küken fortan auf ihn. Lorenz führte als Erster für diese frühe Prägung während eines kurzen Zeitfensters den Begriff **„Kritische Phase"** ein. In der Zwischenzeit wurde eine Reihe von Studien zu den neuronalen Mechanismen der frühen Prägung bei Vögeln und anderen Tierarten veröffentlicht (Insel und Young 2001).

▪ Kritische Phasen der sensorischen Wahrnehmung

In den 1960er-Jahren bestätigten David Hubel (1926–2013) und Torsten Wiesel (*1924) die Existenz von kritischen Phasen mit neurobiologischen Experimenten. Sie untersuchten den Effekt des Verschließens eines Auges von jungen Katzen in den ersten Lebensmonaten (Hubel und Wiesel 1970). Die beiden späteren Nobelpreisträger zeigten, dass bei einem Verschluss eines Auges die Nervenzellen in der entsprechenden Sehrinde des Gehirns irreversibel geschädigt werden und die Tiere auf dem verschlossenen Auge blind bleiben.

Im Gegensatz dazu hatte ein einseitiger Verschluss bei älteren und erwachsenen Katzen keinen Einfluss auf die Sehfähigkeit. Die Befunde dieser Studien bewiesen erstmals, dass die Plastizität des visuellen Nervensystems in den ersten Lebensmonaten erhöht und dieses Alter daher eine kritische Phase für die Entwicklung des Sehens darstellt (Knudsen 2004). Später wurden die Befunde von Hubel und Wiesel auch bei Primaten bestätigt (Harwerth et al. 1986). So führte ein Verschluss eines Auges unmittelbar nach der Geburt bereits nach drei Monaten zu einer Beeinträchtigung der Lichtempfindlichkeit, zwischen drei und sechs Monaten zur Abnahme des Farbsehens sowie der Helligkeitswahrnehmung und mit 18 Monaten zu einer Einschränkung des räumlichen Sehens. Schließlich trat ein Verlust des beidäugigen Sehens im Alter von 24 Monaten ein.

Beim Menschen scheint die kritische Phase für die Entwicklung der Sehfunktion zeitlich etwas ausgedehnter zu sein. Forschungsarbeiten zum **Strabismus (Schielen)** zeigten, dass Fehlstellungen der Augen möglichst früh korrigiert werden müssen, weil sonst erfahrungserwartende Prozesse der Sehrinde im okzipitalen Kortex beeinträchtigt werden. Die Sehschärfe scheint sich zu erholen, wenn ein Strabismus vor dem dritten Lebensjahr korrigiert wird (Epelbaum et al. 1993).

Interessante Befunde wurden auch bei Kindern mit angeborenen Katarakten gefunden (Lewis und Maurer 2009). So führt ein **Katarakt (grauer Star)** in der frühen Kindheit zu einer verminderten Sehschärfe im späteren Kindesalter. Der Zeitpunkt der Entwicklung eines Kataraktes spielt dabei eine wichtige Rolle: Je nach Alter des erstmaligen Auftretens des grauen Stars werden unterschiedliche visuelle Fähigkeiten wie die Sehschärfe, das räumliche Sehen oder das Bewegungssehen beeinträchtigt. Außerdem wurde gezeigt, dass die Entwicklung eines Kataraktes in der frühen Kindheit sogar Auswirkungen auf die Sehfähigkeit haben kann, die sich erst in der mittleren Kindheit oder Adoleszenz entwickeln (zum Beispiel bei der Erkennung von Gesichtern). Man nennt diesen Effekt, dass sich die Auswirkungen früherer Beeinträchtigungen der Hirnentwicklung erst mit einer zeitlichen Verzögerung bemerkbar machen, auch **Sleeper-Effekt** (Lewis und Maurer 2009).

Ähnliche Befunde wie beim visuellen System konnte man auch für die Entwicklung der auditiven Wahrnehmung finden: Eine **angeborene Gehörlosigkeit** hat beispielsweise schwerwiegende Auswirkungen auf die Entwicklung der Sprache (Sakai 2005). Aufgrund der kritischen Phase der auditiven Wahrnehmung in den ersten Lebensjahren ist ein möglichst frühzeitiges Erkennen einer Hörbeeinträchtigung wichtig, damit betroffene Kinder mit einem Hörgerät oder einem Cochlea-Implantat, die eine optimale sprachliche Förderung erlauben, versorgt werden können. Zahlreiche Studien haben in der Zwischenzeit bestätigt, dass Kinder, die einen beidseitigen hochgradigen Hörverlust aufweisen, durch eine frühe Cochlea-Implantation eine weitgehend normale Lautsprache erwerben können (Svirsky et al. 2000).

Die genauen neuronalen Mechanismen der kritischen Perioden für die Entwicklung der sensorischen Wahrnehmung sind allerdings nur ungenügend geklärt. Manche Autoren erwähnen Veränderungen im Gleichgewicht zwischen erregender und hemmender neuronaler Aktivität, die eine erhöhte und dann später verminderte Plastizität auslösen können (Takesian und Hensch 2013).

Für die **sensorische Wahrnehmung** existieren also unterschiedliche kritische Phasen, die die verschiedenen Wahrnehmungsprozesse des Sehens und Hörens betreffen, die in ihrer Dauer variieren und die zu verschiedenen Zeitpunkten auftreten. Es gibt also nicht nur eine einzige, sondern mehrere kritische Phasen in der Entwicklung der sensorischen Wahrnehmung.

- **Kritische Phasen der sozioemotionalen Entwicklung**

Betrachtet man die frühe Prägung im Tierreich, so scheint es naheliegend zu sein, dass es solche kritischen Phasen auch beim Menschen gibt. Aber existieren diese bei der sozioemotionalen Entwicklung von Kindern tatsächlich? Weil Experimente zu kritischen Phasen im Kindesalter aus ethischen Gründen nicht möglich sind, bedient man sich entweder natürlicher Konstellationen (wie oben beschrieben durch den Katarakt, den Strabismus oder die Schwerhörigkeit) oder untersucht die Existenz von kritischen Phasen bei frühkindlicher **psychosozialer Deprivation**.

Die wohl bekannteste Untersuchung von Kindern mit schwerer psychosozialer Deprivation in der frühen Kindheit stammt aus den rumänischen Waisenhäusern (Nelson et al. 2019). In dieser Kohorte wurden Kinder untersucht, die unmittelbar nach der Geburt in Heime eingewiesen und dann später zu verschiedenen Zeitpunkten in Pflegefamilien aufgenommen wurden. Alle Kinder wurden in den ersten Lebensjahren hinsichtlich ihrer Entwicklung schwerwiegend vernachlässigt. Erfreulicherweise holen sie den anfänglichen Rückstand in der kognitiven Entwicklung bis zur Adoleszenz auf – und zwar unabhängig vom Zeitpunkt, an dem sie von Pflegefamilien aufgenommen wurden. Dieser Befund ist ein Indiz dafür, dass es keine eigentlichen kritischen Phasen für die kognitive Entwicklung in der Kindheit gibt. Die Resultate passen auch zum Konzept der Eigenregulation in der intellektuellen Entwicklung (▶ Kap. 1): Entfallen ungünstige äußere Bedingungen, setzt eine Aufholentwicklung in der geistigen Entwicklung ein, die das Kind auf seine individuell angelegte Entwicklungslinie zurückführt (▶ Kap. 1).

Eine ähnliche Aufholentwicklung wurde etwas überraschend auch für die sozioemotionale Entwicklung beschrieben – jedoch ausschließlich bei denjenigen Kindern, die vor dem Alter von zwei Jahren von Pflegefamilien aufgenommen wurden. Die zu einem späteren Zeitpunkt aufgenommenen Kinder litten unter schwerwiegenden Bindungs- und Angststörungen, Depressionen und anderen psychiatrischen Erkrankungen (Nelson et al. 2019). Diese Befunde wurden in vielen weiteren Studien mit Kindern bestätigt, die in den ersten Lebensjahren unter widrigen Umständen aufwachsen mussten (van IJzendoorn und Juffer 2006). Zudem berichtete eine Reihe von Studien über strukturelle Hirnschädigungen dieser Kinder in der Adoleszenz (Tottenham et al. 2010; Bick et al. 2017). So fand man ein deutlich geringeres Volumen im Mandelkern (Amygdala), der an der emotionalen Regulation beteiligt ist (◘ Abb. 6.22).

Eigentliche kritische Phasen für die **sozio-emotionale Entwicklung** in den ersten Lebensjahren sind zwar weniger gut belegt als für die sensorische Wahrnehmung, aber es gibt durchaus gewisse Hinweise für langfristige Beeinträchtigungen, wenn Kinder in der frühen Kindheit mit einer schweren psychosozialen Deprivation aufwachsen (van IJzendoorn und Juffer 2006). Hingegen gibt es für die Existenz von kritischen Phasen im Rahmen der **kognitiven Entwicklung** keine zuverlässigen Hinweise.

- Sensible Phasen der Sprachentwicklung

Erfährt das Kind in den ersten Lebensjahren wegen schwerer frühkindlicher Deprivation oder wegen einer nicht erkannten Gehörlosigkeit keinen Sprachinput, so verkümmert die Fähigkeit für das Erlernen der Sprache fast vollständig. In diesen extremen Beispielen kann man also durchaus von einer kritischen Phase für die Sprachentwicklung sprechen. Zum Glück gibt es solche Bedingungen in der westlichen Welt kaum noch. Häufiger wird daher bei der Sprachentwicklung von **sensiblen Phasen** gesprochen (Kuhl 2010).

Für die verschiedenen Ebenen der Sprache existieren sensible Phasen mit unterschiedlicher Dauer. ◘ Abb. 2.15 illustriert diese Zeitfenster anhand von Studien für die Lautwahrnehmung, die Lautartikulation und die Grammatik. So können Säuglinge in den ersten Lebensmonaten die Laute aller Sprachen verstehen (Kuhl et al. 2006). In ◘ Abb. 2.15a wurden dazu amerikanische und japanische Kinder untersucht. Bereits gegen Ende des ersten Lebensjahres nimmt die generelle **Lautwahrnehmung** für das Englische bei den japanischen Kindern ab; sie reagieren bevorzugt auf die Laute der eigenen Muttersprache (Japanisch) und geben bei englischen Lauten zunehmend weniger korrekte Antworten. Für die Lautdifferenzierung scheint es also eine kurze, sensible Phase im Alter zwischen acht und zehn Monaten zu geben. Dieses Phänomen wurde auch als Wahrnehmungsverengung (perceptual narrowing) bezeichnet (siehe auch ► Kap. 3, (Werker und Tees 1984)).

Für die Entwicklung der **Lautartikulation** ist die sensible Phase etwas länger (◘ Abb. 2.15b). Wenn ein Kind mit seiner Familie bis zur frühen Kindheit in ein fremdsprachiges Land zieht, spricht es die Laute der neuen Sprache praktisch akzentfrei (Flege et al. 1999). Geschieht der Umzug hingegen erst in der mittleren Kindheit oder gar später, ist die Sprache von einem starken Akzent geprägt. Für das **Erlernen der Grammatik** ist die sensible Phase der Sprachentwicklung noch länger (◘ Abb. 2.15c): So sind Kinder bis zur mittleren Kindheit in der Lage, die grammatikalischen Strukturen einer Zweitsprache genau gleich gut zu lernen wie diejenigen der Erstsprache (Johnson und Newport 1989). Erst in der Adoleszenz nimmt diese Fähigkeit ab. Sie geht aber nie ganz verloren, weil Jugendlichen und Erwachsenen andere Lernstrategien zur Verfügung stehen. Mit anderen Worten: Man kann die Grammatik einer neuen Sprache auch noch im Erwachsenenalter lernen, jedoch mit größerem Aufwand und nur bis zu einem gewissen Niveau. Dieser Umstand ist ein Hinweis dafür, dass der Begriff „Kritische Phase" bei der Sprachentwicklung nicht angebracht ist, weil Sprachenlernen auch im Erwachsenenalter noch möglich ist. Im Gegensatz zu den sensiblen Phasen in der Lautentwicklung und im Grammatikerwerb scheint es keine Zeitfenster für den Erwerb des Wortschatzes zu geben, weil das Lernen von Wörtern im Verlauf des ganzen Lebens erfolgt.

- Bedeutung für den Alltag

Die kritischen oder sensiblen Phasen in der Entwicklung von verschiedenen kindlichen Fähigkeiten in den ersten Lebensjahren erinnern daran, bei ungünstigen Umweltbedingungen (zum Beispiel bei psychosozialen Belastungssituationen) oder kindlichen Auffälligkeiten (zum Beispiel einer Gehörlosigkeit, eines Strabismus oder auch einer Sprachentwicklungsverzögerung) entsprechende Therapie-, Unterstützungs- oder Fördermaßnahmen früh einzuleiten. Dafür spricht auch, dass in der frühen Kindheit die Entwicklungspfade noch stärker veränderbar sind und der Einfluss von Familie und Umwelt noch größer ist als in späteren Entwicklungsphasen (► Kap. 1).

Die kritischen oder sensiblen Phasen in den ersten Lebensjahren bedeuten aber nicht, dass dieser Zeitraum im Leben eines Kindes

2.2 · Das Gehirn – ein zentraler Impulsgeber für die Entwicklung

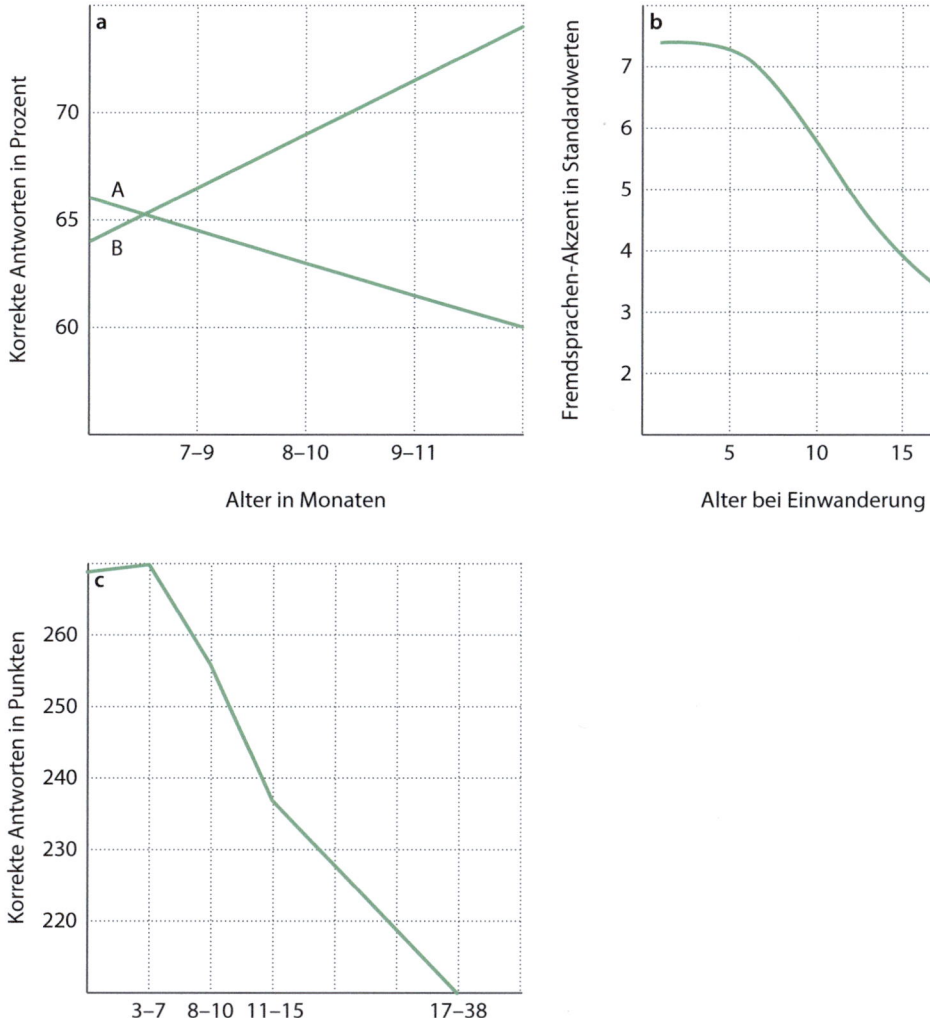

Abb. 2.15 Sensible Phasen der Sprachentwicklung. **a** Lautwahrnehmung für das Englische (A Japanische Kinder, B Amerikanische Kinder, aus Kuhl, 2010), **b** Lautartikulation (Johnson und Newport 1989), **c** Grammatik (Flege et al. 1999); mit freundlicher Genehmigung von © Elsevier. All Rights Reserved

generell entscheidend ist für seine weitere zukünftige Entwicklung. Tatsächlich sind die ersten Lebensjahre nicht so „kritisch", wie gemeinhin angenommen wird. Gesunde, sich normal entwickelnde Kinder müssen in ihrer frühen Entwicklung nicht in einer besonders intensiv angereicherten Umwelt gefördert werden. Denn es existieren weder bei der motorischen noch bei der kognitiven Entwicklung zuverlässige Hinweise für die Existenz von kritischen oder sensiblen Phasen. Darüber hinaus genügt nach dem heutigen Stand der Wissenschaft auch eine durchschnittliche Umwelt für eine normale Sprachentwicklung.

Grundsätzlich gilt es zu bedenken, dass ein Kind nicht in jedem Alter alles gleich gut lernen kann. Die bestmögliche Lernbereitschaft ist in jedem Alter und von Kind zu Kind sehr verschieden. Sobald ein Kind für einen bestimmten Entwicklungsschritt von sich aus bereit ist – also die Phase einer erhöhten Plastizität und Lernbereitschaft erreicht hat –, lernt es neue Aufgaben meist mit wenig Aufwand und Mühe (Knoll et al. 2016; Wilhelm et al. 2014). Geht die Initiative, etwas zu lernen, jedoch von den Erwachsenen aus, bevor das Kind entsprechend dafür bereit ist und das Gehirn die für die Entwicklung der Fähigkeit notwendige Plastizität erreicht hat, kann es das Gelernte nicht behalten.

Das Konzept der kritischen oder sensiblen Phasen darf nicht mit für immer verpassten Chancen gleichgesetzt werden. Es existieren zwar Zeitfenster mit einer besonders hohen Lernbereitschaft und Plastizität beim Kind, aber auch versäumte Chancen können in Zukunft bis zu einem gewissen Grad noch nachgeholt werden.

2.2.9 Geschlechtsunterschiede

Wie in der körperlichen Entwicklung finden sich auch in der Hirnentwicklung gewisse Unterschiede zwischen Mädchen und Jungen (Kaczkurkin et al. 2019) – insbesondere beim Gehirnvolumen, dem Anteil grauer und weißer Substanz sowie der Dicke der Hirnrinde. Sie treten bereits bei Neugeborenen auf, was auf den pränatalen Einfluss der Sexualhormone rückschließen lässt. Die Exposition des Fötus beispielsweise durch Testosteron führt dazu, dass das Gehirnvolumen eines männlichen Neugeborenen – unabhängig von der Körperlänge – zehn Prozent größer ist als dasjenige eines weiblichen Neugeborenen (Kaczkurkin et al. 2019). Die Geschlechtsunterschiede nehmen besonders in der Pubertät weiterhin zu und spiegeln sich im zeitlichen Verlauf der Hirnentwicklung (◘ Abb. 2.12, ▶ Kap. 6). So erreichen Mädchen den Zeitpunkt, an dem die graue Substanz ihre maximale Dicke erreicht, etwa ein bis zwei Jahre früher als Jungen, was zu den Geschlechtsunterschieden im körperlichen Wachstum passt (Giedd et al. 1999).

Neben diesen Geschlechtsunterschieden in der oberflächlichen Struktur des Gehirns zeigen sich auch spezifische Unterschiede in den tiefer liegenden Hirnstrukturen. So ist das Volumen des Mandelkerns – der an der Emotionsregulation beteiligt ist – bei den Jungen im Vergleich zu den Mädchen größer (◘ Abb. 2.17). Im Gegensatz dazu haben Mädchen einen größeren Streifenkörper in den Basalganglien (Striatum), der die Wechselwirkung zwischen Motorik, Kognition, Emotionen und Motivation reguliert, und einen größeren Hippocampus (Gedächtnisstruktur des Gehirns) (Kaczkurkin et al. 2019). Diese Geschlechtsunterschiede passen zur geschlechtstypischen Verteilung von Entwicklungsstörungen (ADHS vermehrt bei den Jungen) und psychiatrischen Erkrankungen (Depression und Angststörung vermehrt bei den Mädchen), die mit diesen Regionen assoziiert werden (Kaczkurkin et al. 2019).

Ob sich die beschriebenen Geschlechtsunterschiede in der Hirnentwicklung aber tatsächlich in geschlechtstypischem Verhalten von gesunden Jungen und Mädchen widerspiegeln, ist wissenschaftlich noch ungenügend erforscht. Man fand zwar beträchtliche Geschlechtsdifferenzen in den sprachrelevanten Hirnstrukturen, konnte diese aber nicht konsistent den entsprechenden Geschlechtsunterschieden in der Sprachentwicklung zuordnen (Etchell et al. 2018).

Die Geschlechtsunterschiede in der Hirnentwicklung dürfen also nicht überinterpretiert werden. Sie sind im Ausmaß relativ gering und deutlich kleiner als die interindividuellen Unterschiede zwischen der Gruppe der Mädchen oder Jungen (▶ Abschn. 2.5.3).

2.2.10 Methoden zur Untersuchung des Gehirns

Es gibt verschiedene bildgebende Verfahren, um die Hirnentwicklung sichtbar zu machen: das Elektroenzephalogramm (EEG), die Computer-Tomographie (CT), die Magnetresonanz-Tomographie (MRT) und die funktionelle MRT (fMRT). Diese Verfahren werden zunehmend kombiniert, um Strukturen (hohe räumliche Auflösung von MRT) und Funktionen (hohe zeitliche Auflösung von EEG) gleichzeitig darzustellen.

Während in den letzten Jahren immer mehr gesicherte Befunde bezüglich der Hirnentwicklung auf der strukturellen Ebene beschrieben wurden (zum Beispiel in groß angelegten Längsschnittuntersuchungen mit MRT,

(Giedd et al. 1999)), ist die Interpretation von funktionellen Befunden nach wie vor schwierig. Eine neuere Entwicklung ist der zunehmende Einsatz von modernen MRT-Techniken – darunter finden sich die Diffusions-Tensor-Bildgebung als Bindeglied zwischen funktionellen und strukturellen Messungen, die MR-Spektroskopie zur Messung des Hirnstoffwechsels und schließlich die modernen Resting-State Netzwerkanalysen.

In der klinischen Praxis lassen sich mit neurowissenschaftlichen Methoden zuverlässige Diagnosen bei Störungen auf der Ebene der Hirnstruktur stellen (wie eine Lissenzephalie oder Hirninfarkte). Leider stehen noch keine funktionellen Untersuchungstechniken des Gehirns zur Verfügung, mit denen man zuverlässige Diagnosen von Entwicklungs- oder Verhaltensstörungen stellen kann. Die Untersuchung des Gehirns mit bildgebenden Methoden ist daher bei Störungen der kindlichen Entwicklung und des Verhaltens in der Regel unergiebig und klinisch meist nicht indiziert (▶ Kap. 7).

2.3 Mit den Sinnen ins Leben starten: die kindliche Wahrnehmung

Noch bis vor kurzem war man der Ansicht, dass die Handlungen von Säuglingen hauptsächlich aus Reflexreaktionen bestehen und die Wahrnehmungsfunktionen noch nicht ausgebildet sind. Tatsächlich stellt sich bei Neugeborenen die Frage, wie viel sie schon sehen, wie gut sie bereits hören können und ob Geschmacks-, Geruchs- und Tastsinn bei Geburt schon angelegt sind (▶ Kap. 3). Heute weiß man, dass Kinder bereits vor der Geburt bis zu einem gewissen Grad sehen, hören, schmecken, riechen und fühlen können und sich die Wahrnehmung im ersten Lebensjahr weiter ausdifferenziert. Die Entwicklung der Wahrnehmung ist eng mit den Sinnesempfindungen sowie der motorischen und kognitiven Entwicklung eines Kindes assoziiert; Fortschritte in der Wahrnehmung ermöglichen dem Kind, mit zunehmendem Alter immer gezieltere Handlungen auszuführen.

2.3.1 Systematisierung der Wahrnehmung

Der Wahrnehmungsprozess kann in die Sinnesempfindung und die Wahrnehmung im engeren Sinn unterteilt werden. **Sinnesempfindung** bedeutet die Aufnahme von sensorischer Information durch die Rezeptoren der Sinnesorgane im Auge, Ohr und in der Haut sowie deren Erkennung im Gehirn. Unter **Wahrnehmung** im engeren Sinn versteht man die Verarbeitung, Strukturierung und Interpretation der sensorischen Information im Gehirn. Die Wahrnehmung kann auf direktem Weg Handlungen auslösen. Sinnesempfindung, Wahrnehmung und Handlung stehen also in einer engen Wechselwirkung. Allerdings ist es in der Praxis nicht einfach, eine klare Grenze zwischen den Sinnesempfindungen – die auch als „einfache" oder „periphere" Wahrnehmung bezeichnet werden – und den „komplexen" oder „zentralen" Wahrnehmungsfunktionen des Gehirns zu ziehen. Die einfachen Wahrnehmungsfunktionen der Sinnesorgane sind in der Regel eine Domäne der Medizin, während die komplexe Wahrnehmung von der Neuropsychologie untersucht wird.

Man unterteilt je nach Sinnessystem und Wahrnehmungsfunktionen verschiedene Wahrnehmungsbereiche (◘ Tab. 2.1). Die visuelle und auditive Wahrnehmung wird dabei auch als „höhere" Wahrnehmung bezeichnet, weil sie sich im Vergleich zu den „niederen" Wahrnehmungsbereichen später entwickelt. Tatsächlich zeigen Untersuchungen, dass sich Schmecken, Riechen und Tasten früher entwickeln als das Sehen und Hören (▶ Kap. 3).

Werden Informationen von verschiedenen Sinnesorganen zusammengeführt, spricht man von sensorischer Integration, auch **„intermodale Wahrnehmung"** genannt. Ein typisches Beispiel für die sensorische Integration ist das Suchen einer Geräuschquelle mit den Augen. Säuglinge setzen mit dem oralen, manuellen und visuellen Erkunden die verschiedenen Sinnesinformationen zu vollständigen Objekten zusammen und konstruieren auf diese Weise eine umfassende Wahrnehmung über ein Objekt (▶ Kap. 3).

Tab. 2.1 Die sieben Wahrnehmungsbereiche

Sinnesorgan	Sinnessystem	Wahrnehmungsfunktionen
Auge	visuell	Sehen von Objekten und Bewegungen, Farbsehen, räumliche Wahrnehmung (Tiefenwahrnehmung)
Ohr	auditiv	Tonwahrnehmung, Tonlokalisierung, Sprachwahrnehmung
Haut	taktil, haptisch	Tasten, Fühlen, Schmerzwahrnehmung
Labyrinth	vestibulär	Bewegungswahrnehmung: Gleichgewicht
Muskulatur, Sehnen, Gelenke	propriozeptiv	Bewegungswahrnehmung: Raumorientierung
Nase	olfaktorisch	Geruchswahrnehmung
Zunge	gustatorisch	Geschmackswahrnehmung

Der Begriff „**Sensorische Integration**" wird oft auch mit der sensorischen Integrationsstörung oder der sensorischen Integrationstherapie in Verbindung gebracht. Diese Konzepte beruhen auf der Annahme einer hierarchisch geordneten Sinnesentwicklung mit direkten Auswirkungen auf Verhalten und Entwicklung eines Kindes. Allerdings gelten diese Vorstellungen heute als überholt. Die sensorische Integrationsstörung ist wie die Wahrnehmungsstörung keine anerkannte diagnostische Entität; die Wirksamkeit einer entsprechenden Therapie ist in der aktuellen wissenschaftlichen Literatur nur ungenügend belegt (Smits-Engelsman et al. 2013).

Wahrnehmungsprozesse entwickeln sich im Vergleich zu den anderen Entwicklungsbereichen wie Motorik, Sprache, Kognition und Sozialverhalten vergleichsweise früh. Die Sinnesorgane und viele Bereiche der zentralen Wahrnehmung sind schon im ersten Lebensjahr weitgehend ausgebildet (▶ Kap. 3). Dabei differenzieren sie sich in einem erfahrungserwartenden Prozess aus, das heißt: Sinnesreize werden aus der Umgebung erwartet, damit sich die Wahrnehmungsfunktionen überhaupt entwickeln können (siehe kritische Perioden der sensorischen Wahrnehmung ▶ Abschn. 2.2.8). Nach dem ersten Lebensjahr zeigen sich nur noch wenige Veränderungen der Wahrnehmung, die von spezifischen Umwelterfahrungen abhängig sind (erfahrungsabhängiger Prozess). So verfügt ein Kind nach dem ersten Lebensjahr über eine zunehmend differenziertere auditive Wahrnehmung der Laute seiner Muttersprache, nicht aber einer Fremdsprache (perceptual narrowing, ▶ Abschn. 2.7.2). Die Veränderungen der Wahrnehmungsfunktionen im Kindesalter sind nicht nur abhängig von der Sinnesentwicklung, sondern auch von der motorischen, sprachlichen und kognitiven Entwicklung.

> **Wahrnehmungsstörung**
>
> Kinder mit einer motorischen, sprachlichen und kognitiven Entwicklungsstörung zeigen meist auch Störungen in der Wahrnehmung. Der Begriff „Wahrnehmungsstörung" wird daher oft zur Beschreibung und Klassifikation von Entwicklungsauffälligkeiten verwendet. Es gibt allerdings keine anerkannten und einheitlichen Kriterien, die die Wahrnehmungsstörung als diagnostische Entität beschreiben. Auch gibt es keinen Konsens über die diagnostischen Verfahren bei Wahrnehmungsstörungen. Aus diesem Grund sollte der Begriff nicht als Diagnose, sondern als beschreibendes Symptom mit Benennung der beeinträchtigten Sinnesmodalität verwendet werden.

2.3.2 Grundlegendes zur Entwicklung der Wahrnehmung

Es gibt zwei Theorien zur Entwicklung der Wahrnehmung im Kindesalter, die sich um die Frage drehen: Sind Wahrnehmungsfunktionen gelernte Fähigkeiten oder folgt die Wahrnehmungsentwicklung hauptsächlich angeborenen Prozessen?

Die **konstruktivistische Theorie** (nach Piaget 1975) besagt, dass die von den Sinnesorganen aufgenommenen Informationen mit dem bereits vorhandenen Wissen über die Umwelt verbunden werden müssen, damit die Wahrnehmung eines Objektes entsteht. So muss die Wahrnehmung einer Karotte mit ihrer orangenen Farbe, der festen Struktur und der länglichen Form über orales, visuelles und manuelles Erkunden mit dem vorhandenen Wissen über die Karotte konstruiert werden. Die Handlungen mit einem Objekt führen auf diese Weise zu einer Integration der Informationen von verschiedenen Sinnesorganen und damit zur Wahrnehmung des Objektes. In dieser sensomotorischen Phase zeigen die Kinder das Bedürfnis, Handlungen immer wieder zu repetieren, damit die wahrgenommenen Informationen über das Objekt als mentale Repräsentation (▶ Abschn. 2.6.2) abgespeichert werden. Diese mentale Repräsentation führt zur Objektpermanenz – also dem Wissen, dass ein Objekt auch dann noch existiert, wenn man es nicht sehen kann (▶ Kap. 3).

Im Gegensatz zu dieser konstruktivistischen Sichtweise der Wahrnehmungsentwicklung besagt die **ökologische Theorie**, dass das Kind Informationen direkt aus der Umwelt wahrnehmen kann, ohne dass es sensorische Erfahrungen und Wissen durch Erkundung erwerben muss (Gibson 1969). Das Kind konstruiert die Wahrnehmung also nicht mit einer Exploration aus den Sinnesempfindungen und seinem Wissen, sondern kann ein Objekt von Geburt an direkt wahrnehmen. Zeigt man dem Kind eine Karotte, so greift das Kind danach und möchte sie essen. Die Karotte wird dabei als Objekt erkannt, das essbar ist und mit dem man auch spielen kann. Diese Theorie geht von der evolutionsbiologischen Annahme aus, dass das Kind die wichtigsten, zum Überleben notwendigen Informationen der Umwelt bereits von Geburt an wahrnehmen kann und diese Fähigkeit angeboren ist. So ist es beispielsweise in der Lage, bereits unmittelbar nach der Geburt das menschliche Gesicht (bevorzugt von der Mutter) zu erkennen, die Laute der Sprache zu erfassen oder Geschmackseindrücke wahrzunehmen (▶ Kap. 3). Bereits wenige Stunden nach der Geburt lösen beispielsweise süße Substanzen ein Lächeln und Lecken mit der Zunge aus, während bittere Substanzen Ekel hervorrufen. Im Verlauf der Entwicklung wird die sensorische Wahrnehmung durch das Wechselspiel zwischen den biologischen Anlagen und dem Umweltangebot immer differenzierter.

Die konstruktivistische Sicht geht also davon aus, dass die Wahrnehmung über ein Objekt erst durch motorische Handlungen entsteht und aus diesen Handlungen konstruiert wird, während die ökologische Theorie die umgekehrte Abfolge postuliert: Die Wahrnehmung eines Objektes löst direkt gewisse Handlungen aus. Diese beiden Theorien schließen sich nicht aus, sondern haben ihre Gültigkeit je nach Sinnesmodalität und Alter. So mag die recht unspezifische Wahrnehmung von Objekten und Lauten in den ersten Lebensmonaten durchaus angeboren sein, differenziert sich jedoch im Verlauf der Entwicklung immer mehr durch die Erkundung von Objekten. Ein zentrales Fazit dieser theoretischen Überlegungen ist: Die Entwicklung der Wahrnehmung und das Handeln (meist in motorischer Form) stehen in einer engen Wechselwirkung.

2.3.3 Erfassung der Wahrnehmung

Während man Erwachsene, Jugendliche und ältere Kinder fragen kann, was sie auf einem Bild sehen, sind Säuglinge und junge Kinder noch nicht in der Lage, ihre Wahrnehmungen sprachlich zu äußern. Daher werden zur Untersuchung der frühkindlichen Wahrnehmung andere Methoden eingesetzt als bei älteren Kindern oder Erwachsenen. Erst in den 1960er-Jahren wurden Untersuchungsmethoden für Säuglinge entwickelt, die die Sichtweise über die frühe Wahrnehmungsentwicklung geradezu revolutionierten (Fantz 1961). Der Säugling wird seit dieser Zeit nicht mehr als unsensibles Wesen, sondern als Individuum mit erstaunlich differenzierten Wahrnehmungsfunktionen beschrieben (► Kap. 3).

Der Entwicklungspsychologe Robert Fantz (1925–1981) erfand die sogenannten Präferenz- und Habituationsmethoden, die in der Säuglingsforschung bis heute häufig eingesetzt werden. Mit der **Präferenzmethode** wird zum Beispiel die Blickdauer des Kindes gemessen, wenn es einen visuellen Stimulus betrachtet (**Blickpräferenz**). Werden dem Säugling beispielsweise zwei Bilder angeboten, dann ist das Interesse an demjenigen Bild größer und die Wahrnehmung desjenigen Bildes differenzierter, das er länger betrachtet. Damit kann man zeigen, dass bereits Neugeborene Gesichter und Muster erkennen und verarbeiten können (Fantz 1961). Die Präferenzmethode erlaubte auch erstmals, die Sehschärfe eines Säuglings zu erfassen, weil dieser ein schwarz-weißes Streifenmuster länger betrachtet als eine graue Fläche. Mit der Blickdauer von unterschiedlich breiten, schwarz-weißen Streifen im Vergleich zur grauen Fläche ließ sich die Entwicklung der Sehschärfe recht genau einschätzen (► Kap. 3). Auch können mit der Saugrate an einem Schnuller die Bevorzugung von Geschmacksrichtungen oder die Hörpräferenzen von Lauten oder Stimmen erfasst werden (**Saugpräferenz**). Bei der **Habituations-Dishabituations-Methode** zeigen sich zunehmend schwächere Reaktionen auf einen wiederholt dargebotenen oder einen für eine längere Zeit andauernden Reiz (Eimas et al. 1971). Wenn dann im Verlauf ein neuartiger Reiz präsentiert wird, erhöht sich die Reaktion wieder. Dieser Befund bedeutet, dass das Kind zwischen dem neuen und vertrauten Reiz unterscheiden kann.

Neben diesen klassischen Methoden der Säuglingsforschung gibt es zahlreiche weitere Techniken, die in der experimentellen Forschung die Untersuchung der verschiedenen Wahrnehmungsmodalitäten erlauben (zum Beispiel mit dem EEG). In der medizinischen Diagnostik der Wahrnehmung der verschiedenen Sinnesorgane kommen altersangepasste Verfahren der Augenheilkunde, der Audiologie oder der Neurologie zur Anwendung.

2.4 Das Schlafverhalten – vom Wachsein zum Schlaf und zurück

In den ersten Lebensjahren sind vom Kind enorme Anpassungsleistungen bezüglich seines Schlafverhaltens gefordert (Jenni und Carskadon 2012): Seine Schlaf-Wach-Phasen werden dem Tag-Nacht-Wechsel angepasst und gestalten sich mit der Zeit immer regelmäßiger; das Kind gewöhnt sich daran, mehrere Stunden am Stück zu schlafen, und zeigt zunehmend Autonomiebestrebungen durch selbstständiges Einschlafen. Später in der Adoleszenz verschiebt sich die Schlafphase immer mehr in die Nacht hinein: Die Jugendlichen haben Mühe, abends einzuschlafen und am Morgen aufzuwachen (Crowley et al. 2018). Wie in allen Entwicklungsbereichen besteht auch beim Schlafverhalten eine große Vielfalt zwischen Kindern, und es erstaunt daher nicht, dass manche Kinder diese Entwicklungsaufgaben nicht problemlos meistern. In der Tat gehören Störungen des Schlafes zu den häufigsten Verhaltensauffälligkeiten im Kindes- und Jugendalter (Jenni und Benz 2007).

2.4.1 Schlafphysiologie

Mit einer nächtlichen Schlafaufzeichnung – einer sogenannten **Polysomnographie** – kann das Schlafverhalten eines Kindes oder Jugendlichen detailliert aufgezeichnet werden (► Abschn. 2.4.6). Dabei werden die Hirnstromkurven (EEG) abgeleitet sowie die Augenbewegungen (Elektrookulographie, EOG) und der Muskeltonus (Elektromyographie, EMG) erfasst. In einer Polysomnographie lassen sich zwei verschiedene Schlafstadien identifizieren: der **REM-Schlaf** (mit raschen Augenbewegungen, engl. Rapid Eye Movements) und der **Non-REM-Schlaf**. Abb. 2.16 stellt die unterschiedlichen Muster der beiden Schlafstadien dar.

Der REM-Schlaf ist durch eine EEG-Aktivität mit niedriger Amplitude, fehlendem Muskeltonus sowie unregelmäßiger Herzfrequenz und Atmung charakterisiert. Auch zeigen sich die für dieses Schlafstadium typischen schnellen Augenbewegungen. Der REM-Schlaf wird wegen der häufigen Traumphasen auch „Traumschlaf" genannt. Träume werden allerdings auch im Non-REM-Schlaf beschrieben.

Der Non-REM-Schlaf zeichnet sich durch eine EEG-Aktivität mit tiefer Frequenz und hoher Amplitude, einem relativ geringen Muskeltonus und durch fehlende Augenbewegungen aus (Abb. 2.16). Atmung und Herzfrequenz sind beim Non-REM-Schlaf regelmäßig. Nach dem Alter von sechs Monaten kann der Non-REM-Schlaf aufgrund der Höhe der Amplitude der EEG-Wellen in drei Phasen eingeteilt werden: Stadium 1 des Non-REM-Schlafes tritt bei den Übergängen vom Wachsein zum Schlaf auf. Stadium 2 ist gekennzeichnet durch regelmäßige, rhythmische EEG-Aktivität, den sogenannten Schlafspindeln (erstmals auftretend nach etwa vier Wochen) und den K-Komplexen (erstmals nach sechs Monaten). Im Stadium 3 zeigt sich ein EEG-Muster mit einer hohen Amplitude im Frequenzbereich unter < 4 Hz. Man nennt dieses Stadium auch **Tiefschlaf**. In der Literatur wird die Tiefe des Schlafes zudem mit der Aktivität der langsamen Wellen (Frequenzbereich von 0,5–4 Hz) beschrieben (Jenni et al. 2004). Diese Aktivität nimmt im Verlauf der Kindheit zu und zeigt im mittleren Schulalter ein Maximum (Kurth et al. 2010). In der Adoleszenz ist sie dann stark rückläufig. (Abb. 2.12b). Die langsamen Wellen stellen die synchronisierte Aktivität der Nervenzellen dar und gelten daher als indirektes Maß für die synaptische Aktivität und die entsprechende Plastizität des Gehirns (Huber et al. 2004). (▶ Abschn. 2.2.7).

In den ersten Lebensmonaten verteilt sich der Schlaf der Säuglinge gleichmäßig auf den Non-REM-Schlaf und den REM-Schlaf (50:50). Der Anteil REM-Schlaf sinkt im Ver-

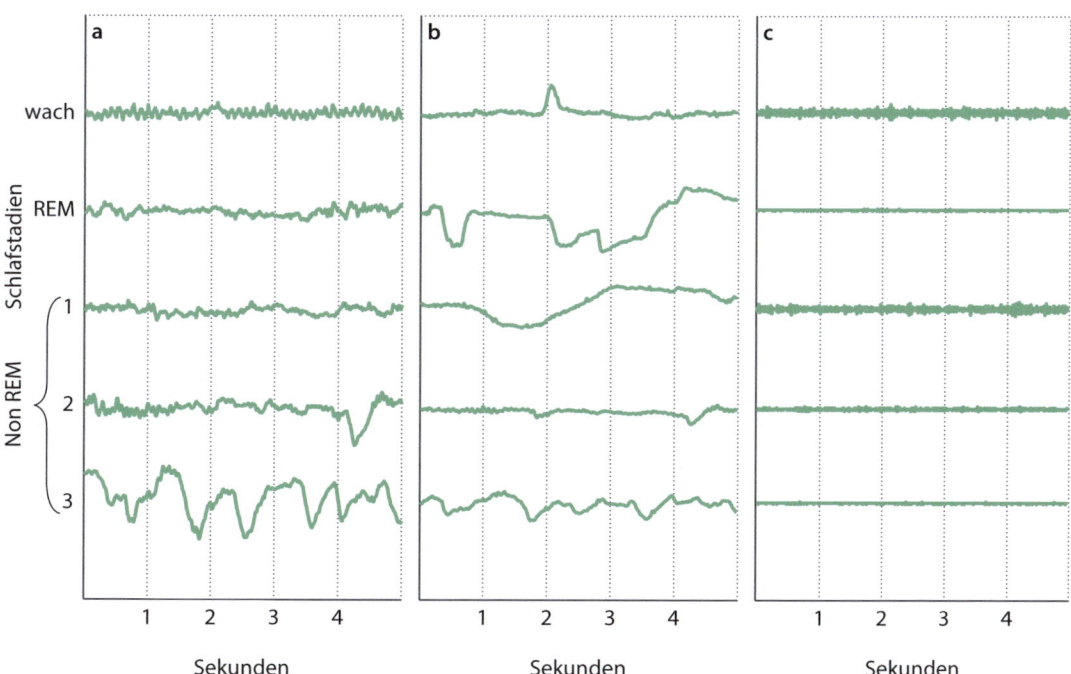

Abb. 2.16 Elektrophysiologie der Schlafstadien. **a** Elektroenzephalographie (EEG), **b** Elektrookulographie (EOG), **c** Elektromyographie (EMG); mit freundlicher Genehmigung von Prof. Hanspeter Landolt

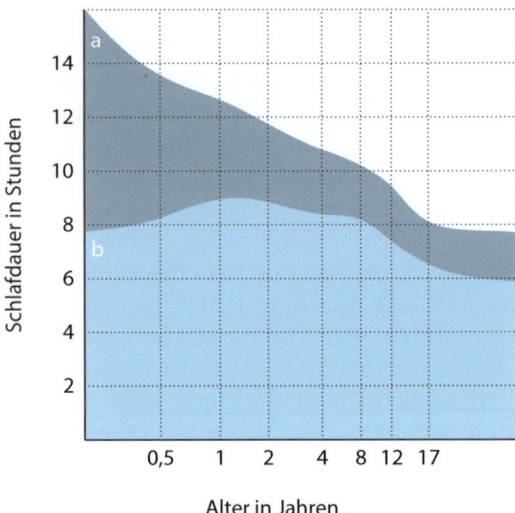

Abb. 2.17 Schlafstadien und Schlafdauer. a REM-Schlaf, b Non-REM-Schlaf. Nach Roffwarg et al. 1966; mit freundlicher Genehmigung von © The American Association for the Advancement of Science. All Rights Reserved

lauf der frühen Kindheit auf das erwachsene Niveau von etwa 20 bis 25 Prozent des nächtlichen Schlafes (◘ Abb. 2.17).

Non-REM-Schlaf und REM-Schlaf wechseln sich in der Nacht zyklisch ab. Es entstehen dabei die sogenannten ultradianen Schlafrhythmen oder Schlafzyklen. ◘ Abb. 2.18 illustriert sogenannte Hypnogramme in verschiedenen Entwicklungsphasen. Dabei werden die Schlafstadien und Schlafzyklen im Verlauf einer Nacht dargestellt. Das typische Zeichen eines reifen Schlafmusters ist der hohe Anteil von Tiefschlaf in der ersten Hälfte der Nacht. In der zweiten Hälfte der Nacht dominiert hingegen der REM-Schlaf (Jenni et al. 2004). Die nächtlichen Wachphasen nehmen zudem im Verlauf der Entwicklung ab.

2.4.2 Regulation des Schlafes

Zwei biologische Prozesse steuern den Schlaf und das Wachsein beim Menschen (Zwei-Prozess-Modell der Schlafregulation (Borbély und Achermann 1999; Jenni und LeBourgeois 2006)): zum einen der zirkadiane Prozess gesteuert durch die innere Uhr und zum anderen die Schlafhomöostase (◘ Abb. 2.19).

Der **zirkadiane Prozess** (circa dies, lat. „ungefähr einen Tag") beschreibt einen regelmäßigen und schlafunabhängigen Prozess, der dem Individuum ermöglicht, nachts zu schlafen und tagsüber wach sowie geistig aktiv zu sein (Borbély und Achermann 1999; Dibner et al. 2010). Der zirkadiane Prozess ist anatomisch in den suprachiasmatischen Kernen des Zwischenhirns (Nuclei suprachiasmatici, SCN) lokalisiert („innere oder biologische Uhr") und steuert nicht nur Wachheit und Schlaf, sondern beeinflusst auch eine Vielzahl von anderen Prozessen wie Körpertemperatur, Atmung, Blutdruck, Herztätigkeit, Harnausscheidung, Hormonproduktion (zum Beispiel Melatonin), Aufmerksamkeit, kognitive Leistungsfähigkeit oder auch die Genaktivität (Gillette und Abbott 2009).

Die **innere Uhr** im SCN (mit der ungefähren „inneren" Zeit) wird laufend mit den regelmäßig wiederkehrenden Umgebungsfaktoren wie zum Beispiel dem 24-h Tag-Nacht-Wechsel (mit der exakten „äußeren" Zeit) synchronisiert (Gillette und Abbott 2009). Der wichtigste äußere Zeitgeber ist das Tageslicht, das von der Retina des Auges über den Tractus retinohypothalmicus den SCN erreicht. Andere Zeitgeber wie Alltagsgeräusche, Tagesaktivitäten, soziale Kontakte oder regelmäßige Nahrungsaufnahme spielen bei der ständigen Anpassung der inneren Uhr ebenfalls eine Rolle, auch wenn diese sozialen Zeitgeber zumindest bei Erwachsenen von geringerer Bedeutung sind.

Die Merkmale der inneren Uhr bestimmen im Wesentlichen unseren Chronotypus – also diejenige Eigenschaft, die uns zum **Morgentyp** („Lerche") oder **Abendtyp** („Eule") macht. Der Morgentyp wacht in der Regel frühzeitig auf, erreicht sein Leistungsmaximum bereits am frühen Morgen und legt sich in der Regel abends relativ frühzeitig schlafen. Der Abendtyp hingegen wacht morgens tendenziell später auf, ist erst am Nachmittag und Abend voll leistungsfähig und geht entsprechend spät ins Bett. Der Chronotypus eines Individuums ist genetisch vorgegeben, kann bereits im Kindergartenalter zuverlässig mit verschiedenen Methoden erfasst werden und bleibt ein Leben lang erhalten (Gillette und Abbott 2009).

2.4 · Das Schlafverhalten – vom Wachsein zum Schlaf und zurück

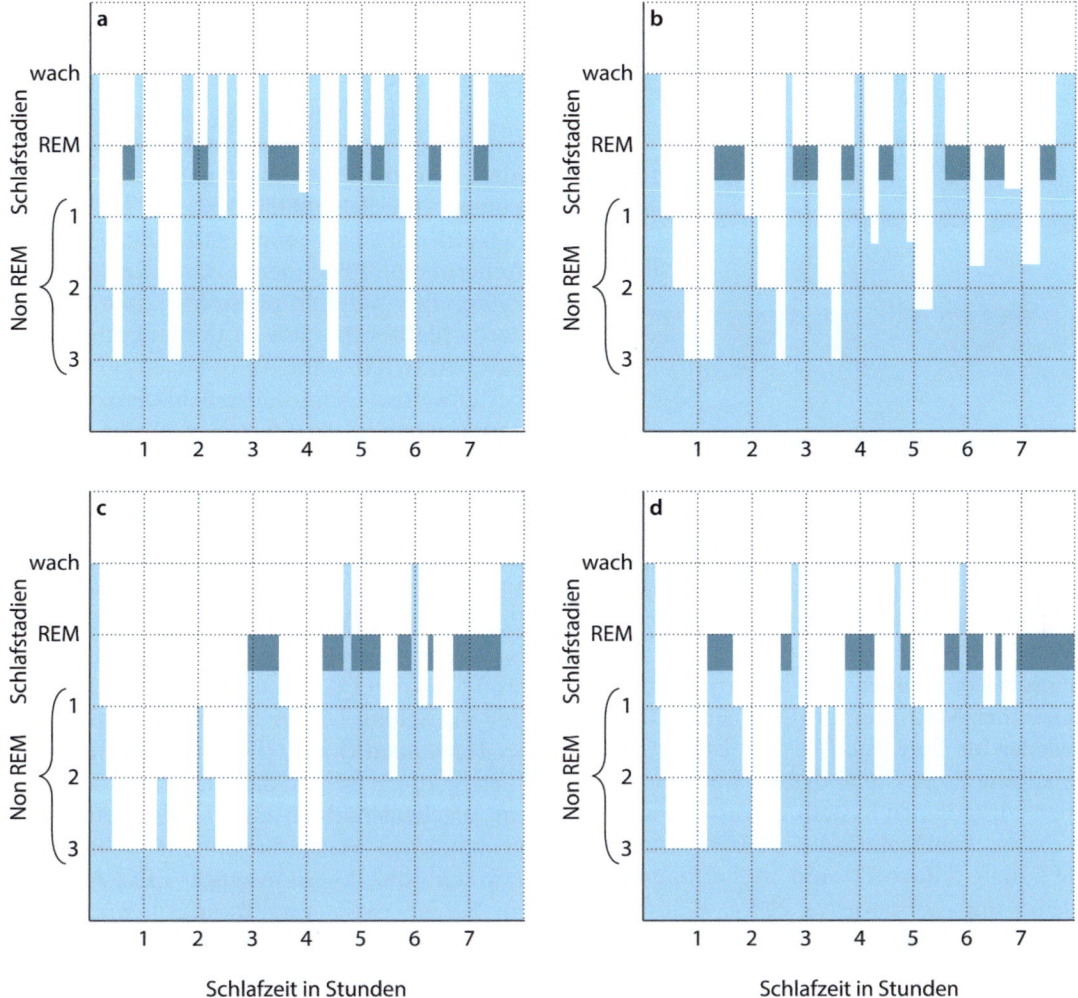

Abb. 2.18 Hypnogramme in verschiedenen Entwicklungsphasen. **a** Säuglingsalter, **b** Frühe und mittlere Kindheit, **c** Adoleszenz, **d** Erwachsenenalter

Die Steuerungsprozesse der inneren Uhr sind gewöhnlich so eingestellt, dass morgens die Wachheit am geringsten und in den Abendstunden am stärksten ist (zirkadiane Wachheit, Abb. 2.19a). Dieser Umstand scheint auf den ersten Blick widersprüchlich zu eigenen Beobachtungen zu sein. In Bunkerexperimenten ohne Kontakt zur Außenwelt und Angaben zur Uhrzeit konnte man zeigen, dass Menschen besonders in den frühen Morgenstunden viel schlafen und in den Abendstunden wach und aktiv sind (Dijk und Czeisler 1995). Der Wachheitsgrad ist dabei eng an den Verlauf der Körpertemperatur gekoppelt: Je wacher man ist, desto höher ist die Körpertemperatur. Diese Befunde führten zum Begriff der „Verbotenen Zone des Schlafes" in den frühen Abendstunden. Es scheint, dass wir uns mit einer Phase hoher Aktivität und zirkadianer Wachheit am Abend auf die Nacht vorbereiten. Würden wir tatsächlich in den frühen Abendstunden für eine kurze Zeit schlafen, würde sich der Einschlafzeitpunkt weit in die Nacht verschieben und brächte den Schlaf-Wach-Rhythmus völlig durcheinander. Wie kommt es nun dazu, dass wir trotz geringer zirkadianer Einschlafbereitschaft in den frühen Abendstunden etwas später doch

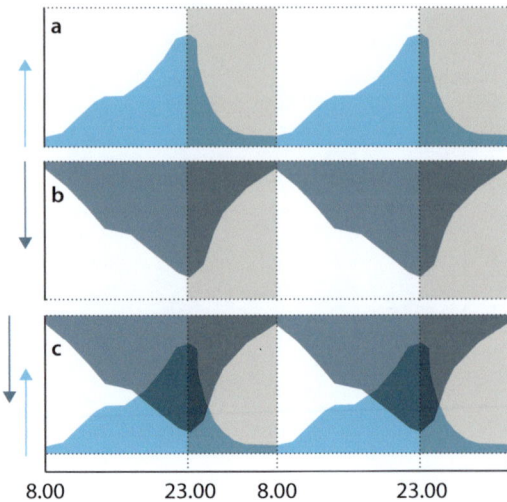

Abb. 2.19 Zwei-Prozess-Modell der Schlafregulation. a Zunahme der zirkadianen Wachheit, b Zunahme des homöostatischen Schlafdruckes, c Wechselwirkung der beiden Prozesse. Nach Borbély und Achermann 1999

einschlafen können oder uns trotz hoher zirkadianer Müdigkeit am Morgen nicht gleich wieder ins Bett legen? Dafür ist der homöostatische Prozess und dessen Wechselspiel mit dem zirkadianen System verantwortlich.

Der **homöostatische Prozess** ist schlafabhängig (Borbély und Achermann 1999; Jenni und LeBourgeois 2006): Während des Wachseins häuft sich eine Schlafschuld an; die Schlafbereitschaft und der **Schlafdruck** nehmen also so weit zu, dass wir schließlich einschlafen (Abb. 2.19b). Der abendliche Schlafdruck wird dann im Verlauf der Nacht wieder abgebaut. Je länger wir wach sind, desto größer werden die Schlafschuld und damit die Schlafbereitschaft und desto tiefer und länger schlafen wir. Nach einem Schlafentzug kommt es zu einer kompensatorischen Zunahme der Schlaftiefe und der Schlafdauer. Schlafen führt in der Folge zur Abnahme der Schlaftiefe.

Abb. 2.19 stellt das Erklärungsmodell der zirkadianen und homöostatischen Schlaf-Wach-Regulation genauer dar. In Abb. 2.19a ist die zunehmende zirkadiane Wachheit im Verlauf des Tages und die abnehmende Wachheit in der Nacht dargestellt. Der zunehmende homöostatische Schlafdruck im Verlauf des Tages und der abnehmende Schlafdruck in der Nacht wird in Abb. 2.19b illustriert; in Abb. 2.19c wird das Wechselspiel der beiden Prozesse erklärt.

Die Schlafhomöostase eines Individuums wird mit der sogenannten Schlaflatenz (der Zeit bis zum Einschlafen) erfasst: Je kürzer die Schlaflatenz, desto höher der Schlafdruck und umgekehrt (Borbély und Achermann 1999; Jenni und LeBourgeois 2006). Ein weiterer physiologischer Marker der Schlafhomöostase ist die langsamwellige EEG-Aktivität während des Tiefschlafes, die bei teilweisem oder totalem Schlafentzug kompensatorisch in der folgenden Nacht ansteigt (Borbély und Achermann 1999). Ein Ort der Schlafhomöostase im Gehirn entsprechend der inneren Uhr wurde bisher nicht gefunden. Es werden jedoch verschiedene neuronale Mechanismen beschrieben, die die Funktion der Schlafhomöostase zu erklären versuchen. So reichert sich möglicherweise ein „Schlafstoff" während des Wachseins im Gehirn an, der im Schlaf wieder abgebaut wird (Porkka-Heiskanen et al. 1997). Eine andere Hypothese geht davon aus, dass neuronale Prozesse im Wachzustand zu einer Verstärkung von synaptischen Verbindungen im Gehirn führen und die langsamwellige EEG-Aktivität im Schlaf diese Verstärkungen wieder auf ein energetisch tragbares Niveau abschwächt, damit Lernen und Gedächtnisprozesse am nächsten Tag möglich sind (homöostatische Regulation der Synapsenstärke (Tononi und Cirelli 2006) ▶ Abschn. 2.4.5).

Idealerweise sind der homöostatische und zirkadiane Prozess aufeinander abgestimmt. So kompensiert beispielsweise der geringe Schlafdruck nach dem Aufwachen die hohe zirkadiane Müdigkeit in den frühen Morgenstunden. Und der im Verlauf des Tages zunehmende Schlafdruck gleicht das zirkadiane Aktivitätsmaximum und die Wachheit am Abend aus (Abb. 2.19). Die optimale Abstimmung der beiden Prozesse ist eine Voraussetzung für einen stabilen und aufmerksamen Verhaltenszustand am Tag und einen ruhigen Schlaf in der Nacht. Eine fehlende oder abweichende Abstimmung der beiden Prozesse führt zu Einschlafschwierigkeiten, Durchschlafproblemen, vermehrter

Tagesmüdigkeit oder Störungen in der Verhaltensregulation. Ein Beispiel dafür ist der Jetlag, bei dem nach einem Langstreckenflug über mehrere Zeitzonen die innere Uhr und die Schlafhomöostase nicht mehr aufeinander abgestimmt sind.

2.4.3 Grundlegendes zur Entwicklung des Schlafes

Die homöostatische Regulation zeigt im Verlauf der frühen Kindheit eine deutliche Reifeentwicklung: So können Kinder immer besser mit Schlafdruck umgehen und verlängern ihre Wachphasen tagsüber immer mehr. Mit Eintritt in den Kindergarten benötigen sie in der Regel keinen Tagschlaf mehr und sind in der Lage, über den Tag hinweg wach und aktiv zu sein (Jenni et al. 2005).

Auch die Funktionen der inneren Uhr verändern sich im Entwicklungsverlauf. In den ersten Lebensjahren sind Kinder typische Lerchen: Sie schlafen relativ früh ein und erwachen am Morgen entsprechend früh (Randler et al. 2017). Im Verlauf der Kindheit verschiebt sich die Schlafphase allerdings immer mehr in die Nacht hinein; die Kinder werden zu Eulen. Eine Akzentuierung dieser Entwicklung zeigt sich während der Pubertät (Crowley et al. 2018): Dann neigen Jugendliche zunehmend dazu, bis spät in die Nacht wach zu bleiben, und haben am Morgen große Mühe mit dem Aufwachen (▶ Kap. 7). Die Gründe für die besonders starke Phasenverzögerung in der Pubertät sind die Veränderungen der psychosozialen Umwelt, der Wunsch der Jugendlichen nach Autonomie und Unabhängigkeit, die sozialen Kontakte am Abend und oft auch gesteigerte schulische Anforderungen. Allerdings zeigen sich auch erhebliche Reifeveränderungen der biologischen Regulation des Schlafes: So verschiebt sich die zirkadiane Phase der inneren Uhr bis in die Nacht hinein, und die Jugendlichen sind immer mehr in der Lage, Schlafdruck auszuhalten (Crowley et al. 2018).

Kinder schlafen besonders lange (Iglowstein et al. 2003). Die Schlafdauer nimmt im Verlauf der Kindheit aber immer mehr ab.

Insgesamt verringert sich die durchschnittliche Schlafdauer von Geburt bis in das frühe Erwachsenenalter von etwa 14 auf sieben Stunden. Eine Besonderheit des kindlichen Schlafverhaltens ist die große Variabilität in der Schlafdauer von Kind zu Kind (Iglowstein et al. 2003). Die meisten jungen Säuglinge schlafen 14 bis 18 Stunden pro Tag. Einige kommen mit zwölf bis 14 Stunden aus, andere schlafen bis zu 20 Stunden pro Tag. Diese Variabilität zeigt sich ebenso später in der Kindheit – wenn auch in einem etwas geringeren Ausmaß. Der individuelle Schlafbedarf ist eine relativ stabile Größe: Langschläfer bleiben also in der Regel Langschläfer, und Kurzschläfer werden auch später in ihrem Leben wenig schlafen (Jenni et al. 2007). Zwillingsstudien bestätigen diesen Befund und zeigen, dass genetische Anlagen dabei eine beträchtliche Rolle spielen (Cirelli 2009). Tatsächlich wird der Schlafbedarf von individuellen Ausprägungen der homöostatischen Regulation des Schlafes bestimmt: Kinder mit wenig Schlafbedarf zeigen in der Regel einen raschen Abbau der homöostatischen Schlafschuld im Verlauf der Nacht.

2.4.4 Geschlechtsunterschiede und säkularer Trend

Geschlechtsunterschiede im Schlafverhalten zwischen Kindern beschränken sich auf die Zeit während der Pubertät (▶ Kap. 6, ◘ Abb. 6.6). Mädchen zeigen in der Regel die klassische Verzögerung der Schlafphase etwas früher als Jungen, was mit ihrem vorzeitigen Eintritt in die Pubertät erklärt werden kann (Randler et al. 2017). Dieser Befund lässt sich auch mit elektrophysiologischen Daten bestätigen. Die Mädchen beginnen früher mit der Reduktion von langsamen Wellen im Schlaf-EEG als die Jungen (Campbell et al. 2012), was die etwas beschleunigte Hirnentwicklung widerspiegelt (Giedd et al. 1999). Dieses Phänomen ist in ◘ Abb. 2.12d dargestellt. Ansonsten zeigen sich keine konsistenten Geschlechtsunterschiede im Schlafverhalten zwischen Jungen und Mädchen.

Ein säkularer Trend in der kindlichen Schlafdauer wurde bereits mehrfach beschrieben (Matricciani et al. 2012a). Die durchschnittliche Dauer des Schlafes hat seit 1905 um etwa eine Stunde abgenommen. Dieser Rückgang der Schlafdauer über die Generationen wird oft als Beweis angeführt, dass Kinder in der heutigen Zeit zu wenig schlafen. Allerdings fanden verschiedene historische Arbeiten, dass auch die empfohlene minimale Schlafzeit in den letzten hundert Jahren geringer wurde. Erstaunlicherweise äußerten ÄrztInnen und PsychologInnen bereits um 1900, dass Kinder zu wenig Schlaf bekommen. Das Schlafdefizit wurde dabei unter anderem mit der technischen Revolution wie beispielsweise der Erfindung der Glühbirne erklärt (Matricciani et al. 2012b). Auch heute wird von Seiten der Fachpersonen und Medien ungenügender Schlaf beklagt, ohne die große interindividuelle Variabilität in der Schlaflänge zu berücksichtigen (▶ Abschn. 2.4.3).

2.4.5 Schlaf und Lernen

Zahlreiche Studien haben gezeigt, dass der Schlaf eine wichtige Rolle beim Lernen spielt (Diekelmann und Born 2010). Schlafen dient dabei als ungestörte Zeit der Konsolidierung von Wissen. Mit anderen Worten: Die Gedächtnisinhalte werden im Schlaf gespeichert, ohne dass eine Überlagerung durch neue Reize während des Wachseins stattfindet. Die heutigen Erklärungsansätze zur Rolle des Schlafes beim Lernen fokussieren auf den Non-REM-Schlaf. Es existieren zwei weit verbreitete Hypothesen dazu: die Reaktivierungshypothese (Born et al. 2006) und die synaptische Homöostasehypothese (Tononi und Cirelli 2006). Bei beiden Mechanismen spielen die langsamen Wellen während des Non-REM-Schlafes eine zentrale Rolle.

Die **Reaktivierungshypothese** geht davon aus, dass die tagsüber entstandenen synaptischen Verbindungen während des Schlafes reaktiviert werden. Durch ein erneutes Abspielen von gelernten Inhalten im Schlaf wird deren Speicherung verbessert (Born et al. 2006). Mit Hilfe der langsamen Wellen und der Schlafspindeln während des Non-REM-Schlafes entsteht eine Art Gedächtnisspur. Die Reaktivierungshypothese geht also davon aus, dass der Schlaf eine aktive Rolle bei der Gedächtniskonsolidierung spielt.

Die **synaptische Homöostasehypothese** beschreibt, wie die während des Wachseins entstandenen synaptischen Verbindungen durch die langsamen Wellen im Tiefschlaf wieder abgeschwächt werden, damit die Nervenzellen am nächsten Tag optimal auf das Lernen vorbereitet sind (Tononi und Cirelli 2006). Die Konsolidation von Gelerntem wird bei dieser Hypothese nicht durch eine Reaktivierung der Gedächtnisspuren im Schlaf erklärt, sondern durch eine verbesserte Effizienz der synaptischen Aktivität nach dem Schlaf. Der Schlaf spielt bei dieser Hypothese also eine passive Rolle für das Lernen.

In verschiedenen Studien mit Kindern konnte man zeigen, dass diese beiden Prozesse im Schlaf auch für das kindliche Lernen wichtig sind (Huber und Born 2014). So wurde ein enger Zusammenhang zwischen dem Schlaf sowie der kognitiven und der sprachlichen Entwicklung gefunden. Zum Beispiel führte im Rahmen einer Studie ein Mittagsschlaf bei Kindern im Alter von 15 Monaten im Vergleich zu Kindern ohne Mittagsschlaf zu einem verbesserten Lernen von Wörtern (Gomez et al. 2006). Überhaupt wurde postuliert, dass der Schlaf für Kinder deshalb so bedeutsam ist, weil sie einen stärkeren Gedächtniszuwachs nach dem Schlaf zeigen als Erwachsene (Wilhelm et al. 2013). Ein weiterer Beweis für die bedeutende Rolle des Schlafes im Kindesalter ist die Tatsache, dass ein gestörter Schlaf mit erheblichen Lerndefiziten der Kinder einhergehen kann (Dewald et al. 2010).

Auch wenn sich die aktuellen Theorien rund um das Thema „Schlaf und Lernen" primär mit dem Non-REM-Schlaf beschäftigen, gibt es auch Hypothesen zur Bedeutung des REM-Schlafes für die kindliche Entwicklung. So besagt beispielsweise die **Autostimulationstheorie des REM-Schlafes**, dass die während des Traumschlafes erzeugte Hirnaktivität des Neugeborenen und Säuglings zu einer inneren Stimulation der

2.4 · Das Schlafverhalten – vom Wachsein zum Schlaf und zurück

Wahrnehmungssysteme führt, da der sensorische Input von außen aufgrund der langen Schlafdauer noch vergleichsweise gering ist (Roffwarg et al. 1966). Der REM-Schlaf gleicht also den Mangel an externer Stimulation aus. Auch wenn diese Theorie plausibel erscheint, gibt es hierzu in der wissenschaftlichen Literatur kaum empirisch gesicherte Beweise.

2.4.6 Erfassung des Schlafes

Störungen des Schlafverhaltens gehören zu den häufigsten Verhaltensauffälligkeiten im Kindesalter. Einer Beratung sollte immer eine genaue Beschreibung des kindlichen Verhaltens durch die Bezugspersonen vorausgehen. Dazu ist ein **24-Stunden-Schlafprotokoll** nützlich (◘ Abb. 2.20). Die Schlafstruktur wird gewöhnlich durch eine **Polysomnographie** erfasst. Eine weitere Methode zur Schlafaufzeichnung ist die **Aktimetrie**, bei der das Bewegungsmuster eines Kindes während der Nacht und des Tages aufgezeichnet und so die Schlaf-Wach-Aktivität über mehrere Tage oder Wochen erfasst werden kann (► Kap. 3).

Das von den Eltern ausgefüllte 24-Stunden-Schlafprotokoll in ◘ Abb. 2.20 zeigt ein 18-monatiges Mädchen mit einer Durchschlafstörung. Auffällig sind die unregelmäßigen Schlafzeiten tagsüber, die verschiedenen Bettzeiten am Abend und die häufigen Wachphasen mit Schreien in der Nacht. Nach einer fachlichen Beratung wird von den Eltern in einem ersten Schritt eine regelmäßige Mahlzeitengabe eingeführt und die Schlafenszeiten rhythmisiert. Dann wird der individuelle Schlafbedarf berechnet und der Bettzeit angepasst. Schließlich muss das Kind lernen, ohne die Flasche selbstständig einschlafen zu können (siehe auch Fallbeispiele ► Kap. 4).

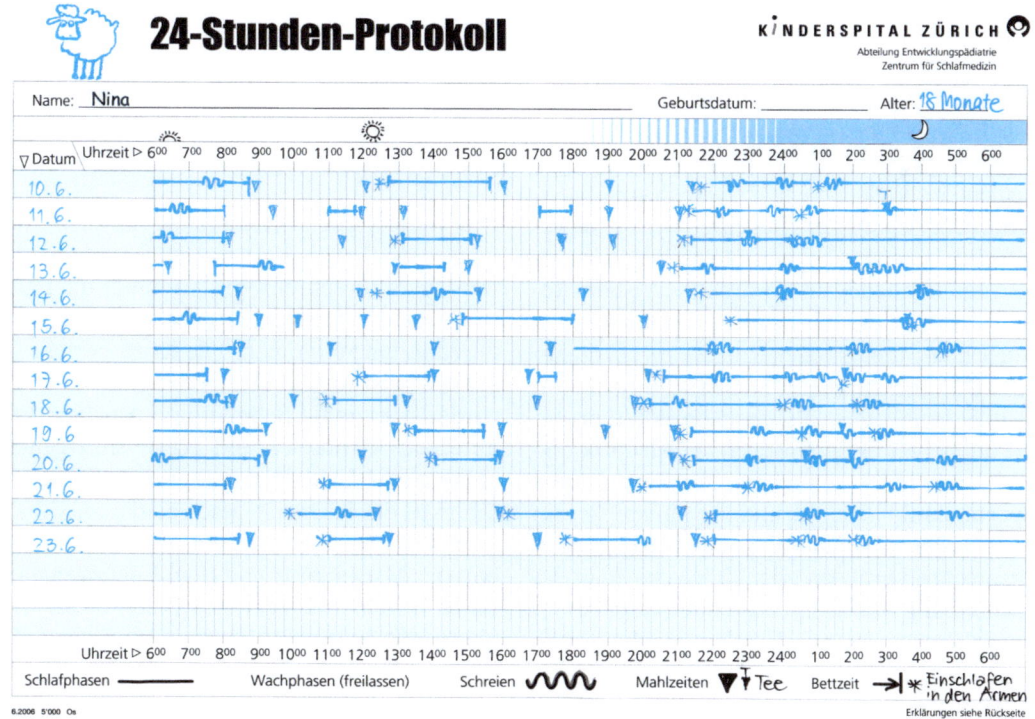

◘ Abb. 2.20 24-Stunden-Schlafprotokoll. Quelle: Abteilung Entwicklungspädiatrie des Universitäts-Kinderspitals Zürich

2.5 Immer in Bewegung: motorische Fähigkeiten und Fertigkeiten

Die Motorik ist neben der Kognition, der Sprache und dem sozialen Verhalten ein zentraler Aspekt der kindlichen Entwicklung. Die Vorstellungen zur motorischen Entwicklung sind ein fester Bestandteil des Wissens über das Kind, weil Bewegungen von Kindern im Alltag gut beobachtet werden können und dabei unmittelbar eingeordnet werden. Die Einschätzung der Motorik erfolgt dabei immer im Vergleich zu Gleichaltrigen, der allerdings für die Beurteilung des einzelnen Kindes irreführend sein kann und dem Kind in seiner Variabilität nicht gerecht wird.

Die detaillierte Darstellung der vielfältigen motorischen Eigenschaften von Kindern geben Fachpersonen den notwendigen Wissensfundus für einen angemessenen Umgang mit dem Kind.

2.5.1 Systematisierung der Motorik

Motorik wird als Sammelbegriff für unterschiedliche Dimensionen des Bewegungsverhaltens verstanden. Der Ausdruck wird unter Fachleuten allerdings nicht einheitlich verwendet. Außerdem existieren Begriffe wie „**Neuromotorik**" (betont die neurologischen Grundlagen von Bewegung und Haltung), „**Visuomotorik**" (illustriert die Wechselwirkungen zwischen visuellen und motorischen Prozessen), „**Graphomotorik**" (beschreibt die Handlungen mit einem Schreibgerät), „**Psychomotorik**" (thematisiert die Beziehungen zwischen der Motorik und psychischen oder kognitiven Vorgängen) oder „**Sportmotorik**" (stellt den kompetitiven Aspekt des Bewegungsverhaltens in den Vordergrund). Entsprechend groß sind die Unterschiede in der Beschreibung darüber, was überhaupt unter Motorik und motorischer Entwicklung verstanden wird.

Im Folgenden wird eine Systematisierung der Motorik vorgestellt, die „die Motorik als Gesamtheit aller Steuerungs- und Funktionsprozesse definiert, die der Haltung und den Bewegungen zugrunde liegt (Bös und Mechling 1992)". Die Motorik wird in diesem Konzept in zwei verschiedene Dimensionen unterteilt: in **Fähigkeiten** und **Fertigkeiten** (Abb. 2.21, (Bös 2001)).

> **Fähigkeiten und Fertigkeiten**
>
> Der Ausdruck „Fertigkeit" beschreibt ein beobachtbares Verhalten und unterscheidet sich vom Begriff der „Fähigkeit", die als eine Voraussetzung für die Durchführung einer Fertigkeit betrachtet wird. Fähigkeit kann auch mit dem Ausdruck „Kompetenz" beschrieben werden.

■ **Motorische Fähigkeiten**

Motorische Fähigkeiten umfassen alle Strukturen und Funktionen, die für die Entwicklung und das Zustandekommen von beobachtbaren motorischen Fertigkeiten (den eigentlichen Bewegungshandlungen) verantwortlich sind (Bös 2001). Darunter fallen die folgenden vier Fähigkeiten (Abb. 2.21):
— Ausdauer
— Kraft
— Schnelligkeit
— Koordination

Die motorischen Fähigkeiten können nicht direkt als Bewegungshandlungen beobachtet werden. So beschreibt die **Ausdauer** die Fähigkeit, eine motorische Aufgabe möglichst lange durchhalten zu können. Die **Kraft** bezieht sich auf die Leistungsfähigkeit der Muskulatur und wird in Maximal-, Schnell- und Ausdauerkraft unterteilt. Ausdauer und Kraft sind generell abhängig von der physiologischen Leistungsfähigkeit des Körpers – also von der maximalen Fähigkeit zur Sauerstoffaufnahme, dem Aufbau der Muskulatur und dem Energiezustand. Diese beiden Fähigkeiten werden daher auch als konditionelle Fähigkeiten bezeichnet. Die motorische **Schnelligkeit** kann weder den konditionellen noch den koordinativen Fähigkeiten zugeordnet werden, weil Kraft und Koordination die motorische Schnelligkeit ganz wesentlich bestimmen (Baur et al. 2009).

2.5 · Immer in Bewegung: motorische Fähigkeiten und Fertigkeiten

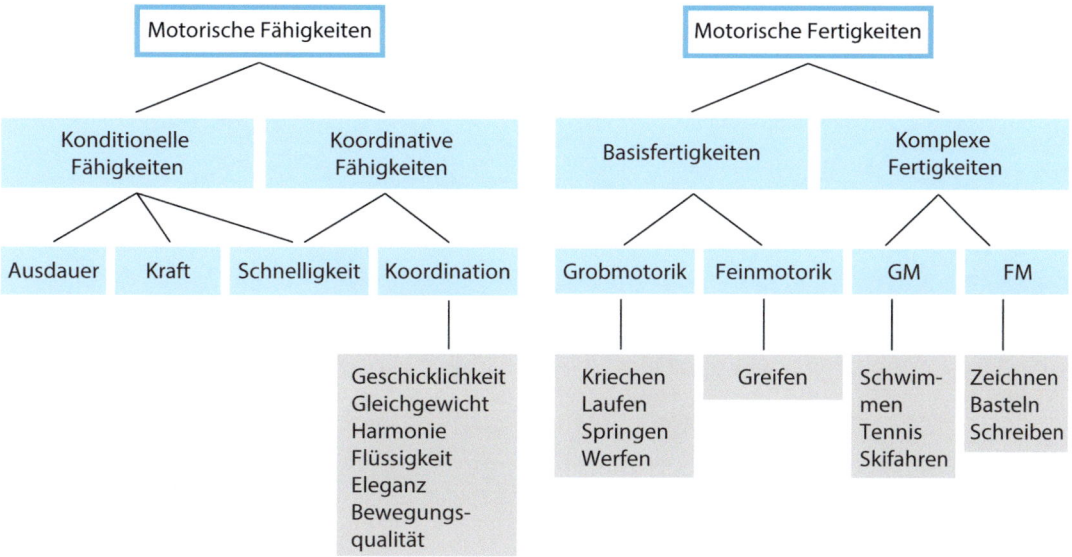

Abb. 2.21 Systematisierung der Motorik. GM Grobmotorik, FM Feinmotorik. Modifiziert nach Bös 2001

> **Die Motorik**
>
> Die Motorik wird eingeteilt in motorische Fähigkeiten wie Ausdauer, Kraft, Schnelligkeit und Koordination, die eine Grundlage für beobachtbare Bewegungshandlungen bilden (Abb. 2.21). Letztere werden auch als motorische Fertigkeiten bezeichnet und umfassen die Basisfertigkeiten wie Greifen, Laufen, Springen und Hüpfen sowie die komplexen Fertigkeiten wie Tennisspielen, Fahrradfahren, Basteln und Schreiben. Die motorischen Fertigkeiten werden außerdem in eine grobmotorische und eine feinmotorische Dimension unterteilt.

Unter **Koordination** versteht man das Zusammenspiel von verschiedenen Faktoren, die für die Ausführung und Steuerung einer Bewegung unerlässlich sind (Baur et al. 2009). Die Komponenten der motorischen Koordination sind die Bewegungspräzision, die Geschicklichkeit, die Wendigkeit und die Beweglichkeit sowie die Fähigkeit zur Raumorientierung, zum Halten des Gleichgewichtes, die Bewegungsharmonisierung und Rhythmisierung (Abb. 2.21). Wegen der Heterogenität dieser Teilaspekte der Bewegungskoordination gibt es bis heute keinen Konsens für eine Systematisierung und Operationalisierung. Eine gute motorische Koordination geht in der Regel mit Flüssigkeit und Eleganz der Bewegungen einher. Daher werden koordinative Aspekte der Motorik in der Praxis oft auch mit dem Begriff „**Bewegungsqualität**" beschrieben.

■ **Bewegungsqualität**

In der Praxis werden für die Beurteilung der Bewegungsqualität meist die Flüssigkeit und Eleganz der Bewegungen und der Bewegungsübergänge herangezogen. Wenig flüssige Bewegungen gehen häufig mit **motorischen Mitbewegungen** einher; daher werden diese als Maß für die Bewegungsqualität betrachtet. Mitbewegungen sind definiert als unwillkürliche Bewegungen derjenigen Körperpartien, die nicht aktiv an der Durchführung einer Aufgabe beteiligt sind (Largo et al. 2001; Wolff et al. 1983). Führt ein Kind zum Beispiel eine Bewegungsaufgabe mit der Hand oder dem Fuß aus (Abb. 2.22), dann können Mitbewegungen der Gegenseite (kontralateral) oder auf derselben Seite (ipsilateral), aber auch von Kopf und Körper sowie mimische Reaktionen auftreten. Kontralaterale Mitbewegungen bezeichnet man auch als

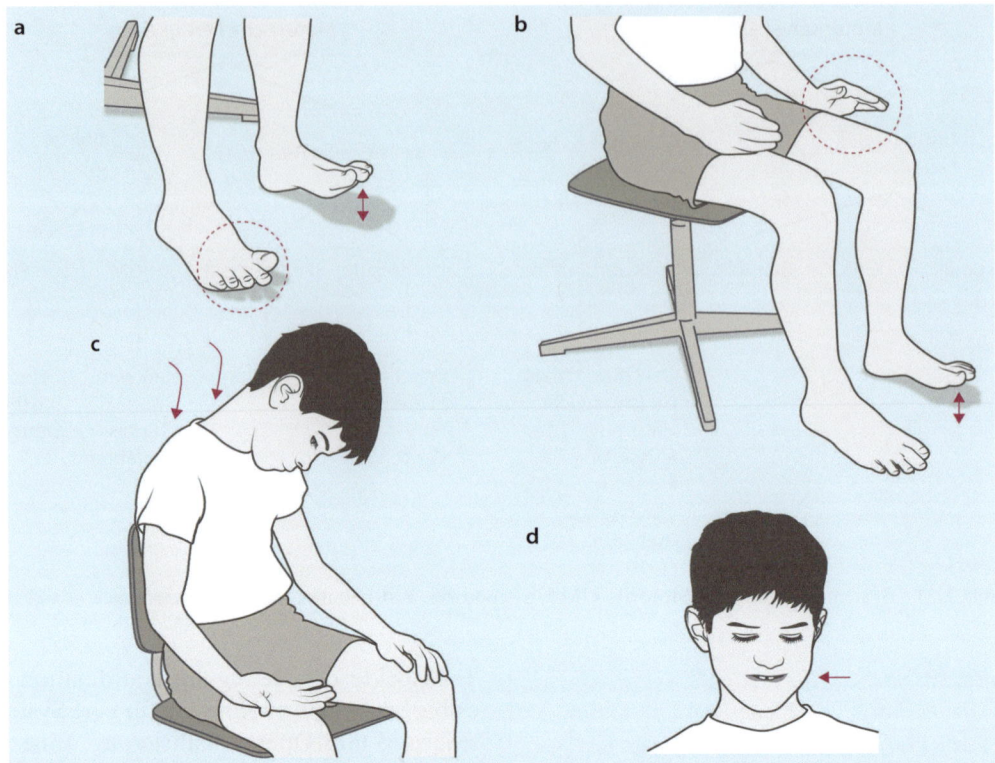

Abb. 2.22 Motorische Mitbewegungen. **a** Kontralaterale Mitbewegungen, **b** Ipsilaterale Mitbewegungen, **c** Mitbewegungen des Kopfes, **d** Mimische Mitbewegungen. Aus der Zürcher Neuromotorik (Kakebeeke et al. 2018)

Spiegelbewegungen. Die Intensität der Mitbewegungen nimmt im Verlauf der mittleren Kindheit immer mehr ab, was sich in einer immer schöneren Flüssigkeit und Eleganz der Bewegungen eines Schulkindes äußert. Die abnehmenden Mitbewegungen sind also ein Zeichen für die Verbesserung der motorischen Koordination im Kindesalter (▶ Kap. 5).

Motorische Fähigkeiten wie Ausdauer, Kraft und Koordination lassen sich vor dem Alter von drei Jahren noch nicht zuverlässig bestimmen. In den ersten Lebensjahren werden die Entwicklungsschritte in der Motorik daher meist als Meilensteine der Fertigkeiten erfasst.

- **Motorische Fertigkeiten**

Motorische Fertigkeiten umfassen die sichtbaren und zielgerichteten Handlungen während einer Bewegung (Roth und Roth 2009). Darunter fallen einerseits die einfachen **Basisfertigkeiten** wie beispielsweise das Laufen, Greifen, Springen oder Werfen, die alle Kinder erwerben. Andererseits lernen die Kinder im Verlauf ihrer Entwicklung auch **komplexe Fertigkeiten** wie Tennisspielen, Zeichnen, Basteln, Schreiben, Fahrradfahren, Skilaufen oder Schwimmen, die auf den Basisfertigkeiten aufbauen (Burton und Miller 1998). Diese komplexen Fertigkeiten kann das Kind nicht lernen, bevor es nicht gewisse Basisfertigkeiten erworben hat. Nicht alle Kinder lernen dieselben komplexen Fertigkeiten. Diese hängen wesentlich von den sozioökonomischen Bedingungen (McPhillips und Jordan-Black 2007) sowie den Anregungen der Kinder ab (Roth und Roth 2009).

Des Weiteren lassen sich Fertigkeiten in **Grobmotorik** (betrifft den ganzen Körper) und **Feinmotorik** (betrifft nur Teilbereiche des Körpers) unterteilen. Basisfertigkeiten in der Grobmotorik sind zum Beispiel das freie Sitzen oder das Gehen sowie beidbeiniges Hüpfen. Zur Feinmotorik gehört zum Beispiel das Greifen. Aber nicht nur die Bewegungen der Hand-Finger-Koordination, sondern auch die Fuß-, Zehen-, Gesichts-, Augen- und Mundmotorik werden zur Feinmotorik gezählt. Dieselbe Einteilung in Grob- und Feinmotorik gibt es auch bei den komplexen motorischen Fertigkeiten (◘ Abb. 2.21).

Motorische Fertigkeiten lassen sich bereits früh mit den motorischen Meilensteinen zuverlässig erfassen. Die Beurteilung der motorischen Meilensteine ist in der Praxis eine klassische Methode, um die motorische Entwicklung in der frühen Kindheit einzuschätzen (▶ Kap. 5). Meilensteine sind allerdings nur in diesem Alter sinnvoll, denn je stärker der Einfluss der Umwelt auf die motorische Entwicklung ist, desto größer ist die Variabilität des erstmaligen Auftretens eines Entwicklungsmerkmals und desto geringer ist die Zuverlässigkeit von Meilensteinen. Beim älteren Kind können die motorischen Fertigkeiten mit standardisierten Untersuchungsinstrumenten zuverlässig gemessen werden.

2.5.2 Grundlegendes zur motorischen Entwicklung

Es lassen sich drei Phasen in der motorischen Entwicklung des Kindes abgrenzen: die Phase der unwillkürlichen **Spontanmotorik mit Reflexreaktionen** vor und unmittelbar nach der Geburt (entwicklungsneurologische Phase, ▶ Kap. 3), die Entwicklung der **Basisfertigkeiten** vom Säuglingsalter bis zum Eintritt in die Schule (▶ Kap. 4), die alle Kinder zeigen, und schließlich die Phase der **komplexen Fertigkeiten** vom Schul- bis in das junge Erwachsenenalter (▶ Kap. 5), die mit dem Spiel- und Sportangebot zusammenhängt, das dem individuellen Kind und Jugendlichen zur Verfügung steht. Diese Phase beinhaltet auch die stetige Verbesserung von motorischen Fähigkeiten wie Ausdauer, Kraft und Schnelligkeit.

Ein besonderes Entwicklungsmerkmal des Kindes ist sein **Bewegungsdrang**. Körperliche Aktivität tritt im Kindesalter in drei

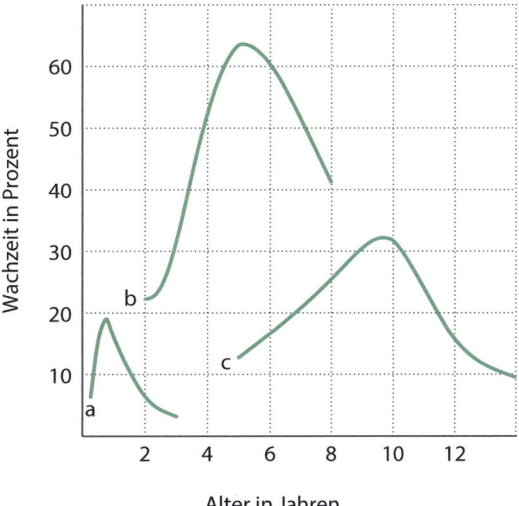

◘ **Abb. 2.23** Formen der Bewegungsaktivität. a Rhythmische Bewegungen, b Bewegungsspiel, c Raufen und Kämpfen

verschiedenen Formen auf, die in unterschiedlichen Altern ihren Höhepunkt haben (Pellegrini und Smith 1998). ◘ Abb. 2.23 stellt diese Formen der Aktivität in den verschiedenen Altern dar.

a. Die **rhythmischen Bewegungen** (sogenannte Stereotypien) in den ersten drei Lebensjahren wie das Kopf- oder Körperschaukeln beim Einschlafen, das unwillkürliche Winken (Flapping) bei Aufregung oder das Gratifikationsphänomen (▶ Kap. 3).
b. Das **Bewegungsspiel** in der frühen Kindheit wie beispielsweise das Balancieren auf einer Mauer, das Spielen auf dem Spielplatz oder mit Bällen und das Spiel im oder am Wasser (▶ Kap. 4).
c. Das **Raufen und Kämpfen** (rough and tumble), das sich besonders in der mittleren Kindheit zeigt (▶ Kap. 5).

Durch das Bewegungsspiel nimmt der Bewegungsdrang im Verlauf der frühen Kindheit immer mehr zu und erreicht im Alter von etwa fünf Jahren ein Maximum. Dann nimmt der Bewegungsdrang wieder ab. ◘ Abb. 2.24 zeigt die mittlere Tagesaktivität von Kindern – gemessen mittels eines Bewegungssensors in verschiedenen Lebensaltern über mindestens 14 Tage.

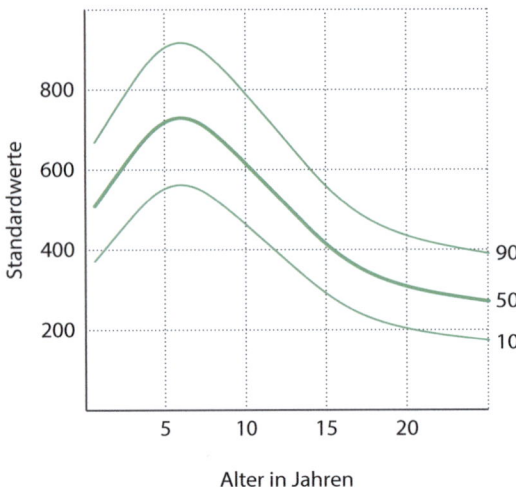

☐ **Abb. 2.24** Variabilität der Bewegungsaktivität. Mittlere Tagesaktivität über 14 Tage, gemessen mit Bewegungssensoren und dargestellt in Standardwerten. Unpublizierte Daten des Autors

Allerdings finden sich beträchtliche interindividuelle Unterschiede von Kind zu Kind: Während einige Kinder motorisch sehr aktiv sind und sich gerne häufig und viel bewegen, bevorzugen andere eher bewegungsarme Aktivitäten (Eaton et al. 2001). Die große Variabilität ist in ☐ Abb. 2.24 mit der 90. und der 10. Perzentile dargestellt. Solche Unterschiede werden oft mit dem Temperament des Kindes in Beziehung gesetzt (Schmutz et al. 2018). Tatsächlich können Temperamentseigenschaften der Kinder schon sehr früh in der Kindheit beobachtet werden und weisen eine hohe Stabilität über das Alter auf (Asendorpf und Neyer 2012) (▶ Kap. 3).

2.5.3 Geschlechtsunterschiede

Es gibt zahlreiche wissenschaftliche Befunde über Geschlechtsunterschiede in der kindlichen Motorik, aber auch zu anderen kindlichen Eigenschaften, weil praktisch jede Studie das Geschlecht als Kontrollvariable untersuchte. Um es vorwegzunehmen: Die Unterschiede zwischen Mädchen und Jungen sind in vielen Entwicklungsbereichen gemeinhin kleiner als angenommen. Dieser Umstand hat gewisse Forschende dazu bewogen, zu vertreten, dass es keinerlei Unterschiede zwischen den Geschlechtern gibt (zum Beispiel in der **Geschlechterähnlichkeitstheorie** (Hyde 2005)). Solche Extrempositionen sind allerdings ebenso kritisch zu hinterfragen wie die Meinung, dass Mädchen und Jungen grundsätzlich voneinander verschieden sind.

Bei der Beschreibung von Geschlechtsunterschieden muss zwischen geschlechtsspezifischen und geschlechtstypischen Entwicklungsmerkmalen unterschieden werden. Ein **geschlechtsspezifisches Merkmal** findet sich ausschließlich nur bei einem Geschlecht. Dies trifft auf gewisse biologische Merkmale zu – zum Beispiel auf die Menarche bei den Mädchen (▶ Abschn. 2.1.2, ▶ Kap. 6) –, kommt dagegen bei psychischen Eigenschaften kaum vor.

Unter **geschlechtstypischen Merkmalen** versteht man Eigenschaften, die bei dem einen Geschlecht stärker oder häufiger vorkommen als beim anderen. Geschlechtstypische Unterschiede zeigen sich am ehesten in der körperlichen und in der motorischen Entwicklung, weniger stark in anderen Entwicklungsbereichen wie der Kognition, der Sprache oder dem Sozialverhalten.

Allerdings müssen geschlechtstypische Unterschiede mit Vorsicht interpretiert werden. Sieht man sich die Verteilungskurven einer Eigenschaft bei beiden Geschlechtern an, so überlappen sich diese auch bei geschlechtstypischen Unterschieden meist beträchtlich. Das bedeutet, dass die interindividuelle Variabilität von vielen Merkmalen innerhalb der Mädchen oder Jungen immer noch viel größer ist als die geschlechtstypischen Unterschiede im Mittelwert.

Der Zusammenhang zwischen den Unterschieden im Mittelwert und der Verteilungskurve wird statistisch mit der sogenannten **Effektstärke** bestimmt, einem quantitativen Maß für die Unterschiede zwischen zwei Gruppen.

> **Effektstärke**
>
> Die Effektstärke ist ein Maß für die Stärke eines statistisch signifikanten Resultats einer Studie und damit Ausdruck für deren praktische Bedeutung. Es existieren verschiedene Maße für die Effektstärke. Diejenige nach Cohen bemisst den Unterschied zwischen zwei Gruppen bezogen auf die Standardabweichungen (Mittelwertdifferenz geteilt durch Standardabweichung (Cohen 1988)).
>
> Eine Effektstärke von < 0,20 zeigt eine Überlappung der beiden Merkmale von > 85 Prozent. Bei einer kleinen Effektstärke (≥ 0,2) überlappen sich die Verteilungen zu 67–85 Prozent; bei einer mittleren Effektstärke (≥ 0,5) zu 53–66 Prozent und bei einer großen Effektstärke (≥ 0,8) weniger als 53 Prozent.

■ Abb. 2.25 zeigt die Geschlechtsunterschiede beim Weitsprung aus dem Stand, die mit zunehmendem Alter immer größer werden (Kakebeeke et al. 2018). Im Alter von fünf Jahren findet sich eine kleine Effektstärke (0,3) und eine große Überlappung zwischen den Geschlechtern (in 89 Prozent). Bei Kindern im Alter von zwölf Jahren wird die Effektstärke größer und die Überlappung nimmt ab (Effektstärke 0,7; nur noch 71 Prozent Überlappung). Und schließlich zeigt sich im Alter von 17 Jahren nur noch eine Überlappung von 29 Prozent (bei einer Effektstärke von 2,1).

Je älter die Jugendlichen also werden, desto ausgeprägter werden im Weitsprung die Unterschiede zwischen Jungen und Mädchen. Jedoch wurden nicht nur für den Weitsprung, sondern auch für eine Reihe weiterer grobmotorischer Fertigkeiten Geschlechtsunterschiede gefunden: In einer großen Metaanalyse wurden dazu Daten von mehr als 30.000 Kindern und Jugendlichen in 64 Studien im Alter zwischen drei und 20 Jahren ausgewertet und dabei durchwegs Effektstärken für die grobmotorischen Geschlechtsunterschiede von über 0,5 festgestellt (Thomas und French 1985). Die Grobmotorik zeigt also geschlechtstypische Eigenschaften. Der wohl augenfälligste Unterschied im Bewegungsverhalten zwischen Jungen und Mädchen findet sich allerdings nicht in der Grobmotorik, sondern im Bewegungsdrang (Eaton und Enns 1986). In einer Metaanalyse konnte auf der Basis von mehr als hundert Studien gezeigt werden, dass Jungen durchwegs eine höhere motorische Aktivität aufweisen als Mädchen.

Hingegen finden sich bei den Meilensteinen der grobmotorischen Entwicklung keine Unterschiede zwischen den Geschlechtern; Mädchen und Jungen beginnen im selben Alter, sich erstmals im Liegen um die eigene Achse zu drehen, frei zu sitzen oder erste Schritte zu gehen (Largo et al. 1985).

Im Gegensatz zur Grobmotorik und zum Bewegungsdrang vollbringen die Mädchen in der frühen und mittleren Kindheit etwas bessere Leistungen in der Feinmotorik (Kakebeeke et al. 2018). Dies zeigt sich beispielsweise bei der Manipulation mit kleinen Gegenständen oder beim Zeichnen und Schreiben (Jenni et al. 2013). Der feinmotorische Geschlechtsunterschied zugunsten der Mädchen wird mit dem Alter immer geringer. Die Unterschiede zugunsten der Mädchen dürfen aber nicht als geschlechtstypisch bezeichnet werden, weil die Überlappung der Verteilung zwischen den beiden Geschlechtern sehr groß ist. So gibt es viele Jungen, die gute Leistungen in feinmotorischen Aufgaben zeigen, und auch zahlreiche Mädchen, die feinmotorisch zu den Schwächeren gehören.

Eine weitere Besonderheit zeigen die Mädchen auch bei den motorischen Mitbewegungen (▶ Abschn. 2.5.1): So haben sie deutlich weniger Mitbewegungen bei motorischen Aufgaben als Jungen. Ihre Bewegungen erscheinen daher fließender und harmonischer; es entsteht der Eindruck, dass sie im Vergleich zu Jungen besser koordiniert sind.

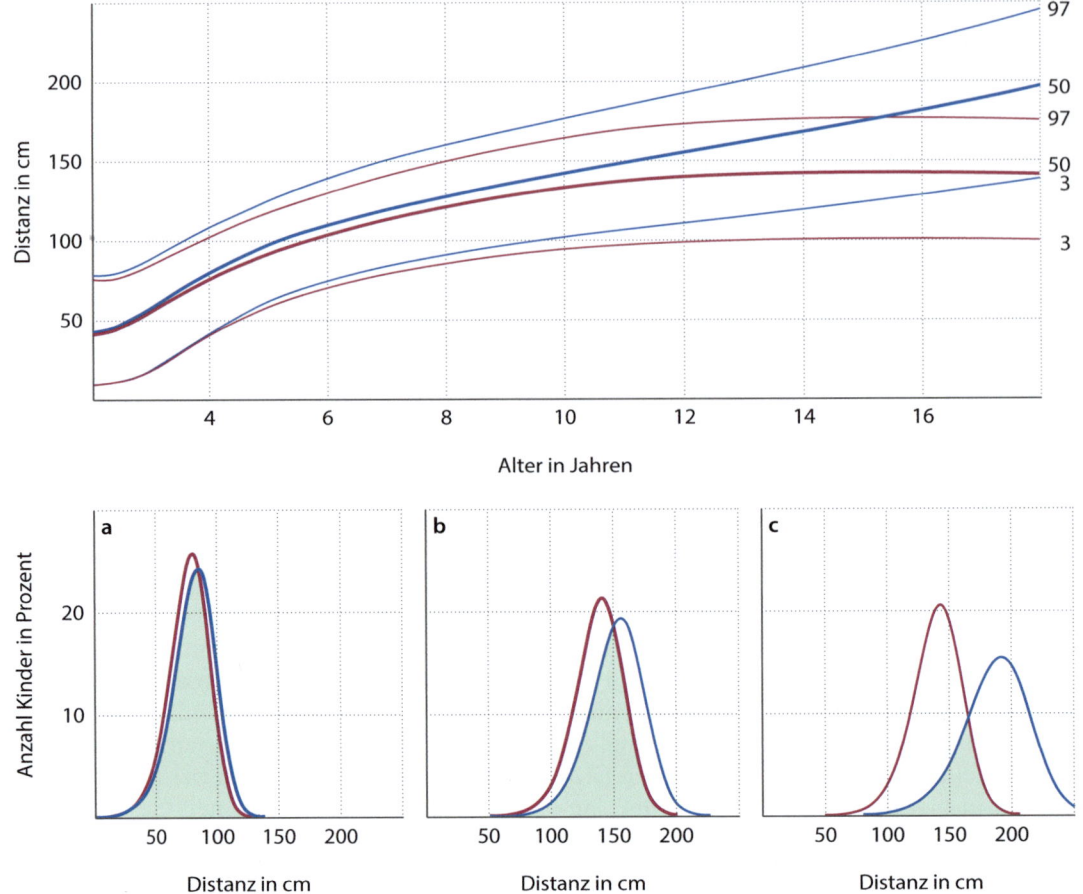

Abb. 2.25 Geschlechtsunterschied im Weitsprung. Jungen (blau) und Mädchen (rot). **a** Fünf Jahre (Effektstärke 0,3), **b** Zwölf Jahre (0,7), **c** 17 Jahre (2,1). Überlappung blau schraffiert. Daten aus Kakebeeke et al. 2018, Effektstärken nach Cohen 1988

Motorische Geschlechtsunterschiede in der Praxis

Auch wenn die Unterschiede zwischen Mädchen und Jungen in feinmotorischen Fertigkeiten eher klein sind, haben sie dennoch eine klinische Bedeutung. So finden sich deutlich mehr Jungen mit einer Entwicklungsstörung der Feinmotorik als Mädchen (Lingam et al. 2009). Ein vergleichbares Phänomen zeigt sich bei der kognitiven und sprachlichen Entwicklung, die bei deutlich mehr Jungen als bei Mädchen gestört ist (▶ Abschn. 2.6.3).

Es gibt drei Gründe für die Unterschiede zwischen den Geschlechtern in der motorischen Entwicklung.

(1) **Biologische Unterschiede:** Die Unterschiede im Wachstum zwischen den Geschlechtern (Körpergröße, Muskelmasse etc., ▶ Abschn. 2.1) führen besonders mit Eintritt in die Pubertät zu höheren motorischen Leistungen bei den männlichen Jugendlichen. Sie werden mit der Zeit also immer stärker und schneller.

(2) **Übungsunterschiede:** Verschiedene Studien haben gezeigt, dass eine vermehrte körperliche Aktivität zu besseren motorischen Fertigkeiten im Kindesalter führt

(Schmutz et al. 2018; Wrotniak et al. 2006). Die Jungen zeigen bessere grobmotorische Fertigkeiten, weil sie einen höheren Bewegungsdrang aufweisen und damit vermehrte Gelegenheiten zum Üben haben (Eaton und Enns 1986; Schmutz et al. 2018). Auch scheinen die besseren Leistungen der Mädchen in den feinmotorischen Fertigkeiten durch die vermehrte Förderung durch das Umfeld zu entstehen.

(3) **Geschlechterstereotyp:** Kinder entwickeln mit der Zeit ein Bild von sich selbst, von ihren Eigenschaften und Fähigkeiten (siehe zum Selbstkonzept, ▶ Abschn. 2.8.1). Dabei lernen sie ihre Stärken und Schwächen kennen und übernehmen die von der Umgebung vorgegebenen geschlechtsstereotypen Erwartungen (Kohlberg 1966). Von den Mädchen wird eine Geschlechterrolle erwartet, die mit einem zurückhaltenden und anmutigen Bewegungsverhalten assoziiert ist, während die Jungen eher mit einem kampfbetonten, aggressiven motorischen Verhalten auftreten sollen. In zahlreichen Studien konnte man zeigen, dass das geschlechtsstereotype Selbstkonzept dazu führt, dass sich Jungen in sportlichen Aufgaben generell stärker und besser fühlen als Mädchen und daher entsprechende Anstrengungen im Sport verstärkt werden, was wiederum zu besseren Leistungen führt (Eccles et al. 1993; Jacobs et al. 2002). Bei den Mädchen zeigen sich umgekehrte Effekte: Sie vermindern oder verzichten auf sportliche Aktivitäten, ihre Leistungen werden daher nicht besser. Im Gegensatz dazu vergrößern die Mädchen ihre Anstrengungen in der Feinmotorik und entsprechen damit den gesellschaftlichen Rollenerwartungen.

> **Geschlechterstereotyp**
>
> Geschlechtsunterschiede sind auch durch das kulturspezifische Geschlechterkonzept geprägt. Im Englischen unterscheidet man deshalb zwischen den Begriffen „sex" (biologisches Geschlecht, genetisch und hormonell bedingt) und „gender" (Geschlechterstereotyp, Geschlechterrolle). Die Gesellschaft verfügt über ein kulturspezifisches Meinungssystem, das gewisse Merkmale als „männlich" und andere als „weiblich" interpretiert (Geschlechterstereotyp) und den Geschlechtern spezifische Rollen zuschreibt. Kinder entwickeln auf diese Weise schon früh ein Geschlechterverständnis für sich selbst (Geschlechtsidentität) und für andere (siehe Kapitel ▶ Abschn. 2.8.3).

2.5.4 Säkularer Trend

Bei der körperlichen und intellektuellen Entwicklung gibt es einen säkularen Trend, der sich in den letzten Jahren deutlich abgeschwächt hat (siehe ▶ Abschn. 2.1.3 und 2.6.4). Ist ein solcher Generationentrend auch bei der Motorik zu beobachten?

Angesichts des großen gesellschaftlichen Wandels der letzten Jahrzehnte ist eine Veränderung der motorischen Leistungsfähigkeit und der Bewegungsaktivität über die Generationen nicht unwahrscheinlich (Bös und Ulmer 2003). So hat sich beispielsweise der Wohnraum derart verdichtet und der motorisierte Verkehr so stark zugenommen, dass die Aktivitäten der Kinder zunehmend aus dem öffentlichen Raum in den privaten Bereich verdrängt wurden. Außerdem zeigen sich durch die Entwicklung von neuen digitalen Technologien umfangreiche gesellschaftliche Umwälzungen, die auch Auswirkungen auf die motorische Entwicklung der Kinder haben können. Es finden sich aber auch positive Entwicklungen – wie beispielsweise die Entstehung von neuen Sportarten, die Zunahme von Vereinen, die Institutionalisierung von regelmäßigem Sportunterricht, der Bau von Sportanlagen und die Sensibilisierung für die immense Bedeutung von Bewegung für die Gesundheit. Aus all diesen Gründen scheint es naheliegend zu sein, dass sich auch in der motorischen Entwicklung von Kindern ein säkularer Trend zeigt. Es ist beispielsweise denkbar, dass sich die feinmotorischen Fertigkeiten der Kinder durch die Nutzung des Computers über die Zeit verbessert haben. Im Gegensatz dazu könnten sich die grobmotorischen Fertigkeiten wegen der zunehmend sitzenden Tätigkeiten verschlechtert haben. Letzteres wird auch für die deutliche Zunahme der Adipositas verantwortlich gemacht (Hills et al. 2011).

Um es vorwegzunehmen: Die wissenschaftliche Datenlage hinsichtlich eines säkularen Trends der motorischen Leistungsfähigkeit und der kindlichen Bewegungsaktivität ist zurzeit ungenügend. Deshalb sind allgemein gültige Aussagen nicht zulässig (Knuth und Hallel 2009). Die verfügbaren Studien beruhen fast ausschließlich auf subjektiven Daten, die mittels Fragebogen oder Interviews erhoben wurden. Sie untersuchten nur kurze Zeiträume über wenige Jahre und fokussierten auf die körperliche Aktivität – und nicht auf motorische Fertigkeiten. Außerdem zeigen die wenigen zuverlässigen Untersuchungen widersprüchliche Befunde (Matton et al. 2007; Westerstahl et al. 2003). So fand beispielsweise eine schwedische Studie über einen Zeitraum von 20 Jahren zwischen 1974 und 1995 keine relevanten Veränderungen in der körperlichen Fitness von 16-jährigen Jugendlichen (Westerstahl et al. 2003), während eine belgische Studie bei Jugendlichen zwischen 1969 und 2005 eine zunehmend schwächere Leistungsfähigkeit zeigte (Matton et al. 2007).

Es gibt bis heute also keine genügenden Hinweise für einen generellen säkularen Trend bezüglich der motorischen Entwicklung oder der körperlichen Aktivität von Kindern – weder in eine positive noch in eine negative Richtung – und dies trotz der vielen Hypothesen, die sich auf die grundlegenden gesellschaftlichen Veränderungen der letzten Jahrzehnte berufen. Eine Aussage lässt sich aber ohne Zweifel machen: Das Bewegungsverhalten von Kindern und Jugendlichen beeinflusst deren Gesundheit und Wohlbefinden ganz wesentlich. Dabei findet sich eine Dosis-Wirkungs-Kurve: Je mehr sich die Kinder bewegen, desto besser ist ihre Gesundheit (Janssen und LeBlanc 2010).

2.5.5 Die motorische Entwicklung als dynamisches System

Untersuchungen zu den genauen Zusammenhängen zwischen der Motorik und anderen Entwicklungsbereichen sind außerordentlich zahlreich, denn solches Wissen hat praktische Konsequenzen: Wenn die Motorik andere Entwicklungsbereiche wie die kognitive Entwicklung oder die Sprache beeinflusst, können diese Domänen dann mit einer Bewegungsförderung unterstützt werden? Zeigen Kinder mit einem motorischen Entwicklungsrückstand auch Verzögerungen in der kognitiven und der sprachlichen Entwicklung – und umgekehrt? Ist die kindliche Motorik nicht in ein dynamisches System eingebettet und sollte sie daher nicht als einzelner Teilbereich betrachtet werden?

Eine enge Beziehung zwischen der **Motorik und der Kognition** wurde bereits von Jean Piaget (1896–1980) postuliert. Er ging davon aus, dass sensomotorische Erfahrungen eine notwendige Voraussetzung für die kognitive Entwicklung sind, treffend zusammengefasst mit dem Leitgedanken „Vom Greifen zum Begreifen" (Piaget 1936). Er nahm an, dass das Kind konkret erlebte sensomotorische Handlungen mit der Zeit verinnerlicht. Demnach verstand Piaget das Denken als eine Form der verinnerlichten Bewegung (Piaget 1936).

Mit neurowissenschaftlichen Studien wurde Piagets Postulat bestätigt (Diamond 2000). In unzähligen Studien wurde beschrieben, dass bei motorischen und kognitiven Aufgaben gleichzeitig der präfrontale Kortex sowie das Kleinhirn aktiviert werden und beide Hirnregionen eine Bedeutung für beide Entwicklungsbereiche haben (Koziol et al. 2014). Zahlreiche Studien haben in der Zwischenzeit die Wechselwirkungen zwischen der motorischen und der kognitiven Entwicklung bei gesunden Kindern untersucht (eine Übersicht findet sich in (van der Fels et al. 2015)). Die Daten aus den Zürcher Longitudinal- und Risikostudien (Jenni et al. 2013; Seitz et al. 2006) sowie aus der Swiss Preschooler's Health Study (Zysset et al.

2019) geben dazu ein einheitliches Bild, das auch von anderen Studien bestätigt wurde (Davis et al. 2011; Roebers und Kauer 2009; Wassenberg et al. 2005).

Dabei findet sich im Sinne Piagets eine Beziehung zwischen den motorischen und den kognitiven Leistungen im Säuglingsalter sowie in der frühen Kindheit. Dieser Umstand äußert sich in der Praxis auch darin, dass die kognitive Entwicklung von jungen Kindern überwiegend über motorische Aufgaben untersucht wird (zum Beispiel mit den Bayley-Entwicklungsskalen). Später im Schulalter werden die Zusammenhänge schwächer und zeigen sich nur noch in geringem Ausmaß zwischen den motorischen Aufgaben und der visuellen Wahrnehmung sowie den exekutiven Funktionen (Jenni et al. 2013; Wassenberg et al. 2005).

Im Gegensatz zu gesunden Kindern persistieren allerdings die Zusammenhänge zwischen Motorik und Kognition bei Kindern mit Entwicklungs- und Verhaltensstörungen über die Zeit hinweg. So zeigen Kinder mit kognitiven Störungen in der Regel bleibende motorische Einschränkungen (Vuijk et al. 2010). Außerdem leiden diejenigen mit Entwicklungsrisiken (zum Beispiel einer Frühgeburtlichkeit (Seitz et al. 2006)) oder mit Verhaltensstörungen (ADHS (Pitcher et al. 2003)) meist unter anhaltenden Beeinträchtigungen der motorischen und kognitiven Entwicklung (▶ Kap. 7).

In den letzten Jahren wurden nicht nur Zusammenhänge zwischen motorischen Fertigkeiten sowie Fähigkeiten und der Kognition untersucht, sondern auch zwischen dem Ausmaß der **Bewegungsaktivität und der kognitiven Leistungsfähigkeit** (Alvarez-Bueno et al. 2017; de Greeff et al. 2018; Verburgh et al. 2014). Tatsächlich scheint regelmäßige Bewegung im Kindesalter besonders die höheren kognitiven Funktionen zu verbessern und damit auch die Schulleistungen zu steigern. Außerdem wird durch regelmäßige Pausen mit Bewegungsaktivität die Aufmerksamkeitsspanne von Kindern erhöht (de Greeff et al. 2018). Erklärt werden diese Effekte mit den positiven Auswirkungen der körperlichen Bewegung auf den Blutfluss im Gehirn und damit auf die Sauerstoffzufuhr. Auch zeigen sich bei Bewegungsaktivität erhöhte Spiegel von Neurotransmittern und Wachstumsfaktoren. Außerdem wurden strukturelle Veränderungen des Gehirns wie die Entstehung von neuen Blutgefäßen und die Bildung neuer Synapsen und Dendriten als Folge der motorischen Aktivität beschrieben (Alvarez-Bueno et al. 2017; de Greeff et al. 2018; Verburgh et al. 2014).

Ein Zusammenhang zeigt sich auch zwischen der **Motorik und der Sprache** (Iverson 2010). Die frühen motorischen Entwicklungsschritte wie Sitzen, Greifen und Gehen verändern die Beziehung des Säuglings zu seiner Umgebung grundlegend, was Auswirkungen auf die Entwicklung der kindlichen Kommunikation hat. Tatsächlich konnten längsschnittliche Studien einen Zusammenhang zwischen motorischen und sprachlichen Meilensteinen in der frühen Kindheit zeigen (Eilers et al. 1993; Walle und Campos 2014). So beginnt das Kind nicht selten mit dem Sprechen der ersten Wörter, wenn es die ersten freien Schritte macht. Eine ähnlich enge Beziehung zwischen Motorik und Sprache ist später im Schulalter bei gesunden Kindern nicht mehr nachweisbar, tritt aber bei Kindern mit Störungen im Spracherwerb nach wie vor auf (Carte et al. 1996).

Die engen Beziehungen zwischen verschiedenen Entwicklungsbereichen im frühen Kindesalter können mit der **dynamischen Systemtheorie** erklärt werden (Thelen und Smith 1994). Diese Theorie besagt, dass die Entwicklung durch ein dynamisches Zusammenwirken der Motorik, der Wahrnehmung, der Kognition und der Sprache entsteht. Das Kind entwickelt sich dabei als ein System in Wechselwirkung mit der Umwelt. Einzelne Entwicklungsbereiche werden in dieser Theorie als wenig bedeutsam betrachtet (Thelen und Smith 1994). Die dynamische Systemtheorie wurde von Esther Thelen (1941–2004) aufgrund ihrer Studien zur frühen motorischen Entwicklung formuliert; sie fand heraus, dass die Entwicklung des Greifens oder Gehens direkt abhängig von den Veränderungen in der kindlichen Wahrnehmung, der Ausbildung der Muskulatur und der Zunahme des Körpergewichtes ist und nicht durch das genetische Programm eines einzelnen Entwicklungsbereiches gesteuert wird (Thelen 1995).

> **Die dynamische Systemtheorie**
>
> In der dynamischen Systemtheorie wird das Kind als etwas Ganzes betrachtet, dessen Eigenschaften und Verhalten sich in einer komplexen und kontinuierlichen Wechselwirkung zwischen verschiedenen Entwicklungsbereichen ausbilden (Thelen und Smith 1994).

2.5.6 Die motorische Kontrolle im Gehirn

Verschiedene Regionen des Gehirns sind in der Planung, Kontrolle und Durchführung von Bewegungen involviert (Bear et al. 2018). Vereinfachend dargestellt sind der **Kortex** und die **Basalganglien** für die Planung einer Bewegung und das **Kleinhirn** für die Kontrolle der Bewegung verantwortlich. Weiter unterhalb liegende Gebiete wie der Hirnstamm und das Rückenmark sind schließlich für die Durchführung der Bewegung zuständig. Die Bewegungskontrolle ist also streng hierarchisch organisiert.

Der motorische Kortex ist ein Bereich der frontalen Hirnregion, der vor der **Zentralfurche** liegt (◘ Abb. 2.6). An der Bewegungsplanung sind noch zusätzlich Areale im präfrontalen und parietalen Kortex sowie in der sensorischen Hirnrinde beteiligt, die hinter der Zentralfurche liegt. Zu den weiteren Planungszentren für Bewegungen gehören auch die Basalganglien, die als Funktionsschlaufe die Bewegungen regulieren – also verstärken oder abschwächen. Die Bewegungsinformationen werden vom motorischen Kortex über die langen Axone in den motorischen Bahnen (der **Pyramidenbahn**) des Rückenmarks weiter in die periphere Muskulatur geleitet. Das Kleinhirn ist weniger an der Planung und Ausführung beteiligt, sondern vielmehr für die Kontrolle und Modulation von Bewegungsabläufen zuständig. Die Verbindungen des Kleinhirns mit anderen Regionen des Gehirns sind sehr zahlreich, was dessen Bedeutung auch für andere Entwicklungsbereiche wie die Kognition, die Sprache und das sozioemotionale Verhalten erklärt (Diamond 2000) und zum Konzept der dynamischen Systemtheorie passt (▶ Abschn. 2.5.5).

Die Repräsentation der einzelnen Körperteile im motorischen und sensorischen Kortex entspricht nicht der tatsächlichen Größe der einzelnen Teile des Körpers, sondern seiner funktionellen Zuordnung. Dabei besetzen besonders sensible und motorisch differenzierte Körperteile (zum Beispiel die Hand und das Gesicht) besonders große Areale im Kortex. Andere Körperteile, die weniger abgestimmte Bewegungen steuern oder weniger sensibel und schmerzempfindlich sind, werden durch kleinere Areale im Kortex repräsentiert.

Die Basalganglien sind in der frühen Entwicklung besonders sensibel und können beispielsweise durch eine Sauerstoffmangelversorgung vor oder unter der Geburt geschädigt werden; dies kann zu motorischen und kognitiven Beeinträchtigungen der Kinder führen (Miller et al. 2005).

> **Neurologische Bewegungsstörungen in der Übersicht**
>
> Eine Störung der Basalganglien kann zu einer fehlerhaften Bewegungsplanung mit Bewegungshemmung (Morbus Parkinson) oder Bewegungssteigerung (Chorea Huntington) führen. Störungen der Kleinhirnfunktion zeigen sich in einer abnormen Bewegungskoordination und ungezielten Bewegungen (Ataxie). Eine teilweise Schädigung des motorischen Kortex oder der motorischen Bahnen (zum Beispiel der Pyramidenbahn) im Rückenmark kann eine motorische Schwäche (Parese oder Zerebralparese) verursachen. Eine vollständige Unterbrechung der motorischen Bahnen bedingt einen Bewegungsverlust (Paralyse) und kann

2.5 · Immer in Bewegung: motorische Fähigkeiten und Fertigkeiten

> je nach Höhe der Durchtrennung zu verminderten oder gesteigerten muskulären Eigenreflexen (Hyper- oder Hyporeflexie) sowie zu einer veränderten Muskelspannung (Hyper- oder Hypotonus) führen. Bei einer halbseitigen Lähmung spricht man von einer Hemiplegie; sind beide unteren Extremitäten betroffen, von Paraplegie. Wenn alle vier Extremitäten gelähmt sind, handelt es sich um eine Tetraplegie. Eine abnorme Muskelspannung kann auch bei anderen Störungen des Gehirns auftreten (zentrale Hypo- oder Hypertonie). Ein klassisches Zeichen für eine Störung oder Schädigung der motorischen Bahnen ist der Babinski-Reflex. Dieser tritt während des ersten Lebensjahres physiologisch auf (▶ Kap. 3).

Die motorische Entwicklung wurde früher als starre Abfolge eines genetisch determinierten Reifungsprozesses betrachtet, bei dem die Erfahrungen des Kindes nur eine untergeordnete Rolle spielen (Gesell und Amatruda 1941). Das Wissen über die Hirnentwicklung hat allerdings zu neuen Erklärungsansätzen geführt. So formulierte Gerald Edelmann (1929–2014) die Hirnentwicklung mit der Theorie der Selektion von neuronalen Gruppen (Edelman 1989). Diese Theorie beschreibt, wie große Netzwerke von Nervenzellen in Abhängigkeit von kindlichen Erfahrungen entstehen. Die Selektion der Nervenzellen geschieht dabei auf einer „Versuch und Irrtum"-Strategie. Auf diese Weise verschwindet die ungerichtete Spontanmotorik der ersten Lebensmonate zunehmend und es zeigen sich willkürliche Bewegungen (Hadders-Algra 2000). Der neuronale Selektionsprozess führt in der Folge zu einer gezielt gesteuerten Motorik mit einem variablen Bewegungsrepertoire.

Die „Versuch und Irrtum"-Strategie wird als grundlegender Mechanismus der Entwicklung der motorischen Basisfertigkeiten wie Gehen oder Greifen betrachtet. Voraussetzungen für diesen Prozess sind normale Umweltbedingungen und ausreichende Gelegenheiten zur Bewegung. Werden diese eingeschränkt, dann können sich Verzögerungen in der frühen motorischen Entwicklung zeigen. Gemäß der Theorie der Selektion von neuronalen Gruppen sollten Bezugspersonen sicherstellen, dass ausreichende Bewegungsräume für die kindliche „Versuch und Irrtum"-Strategie zur Verfügung stehen (zum Beispiel sichere Räume zum Krabbeln und Kriechen) und das Kind genügend Lerngelegenheiten für unterschiedliche Bewegungsaufgaben in verschiedenen Umgebungen hat (zum Beispiel im Schnee oder Wasser).

Die Bedeutung des Umfeldes ist auch später bei der Entstehung von komplexen motorischen Fertigkeiten wichtig. So beeinflusst das Spiel- und Sportangebot sowie der sozioökonomische Hintergrund der Familie in einem hohen Maße die Entwicklung von komplexen Fertigkeiten in der Phase der motorischen Lernbereitschaft von Kindern im Schulalter (Hardy et al. 2012).

2.5.7 Erfassung der Motorik

Die Motorik wird in den ersten drei Lebensjahren oft mit den motorischen **Meilensteinen** beschrieben. Erst im Verlauf der frühen Kindheit kann die Motorik mit standardisierten Testinstrumenten objektiv quantifiziert werden. Es gibt dazu zahlreiche **Testverfahren**, die einerseits in den Sportwissenschaften, aber auch zur Diagnostik von Entwicklungsstörungen der Motorik eingesetzt werden. Im Folgenden wird das Testverfahren der Zürcher Neuromotorik genauer beschrieben, weil in diesem Buch viele Befunde aus Studien mit dieser Untersuchungsmethode präsentiert werden (◘ Tab. 2.2).

Die Zürcher Neuromotorik (ZNM-2) ist ein Untersuchungsinstrument, das eine standardisierte Beurteilung einerseits von motorischen Fähigkeiten und andererseits von Fertigkeiten erlaubt (Kakebeeke et al. 2018). Dabei werden die motorische Leistung wie auch die Bewegungsqualität (durch die Einschätzung von kontralateralen Mitbewegungen) erfasst. Besonders die Beurteilung von Mitbewegungen als Maß der Bewegungsqualität ist ein Merkmal der Zürcher Neuromotorik.

Die Zürcher Neuromotorik zeigt eine hohe Objektivität und Standardisierung (Kakebeeke

Tab. 2.2 Aufbau und Aufgaben der Zürcher Neuromotorik-2 (nach Kakebeeke et al. 2018)

Dimension	Aufgabenbereich	Aufgaben
Fähigkeiten	Rein motorische Aufgaben	Repetitive Bewegungen (Fuß, Hand und Finger)
		Alternierende Bewegungen (Fuß und Hand)
		Sequenzielle Bewegungen (Finger)
	Gleichgewicht	Statische Balance
Fertigkeiten	Feinmotorik	Steckbrett
		Schraubenbrett
		Perlenauffädeln
	Grobmotorik	Sprünge seitwärts
		Aufstehen und Absitzen (Chair Rise)
		Standweitsprung

et al. 2018). Sie beschreibt Normwerte über die Altersspanne von drei bis 18 Jahren und liefert für jeden Untertest (der jeweils dominanten und nicht dominanten Seite) sowie für die Komponenten die genauen Z-Werte und eine Grafik mit den dazugehörigen Perzentilenwerten, so dass ein neuromotorisches Profil dargestellt werden kann. Auch zwei Gesamtkomponenten der Motorik (mit und ohne Mitbewegungen) werden berechnet.

2.6 Kognition, Intelligenz und die Kontrollprozesse des Denkens

Die Kognition ist neben der Motorik, der Sprache und dem sozioemotionalen Verhalten ein zentraler Entwicklungsbereich des Kindes. Der Ausdruck „Kognitive Entwicklung" wird oft auch mit geistiger, mentaler oder intellektueller Entwicklung gleichgesetzt und scheint klar umschrieben zu sein. Die Systematisierung der Kognition ist allerdings eine Herausforderung, weil in der Fachliteratur sehr unterschiedliche Definitionen für diese Entwicklungsdomäne verwendet werden. Außerdem muss die Kognition von der Intelligenz abgegrenzt werden – einem Konstrukt, dem jede Fachperson eine andere Bedeutung zuordnet (Rost 2013). Und schließlich gibt es weitere Prozesse, die das Denken des Kindes steuern – wie beispielsweise die exekutiven Funktionen.

Auch wenn im Folgenden diese Begriffe klar definiert werden, sind in der Literatur die Abgrenzungen nicht immer eindeutig. So gibt es gewisse Überschneidungen zwischen der Kognition und der Intelligenz und ihren Kontrollprozessen; zudem existieren unterschiedliche Modelle zum Denken des Kindes.

Der Begriff **„Kognition"** wird aus dem Lateinischen abgeleitet und bedeutet „Kenntnis" oder „Wissen". Die Kognition umfasst all diejenigen geistigen Prozesse, die eine Voraussetzung für intelligentes Verhalten sind; dazu gehören Wahrnehmungs-, Denk- und Gedächtnisprozesse. Kognitive Prozesse beinhalten das Aufnehmen, Verarbeiten und Speichern von Informationen aus der Umwelt. Die Kognition wird also in **bereichsspezifische Fähigkeiten** unterteilt. Darunter versteht man zum Beispiel das räumliche, kategoriale oder kausale Denken wie auch die Gedächtnisfunktionen.

Der Begriff **„Intelligenz"** stammt aus dem Lateinischen und bedeutet „Einsicht" oder „Verstand". Intelligenz beschreibt die generelle geistige Leistungsfähigkeit eines Menschen –

also seine grundlegende Fähigkeit, Probleme zu lösen, zu denken und zu lernen. Die Intelligenz kann mit dem IQ zuverlässig bestimmt werden, ist hinsichtlich der biologischen und umweltbedingten Einflussfaktoren im Detail beschrieben und erlaubt eine Voraussage, wie erfolgreich ein Mensch in Schule und Beruf ist (Rost 2013). Sie ist demnach eine **bereichsübergreifende Domäne**.

Die Entwicklung von kognitiven Fähigkeiten geht mit qualitativen Veränderungen des Denkens von Kindern und Jugendlichen einher, die unter anderem von Jean Piaget in seinem Entwicklungsstufenmodell beschrieben wurden (▶ Abschn. 2.6.2). Die Kognition umfasst also die eigentlichen **Denkprozesse**, die sich im Verlauf der Kindheit verändern. Im Gegensatz dazu steht bei der Intelligenz vielmehr das quantitative **Denkprodukt** im Vordergrund, das mit der Zahl von korrekten Lösungen in den Aufgaben eines Intelligenztestes statistisch ermittelt wird. Die Intelligenz ist – im Vergleich zur Kognition – im Verlauf der Entwicklung relativ stabil.

Intelligenz und Kognition werden von übergeordneten **Kontroll- und Regulationsprozessen** gesteuert, die ein schnelles, zielorientiertes und situationsangepasstes Denken und Handeln im Alltag erlauben. Diese Kontrollprozesse werden **„exekutive Funktionen"** genannt und umfassen unter anderem das Arbeitsgedächtnis und die Aufmerksamkeitssteuerung. Außerdem werden die Leistungen eines Menschen vom bewussten Wissen und Denken über die eigenen kognitiven Fähigkeiten beeinflusst, was als **Metakognition** bezeichnet wird.

2.6.1 Systematisierung des kindlichen Denkens

Kognition ist ein Sammelbegriff für diejenigen geistigen Prozesse, die die **Verarbeitung** (Denken, Entscheiden, Handeln) und **Speicherung** (Gedächtnis) von Informationen aus der Umwelt beschreiben. Kognitive Prozesse sind domänenspezifische Denkleistungen und eine Grundlage für die allgemeine, domänenübergreifende Intelligenz; sie sind also die Basis für das intelligente Handeln von Menschen. Kognitive Aufgaben werden daher in den entsprechenden Intelligenztests häufig als Untersuchungsaufgaben verwendet.

Kognitive Fähigkeiten werden in der Praxis meist in bestimmte Kategorien eingeteilt, die im Folgenden genauer umschrieben werden. Eine detaillierte Darstellung der Entwicklung der einzelnen Bereiche der Kognition folgt in den Kapiteln zu den einzelnen Altersabschnitten.

- Gegenständliches Denken
- Räumliches Denken
- Kategoriales Denken
- Numerisches Denken
- Kausales und schlussfolgerndes Denken
- Gedächtnis

■ **Gegenständliches Denken**

Diese Kategorie umfasst die Vorstellungen des Kindes über die gegenständliche Welt. Das Kind eignet sich bereits in den ersten Lebensmonaten mit dem **Erkundungsverhalten** differenzierte Kenntnisse über die Eigenschaften von Objekten an (Bonhoeffer und Jenni 2018). Zuerst erkundet es vor allem mit dem Mund, was als orales Erkunden bezeichnet wird. Im Verlauf kommt manuelles Erkunden hinzu und schließlich wird alles genau betrachtet (visuelles Erkunden). Auch erkennt der Säugling, dass Objekte herunterfallen, wenn sie losgelassen werden. Kinder lernen auf diese Weise die grundlegenden physikalischen Gesetzmäßigkeiten von Gegenständen kennen. Auch können sie schon früh zwischen unbelebten Dingen und Lebewesen unterscheiden (Rakison und Poulin-Dubois 2001). Der Säugling erwirbt sich eine Art physikalisches und biologisches **Kernwissen** über die Welt ((Spelke und Kinzler 2007) ▶ Kap. 3). Dieses Verständnis entwickelt sich im Verlauf der Kindheit immer differenzierter und wird durch den Schulunterricht zusätzlich systematisiert.

■ **Räumliches Denken**

Diese Form des Denkens umfasst die räumliche Wahrnehmung (Linn und Petersen 1985). Darunter fallen die Orientierung im

Raum, das Erkennen von Distanzen zwischen Objekten sowie die Unterscheidung zwischen vertikal und horizontal. Auch die räumlichen Beziehungen zwischen Objekten zueinander und die Vorstellungen über die drei Dimensionen von Objekten gehören zur Kategorie des räumlichen Denkens. Die Entwicklung des räumlichen Denkens nimmt ihren Anfang bereits im Säuglings- und Kleinkindalter, wenn das Kind seine Umgebung betrachtet, sich im Raum bewegt und mit Gegenständen beschäftigt (Bonhoeffer und Jenni 2018). Im zweiten und dritten Lebensjahr beginnt es, horizontal und vertikal zu bauen. Im Alter von drei bis vier Jahren setzt das Kind seine räumlichen Vorstellungen im Spiel immer differenzierter um. Im Schulalter verfügt es über ein gut entwickeltes Orientierungsvermögen. Und schließlich lernt der Jugendliche in der Adoleszenz, Landkarten zu lesen, und entwickelt ein Verständnis für die komplexe Geometrie.

- **Kategoriales Denken**

Unter kategorialem Denken versteht man die Fähigkeit, Gegenstände, Lebewesen oder Prozesse anhand ihrer gemeinsamen Merkmale und Eigenschaften zu sortieren und bestimmten Kategorien zuzuordnen (Rosch et al. 1976). Kriterien für die Kategorisierung sind zum Beispiel die Farbe, Form, Größe oder Funktion eines Gegenstandes. Ein Objekt (Löffel) wird dabei einer bestimmten Kategorie (Besteck) zugeordnet. Auch gibt es verschiedene Hierarchiestufen von Kategorien (Rosch et al. 1976). Eine typische Einteilung von Über- zu Unterkategorien zeigt sich zum Beispiel in der folgenden Reihenfolge: lebendes Objekt, Tier, Raubtier, Löwe.

Durch Kategorien können neue Situationen mit schon bekannten Erfahrungen verknüpft werden. Bereits Säuglinge sind zu einer rudimentären Kategorisierung in der Lage. Im Verlauf der Entwicklung zeigen die Kinder immer differenziertere Kategorien, und es rücken neben äußerlichen Ähnlichkeiten von Objekten auch funktionelle und inhaltliche Eigenschaften in den Vordergrund. Das kategoriale Denken ist eng mit der Entwicklung der Sprache verknüpft (Courage und Howe 2002) (▶ Abschn. 2.7.4).

- **Numerisches und zeitliches Denken**

Diese kognitive Domäne umfasst die Vorstellung über die **Mengen** sowie die Fähigkeit, Zahlen zu erkennen, zu benennen und zählen zu können (Feigenson et al. 2004). Die Mengenauffassung steht in einem engen Zusammenhang mit dem Zahlbegriff. **Zahlen** bilden fassbare Mengen – zum Beispiel von Gegenständen – ab. Die grundlegende Vorstellung über Mengen ist schon früh angelegt und gehört zum Kernwissen von Säuglingen und Kindern (Wynn 1992; Feigenson et al. 2004). Im Verlauf der Entwicklung lernt das Kind den Zahlbegriff, das arabische Zahlsystem und die dazugehörigen **Rechenoperationen**, die die Zahlen anhand bestimmter Regeln miteinander verknüpfen. Letzteres wird im Mathematikunterricht gelehrt und muss durch Übung gelernt werden. Die komplexe Arithmetik ist eine wichtige Kultureigenschaft des Menschen, die wesentlich zum technischen Fortschritt beigetragen hat. Die numerischen Fähigkeiten sind eng verknüpft mit räumlichem, kausalem und schlussfolgerndem Denken (Hubbard et al. 2005). Walsh schlug in seiner Theory of Magnitude vor, dass ein gemeinsames neurokognitives System im Gehirn für die Verarbeitung von Zahlen, Raum und Zeit verantwortlich ist (Walsh 2003).

Tatsächlich beruhen die Konzepte der Zahlen (wie viel) und der Zeit (wie lange) auf denselben kognitiven Mechanismen (Meck und Church 1983). Auch das Zeitverständnis entwickelt sich entsprechend wie das numerische Denken von Geburt bis in das Erwachsenenalter in verschiedenen Phasen: der **basale Zeitbegriff** bis gegen Ende des zweiten Lebensjahres, der **konkrete Zeitbegriff** zwischen zwei und sechs Jahren, der **metrische Zeitbegriff** (Zeitmessung) und das **Zeitwissen** zwischen sechs und 15 Jahren und schließlich das **Zeitbewusstsein** ab 16 Jahren (Kübler 2019). Diese verschiedenen Zeitbegriffe werden in den jeweiligen Altersabschnitten genauer erläutert.

- **Kausales und schlussfolgerndes Denken**

Darunter versteht man das Erkennen von Zusammenhängen zwischen verschiedenen Handlungen oder Objekten oder zwischen

2.6 · Kognition, Intelligenz und die Kontrollprozesse des Denkens

Handlung und Objekt. Beim **kausalen Denken** unterscheidet man die **Ursache von der Wirkung** eines Ereignisses. Der Ursprung des kausalen Denkens wurzelt in den konkreten Erfahrungen, die das Kind in den ersten Lebensjahren mit der gegenständlichen Umwelt macht (Bullock et al. 1982). Das kausale Denken basiert bereits im frühen Kindesalter auf den Prinzipien von Ursache und Wirkung: Erstens hat ein Ereignis eine Ursache, zweitens tritt das Ereignis erst nach der Ursache auf (oder fällt zeitlich zusammen), und drittens gibt es einen kausalen Mechanismus zur Entstehung der Wirkung (Bullock et al. 1982). Mit zunehmendem Alter werden die Kinder fähig, mehrere Ursachen für ein Ereignis abzuwägen und Annahmen systematisch zu prüfen. Bei diesem wissenschaftlichen Denken werden verschiedene Einflussfaktoren oder Hypothesen bestätigt oder widerlegt (Zimmerman 2000).

Das **schlussfolgernde Denken** wird auch als **logisches Denken** bezeichnet; dabei zieht man aus gewissen Sachverhalten neue Schlüsse und generiert daraus neues Wissen. Logische Überlegungen können induktiv (von einem speziellen wird auf einen allgemeinen Sachverhalt geschlossen) oder deduktiv (von einem allgemeinen wird auf einen speziellen Sachverhalt geschlossen) erfolgen.

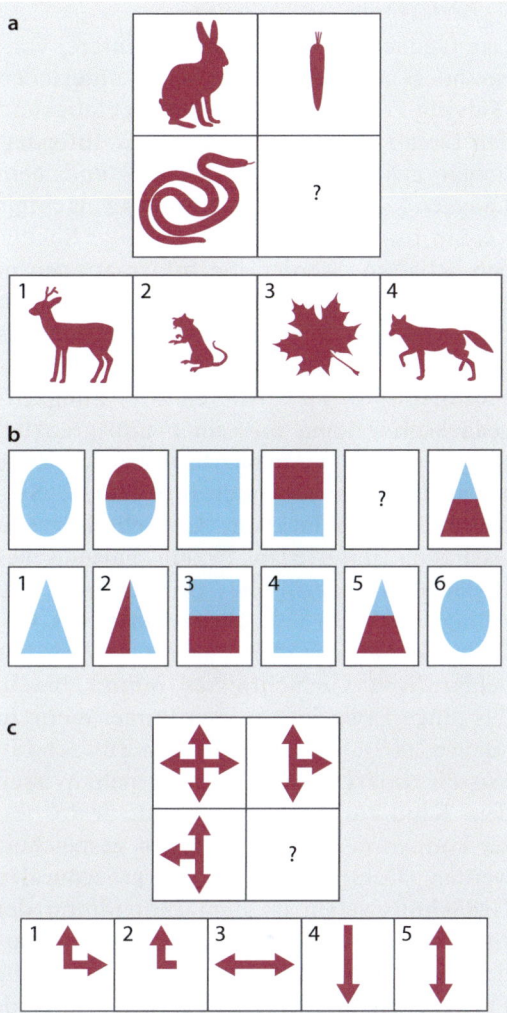

◘ **Abb. 2.26** Deduktives Denken. Matrizenaufgaben für die frühe Kindheit **a**, die mittlere Kindheit **b** und das Erwachsenenalter **c**

> **Die zwei Formen des schlussfolgernden Denkens**
>
> Vom Speziellen zum Allgemeinen (induktives Denken): Die Forelle lebt im Wasser. Forellen sind Fische. Induktive Schlussfolgerung: Fische leben im Wasser.
> Vom Allgemeinen zum Speziellen (deduktives Denken): Fische leben im Wasser. Die Forelle ist ein Fisch. Deduktive Schlussfolgerung: Die Forelle lebt im Wasser.

Beim deduktiven Denken erkennt man eine Regel und wendet diese in einer analogen Weise auf eine neue Aufgabe an. Eine klassische Aufgabe dieser Analogiebildung sind die **Matrizen**, die häufig in den Intelligenztests eingesetzt werden (◘ Abb. 2.26). Dabei werden nach bestimmten Regeln angeordnete geometrische Formen (Matrizen) präsentiert.

Es gilt, in der Folge die logische Regel zu erkennen und unter Anwendung der gefundenen Regel die Matrizen zu vervollständigen.

◘ Abb. 2.26 zeigt, dass die Matrizen in der frühen und zu Beginn der mittleren Kindheit vorwiegend aus konkreten Inhalten bestehen und im Verlauf der Entwicklung bis in das Erwachsenenalter immer komplexere abstrakte Figuren umfassen. Die Matrizenbilder, die in den verschiedenen Altern eingesetzt werden, widerspiegeln dabei die Entwicklung vom konkret-operationalen zum formal-operationalen Stadium des Denkens (▶ Abschn. 2.6.2).

Gedächtnis

Das Gedächtnis lässt sich in mehrere, voneinander unabhängige Systeme unterteilen (Tulving 1985). Man unterscheidet aufgrund der Dauer der Speicherung von Informationen zwischen dem Kurzzeit- und dem Langzeitgedächtnis. Im **Kurzzeitgedächtnis** werden Informationen nur für einige Sekunden behalten. Werden die Informationen in dieser Gedächtnisstruktur weiterverarbeitet, dann spricht man auch vom **Arbeitsgedächtnis**, das den exekutiven Funktionen zugeordnet wird. Es existieren zwei **Langzeitgedächtnissysteme** mit einer unbegrenzten Speicherdauer: das explizite oder deklarative sowie das implizite oder prozedurale System. Das **deklarative Gedächtnissystem** lässt sich unterteilen in ein **episodisches Gedächtnis** (spezifische Erinnerungen an Alltagsepisoden) und ein **semantisches Gedächtnis** (Faktenwissen). Die Kapazität des deklarativen Gedächtnisses nimmt bis in das junge Erwachsenenalter immer mehr zu (Bauer 2009), was auch mit dem Zuwachs an Wissen erklärt werden kann. Je mehr Wissen dem Kind zur Verfügung steht, desto besser können neue Informationen gespeichert werden (Dempster 1981). Im **prozeduralen Gedächtnissystem** ist dem Individuum der Informationsinhalt nicht bewusst. Es werden darin zum Beispiel komplexe motorische Fertigkeiten wie Skilaufen und Fahrradfahren oder reflektorische Verhaltensweisen (nach Gewöhnung oder Konditionierung) gespeichert. Dieses Gedächtnissystem ist ontogenetisch älter und entwickelt eine funktionelle Reife bereits früh im Kindesalter; dies lässt sich an den Fortschritten der motorischen Entwicklung beobachten.

Die beiden Gedächtnissysteme haben im Gehirn unterschiedliche Repräsentationen: Das deklarative Gedächtnis befindet sich in einem neuronalen Netzwerk des Schläfenlappens, der auch Sitz des Hippocampus ist. Prozedurale Gedächtnisprozesse werden in Basalganglien, Kleinhirn und in präfrontalen Strukturen aktiviert.

Intelligenz

Als Intelligenz wird seit der Beschreibung der Theorie von Spearman im Jahre 1904 die allgemeine geistige Leistungsfähigkeit eines Menschen bezeichnet (Spearman 1904). Sie wird dabei mit einem generellen Faktor (dem sogenannten g-Faktor) beschrieben.

Die geläufigste Definition von Intelligenz stammt vom Psychologen Edwin Boring (1886–1968): „Intelligenz ist das, was der Intelligenztest misst." (Seite 210 in (Jenkins und Paterson 1961)) Diese Definition ist grundsätzlich richtig, denn der Intelligenztest widerspiegelt mit dem IQ die allgemeine geistige Leistungsfähigkeit recht zuverlässig. Die Intelligenz gilt als ein domänenübergreifendes Konstrukt, das auf der Basis von verschiedenen kognitiven Tests mittels statistischer Verfahren gebildet wird. In einen IQ-Test fließen also auch kognitive Fähigkeiten mit ein. Die Intelligenz ist ein Maß, mit dem die Spannbreite der intellektuellen Fähigkeiten zwischen Kindern quantitativ bestimmt wird. Der IQ misst demnach die Unterschiede in den intellektuellen Fähigkeiten zwischen gleichaltrigen Kindern. Er ist nicht geeignet, die Entwicklung von Kindern abzubilden.

Mit dem IQ können außerdem verschiedene Einflussgrößen erklärt und gewisse Prognosen für die zukünftige Entwicklung gemacht werden. So sind beispielsweise der sozioökonomische Status oder das Gestationsalter (nach einer Frühgeburtlichkeit) bedeutende Einflussgrößen für die intellektuelle Entwicklung. Kinder aus der tiefsten sozioökonomischen Schicht oder extreme Frühgeborene aus der 24. bis 28. Gestationswoche erreichen im Durchschnitt 15 bis 20 IQ-Punkte weniger als Kinder der höchsten Schicht oder Termingeborene (Marlow et al. 2005; von Stumm und Plomin 2015). Außerdem haben viele Studien gezeigt, dass der IQ eine zuverlässige Voraussage der Schulleistungen sowie des Ausbildungserfolges erlaubt (Rohde und Thompson 2007; Strenze 2007). Die Intelligenz hat sich durch unzählige Untersuchungen über Einflussgrößen und Prognosen der kindlichen Entwicklung als zuverlässiges Konstrukt erwiesen. Es ist das wohl am besten untersuchte Persönlichkeitsmerkmal beim Menschen (Rost 2013).

> **Intelligenz**
>
> Eine allgemein anerkannte Definition der Intelligenz stammt aus dem Jahr 1997 und lautet: „Intelligenz ist die sehr allgemeine geistige Fähigkeit, Probleme zu begründen, zu planen und zu lösen, abstrakt zu denken, komplexe Ideen zu verstehen und rasch zu erfassen sowie aus Erfahrung zu lernen." (Gottfredson 1997)

Die Intelligenzforschung entstand zu Beginn des 20. Jahrhunderts aus der Notwendigkeit heraus, diejenigen Kinder mit einem objektiven Test zu identifizieren, die einer besonderen Förderung zugewiesen werden sollten (▶ Kap. 1). Die Intelligenzunterschiede zwischen Kindern wurden dabei mit quantitativen Untersuchungsmethoden erfasst und statistisch beschrieben. Spearman gilt als eigentlicher Begründer der psychometrischen Intelligenzforschung (Spearman 1904). Er fand, dass einzelne kognitive Fähigkeiten wie die räumliche Vorstellung oder das sprachliche Verständnis miteinander in einer engen Beziehung stehen (also korrelieren), obwohl sie auf den ersten Blick nichts miteinander zu tun haben. Aus dieser Beobachtung heraus formulierte Spearman die **Generalfaktor-Theorie** der Intelligenz und berechnete den g-Faktor. Auch heute noch wird mit dem Gesamt-IQ eines Intelligenztests ein genereller Faktor für die intellektuellen Fähigkeiten eines Kindes beschrieben. Die Intelligenz wird aber auch als Konstrukt verstanden, das **Teilintelligenzen** (zum Beispiel die **fluide und kristalline Intelligenz** (Cattell 1963)) umfasst oder einzelne kognitive Fähigkeiten wie die räumlich-visuelle Verarbeitung, das schlussfolgernde Denken oder das Arbeitsgedächtnis einschließt (siehe dazu die sieben Primärfaktoren der Intelligenz (Thurstone 1938) oder die primären Indexwerte im Hamburg-Wechsler-Intelligenztest für Kinder, WISC-V).

> **Fluide und kristalline Intelligenz**
>
> Die fluide Intelligenz greift nur wenig auf Vorwissen zurück, umfasst das kausale oder schlussfolgernde Denken und entspricht im Wesentlichen dem g-Faktor nach Spearman. Fluide Intelligenz ist stärker genetisch determiniert als die kristalline Intelligenz und wird weniger durch äußere Einflüsse bestimmt. Sie nimmt im Kindesalter zu, erreicht im frühen Erwachsenenalter einen Höhepunkt und sinkt dann wieder ab. Die kristalline Intelligenz hingegen ist bildungsabhängig und umfasst das Wissen über die Welt. Sie bleibt bis in das hohe Alter stabil (Cattell 1963).

Im praktischen Alltag haben sich die sogenannten **hierarchischen Modelle** der Intelligenz bewährt, die auch gewisse kognitive Fähigkeiten abbilden. So wird beispielsweise in der psychologischen Testung mit dem WISC-V ein Gesamt-IQ gebildet, der die allgemeine geistige Leistungsfähigkeit eines Individuums abbildet. Außerdem werden Indexwerte für kognitive Fähigkeiten wie das kausale Schlussfolgern oder das Arbeitsgedächtnis berechnet. In einen IQ-Wert fließen also immer auch gewisse kognitive Fähigkeiten mit ein.

Die Einschätzung eines Kindes bezüglich seiner generellen Leistungsfähigkeit spielt nach wie vor eine wichtige Rolle bei der Diagnostik einer Entwicklungsstörung, der Entscheidung für weitere Maßnahmen oder auch bei der Schullaufbahnberatung und Einschätzung des sonderpädagogischen Förderbedarfes. Daneben kann mit Profilanalysen von Intelligenztests (wie dem **Entwicklungsprofil** ▶ Kap. 1) die Leistungsfähigkeit eines Kindes in spezifischen Bereichen des Denkens erfasst werden, die dann individuell zugeschnittene Fördermaßnahmen erlauben. Mit Kenntnissen über die generelle intellektuelle Leistungsfähigkeit eines Kindes kann demnach das schulische Anforderungsprofil entsprechend seinen geistigen Voraussetzungen angepasst werden. Die hierarchischen Intelligenzmodelle haben sich also nicht nur in der Intelligenzforschung, sondern auch in der Entwicklungsdiagnostik und in der Schulpsychologie als Goldstandard bewährt.

Diese klassischen Modelle der Intelligenz beziehen sich ausschließlich auf die geistigen Fähigkeiten eines Menschen. Es existieren in der Literatur aber viele weitere Intelligenzkonstrukte, die nicht nur geistige, sondern auch nicht-geistige Fähigkeiten wie beispielsweise das soziale oder emotionale Verhalten einschließen. Diese alternativen Intelligenzmodelle sind in Fachkreisen wie auch in der Öffentlichkeit sehr populär. Sie behaupten, dass sie im Alltag von größerem Nutzen seien, weil sie die komplexen Anforderungen in Schule und Beruf besser abbilden könnten als herkömmliche, nur auf intellektuelle Fähigkeiten beschränkte Modelle.

Die alternativen Intelligenzkonstrukte beschreiben beispielsweise eine **soziale Intelligenz** (Thorndike 1920), eine **emotionale Intelligenz** (Goleman 1995) oder auch eine **praktische oder kreative Intelligenz** (Sternberg 1997). Eine besondere Eigenschaft der alternativen Intelligenzmodelle ist, dass sie die Intelligenz als ein viel breiteres Konstrukt betrachten. Sie halten allerdings einer strengen wissenschaftlichen Überprüfung nicht stand (Rost 2013), besonders weil sich die Leistungen in nicht-geistigen Bereichen nicht annähernd so gut messen lassen wie die kognitiven Fähigkeiten in den herkömmlichen IQ-Tests.

Trotzdem haben sich gewisse alternative Intelligenzkonstrukte in der Praxis bewährt. So ist zum Beispiel das Konzept der **multiplen Intelligenzen** von Gardner (Gardner 1983) eine Grundlage für das Entwicklungsprofil beim Kind, das in diesem Buch detailliert beschrieben wird (▶ Kap. 1).

Die Ausprägungen von einzelnen Fähigkeiten werden im Modell von Gardner als voneinander unabhängig betrachtet (◘ Abb. 2.27). Gardner schließt daher eine allgemeine, alles umfassende Fähigkeit im Sinne von Spearmans g-Faktor aus. Tatsächlich hat sich das Modell der multiplen Intelligenzen in der Praxis trotz zahlreichen wissenschaftlichen Kritiken bewährt (Rost 2013), weil es eine ganzheitliche Sicht auf das Kind erfordert. Es zwingt die Bezugs- und Fachpersonen dazu, alle Entwicklungsbereiche eines Kindes

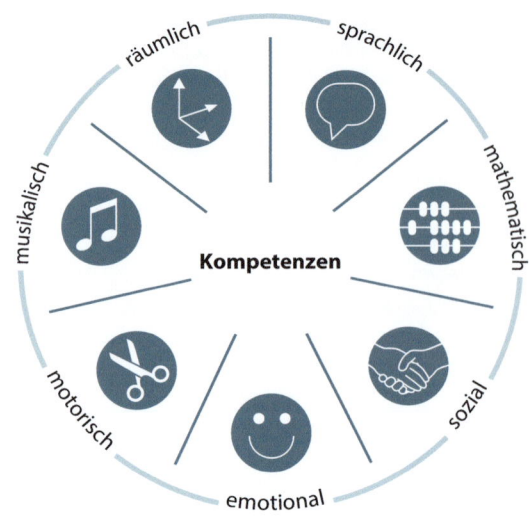

◘ **Abb. 2.27** Multiple Kompetenzen. Modifiziert nach den multiplen Intelligenzen von Gardner 1983

zu berücksichtigen und sich nicht nur an den kindlichen Schwächen, sondern auch an dessen Stärken zu orientieren. Ein Kind kann kognitiv eher schwach sein, aber durchaus gute soziale Kompetenzen haben. Ein solches Kind mag daher besonders in der Interaktion mit anderen Kindern und Erwachsenen lernen, während ein Kind mit guten kognitiven Fähigkeiten eher über sprachliche Informationen Wissen erwerben wird. Der Schulunterricht sollte nach Gardners Modell den spezifischen Eigenheiten und Kompetenzen des individuellen Kindes angepasst werden. Gardners primäre Botschaft lautet: Der Erfolg im Leben eines Kindes ist nicht nur eine Frage seiner Intelligenz.

Man darf allerdings bei den alternativen Intelligenzmodellen nicht von Intelligenz im engeren Sinn sprechen. Der Begriff „Intelligenz" sollte ausschließlich den eng gefassten geistigen Fähigkeiten vorbehalten sein. In Gardners Modell kann im Bereich der Motorik oder der Musikalität auch von Talent gesprochen, während emotionale und soziale Fähigkeiten besser als **Kompetenzen** bezeichnet werden. Intelligenz, **Talent** und Kompetenzen können allerdings nur erreicht werden, wenn entsprechende Begabungen zugrundeliegen und das Umfeld hinreichend gute Bedingungen zur Verfügung stellt. Unter

2.6 · Kognition, Intelligenz und die Kontrollprozesse des Denkens

Begabung versteht man die genetisch determinierte Fähigkeit eines Menschen zur Erreichung von gewissen Leistungen in einem Entwicklungsbereich – unabhängig davon, ob das Potenzial tatsächlich in entsprechende Leistungen umgesetzt werden kann (Deiglmayr et al. 2017).

> **Begabung, Intelligenz und Talent**
>
> Die Leistungsfähigkeit eines Kindes wird in der Fachliteratur mit verschiedenen Begriffen definiert (Deiglmayr et al. 2017). Begabung umschreibt die genetisch determinierte Fähigkeit, entsprechende Leistungen in einem Bereich zu erzielen. Unter Intelligenz versteht man die unter hinreichend guten Umweltbedingungen verwirklichte Begabung im kognitiven Bereich, während als Talent die realisierte Begabung im sportlichen, musikalischen oder künstlerischen Bereich bezeichnet wird.

Die Grundlagen der Intelligenz werden mit genetischen, physiologischen und neurobiologischen Mechanismen erklärt. Tatsächlich zeigen intellektuelle Fähigkeiten eine recht hohe Erblichkeit ($h^2 > 0{,}50$), auch wenn bis anhin nur zehn Prozent der Variabilität der Intelligenz mit einzelnen Genen erklärt werden können (Polderman et al. 2015) (▶ Kap. 1). Die physiologischen Mechanismen der Intelligenz werden mit **Informationsverarbeitungsprozessen** beschrieben. Dabei steht besonders die geistige Verarbeitungsgeschwindigkeit von Informationen im Vordergrund (der sogenannte mental speed (Neubauer 1995)). Diese Theorie besagt, dass intelligentere Kinder Informationen aus der Umwelt schneller verarbeiten und damit effizienter sind als weniger intelligente Kinder. Neurobiologische Befunde stützen diese These. Studien konnten beispielsweise zeigen, dass intelligentere Individuen bei geistigen Aufgaben deutlich kleinere Areale im Kortex aktivieren, weniger neuronale Energie verbrauchen und damit effizienter sind als weniger intelligente Personen (**neuronale Effizienztheorie** (Jung und Haier 2007)).

Bedeutsame Zusammenhänge finden sich auch zwischen dem **Arbeitsgedächtnis** (einem Teilaspekt der exekutiven Funktionen) und der Intelligenz (Suss et al. 2002). Üblicherweise wird diese Beziehung so erklärt, dass bei den Aufgaben in einem Intelligenztest (zum Beispiel einer Matrizenaufgabe) die Zwischenergebnisse über eine kurze Zeit im Arbeitsgedächtnis gespeichert werden müssen, während gleichzeitig eine weitere Bearbeitung der Aufgabe stattfindet. Die Beziehung zwischen Arbeitsgedächtnis und Intelligenz zeigt, dass Abgrenzung zwischen Intelligenz und Kognition nicht immer ganz so klar ist, wie sie in diesem Kapitel dargestellt wird.

Der starke Zusammenhang zwischen dem Arbeitsgedächtnis und der intellektuellen Leistungsfähigkeit hat zu unzähligen Trainingsstudien geführt, die die Effekte eines Arbeitsgedächtnistrainings auf die Intelligenz eines Menschen untersuchten (Sala und Gobet 2019). Die anfängliche Euphorie, dass die Intelligenz mit einem gezielten Üben des Arbeitsgedächtnisses verbessert werden kann, ist allerdings in der Zwischenzeit verflogen (Jaeggi et al. 2008). Die aktuelle Studienlage zeigt keine zuverlässigen Effekte eines **Arbeitsgedächtnistrainings** auf die Intelligenzleistungen eines Menschen (Sala und Gobet 2019). Zwar verbessern sich die Teilnehmer eines Trainingsprogrammes zum Arbeitsgedächtnis in gewissen Aufmerksamkeits- und Gedächtnisfunktionen (**Nahtransfer-Effekt**), aber eine Übertragung der Leistungssteigerung im Arbeitsgedächtnis auf die allgemeine Intelligenz findet nicht statt (**kein Ferntransfer-Effekt**). Die Schlussfolgerung, die man für die Praxis daraus ziehen kann, ist, dass Gedächtnisübungen (zum Beispiel häufiges Memory-Spielen) die Intelligenzleistung im Kindesalter nicht steigern.

■ **Exekutive Funktionen**

Die Zusammenhänge zwischen Arbeitsgedächtnis und Intelligenz deuten darauf hin, dass intellektuelle Fähigkeiten von übergeordneten **Kontrollmechanismen** gesteuert werden. Diese sind eine wichtige Voraussetzung für die Anwendung von kognitiven, sprachlichen und motorischen Fähigkeiten im Alltag. So sind zum Beispiel kausales und schlussfolgerndes Denken nur möglich mit einer entsprechenden Steuerung der Aufmerksamkeit. Sprachlicher Ausdruck erfordert entsprechende Kapazitäten im Arbeitsgedächtnis, und bei Bewegungen müssen verschiedene Aufgaben koordiniert und überwacht werden. Man nennt diese Kontrollprozesse auch **exekutive Funktionen**. Bildgebende Untersuchungen des Gehirns haben gezeigt, dass der präfrontale Kortex die exekutiven Funktionen steuert (Bear et al. 2018). Exekutive Funktionen werden als kognitiver Teilaspekt der Selbstregulation betrachtet, die eine Planung von Handlungen, zielorientierte Aktionen und ein an die Situation angepasstes Verhalten im Alltag überhaupt erst ermöglichen und dabei unangebrachte Reaktionen und Impulse hemmen. Die **kognitive Selbstregulation** ist für den Erfolg in der Schule außerordentlich wichtig (Best et al. 2011; McClelland et al. 2007).

Es existiert kein allgemein anerkanntes Modell der exekutiven Funktionen. Viele Konstrukte sind sich inhaltlich ähnlich, verwenden aber unterschiedliche Begrifflichkeiten. Der Ausdruck „Exekutive Funktionen" dient daher eher als Sammelbegriff einer heterogenen Gruppe von geistigen Kontrollprozessen. In einem der bekanntesten Modelle werden die exekutiven Funktionen in drei Komponenten unterteilt (Miyake et al. 2000), die allerdings nicht völlig unabhängig voneinander wirken.

Die **Reaktionshemmung**, auch als „**Inhibition**" bezeichnet, beschreibt die Fähigkeit, unwichtige Aktivitäten zu unterbrechen, störende Reize oder plötzliche Impulse zu ignorieren, sich nicht ablenken zu lassen oder automatisierte Antworten unterdrücken zu können. Die Reaktionshemmung äußert sich in einer selektiven Zuwendung und Filterung der Aufmerksamkeit auf die momentane Aktivität und wird daher auch als fokussierte oder **selektive Aufmerksamkeit** bezeichnet. Erst die Fähigkeit zur Inhibition irrelevanter Reize ermöglicht eine zielführende Handlung. Eine altersentsprechende Reaktionshemmung äußert sich auch in der Fähigkeit zum Belohnungsaufschub und zur **Impulskontrolle**.

Die **kognitive Flexibilität** umfasst die Fähigkeit, sein Verhalten an Veränderungen, neue Ereignisse oder Situationen entsprechend anzupassen. Dabei muss der Fokus der Aufmerksamkeit rasch und gezielt zwischen verschiedenen Anforderungen gewechselt werden, was als **geteilte Aufmerksamkeit** be-

> **Selbstregulation (◘ Abb. 2.28)**
>
> Unter Selbstregulation (auch „Selbstkontrolle" genannt) versteht man die Fähigkeit, das eigene Verhalten so zu regulieren, dass selbstgesetzte Ziele oder Anforderungen des Umfeldes erreicht werden können. Häufig wird zwischen der **kognitiven („kalten") Selbstregulation (exekutive Funktionen**, ▶ Abschn. 2.6.1) und der **emotionalen („heißen") Selbstregulation (Emotionsregulation)** unterschieden (Zelazo und Carlson 2012; Metcalfe und Mischel 1999).

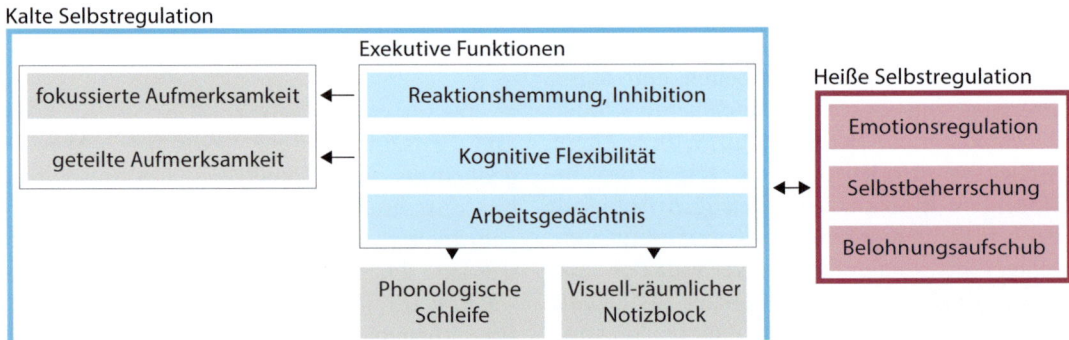

◘ **Abb. 2.28** Kognitive Kontrollprozesse

zeichnet wird. Dazu gehört auch, unterschiedliche Aspekte einer Aufgabe zu beachten und zu bearbeiten.

Das **Arbeitsgedächtnis** ist eine Gedächtnisstruktur mit einer Speicherdauer von nur wenigen Sekunden und einer begrenzten Speicherkapazität von fünf bis neun Elementen wie Ziffern, Wörtern oder Objekten (die Millersche Zahl 7 ± 2 Elemente (Miller 1956)). Es ermöglicht eine kurzfristige Speicherung und gleichzeitige Verarbeitung von Informationen, die für die weiteren Handlungen benötigt werden. Das Arbeitsgedächtnis wird unterteilt in die phonologische Schleife, die hauptsächlich auditive Informationen speichert, und in den visuell-räumlichen Notizblock (Baddeley 2003). Intakte Arbeitsgedächtnisfunktionen sind außerordentlich wichtig für die Entwicklung der Sprache (▶ Abschn. 2.7.4). Außerdem korreliert das Arbeitsgedächtnis hoch mit der allgemeinen Intelligenzleistung (Suss et al. 2002).

> **Erfassung des Arbeitsgedächtnisses**
> Die Kapazität des phonologischen Arbeitsgedächtnisses wird zum Beispiel mit der Länge einer Sequenz von Zahlen oder Wörtern bestimmt, die unmittelbar nach der Präsentation in der vorgegebenen Reihenfolge und umgekehrt reproduziert werden muss. Die letzte richtig erinnerte Sequenz ergibt die Gedächtnisspanne und damit die Leistungsfähigkeit des Arbeitsgedächtnisses. Bei umgekehrter Abfolge der Sequenz (zum Beispiel Zahlen rückwärts wiedergeben) wird der Verarbeitungsprozess des Arbeitsgedächtnisses erfasst. Das visuell-räumliche Arbeitsgedächtnis wird beispielsweise mit der N-Back-Aufgabe mit N Stufen (0–3 Stufen) geprüft. Dabei werden nacheinander visuelle Stimuli (beispielsweise Quadrate) präsentiert. Die Aufgabe besteht darin, immer dann zu reagieren, wenn ein Stimulus zuvor an der gleichen Stelle aufgetaucht war.

Tab. 2.3. illustriert einige Alltagssituationen, in denen exekutive Funktionen gebraucht werden. Man muss bedenken, dass die einzelnen Funktionen selten isoliert eingesetzt werden, sondern die drei Komponenten meist in einem komplexen Wechselspiel wirken. Kenntnisse über die Rolle der exekutiven Funktionen im Alltag sind für das Verständnis von Lernprozessen und die Gestaltung des Unterrichts überaus nützlich.

Die exekutiven Funktionen sind für alle Arten von schulischen Tätigkeiten wie Lesen, Schreiben und Rechnen sehr bedeutsam (Best et al. 2011; McClelland et al. 2007). Es ist daher nicht erstaunlich, dass Kinder mit Schwächen in den exekutiven Funktionen erhebliche Schulschwierigkeiten haben. Schwerwiegende Störungen in den exekutiven Funktionen werden neben anderen Symptomen auch der ADHS zugeschrieben (▶ Kap. 7). Methylphenidat zeigte in einer Metaanalyse einen moderaten positiven Effekt auf die Reaktionshemmung und die kognitive Flexibilität (Effektstärken um 0,4 (Tamminga et al. 2016)) und nur einen geringen Effekt auf das Arbeitsgedächtnis (0,24). Die Resultate von Trainingsstudien zu den exekutiven Funktionen bei Kindern mit einer ADHS und auch ohne eine Störung sind bislang eher ernüchternd (Takacs und Kassai 2019; Kassai et al. 2019). Aktuelle Metaanalysen beurteilen daher ein Training der exekutiven Funktionen als nur wenig wirksam (Sala und Gobet 2019). Allerdings können exekutive Funktionen durchaus spielerisch im schulischen Alltag unterstützt werden. So gibt es zahlreiche Hinweise, dass regelmäßige Bewegung positive Auswirkungen auf die Entwicklung der exekutiven Funktionen hat (▶ Abschn. 2.5.1).

■ **Metakognition**

Ein weiterer Kontrollmechanismus bei der Ausführung von kognitiven Aufgaben ist das Wissen über die eigenen kognitiven Vorgänge (das Wissen über das Wissen: „Ich weiß, dass ich es weiß oder nicht weiß"). Dieses psychologische Konstrukt wird mit dem Begriff „Metakognition" beschrieben (Flavell 1979). Die Vorsilbe „Meta" deutet an, dass es sich um übergeordnete Prozesse der Kognition handelt. Dazu zählen diejenigen Fähigkeiten, die die eigenen kognitiven Prozesse überwachen, interpretieren und regulieren – das heißt, je nach Situation anpassen. Hierzu gehört zum Beispiel

Tab. 2.3 Exekutive Funktionen in Alltagssituationen

Exekutive Funktion	Alltagssituationen
Reaktionshemmung/Inhibition	Die Kindergärtnerin stellt an die Kinder im Stuhlkreis eine Frage. Das Kind streckt den Arm auf und wartet, bis es von der Kindergärtnerin aufgerufen wird.
	Das Kind kann das Spiel am Computer unterbrechen, wenn es zum Nachtessen gerufen wird.
	Der Schüler lässt sich während einer Prüfung vom Banknachbarn, der sehr unruhig ist, nicht ablenken.
	Die Jugendliche nimmt ihr Smartphone nicht ab, wenn es während eines Gespräches mit der Lehrerin klingelt.
Kognitive Flexibilität	Die Schülerin schreibt eine Rechenaufgabe an die Tafel und bittet gleichzeitig einen Mitschüler, sie nicht zu stören und wieder an seinen Platz zu gehen.
	Während des Lesens einer Satzaufgabe in einer Mathematikprüfung versteht der Schüler bereits erste Zusammenhänge der Aufgabe.
	Die Jugendlichen treffen sich bei einem Kollegen für einen Filmabend, nachdem das Konzert abgesagt wurde.
	Der Junge macht den Abwasch und hört aufmerksam einem Podcast zu.
Arbeitsgedächtnis	Die Mutter bittet das Kind, Kartoffeln, Karotten und Mineralwasser aus dem Keller zu holen und die Kellertüre wieder zu verschließen.
	Der Jugendliche nimmt für seine Freunde eine Bestellung in einem Take away auf und bringt die richtigen Menus und Getränke.
	Der Jugendliche führt bei der schriftlichen Mathematikprüfung eine Kopfrechnung durch und speichert das Ergebnis als Zwischenresultat im Arbeitsgedächtnis.

die Beurteilung der eigenen Leistung, die Anpassung der Lernzeit oder die Korrektur von Fehlern. Die eigenen kognitiven Vorgänge zu beobachten und entsprechend zu verändern, bedeutet beispielsweise, einen Text nochmals zu lesen, wenn man das Gefühl hat, ihn nicht verstanden zu haben. Metakognitive Fähigkeiten entwickeln sich im Vergleich zu anderen Aspekten der Kognition erst im Verlauf der mittleren Kindheit und Adoleszenz; voll ausgebildet sind sie dann im frühen Erwachsenenalter.

Metakognitive Prozesse wurden besonders für das Gedächtnis beschrieben (Flavell 1979). Meist wird eine Unterscheidung zwischen dem Wissen über das eigene Denken (deklarative Metakognition) und der Kontrolle, Überwachung und Regulierung des eigenen Denkens (prozedurale Metakognition) vorgenommen (Schneider 2008).

Die **deklarative Metakognition** bezieht sich auf das Wissen von Unterschieden zwischen einzelnen Menschen („Ich weiß, dass ich nicht so gut bin wie mein Freund"), das Wissen über die Anforderungen von unterschiedlichen Aufgaben („Ich weiß, welche Aufgaben für mich schwierig und welche einfach sind") und die Strategien der Bewältigung der Aufgabe („Ich weiß, welches das beste Vorgehen ist"). Im Gegensatz zur deklarativen Metakognition umfasst die **prozedurale Metakognition** die Fähigkeit, den aktuellen Zustand einzuschätzen (zum Beispiel, wie weit man mit der Prüfungsvorbereitung ist) und zu regulieren (zum Beispiel durch eine Veränderung der Lernintensität, wenn man noch nicht weit genug mit der Prüfungsvorbereitung ist).

Metakognitive Kompetenzen können im Gegensatz zu den exekutiven Funktionen bis zu einem gewissen Grad trainiert werden (Schneider 2008). Studien zeigen, dass Kinder zuerst eine **Theory of Mind** entwickelt haben müssen, damit sie die eigenen kognitiven Vorgänge überhaupt reflektieren können (Lockl und Schneider 2007). Manche Autoren zählen deshalb die Theory of Mind als soziale Kognition ebenfalls zur Metakognition. In diesem Buch wird die Theory of Mind in einem späteren Abschnitt beschrieben (sozialkognitive Fähigkeiten, ▶ Abschn. 2.8.1).

2.6.2 Theorien der geistigen Entwicklung

Das Denken der Kinder wird im Laufe ihrer Entwicklung immer differenzierter: Sie sind zunehmend in der Lage, immer größere Mengen an Informationen in immer kürzerer Zeit zu verarbeiten, was auf spezifische Entwicklungsprozesse des Gehirns zurückgeführt werden kann (zum Beispiel die Myelinisierung des neuronalen Netzwerkes, die Elimination von überschüssigen Synapsen und die Entwicklung des präfrontalen Kortex ▶ Abschn. 2.2.2). So nimmt beispielsweise die Kapazität des Kurzzeitgedächtnisses immer mehr zu. Im Alter von zwei Jahren beträgt die Gedächtnisspanne im Durchschnitt zwei Zahlen, mit fünf Jahren vier Zahlen und mit zwölf Jahren sind es bereits sechs Elemente (Dempster 1981). Im frühen Erwachsenenalter wird die Grenze der Gedächtnisspanne erreicht (sieben ± zwei Elemente (Miller 1956)). Diese Befunde sind eine wichtige Grundlage der **Informationsverarbeitungstheorien**, die geistige Prozesse in Bezug auf Kapazität, Geschwindigkeit und Genauigkeit untersuchen und mit Computermodellen simulieren (Simon 1981).

Man darf aus den Theorien zur Informationsverarbeitung aber nicht den falschen Schluss ziehen, dass das kindliche Denken grundsätzlich demjenigen der Erwachsenen entspricht, einfach eine geringere Kapazität hat und etwas langsamer ist. So kann die kindliche Entwicklung nicht ausschließlich mit Intelligenzmaßen abgebildet werden. Jean Piaget verdeutlichte mit seiner Entwicklungstheorie, dass Kinder nicht einfach ungeübter und langsamer sind als Erwachsene, sondern grundsätzlich anders denken. Piaget prägte mit seiner Theorie den Leitsatz, dass „Kinder nicht einfach kleine Erwachsene sind".

Piagets Theorie gilt wohl als einflussreichste Theorie über die kindliche Entwicklung (Scharlau 2007; Montada 2002). Er postulierte, dass das Denken vom Kind selbst durch seine Handlungen konstruiert wird und es dabei eine aktive Rolle einnimmt. Man spricht daher bei Piagets Theorie auch von einer **konstruktivistischen Theorie** (Konstruktivismus). Dabei ist die Entwicklung ein aktiver Anpassungsprozess an die Umwelt, der vom Kind gesteuert wird; das Kind ist sozusagen ein Konstrukteur seiner eigenen Entwicklung. Mit seinen eigenen Handlungen verändert das Kind sein Denken im Verlauf der Entwicklung. Piagets Theorie war ein Gegenentwurf des in der ersten Hälfte des 20. Jahrhunderts populären amerikanischen **Behaviorismus**, der die Entwicklung des Denkens vollständig als durch externe Reize gesteuert betrachtete, sowie des reifetheoretischen **Nativismus**, der die Entwicklung als angeboren und von biologischen Mechanismen reguliert definierte.

In den folgenden Abschnitten werden die wichtigsten Grundzüge von Piagets Theorie skizziert und in ◘ Tab. 2.4 dargestellt. Details zu den einzelnen beschriebenen Entwicklungsprozessen folgen in den Kapiteln zu den jeweiligen Altersabschnitten. In seinen Untersuchungen zeigte sich Piaget als sehr einfallsreich sowie nahe beim Kind und dessen Alltag. Er arbeitete wissenschaftlich mit Beobachtungen von realen Situationen und mit spezifischen experimentellen Versuchsanordnungen.

Piaget beschrieb als **Schema** die innere Vorstellung eines Kindes über ein Objekt oder eine Handlung. Ein Schema ist eine für jedes Kind individuelle Schablone für einen Gegenstand oder eine Handlung – eine Art Kategorie, in der die Regeln für ein Objekt oder ein Ereignis definiert sind. Es gibt Verhaltensschemata für Handlungen und kognitive Schemata für Gegenstände.

Tab. 2.4 Entwicklungsstufen nach Piaget

Entwicklungsstufe	Altersbereich	Kurzbeschreibung der Entwicklungsprozesse
Sensomotorisches Stadium	0–2 Jahre	Mittels sensorischer Wahrnehmung über das Erkunden und früher motorischer Handlungen werden durch häufiges Wiederholen die kindlichen Schemata von Raum, Objekten und Kausalität gebildet.
		Existiert ein Schema, also eine mentale Repräsentation für ein Objekt, gibt es den Gegenstand auch noch, wenn er aus dem Blickfeld verschwindet (Objektpermanenz).
		Gegen Ende dieser Stufe treten erste symbolische Funktionen auf: Das Denken ist dann nicht mehr ausschließlich an konkrete Handlungen gebunden.
Präoperationales Stadium	2–6 Jahre	Das Denken geschieht in konkreten Handlungen und aus einem eigenen Blickwinkel (Egozentrismus). Denken ist durch den visuellen Eindruck geleitet. Ein visueller Perspektivenwechsel ist noch weitgehend unmöglich (Dreiberge-Versuch).
		Das Denken ist auf eine Merkmalsdimension beschränkt. Mehrere Dimensionen werden vom Kind meist nicht beachtet (zum Beispiel beim Sortieren nach Farbe, Form und Größe).
		Unfähigkeit, zwischen Schein und Wirklichkeit zu unterscheiden. Das Kind zeigt animistische (unbelebte Dinge sind lebendig und haben menschliche Eigenschaften) sowie artifizielle (Natur ist künstlich von Menschenhand geschaffen) Deutungen.
Konkret-operationales Stadium	7–11 Jahre	Verständnis für gleichbleibende Eigenschaften von Merkmalen, auch wenn diese verändert werden (Erhalt von Mengen).
		Fähigkeit zur Perspektivenübernahme und zum Denken in mehreren Dimensionen
		Verständnis für Ursache und Wirkung sowie zunehmende Fähigkeit für kausales Denken, auch wenn immer noch konkrete Handlungen und Wahrnehmungen im Vordergrund stehen.
Formal-operationales Stadium	ab 12 Jahren	Fähigkeit für abstraktes und systematisches Denken nach logischen Regeln (Pendelversuch)

Piaget betrachtete die Altersabschnitte als grobe Durchschnittswerte. Einzelne Experimente werden in den Buchkapiteln über die entsprechende Altersbereiche beschrieben.

Die Anpassungsprozesse zwischen Umwelt und Schemata eines Kindes erklärt er mit den beiden Begriffen **„Assimilation"** und **„Akkommodation"**. Neue Erfahrungen aus der Umwelt werden vom Kind an die bereits vorhandenen kindlichen Schemata angepasst (Assimilation). Ist die Abweichung zwischen dem Objekt oder der Handlung und dem vorhandenen Schema des Kindes allerdings zu groß, wird das Schema des Kindes an das Objekt angepasst (Akkommodation). Das Zusammenspiel zwischen Assimilation und

2.6 · Kognition, Intelligenz und die Kontrollprozesse des Denkens

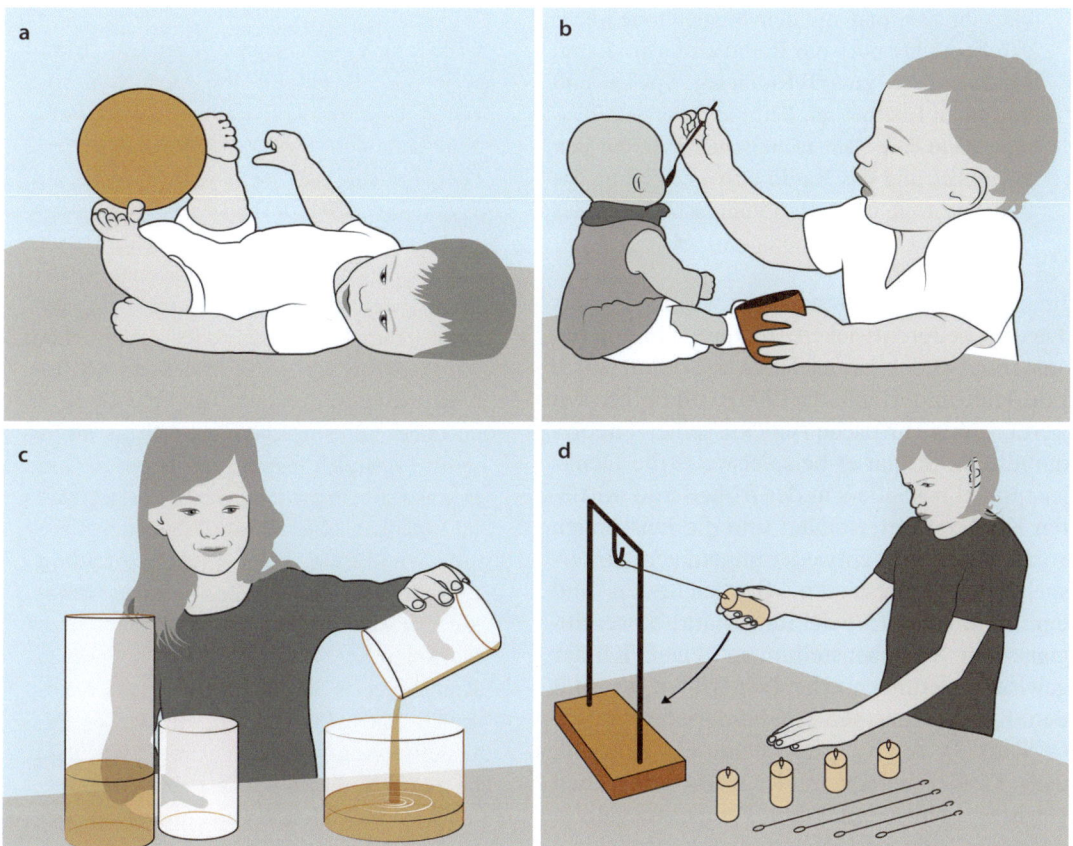

Abb. 2.29 Entwicklungsstufen nach Piaget. **a** Sensomotorische Phase, **b** Prä-operationale Phase, **c** Konkret-operationale Phase, **d** Formal-operationale Phase

Akkommodation mit einer „Versuch-Irrtum-Strategie" führt zunehmend zu einem Gleichgewicht (**Äquilibrium**). Das Streben nach einem Gleichgewicht führt zur Reorganisation der kindlichen Schemata und damit zur eigentlichen Entwicklung des Kindes.

Der Prozess der Assimilation und Akkommodation verläuft nach Piaget allerdings nicht kontinuierlich, sondern entlang von vier **Entwicklungsstufen** (Tab. 2.4): (1) sensomotorische Phase, (2) prä-operationale Phase, (3) konkret-operationale Phase und (4) formal-operationale Phase (Abb. 2.29). Piaget postulierte, dass diese Entwicklungsstufen bei allen Kindern auftreten, die Abfolge nicht veränderbar ist, keine Stufe übersprungen werden kann und die Entwicklung generell nicht umkehrbar ist.

> ▶ **Fallbeispiel: Die Lernprozesse nach Piaget**
> Die dreijährige Petra schaut sich zusammen mit dem Vater einen Film im Fernseher an. Während der Werbeunterbrechungen schaltet der Vater mit der Fernbedienung jeweils einen anderen Kanal ein. Petra lernt dabei, dass man mit der Fernbedienung verschiedene Kanäle im Fernseher ansteuern kann. Sie bildet ein Verhaltensschema für diese Handlung aus. Sie erkennt zudem, dass man mit einer Fernbedienung auch die Kanäle im Radio umschalten kann (Assimilation eines bereits vorhandenen Handlungsschemas). Nun findet sie auf dem Wohnzimmertisch das Smartphone des Vaters und versucht, mit diesem einen Kinderkanal einzustellen, was ihr aber nicht gelingt und sie verärgert (was nach Piaget zu einem inneren Ungleichgewicht führt). Ihr Vater er-

klärt ihr, dass man mit dem Smartphone weder den Fernseher noch das Radio ansteuern kann, sondern dieses zum Telefonieren, Spielen und Surfen im Internet sei. Petra lernt daraus, dass man nicht mit allen technischen Geräten den Fernseher und das Radio ansteuern kann. Sie bildet dazu ein neues Handlungsschema für das Smartphone (Akkommodation). ◂

In den letzten Jahrzehnten wurde Piagets Theorie weiterentwickelt, aber auch häufig beanstandet (siehe beispielsweise (Sodian 2012; Lourenco und Machado 1996)). Im Folgenden werden einige kritische Aspekte seiner Theorie dargestellt. So hat er beispielsweise die Denkleistungen besonders in der frühen und mittleren Kindheit unterschätzt und die Leistungen von Jugendlichen entweder ungenügend untersucht oder überschätzt. Bei leichteren und dem kindlichen Entwicklungsstand besser angepassten Aufgabenstellungen zeigen Kinder gewisse Leistungen erheblich früher, was mit den Kernwissenstheorien beschrieben wurde (▶ Kap. 3). Auch besteht heute ein Konsens, dass Kinder bereits in der frühen Kindheit gewisse Fähigkeiten der Perspektivenübernahme zeigen – und nicht erst im konkret-operationalen Stadium gegen Ende der mittleren Kindheit. Piagets Theorie ist außerdem über weite Strecken beschreibend, und er gibt nur wenig Hinweise über die konkreten Mechanismen der Entwicklung – beispielsweise, nach welchen Prinzipien Assimilation und Akkommodation funktionieren. Außerdem spielen soziale Faktoren in seiner Theorie eine untergeordnete Rolle.

Entwicklungstheorien mit Betonung der sozialen Umwelt

Zwei Lerntheorien, die im Gegensatz zu Piagets Kind-orientierter Theorie die Bedeutung des sozialen Umfeldes betonen, sind die sozialkognitive Lerntheorie von Albert Bandura (Bandura 1977) und die sozialkonstruktivistische Perspektive von Lew Wygotski (1896–1935) (Wygotski 1987).

Bei der **sozialkognitiven Lerntheorie** lernt das Kind über die Beobachtung des Verhaltens von anderen Menschen. Es entwickelt sich nach seinen Vorbildern. Man spricht in diesem Kontext auch vom **sozialen Lernen**, vom **Lernen am Modell**, Nachahmungs- oder **Imitationslernen** oder Rollenlernen (▶ Abschn. 2.8.1). In Wygotskis **sozialkonstruktivistischem Modell** findet das Lernen des Kindes durch die soziale Interaktion mit einer erfahrenen Person statt (beispielsweise mit einer Bezugs- oder Lehrperson oder einem älteren Geschwister). Diese bilden ein Gerüst (engl. scaffold), das dem Kind das Denken auf einer höheren Ebene ermöglicht, als es selbst eigentlich bewältigen könnte. Zum Beispiel gibt man dem Kind Erklärungen und Denkanstöße oder zeigt Lösungswege auf. Mit diesem sogenannten **Scaffolding** erreicht das Kind die **Zone der proximalen Entwicklung**. Darunter versteht man die Spannbreite zwischen dem spontanen Können eines Kindes und seinem maximalen Entwicklungspotenzial, das es mit Unterweisung erreichen kann. Wygotski bezeichnete diesen Prozess der Anleitung durch eine erfahrene Person auch als **gelenkte Partizipation**.

Die untergeordnete Bedeutung des sozialen Umfeldes in Piagets Ausführungen macht deutlich, dass seine Theorie nicht umfassend ist und daher keine universelle Gültigkeit für die Entwicklung eines Kindes in Anspruch nehmen darf. Außerdem wird auch der domänenübergreifende Ansatz der Theorie kritisiert, weil neuere Studien zeigen, dass sich die verschiedenen kognitiven Fähigkeiten unterschiedlich rasch entwickeln. Und schließlich spielen bei Piaget individuelle Besonderheiten und die Variabilität zwischen Kindern keine Rolle, obwohl Vielfalt eines der wichtigsten Merkmale von Kindern und Jugendlichen ist. Entsprechend machte er nur selten Bezüge zu Kindern mit Entwicklungsstörungen.

Trotz dieser Schwächen darf der Verdienst von Piaget für das Verständnis des Kindes nicht geschmälert werden. Seine Entwicklungstheorie gehört zu den umfangreichsten des

20. Jahrhunderts. Seine unglaublich reichhaltigen und detaillierten Beobachtungen haben die Basis gelegt für das Verständnis der Entwicklung des Kindes. Auch beruhen in der klinischen Praxis viele Instrumente zur Beurteilung des Entwicklungsstandes von jungen Kindern auf den Konzepten von Piaget. In vielen weiteren theoretischen Modellen zur kindlichen Entwicklung widerspiegeln sich Ansätze von Piagets Entwicklungsmodell. So thematisiert die dynamische Systemtheorie den engen Zusammenhang zwischen der motorischen und der geistigen Entwicklung in den ersten Lebensjahren, die auch Piaget beschrieb und die eine Grundlage für die Förderkonzepte von Kindern mit Entwicklungsstörungen in den ersten Lebensjahren darstellt (▶ Abschn. 2.5.2).

Nicht nur Piagets Entwicklungsmodell, sondern viele weitere wichtige Entwicklungstheorien wie die sozialkognitive oder die sozialkonstruktivistische Perspektive betonen, dass Kinder in einer engen Interaktion mit der sozialen Umwelt lernen. Die Modelle der Entwicklung lehren uns generell, dass man Kinder sorgfältig beobachten und ihnen zuhören sollte, damit sie in ihrer Entwicklung dort abgeholt werden können, wo sie in Bezug auf ihren Entwicklungsstand stehen. Die Anforderungen an die Kinder sollten dabei nicht zu niedrig sein, noch sollte man sie mit Aufgaben überfordern, die sie nicht verstehen können. Dieses Konzept hat Wygotsky mit der **Zone der proximalen Entwicklung** aufgenommen (Wygotski 1987). Fachpersonen erfassen dabei das Entwicklungsprofil des Kindes, bieten ihm Hilfestellungen entsprechend seinem Entwicklungsstand an **(Scaffolding)** und ziehen sich danach wieder zurück (Fading), um zu beobachten, ob das Kind die Entwicklungsaufgaben allein bewältigen kann.

2.6.3 Geschlechtsunterschiede

Die wissenschaftlichen Befunde zu den Geschlechtsunterschieden in der Kognition und der Intelligenz von Kindern und Jugendlichen (aber auch von Erwachsenen) sind kaum zu überblicken. Grund dafür ist unter anderem die gesellschaftspolitische Bedeutung von Intelligenzunterschieden für die Geschlechterverteilung in gewissen Studienfächern, Berufen oder beruflichen Stellungen. Eine umfassende Übersicht über die geschlechtstypischen Unterschiede von kognitiven Fähigkeiten findet sich in (Rost 2013; Nisbett et al. 2012). Hier werden kursorisch einige bedeutende Befunde und ihre Relevanz für die Praxis zusammengefasst.

Um es vorwegzunehmen: Die Unterschiede in der allgemeinen Intelligenz zwischen erwachsenen Männern und Frauen sind vernachlässigbar, weil bei der Konstruktion von Intelligenztests die Geschlechtsdifferenzen systematisch ausgeglichen werden (Rost 2013). Im Gegensatz dazu finden sich im Kindes- und Jugendalter trotz geschlechtsneutraler Testkonstruktion geringe Differenzen zwischen Mädchen und Jungen im IQ: Vor der Pubertät erreichen die Mädchen leicht höhere IQ-Werte als die Jungen, nach der Pubertät nicht mehr (Rost 2013; Lynn und Kanazawa 2011; Colom und Lynn 2004). Eine mögliche Erklärung ist der Entwicklungsvorsprung der Mädchen in der Pubertät und weniger ein tatsächlicher Unterschied in intellektuellen Fähigkeiten zwischen den Geschlechtern (Waber 1976). Man muss allerdings betonen, dass die Effektstärken insgesamt gering sind und der durchschnittliche Unterschied nur etwa zwei IQ-Punkte ausmacht. Dieser Befund kann weder die besseren Schulnoten noch die Überrepräsentation der Mädchen in Gymnasien genügend erklären.

Generell lassen sich bei Mädchen in allen Altern im Vergleich zu den Jungen bessere schulische Leistungen konstatieren (Effektstärke 0,23 (Voyer und Voyer 2014)). Dabei sind die Effektstärken für die Leistungen in den sprachlichen Fächern höher (0,37) als in der Mathematik (0,07). Dieser Befund zeigte sich in älteren wie auch neuen Publikationen, so dass ausgeschlossen werden kann, dass der Mädchenvorsprung in der Schule ein neues Phänomen ist. Tatsächlich sind psychologische und biologische Gründe dafür verantwortlich – wie der Entwicklungsvorsprung der Mädchen in der kognitiven Selbstregulation (0,4 (Else-Quest et al. 2006)) sowie die höhere Lern- und Leistungsbereitschaft und die größere schulische Motivation (Helbig 2012). Dies lässt sich wiederum mit der fortgeschrittenen pubertären Entwicklung erklären.

Konsistente Unterschiede zwischen Mädchen und Jungen werden auch bei gewissen kognitiven Fähigkeiten beschrieben. Am besten belegt sind die besseren Leistungen von Jungen in der visuell-räumlichen Vorstellung – besonders in der Vorstellung des dreidimensionalen Raumes (auch „mentale Rotation" genannt) und in der visuellen Wahrnehmung – mit moderaten bis großen Effektstärken (0,4–0,7, (Linn und Petersen 1985)), die mit dem Alter weiter zunehmen. Diese Geschlechtseffekte zugunsten der Jungen können bereits im Alter von drei Monaten beobachtet werden, was für die Hypothese einer intrauterinen Hormonwirkung spricht (Quinn und Liben 2008). Zwischen der achten und 24. Schwangerschaftswoche und auch in den ersten Lebensmonaten ist der Testosteronspiegel bei Jungen deutlich höher als bei Mädchen und scheint dabei einen entsprechenden Einfluss auf die Hirnentwicklung zu haben (Auyeung et al. 2013). Dazu passt auch, dass die Geschlechtseffekte in der mentalen Rotation zugunsten der Jungen in der Pubertät noch stärker werden. Zusätzlich werden in der Literatur auch evolutionsbiologische Gründe diskutiert, weil Männer aufgrund der Arbeitsteilung in urzeitlichen Gesellschaften über ein besseres räumliches Vorstellungsvermögen verfügen mussten als Frauen (Geary 2010).

Die deutlichen Geschlechtsunterschiede in der räumlichen Vorstellung dürfen nicht zum falschen Schluss führen, dass aus diesem Grund die Mädchen generell schwächer in Mathematik und Geometrie sind und deshalb entsprechende Berufe der Naturwissenschaften nicht wählen. Metaanalysen belegen, dass es in den mathematischen Fähigkeiten keine relevanten Geschlechtsunterschiede gibt (Voyer und Voyer 2014), im Gegensatz zu den schriftsprachlichen Fähigkeiten Lesen und Schreiben (▶ Abschn. 2.7.3). Grund für die bevorzugte Wahl von technischen und naturwissenschaftlichen Berufen durch die Jungen sind vielmehr die persönlichen Interessen, die eigenen Präferenzen und der gewünschte Lebensstil (Su et al. 2009). Diese Faktoren werden wesentlich von geschlechtsstereotypem Verhalten der Jungen und Mädchen bestimmt (Ceci und Williams 2010).

Die Geschlechtsunterschiede in der visuell-räumlichen Vorstellung können aber nicht nur mit biologischen Mechanismen erklärt werden: Verschiedene Untersuchungen zeigen, dass sich Jungen und Männer insgesamt für intelligenter in der räumlichen Vorstellung und im logischen Denken halten. Sie sind aber auch überzeugt, dass sie in den sprachlichen Fähigkeiten den Mädchen und Frauen ebenbürtig sind, obwohl diese über leicht bessere sprachliche Fähigkeiten verfügen (▶ Abschn. 2.7.3). Diese Befunde deuten auf ein stärker ausgeprägtes Selbstkonzept, ein höheres Selbstwertgefühl und eine bessere Selbstwirksamkeitsüberzeugung bei Jungen und Männern hin (Syzmanowicz und Furnham 2011). Ein ähnlicher Erklärungsmechanismus kann auch für gewisse Geschlechtsunterschiede in der motorischen und sozialen Entwicklung postuliert werden (▶ Abschn. 2.5.3). Außerdem zeigen viele Studien, dass sich männliche Interessen eher auf Dinge und Objekte und weibliche Interessen mehr auf Menschen beziehen (Su et al. 2009).

Die Unterschiede zwischen den Geschlechtern entstehen also durch komplexe biopsychosoziale Prozesse – nicht nur in der Kognition, sondern auch in der Motorik, der Sprache und im sozialen Verhalten (▶ Abschn. 2.5.3 und 2.7.3).

Bis anhin wurden ausschließlich Mittelwertsunterschiede zwischen den Geschlechtern beschrieben. Man muss allerdings betonen, dass diese Unterschiede zwischen den Geschlechtern viel kleiner sind als die interindividuellen Unterschiede innerhalb der Gruppe der Mädchen oder Jungen (siehe auch ▶ Abschn. 2.5.3). So gibt es zahlreiche Mädchen mit besserem räumlichem Vorstellungsvermögen als ein durchschnittlicher Junge.

In der Praxis haben die Unterschiede in der Verteilung der Eigenschaften innerhalb der Geschlechter aber trotzdem eine große Bedeutung. So zeigt sich in den Intelligenzmaßen und bei vielen kognitiven Fähigkeiten eine deutlich größere Variabilität bei den Jungen im Vergleich zu den Mädchen. Dieser Umstand bedeutet, dass sich in den Extrembereichen – also bei den über- und unterdurchschnitt-

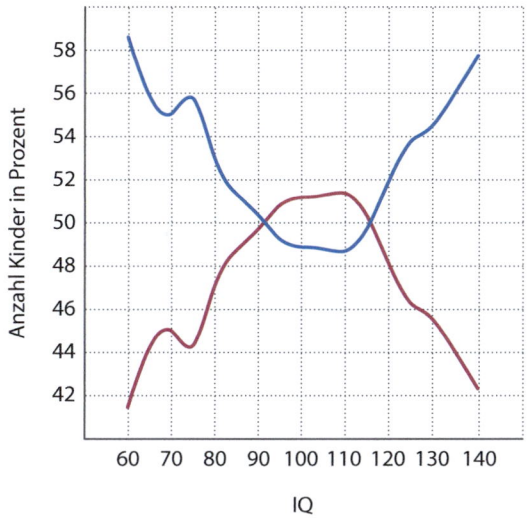

Abb. 2.30 Geschlechterverteilung beim IQ. Jungen blau, Mädchen rot. Aus (Deary et al. 2003); mit freundlicher Genehmigung von © Elsevier AG 2003. All Rights Reserved

lich Begabten – mehr Jungen als Mädchen befinden. Es gibt also häufiger hochbegabte und auch in der kognitiven Entwicklung beeinträchtigte Jungen. Abb. 2.30 illustriert diesen Befund in einer großen Stichprobe von elfjährigen Kindern (Deary et al. 2003).

Die Mittelwertsunterschiede erklären diese Jungenlastigkeit nicht, denn diese sind vergleichsweise klein (zugunsten der Mädchen, Abb. 2.30). Grund dafür sind vielmehr X-chromosomal gebundene genetische Besonderheiten (Tzschach 2018). Tatsächlich wurden weit mehr als hundert Gene für kognitive Entwicklungsstörungen gefunden, die auf dem X-Chromosom liegen. Weil die Mädchen zwei X-Chromosomen besitzen (XX), haben sie eher die Möglichkeit, die genetische Störung mit dem nicht-betroffenen X-Chromosom zu kompensieren. Der Junge besitzt nur eines davon (XY) und ist daher deutlich häufiger von einer kognitiven Entwicklungsstörung betroffen. Es gibt allerdings auch nicht-chromosomal gebundene genetische Störungen, die zu schweren Entwicklungsstörungen führen können und auch bei den Mädchen zur Ausprägung kommen. Eine ähnliche Situation trifft auch bei der überdurchschnittlichen Begabung zu: Eine be-

sonders günstige Anordnung von Genen auf dem X-Chromosom des Jungen widerspiegelt sich in einer höheren Intelligenz. Beim Mädchen müsste hingegen eine Superkombination auf beiden X-Chromosomen vorliegen, damit sich eine hohe Intelligenz zeigt, was nicht unmöglich, aber weniger wahrscheinlich ist. Diese Mechanismen erklären die Variabilitätsunterschiede aber nur zu einem Teil; wahrscheinlich spielen weitere epigenetische und hormonelle Gründe eine Rolle.

Eine größere Variabilität bei den Jungen im Vergleich zu den Mädchen findet man bei vielen Entwicklungsmerkmalen wie zum Beispiel in der Motorik, der Sprache und dem Sozialverhalten. Dieser Umstand führt dazu, dass mindestens zwei Drittel der Kinder mit einer Entwicklungsstörung in der Motorik, einer Sprachstörung oder einem Autismus männlich sind.

2.6.4 Säkularer Trend

Wie bei der Körpergröße zeigt sich auch bei der kognitiven Entwicklung ein säkularer Trend – das bedeutet: eine Zunahme des IQ im Verlauf der Generationen (Flynn 1987). Dieser Trend wird fälschlicherweise als **Flynn-Effekt** bezeichnet, müsste aber nach der Erstbeschreibung im Jahre 1936 **Runquist-Effekt** heißen (Lynn 2013). Bereits zwischen 1920 und 1972 wurde in zahlreichen Untersuchungen auf den säkularen Trend im IQ bei Kindern und Jugendlichen hingewiesen. Er betrug zwischen 1,4 und 4,4 IQ-Punkte pro Jahrzehnt und war noch stärker sichtbar bei den Entwicklungsquotienten (EQ) in den Bayley-Tests der ersten beiden Lebensjahre (bis zu acht EQ-Punkte pro Jahrzehnt (Lynn 2013)). Auch fand man bereits damals, dass der Intelligenzzuwachs stärker bei nicht-sprachlichen als bei sprachlichen Fähigkeiten auftritt.

Dieser säkulare Trend im IQ kann nicht auf genetische Ursachen zurückgeführt werden, weil genetische Veränderungen über viele Generationen hinweg viel langsamer ablaufen und sich nicht mit einem so raschen IQ-Anstieg manifestieren können. Der Trend ist einzig und allein durch die Umwelt bedingt. Die folgenden Faktoren werden in der Literatur als Ursachen diskutiert (Rost 2013): eine verbesserte Ernährung, eine optimierte medizinische Versorgung, ein generell höherer Lebensstandard, weniger Kinder und damit vermehrte Aufmerksamkeit für das einzelne Kind sowie ein besserer Zugang zu Bildungseinrichtungen. Tatsächlich scheinen die bessere schulische Förderung, die Verlängerung der Schulzeit sowie die qualitativen Verbesserungen in Unterricht und Ausbildung der Lehrpersonen zu einer intellektuellen Leistungssteigerung der Gesellschaften geführt zu haben.

Der säkulare IQ-Trend hat sich in den meisten Ländern der westlichen Welt in der Zwischenzeit abgeschwächt oder wurde gar gestoppt. Es gibt sogar vereinzelt Berichte von einer Umkehr des Trends, dessen weiteren Verlauf es abzuwarten gilt und dessen Bedeutung noch nicht klar ist (Dutton et al. 2016).

Die Stagnation des säkularen Trends im IQ bedeutet, dass Lebensumstände und Bildung heute ausreichend sind, damit das anlagebedingte maximale Entwicklungspotenzial eines Menschen verwirklicht werden kann. Die Entwicklungsmöglichkeiten sind ausgereizt und weitere Leistungssteigerungen nicht mehr möglich; die Obergrenze ist erreicht (▶ Kap. 1).

2.6.5 Erfassung der Kognition

In den ersten Lebensjahren wird die geistige Entwicklung eines Kindes mithilfe von Entwicklungstests und dem kindlichen Spielverhalten erfasst. Dabei wird ein **Entwicklungsquotient (EQ)** anstatt eines IQ gebildet (▶ Kap. 1). Allerdings ist eine zuverlässige Prognose der späteren Intelligenz in den ersten Lebensjahren nicht möglich. Ab etwa drei Jahren kann die Intelligenz mit standardisierten Intelligenztests abgebildet werden. Ein Intelligenztest untersucht die allgemeine geistige Leistungsfähigkeit (als Gesamt-IQ) anhand von verschiedenen kognitiven Fähigkeiten. Für die Untersuchung von spezifischen kognitiven (besonders exekutiven) Funktionen werden außerdem neuropsychologische Testverfahren verwendet.

Der IQ kann in der Regel in einer Bandbreite zwischen 50 und 150 bestimmt werden. Jenseits dieser Grenzen – also bei Kindern mit schwerwiegenden kognitiven Entwicklungsstörungen und Kindern mit außerordentlicher intellektueller Begabung – sind IQ-Testinstrumente nicht mehr zuverlässig. Im Fall von Kindern mit Entwicklungsstörungen kann auf das Entwicklungsalter und den EQ zurückgegriffen werden; diese werden anhand von Untersuchungsinstrumenten berechnet, die für jüngere Kinder normiert sind. So benutzt man beispielsweise bei einem zehnjährigen Kind mit einer schweren kognitiven Entwicklungsstörung statt eines Hamburg-Wechsler-Testes einen Spielverhaltenstest des Vorschulalters oder den non-verbalen SON-Test.

2.7 Die Entwicklung der Sprache – Interaktion mit der Umwelt

Der Erwerb der Sprache ist eines der eindrücklichsten Phänomene der kindlichen Entwicklung. Bereits nach wenigen Jahren ist das Kind in der Lage, die Sprache seines Umfeldes zu verstehen, zu verarbeiten und zu sprechen. Die kindliche Sprachentwicklung unterscheidet sich dabei grundsätzlich vom Spracherwerb der Erwachsenen. Diese lernen im Gegensatz zu Kindern eine Fremdsprache bewusst, brauchen dafür wesentlich länger und beherrschen sie trotzdem nie so fließend wie die eigene Muttersprache. Das Kind hingegen lernt seine Muttersprache scheinbar unbewusst und mühelos. Dieser Umstand bedeutet allerdings nicht, dass die Umwelt keine Rolle spielt. Im Gegenteil: Das Kind erwirbt die sprachlichen Fähigkeiten nur durch eine ausreichende Interaktion mit der Umwelt und einen entsprechenden Kontakt mit Sprache.

2.7 · Die Entwicklung der Sprache – Interaktion mit der Umwelt

> **Die große Triebkraft der Sprachentwicklung**
>
> Wie stark die Triebkraft der Sprachentwicklung ist, zeigt das eindrückliche Beispiel von blinden Kindern, denn diese lernen Wörter von visuellen Merkmalen (zum Beispiel Farben) genauso rasch wie Normalsehende (Landau und Gleitman 1985). Ein ähnliches Phänomen zeigt sich auch bei gehörlosen Kindern, die ohne Sprachangebot ein sprachähnliches System von Gesten entwickeln und damit vergleichbare Meilensteine erreichen wie normalhörende Kinder (Goldin-Meadow und Mylander 1998).

Die Sprache ist ein bedeutendes **Symbolsystem** des Menschen (Szagun 2016). Mit sprachlichen Symbolen werden unsere Gedanken, Gefühle und unser Wissen geistig abgebildet und mit anderen Menschen geteilt. Die Sprache benutzt dabei vorwiegend willkürliche Symbole, die keine Ähnlichkeit mit dem entsprechenden Gegenstand, der Handlung oder dem Ereignis haben. Auch erlauben Sprachsymbole eine Kommunikation zwischen den Menschen, ohne dass ein Gegenstand sichtbar ist oder eine Handlung bzw. ein Ereignis gerade geschieht (Szagun 2016). Es gibt zwar noch andere Formen der Kommunikation zwischen Menschen wie beispielsweise das Blickverhalten, die Mimik, die Körperhaltung oder die Gestik. Aber die gesprochene Sprache besitzt eine Sonderstellung unter den Kommunikationsformen, weil sie nur beim Menschen auftritt (Szagun 2016).

Die ersten gesprochenen Wörter artikulieren Kinder um den ersten Geburtstag. Vor diesem Alter zeigen sich non-verbale Kommunikationsformen, mit denen der Säugling seine Bedürfnisse beispielsweise nach Nahrung und sozialer Interaktion äußert. Diese non-verbale Interaktion mit den Bezugspersonen findet mit Blickverhalten, Mimik, Gesten und Zeichen, Lauten sowie der Körperhaltung und den Körperbewegungen statt und ist eine wichtige Grundlage für die Entwicklung der gesprochenen Sprache, weil der Säugling auf diese Weise die ersten sozialen Handlungen einübt, die er später sprachlich erweitert (Liszkowski 2015). Ein Beispiel dazu ist die Zeigegeste, die erstmals zwischen dem neunten und zwölften Lebensmonat auftritt. Dabei zeigen die Säuglinge auf etwas, um Hilfe einzufordern oder anzubieten oder auch nur, um ihr Interesse mitzuteilen. Später werden diese Handlungen sprachlich ausgedrückt. Zwischen dem zweiten und fünften Lebensjahr erwirbt das Kind alle wesentlichen Bausteine der gesprochenen Sprache. Mit Eintritt in die Schule ist die Sprachentwicklung weitgehend abgeschlossen. Zwar mag der Wortschatz eines Schulkindes kleiner sein als derjenige eines Erwachsenen und es treten gelegentlich noch grammatikalische Unfertigkeiten auf, aber die grundlegenden Sprachkompetenzen sind mit dem Eintritt in die Schule größtenteils entwickelt. Mit anderen Worten: Das Schulkind spricht mehr oder weniger wie ein Erwachsener.

2.7.1 Systematisierung der Sprache

Im Gegensatz zur Kognition gibt es einen breiten Konsens bezüglich der Systematisierung der Sprache (umfassende Darstellungen finden sich in (Szagun 2016; Kannengieser 2019)). Es können fünf Komponenten oder **Ebenen der Sprache** unterschieden werden, wobei die Morphologie und die Syntax zusammenfassend auch als Grammatik bezeichnet werden. Diese Sprachebenen beschreiben ein differenziertes System und unterliegen genauen Regeln.

> **Die fünf Sprachebenen oder Sprachkomponenten**
>
> (1) Phonetik und Phonologie (Laute)
> (2) Morphologie (Wortformen, auch „Wortgrammatik" genannt)
> (3) Syntax (Satzbau, auch „Satzgrammatik" genannt)
> (4) Semantik (Bedeutung der Wörter)
> (5) Pragmatik (Kommunikationsstil und soziale Anwendung der Sprache)

Die ersten vier Sprachebenen beziehen sich auf die gesprochene Sprache. Die **Pragmatik** umfasst **nicht-verbale Kommunikationsformen**. Parallel zu diesen Sprachebenen wird die Sprachentwicklung auch noch in Sprachausdruck und Sprachverständnis sowie in die mündliche und die schriftliche Sprache unterteilt.

- **Phonetik und Phonologie**

Die Phonetik beschäftigt sich mit den akustischen Merkmalen, der Wahrnehmung und der Artikulation von **Lauten**. Ein Laut ist eine Einheit, die man akustisch und physikalisch exakt abgrenzen und mit sogenannten Spektrogrammen visuell darstellen kann. Laute werden vom „Sprechorgan" produziert; dazu gehören Lunge, Kehlkopf, Gaumen, Zunge, Zähne und Lippen.

Die Verwendung von Lauten wird in der **Phonologie** beschrieben. Dabei ist das **Phonem** die kleinste Lauteinheit, die die Bedeutung eines Wortes definiert (bedeutungsunterscheidende Einheit). So wird durch den Austausch eines Phonems durch ein anderes die Wortbedeutung verändert: Ratte – Matte, Ball – Fall, Haus – Haut. Diese Beispiele zeigen, dass das Phonem keine eigentliche Bedeutung hat, sondern nur die Unterscheidung von Wörtern ermöglicht. Das Phonem ist also keine physikalische Einheit wie der Laut, sondern eine inhaltliche Einheit. Je nach Sprache existieren zwischen 40 und 70 Phoneme, die für die jeweilige Sprache spezifisch sind.

Während man in seiner Muttersprache die entsprechenden Laute zuverlässig erkennt, werden sie in einer fremden Sprache ignoriert. Lernt man eine Fremdsprache, dann führen die Lautunterschiede häufig zum Akzent, der die Muttersprache verrät. In den ersten Lebensmonaten ist der Säugling allerdings in der Lage, die Laute aller Sprachen zu erkennen (▶ Abschn. 2.2.8 und ▶ Kap. 3). Die Laute werden in Abhängigkeit der jeweiligen Sprache nach bestimmten Regeln zu Wörtern kombiniert. Generell fällt es dem Kind leichter, Vokale zu bilden als Konsonanten. Auffälligkeiten in der Bildung von Konsonanten führen denn auch häufig zu einer logopädischen Behandlung. ◘ Abb. 2.31 illustriert den Aufbau der Sprache von den Phonemen zu einem vollständigen Satz.

- **Morphologie und Syntax**

Darunter versteht man die Struktur der Wörter (**Morphologie oder Wortformen**, zum Beispiel die Flexion, Deklination oder Konjugation) und Kombination dieser Wörter zu Sätzen (**Syntax oder Satzbau**). Bei den Wörtern unterscheidet man **Inhaltswörter** (Nomen, Verben und Adjektive), die eine inhaltliche (semantische) Bedeutung haben,

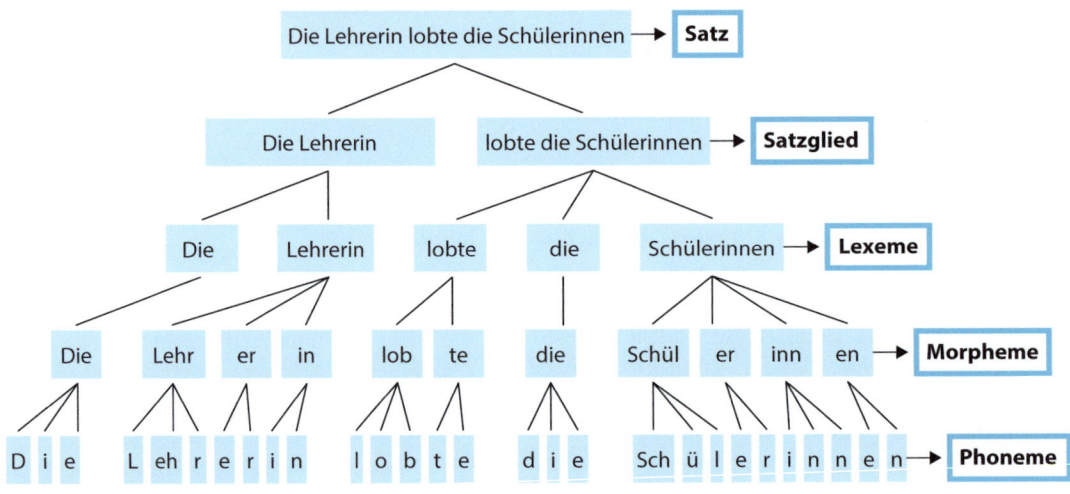

◘ Abb. 2.31   Vom Satz zum Phonem

von **Funktionswörtern** (Artikel, Pronomen, Präposition, Konjunktionen), die eine grammatische Bedeutung haben.

Analog zum Phonem bei der phonologischen Beschreibung der Sprache ist ein **Morphem** – der kleinste Wortbaustein, der die Bedeutung eines Wortes definiert. Es gibt verschiedene Morpheme: Jene, die eine Bedeutung tragen (semantische Morpheme wie krank) und solche, die ein Wort erweitern (zum Beispiel mit einer Nachsilbe wie Krankheit). Außerdem werden Wörter nach gewissen Regeln verändert (Flexion). Die Flexion definiert die Beziehung der Wörter zueinander in einem Satz. Im Deutschen gibt es relativ viele Flexionsformen. So wird beispielsweise der Fall (Kasus) markiert, der das Subjekt und Objekt definiert. Mit der Flexion eines Wortes wird auch definiert, ob es sich um eine Singular- oder Pluralform handelt, in welcher Zeit das Ereignis stattfindet und ob es eine aktive oder passive Handlung ist.

Die **Syntax** umfasst die Regeln, die eine Kombination der Wörter zu sinnvollen Sätzen ermöglicht. Die Bedeutung eines Satzes hängt dabei wesentlich von der Ordnung der Wörter ab („Peter liebt Susanne" bedeutet etwas anderes als „Susanne liebt Peter"). Das Kind beginnt bereits ab dem ersten Geburtstag, aufgrund seiner Alltagserfahrungen gewisse Beziehungen zwischen Wort- und Satzgebilden herzustellen.

Die größten Entwicklungsschritte in Morphologie und Syntax macht das Kind zwischen dem zweiten und vierten Lebensjahr. Die Entwicklung der Grammatik ist gegen Ende der mittleren Kindheit abgeschlossen (Kannengieser 2019).

- **Semantik**

Diese sprachliche Komponente bezieht sich auf die Bedeutung und den Sinn von Wörtern. Analog zum Phonem und Morphem wird das Wort auch als **Lexem** bezeichnet. Im sogenannten **mentalen Lexikon** speichert man das gesamte Wissen über die Wörter ab (den Wortschatz). Kinder müssen zuerst Wörter lernen, um schließlich Sätze mit entsprechenden Bedeutungen bilden zu können. Die Entwicklung des Wortschatzes geht der Bildung von Wort- und Satzstrukturen voraus. Das Kind muss dabei eine minimale Anzahl von Wörtern kennen, damit es überhaupt Satzstrukturen bilden kann. Untersuchungen zeigen, dass Kinder gegen Ende des zweiten Lebensjahres ab einem Wortschatz von etwa 200 bis 300 Wörtern beginnen, vermehrt morphologische und syntaktische Regeln zu benutzen, und dass damit die Komplexität der Satzstruktur und die Flexionshäufigkeit deutlich zunehmen (Szagun und Steinbrink 2004). Der Wortschatz des Kindes steht also in einer engen Beziehung zur Entwicklung der Morphologie und der Syntax. Mit anderen Worten: Je mehr Wörter ein Kind produziert, desto komplexer zeigt sich die Morphologie der Worte und die Syntax.

Der Wortschatzerwerb ist im Gegensatz zur phonetisch-phonologischen und grammatikalischen Entwicklung ein lebenslanger Prozess.

- **Pragmatik**

Pragmatische Kompetenzen sind ein wichtiger Teil vieler Sprachhandlungen. Sie sind die eigentliche Grundlage für eine Verständigung zwischen den Menschen. Neben expressiven Funktionen umfasst die Pragmatik auch rezeptive Leistungen wie die Interpretation sprachlicher Äußerungen, die – über rein sprachliche Merkmale hinaus – auch die Situation und nicht-sprachliche Signale einschließen. Zur Pragmatik gehören demnach verschiedene Formen der **non-verbalen Kommunikation** wie Blickverhalten, Mimik, Gestik, Körperhaltung und Körperbewegungen. Diese Fähigkeiten haben ihre Wurzeln in der sozialen Interaktion mit den Bezugspersonen im ersten Lebensjahr (Liszkowski 2015). Ab dem zweiten Lebensjahr lernen die Kinder, dass man sich beim Sprechen mit dem Gesprächspartner abwechseln und mit ihm abstimmen muss, damit ein Dialog entsteht. Erst ausreichende Kompetenzen in der Pragmatik und die Fähigkeit, eine geteilte Aufmerksamkeit aufrecht zu erhalten, ermöglichen einen Gesprächsablauf zwischen Individuen. Pragmatische Fähigkeiten sind eine wichtige Voraussetzung für den Erwerb der gesprochenen Sprache und stehen in einer engen Beziehung zu visuellen, kognitiven, emotionalen und auch sozialen Fähigkeiten.

Damit man sich auf einen Gesprächspartner einlassen kann, sind beispielsweise gewisse Fähigkeiten notwendig, um sich in das Gegenüber hineinversetzen zu können (Theory of Mind, ▶ Abschn. 2.8.1). Bei Kindern mit Entwicklungsstörungen (zum Beispiel mit einem Autismus, einer ADHS oder einer kognitiven Entwicklungsstörung, ▶ Kap. 7) zeigen sich nicht selten Auffälligkeiten in den pragmatischen Kompetenzen, ohne dass andere Sprachebenen gestört sein müssen.

Pragmatische Eigenschaften werden vom Kommunikationsstil des Umfeldes geprägt. Je nach kulturellem und sozialem Hintergrund zeigt die Sprache eine verschiedenartige **Prosodie** – eine Variation in ihrem melodischen Charakter. Unter Prosodie versteht man die Tonhöhe und Lautstärke der Stimme, den Verlauf der Tonhöhe (Sprechmelodie), das Betonungsmuster eines Satzes, den Sprechrhythmus mit den Sprechpausen und das Sprechtempo. So wird beispielsweise im Deutschen eine Frage mit einer im Satz ansteigenden Sprechmelodie gekennzeichnet.

> **Die praktische Bedeutung der Sprachebenen**
> Die Aufteilung der Sprache in die fünf Ebenen ist in der Praxis hilfreich, weil bei Kindern mit Entwicklungsstörungen unterschiedliche Ebenen betroffen sein können und entsprechend verschiedene Therapieansätze zur Anwendung kommen. So zeigen Kinder mit Hirnverletzungen je nach Lokalisation der Schädigung meist Auffälligkeiten in der Phonetik, Morphologie und Syntax – weniger in der Semantik. Autistische Kinder leiden hingegen häufig an Auffälligkeiten im Bereich der Pragmatik, während andere Komponenten weniger beeinträchtigt sein können.

■ **Expressive und rezeptive Sprache: Sprachausdruck und Sprachverständnis**

Parallel zu den fünf Sprachebenen gibt es noch eine weitere Einteilung – in expressive und rezeptive Sprache. Ein Gespräch ist durch den regelmäßigen Wechsel von Sprache-Produzieren (**Sprachproduktion, Sprachexpression, Sprachausdruck**) und Sprache-Verstehen (**Sprachverständnis, Sprachrezeption**) gekennzeichnet.

Während die expressive Sprache direkt beobachtbar ist und die fünf sprachlichen Ebenen relativ einfach erfasst werden können, ist die rezeptive Sprache ungleich schwieriger zugänglich. Das **Sprachverständnis** ist ein außerordentlich komplexer Prozess (Hachul und Schönauer-Schneider 2016). Davon abgrenzen muss man das **Situationsverstehen**, das ohne sprachliche Information abläuft und beispielsweise bei Kindern mit einer kognitiven Entwicklungsstörung beeinträchtigt ist. Im praktischen Alltag ist eine Unterscheidung zwischen einer Störung des Sprachverständnisses und Problemen im Situationsverstehen außerordentlich wichtig, damit der Umgang mit dem betroffenen Kind angemessen ist und die Fördermaßnahmen wirksam sind.

Grundsätzlich entwickelt sich das Sprachverständnis vor der Fähigkeit zur Produktion von Sprache. Dies trifft bereits auf das Säuglingsalter zu: Während der Säugling schon nach der Geburt Sprachlaute von Umgebungstönen zuverlässig unterscheiden und im Alter von neun Monaten die ersten Wörter verstehen kann, sind seine sprachlichen Ausdrucksmöglichkeiten im ersten Lebensjahr noch beschränkt. Die Schere zwischen der Entwicklung des Sprachverständnisses und der Wortproduktion schließt sich ab dem Alter von zwei Jahren sukzessive (Goldin-Meadow et al. 1976). Allerdings bleiben auch im weiteren Verlauf der Kindheit die Niveaus von Sprachverständnis und Sprachproduktion durchaus noch unterschiedlich: So sind Kinder bereits in der frühen Kindheit in der Lage, Passivsätze zu verstehen, können diese aber erst im Schulalter bilden. Auch das Verständnis für Wörter (passiver Wortschatz von 60.000 bis 80.000 Wörter im Erwachsenenalter) bleibt ein Leben lang größer als ihre Anwendung (aktiver Wortschatz, 20.000 bis 50.000 Wörter (Rothweiler und Meibauer 2001)).

Für den Umgang mit Kindern im Alltag sind ausreichende Kenntnisse über die Entwicklung des Sprachverständnisses außerordentlich wichtig. Eine Störung im Sprach-

2.7 · Die Entwicklung der Sprache – Interaktion mit der Umwelt

verständnis eines Kindes zu erkennen, ist deutlich herausfordernder, als eine Störung im sprachlichen Ausdruck zu identifizieren. Kinder mit Sprachverständnisstörungen sind oft erheblich und langfristig in ihrer Entwicklung und der gesellschaftlichen Integration beeinträchtigt.

Verschiedene Studien haben gezeigt, dass es nur eine geringe Beziehung zwischen der Entwicklung des Sprachverständnisses und der Sprachproduktion gibt (Fenson et al. 1994). Es kann also durchaus sein, dass ein Kind ein gutes Sprachverständnis hat, aber nur wenige Wörter spricht. Andere Kinder wiederum sprechen scheinbar normal, zeigen jedoch bei einer differenzierten Untersuchung eine Störung im Sprachverständnis. Zudem hat sich gezeigt, dass Kinder, die ihr Sprachverständnis früh entwickeln, nicht unbedingt schneller sprechen lernen (Szagun 2016).

Die verschiedenen Komponenten des Sprachverständnisses sind in ◘ Abb. 2.32 detailliert dargestellt (aus (Hachul und Schönauer-Schneider 2016)). Sprachliche Information wird dabei in Bezug auf die Laute, Worte, Sätze und Prosodie wahrgenommen und analysiert. Dabei werden die gehörten Wörter im mentalen Lexikon gesucht und bereits bekannten Wörtern zugeordnet. Auch morphologische und syntaktische Informationen werden entschlüsselt und so zerlegt, dass eine erste inhaltliche Interpretation der sprachlichen Information erfolgen kann. Die Analyse der grammatikalischen und semantischen Bedeutung von sprachlicher Information genügt aber nicht, um zu verstehen, was der Gesprächspartner eigentlich meint. Um einen Satz zu verstehen, benötigt man auch einen Bezug zur aktuellen Situation, in der die sprachliche Information empfangen wird, sowie ausreichendes Wissen über den Inhalt. So ist beispielsweise der Satz „Farblose grüne Ideen schlafen wütend" (Seite 15 in (Chomsky 1957)) zwar phonetisch, grammatikalisch und semantisch korrekt und verständlich, aber inhaltlich sinnlos.

Der Prozess der Entschlüsselung von sprachlicher Information wird außerdem durch die Aufmerksamkeitssteuerung reguliert und besonders durch das phonologische Arbeitsgedächtnis unterstützt (▶ Abschn. 2.6.1). So werden einzelne Wörter für kurze Zeit im

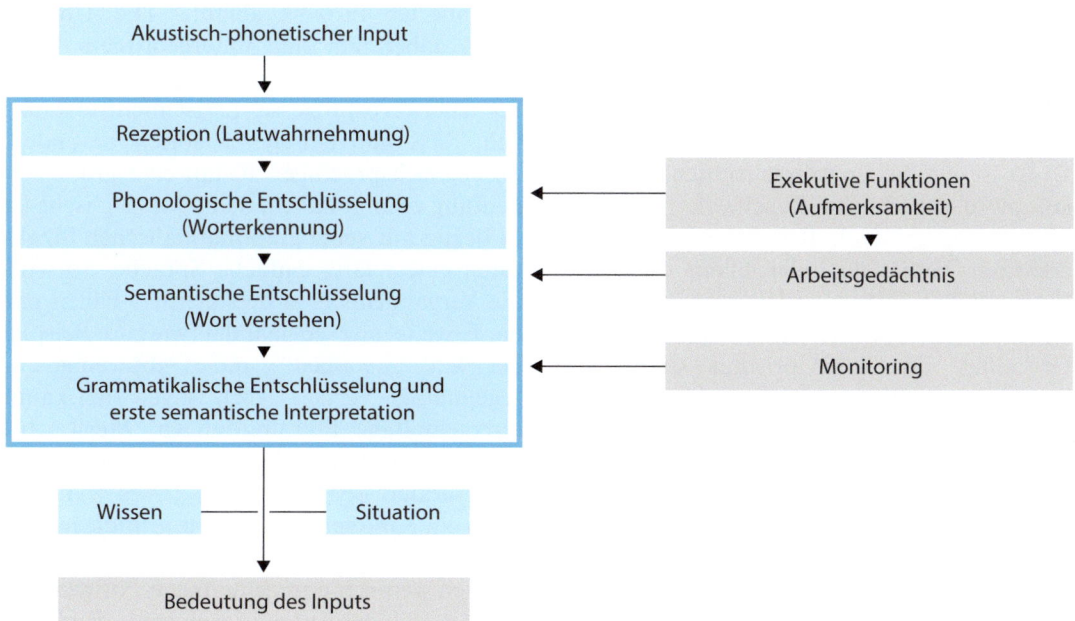

◘ **Abb. 2.32** Mechanismen des Sprachverständnisses. Nach Hachul und Schönauer-Schneider 2016; mit freundlicher Genehmigung von © Elsevier. All Rights Reserved

Arbeitsgedächtnis gespeichert und mit dem mentalen Lexikon abgeglichen. Während des Sprachverständnisprozesses findet außerdem eine Art Monitoring statt, ob für das Verstehen genügend Information vorhanden ist (Hachul und Schönauer-Schneider 2016).

- **Schriftsprache: Lesen und Schreiben**

Sprache wird nicht nur gesprochen und gehört, sondern auch geschrieben und gelesen. In Analogie zum Phonem ist das **Graphem** die kleinste Buchstabeneinheit, die die Bedeutung eines Wortes in der Schriftsprache definiert (<sch>, <ck> etc.). Das Lesen und Schreiben sind die wohl wichtigsten Kulturtechniken, die in der Schule gelernt werden. Sie werden in ▶ Kap. 5 im Detail beschrieben.

2.7.2 Grundlegendes zur Sprachentwicklung

- **Theorien zum Spracherwerb**

Die Entwicklung der Sprache ist ein faszinierendes Phänomen. Das sieht man allein daran, dass Kinder schon in einem Alter über sprachliche Fähigkeiten verfügen, in dem sie vergleichbar komplexe Entwicklungsaufgaben – wie beispielsweise das rechnerische Denken – noch gar nicht beherrschen. Sie lernen die Prinzipien der Sprache scheinbar mühelos, was für neurobiologische Prozesse beim Spracherwerb spricht (Bishop 2000). Es ist in der Tat unwahrscheinlich, dass das komplexe sprachliche Regelwerk nur durch Nachahmung, durch Konditionierung eines erlernten Verhaltens oder allein durch die Kommunikation mit anderen Menschen erworben wird. **Spracherwerbstheorien** auf der Grundlage des Behaviorismus sind daher im wissenschaftlichen Diskurs über die Ursprünge der Sprachentwicklung überholt. Außerdem spricht die Tatsache, dass Sprache in dieser komplexen Form eine spezifische menschliche Eigenschaft ist, ebenfalls für genetisch determinierte Entstehungsmechanismen. Tiere sind nicht in der Lage, auch nur ein annähernd komplexes System mit Symbolen oder Regeln zu entwickeln, um mit ihren Artgenossen zu kommunizieren.

Der neurobiologische Ursprung der Sprache beantwortet allerdings noch nicht die Frage, ob sie eher angeboren oder erlernt ist. Für eine angeborene Fähigkeit zum Spracherwerb spricht, dass bei gehörlos geborenen Kindern die ersten Gesten zum selben Zeitpunkt wie die ersten Wörter bei hörenden Kindern auftreten, wenn ihre Eltern mit Zeichensprache kommunizieren (Goldin-Meadow und Mylander 1998). Gehörlose Kinder zeigen im Verlauf ähnliche Meilensteine beim Auftreten von Gesten wie normalhörende Kinder bei den lautsprachlichen Entwicklungsschritten. So beginnen sie im Alter von 24 Monaten, die einzelnen Gesten zu kombinieren. Zu diesem Zeitpunkt kommunizieren hörende Kinder erstmals mit Zweiwort-Kombinationen. Die Reihenfolge der Gesten zeigt, dass auch gehörlose Kinder den syntaktischen Regeln des Spracherwerbes folgen.

Über viele Jahrzehnte dominierte in der englischsprachigen Literatur die Theorie des angeborenen Spracherwerbes, auch „**Nativismus**" genannt (Chomsky 1988; Pinker 1991). Der Nativismus postuliert, dass ein Kind von Geburt an mit einer Art „Universalgrammatik" ausgestattet ist und Sprachentwicklung als programmierter, genetisch-determinierter Prozess abläuft. Die Umwelt spielt dabei nur eine untergeordnete Rolle und dient höchstens als Trigger für gewisse Spracherwerbsprozesse. Es ist nicht erstaunlich, dass nativistische Theorien besonders im englischsprachigen Raum eine große Bedeutung erlangt haben, denn das Englische ist in Bezug auf seine grammatikalischen Strukturen eine relativ einfache Sprache. So wird die Vergangenheit in den meisten Fällen mit der Erweiterung -ed gebildet (wie zum Beispiel bei „walk", „walked"), und es gibt wenige unregelmäßige Verben. Auch zeigen sich kaum unregelmäßige Pluralbildungen. Meist wird der Plural mit einem -s am Schluss des Wortes markiert (beispielsweise „trees"). Daher kann ein Kind sehr rasch diese grundlegenden Regeln lernen und sie zuverlässig anwenden. Bei den wenigen unregelmäßigen Formen verwendet es Übergeneralisierungen („drinked", „foots"), die mit zunehmender Kapazität des Gedächtnisses und besserer Informationsverarbeitung im Verlauf der Entwicklung korrigiert werden.

Heute werden die nativistischen Theorien von vielen SprachwissenschaftlerInnen kritisiert (Szagun 2016; Kannengieser 2019). So zeigt beispielsweise die deutsche Sprache im Vergleich zum Englischen ein viel komplexeres sprachliches Regelsystem, das sich nicht so einfach mittels eines angeborenen Programmes erwerben lässt. Vielmehr scheint es, dass Kinder durch die Interaktion mit der Umwelt die komplexen, wiederkehrenden Muster der Sprache immer sicherer und rascher konstruieren (Tomasello 2003). Solche Theorien werden in Analogie zu Piagets Modell der kognitiven Entwicklung auch **„Konstruktivismus"** genannt (▶ Abschn. 2.6.2). Die konstruktivistische Sprachtheorie geht davon aus, dass Kinder die gehörte Information mit Regeln verallgemeinern und dann auf dieser Basis neue sprachliche Äußerungen selbst konstruieren. Dabei sind ausreichende kognitive Fähigkeiten wie die Objektpermanenz sowie die Fähigkeit für symbolisches und kategoriales Denken eine Voraussetzung für die Sprachentwicklung. Auch argumentieren die Vertreter des Konstruktivismus, dass die außerordentlich große Variabilität in der frühen Sprachentwicklung gegen ein angeborenes Programm spricht (Fenson et al. 1994; Szagun 2016; Tomasello 2003). Nativistische Theorien postulieren einen universellen Verlauf der Sprachentwicklung bei allen Kindern, der durch das angeborene Programm gesteuert wird (Pinker 1991; Chomsky 1988).

> **Bedeutung von Theorien für die Praxis**
> Die zugrundeliegende Spracherwerbstheorie beeinflusst das Handeln einer Fachperson im Alltag. Geht man von einer konstruktivistischen Sicht aus, dann wird man bei einer Spracherwerbsstörung eher die symbolischen oder kognitiven Fähigkeiten und die Interaktion mit anderen Menschen fördern. Glaubt man an eine angeborene Störung, dann wird man versuchen, kompensatorische Maßnahmen zu fördern und sich an den Sprachentwicklungsstand des Kindes möglichst gut anzupassen.

Weder einseitig nativistische noch konstruktivistische Theorien können den Spracherwerb eines Kindes genügend erklären (Szagun 2016; Kannengieser 2019). Am ehesten entwickelt sich die Sprache in einer komplexen Interaktion zwischen Anlage und Umwelt (Bishop 2000). Man nennt diese Spracherwerbstheorien auch **„Emergenzmodelle"** (Hollich et al. 2000).

In eine ähnliche Richtung gehen neurobiologische Erklärungsversuche (Bishop 2000). Dabei scheint das Kind die Sprache in der frühen Phase der Hirnentwicklung vorwiegend durch einen **erfahrungserwartenden Prozess** zu erwerben (▶ Abschn. 2.2.5). Erfahrungserwartend bedeutet, dass eine normale Umwelt zur Entwicklung der Sprache des Kindes führt. Fehlt ein entsprechender Input aus der Umgebung, dann zeigen sich schwerwiegende Störungen im Spracherwerb des Kindes, die sich nicht wieder aufholen lassen (sensible Phase des Spracherwerbes, ▶ Abschn. 2.2.8). Wenn die Kinder aber älter werden, sie zunehmend einen größeren Wortschatz erwerben, immer komplexere grammatikalische Strukturen bilden und schließlich die schriftliche Sprache erlernen, dann spielen **erfahrungsabhängige Prozesse** eine immer bedeutendere Rolle (▶ Abschn. 2.2.5). Diese Phase der Sprachentwicklung ist dann wesentlich von den individuellen Lernerfahrungen des Kindes und entsprechenden Instruktionen abhängig. Erfahrungsabhängige Prozesse sind während des ganzen Lebens möglich und erlauben das Erlernen einer Sprache auch noch im Erwachsenenalter. Die Sprachentwicklung ist in diesem neurobiologischen Modell also ein Produkt, das aus dem komplexen Zusammenspiel von biologisch bedingten Prädispositionen und Umweltfaktoren hervorgeht (Bishop 2000).

- **Die grundlegenden Mechanismen der Sprachentwicklung**

In der Wissenschaft wird eine Reihe von grundlegenden Mechanismen des Spracherwerbes im Kindesalter diskutiert (Szagun 2016). Drei häufig in der Literatur beschriebene Spracherwerbsprozesse, die u.a. das Phänomen des kindlichen Wortschatzspurtes zwischen 18 und 30 Monaten erklären, werden im Folgenden exemplarisch erläutert (Szagun 2016):

Fast Mapping bedeutet, dass ein Kind einem neuen, ihm unbekannten Wort sehr schnell eine neue Bedeutung zuordnen kann (Carey und Bartlett 1978). Diese Bedeutung und das zugrundeliegende Konzept des Objektes oder der Handlung muss das Kind noch nicht vollständig verstanden haben. Fast Mapping wurde in einem klassischen Experiment 1978 erstmals bei dreijährigen Kindern gezeigt. Dabei wurde das Wort „Chromium" in einer einzigen Handlungssequenz für die unbekannte Farbe Olivgrün eingeführt (Carey und Bartlett 1978). Eine Woche später wusste mehr als die Hälfte der Kinder noch, dass das Wort „Chromium" eine Farbe bezeichnet, obwohl das Wort nur einmal benannt wurde und sie „Chromium" der Farbe Olivgrün nicht zuordnen konnten. Sie hatten also ihren Wortschatz um das Wort „Chromium" erweitert, ohne dessen Bedeutung (die Farbkategorie Olivgrün) vollständig erfasst zu haben. Dieses Beispiel zeigt, dass Kinder in der Lage sind, Wörter sehr rasch zu lernen, ohne dass ihnen zugrundeliegende Konzepte bekannt sind. Man geht heute davon aus, dass die rasche Entwicklung des Wortschatzes gegen Ende vom zweiten und im dritten Lebensjahr hauptsächlich durch Fast Mapping ausgelöst wird.

Das Treffen von **Vorannahmen** ist ein weiterer Mechanismus beim Wortschatzerwerb (Markman 1990). Kinder müssen im Alltag oft entscheiden, welches Wort wofür steht. Wenn sie ein neues Wort hören, kann dieses theoretisch für alles stehen: für ein ganzes Objekt, einen Teil des Objektes, eine Funktion oder eine Handlung. Kinder müssen für die Zuordnung eines neuen Wortes zu einem Objekt oder einer Handlung viele verschiedene Informationen aus dem sozialen Umfeld (zum Beispiel die Blickrichtung oder Gesten der Bezugsperson, prosodische Merkmale) einholen oder Hinweise zur Wortart oder Grammatik erkennen. Dabei machen sie gewisse Vorannahmen. So gehen sie beispielsweise davon aus, dass ein neues Wort sich immer auf ein ganzes Objekt und nicht auf einzelne Objektteile oder Eigenschaften bezieht (Ganzheitsannahme). Auch geht das Kind von der Annahme aus, dass ein Objekt nur eine einzige Bezeichnung haben kann (Exklusivitätsannahme). Wenn es für ein Objekt bereits ein Wort kennt, kann dieses Objekt keine zweite Bezeichnung haben. Vielmehr muss sich das neue Wort auf Objektteile oder Eigenschaften des Objektes beziehen. Außerdem interpretieren Kinder die Bedeutung von neuen Wörtern stärker über kategoriale (zum Beispiel „Schiff und Auto") und weniger über thematische Beziehungen (zum Beispiel „Schiff und Meer").

Bootstrapping bezeichnet einen Mechanismus, bei dem bereits bekanntes Wissen einer sprachlichen Ebene für das Verständnis einer anderen Sprachebene genutzt wird. Bootstraps (dt. Stiefelschlaufen) sind sozusagen Einstiegshilfen für das Kind, um neue Sprachstrukturen zu erwerben. Beim prosodischen Bootstrapping beispielsweise verwendet das Kind die prosodischen Informationen wie die Tonlage oder den Rhythmus als Hilfe, um die syntaktischen Einheiten eines Satzes oder die Wortgrenzen zu erfassen. Das Kind kann die einzelnen Wörter und Satzgrenzen besser erkennen, wenn diese prosodisch hervorgehoben werden. So werden in der Babysprache die Wortenden gedehnt und die Sprechpausen verlängert. Beim semantischen Bootstrapping verbindet das Kind bereits vorhandenes syntaktisches Wissen mit einer konkreten beobachteten Situation. Beispielsweise leitet das Kind die semantische Bedeutung des Verbs „legen" von der syntaktischen Regel ab, dass (1) ein bestimmtes Objekt (2) von jemandem (3) an einen Ort gelegt werden muss. Drei Elemente definieren also die Handlung des Verbs „legen". Das Kind schließt daraus, dass die Bedeutung des Verbs „legen" nicht „lesen" sein kann, da dieses Verb nur durch zwei Elemente definiert wird: (1) jemand liest (2) etwas. Es gibt unzählige Formen und Beispiele von Bootstrapping im Spracherwerb von Kindern (Pinker 1984). Der Bootstrapping-Mechanismus zeigt, dass es eine enge Beziehung zwischen den verschiedenen Sprachebenen gibt.

▪ **Die Bedeutung der Umwelt**

Die Umwelt hat für den Spracherwerb eines Kindes eine außerordentlich große Bedeutung. So sind Anzahl und Vielfalt der Wörter wie auch Komplexität der Sätze, die die Bezugspersonen aus dem Umfeld sprechen, eine wichtige Grundlage für die Entwicklung der Sprache und auch der schriftsprachlichen Fertigkeiten (Rowe 2012; Rodriguez und Tamis-LeMonda 2011; Hirsh-Pasek et al. 2015). Verschiedene Studien zeigten, dass Eltern mit einem tiefen sozioökonomischen Status mit ihren Kindern vergleichsweise weniger, monotoner und einfacher sprechen als Eltern mit einem höheren Bildungsstatus. So hören beispielsweise Kinder aus Familien mit einem niedrigen sozioökonomischen Status nur 62.000 Wörter pro Woche, während diejenigen aus einer höheren Bildungsschicht 215.000 Wörter pro Woche hören (Hart und Risley 1995). Hart and Risley beschrieben dazu den Thirty Million Word Gap, der besagt, dass Kinder aus unterprivilegierten Verhältnissen bis zum Abschluss des dritten Lebensjahres rund 30 Millionen Wörter weniger hören als Kinder aus Familien mit vergleichsweise höherem sozioökonomischem Hintergrund.

Allerdings spielen nicht nur die Quantität und die Qualität des sprachlichen Inputs eine Rolle, sondern auch die Art und Weise der Interaktion der Bezugspersonen und ihre Fähigkeit, eine geteilte Aufmerksamkeit und ein **dialogisches Wechselspiel** – ein sogenanntes **Turn Taking** – herzustellen (Romeo et al. 2018). Die bedeutsame Rolle der Eltern zeigt sich auch darin, dass Erstgeborene in der Sprachentwicklung etwas schneller sind als später Geborene (Szagun und Steinbrink 2004; Fenson et al. 1994). Es scheint, dass Eltern mehr Zeit in ein Einzelkind investieren, als wenn mehrere Kinder um ihre beschränkten elterlichen Ressourcen werben.

Die Bedeutung des Umfeldes zeigt sich auch in der Tatsache, dass Kinder in den ersten Lebensjahren die Sprache deutlich besser in der direkten Interaktion mit Bezugspersonen lernen als von Fernseh- und Touchscreen-Geräten. Sie können noch nicht verstehen, welche Beziehung die Informationen aus dem Bildschirm mit der realen Welt haben. Man nennt dieses Phänomen auch **Transferdefizit** (Anderson und Pempek 2005). In den ersten Lebensjahren zeigen Kinder noch eine unreife Flexibilität des Gedächtnisses – also noch unreife Fähigkeiten, diejenigen Inhalte abzurufen, die sich von den zuvor Gelernten unterscheiden (Barr 2013). Der Transfer zwischen verschiedenen Dimensionen (von 3D zu 2D oder 2D von 3D) ist aus diesem Grund eine Herausforderung in den ersten drei Lebensjahren. Diese Transferdefizite können allerdings überwunden werden, wenn die Bezugspersonen den Kindern sprachliche Hilfestellungen bieten, die Aufmerksamkeit des Kindes auf bestimmte Inhalte lenken und den Inhalt strukturieren (Barr 2013). In einem solchen Fall kann das Kind die Lücke zwischen den am Bildschirm wahrgenommenen Erfahrungen (beispielsweise neue Wörter und Konzepte) und den realen Erfahrungen schließen.

Bezugspersonen spielen also eine außerordentlich bedeutsame Rolle beim Spracherwerb in den ersten Lebensjahren: Je häufiger sie mit den Kindern sprechen, dabei gemeinsame Aufmerksamkeit auf ein Objekt oder eine Handlung richten und das dialogische Wechselspiel im Gespräch beachten, desto besser wird die Entwicklung der Sprache des Kindes unterstützt (Hoff und Naigles 2002). Dazu setzen Bezugspersonen eine besondere Form der Sprache ein: **die Kind-gerichtete Sprache.**

■ **Die Kind-gerichtete Sprache**

Bezugspersonen sprechen mit kleinen Kindern besonders langsam und deutlich. Sie verwenden dabei kürzere Sätze, verlängern einzelne Wörter und wiederholen Wörter oder ganze Satzteile. Ganz allgemein verwenden sie einfachere Satzstrukturen und bevorzugen Inhaltswörter. Sie stellen auch meist einen konkreten Bezug zur Gegenwart her und vermeiden abstrakte Nomen. Die Tonlage ist in der Regel höher (400 bis 600 Hz, bei einer normalen Grundfrequenz der weiblichen Stimme um 250 Hz und der männlichen um 120 Hz), die Intonationsmuster sind übertrieben. Die Bezugspersonen passen ihre Sprache also den kindlichen Fähigkeiten an. Man nennt diese im Säuglingsalter angewandte, besondere Sprache auch **Ammen- oder Babysprache**. Auf diese Weise gelingt es dem Säugling, die sprachlichen Laute sicher zu hören und die Wörter aus dem Lautstrom zu identifizieren. Im weiteren Entwicklungsverlauf beginnen die Bezugspersonen auch, die kindlichen Äußerungen zu wiederholen, formulieren diese um oder erweitern sie. Zudem stellen sie häufig anregende Fragen oder machen konkrete Aufforderungen. Diese im Kindesalter angewandte Sprache nennt man **Motherese** (Snow 1972).

Alle Personen, die zu kleinen Kindern sprechen, benutzen intuitiv eine Kind-gerichtete Sprache – auch solche ohne Erfahrung mit Kindern. Sogar ältere Kinder sprechen zu den jüngeren in dieser besonderen Sprachart (Szagun 2016). Die Kind-gerichtete Sprache ist unabhängig von der Kultur und gilt als intuitives Verhalten von Bezugspersonen.

Die Kind-gerichtete Sprache ist allerdings auch abhängig von der aktuellen Situation. Wenn Bezugspersonen das Kind beruhigen wollen, dann sprechen sie in einer niedrigeren Stimmlage und in zusammenhängenden Tönen. Im Gegensatz dazu wird die Sprache zu abgehackten Tönen, wenn das Kind gewarnt werden soll oder Verbote ausgesprochen werden. Diese situationsspezifische Eigenschaft der Kind-gerichteten Sprache deutet darauf hin, dass diese Form der Kommunikation nicht unbedingt Kind-spezifisch ist. So geht es hauptsächlich darum, mit dem jungen Kind klar und verständlich zu kommunizieren. Tatsächlich zeigen sich entsprechend gerichtete Kommunikationsformen auch in der Interaktion mit Tieren oder kranken und alten Menschen.

Es gibt eine Reihe von Untersuchungen, die die Wirkung der Kind-gerichteten Sprache auf die kindliche Sprachentwicklung untersucht haben (Szagun 2016). Grundsätzlich gilt, dass sich häufiges Fragen und sprachliche Erweiterungen – also ein inhaltlich ausgeweitetes Wiederholen der kindlichen Äußerungen – günstig auf den Spracherwerb auswirken, während viele identische Wiederholungen und direktive Aufforderungen eine negative Wirkung haben. Die sprachfördernde Kommunikation von Bezugspersonen wurde insbesondere im Rahmen eines gemeinsamen, **dialogischen Bilderbuchanschauens** untersucht: Dabei beschreibt die Bezugsperson die Bilder eines Buches, gibt Impulse und ermuntert das Kind, sich sprachlich zu äußern. Die Bezugsperson greift die kindlichen Äußerungen auf, bestätigt sie und wiederholt oder erweitert das Gesagte. Untersuchungen ergaben, dass sich diese Handlungen auf die kindliche Sprachentwicklung günstig auswirken – besonders auf die Entwicklung des Wortschatzes mit einer Effektgröße von 0,6 (Mol et al. 2008).

- **Unterschiedliche Sprachstile**

Kinder zeigen nicht nur ein unterschiedliches Entwicklungstempo, sondern auch unterschiedliche Stile im Spracherwerb (Nelson 1973). So orientieren sich manche Kinder eher an Objekten (mit einem hohen Anteil an Nomen) und andere eher an Personen (mit einem geringen Anteil Nomen, vermehrter Imitation und Bezüge auf sich selbst). Die beiden Sprachstile werden „**analytisch**" und „**holistisch**" genannt und sind in ◘ Tab. 2.5 genauer beschrieben.

- **Zwei- und Mehrsprachigkeit**

Mehrsprachigkeit ist in den letzten Jahrzehnten zu einem häufigen Phänomen geworden (Schneider 2015). In schätzungsweise zehn Prozent aller Familien werden zwei Sprachen gesprochen, seltener mehr als zwei Sprachen (Mehrsprachigkeit). Meistens sprechen die Eltern eine unterschiedliche Erstsprache, die alltagssprachlich als Muttersprache bezeichnet wird. Es gibt verschiedene Formen der Zweisprachigkeit: Von **simultaner Zweisprachigkeit** spricht man, wenn ein gleichzeitiger Erwerb von zwei Sprachen ab Geburt oder in den ersten beiden Lebensjahren erfolgt (auch „doppelter Erstsprachenerwerb" genannt (Dittmann 2010)). Davon unterscheiden muss man die **sequenzielle (konsekutive) Zweisprachigkeit**. Darunter versteht man den zeitlich versetzten Erwerb von zwei Sprachen: Zunächst einer Erstsprache im häuslichen Umfeld, gefolgt von einer Fremdsprache im Verlauf der Entwicklung, die entweder aufgrund einer Immigration in ein fremdsprachiges Land oder in einem besonderen Schulsetting erlernt wird.

Grundsätzlich unterscheidet sich die Entwicklung der Sprache bei Kindern mit simultaner Zweisprachigkeit nicht, wenn die Sprachexposition in beiden Sprachen ähnlich groß ist. Eine Ausnahme ist der Wortschatzerwerb: Während der Gesamtwortschatz bei-

2.7 · Die Entwicklung der Sprache – Interaktion mit der Umwelt

Tab. 2.5 Stile des Spracherwerbes im frühen Kindesalter (nach Bates et al. 1988; Szagun 2016)

Analytischer Sprachstil*	Holistischer Sprachstil**
Phonologie	
Orientiert sich am Wort	Orientiert sich an der Intonation
Gut verständlich	Weniger gut verständlich
Konsistente Aussprache von Wörtern	Variable Aussprache von Wörtern
Segmentation zwischen Wörtern	Häufig unscharfe Wortgrenzen
Morphologie und Syntax	
Kombination von Inhaltswörtern	Vor allem Funktionswörter und Flexionen
Bezug auf sich selbst und Andere mit Namen	Bezug auf sich selbst und Andere mit Pronomen
Untergeneralisierung	Übergeneralisierung
Neue Kombinationen	Starre Formen
Spontane Produktion > Imitation	Imitation > spontane Produktion
Eher schnelle Sprachlerner	Eher langsame Sprachlerner
Semantik	
Viele Nomen in den ersten 50 Wörtern	Wenige Nomen in den ersten 50 Wörtern
Bedeutungsvolle Wörter	Viele Füllwörter oder Füllsilben
Flexibler Gebrauch von Wörtern	Eher eingeschränkter Gebrauch von Wörtern
Schneller Wortschatzzuwachs	Langsamer Wortschatzzuwachs
Pragmatik	
Orientiert am Objekt	Orientiert an Person und Interaktionen
Geringe Variation in der kommunikativen Handlung	Hohe Variation in der kommunikativen Handlung
Wenig Imitation	Viel Imitation

Diese Zusammenstellung ist eine Adaptation von (Bates et al. 1988), vorgestellt in (Szagun 2016).
* „referentiell" oder „nominal" genannt ** auch „expressiv" oder „pronominal" genannt

der Sprachen bei bilingualen Kindern etwas größer ist als bei monolingualen Kindern, ist gleichzeitig der Wortschatz bei bilingualen Kindern in den einzelnen Sprachen etwas kleiner (Schneider 2015). Es gibt in der Literatur keine gesicherten Hinweise, dass Sprachstörungen durch eine Zweisprachigkeit verstärkt oder gar hervorgerufen werden können. Sprachstörungen treten bei bilingualen und monolingualen Kindern gleich häufig auf. Auch wird die vielfach postulierte Hypothese, dass mehrsprachige Kinder bessere kognitive Fähigkeiten (besonders der exekutiven Funktionen (Adesope et al. 2010)) zeigen, seit einigen Jahren durch verschiedene wissenschaftliche Studien in Zweifel gezogen (Paap et al. 2015). Es gibt bis heute keine genügenden wissenschaftlichen Beweise für Vorteile oder auch Risiken einer Mehrsprachigkeit bezüglich der sprachlichen und kognitiven Entwicklung eines Kindes.

Die häufigste familiäre Konstellation bei Mehrsprachigkeit ist, dass das Kind eine Sprache immer von derselben Bezugsperson hört. Bei vielen Kindern zeigt sich mit zunehmendem Alter allerdings eine Ungleichheit zwischen den Sprachen. Die Umgebungssprache, die der jeweiligen Landessprache entspricht, wird im Verlauf der Entwicklung zur bevorzugten Sprache des Kindes.

Ein typisches Phänomen bei simultan mehrsprachigen Kindern sind Sprachmischungen, die meistens bis zum Alter von etwa drei Jahren auftreten (auch **„Code-Mixing"** genannt). Dabei kombinieren die Kinder einzelne Sätze mit Wörtern beider Sprachen. Mit zunehmendem Alter wechseln die Kinder dann auch – zum Teil innerhalb eines Satzes – von einer Sprache zur anderen und erzeugen damit bisweilen überraschende Effekte (auch **„Code-Switching"** genannt (Heredia und Altarriba 2001)).

> **Empfehlungen im Umgang mit Mehrsprachigkeit**
>
> Eltern sollten diejenige Sprache mit ihrem Kind sprechen, die sie am besten beherrschen; zumeist ist dies die Erstsprache (Muttersprache). Damit geben sie ihrem Kind Sicherheit und sind gleichzeitig ein gutes Sprachvorbild. Im direkten Kontakt mit dem Kind gilt für Bezugspersonen grundsätzlich: eine Person – eine Sprache. Ein Wechsel der Sprachen erschwert dem Kind den Spracherwerb. Es ist außerdem wichtig für ein Kind, dass es frühzeitig und häufig die Sprache des entsprechenden Landes hört und spricht. So lernt beispielsweise ein Kind am besten Deutsch im Kontakt mit Deutsch sprechenden Kindern und Erwachsenen (zum Beispiel Spielgruppe, Krippe, Spielkameraden). Kommt ein Kind erst im Kindergarten mit Deutsch in Kontakt, kann es länger dauern, bis es die deutsche Sprache richtig sprechen kann.

2.7.3 Geschlechtsunterschiede

Während es in der vorsprachlichen Kommunikation von Säuglingen kaum Geschlechtsunterschiede gibt, beschreiben zahlreiche Studien bei der frühkindlichen Sprachentwicklung durchaus Unterschiede zwischen Mädchen und Jungen (Szagun und Steinbrink 2004; Fenson et al. 1994). Mädchen zeigen in der Regel im Erwerb des Wortschatzes sowie von grammatikalischen Fähigkeiten einen Entwicklungsvorsprung von etwa zwei bis vier Monaten. Dieser Entwicklungsvorsprung verschwindet bis zur mittleren Kindheit wieder (Lange et al. 2016). Wie auch bei der kognitiven Entwicklung zeigt sich in den sprachlichen Kompetenzen eine breitere Verteilungskurve und damit eine größere Variabilität bei den Jungen: Bei deutlich mehr Jungen als Mädchen manifestiert sich eine langsame Sprachentwicklung; dies passt zu dem Umstand, dass mehr Jungen als Mädchen die Diagnose einer Spracherwerbsstörung und eine logopädische Therapie erhalten.

In der mittleren Kindheit, der Adoleszenz und im Erwachsenenalter treten nurmehr geringfügige Geschlechtsunterschiede in der mündlichen Sprache auf (Hyde und Linn 1988) – sehr wohl jedoch in den schulischen Leistungen, in sprachlichen Fächern (Voyer und Voyer 2014) und im Erwerb der Schriftsprache (Reilly et al. 2019; Logan und Johnston 2010). Der Unterschied beim Lesen (mit moderaten Effektstärken von 0,4) und Schreiben (0,55) wächst mit zunehmendem Alter weiterhin und zeigt sich in allen Ländern (Daten aus internationalen Schulleistungs-Untersuchungen). Auch in der schriftlichen Sprache leiden deutlich mehr Jungen als Mädchen an Lese-Rechtschreib-Störungen. Untersuchungen in vielen Ländern berichten, dass der Geschlechtsunterschied in den schriftsprachlichen Fähigkeiten in den letzten 30 Jahren weitgehend stabil geblieben ist (Reilly et al. 2019).

2.7.4 Zusammenhang zwischen Sprache und Kognition

Die Beziehung zwischen Sprache und Kognition ist sehr eng. So eng, dass bisweilen die Sprache der Domäne der Kognition zugeordnet wird. Sprache und Kognition beeinflussen sich gegenseitig. Zum einen ist eine altersgemäße sprachliche Entwicklung ohne grundlegende kognitive Fähigkeiten nicht möglich; zum anderen beeinflusst der Spracherwerb auch die kognitive Entwicklung bis zu einem gewissen Grad.

Piaget hat den Zusammenhang zwischen der kognitiven Entwicklung und dem Sprach-

2.7 · Die Entwicklung der Sprache – Interaktion mit der Umwelt

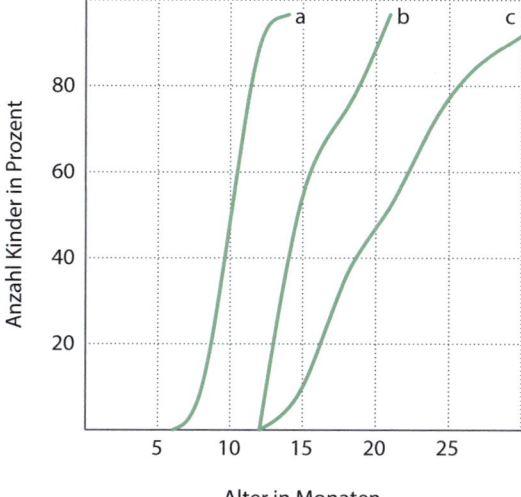

Abb. 2.33 Beziehung zwischen Sprache und Kognition. a Behälter füllen, b Verständnis für das Wort „in", c Gebrauch des Wortes „in". Daten aus den Zürcher Longitudinalstudien. (Wehrle et al. 2021)

erwerb genauer beschrieben (Piaget 1975). Er postulierte, dass für einen bestimmten Begriff zuerst ein kognitives Verständnis auftritt und erst dann das sprachliche Verständnis sowie die Ausdrucksfähigkeit folgen. Beispielsweise erfasst ein Kind zuerst kognitiv die Vorstellung eines Behälters; danach setzt es diese Raumvorstellung mit der gehörten Präposition „in" in Verbindung, und schließlich ist es fähig, die Präposition „in" beim Sprechen zu verwenden (◘ Abb. 2.33). Die Abbildung zeigt eine große interindividuelle Variabilität – sowohl in der Entwicklung der räumlichen Vorstellung als auch in der Entwicklung des Sprachverständnisses und der Sprachproduktion. Kinder mit einer raschen Sprachentwicklung lernen ein verstandenes Wort wesentlich schneller als diejenigen mit einer eher langsamen Entwicklung; dies lässt sich daran erkennen, dass die Kurve für das Verstehen des Wortes „in" deutlich steiler ist als für den Gebrauch von „in".

Kinder müssen also zuerst das Wissen über ein Objekt, über ein Konzept oder eine Handlung aufbauen. Sie müssen verstehen, dass ein Objekt auch existieren kann, wenn sie es nicht sehen können (Objektpermanenz,

▶ Abschn. 2.6.2). Wissen ist demnach eine wichtige Grundlage für die Entwicklung der Sprache (Szagun 2016).

Die Befunde von Piaget wurden in neueren Studien bestätigt (zum Beispiel (Rose et al. 2009)). So fand man eine enge Beziehung zwischen den frühen kognitiven Fähigkeiten wie der Objektpermanenz und dem Symbolspiel (im Alter von zwölf Monaten) und der späteren Sprachentwicklung (mit 30 Monaten). Mit anderen Worten: Je weiter fortgeschritten die Fähigkeiten eines Kindes in der Objektpermanenz und in den Symbolfunktionen sind, desto rascher verläuft die spätere Sprachentwicklung.

Die Frage stellt sich, ob dieser Zusammenhang zwischen Sprache und Kognition generell auch bei Kindern mit einer Entwicklungsstörung beobachtet werden kann. Grundsätzlich zeigen Kinder mit einer Beeinträchtigung der kognitiven Entwicklung auch einen gestörten Spracherwerb. Häufig findet man in der klinischen Praxis im Vergleich zu den kognitiven Fähigkeiten ein noch stärkeres sprachliches Defizit. Daher wird oft auch von einem „sprachbetonten Entwicklungsrückstand" gesprochen.

Trotzdem gibt es in seltenen Fällen auch Kinder mit genetischen Syndromen, die erstaunliche sprachliche Fähigkeiten entwickeln. So sind beispielsweise Jugendliche mit Williams-Syndrom trotz kognitiver Beeinträchtigung recht sprachgewandt, sie sprechen gerne und in der Regel auch flüssig (Bellugi et al. 2000). Ihre Charaktereigenschaften werden oft als Cocktail Party-Persönlichkeit bezeichnet. Dadurch werden ihre kognitiven Fähigkeiten nicht selten überschätzt, was wiederum zu Überforderungssituationen führen kann.

Der Spracherwerb ist aber nicht nur eine direkte Folge der kognitiven Entwicklung, denn die Kinder lernen in der frühen Kindheit die komplexen Regeln der Sprache, bevor sie überhaupt erweiterte kognitive Fähigkeiten zeigen. Die Sprache des Kindes übt einen direkten Einfluss auf die kognitive Entwicklung aus. So gibt es Hinweise, dass Kinder sprachliche Kategorien bilden, bevor sie in der Lage sind, die entsprechenden Objekte visuell zu kategorisieren (Markman und Hutchinson 1984). Studien zeigen also, dass die Sprache einen gewissen Einfluss auf nicht-sprachliche kognitive Funktionen haben kann (Kategorisieren).

2.7.5 Neurobiologische Grundlagen der Sprachentwicklung

Die Vorstellungen über die Lokalisation der Sprache im Gehirn beruhen auf den frühen Läsionsstudien des Anatomen Paul Broca (1824–1890) und des Neurologen Karl Wernicke (1848–1905) (Bear et al. 2018). Diese Studien führten zur Ansicht, dass bestimmte Regionen des Gehirns für spezielle Funktionen des Verhaltens verantwortlich sind – eine Auffassung, die die Neurowissenschaften über hundert Jahre dominierte. Broca beschrieb 1863 verschiedene Fälle von Störungen der Sprache (besonders in der Syntax und Morphologie) infolge von Schädigungen des Frontallappens der linken Gehirnhälfte. Gleichzeitig wies er nach, dass die Sprachverarbeitung durch rechtshemisphärische Läsionen nicht beeinträchtigt wird. Fortan dominierte die Vorstellung, es gebe ein eigentliches Sprachzentrum in der linken Hemisphäre, das den Sprachausdruck steuert. Diese Region wurde daher auch als **Broca-Areal** bezeichnet. Im Jahre 1874 postulierte Wernicke aufgrund seiner Studien, dass noch eine andere Region an den Sprachfunktionen beteiligt sei. Dieses Areal im linken Temporallappen wird deshalb als **Wernicke-Areal** bezeichnet und ist für das sprachliche Verstehen von Information zuständig. In einem Modell wurde das Zusammenspiel der beiden Areale beschrieben (Bear et al. 2018): Gesprochene Sprache gelangt von der Hörrinde im Temporallappen und geschriebene Wörter von der Sehrinde in den hinteren Teil des Gehirns zum Wernicke-Areal, wo die Informationen verarbeitet und zum Broca-Areal übertragen werden. Dieses Areal aktiviert den motorischen Kortex und generiert schließlich die Sprache. Durch bildgebende Studien – besonders mittels MRT – wurde dieses Modell in der Zwischenzeit jedoch stark revidiert, da zusätzliche Gebiete im Kortex, in den Basalganglien und im Thalamus identifiziert werden konnten, die an der Sprachverarbeitung wesentlich beteiligt sind. Außerdem weiß man heute, dass bei sprachlichen Aufgaben auch kognitive Funktionen wie das Arbeitsgedächtnis und die Aufmerksamkeitssteuerung im präfrontalen Kortex aktiviert werden. Man ist mittlerweile der Ansicht, dass **komplexe, linkshemisphärische Netzwerke** für die Verarbeitung von Sprache verantwortlich sind (Friederici 2011).

Die **Lateralisierung** von Sprachfunktionen zeigt sich schon intrauterin. So konnte man bereits in der 33. Schwangerschaftswoche die Wahrnehmung von mütterlicher Sprache im linken Temporallappen des Fötus nachweisen (Jardri et al. 2012). Auch Untersuchungen bei Säuglingen im Alter von drei Monaten zeigten eine stärkere Aktivierung des linken Temporallappens auf gesprochene Wörter als auf der rechten Seite (Dehaene-Lambertz et al. 2002). Sprache wird zwar im jungen Kindesalter vorwiegend in der linken Hemisphäre verarbeitet, jedoch findet man auch auf der rechten Seite Aktivierungen. Kinder können daher bei einem einseitigen Hirninfarkt oder einem Trauma die sprachlichen Funktionen in Abhängigkeit von der Größe und Lokalisation der Schädigung teilweise mit der anderen Seite kompensieren (Anderson et al. 2011); dies weist auf eine gewisse neuronale Plastizität des frühkindlichen Gehirns hin (▶ Abschn. 2.2.8).

Die Plastizität des Gehirns in den ersten Lebensjahren ist eine Grundlage für die besondere Lernfähigkeit und die sensiblen Phasen von Sprache im Kindesalter. Die sensible Phase der Sprache schließt sich, sobald der Prozess der Lateralisierung der sprachlichen Funktionen abgeschlossen ist. Studien konnten zeigen, dass es bei einem simultanen Zweitspracherwerb ab Geburt zu einer Lateralisierung beider Sprachen kommt. Findet der Zweitspracherwerb später statt (sequenzieller Zweitspracherwerb), folgt die Sprachverarbeitung der Zweitsprache in beiden Hemisphären. Die fehlende Lateralisierung der Zweitsprache zeigt sich dabei in einem langsameren und weniger effizienten Spracherwerb als beim simultanen Zweitspracherwerb (Neville und Bavelier 2000). Die sensible Phase für den Erwerb der Laute schließt sich dabei am frühesten, diejenige für die Grammatik später (▶ Abschn. 2.2.8).

Die Lateralisierung von Funktionen in bestimmten Regionen des Gehirns kann evolutionsbiologisch erklärt werden. Der energetische und funktionelle Aufwand für eine Aufgabe, die von beiden Hemisphären gesteuert wird, ist viel größer, als wenn nur eine Hemisphäre dafür genutzt wird. Auch die neuronalen Prozesse sind dann bedeutend langsamer und damit ineffizienter (Levy 1977).

> **Lateralisierung**
>
> Unter Lateralisierung versteht man die anatomische und funktionelle Aufteilung sowie Spezialisierung der beiden Hemisphären des Gehirns. Obwohl das Gehirn anatomisch scheinbar symmetrisch ist, zeigt sich in den beiden Hemisphären eine starke Spezialisierung von Aufgaben und Funktionen. Es gibt keine Funktion des Gehirns, die in beiden Hirnhälften genau gleich abläuft. Besonders offensichtlich ist die Lateralisierung bei der Händigkeit (siehe dazu ▶ Kap. 4).

2.8 Vom Ich zum Wir: die soziale und emotionale Entwicklung

Das Kind ist ein soziales Wesen, das ohne Kontakt zu anderen Menschen nach der Geburt nicht überleben kann. Es ist auf die Zuwendung von anderen Menschen angewiesen und macht Lernerfahrungen in der Interaktion mit anderen. Der berühmte Fall von Kaspar Hauser zeigte bereits im 19. Jahrhundert, welche Auswirkungen ein fehlendes soziales Umfeld hat. Als der 16-jährige Jugendliche 1828 in Nürnberg auftauchte, sah er nicht nur verwahrlost aus, sondern konnte auch kaum sprechen und war mit den sozialen Verhaltensweisen von Menschen nicht vertraut. Es stellte sich heraus, dass er über viele Jahre in einem dunklen Verlies und in völliger sozialer Isolation gelebt hatte.

Die sozialen und emotionalen Verhaltensweisen sind faszinierende Facetten von Kindern und Jugendlichen. Manche von ihnen leiden jedoch unter Schwierigkeiten in der sozioemotionalen Entwicklung. Probleme können dabei sowohl in der Beziehung zwischen Bezugspersonen und Kind oder zwischen Geschwistern als auch zwischen dem Kind und seinen Freunden auftreten. Auch gibt es Kinder, die Mühe haben, die Vorstellungen, Bedürfnisse und Gefühle von anderen zu lesen und ihre eigenen Gefühle zu regulieren. Aus all diesen Gründen ist ausreichendes Wissen darüber, was soziale und emotionale Fähigkeiten sind, wie sich soziale Verhaltensweisen äußern und wie sie sich von der Geburt bis in das Erwachsenenalter entwickeln, außerordentlich wichtig.

2.8.1 Systematisierung

Im Gegensatz zur Sprache gibt es keine allgemein anerkannte Systematisierung der sozialen und emotionalen Fähigkeiten oder der sozialen Verhaltensweisen von Kindern und Jugendlichen. Es existieren verschiedene Modelle zur sozioemotionalen Entwicklung, die inhaltlich zwar durchaus ähnlich sind, aber auf unterschiedliche Begriffe und Definitionen zurückgreifen. Die hier dargestellte Systematisierung bedient sich verschiedener Konzepte (wie von Malti und Perren 2016; Bischof-Köhler 2011a; Benz und Jenni 2015).

Das sozioemotionale Verhalten eines Kindes kann – wie die Motorik, die Sprache und die Kognition – in verschiedene Teilbereiche gegliedert werden. Man unterscheidet einerseits die sozialen und andererseits die emotionalen Fähigkeiten (◘ Abb. 2.34). Diese Komponenten der sozioemotionalen Entwicklung stehen in einer engen Beziehung. Aus didaktischen Gründen werden sie in diesem Kapitel separat betrachtet, auch wenn eine Trennung in der Praxis nicht immer möglich ist.

Sozioemotionale Fähigkeiten sind eine wichtige Voraussetzung für die Beziehungen eines Kindes oder Jugendlichen zu anderen Menschen. Sie sind die Grundlage für das **soziale Verhalten**, das man in der Inter-

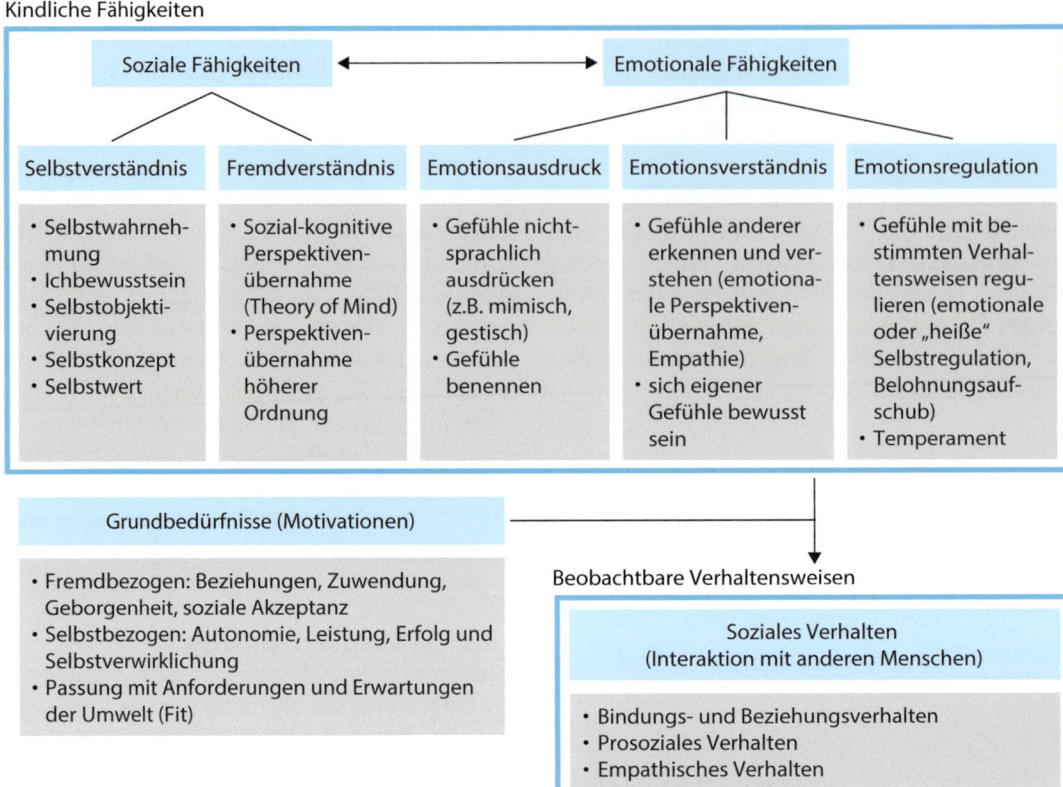

Abb. 2.34 Systematik der sozioemotionalen Fähigkeiten

aktion zwischen Menschen beobachten kann (siehe dazu auch die Unterscheidung zwischen **Fähigkeiten/Kompetenzen** als Voraussetzungen für **beobachtbare Fertigkeiten/Verhalten**, ▶ Abschn. 2.5.1). Mit sozioemotionalen Fähigkeiten können Kinder und Jugendliche Beziehungen eingehen und sich sozial verhalten. Sie können beispielsweise Gespräche beginnen, aufrechterhalten und beenden, auf Kritik von anderen reagieren, unerwünschte Kontakte sistieren, Komplimente machen, jemanden um einen Gefallen bitten, Widerspruch äußern, sich entschuldigen, bestimmt Nein-Sagen und vieles andere mehr. Das soziale Verhalten entsteht durch eine dynamische Wechselwirkung zwischen den sozioemotionalen Fähigkeiten eines Kindes, seinen **Bedürfnissen** und **Motivationen** und den **Erwartungen**, Anforderungen sowie kulturellen und erzieherischen Normen und Werten seiner Umgebung (siehe zum Fit-Konzept, ▶ Kap. 6). Außerdem spielen Vorbilder eine wichtige Rolle, denn das soziale Verhalten wird ebenso durch Nachahmung und **soziales Lernen** geprägt (▶ Abschn. 2.8.2).

■ Soziale Fähigkeiten

Unter sozialen Fähigkeiten versteht man das Selbst- und das Fremdverständnis. **Selbstverständnis** bedeutet die Fähigkeit zur Selbstwahrnehmung, das Ichbewusstsein und das Selbstkonzept (Bischof-Köhler 2011a). Das **Fremdverständnis** wird unterteilt in verschiedene Formen der Perspektivenübernahme.

■ Das Selbstverständnis

Eine wichtige Fähigkeit des Kindes besteht darin, sich selbst als Person wahrzunehmen; dies wird auch als **Selbstwahrnehmung** bezeichnet. Die Vorstellung über das „Ich" be-

2.8 · Vom Ich zum Wir: die soziale und emotionale Entwicklung

zieht sich allerdings nicht nur auf den eigenen Körper, sondern auch auf geistige Aspekte wie Wünsche, Gedanken und Gefühle. Nimmt das Kind sich selbst als Subjekt wahr, dann spricht man auch vom **Ichbewusstsein** (Bischof-Köhler 2011a). Der Philosoph und Psychologe William James (1842–1910) beschrieb dieses Ichbewusstsein mit dem englischen Begriff „I" (I-as-subject) (James 1892).

Das Kind macht mit zunehmendem Alter die Erfahrung, dass sein Körper eine Hülle darstellt, in der sich das „Ich" befindet. Es realisiert, dass es neben dem Kern (dem „Ich") auch eine Außenseite hat, die andere Menschen sehen können und mit der es Gefühle ausdrücken kann (Bischof-Köhler 2011a). Das Kind ist dann in der Lage, sich selbst als „Objekt" zu verstehen (**Selbstobjektivierung**), das von anderen Personen erkannt werden kann, was James „Me" (Me-as-object) nannte (James 1892).

Im weiteren Verlauf der Entwicklung bildet das Kind zunehmend ein umfassendes und stabiles **Selbstkonzept** aus, das heißt: Es entwickelt eine Vorstellung über sich selbst, seine Merkmale, Fähigkeiten, Neigungen, Interessen, Gefühle und Gedanken. Es nimmt dabei auch eine Bewertung der eigenen Person vor und schätzt auf diese Weise seinen Wert ein (den sogenannten **Selbstwert**).

Selbstkonzept und Selbstwert

Das Selbstkonzept ist ein psychologisches Konstrukt, das das Wissen und die Vorstellungen einer Person über sich selbst in Bezug auf Merkmale, Fähigkeiten, Neigungen, Interessen, Gedanken und Verhalten umfasst. Unter Selbstwert versteht man die persönliche Bewertung und Wertschätzung der eigenen Person sowie die Gefühle, die durch diese eigene Bewertung entstehen (Selbstwertgefühl).

Dieses subjektive Gefühl über den eigenen Wert (das **Selbstwertgefühl**) ist auch abhängig von den körperlichen, geistigen und sprachlichen Fähigkeiten und dem Erfolg in der Schule. Außerdem ist das Selbstwertgefühl eines Kindes wesentlich von der Qualität der Beziehungen und auch vom Umfeld abhängig, in dem ein Kind aufwächst. Die Bedeutung des Umfeldes für das kindliche Selbstwertgefühl kann mit dem **Fischteicheffekt** anschaulich erklärt werden (Marsh 1987).

Der Fischteicheffekt

Dieser Effekt bezeichnet die Neigung eines Menschen, seinen Selbstwert in Abhängigkeit von der sozialen Bezugsgruppe zu bewerten. Bei diesem sogenannten Bezugsgruppeneffekt vergleicht sich der Mensch mit den Personen in seinem näheren Umfeld. So ist das Selbstwertgefühl eines Kindes in einem relativ leistungsschwachen Umfeld eher größer als in einer leistungsstarken Umgebung. Das Kind fühlt sich dabei im Teich als großer Fisch unter vielen kleinen Fischen (Big-fish-little-pond-Effekt). Wird dieses Kind nun in ein leistungsstarkes Umfeld versetzt, sinkt sein Selbstwert, ohne dass seine Leistung zwangsläufig schwächer werden muss. Der ursprünglich große Fisch fühlt sich nun in einem Teich mit noch größeren Fischen viel kleiner als vorher. Der Fischteicheffekt wurde in vielen Ländern nachgewiesen und scheint ein universelles, kulturunabhängiges Phänomen zu sein (Marsh und Hau 2003).

Die Entwicklung des frühen Selbst ist vor allem abhängig von kindlichen Reifungsprozessen und weniger von Umweltbedingungen. So weisen Studien darauf hin, dass die Fähigkeit zur **Selbstobjektivierung** auch bei Kindern zu beobachten ist, die beispielsweise bei nomadischen Völkern ohne Spiegel aufwachsen (Priel und Deschonen 1986). Außerdem konnte man eine Selbstwahrnehmung im Spiegel auch bei Tieren zeigen (beispielsweise bei Primaten, Delfinen oder Vögeln). Es gibt zudem kaum Hinweise, dass die Selbstwahrnehmung und das Ichbewusstsein speziell trainiert werden können. Später sind ausreichende soziale Erfahrungen mit anderen Menschen wichtig, damit das Kind ein umfassendes Selbstkonzept entwickeln kann. Tatsächlich konnten Studien zeigen, dass Schimpansen, die in völliger Isolation aufwachsen, sich nicht in einem Spiegel erkennen und ein gestörtes Selbstkonzept entwickeln (Gallup et al. 1971).

> **Das Ichbewusstsein bei Kindern mit Entwicklungsstörungen**
> Kinder mit Entwicklungsstörungen zeigen in der Regel ebenfalls Verzögerungen in der Entwicklung des Selbst. So erkennen beispielsweise Kinder mit einer Trisomie 21 ihr eigenes Spiegelbild im Vergleich zu sich normal entwickelnden Kindern chronologisch später. Zieht man allerdings das Entwicklungsalter dieser Kinder in Betracht (und nicht das chronologische Alter), zeigt sich eine vergleichbare Entwicklung bei Kindern mit und ohne Entwicklungsstörung. Ein kognitives Entwicklungsalter von etwa zwei Jahren ist eine Voraussetzung für das Selbsterkennen im Spiegel. Die Reaktionen beim Spiegel-Test sind bei Kindern mit Entwicklungsstörungen hingegen ähnlich wie bei normalen Kindern (Mans et al. 1978).

Das Verständnis von sich selbst (Selbstverständnis) steht in einer engen Beziehung zum Verständnis für Andere (Fremdverständnis). Dabei sind Selbstwahrnehmung, Ichbewusstsein und Selbstobjektivierung die grundlegenden Voraussetzungen für das Verstehen von anderen Menschen.

- **Das Fremdverständnis**

Das Fremdverständnis wird in der Regel mit den Begriffen **„Perspektivenübernahme"** oder **„Theory of Mind"** erklärt (Bischof-Köhler 2011a). Darunter versteht man die Fähigkeit, Wünsche und Überzeugungen von anderen Menschen zu erfassen und zu verstehen. Das Kind kann sich dabei in die Lage des Anderen hineinversetzen, sozusagen in seine Rolle schlüpfen, und schreibt einer anderen Person eigene Wünsche und Überzeugungen zu. Sobald das Kind die Fähigkeit zur Perspektivenübernahme erworben hat, bezieht es seine Sichtweise nicht mehr nur ausschließlich auf sich selbst. Es ist dann nicht mehr „egozentrisch", wie es Piaget nannte (Piaget 1972), sondern kann die Absichten der anderen Menschen durchschauen, deren Wünsche und Bedürfnisse, aber auch das Denken aus deren Perspektive verstehen. Man nennt diese Art der Perspektivenübernahme auch **sozial-kognitive Perspektivenübernahme**. Gewisse Autoren ordnen diese Fähigkeit den kognitiven Kompetenzen zu ((Wellman 1985), siehe zur Metakognition ▶ Abschn. 2.6.1).

Die Fähigkeit zur Perspektivenübernahme ist einer der wohl bedeutendsten Meilensteine in der sozialen Entwicklung eines Kindes. Neben der sozial-kognitiven Perspektivenübernahme gibt es auch noch die **emotionale und die visuell-räumliche Perspektivenübernahme** (Steins und Wicklund 1993). Letztere wird nicht den sozialen Fähigkeiten, sondern der räumlichen Vorstellung zugeordnet und ist deshalb im Kapitel über die frühe Kindheit (▶ Kap. 5) beschrieben. Die emotionale Perspektivenübernahme geht mit der Entwicklung von **Empathie** einher und wird in ▶ Abschn. 2.8.1 behandelt.

Durch die Fähigkeit der sozial-kognitiven Perspektivenübernahme kann ein Kind die Handlungen von anderen Menschen voraussagen und deren Verhalten entsprechend interpretieren. Ausreichende Kompetenzen der Perspektivenübernahme sind für die Interaktion zwischen Menschen und das soziale Verhalten unentbehrlich. Diese ermöglichen es, angemessen auf andere Menschen einzugehen und in sozialen Situationen adäquat zu reagieren.

Ein zentrales Konzept der sozial-kognitiven Perspektivenübernahme wurde in den 1970er-Jahren bei Schimpansen beschrieben (Premack und Woodruff 1978) und als **Theory of Mind** bezeichnet.

Der Ausdruck „Theory of Mind" (Theorie des Geistes) wurde gewählt, weil die Wünsche und Überzeugungen eines Menschen nicht direkt beobachtet, sondern nur mit einer Theorie (des Geistes) beschrieben werden können, und sich mit dieser Theorie das menschliche Verhalten besser voraussagen lässt.

Jeder Mensch besitzt eine Theory of Mind. Das heißt: Er ist sich bewusst, dass er über eigene **Wünsche und Absichten (Desires)** wie auch **Überzeugungen und Vorstellungen (Beliefs)** verfügt, die auch falsch sein können. Eine Theory of Mind zu haben, bedeutet

2.8 · Vom Ich zum Wir: die soziale und emotionale Entwicklung

Tab. 2.6 Entwicklung der Perspektivenübernahme in Stufen (nach Selman und Byrne 1974; Bischof-Köhler 2011a)

Stufen	Altersbereich	Beschreibung
Stufe 1 Einfache Rollenübernahme	< 4 Jahre	Kinder können bereits verstehen, dass Menschen unterschiedliche Wünsche und Bedürfnisse haben und sich diese auf deren Verhalten auswirken. Das Kleinkind hat ein rudimentäres Verständnis für die Handlungen anderer Personen.
Stufe 2 Perspektivenübernahme (erste Ordnung)	ab 4 Jahren	Kinder verstehen, dass Perspektiven immer subjektiv geprägt sind und Andere etwas anderes denken als man selbst. Sie können verstehen, dass sich Überzeugungen von der Realität unterscheiden können. Sie sind in der Lage, einfache Handlungen von anderen Personen vorauszusehen und zu erklären.
Stufe 3 Perspektivenübernahme von Dritten (zweite Ordnung)	6–7 Jahre	Das Kind kann sich vorstellen, was eine andere Person über einen Dritten denkt („Ich weiß, dass Mary weiß, dass John weiß …").
Stufe 4 Simultane und wechselseitige Perspektivenübernahme	ab 10 Jahren	Kinder können die eigene Perspektive mit der Perspektive anderer Menschen vergleichen. Oder sie nehmen die Perspektive eines Dritten ein und vergleichen die Ansichten der anderen beiden.
Stufe 5 Perspektivenübernahme von Gruppen	ab 12 Jahren	Die Perspektive einer anderen Person wird bewertet und mit den Überzeugungen einer großen Gruppe verglichen.
Stufe 6 Relativierte Perspektivenübernahme	ab 15 Jahren	Jugendliche verstehen, dass Vorstellungen und Überzeugungen von Menschen auch durch Wertvorstellungen der Familie sowie den kulturellen Hintergrund geprägt werden.

auch, die Wünsche, Absichten und Überzeugungen von anderen Personen verstehen zu können. Grundsätzlich entwickelt sich das Verstehen von Wünschen vor dem Verstehen von Überzeugungen. Wenn das Kind eine Theory of Mind hat, dann erkennt es, dass Menschen bestimmte mentale Zustände haben können. Man nennt dies auch die Fähigkeit zur **Mentalisierung** (Brockmann und Kirsch 2010).

Tab. 2.6 zeigt die wichtigsten Entwicklungsschritte der Perspektivenübernahme von der frühen Kindheit bis in die Adoleszenz.

Generell gehen Fähigkeiten zur Perspektivenübernahme eines Kindes mit besseren kommunikativen Kompetenzen und stabileren Freundschaften einher (Slomkowski und Dunn 1996). Drei Faktoren beeinflussen die Entwicklung der Perspektivenübernahme im Kindesalter: das soziale Umfeld und eine entsprechende Förderung, die Sprachentwicklung sowie die exekutiven Funktionen.

1. **Das soziale Umfeld:** Kinder aus großen Familien haben im Vergleich zu Einzelkindern einen Entwicklungsvorsprung in der Perspektivenübernahme, was möglicherweise mit der vermehrten Geschwisterinteraktion und entsprechender Exposition in sozialen Situationen innerhalb der Familie zu tun hat (Perner et al. 1994). Tatsächlich gibt es Hinweise, dass Theory of Mind-Fähigkeiten bis zu einem gewissen Grad durch entsprechende Förderung verbessert werden können, auch wenn ein Transfer des Trainingseffektes in den Alltag weniger gut belegt ist (Hofmann et al. 2016). Zudem zeigen Studien,

dass sich die Perspektivenübernahme bei Kindern mit einer Autismus-Spektrum-Störung durch Training verbessern lässt (Fletcher-Watson et al. 2014).
2. **Die Sprachentwicklung:** Die Entwicklung der Sprache und der Perspektivenübernahme sind eng miteinander verknüpft (Astington und Jenkins 1999). So weisen Kinder mit einer raschen Sprachentwicklung einen Vorsprung in der Theory of Mind-Entwicklung auf und umgekehrt (Milligan et al. 2007). Tatsächlich wurden in zahlreichen Untersuchungen signifikante Korrelationen zwischen den sprachlichen Fähigkeiten von Kindern und deren Perspektivenübernahme beschrieben. Diese Beziehung blieb auch bestehen, wenn man das Verständnis der Theory of Mind-Aufgabe berücksichtigte. Sprache (benutzt mentale Begriffe) und Theory of Mind (beschreibt mentale Zustände) sind also eng miteinander verwoben. Auch zeigen verschiedene Trainingsstudien, dass eine sprachliche Förderung die Entwicklung einer Theory of Mind begünstigen kann – jedoch nicht umgekehrt (Hale und Tager-Flusberg 2003). Kinder mit Sprachentwicklungsstörungen weisen in der Regel ebenfalls schwächere Leistungen in der Theory of Mind auf (Nilsson und de Lopez 2016). Die Fähigkeiten der Perspektivenübernahme sind nicht nur bei Kindern mit einer Sprachstörung, sondern auch bei sich normal entwickelnden Kindern eine wichtige Voraussetzung für die Sprachentwicklung, besonders der Sprachpragmatik (▶ Abschn. 2.7.1.). Die Kinder müssen verstehen, dass man bei einem Gespräch das Wissen des Gegenübers berücksichtigen muss, damit eine entsprechende Kommunikation entsteht. Beim Sprechen mit einem Gesprächspartner muss man sich mit ihm abstimmen und wissen, was er über ein bestimmtes Thema schon weiß.
3. **Die exekutiven Funktionen:** Eine Reihe von Untersuchungen hat gezeigt, dass es einen engen Zusammenhang zwischen der Entwicklung der Theory of Mind und dem Einsetzen der exekutiven Funktionen im Alter zwischen drei und fünf Jahren gibt (Carlson et al. 2002). So wird postuliert, dass jüngere Kinder die Aufgaben zur Theory of Mind noch gar nicht richtig lösen können, weil ihre Impulskontrolle und das Arbeitsgedächtnis noch ungenügend entwickelt sind. So müssten sie für das Erfüllen der Aufgabe die Abfolge der Geschichte im Arbeitsgedächtnis behalten und sich mit einer vorschnellen Antwort entsprechend zurückhalten können.

Die Theory of Mind bei Kindern mit Entwicklungsstörungen

Zahlreiche Studien belegen, dass Kinder mit einer Autismus-Spektrum-Störung Defizite in der Fähigkeit zur Perspektivenübernahme zeigen (Yirmiya et al. 1998). Besondere Schwächen äußern sich im Verständnis von Überzeugungen und Täuschungen, in der Differenzierung von Schein und Sein sowie auch im Erkennen und Verstehen von Emotionen anderer Personen. Autistische Kinder müssen ein deutlich höheres sprachliches Entwicklungsalter erreichen als normal entwickelte Kinder, damit sie Theory of Mind-Aufgaben richtig lösen können. Zwar zeigen auch Kinder mit einer kognitiven Entwicklungsstörung meist eine gewisse Verzögerung in der Entwicklung einer Theory of Mind, aber bei autistischen Kindern ist diese deutlich stärker ausgeprägt (Yirmiya et al. 1998).

■ **Emotionale Kompetenzen**

Bezugspersonen und Fachleute erleben oft, wie unterschiedlich, aber auch unerwartet Kinder und Jugendliche ihre Gefühle ausdrücken. So kann ein junges Kind aus voller Freude über ein neues Spielzeug plötzlich zu Tode betrübt sein, weil es dieses nicht behalten darf. Auch äußern Kinder ihre Emotionen manchmal sehr heftig; sie sind hingerissen vor Freude, geraten außer sich vor Ärger, schreien wie am Spieß oder haben panische Angst. Auch Jugendliche sind gro-

2.8 · Vom Ich zum Wir: die soziale und emotionale Entwicklung

ßen Gefühlsschwankungen ausgeliefert. So wechselt deren Stimmung oft sehr schnell und für Außenstehende meist ohne ersichtlichen Grund.

> **Emotionen**
>
> Der Begriff „Emotionen" wird in der Literatur unterschiedlich definiert (Kleinginna und Kleinginna 1981). Die meisten Theorien beschreiben Emotionen
> - als eine subjektive Bewertung von Gefühlen, die aufgrund von äußeren Ereignissen entstehen;
> - als eine körperliche Reaktion, die beispielsweise eine Änderung der Herzfrequenz oder des Muskeltonus zeigt;
> - als Verhaltensweisen, die bestimmte Handlungen auslösen und entsprechende Bedürfnisse befriedigen;
> - als eine grundlegende Komponente der Kommunikation und Interaktion zwischen Menschen.

Emotionen sind im Kindes- und Jugendalter in der Regel intensiver und heftiger als im Erwachsenenalter. Erwachsene haben im Verlauf ihres Lebens gelernt, ihre Gefühle im Alltag zu kontrollieren und zu regulieren, während sich vor allem jüngere Kinder noch fast ausschließlich durch ihre Emotionen leiten lassen. Auch lässt sich das emotionale Erleben des Kindes meist noch zuverlässig in seinem Gefühlsausdruck erkennen – anders als bei vielen Erwachsenen: Diese haben gelernt, ihre Emotionen nicht nur zu kontrollieren, sondern auch zu unterdrücken oder gar zu verstecken (Malatesta und Haviland 1985).

Unter emotionalen Kompetenzen versteht man die Fähigkeit, verschiedene Gefühlszustände bei sich selbst wahrzunehmen und auszudrücken, diese bei anderen Menschen zu erkennen und zu verstehen sowie Gefühle selbst und in der Interaktion mit anderen zu regulieren (Petermann und Wiedebusch 2016). Emotionale Kompetenzen gehören zu den grundlegenden Fähigkeiten, um soziale Situationen angemessen meistern zu können. Sie werden in drei Teilbereiche unterteilt (Petermann und Wiedebusch 2016).

- **Emotionsausdruck:** Gefühle non-verbal (beispielsweise mit Mimik, Blickverhalten, Stimme oder Körperhaltung) oder sprachlich (beispielsweise mit Benennen) zum Ausdruck bringen.
- **Emotionsverständnis:** Gefühle anderer Personen erkennen und verstehen (emotionale Perspektivenübernahme) sowie sich der eigenen Gefühle bewusst sein. Zum Emotionsverständnis zählt auch, über Gefühle sprechen zu können.
- **Emotionsregulation**: Gefühle bei sich selbst oder in der Interaktion mit anderen Personen mit bestimmten Verhaltensweisen regulieren. Man spricht dabei auch von emotionaler Selbstregulation (im Gegensatz zu den exekutiven Funktionen (▶ Abschn. 2.6.1).

Emotionen spielen im sozialen Kontext von Kindern und Jugendlichen eine zentrale Rolle: Es fällt beispielsweise emotional kompetenten Kindern wesentlich leichter, soziale Kontakte zu knüpfen und Freundschaften aufrecht zu erhalten. Emotionen beeinflussen aber nicht nur das soziale Verhalten von Kindern, sondern auch ihr Denken, ihr Gedächtnis und ihre Entscheidungen. Emotionale Kompetenzen sind eng mit dem schulischen Erfolg sowie mit physischer und psychischer Gesundheit assoziiert (Petermann und Wiedebusch 2016).

In den folgenden Abschnitten werden die drei Teilbereiche der emotionalen Kompetenzen – Emotionsausdruck, Emotionsverständnis und Emotionsregulation – genauer beschrieben.

■ Ausdruck von Emotionen

Der emotionale Ausdruck kann in sogenannte **Basisemotionen** und **komplexe Emotionen** unterteilt werden (◘ Abb. 2.35). Basisemotionen lassen sich in der Regel durch die

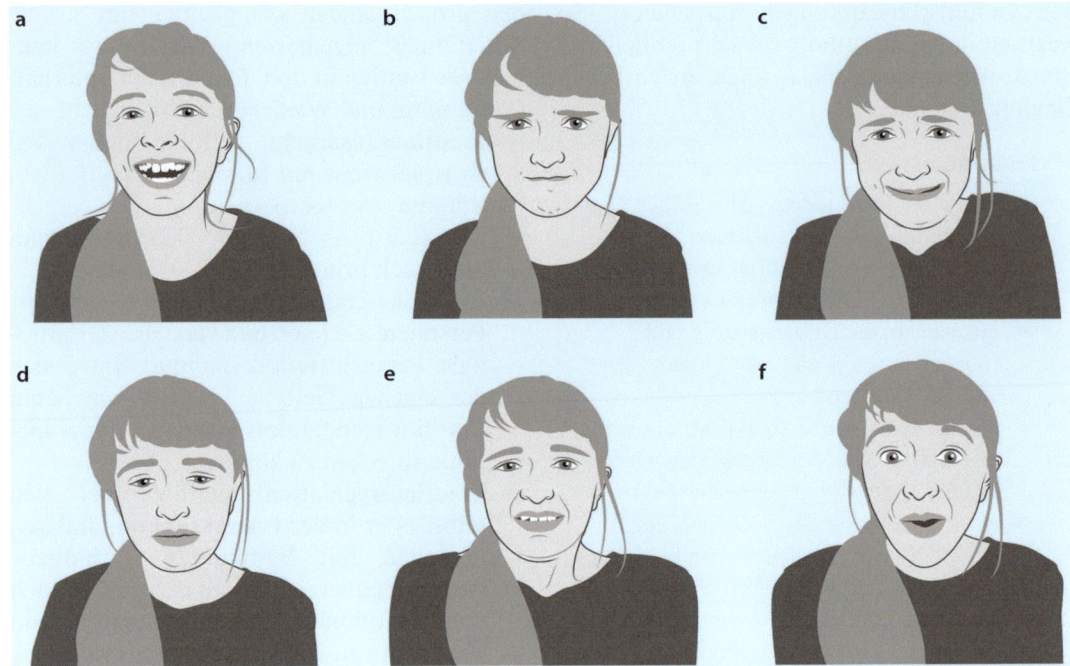

Abb. 2.35 Basisemotionen. **a** Freude, **b** Ärger, **c** Furcht, **d** Trauer, **e** Ekel, **f** Überraschung

non-verbale Kommunikation einer Person erkennen, während komplexe Emotionen wie Scham, Schuld und Neid in der Regel nicht unmittelbar beobachtet werden können, sondern sich durch sprachliche Äußerungen und zwischenmenschliche Interaktionen erschließen lassen (Ekman 1992).

Abb. 2.35 stellt die sechs Basisemotionen dar. Diese können bei allen Kindern sowie in allen Kulturen beobachtet werden (Izard 1991) und treten auch bei Primaten auf. Der Gesichtsausdruck und die körperlichen Reaktionen sind bei den Basisemotionen im Gegensatz zu den komplexen Emotionen spezifisch für das ausgedrückte Gefühl.

- **Verständnis von Emotionen**

Unter dem Emotionsverständnis versteht man einerseits das visuelle Erkennen von Emotionen und andererseits das Verstehen der Gefühle des Gegenübers sowie das Sich-Hineinfühlen in dessen Gefühlslage. Man nennt diese Fähigkeit auch **emotionale Perspektivenübernahme.**

Das visuelle Erkennen von Emotionen kann durch die Vorlage von Abbildungen verschiedener Gefühlszustände von Personen (Abb. 2.35) oder anhand von Bildergeschichten erfasst werden. Die Kinder sortieren dabei die Fotos entweder nach vorgegebenen Kategorien oder benennen die Emotionen der Personen in den Bildergeschichten sprachlich („Wie fühlt sich dieses Kind auf dem Foto?").

Studien über das Erkennen von Emotionen zeigen, dass diese Fähigkeit vom Vorschul- bis in das Erwachsenenalter stetig zunimmt (Abb. 2.36 oben, Chronaki et al. 2015). Dabei variieren die individuellen Leistungen im Erkennen von Emotionen in jedem Alter von Kind zu Kind sehr stark. So gibt es Kinder, die im frühen Schulalter ebenso viele Bildvorlagen richtig zuordnen können wie Erwachsene, und es gibt Jugendliche, die nicht besser sind als junge Kinder (Abb. 2.36).

2.8 · Vom Ich zum Wir: die soziale und emotionale Entwicklung

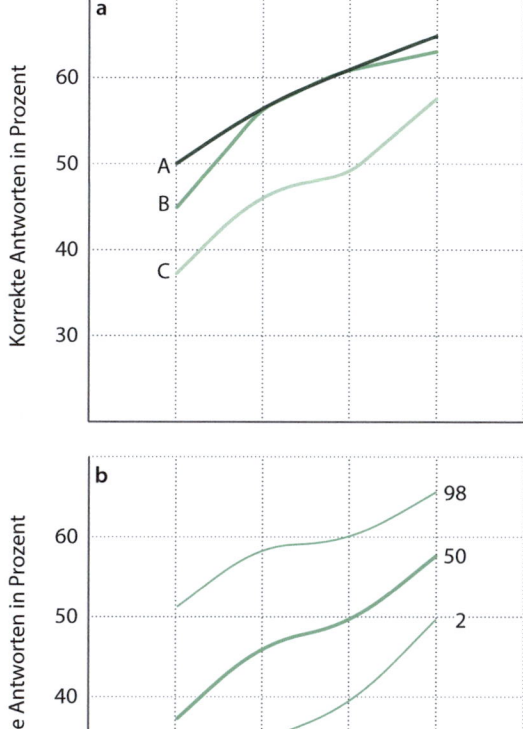

Abb. 2.36 Entwicklung des Gesichtsausdruck-Erkennens. **a** Entwicklung von A Freude, B Ärger und C Traurigkeit in verschiedenen Altern. **b** Variabilität im Erkennen des Gesichtsausdruckes „Trauer". Nach Chronaki et al. 2015; mit freundlicher Genehmigung von © Wiley and Sons. All Rights Reserved

die Stirn und die Nase für das Erkennen von Emotionen einbeziehen (Cunningham und Odom 1986). Erst die Betrachtung des gesamten Gesichtes macht ein zuverlässiges Erkennen von Traurigkeit bei der anderen Person möglich. Im Verlauf der Kindheit steigt nicht nur die generelle Fähigkeit, sondern auch die Geschwindigkeit des Emotionserkennens an. Das Kind lernt dabei bestimmte Prototypen von emotionalen Ausdrucksweisen, was eine Voraussetzung für ein rasches Erkennen ist (De Sonneville et al. 2002).

- **Die emotionale Perspektivenübernahme**

Die Fähigkeit zur Perspektivenübernahme ist nicht nur für das Verständnis von Wünschen, Absichten und Überzeugungen wichtig, sondern auch für das Sich-Hineinversetzen in die Gefühle und das Verstehen von Emotionen des Gegenübers. Diese letztere Form der Perspektivenübernahme muss von der sozial-kognitiven Perspektivenübernahme abgegrenzt werden und wird deshalb als **emotionale Perspektivenübernahme** bezeichnet – eine Grundlage für das **empathische Verhalten** gegenüber anderen Menschen.

Generell erfassen Kinder zuerst die Basisemotionen von anderen Menschen, weil diese vor allem über den Gesichtsausdruck und die Stimme vermittelt werden. Allerdings scheinen nicht alle Basisemotionen von Kindern gleich gut erkannt zu werden (Chronaki et al. 2015). Traurigkeit eines anderen Menschen beispielsweise wird bis weit in die Adoleszenz weniger gut erkannt als Freude und Ärger (Abb. 2.36 oben). Ein Grund dafür könnte sein, dass Kinder vor allem auf die Mundpartie achten und erst später im Verlauf der Entwicklung auch andere Gesichtspartien wie die Augen,

> **Empathie**
>
> Der Ausdruck „Empathie" geht auf die englische Übersetzung des deutschen Wortes „Einfühlung" zurück (Lipps 1903). Eine wichtige Voraussetzung für das Einfühlungsvermögen oder das Mitempfinden eines Menschen ist, dass er sich in die Gefühle eines anderen hineinversetzen kann (emotionale Perspektivenübernahme). Dazu muss er erkennen, dass die gefühlte Emotion bei der anderen Person liegt (Unterscheidung „Ich" und „Du"), also nicht nur eine einfache Übertragung des Gefühles (Gefühlsansteckung) stattfindet (Hoffman 1984).

Empathie muss von der sozial-kognitiven Perspektivenübernahme abgegrenzt werden, denn Gefühle von anderen Menschen können durchaus rein rational erschlossen werden. So können sich Menschen mit einer dissozialen (psychopathischen) Persönlichkeitsstörung rational durch eine intakte sozial-kognitive Perspektivenübernahme in die Gefühle von Anderen hineinversetzen. Sie können aber nicht ähnliche Gefühle von Anderen mitempfinden. Im Gegensatz dazu zeigen autistische Kinder Auffälligkeiten in der sozial-kognitiven Perspektivenübernahme, können sich aber gefühlsmäßig durchaus in andere Menschen hineinversetzen und zeigen Fähigkeiten zur Empathie gegenüber Anderen (Blair 2005).

> **Unterschied zwischen sozial-kognitiver und emotionaler Perspektivenübernahme**
> Wenn ein Kind zweimal hintereinander eine schlechte Note geschrieben hat, kann man rein rational durchaus verstehen, dass das Kind traurig ist und die Befürchtung hat, dass es den Klassenübertritt nicht schaffen wird (sozial-kognitive Perspektivenübernahme). Ein empathisches Gefühl entsteht aber erst, wenn man sich auch gefühlsmäßig in das Kind hineinversetzen kann. Dazu braucht es die Fähigkeit zur emotionalen Perspektivenübernahme. Erst wenn man ähnliche Emotionen mitempfinden kann, ist man in der Lage, aktiv Trost zu spenden, und dem Kind Strategien aufzuzeigen, wie es mit der schwierigen Situation umgehen kann. Die Handlungen als Konsequenz der Empathie für das Kind werden auch als prosoziale Verhaltensweisen bezeichnet.

▪ Emotionsregulation

Die Regulation von Emotionen ist eine bedeutende Entwicklungsaufgabe der ersten Lebensjahre und ein zentraler Aspekt der emotionalen Entwicklung eines Kindes. Unter Emotionsregulation versteht man die Fähigkeit, die Intensität, Dauer, Qualität und Auswirkungen von Gefühlen zu steuern. Dabei geht es darum, unangenehme Gefühle auszuhalten, umzuwandeln und schließlich abzubauen. Es gibt eine Vielzahl von Möglichkeiten, die eigenen Emotionen zu regulieren. Nur schon das Benennen von Gefühlen kann diese in ihrer Intensität und Dauer vermindern und damit verändern. Auch Weinen kann die Stimmung verbessern, wenn man traurig ist.

Die Regulation von Gefühlen kann im Wechselspiel mit einer anderen Person (fremdbezogen) ausgelöst werden oder von der Person selbst (selbstbezogen) in einer bestimmten Situation erfolgen (Saarni 1999). Junge Kinder sind in der Regel noch nicht in der Lage, die erlebten Gefühle und den entsprechenden emotionalen Ausdruck zu trennen. Der Gesichtsausdruck ist demnach eine direkte Folge des Erlebten. Mit zunehmendem Alter wird der Emotionsausdruck aber von den Kindern immer besser kontrolliert, und sie können Gefühle willentlich regulieren. Diese **fremdbezogene Emotionsregulation** setzt die Fähigkeit zur kognitiven und emotionalen Perspektivenübernahme voraus (Saarni 1999). Die **selbstbezogene Emotionsregulation** zeigt sich bereits früher: So können Kinder schon in den ersten Lebensjahren ihre Emotionen bis zu einem gewissen Grad ohne Hilfe der Bezugspersonen steuern. Sie können sich beispielsweise bei Wut und Ärger selbst beruhigen.

▪ Einflussfaktoren der Emotionsregulation

Die Emotionsregulation eines Kindes wird besonders auch durch sein individuelles, vorwiegend Anlage-bedingtes Temperament beeinflusst (Denham 1998; Petermann und Wiedebusch 2016). So mag ein temperamentvolles Kind seine Gefühle weniger zurückhalten können, lauter rufen, rascher weinen oder impulsiver reagieren als ein eher ruhiges, zurückhaltendes Kind.

> **Temperament**
> Der Begriff „Temperament" wird in der Literatur unterschiedlich definiert. So wird er beispielsweise als individueller Unterschied in der Reaktivität und der emotionalen Selbstregulation eines Kindes beschrieben (Rothbart und Derryberry 1981). Nach Thomas und Chess bezeichnet Temperament „das Wie einer Verhaltensweise (Thomas und Chess 1977)", also den Verhaltensstil.

2.8 · Vom Ich zum Wir: die soziale und emotionale Entwicklung

Weitere wichtige Einflussfaktoren auf die Emotionsregulation sind die kindlichen Möglichkeiten zur kognitiven Kontrolle (durch die exekutiven Funktionen) und besonders das elterliche Verhalten sowie das generelle Familienklima (Sheffield Morris et al. 2007).

Diejenigen Eltern, die in herausfordernden Situationen angemessen mit ihren eigenen Gefühlen und auch mit denjenigen ihrer Kinder umgehen, schaffen ein familiäres Klima, das die emotionale Entwicklung des Kindes fördert. Eine wichtige Voraussetzung dafür ist feinfühliges Verhalten der Eltern im Umgang mit den kindlichen Bedürfnissen. Durch feinfühliges Verhalten, Zuwendung und Wärme geben die Eltern dem Kind eine emotionale Sicherheit, die für die weitere Entwicklung von großer Bedeutung ist.

Das Verhalten der Bezugspersonen im Umgang mit den eigenen Emotionen erfüllt oft auch eine Vorbildfunktion für das Kind (Sheffield Morris et al. 2007). So lernt es durch Beobachten des elterlichen Verhaltens ein weites Spektrum von Verhaltensweisen kennen (soziales Lernen, ▶ Abschn. 2.8.2). Dabei übernimmt es die emotionalen Ausdrucksweisen und Regulationsstrategien der Familie.

Außerdem beeinflusst ein autoritativer Erziehungsstil der Bezugspersonen die Entwicklung der kindlichen Emotionsregulation günstig. Tatsächlich zeigen viele Studien, dass derjenige Erziehungsstil für die Entwicklung einer angemessenen Emotionsregulation förderlich ist, der sich durch ein hohes Ausmaß an elterlicher Feinfühligkeit bei gleichzeitiger Verhaltenskontrolle auszeichnet (Eisenberg et al. 1998). Eltern können das Kind unterstützen, seine Emotionen zu verbalisieren und bestimmte Strategien der Emotionsregulation anzuwenden (Gottman et al. 1996).

- **Einfluss der emotionalen Kompetenzen auf das kindliche Sozialverhalten**

Emotionale Kompetenzen haben einen großen Einfluss auf das soziale Verhalten von Kindern. So haben Kinder mit angemessenen Fähigkeiten im Erkennen des mimischen Ausdruckes des Gegenübers mehr soziale Kontakte mit Gleichaltrigen, sind besser sozial integriert und leiden weniger unter sozialen Problemen als jene, die den Gesichtsausdruck von anderen Kindern weniger gut erkennen (Izard et al. 2001). Auch sind sie deutlich beliebter als diejenigen Kinder, die Mühe haben, den nonverbalen Ausdruck anderer Personen zu erkennen. Kinder mit Schwächen in der Regulation der Emotionen wie beispielsweise schnelles Aufbrausen, eine niedrige Frustrationstoleranz, eine geringe Ausdauer (beim Erledigen von Anforderungen und Aufgaben), eine große Ablenkbarkeit, ein starker Bewegungsdrang, eine schwache Impulskontrolle und Schwierigkeiten, auf etwas warten zu können, zeigen ein deutlich höheres Risiko für psychische Störungen und Einschränkungen der Lebensqualität bis in das Erwachsenenalter (Moffitt et al. 2011).

> **Das emotional kompetente Kind**
> Ein emotional kompetentes Kind kann im Kontakt mit anderen Personen Gefühle verbal und non-verbal angemessen ausdrücken. Es kann Emotionen von anderen Personen erkennen und richtig deuten. Außerdem kann es Entscheidungen darüber treffen, ob und wie es im Kontakt mit anderen Personen seine eigenen Gefühle abschwächen, zurückhalten oder verstärken muss.

- **Motivationen und Bedürfnisse**

Soziale und emotionale Kompetenzen eines Kindes sind grundlegende Voraussetzungen für sein Verhalten im Umgang mit anderen Menschen. Allerdings wird das soziale Handeln des Kindes wesentlich auch von seinen **Motivationen** und **Bedürfnissen** geleitet.

Abraham Maslow (1908–1970) hat ein Motivationsmodell entwickelt, das fünf Grundbedürfnisse beschreibt, die den Menschen antreiben (Maslow 1943). Er postulierte, dass diese Bedürfnisse in einer Hierarchie angeordnet sind und eine bestimmte Entwicklungsabfolge zeigen. Auf der untersten Ebene befinden sich physiologische Bedürfnisse – wie beispielsweise Nahrungsaufnahme und Schlaf –, die besonders im Säuglingsalter im Vordergrund stehen. Es folgt das Bedürfnis nach Sicherheit im Kleinkindalter und später im Schulalter nach sozialen Beziehungen, Wertschätzung und Anerkennung. In der Hierarchie ganz oben angesiedelt ist der Drang nach Selbstverwirklichung, der eher spät im Kindesalter auftritt und über die ganze Lebensspanne eine grundlegende Motivation für menschliches Handeln und Verhalten ist.

> **Motivation**
>
> Unter Motivation versteht man die Gründe für ein bestimmtes soziales Verhalten. Motivation ist ein Konstrukt zur Erklärung, warum ein Mensch in einer bestimmten Situation handelt (Heckhausen und Heckhausen 2018). Motivation beeinflusst Beginn, Richtung, Ausmaß und Dauer einer Verhaltensweise. Allerdings ist die menschliche Motivation ein außerordentlich komplexes Phänomen, es gibt unzählige Definitionen und Theorien. Ein Grund dafür ist, dass sich Motivationen für Handlungen nicht zuverlässig messen lassen, sondern nur auf Selbst- oder Fremdeinschätzungen beruhen, oder sich meist nur durch experimentelle Manipulationen unter Laborbedingungen erschließen lassen.

Maslow verwendete in seinem Modell das Prinzip der Homöostase, das ursprünglich aus der Physiologie stammt (Cooper 2008). Homöostase bedeutet, dass Prozesse dann ablaufen oder Handlungen nur entstehen, wenn ein Bedürfnis nicht erfüllt ist, und dass diese Prozesse nur so lange dauern, bis das Bedürfnis befriedigt ist. Mit zunehmender Befriedigung eines Bedürfnisses nimmt dessen motivierender Einfluss also ab: So ist man nicht mehr müde, wenn man gerade geschlafen hat, oder nicht mehr hungrig, wenn man gegessen hat, siehe auch zur Schlafhomöostase ▶ Abschn. 2.4.2. Nach Maslows Theorie müssen zuerst die grundlegenden Bedürfnisse befriedigt werden, bevor die nächste hierarchische Stufe erreicht werden kann. Dieser Umstand wurde allerdings in der Literatur oft kritisiert, auch weil er nicht genügend empirisch belegt ist (Heckhausen und Heckhausen 2018). Tatsächlich zeigen Studien, dass Kinder bereits im frühen Säuglingsalter ein hohes Bedürfnis nach sozialen Beziehungen, Bindung an Bezugspersonen und Geborgenheit haben. Dieses Bedürfnis ist sogar noch stärker als die physiologischen Bedürfnisse nach Nahrung und Schlaf (siehe dazu (Harlow und Zimmermann 1959)).

Trotz einer gewissen reduktionistischen Sichtweise hat Maslows Modell für die praktische Arbeit mit Kindern eine große Bedeutung, weil es die Bedürfnisse eines Kindes in den Vordergrund stellt und gewisse Erklärungen für sein soziales Verhalten liefern kann. Denn die Bedürfnisse eines Kindes beeinflussen den Beginn, die Richtung, die Intensität und die Dauer seines Verhaltens. Die Berücksichtigung von kindlichen Bedürfnissen und Eigenheiten sind ein zentrales Primat des Fit-Konzeptes von Largo (▶ Kap. 6).

■ **Bindungsverhalten**

Menschen sind darauf angewiesen, Beziehungen zu anderen Personen einzugehen und aufrechtzuerhalten. Unter Beziehungsverhalten versteht man die verschiedenen Interaktionsmuster zwischen den Menschen, die durch die sozioemotionalen Fähigkeiten der einzelnen Personen und deren individuellen Bedürfnissen nach Zuwendung, Geborgenheit, sozialer Anerkennung und Selbstverwirklichung geprägt sind. Es gibt verschiedene Formen von Beziehungen, zum Beispiel Eltern-Kind-Beziehungen, Partnerschaftsbeziehungen, Geschwisterbeziehungen, Freundschaften, Arbeitsbeziehungen und andere. Mit gewissen Menschen wie beispielsweise den Bezugspersonen oder engen Freunden gehen die Kinder eine mehr oder weniger starke Bindung ein.

Das frühkindliche Bindungsverhalten wurde in der Bindungstheorie des Kinderpsychiaters John Bowlby (1907–1990) erstmals ausführlich beschrieben (Bowlby 1969). Unter **Bindung** versteht man ein zeitlich stabiles Band zwischen Kind und Bezugsperson (Bowlby 1958). Der Begriff „Bindung" wird vor allem in den ersten Lebensjahren verwendet, weil dann die Bindungsbereitschaft des Kindes am größten ist. Das Bindungsverhalten umfasst dasjenige Verhalten, das

2.8 · Vom Ich zum Wir: die soziale und emotionale Entwicklung

dem Kind Nähe, Zuwendung und Sicherheit gibt. Dieses Verhalten ist besonders in den ersten Lebensmonaten zu einem großen Teil biologisch programmiert, weil das Kind noch nicht auf entsprechende Lernerfahrungen zurückgreifen kann. Später hängt die Bindungsbereitschaft auch davon ab, wie viel Sicherheit und Zuwendung das Kind bis dahin erhalten hat und wie groß die Bereitschaft der zukünftigen Bezugspersonen ist, sich auf eine Beziehung mit dem Kind einzulassen. Das Bindungsverhalten ist eine wichtige Voraussetzung für die Fähigkeit eines Menschen, Beziehungen zu anderen Menschen einzugehen.

Die Bindung des Kindes zur Bezugsperson kann aus einer quantitativen und einer qualitativen Sicht beschrieben werden: das **Bindungsbedürfnis** und die **Bindungsqualität**.

- Bindungsbedürfnis

Das Kind bindet sich an die Bezugspersonen – unabhängig davon, wie gut und zuverlässig diese seine individuellen Bedürfnisse befriedigen. Stärke und Bedürfnis nach Bindung hängen dabei nicht von der Qualität der Eltern-Kind-Beziehung ab (Bowlby 1969). Wird ein Kind von seinen Eltern vernachlässigt oder abgelehnt, führt dies nicht zwangsläufig zu einer Schwächung der kindlichen Bindung. Im Gegenteil: Elterliche Vernachlässigung und Ablehnung können das Kind so sehr verunsichern, dass es sich umso mehr um ihre Nähe und Zuwendung bemüht. Das Kind ist evolutionsbiologisch darauf angelegt, bei vertrauten Personen Sicherheit zu suchen – selbst dann, wenn diese es vernachlässigen. Diese emotionale Abhängigkeit wirkt sich für die Kinder besonders gravierend aus, wenn sie von Bezugspersonen misshandelt oder missbraucht werden.

Welche Bedeutung das Bedürfnis nach Geborgenheit und Bindung im frühen Kindesalter hat, zeigte auch der Primatenforscher Harry Harlow (1908–1981) in seinen berühmten Experimenten mit jungen Rhesus-Äffchen (Harlow und Zimmermann 1959). Diese hielten sich jeweils nur zur Nahrungsaufnahme bei einer aus einem zylindrischen Metallkörper angefertigten „Drahtmutter" auf, die als Milchspenderin diente. Den Rest der Zeit lagen sie auf der selbstgebastelten, kuscheligen „Stoffmutter" und ließen auch nicht von ihr ab, wenn sie hungrig waren. Harlows Studie bewies erstmals, dass junge Individuen ein inneres Bedürfnis nach Geborgenheit, körperlichem Kontakt und Bindung haben, das sogar noch stärker ist als die physiologischen Bedürfnisse nach Nahrung. Für die damalige Zeit waren die Experimente von Harlow ein Meilenstein, weil generell die vom amerikanischen Behaviorismus geprägte Meinung vorherrschte, dass Zuwendung in der Erziehung von Kindern unnötig sei. Bezugspersonen, die ihre Kinder in den Arm nehmen, würden diese davon abhängig machen und schließlich in ihrer Entwicklung beeinträchtigen.

Das Bindungsbedürfnis ist unter gleichaltrigen Kindern unterschiedlich ausgeprägt. So gibt es Kinder, die ein sehr großes Bedürfnis nach Nähe, Sicherheit und Geborgenheit haben. Idealerweise harmoniert das individuelle Bedürfnis nach Bindung und Geborgenheit eines Kindes mit den Betreuungsvoraussetzungen der Bezugspersonen und deren Erwartungen. Bezugspersonen sollten dabei fähig sein, die individuellen Bedürfnisse des Kindes zu lesen (Feinfühligkeit), müssen zeitlich und emotional engagiert sein und eine beständige sowie kontinuierliche Betreuung gewährleisten (Largo und Jenni 2005). Sie müssen also verfügbar, verlässlich und vertraut sein. Bei einer fehlenden Passung zwischen den kindlichen Geborgenheitsbedürfnissen und dem Umfeld kommt es nicht selten zu Verhaltensauffälligkeiten beim Kind und zu Verunsicherungen bei den Eltern (Largo und Jenni 2005).

Die Stärke der Bindung zu den verschiedenen Bezugspersonen erfährt im Verlauf der Entwicklung deutliche Veränderungen (◘ Abb. 2.37).

- Bindungsqualität

Die Bindungsqualität kann mit unterschiedlichen **Bindungsmustern** beschrieben werden und widerspiegelt das Wechselspiel zwischen **Bindungs- und Explorationsverhalten**. Ein Kind, das ein hohes Bindungsbedürfnis zeigt, Nähe und Zuwendung verlangt, dauernd in der Nähe der Bezugsperson bleibt und bereits bei der kleinsten Trennung weint, kann nicht

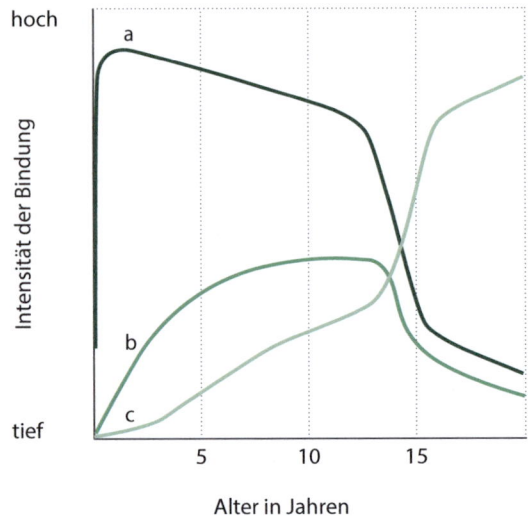

◘ **Abb. 2.37** Bindungsbedürfnis. a Eltern, b Andere Bezugspersonen, c Gleichaltrige/Partner. Nach Largo 2019

gleichzeitig die Umwelt erkunden. So hat die Entwicklungspsychologin Mary Ainsworth (1913–1999) bei Mutter-Kind-Interaktionen in Uganda andere Bindungsmuster beobachtet, wenn die Kinder nur wenig explorieren, als wenn sie aktiv und neugierig sind.

Aus den Beobachtungen der gegensätzlichen Beziehung zwischen Bindungs- und Explorationsverhalten wurden im sogenannten **Fremde-Situations-Test** verschiedene Bindungstypen beschrieben (Ainsworth und Wittig 1969). In einer standardisierten Untersuchungssituation in acht Schritten wird dabei das Bindungs- und Explorationsverhalten eines zwölf bis 18 Monate alten Kindes während drei Minuten untersucht. Dabei wird es in einer völlig fremden Umgebung von der Mutter getrennt und mit einer fremden Person konfrontiert. Die Untersuchung wird mit einer Videokamera aufgezeichnet, die kindlichen Verhaltensweisen bei den Trennungs- und Wiedervereinigungssituationen bewertet und die Unterschiede in der Bewältigung der Trennungsreaktion analysiert.

Dabei ergaben sich vier Gruppen von **Bindungstypen**:
- Die **sichere Bindung** (60 Prozent aller Kinder) ist dadurch gekennzeichnet, dass das Kind die Bezugsperson nach einer Trennung vermisst und sich nach deren Rückkehr über sie freut. Die Bezugsperson ist dabei nach Ainsworth (Ainsworth et al. 1978) eine sichere Basis (secure base) in einem sicheren Hafen (safe haven).
- Bei einer **unsicher-vermeidenden Bindung** (20 Prozent) zeigt das Kind bei einer Trennung kaum Weinen und verhält sich bei der fremden Person nicht wesentlich anders.
- Die **unsicher-ambivalente Bindung** (15 Prozent) ist dadurch gekennzeichnet, dass das Kind in und nach der Trennungssituation ängstlich wird sowie wütend und aggressiv gegenüber der Bezugsperson und der fremden Person reagiert.
- Bei einer **desorganisierten Bindung** (fünf Prozent) zeigt das Kind widersprüchliche und bisweilen auch ungewöhnliche Verhaltensmuster und Stereotypien.

Es finden sich allerdings gewisse kulturelle Unterschiede in der Häufigkeitsverteilung der verschiedenen Bindungsqualitäten (Van IJzendoorn und Kroonenberg 1988). Besonders in den westlichen Ländern (zum Beispiel in den USA), in denen Explorationsverhalten, Autonomie und Individualität gefördert werden, ist der Anteil an sicher-gebundenen Kindern hoch. In Gemeinschaften mit starkem Gemeinschaftsgefühl und familiärem Zusammenhalt (zum Beispiel in Japan oder Israel) gibt es mehr unsicher-ambivalente Bindungsmuster (Rothbaum et al. 2000), weil in diesen Kulturen weniger das kindliche Explorationsverhalten im Vordergrund steht als vielmehr eine verstärkte emotionale Orientierung an den Bezugspersonen. Diese Befunde zeigen, dass die Bindungsqualität auch abhängig ist von den Wertvorstellungen und Normen einer Kultur.

Man geht heute davon aus, dass die Bindungsstärke und das Bedürfnis nach Geborgenheit, aber auch die Qualität der Bindung und Bindungsmuster im Verlauf recht stabil sind (Waters et al. 2000); das heißt: Kinder mit einem hohen Bedürfnis nach Geborgenheit im frühen Kindesalter zeigen ein solches auch noch im Erwachsenenalter. Allerdings gibt es durchaus Risikofaktoren, die die Stabilität des

2.8 · Vom Ich zum Wir: die soziale und emotionale Entwicklung

kindlichen Geborgenheitsbedürfnisses und der Bindungsqualität beeinträchtigen können – wie beispielsweise eine plötzlich auftretende, verminderte emotionale Verfügbarkeit der Eltern (wegen Trennung oder Krankheit) oder eine Krankheit des Kindes.

- **Beziehungsverhalten**

Das Beziehungsverhalten von Kindern zeigt sich im Umgang mit den Eltern, Geschwistern oder auch mit Gleichaltrigen.

Eltern-Kind-Beziehung: In der Eltern-Kind-Beziehung stellt sich nie ein stabiler Zustand ein. Die Bindung zu den Eltern wandelt sich ständig und wird durch die Beziehungen zu anderen Bezugspersonen, Geschwistern und Gleichaltrigen beeinflusst. Grundsätzlich gilt, dass die Zeit, die ein Kind mit der Familie verbringt, im Verlauf der Entwicklung immer mehr abnimmt (Larson et al. 1996). Hingegen verbringen die Kinder und Jugendlichen immer mehr Zeit mit Gleichaltrigen. Trotzdem bleiben die Eltern wichtige Gesprächspartner und Vertrauenspersonen, denn die Zeit, die sie mit einem einzelnen Elternteil verbringen, bleibt bis in die späte Adoleszenz recht stabil. Zu diesem Befund passt, dass sich die Jugendlichen bei Alltagsproblemen genauso häufig Ratschläge bei ihren Eltern holen wie bei gleichaltrigen Freunden (Fraley und Davis 1997).

Geschwister: Einen besonderen Platz in den Beziehungskonstellationen von Kindern nehmen ihre Geschwister ein. Während Brüder und Schwestern eher in der frühen Kindheit gemeinsam Zeit miteinander verbringen und diese Zeit im Verlauf der Entwicklung abnimmt, verbringen gleichgeschlechtliche Geschwister in der mittleren Kindheit mehr Zeit zusammen als mit den Eltern (Kim et al. 2006). Geschwisterbeziehungen sind geprägt von vertrautem Zusammensein, aber auch von Eifersucht, Rivalität und Streit. Besonders die Geschwistereifersucht ist in jüngeren Altern ein häufiges Phänomen und abhängig von den Geborgenheitsbedürfnissen des einzelnen Kindes. Auch wenn diese Phänomene zwischen Geschwistern bis zu einem gewissen Grad normal sind, können Konflikte zu Verhaltensauffälligkeiten der Kinder und schwerwiegenden Belastungen der Familie führen, die eine weitere fachliche Begleitung erfordern (Smetana et al. 2006).

Geschwisterbeziehungen zeigen aber durchaus auch positive Auswirkungen auf das soziale Verhalten eines Kindes: So dienen die Interaktionen mit Geschwistern als Experimentierfeld für Verhaltensweisen bei Spannungen oder Streit, weil die Beziehung zwischen Geschwistern durch die Vertrautheit und bestehende Bindung weniger brüchig ist als zwischen nicht-verwandten Kindern. Außerdem unterstützen sich Geschwister in vielen Situationen und lernen voneinander. Besonders die älteren Geschwister übernehmen dabei oft eine Vorreiterrolle. Inwieweit die Vorbildfunktion von älteren Geschwistern langfristige Auswirkungen auf deren Entwicklung hat, wurde in zahlreichen Arbeiten zur Rolle des Geburtsranges untersucht. Dabei fand man einen geringen Effekt der Geburtsreihenfolge auf die intellektuellen Fähigkeiten eines Kindes; die Erstgeborenen zeigen einen gering höheren IQ als später Geborene, weil sich die Eltern mit dem ersten Kind noch mehr beschäftigen können und es entsprechend fördern. Andere Fähigkeiten der Kinder waren aber nicht abhängig vom Geburtsrang. Besonders für Persönlichkeitsmerkmale fand man keine Unterschiede zwischen Erst- oder Spätgeborenen (Rohrer et al. 2015).

Gleichaltrige: Das Beziehungsverhalten zwischen Gleichaltrigen ist ebenfalls einem großen Wandel unterworfen. Während in den ersten Lebensjahren das Kind entweder allein oder in einem Parallelspiel neben seinen gleichaltrigen Spielpartnern spielt (Parten und Newhall 1943), nehmen die wechselseitigen Beziehungen zwischen Gleichaltrigen ab dem Alter von zwei bis drei Jahren zu. Die Aufnahme von Beziehungen zu Gleichaltrigen ist allerdings eine herausfordernde Entwicklungsaufgabe für das Kind und besonders abhängig von seinen sozioemotionalen Fähigkeiten und prosozialen Verhaltensweisen. So genießen diejenigen Kinder mit besseren Theory of Mind-Fähigkeiten und prosozialen Verhaltensweisen eine größere Beliebtheit und Akzeptanz durch Gleichaltrige und haben durchwegs stabilere Freundschaften als diejenigen mit schwächeren Leistungen in den

Tab. 2.7 Freundschaftsstufen (nach Selman 1981)

Stufe	Altersbereich	Beschreibung
Momentane Spielfreundschaft	3–8 Jahre	Freundschaft ist geprägt durch räumliche Nähe sowie die tatsächlichen, momentanen Aktivitäten und den Nutzen für das Kind.
Einseitige Freundschaft	5–9 Jahre	Ein Freund ist jemand, der das Kind gut kennt und ihm hilft, etwas Bestimmtes zu erreichen.
Schönwetterfreundschaft	7–12 Jahre	Freundschaft beruht auf einer wechselseitigen Beziehung. Man tastet gemeinsame Haltungen und Vorlieben ab. Die Beziehung zerfällt in der Regel schon bei geringfügigen Konflikten. Die Freundschaft ist brüchig.
Vertraute Freundschaft	10–15 Jahre	Freundschaft charakterisiert eine vertraute, emotional enge Bindung, die gewisse Konflikte aushält. Man beginnt, die Sorgen und Nöte mit Freunden zu teilen.
Autonome Freundschaft	ab 12 Jahren	Enge Freunde werden Teil der eigenen Identität; man anerkennt Besonderheiten von Freunden, die nicht zu eigenen Vorstellungen und Wünschen passen.

sozialen Kompetenzen (Slaughter et al. 2015). Die Beliebtheit eines Kindes wird allerdings nicht nur durch die sozialen Kompetenzen bestimmt, sondern auch durch sein Aussehen und seine motorischen Fähigkeiten.

Eine besondere Form der Gleichaltrigen-Beziehung ist die Freundschaft, bei der gewisse Gleichaltrige bevorzugt werden und die durch Sympathie und gegenseitiges Vertrauen charakterisiert ist (Selman 1981). Die kindliche Vorstellung von Freundschaften verändert sich im Verlauf der Entwicklung erheblich. So hängen die Regeln innerhalb einer Freundschaft und die Erwartungen an die Freundschaft vom Alter des Kindes oder Jugendlichen ab. Zum Beispiel charakterisieren Kinder im Schulalter ihre Freundschaften hauptsächlich anhand der Kriterien von Kameradschaft, Vertrauen, Anerkennung, Aufrichtigkeit, Loyalität sowie Ähnlichkeit der Einstellungen und Interessen (Furman und Buhrmester 1992). Erst später werden bei Freunden Eigenschaften anerkannt, die nicht zu den eigenen Wünschen und Vorstellungen passen. Mit Interviews und Fragebogenstudien wurde von Selman ein Stufenmodell des Freundschaftskonzeptes vom Vorschulalter bis in die Adoleszenz beschrieben (Tab. 2.7).

Die Beziehungen, die ein Kind in jeder Entwicklungsperiode eingeht, sind immer auch Lernerfahrungen. Sie bestimmen seine Erwartungen, die es in künftige Beziehungen mit anderen Menschen setzen wird, und beeinflussen seine Einstellung zu anderen sowie seinen Umgang mit ihnen. Wie Eltern und Fachleute mit einem Kind umgehen, wirkt sich ganz wesentlich auf seine zukünftigen Beziehungen, sein Sozialverhalten und sein Selbstwertgefühl aus.

Kooperatives und prosoziales Verhalten

Die Entwicklung von sozioemotionalen Fähigkeiten führt mit zunehmendem Alter zu kooperativen Handlungen, die zum Beispiel im Rollenspiel der Kinder beobachtet werden können. **Kooperatives Verhalten** ist eine typisch menschliche Eigenschaft (Tomasello 2009). Nur „menschliche" Kinder haben das Bedürfnis für einen sozialen und kommunikativen Austausch, für ein Zusammenarbeiten, für soziales Lernen und andere Formen von **„geteilter Intentionalität"** (Tomasello 2009). Zwar zeigen bestimmte Tierarten (zum Beispiel Ameisen, Bienen und bestimmte Vogelarten) einen gewissen Grad an Kooperation; aber diese Kooperation läuft nach starren Regeln ab und beruht nicht auf sozial-kognitiven Fähigkeiten. Kinder müssen hingegen in der Lage sein, die Absichten der anderen Kinder

2.8 · Vom Ich zum Wir: die soziale und emotionale Entwicklung

zu verstehen, ihre Handlungen vorauszusehen und mit den eigenen Vorstellungen in Einklang zu bringen. Aus diesem Grund entwickelt sich kooperatives Verhalten erst im Verlauf des dritten Lebensjahres, wenn die Kinder über erste sozial-kognitive Kompetenzen verfügen (Brownell und Carriger 1990).

Prosoziale Verhaltensweisen sind Handlungen, die das Wohlbefinden einer anderen Person erhöhen oder deren Notlage beseitigen sollen (Eisenberg 1986). Es handelt sich also um Aktivitäten, die aus einem Mitgefühl für Andere entstehen und die die Bedürfnisse anderer Personen in den Vordergrund stellen. Daher werden sie auch als fremdbezogene Handlungen bezeichnet – in Abgrenzung zu selbstbezogenen Verhaltensweisen, die das Durchsetzen von eigenen Bedürfnissen und das Erreichen von Zielen umfassen. Prosoziale Handlungen sind beispielsweise das Trösten, Teilen, Schenken und Helfen.

- **Moralisches Verhalten**

Im Verlauf der Entwicklung prägen die kindlichen Moralvorstellungen das soziale Verhalten immer mehr. Moral ist ein Sammelbegriff für verbindliche **Handlungsnormen** der Menschen in einer bestimmten Gemeinschaft. Man erwartet dabei, dass sich alle Menschen einer Gemeinschaft an diese Normen halten – und wenn nicht, entsprechend bestraft werden. Moralische Normen (zum Beispiel die Beachtung von Gerechtigkeit im Umgang miteinander) unterscheiden sich deshalb von den gesellschaftlichen Konventionen wie beispielsweise den Tischmanieren oder Ankleideregeln.

Es gibt verschiedene Modelle der moralischen Entwicklung von Kindern (Piaget 1932; Kohlberg 1966; Eisenberg 1986; Gilligan 1977). Diese Modelle beschreiben die Veränderungen der kindlichen Vorstellungen über das, was erlaubt und unerlaubt (**Verbotsmoral**), gerecht und ungerecht (**Gerechtigkeitsmoral**) sowie gut und schlecht für den Menschen ist (**Fürsorgemoral**).

Jean Piaget war einer der ersten, der die Entwicklung des moralischen Denkens detailliert untersuchte, indem er Kinder fragte, wer die Regeln bei einem Murmelspiel erfand und ob man Abmachungen auch verändern könne (Piaget 1932). Er wollte wissen, in welchem Alter Kinder neue Regeln erfinden, die andere auch anerkennen. Piaget fand, dass Kinder bis zum vierten Lebensjahr generell ohne ein Bewusstsein für Regeln spielen (**vormoralische Stufe**). Erst ab etwa dem Alter von vier Jahren beginnen sie, fixe Grundsätze im Murmelspiel zu befolgen, die von älteren Kindern oder Erwachsenen (also von Autoritäten) aufgestellt und von Kindern als uneingeschränkt gültig gesehen werden (**heteronome Moral**). Erst ab zehn Jahren beobachtete er, dass Kinder die Spielregeln als gemeinsame Vereinbarungen zwischen den Beteiligten betrachten, die auch wieder neu ausgehandelt werden können (**autonome Moral**). Dabei entscheidet der Jugendliche aufgrund von inneren Werten, was richtig und falsch ist.

Piaget beschrieb die Moralentwicklung als einen Prozess von der anfänglich strengen Übernahme der Regeln und Grundsätze von Autoritäten bis hin zu einem differenzierten Verständnis von älteren Kindern, dass Regeln immer auch Abmachungen zwischen Erwachsenen sind, die nicht unbedingt richtig und gut sein müssen und die man auch verändern kann, wenn sich die Mehrheit einer Gruppe dafür ausspricht. Nach Piaget beurteilen Kinder zwischen vier und acht Jahren die Verhaltensweisen von Menschen bei einer Übereinstimmung mit den geltenden Regeln immerzu als erlaubt (und damit als gut) oder im Fall einer Missachtung der Regeln als unerlaubt (und damit als schlecht oder böse). Die Kinder halten im heteronomen Stadium der Moralentwicklung alles, was Autoritäten sagen, für richtig und entsprechende Strafen bei Regelverletzungen als berechtigt. Sie denken sozusagen in einem Schwarz-Weiß-Schema. Typisch in dieser Entwicklungsphase ist deshalb auch das große kindliche Interesse an Märchen, in denen die Rollen der Protagonisten genau verteilt sind (das Rotkäppchen ist gut und der Wolf ist böse). Im Verlauf der mittleren Kindheit beginnen Kinder allerdings, zunehmend zu verstehen, dass Regeln bloß Absprachen zwischen Menschen sind und dass „Regeln, Gesetze und Normen relativ und nicht absolut sind" (Piaget 1932). Die Kinder lernen, dass es neben einer Schwarz-Weiß-Sichtweise auch Grautöne gibt. Piaget nannte dieses Stadium deshalb auch den

„moralischen Relativismus". Dieser Zustand ist typisch für Jugendliche, die nicht mehr blind einer Autorität gehorchen. Sie erwarten, dass Gerechtigkeit und Gleichberechtigung beim Aufstellen von Regeln berücksichtigt werden. Piaget betrachtete die Moralentwicklung mit elf Jahren als abgeschlossen.

Die großen interindividuellen Unterschiede in der Entwicklung des moralischen Denkens zwischen einzelnen Kindern führte Piaget auf verschiedene Faktoren zurück: Neben dem elterlichen Erziehungsverhalten und dem Einfluss der Gleichaltrigen begründete er die Moralentwicklung des Kindes mit der zunehmenden Fähigkeit zur Perspektivenübernahme und der kognitiven Reife.

Der Psychologe Laurence Kohlberg (1927–1987) wurde von Piagets Theorie zum moralischen Denken des Kindes stark beeinflusst und erweiterte sie bis in das Erwachsenenalter zum wohl bekanntesten Modell der Moralentwicklung (Kohlberg 1976). Er postulierte, dass sich das moralische Denken über drei hierarchisch organisierte Ebenen mit einzelnen Stufen entwickelt. Dabei erfasste er die kindlichen Moralvorstellungen in einer Längsschnittstudie mit hypothetischen moralischen Dilemmata, die die Kinder beantworten mussten.

> **Verbots- und Gerechtigkeitsmoral – das Heinz Dilemma (Kohlberg 1976)**
> Eine todkranke Frau leidet an einem bösartigen Krebs. Ein einziges Medikament könnte nach Ansicht der Ärzte ihr Leben retten. Ein Apotheker in der Stadt hatte es gerade entdeckt, verlangt aber dafür einen ungerechtfertigt hohen Preis. Heinz, der Ehemann der kranken Frau, bringt das Geld trotz großer Anstrengungen nicht zusammen. Nach ergebnislosen Gesprächen mit dem Apotheker um eine Verbilligung oder spätere Zahlung ist Heinz verzweifelt und überlegt, ob er nicht in die Apotheke einbrechen und das Medikament stehlen soll.

In der Studie von Kohlberg antworteten die jüngeren Kinder, dass Heinz das Medikament stehlen solle, weil er wohl kaum erwischt werde, während die älteren Kinder argumentierten, dass Heinz das Medikament stehlen müsse, weil der Preis nicht gerechtfertigt sei und er nur so seiner Frau helfen könne.

Kohlberg beschrieb drei Ebenen von moralischem Denken: Auf der ersten **präkonventionellen Ebene** ist die Moralvorstellung des Kindes auf sich selbst bezogen und es geht dem Kind nur darum, seine eigenen Bedürfnisse zu befriedigen, eine Belohnung zu erhalten und eine Strafe zu vermeiden. Auf der zweiten **konventionellen Ebene** versucht das Kind, sich an die sozialen Regeln der Gemeinschaft zu halten und sich mit einem angepassten Verhalten die sozialen Beziehungen zu sichern. Auf der dritten Ebene wird das **postkonventionelle Denken** an grundsätzlichen moralischen Prinzipien und ethischen Idealen ausgerichtet. Kohlberg postulierte, dass alle Kinder überall auf der Welt diese Ebenen und Stufen durchlaufen würden und diese abhängig von der kognitiven Entwicklung und der Fähigkeit zur Perspektivenübernahme der Kinder seien. Entsprechend würden die kognitiv weiter entwickelten Kinder über differenziertere moralische Vorstellungen verfügen.

Das Modell von Kohlberg wurde in der Literatur zum Teil heftig kritisiert, weil er postulierte, dass es universell für alle Kulturen gültig sei. In der Tat beschränken sich seine Annahmen vor allem auf die westliche Welt, in der ein individualistischer Lebensstil gelebt wird, während in kollektivistischen Gesellschaften (zum Beispiel in Asien) andere Moralvorstellungen vorherrschen (Keller et al. 2002). Auch wurde beanstandet, dass das Modell hauptsächlich männlichen Vorstellungen genügt (Gilligan 1977) und emotionale Aspekte der Moral kaum berücksichtigt werden (Bischof-Köhler 2011a).

Tatsächlich steht bei den Modellen von Piaget und Kohlberg mit den kognitiven Ansätzen die **Verbots- und Gerechtigkeitsmoral** im Vordergrund, während Emotionen und dementsprechend die **Fürsorgemoral** kaum thematisiert werden. So kann das prosoziale Verhalten von Kindern in den ersten Lebensjahren mit den Modellen von Piaget und Kohlberg nicht zufriedenstellend erklärt werden. Die prosozialen Handlungen von jungen

Kindern entstünden dann nur in Abhängigkeit von Belohnung und Strafe, weil Hilfsbereitschaft erst in der Adoleszenz auftritt, wenn das moralische Handeln auf soziale Anerkennung ausgerichtet ist.

Verschiedene Autoren entwickelten daher Modelle, die die Fürsorgemoral in den Vordergrund stellten (Eisenberg 1986; Gilligan 1977). In diesen Theorien werden die Spannungen zwischen den eigenen (egoistischen) Bedürfnissen und den Interessen anderer als die fundamentalen moralischen Motive für prosoziales Verhalten beschrieben. Diese Modelle bestätigen, dass sich jüngere Kinder im Gegensatz zu Piaget und Kohlberg keineswegs nur an Autoritäten und Regeln orientieren, sondern dass sie durchaus auch das Wohlbefinden der betroffenen Personen berücksichtigen.

Fürsorgemoral – das Mary Dilemma (Eisenberg-Berg und Hand 1979)
Eines Tages ging Mary zum Geburtstag einer Freundin. Auf dem Weg dorthin sah sie ein Mädchen, das hingefallen war und sich am Bein verletzt hatte. Das Mädchen bat Mary, zu ihr nach Hause zu laufen und ihre Eltern zu holen, damit diese sie zu einem Arzt bringen können. Wenn Mary das nun aber machen würde, käme sie zu spät zur Party und würde die Eiscreme, den Kuchen und alle Spiele mit den anderen Kindern verpassen. Was sollte Mary nun tun – und warum?

Studien haben gezeigt, dass Kinder vor dem vierten Lebensjahr noch keine entsprechenden Strategien entwickelt haben, dem verletzten Kind zu helfen, und sie vorwiegend egoistisch handeln („Ich will die Party nicht verpassen" (Eisenberg-Berg und Hand 1979)). Erst ab dem Alter von etwa vier Jahren und mit dem Einsetzen einer Theory of Mind zeigen die Kinder eine Besorgnis für das verletzte Mädchen und versuchen, ihm zu helfen, weil „es einfach nett ist". Im Alter zwischen acht und zwölf Jahren nehmen Kinder zunehmend die Perspektive des verletzten Mädchens ein, äußern Besorgnis um dessen Wohlergehen und nennen Schuldgefühle beim Unterlassen von Hilfe („Ich würde mich schlecht fühlen, wenn ich ihr nicht helfe, weil sie doch Schmerzen hat"). Schließlich nimmt der Jugendliche in der Adoleszenz Bezug auf seine Werte und Pflichten, die er gelernt hat („Ich würde mich schlecht fühlen, wenn ich ihr nicht helfe, weil ich nicht nach meinen Prinzipien gehandelt habe").

Die große Bedeutung der Fürsorgemoral bei prosozialen Handlungen wurde durch Studien aus dem asiatischen Kulturkreis bestätigt (Keller et al. 2002). In diesen kollektivistischen Gemeinschaften spielen die Interessen von anderen Personen eine größere Rolle als in den individualistischen Ländern der westlichen Welt. Die Fürsorgemoral orientiert sich also an den Prinzipien der Mitmenschlichkeit und der Verantwortung für Andere.

Allen hier beschriebenen Modellen der Entwicklung von Verbots-, Gerechtigkeits- und Fürsorgemoral ist eines gemeinsam: Sie beginnen im frühen Kindesalter mit einer auf sich selbst bezogenen, egoistischen Entwicklungsstufe und enden mit der Bildung eines zunehmend komplexeren Wertesystems, das die individuellen Bedürfnisse und Rechte von Anderen berücksichtigt.

2.8.2 Entwicklungstheorien zum Sozialverhalten

Zahlreiche Entwicklungstheorien haben die Entstehungsmechanismen des sozialen Verhaltens von Kindern beschrieben. Einerseits gibt es Theorien, die die soziale Interaktion zwischen Menschen als angeborene Verhaltensmuster betonen. Ein typisches Beispiel dafür ist die Bindungsbereitschaft der Kinder, die sich aufgrund eines Anpassungsvorteils bei allen Menschen im Verlauf der Evolution entwickelt hat (▶ Abschn. 2.8.1). Auch sind der Gesichtsausdruck und die Körpersprache von Menschen in vielen Kulturen, aber auch bei Tieren sehr ähnlich, so dass man von angeborenen Verhaltensweisen sprechen kann. Im Gegensatz dazu existieren Entwicklungstheorien des Sozialverhaltens, die weniger die genetischen Anlagen in den Vordergrund stellen, sondern vielmehr die Umwelt als entscheidend betrachten. Darunter fallen besonders die behavioristischen Konzepte der Konditionierung sowie das soziale Lernen. Diese Entwicklungsmodelle haben in der Praxis einen großen Einfluss ausgeübt, denn sie gelten als wesentliche Grundlage für die Beeinflussung des Sozialverhaltens von Kindern und Jugendlichen.

- **Konditionierung**

Der Psychologe John Watson (1878–1958) nahm an, dass ausschließlich die Umwelt das soziale Verhalten des Kindes bestimmt und seine Anlagen oder biologischen Voraussetzungen dabei keine Rolle spielen. Seine Theorie wurde mit dem Begriff des „**Behaviorismus**" beschrieben und basierte auf den Tierexperimenten von Iwan Pawlow (1849–1936). Dieser entdeckte das Prinzip der klassischen Konditionierung an Hunden. Pawlow fand heraus, dass die mehrfache Futtergabe gleichzeitig mit einem Glockenton beim Hund mit der Zeit zu einer konditionierten Reaktion führte (Pavlov 1906). Denn dem Hund floss der Speichel bereits im Mund zusammen, wenn nur die Glocke ertönte. In Anlehnung an die Experimente von Pawlow führte Watson einen der umstrittensten wissenschaftlichen Versuche in der Geschichte der Psychologie durch. So lernte „der kleine Albert", Angst vor einer Ratte zu haben, wenn gleichzeitig ein sehr lautes und unangenehmes Geräusch ertönte – obwohl er ursprünglich keine Angst vor der Ratte hatte und sie sogar kraulte (Watson und Rayner 1920). Auf der Grundlage seiner wissenschaftlichen Befunde veröffentlichte Watson das Buch „Psychische Erziehung im frühen Kindesalter", das strenge Erziehungsanweisungen für die Eltern beschrieb (Watson 1928).

Watsons berühmter Satz

„Gebt mir ein Dutzend gesunder Kinder und ich garantiere, dass ich sie zu dem erziehen werde, was ich bestimme, Arzt, Jurist, Künstler, Kaufmann, sogar Bettler und Dieb, ungeachtet ihrer Neigungen, Eigenschaften und ihrer Herkunft." (Watson 1930)

Heute sind Watsons Ansichten überholt, weil die **klassische Konditionierung** von einer streng mechanistischen Vorstellung des sozialen Verhaltens von Kindern ausgeht. Die Ansicht, dass nur bestimmte Umweltbedingungen geschaffen werden müssen, damit sich die gewünschten Verhaltensweisen bei Kindern einstellen, ist falsch, denn Kinder reagieren sehr unterschiedlich auf die gleichen Umweltbedingungen, und ihr Verhalten ist nicht einfach steuerbar.

Trotz der fundamentalen Kritik an der klassischen Verhaltenskonditionierung von Watson finden sich im Alltag zahlreiche **konditionierte Reaktionen**. So kann das Kind Angst vor einem Arzt im weißen Kittel haben, weil es damit Schmerzen assoziiert, die es in den vorangegangenen Behandlungen erlebt hat. Das Prinzip der Konditionierung ist außerdem eine der Grundlagen für verhaltenstherapeutische Interventionen. Eine besonders bekannte Technik ist die wiederholte, zum Teil abgestufte **Konfrontation** mit einem auslösenden Reiz (zum Beispiel große Höhe oder enge Platzverhältnisse) und eine zunehmende **Desensibilisierung** dieses Reizes durch Entspannungsverfahren. Diese Verfahren der **Löschung** (auch „Extinktion" genannt) werden in der Praxis angewandt, um beispielsweise Menschen von Ängsten (Höhenangst, Platzangst, Flugangst, soziale Ängste) und Panikattacken zu befreien.

Der Psychologe Burrhus Skinner (1904–1990) vertrat ebenfalls die Ansicht, dass die Umwelt das soziale Verhalten des Kindes steuert und das Verhalten von den Konsequenzen bestimmt wird, die sich daraus ergeben.

▶ **Fallbeispiel: Die operante Konditionierung**

Ein dreijähriger Junge sieht an der Kasse des Supermarktes einen Schokoladenriegel, den er unter allen Umständen haben möchte. Weil die Mutter ihm diesen nicht kaufen will, beginnt er, heftig zu schreien. Der Mutter ist die Situation unangenehm, und sie kauft dem Jungen den Riegel, damit er sich vom Trotzanfall beruhigen kann. Der Junge lernt dabei, dass Schreien und Trotzen eine positive Wirkung haben. Und die Mutter erfährt, dass ein Nachgeben zum Aufhören des Trotzens und zu einer Entspannung der Situation führt. Der Junge wird daher auch beim nächsten Mal wieder schreien, und die Mutter wird nachgeben. Auf diese Weise verstärken sich die Verhaltensweisen von Mutter und Kind. Nur wenn sich die Mutter nicht durch das Trotzen beeindrucken lässt, tritt das Verhalten des Kindes zunehmend weniger auf und es kommt zur Löschung (Extinktion) des Verhaltens. ◄

Skinner beschrieb das Konzept der **operanten Konditionierung**, das besagt, dass wir dazu neigen, diejenigen Verhaltensweisen zu wiederholen, die eine positive Wirkung haben (Verstärkung), und jene zu unterdrücken, die zu ungünstigen Resultaten (Bestrafung) führen. Als Verstärker von Verhaltensweisen werden dabei verschiedene Formen der **Belohnung** eingesetzt (Lob, Süßigkeiten, gute Noten etc.). Besonders verbreitet sind Sticker, Smileys oder Kärtchen, die als Gutscheine dienen. Diese werden den Kindern gegeben, wenn sie eine erwünschte Verhaltensweise gezeigt haben. Sie erhalten dabei den Verstärker (beispielsweise Süßigkeiten) nicht unmittelbar, sondern können Sticker oder Kärtchen sammeln und dann zu einem späteren Zeitpunkt für vereinbarte Belohnungen eintauschen.

Die **Bestrafung** als negative Form der operanten Konditionierung zeigt sich mit unterschiedlichen Konsequenzen. Einerseits führt man bei einem unerwünschten Verhalten eine negative Konsequenz ein (das Kind muss das Handy für eine Woche abgeben, wenn es schon wieder zu spät nach Hause gekommen ist) oder man nimmt dem Kind eine positive Konsequenz weg (man geht mit dem Kind nicht in den Zoo, wenn es das Zimmer noch nicht aufgeräumt hat). Wenn ein bevorzugtes Verhalten (in den Zoo gehen) als effektiver Verstärker für ein weniger favorisiertes Verhalten eingesetzt wird (das Zimmer aufräumen), spricht man auch vom **Premack-Prinzip** (Premack 1962): Das Kind muss zuerst den Teller leer essen, bevor es vom Tisch aufstehen darf, oder es muss zuerst die Hausaufgaben machen, bevor es am Computer spielen darf.

Auch wenn diese Formen der operanten Konditionierung im erzieherischen Alltag immer wieder eingesetzt werden, dürfen sie durchaus auch kritisch betrachtet werden. Sie orientieren sich an einem mechanistischen Modell des kindlichen Verhaltens und berücksichtigen nicht, welche Bedürfnisse, Absichten, Wünsche und Ziele Kinder haben. Außerdem wird nicht anerkannt, dass kindliches Verhalten zu einem großen Teil auch ohne Belohnung oder Bestrafung entsteht – durch Eigenaktivität und intrinsische Motivation.

- **Soziales Lernen**

Ein weiterer Faktor, der das soziale Verhalten eines Kindes wesentlich prägt, ist seine Fähigkeit zum sozialen Lernen (Bandura 1977). So spielt es beispielsweise in der Puppenstube „Essen am Familientisch" oder mit der Autogarage „Parkieren von Fahrzeugen". In der Literatur findet man für den Begriff des „sozialen Lernens" viele weitere synonyme Bezeichnungen wie Lernen am Modell, Modelllernen, Nachahmungslernen, Imitationslernen, Vorbildlernen oder Beobachtungslernen.

Kinder zeigen eine angeborene Neigung, nachzuahmen und sich an Vorbildern zu orientieren. Nachahmen besteht darin, dass ein Kind das Verhalten einer anderen Person beobachtet, verinnerlicht und anschließend nachspielt (► Kap. 4).

2.8.3 Geschlechtsunterschiede

Geschlechtsunterschiede im sozialen Verhalten von Kindern werden wesentlich von den gesellschaftlichen Erwartungen an die Geschlechterrollen geprägt. So verfügen Bezugspersonen über ausgeprägte geschlechtsstereotype Vorstellungen und kulturell geprägte Meinungen bezüglich der Eigenschaften von Jungen und Mädchen, die schon unmittelbar nach der Geburt die Wahrnehmung beeinflussen und damit die Erwartungen an das Sozialverhalten der Kinder prägen. Außerdem entwickeln Kinder selbst soziale Verhaltensweisen, die geschlechterstereotyp sind und die Erwartungen an die Geschlechterrollen mehr oder weniger erfüllen.

Diese Entwicklungen hängen wesentlich davon ab, wann, wie und welche Geschlechtsidentität das Kind selbst erwirbt (Bischof-Köhler 2011b). Kinder entwickeln erste Vorstellungen über ihr eigenes Geschlecht gegen Ende des zweiten Lebensjahres, sobald sie sich selbst als Personen erkennen (Selbstobjektivierung). Bereits im Alter von drei Jahren bezeichnen sie sich sprachlich als Junge oder Mädchen. Mit Eintritt in den Kindergarten ist das Verständnis der Kinder für die beiden Geschlechter schon recht detailliert ausgebildet. So können sie geschlechtstypische Objekte korrekt zuordnen (Hammer, Auto, Ball als männliche Stereotype sowie Bügeleisen, Besen, Geschirr als weibliche Stereotype (Edelbrock und Sugawara 1978)). Die Kinder erwerben allerdings im Vorschulalter eine recht rigide Vorstellung darüber, was „typisch männlich" und „typisch weiblich" ist. Erst im Schulalter werden geschlechtsstereotype Meinungen wieder flexibler (Signorella et al. 1993), was mit der Entwicklung der Geschlechtskonstanz erklärt werden kann (▶ Kap. 5). Das Kind versteht dann, dass das Geschlecht ein über die Zeit stabiles Merkmal ist, das unabhängig von seinem Verhalten im Alltag konstant bleibt (Kohlberg 1966).

Sozioemotionale Fähigkeiten: Geschlechtsspezifische Unterschiede in den sozioemotionalen Fähigkeiten wurden in den letzten Jahren mit der **Empathie-/Systematisierungs-Theorie** beschrieben (Baron-Cohen et al. 2005). Sie besagt, dass Frauen bessere empathische (emotionale) Fähigkeiten haben als Männer, weil sie sich mehr an den Menschen orientieren (Su et al. 2009). Im Gegensatz dazu widmen sich Männer vermehrt Objekten und analysieren, untersuchen und konstruieren Systeme. Die stärkere Orientierung nach Empathie bei Frauen und nach Systematisierung bei Männern hat zur Hypothese geführt, dass Autismus mit der Neigung zu Systematisierung und sozioemotionalen Schwächen eine Extremvariante des männlichen Gehirns und Verhaltens darstellt (Baron-Cohen et al. 2005). Tatsächlich wurden gewisse Befunde der Empathie-/Systematisierungs-Theorie in einer kürzlich erschienenen großen, populationsbasierten Studie bestätigt (Greenberg et al. 2018). Außerdem zeigten verschiedene Metaanalysen, dass Mädchen im Vergleich zu Jungen durchwegs stärker sind im Emotionsausdruck (Chaplin und Aldao 2013), im Erkennen von Gefühlen (McClure 2000) und im empathischen Verhalten (Eisenberg und Lennon 1983).

Prosoziales Verhalten: Ebenfalls eine gängige Meinung ist, dass Mädchen eine größere Hilfsbereitschaft in sozialen Situationen zeigen als Jungen. Allerdings hat eine umfangreiche Metaanalyse ein differenzierteres Bild der Geschlechtsunterschiede im prosozialen Verhalten gezeichnet (Eagly und Crowley 1986): Tatsächlich zeigen Mädchen in der Regel mehr Bereitschaft, zu helfen, wenn andere Personen in eine Notlage geraten sind. Grund dafür sind einerseits die Geschlechtsunterschiede in den sozioemotionalen Fähigkeiten, aber auch unterschiedliche Erziehungspraktiken, die dazu führen, dass bei Mädchen prosoziale Verhaltensweisen vermehrt gefördert und positiv verstärkt werden. Im Verlauf der Adoleszenz scheint sich das Bild aber zu drehen: Jungen zeigen ab dem Alter von 14 Jahren eine größere Hilfsbereitschaft als Mädchen – insbesondere, wenn die Notlage offensichtlich ist, andere Jungen auch als Helfer dabei sind und die hilfesuchende Person eine Frau oder ein Mädchen ist (Eagly und Crowley 1986).

Temperament: Auch bei den Temperamentseigenschaften wurden in vielen Studien Unterschiede zwischen den Geschlechtern beschrieben (Else-Quest et al. 2006). Jungen zeigen mehr externalisierende (zum Beispiel motorische Aktivität, Impulsivität) und Mädchen verstärkt internalisierende Verhaltensweisen (zum Beispiel Ängstlichkeit, Schüchternheit, Passivität (Block 1983)). Diese Geschlechtsunterschiede zeigen sich unter anderem darin, dass Jungen in den ersten Lebensjahren im Vergleich zu Mädchen verstärkt mit Ärger oder Weinen auf frustrierende Ereignisse reagieren. Im Verlauf der Entwicklung und besonders im Jugendalter empfinden Mädchen allerdings Traurigkeit oder auch Scham stärker als Jungen, die diese Gefühle eher zu verbergen versuchen (Eisenberg 2000).

Aggression: Eine weit verbreitete Annahme lautet, dass Jungen in der Regel aggressiver sind als Mädchen. Tatsächlich zeigen Metaanalysen größere körperliche, direkt beobachtbare Aggressionen bei Jungen (d = 0,6, Metaanalyse (Archer 2004)). Unter aggressivem Verhalten versteht man allerdings eine sehr große Bandbreite von sozialen Verhaltensweisen, die von körperlicher bis zu sozialer Aggression reichen. Während Jungen mehr körperliche Aggressionen zeigen (Archer 2004), üben Mädchen etwas mehr soziale und indirekte Aggressionen aus, die auf das Selbstwertgefühl und die sozialen Beziehungen einer anderen Person zielen (Card et al. 2008). Hierzu gehören Verhaltensweisen wie Unwahrheiten und Gerüchte über eine Person erzählen, Freundschaften beenden und Personen aus sozialen Gruppen ausschließen.

Selbstwertgefühl: Zwischen dem frühen bis in das mittlere Schulalter findet sich kein signifikanter Geschlechtsunterschied im Selbstwertgefühl. Im Gegensatz dazu verfügen Mädchen und Frauen aber von der Adoleszenz bis in das hohe Alter konsistent über einen niedrigeren Selbstwert, was mit der geschlechtsstereotypen Sozialisierung, aber auch mit hormonellen Faktoren erklärt werden kann (Robins et al. 2002). Metaanalysen haben wiederholt gezeigt, dass Jungen ein positiveres Selbstwertgefühl und höhere Erfolgserwartungen bezüglich der eigenen Fähigkeiten haben als Mädchen (Ruble et al. 1993). So schätzen sie beispielsweise bei tatsächlich gleichen mathematischen Kompetenzen ihre Fähigkeiten höher ein als Mädchen (Syzmanowicz und Furnham 2011).

Bindungsbedürfnis: Die bisherigen Studien zeigen, dass im Bindungsverhalten keine Unterschiede zwischen Jungen und Mädchen im frühen Kindesalter bestehen (Keppler 2003). Der Prozess der Bindungsentwicklung scheint also so grundlegend zu sein, dass sich die Geschlechter in der Bindung zu Bezugspersonen nicht voneinander unterscheiden. So zeigen die beiden Geschlechter die gleichen Bindungsmuster und dasselbe Bindungsbedürfnis (Metaanalyse (Van IJzendoorn und Kroonenberg 1988)).

Beziehungsverhalten: Bereits im Alter von etwa vier Jahren beginnen Kinder, bevorzugt mit gleichgeschlechtlichen Gleichaltrigen zu spielen, und meiden Andersgeschlechtliche. Diese Geschlechtertrennung bleibt über die gesamte Kindheit stabil und zeigt sich über viele Kulturen hinweg (Maccoby 1990). Eine umfangreiche Metaanalyse zeigte große Unterschiede im Beziehungsverhalten in den „beiden Welten" (Rose und Rudolph 2006). Im Vergleich zu den Jungen sind Mädchen generell stärker an sozialen Beziehungen interessiert, kommunizieren mit Gleichaltrigen offener und lebendiger, zeigen mehr Interesse an einer Notlage von Gleichaltrigen und suchen schneller Hilfe bei Freundinnen. Jungen hingegen pflegen soziale Beziehungen in größeren Gruppen von Gleichaltrigen, beteiligen sich oft an kompetitiven Spielen mit Gleichaltrigen, betonen die eigenen Interessen, zeigen Dominanzverhalten, teilen ihre Sorgen weniger mit Freunden, äußern vermehrt verbale Aggressionen gegenüber Gleichaltrigen und reagieren mit Humor oder Ironie auf emotionalen Stress.

Moralisches Verhalten: Die meisten Untersuchungen zum moralischen Verhalten zeigen geringe Unterschiede zwischen Jungen und Mädchen (Jaffee und Hyde 2000). Jungen scheinen sich eher an einer kognitiv geprägten Gerechtigkeits- oder Verbotsmoral zu orientieren (mit Werten wie Recht, Ordnung, Gesetz und Gerechtigkeit) und Mädchen an einer emotional-orientierten Fürsorgemoral (mit Werten wie Verantwortung und Vermeidung von Verletzung). Allerdings sind die Effektstärken gering, so dass die Unterschiede im moralischen Verhalten ganz wesentlich von den konkreten Konfliktsituationen abhängig sind.

Literatur

Adesope OO, Lavin T, Thompson T, Ungerleider C (2010) A systematic review and meta-analysis of the cognitive correlates of bilingualism. Rev Educ Res 80(2):207–245

Ainsworth MD, Wittig BA (1969) Attachment and exploratory behavior of one-year-olds in a strange situation. In: Foss BM (Hrsg) Determinants of infant behavior, Bd 4. Methuen, London, S 113–136

Ainsworth MDS, Blehar MC, Waters E, Wall S (1978) Patterns of attachment: a psychological study of the strange situation. Lawrence Erlbaum, Oxford, UK

Alvarez-Bueno C, Pesce C, Cavero-Redondo I, Sanchez-Lopez M, Martinez-Hortelano JA, Martinez-Vizcaino V (2017) The effect of physical activity interventions on children's cognition and metacognition: a systematic review and meta-analysis. J Am Acad Child Adolesc Psychiatry 56(9):729–738

Anderson DR, Pempek TA (2005) Television and very young children. Am Behav Sci 48(5):505–522

Anderson V, Spencer-Smith M, Wood A (2011) Do children really recover better? Neurobehavioural plasticity after early brain insult. Brain 134:2197–2221

Archer J (2004) Sex differences in aggression in real-world settings: a meta-analytic review. Rev Gen Psychol 8(4):291–322

Arhab A, Messerli-Burgy N, Kakebeeke TH, Stulb K, Zysset A, Leeger-Aschmann CS, Schmutz EA, Meyer AH, Munsch S, Kriemler S, Jenni OG, Puder JJ (2019) Association of physical activity with adiposity in preschoolers using different clinical adiposity measures: a cross-sectional study. BMC Pediatr 19(1):9

Asendorpf JB, Neyer FJ (2012) Psychologie der Persönlichkeit, 5. Aufl. Springer, Berlin

Astington JW, Jenkins JM (1999) A longitudinal study of the relation between language and theory-of-mind development. Dev Psychol 35(5):1311–1320

Auyeung B, Lombardo MV, Baron-Cohen S (2013) Prenatal and postnatal hormone effects on the human brain and cognition. Pflugers Arch Eur J Physiol 465(5):557–571

Baddeley A (2003) Working memory: looking back and looking forward. Nat Rev Neurosci 4(10):829–839

Bandura A (1977) Social learning theory. Prentice-Hall, Englewood Cliffs

Baron-Cohen S, Knickmeyer RC, Belmonte MK (2005) Sex differences in the brain: implications for explaining autism. Science 310(5749):819–823

Barr R (2013) Memory constraints on infant learning from picture books, television, and touchscreens. Child Dev Perspect 7(4):205–210

Bates E, Bretherton I, Snyder L (1988) From first words to grammar: individual differences and disociabel mechanisms. Cambridge University Press, Cambridge

Bauer PJ (2009) The cognitive neuroscience of the development of memory. Development of memory in infancy and childhood. Psychology Press, Hove

Baur J, Bös K, Conzelmann A, Singer R (2009) Handbuch Motorische Entwicklung, 2., komplett überarbeitete Aufl. Hofmann, Schorndorf

Bavelier D, Levi DM, Li RW, Dan Y, Hensch TK (2010) Removing brakes on adult brain plasticity: from molecular to behavioral interventions. J Neurosci 30(45):14964–14971

Bear MF, Connors BW, Paradiso MA (2018) Neurowissenschaften: Ein grundlegendes Lehrbuch für Biologie, Medizin und Psychologie, 4. Aufl. Springer Spektrum, Heidelberg

Bellugi U, Lichtenberger L, Jones W, Lai Z, St George M (2000) The neurocognitive profile of Williams syndrome: a complex pattern of strengths and weaknesses. J Cogn Neurosci 12:7–29

Benz C, Jenni O (2015) Kindliches Sozialverhalten – Entwicklungsaufgaben und Krisen in den ersten Lebensjahren. Pädiatr up2date 4:295–318

Best JR, Miller PH, Naglieri JA (2011) Relations between executive function and academic achievement from ages 5 to 17 in a large, representative national sample. Learn Individ Differ 21(4):327–336

Bick J, Fox N, Zeanah C, Nelson CA (2017) Early deprivation, atypical brain development, and internalizing symptoms in late childhood. Neuroscience 342:140–153

Bischof-Köhler D (2011a) Soziale Entwicklung in Kindheit und Jugend. Bindung, Empathie, Theory of Mind. Verlag W. Kohlhammer, Stuttgart

Bischof-Köhler D (2011b) Von Natur aus anders: die Psychologie der Geschlechtsunterschiede. Verlag W. Kohlhammer, Stuttgart

Bishop DVM (2000) How does the brain learn language? Insights from the study of children with and without language impairment. Dev Med Child Neurol 42(2):133–142

Blair RJR (2005) Responding to the emotions of others: dissociating forms of empathy through the study of typical and psychiatric populations. Conscious Cogn 14(4):698–718

Block JH (1983) Differential premises arising from differential socialization of the sexes – some conjectures. Child Dev 54(6):1335–1354

Bolhuis JJ, Hogan JA (2017) Ethological theories. In: Hopkins B, Geangu E, Linkenauger S (Hrsg) The Cambridge encycloppedia of child development, 2. Aufl. Cambridge University Press, Cambridge, S 35–42

Bonhoeffer J, Jenni O (2018) Das frühkindliche Spielverhalten – Ein Spiegel der kognitiven Entwicklung. Pädiatr up2date 13:303–321

Borbély AA, Achermann P (1999) Sleep homeostasis and models of sleep regulation. J Biol Rhythm 14(6):557–568

Born J, Rasch B, Gais S (2006) Sleep to remember. Neuroscientist 12(5):410–424

Bornstein MH (1989) Sensitive periods in development – structural characteristics and causal interpretations. Psychol Bull 105(2):179–197

Bös K (2001) Handbuch Motorische Tests. Hogrefe, Göttingen

Bös K, Mechling H (1992) Motorik. In: Röthig P, Becker H, Carl HK, Kayser D, Prohl R (Hrsg) Sportwissenschaftliches Lexikon. Hofmann, Schorndorf, S 319–322

Bös K, Ulmer J (2003) Motorische Entwicklung im Kindesalter. Monatsschr Kinderheilkd 151:14–21

Bowlby J (1958) The nature of the childs tie to his mother. Int J Psychoanal 39(5):350–373

Bowlby J (1969) Attachment and loss. Vol. 1: attachment. Basic Books, New York

Brockmann J, Kirsch H (2010) Konzept der Mentalisierung. Psychotherapeut 55:279–290

Brownell CA, Carriger MS (1990) Changes in cooperation and self-other differentiation during the second year. Child Dev 61(4):1164–1174

Bullock M, Gelman R, Baillargeon R (1982) The development causal reasoning. In: Friedman WJ

(Hrsg) The developmental psychology of time. Academic, New York, S 209–254

Burton AW, Miller DE (1998) Movement skill assessment. Human Kinetics, Champaign

Campbell IG, Grimm KJ, de Bie E, Feinberg I (2012) Sex, puberty, and the timing of sleep EEG measured adolescent brain maturation. Proc Natl Acad Sci U S A 109(15):5740–5743

Card NA, Stucky BD, Sawalani GM, Little TD (2008) Direct and indirect aggression during childhood and adolescence: a meta-analytic review of gender differences, intercorrelations, and relations to maladjustment. Child Dev 79(5):1185–1229

Carey S, Bartlett E (1978) Acquiring a single new word. Proceedings of the Stanford Child Language Conference 15:17–29

Carlson SM, Moses LJ, Breton C (2002) How specific is the relation between executive function and theory of mind? Contributions of inhibitory control and working memory. Infant Child Dev 11(2):73–92

Carte ET, Nigg JT, Hinshaw SP (1996) Neuropsychological functioning, motor speed, and language processing in boys with and without ADHD. J Abnorm Child Psychol 24(4):481–498

Cattell RB (1963) Theory of fluid and crystallized intelligence – a critical experiment. J Educ Psychol 54(1):1–22

Ceci SJ, Williams WM (2010) Sex differences in math-intensive fields. Curr Dir Psychol Sci 19(5):275–279

Chaplin TM, Aldao A (2013) Gender differences in emotion expression in children: a meta-analytic review. Psychol Bull 139(4):735–765

Chomsky N (1957) Syntactic structures. Mouton Publishers, The Hague/Paris

Chomsky N (1988) Language and problems of knowledge: the Managua lectures. MIT Press, Cambridge, MA

Chronaki G, Hadwin JA, Garner M, Maurage P, Sonuga-Barke EJS (2015) The development of emotion recognition from facial expressions and nonlinguistic vocalizations during childhood. Br J Dev Psychol 33(2):218–236

Chugani HT, Phelps ME, Mazziotta JC (1987) Positron emission tomography study of human-brain functional-development. Ann Neurol 22(4):487–497

Cirelli C (2009) The genetic and molecular regulation of sleep: from fruit flies to humans. Nat Rev Neurosci 10(8):549–560

Cohen J (1988) Statistical power analysis for the behavioral sciences, 2. Aufl. Erlbaum, Hillsdale

Cole TJ (2000) Secular trends in growth. Proc Nutr Soc 59(2):317–324

Colom R, Lynn R (2004) Testing the developmental theory of sex differences in intelligence on 12–18 year olds. Personal Individ Differ 36(1):75–82

Cooper SJ (2008) From Claude Bernard to Walter Cannon. Emergence of the concept of homeostasis. Appetite 51(3):419–427

Courage ML, Howe ML (2002) From infant to child: the dynamics of cognitive change in the second year of life. Psychol Bull 128(2):250–277

Crowley SJ, Wolfson AR, Tarokh L, Carskadon MA (2018) An update on adolescent sleep: new evidence informing the perfect storm model. J Adolesc 67:55–65

Cunningham JG, Odom RD (1986) Differential salience of facial features in childrens perception of affective expression. Child Dev 57(1):136–142

Davis EE, Pitchford NJ, Limback E (2011) The interrelation between cognitive and motor development in typically developing children aged 4–11 years is underpinned by visual processing and fine manual control. Br J Psychol 102:569–584

De Sonneville LMJ, Verschoor CA, Njiokiktjien C, Op het Veld V, Toorenaar N, Vranken M (2002) Facial identity and facial emotions: speed, accuracy, and processing strategies in children and adults. J Clin Exp Neuropsychol 24(2):200–213

Deary IJ, Thorpe G, Wilson V, Starr JM, Whalley LJ (2003) Population sex differences in IQ at age 11: the Scottish mental survey 1932. Intelligence 31(6):533–542

Dehaene-Lambertz G, Dehaene S, Hertz-Pannier L (2002) Functional neuroimaging of speech perception in infants. Science 298(5600):2013–2015

Deiglmayr A, Schalk L, Stern E (2017) Begabung, Intelligenz, Talent, Wissen, Kompetenz und Expertise: eine Begriffsklärung. In: Trautwein U, Hasselhorn M (Hrsg) Begabungen und Talente. Hogrefe, Göttingen

Dempster FN (1981) Memory span – sources of individual and developmental differences. Psychol Bull 89(1):63–100

Denham SA (1998) Emotional development in young children. Guilford, New York

Dewald JF, Meijer AM, Oort FJ, Kerkhof GA, Bogels SM (2010) The influence of sleep quality, sleep duration and sleepiness on school performance in children and adolescents: a meta-analytic review. Sleep Med Rev 14(3):179–189

Diamond A (2000) Close interrelation of motor development and cognitive development and of the cerebellum and prefrontal cortex. Child Dev 71(1):44–56

Dibner C, Schibler U, Albrecht U (2010) The mammalian circadian timing system: organization and coordination of central and peripheral clocks. Annu Rev Physiol 72:517–549

Diekelmann S, Born J (2010) The memory function of sleep. Nat Rev Neurosci 11(2):114–126

Dijk DJ, Czeisler CA (1995) Contribution of the circadian pacemaker and the sleep homeostat to sleep propensity, sleep structure, electroencephalographic slow waves, and sleep spindle activity in humans. J Neurosci 15(5):3526–3538

Dittmann J (2010) Spracherwerb des Kindes, 3., völlig überarbeitete Aufl. C.H. Beck, München

Dutton E, van der Linden D, Lynn R (2016) The negative Flynn Effect: a systematic literature review. Intelligence 59:163–169

Eagly AH, Crowley M (1986) Gender and helping-behavior – a meta-analytic review of the social psychological literature. Psychol Bull 100(3):283–308

Eaton WO, Enns LR (1986) Sex-differences in human motor-activity level. Psychol Bull 100(1):19–28

Eaton WO, McKeen NA, Campbell DW (2001) The waxing and waning of movement: implications for psychological development. Dev Rev 21(2):205–223

Eccles J, Wigfield A, Harold RD, Blumenfeld P (1993) Age and gender differences in childrens self and task perceptions during elementary-school. Child Dev 64(3):830–847

Edelbrock C, Sugawara AI (1978) Acquisition of sex-typed preferences in preschool-aged children. Dev Psychol 14(6):614–623

Edelman GM (1989) Neural Darwinism. The theory of neuronal group selection. Oxford University Press, Oxford

Eilers RE, Oller DK, Levine S, Basinger D, Lynch MP, Urbano R (1993) The role of prematurity and socioeconomic-status in the onset of canonical babbling in infants. Infant Behav Dev 16(3):297–315

Eimas PD, Siqueland ER, Jusczyk P, Vigorito J (1971) Speech perception in infants. Science 171(3968):303–305

Eisenberg N (1986) Altruistic emotion, cognition, and behavior. Erlbaum Associates Publishers, Hillsdale, Lawrence

Eisenberg N (2000) Emotion, regulation, and moral development. Annu Rev Psychol 51:665–697

Eisenberg N, Lennon R (1983) Sex-differences in empathy and related capacities. Psychol Bull 94(1):100–131

Eisenberg N, Cumberland A, Spinrad TL (1998) Parental socialization of emotion. Psychol Inq 9(4):241–273

Eisenberg-Berg N, Hand M (1979) The relationship of preschoolers' reasoning about prosocial moral conflicts to prosocial behavior. Child Dev Perspect 50(2):356–363

Ekman P (1992) An argument for basic emotions. Cognit Emot 6(3–4):169–200

Else-Quest NM, Hyde JS, Goldsmith HH, Van Hulle CA (2006) Gender differences in temperament: a meta-analysis. Psychol Bull 132(1):33–72

Epelbaum M, Milleret C, Buisseret P, Dufier JL (1993) The sensitive period for strabismic ambyoplia in humans. Ophthalmology 100(3):323–327

Etchell A, Adhikari A, Weinberg LS, Choo AL, Garnett EO, Chow HM, Chang S-E (2018) A systematic literature review of sex differences in childhood language and brain development. Neuropsychologia 114:19–31

Fantz RL (1961) Origin of form perception – is mans ability to perceive form of objects inborn or must it be learned experiments indicate that it is innate but that maturation and learning play important roles in its development. Sci Am 204(5):66–69

Feigenson L, Dehaene S, Spelke E (2004) Core systems of number. Trends Cogn Sci 8(7):307–314

Fenson L, Dale PS, Reznick JS, Bates E, Thal DJ, Pethick SJ (1994) Variability in early communicative development. Monogr Soc Res Child Dev 59(5):1–173

Flavell JH (1979) Meta-cognition and cognitive monitoring – new area of cognitive-developmental inquiry. Am Psychol 34(10):906–911

Flege JE, Yeni-Komshian GH, Liu S (1999) Age constraints on second-language acquisition. J Mem Lang 41(1):78–104

Fletcher-Watson S, McConnell F, Manola E, McConachie H (2014) Interventions based on the Theory of Mind cognitive model for autism spectrum disorder (ASD). Cochrane Database Syst Rev 3:82

Flynn JR (1987) Massive iq gains in 14 nations – what iq tests really measure. Psychol Bull 101(2):171–191

Fraley RC, Davis KE (1997) Attachment formation and transfer in young adults' close friendships and romantic relationships. Pers Relat 4(2):131–144

Friederici AD (2011) The brain basis of language processing: from structure to function. Physiol Rev 91(4):1357–1392

Fudvoye J, Parent AS (2017) Secular trends in growth. Ann Endocrinol 78(2):88–91

Furman W, Buhrmester D (1992) Age and sex-differences in perceptions of networks of personal relationships. Child Dev 63(1):103–115

Gabor F, Karoly M (2011) Synaptic changes in the brain of subjects with schizophrenia. Int J Dev Neurosci 29(3):305–309

Gallup GC, McClure MK, Hill SD, Bundy RA (1971) Capacity for self-recognition in differentially reared chimpanzees. Psychol Rec 21(1):69–73

Gardner H (1983) Frames of mind. The theory of multiple intelligences. BasicBooks, New York

Gasser T, Muller HG, Kohler W, Prader A, Largo R, Molinari L (1985) An analysis of the mid-growth and adolescent spurts of height based on acceleration. Ann Hum Biol 12(2):129–148

Geary DC (2010) Male, female: the evolution of human sex differences, 2. Aufl. American Psychological Association, Washington, DC

Gesell A, Amatruda C (1941) Developmental diagnosis. Normal and abnormal child development. Harper & Row, New York

Gibb R, Kolb B (2017) The neurobiology of brain and behavioral development. Elsevier, Amsterdam

Gibson EJ (1969) Principles of perceptual learning and development. Appleton-Century-Crofts, New York

Giedd JN, Blumenthal J, Jeffries NO, Castellanos FX, Liu H, Zijdenbos A, Paus T, Evans AC, Rapoport

Literatur

JL (1999) Brain development during childhood and adolescence: a longitudinal MRI study. Nat Neurosci 2(10):861–863

Gillette MU, Abbott SM (2009) Biological timekeeping. Sleep Med Clin 4(2):99–110

Gilligan C (1977) In a different voice – womens conceptions of self and of morality. Harv Educ Rev 47(4):481–517

Gilmore JH, Knickmeyer RC, Gao W (2018) Imaging structural and functional brain development in early childhood. Nat Rev Neurosci 19(3):123–137

Gogtay N, Giedd JN, Lusk L, Hayashi KM, Greenstein D, Vaituzis AC, Nugent TF, Herman DH, Clasen LS, Toga AW, Rapoport JL, Thompson PM (2004) Dynamic mapping of human cortical development during childhood through early adulthood. Proc Natl Acad Sci U S A 101(21):8174–8179

Goldin-Meadow S, Mylander C (1998) Spontaneous sign systems created by deaf children in two cultures. Nature 391(6664):279–281

Goldin-Meadow S, Seligman MEP, Gelman R (1976) Language in 2-year-old. Cognition 4(2):189–202

Goleman D (1995) Emotional Intelligence: why it can matter more than IQ. Bantam Books, New York

Gomez RL, Bootzin RR, Nadel L (2006) Naps promote abstraction in language-learning infants. Psychol Sci 17(8):670–674

Gottfredson LS (1997) Mainstream science on intelligence: an editorial with 52 signatories, history, and bibliography (Reprinted from The Wall Street Journal, 1994). Intelligence 24(1):13–23

Gottman JM, Katz LF, Hooven C (1996) Parental meta-emotion philosophy and the emotional life of families: theoretical models and preliminary data. J Fam Psychol 10(3):243–268

de Greeff JW, Bosker RJ, Oosterlaan J, Visscher C, Hartman E (2018) Effects of physical activity on executive functions, attention and academic performance in preadolescent children: a meta-analysis. J Sci Med Sport 21(5):501–507

Greenberg DM, Warrier V, Allison C, Baron-Cohen S (2018) Testing the Empathizing-Systemizing theory of sex differences and the Extreme Male Brain theory of autism in half a million people. Proc Natl Acad Sci U S A 115(48):12152–12157

Greenough WT, Black JE, Wallace CS (1987) Experience and brain-development. Child Dev 58(3):539–559

Hachul C, Schönauer-Schneider W (2016) Sprachverstehen bei Kindern: Grundlagen, Diagnostik und Therapie, 2. Aufl. Elsevier, Urban & Fischer, München

Hadders-Algra M (2000) The Neuronal Group Selection Theory: a framework to explain variation in normal motor development. Dev Med Child Neurol 42(8):566–572

Hale CM, Tager-Flusberg H (2003) The influence of language on theory of mind: a training study. Dev Sci 6(3):346–359

Hardy LL, Reinten-Reynolds T, Espinel P, Zask A, Okely AD (2012) Prevalence and correlates of low fundamental movement skill competency in children. Pediatrics 130(2):e390–e398

Harlow HF, Zimmermann RR (1959) Affectional responses in the infant monkey. Science 130(3373):421–432

Hart B, Risley TR (1995) Meaningful differences in the everyday experiences of young American children. Brookes Publishing, Baltimore

Harwerth RS, Smith EL, Duncan GC, Crawford MLJ, Vonnoorden GK (1986) Multiple sensitive periods in the development of the primate visual-system. Science 232(4747):235–238

Haworth CMA, Wright MJ, Luciano M, Martin NG, de Geus EJC, van Beijsterveldt CEM, Bartels M, Posthuma D, Boomsma DI, Davis OSP, Kovas Y, Corley RP, DeFries JC, Hewitt JK, Olson RK, Rhea SA, Wadsworth SJ, Iacono WG, McGue M, Thompson LA, Hart SA, Petrill SA, Lubinski D, Plomin R (2010) The heritability of general cognitive ability increases linearly from childhood to young adulthood. Mol Psychiatry 15(11):1112–1120

Hebb DO (1949) The organization of behavior. Wiley, New York

Heckhausen J, Heckhausen H (2018) Motivation und Handeln, 5. Aufl. Springer, Heidelberg

Helbig M (2012) Sind Mädchen besser? Campus, Frankfurt

Heredia RR, Altarriba J (2001) Bilingual language mixing: why do bilinguals code-switch? Curr Dir Psychol Sci 10(5):164–168

Hills AP, Andersen LB, Byrne NM (2011) Physical activity and obesity in children. Br J Sports Med 45(11):866–870

Hirsh-Pasek K, Adamson LB, Bakeman R, Owen MT, Golinkoff RM, Pace A, Yust PKS, Suma K (2015) The contribution of early communication quality to low-income children's language success. Psychol Sci 26(7):1071–1083

Hoff E, Naigles L (2002) How children use input to acquire a lexicon. Child Dev 73(2):418–433

Hoffman ML (1984) Interaction of affect and cognition on empathy. In: Izard CE, Kagan J, Zajonc RB (Hrsg) Emotions, cognition, and behavior. Cambridge University Press, New York, S 103–131

Hofmann SG, Doan SN, Sprung M, Wilson A, Ebesutani C, Andrews LA, Curtiss J, Harris PL (2016) Training children's theory-of-mind: a meta-analysis of controlled studies. Cognition 150:200–212

Hollich G, Hirsh-Pasek K, Tucker ML, Golinkoff RM (2000) The change is a foot: emergentist thinking in language acquisition. In: Anderson PB (Hrsg) Downward causation. Aahus University Press, Aahus, S 1–51

Hubbard EM, Piazza M, Pinel P, Dehaene S (2005) Interactions between number and space in parietal cortex. Nat Rev Neurosci 6(6):435–448

Hubel DH, Wiesel TN (1970) Period of susceptibility to physiological effects of unilateral eye closure in kittens. J Physiol Lond 206(2):419–424

Huber R, Born J (2014) Sleep, synaptic connectivity, and hippocampal memory during early development. Trends Cogn Sci 18(3):141–152

Huber R, Ghilardi MF, Massimini M, Tononi G (2004) Local sleep and learning. Nature 430(6995): 78–81

Huttenlocher PR, Dabholkar AS (1997) Regional differences in synaptogenesis in human cerebral cortex. J Comp Neurol 387(2):167–178

Hyde JS (2005) The gender similarities hypothesis. Am Psychol 60(6):581–592

Hyde JS, Linn MC (1988) Gender differences in verbal-ability – a meta-analysis. Psychol Bull 104(1):53–69

Iglowstein I, Jenni OG, Molinari L, Largo RH (2003) Sleep duration from infancy to adolescence: reference values and generational trends. Pediatrics 111(2):302–307

Insel TR, Young LJ (2001) The neurobiology of attachment. Nat Rev Neurosci 2(2):129–136

Iverson JM (2010) Developing language in a developing body: the relationship between motor development and language development. J Child Lang 37(2):229–261

Izard C, Fine S, Schultz D, Mostow A, Ackerman B, Youngstrom E (2001) Emotion knowledge as a predictor of social behavior and academic competence in children at risk. Psychol Sci 12(1):18–23

Izard CE (1991) Emotions, personality, and psychotherapy. The psychology of emotions. Plenum Press, New York

Jacobs JE, Lanza S, Osgood DW, Eccles JS, Wigfield A (2002) Changes in children's self-competence and values: gender and domain differences across grades one through twelve. Child Dev 73(2):509–527

Jaeggi SM, Buschkuehl M, Jonides J, Perrig WJ (2008) Improving fluid intelligence with training on working memory. Proc Natl Acad Sci U S A 105(19):6829–6833

Jaffee S, Hyde JS (2000) Gender differences in moral orientation: a meta-analysis. Psychol Bull 126(5):703–726

James W (1892) Psychology – breifer course. Henry Holt and Company, New York

Janssen I, LeBlanc AG (2010) Systematic review of the health benefits of physical activity and fitness in school-aged children and youth. Int J Behav Nutr Phys Act 7:16

Jardri R, Houfflin-Debarge V, Delion P, Pruvo JP, Thomas P, Pins D (2012) Assessing fetal response to maternal speech using a noninvasive functional brain imaging technique. Int J Dev Neurosci 30(2):159–161

Jenkins JJ, Paterson DG (1961) Studies in individual differences: the search for intelligence. Appleton-Century-Crofts, East Norwalk

Jenni O, Benz C (2007) Schlafstörungen. Pädiatr up2date 4:309–333

Jenni OG, Carskadon MA (2012) Sleep behavior and sleep regulation from infancy through adolescence: normative aspects. Sleep Med Clin 7:529–538

Jenni OG, LeBourgeois MK (2006) Understanding sleep-wake behavior and sleep disorders in children: the value of a model. Curr Opin Psychiatry 19(3):282–287

Jenni OG, Borbely AA, Achermann P (2004) Development of the nocturnal sleep electroencephalogram in human infants. Am J Phys Regul Integr Comp Phys 286(3):R528–R538

Jenni OG, Fuhrer Zinggeler H, Iglowstein I, Molinari L, Largo RH (2005) A longitudinal study of bed sharing and sleep problems among Swiss children in the first 10 years of life. Pediatrics 115(1):233–240

Jenni OG, Molinari L, Caflisch JA, Largo RH (2007) Sleep duration from ages 1 to 10 years: variability and stability in comparison with growth. Pediatrics 120(4):e769–e776

Jenni OG, Chaouch A, Caflisch J, Rousson V (2013) Correlations between motor and intellectual functions in normally developing children between 7 and 18 years. Dev Neuropsychol 38(2):98–113

Johnson JS, Newport EL (1989) Critical period effects in 2nd language-learning – the influence of maturational state on the acquisition of english as a 2nd language. Cogn Psychol 21(1):60–99

Jung RE, Haier RJ (2007) The Parieto-Frontal Integration Theory (P-FIT) of intelligence: converging neuroimaging evidence. Behav Brain Sci 30(2): 135–140

Kaczkurkin AN, Raznahan A, Satterthwaite TD (2019) Sex differences in the developing brain: insights from multimodal neuroimaging. Neuropsychopharmacology 44(1):71–85

Kail R (1991) Developmental-change in speed of processing during childhood and adolescence. Psychol Bull 109(3):490–501

Kakebeeke TH, Messerli-Burgy N, Meyer AH, Zysset AE, Stulb K, Leeger-Aschmann CS, Schmutz EA, Arhab A, Puder JJ, Kriemler S, Munsch S, Jenni OG (2017) Contralateral associated movements correlate with poorer inhibitory control, attention and visual perception in preschool children. Percept Mot Skills 124(5):885–899

Kakebeeke TH, Knaier E, Chaouch A, Caflisch J, Rousson V, Largo RH, Jenni OG (2018) Neuromotor development in children. Part 4: new norms from 3 to 18 years. Dev Med Child Neurol 60(8): 810–819

Kandel ER (2001) Neuroscience – the molecular biology of memory storage: a dialogue between genes and synapses. Science 294(5544):1030–1038

Kannengieser S (2019) Sprachentwicklungsstörungen: Grundlagen, Diagnostik und Therapie, 4. Aufl. Elsevier, München

Karlberg J (1987) On the modeling of human growth. Stat Med 6(2):185–192

Kassai R, Futo J, Demetrovics Z, Takacs ZK (2019) A meta-analysis of the experimental evidence on the near- and far-transfer effects among children's executive function skills. Psychol Bull 145(2):165–188

Keller H, Poortinga YH, Schölmerich A (2002) Between culture and biology. Cambridge University Press, Cambridge, UK

Keppler A (2003) Bindung und geschlechtsspezifische Entwicklung. Monatsschr Kinderheilkd 151:601–607

Kim JY, McHale SM, Osgood DW, Crouter AC (2006) Longitudinal course and family correlates of sibling relationships from childhood through adolescence. Child Dev 77(6):1746–1761

Kleinginna PRJ, Kleinginna AM (1981) A categorized list of emotion definitions with suggestions for a consensual definition. Motiv Emot 5(4):345–380

Knoll LJ, Fuhrmann D, Sakhardande AL, Stamp F, Speekenbrink M, Blakemore SJ (2016) A window of opportunity for cognitive training in adolescence. Psychol Sci 27(12):1620–1631

Knudsen EI (2004) Sensitive periods in the development of the brain and behavior. J Cogn Neurosci 16(8):1412–1425

Knuth AG, Hallel PC (2009) Temporal trends in physical activity: a systematic review. J Phys Act Health 6(5):548–559

Kohlberg L (1976) Moral stages and moralization: the cognitive-developmental approach. In: Lickona T (Hrsg) Moral development and behavior: theory, research and social issues. Holt, Rinehart and Winston, New York

Kohlberg LA (1966) A cognitive developmental analysis of children's sex role concepts and attitudes. In: Maccoby EC (Hrsg) The development of sex differences. Stanford University Press, Stanford, S 82–173

Koziol LF, Budding D, Andreasen N, D'Arrigo S, Bulgheroni S, Imamizu H, Ito M, Manto M, Marvel C, Parker K, Pezzulo G, Ramnani N, Riva D, Schmahmann J, Vandervert L, Yamazaki T (2014) Consensus paper: the cerebellum's role in movement and cognition. Cerebellum 13(1):151–177

Kübler M (2019) Diversität und die Entwicklung des Zeitbewusstseins bei Kindern. In: Alavi B, Barsch S, Kühberger C & Lücke M (Hrsg) Handbuch Diversität im Geschichtsunterricht – Zugänge zu einer inklusiven Geschichtsdidaktik. Schwalbach/T: Wochenschau, S 259–268

Kuhl PK (2010) Brain mechanisms in early language acquisition. Neuron 67(5):713–727

Kuhl PK, Williams KA, Lacerda F, Stevens KN, Lindblom B (1992) Linguistic experience alters phonetic perception in infants by 6 months of age. Science 255(5044):606–608

Kuhl PK, Stevens E, Hayashi A, Deguchi T, Kiritani S, Iverson P (2006) Infants show a facilitation effect for native language phonetic perception between 6 and 12 months. Dev Sci 9(2):F13–F21

Kurth S, Ringli M, Geiger A, LeBourgeois M, Jenni OG, Huber R (2010) Mapping of cortical activity in the first two decades of life: a high-density sleep electroencephalogram study. J Neurosci 30(40):13211–13219

Kurth S, Ringli M, LeBourgeois MK, Geiger A, Buchmann A, Jenni OG, Huber R (2012) Mapping the electrophysiological marker of sleep depth reveals skill maturation in children and adolescents. NeuroImage 63(2):959–965

Landau B, Gleitman LR (1985) Language and experience: evidence from the blind child. Harvard University Press, Cambridge, MA

Lange BP, Euler HA, Zaretsky E (2016) Sex differences in language competence of 3-to 6-year-old children. Appl Psycholinguist 37(6):1417–1438

Largo RH (2019) Kinderjahre: Die Individualität des Kindes als erzieherische Herausforderung. Piper, München

Largo RH, Jenni OG (2005) Das Zürcher Fit-Konzept. Familiendynamik 30(2):111–127

Largo RH, Molinari L, Weber M, Pinto LC, Duc G (1985) Early development of locomotion – significance of prematurity, cerebral-palsy and sex. Dev Med Child Neurol 27(2):183–191

Largo RH, Caflisch JA, Hug F, Muggli K, Molnar AA, Molinari L (2001) Neuromotor development from 5 to 18 years. Part 2: associated movements. Dev Med Child Neurol 43(7):444–453

Larson RW, Richards MH, Moneta G, Holmbeck G, Duckett E (1996) Changes in adolescents' daily interactions with their families from ages 10 to 18: disengagement and transformation. Dev Psychol 32(4):744–754

Lebel C, Deoni S (2018) The development of brain white matter microstructure. NeuroImage 182:207–218

Levy J (1977) The mammalian brain and the adaptive advantage of cerebral asymmetry. Ann N Y Acad Sci 299:264–272

Lewis TL, Maurer D (2009) Effects of early pattern deprivation on visual development. Optom Vis Sci 86(6):640–646

Lingam R, Hunt L, Golding J, Jongmans M, Emond A (2009) Prevalence of developmental coordination disorder using the DSM-IV at 7 years of age: a UK population-based study. Pediatrics 123(4): e693–e700

Linn MC, Petersen AC (1985) Emergence and characterization of sex-differences in spatial ability – a meta-analysis. Child Dev 56(6):1479–1498

Lipps T (1903) Einfühlung, innere Nachahmung und Organempfindungen. Arch Gesamte Psychol 1(2–3):185–204

Liszkowski U (2015) Vorsprachliche Kommunikation und sozial-kognitive Voraussetzungen des Spracherwerbs. In: Sachse S (Hrsg) Handbuch Spracherwerb und Sprachentwicklungsstörungen. Elsevier, München, S 27–38

Lockl K, Schneider W (2007) Knowledge about the mind: links between theory of mind and later metamemory. Child Dev 78(1):148–167

Logan S, Johnston R (2010) Investigating gender differences in reading. Educ Rev 62(2):175–187

Lorenz K (1935) Der Kumpan in der Umwelt des Vogels. J Ornithol 83(S):289–413

Lourenco O, Machado A (1996) In defense of Piaget's theory: a reply to 10 common criticisms. Psychol Rev 103(1):143–164

Lubman DI, Cheetham A, Yucel M (2015) Cannabis and adolescent brain development. Pharmacol Ther 148:1–16

Lynn R (2013) Who discovered the Flynn effect? A review of early studies of the secular increase of intelligence. Intelligence 41(6):765–769

Lynn R, Kanazawa S (2011) A longitudinal study of sex differences in intelligence at ages 7, 11 and 16 years. Pers Individ Differ 51(3):321–324

Maccoby EE (1990) Gender and relationships – a developmental account. Am Psychol 45(4):513–520

Malatesta CZ, Haviland JM (1985) Signals, symbols, and socialization: the modification of emotional expression in human development. In: Lewis M, Saarni C (Hrsg) The socialization of affect. Plenum, New York, S 89–116

Malti T, Perren S (2016) Soziale Kompetenz bei Kindern und Jugendlichen. Verlag W. Kohlhammer, Stuttgart

Mans L, Cicchetti D, Sroufe LA (1978) Mirror reactions of downs-syndrome infants and toddlers – cognitive underpinnings of self-recognition. Child Dev 49(4):1247–1250

Markman EM (1990) Constraints children place on word meanings. Cogn Sci 14(1):57–77

Markman EM, Hutchinson JE (1984) Childrens sensitivity to constraints on word meaning – taxonomic versus thematic relations. Cogn Psychol 16(1):1–27

Marlow N, Wolke D, Bracewell MA, Samara M, Grp EPS (2005) Neurologic and developmental disability at six years of age after extremely preterm birth. N Engl J Med 352(1):9–19

Marsh HW (1987) The big-fish little-pond effect on academic self-concept. J Educ Psychol 79(3):280–295

Marsh HW, Hau KT (2003) Big-fish-little-pond effect on academic self-concept – a cross-cultural (26-country) test of the negative effects of academically selective schools. Am Psychol 58(5):364–376

Maslow AH (1943) A theory of human motivation. Psychol Rev 50:370–396

Matricciani L, Olds T, Petkov J (2012a) In search of lost sleep: secular trends in the sleep time of school-aged children and adolescents. Sleep Med Rev 16(3):203–211

Matricciani LA, Olds TS, Blunden S, Rigney G, Williams MT (2012b) Never enough sleep: a brief history of sleep recommendations for children. Pediatrics 129(3):548–556

Matton L, Duvigneaud N, Wijndaele K, Philippaerts R, Duquet W, Beunen G, Claessens AL, Thomis M, Lefevre J (2007) Secular trends in anthropometric characteristics, physical fitness, physical activity, and biological maturation in Flemish adolescents between 1969 and 2005. Am J Hum Biol 19(3):345–357

McClelland MM, Cameron CE, Connor CM, Farris CL, Jewkes AM, Morrison FJ (2007) Links between behavioral regulation and preschoolers' literacy, vocabulary, and math skills. Dev Psychol 43(4):947–959

McClure EB (2000) A meta-analytic review of sex differences in facial expression processing and their development in infants, children, and adolescents. Psychol Bull 126(3):424–453

McGivern RF, Andersen J, Byrd D, Mutter KL, Reilly J (2002) Cognitive efficiency on a match to sample task decreases at the onset of puberty in children. Brain Cogn 50(1):73–89

McPhillips M, Jordan-Black J-A (2007) The effect of social disadvantage on motor development in young children: a comparative study. J Child Psychol Psychiatry 48(12):1214–1222

Meck WH, Church RM (1983) A mode control model of counting and timing processes. J Exp Psychol Anim Behav Process 9(3):320–334

Mermillod M, Bugaiska A, Bonin P (2013) The stability-plasticity dilemma: investigating the continuum from catastrophic forgetting to age-limited learning effects. Front Psychol 4:504

Metcalfe J, Mischel W (1999) A hot/cool-system analysis of delay of gratification: dynamics of willpower. Psychol Rev 106(1):3–19

Miller GA (1956) The magical number 7, plus or minus 2 – some limits on our capacity for processing information. Psychol Rev 63(2):81–97

Miller SP, Ramaswamy V, Michelson D, Barkovich AJ, Holshouser B, Wycliffe N, Glidden DV, Deming D, Partridge JC, Wu YW, Ashwal S, Ferriero DM (2005) Patterns of brain injury in term neonatal encephalopathy. J Pediatr 146(4):453–460

Milligan K, Astington JW, Dack LA (2007) Language and theory of mind: meta-analysis of the relation between language ability and false-belief understanding. Child Dev 78(2):622–646

Miyake A, Friedman NP, Emerson MJ, Witzki AH, Howerter A, Wager TD (2000) The unity and diversity of executive functions and their contributions to complex „frontal lobe" tasks: a latent variable analysis. Cogn Psychol 41(1):49–100

Moffitt TE, Arseneault L, Belsky D, Dickson N, Hancox RJ, Harrington H, Houts R, Poulton R, Roberts BW, Ross S, Sears MR, Thomson WM, Caspi A (2011) A gradient of childhood self-control predicts health, wealth, and public safety. Proc Natl Acad Sci U S A 108(7):2693–2698

Mol SE, Bus AG, de Jong MT, Smeets DJH (2008) Added value of dialogic parent-child book readings: a meta-analysis. Early Educ Dev 19(1):7–26

Montada L (2002) Die geistige Entwicklung aus der Sicht Jean Piagets. In: Oerter R, Montada L (Hrsg) Entwicklungspsychologie. Beltz, Weinheim, S 418–442

Mullis PE, Janner M (2009) Wachstum – ein zentraler Prozess. Pädiatr up2date 4(3):231–252

Munte TF, Altenmuller E, Jäncke L (2002) The musician's brain as a model of neuroplasticity. Nat Rev Neurosci 3(6):473–478

Nelson CA, Zeanah CH, Fox NA (2019) How early experience shapes human development: the case of psychosocial deprivation. Neural Plast 2019:12

Literatur

Nelson K (1973) Structure and strategy in learning to talk. Monogr Soc Res Child Dev 149(1–2):1–138

Neubauer AC (1995) Intelligenz und Geschwindigkeit der Informationsverarbeitung. Springer, Wien

Neville HJ, Bavelier D (2000) Specificity and plasticity in neurocognitive development in humans. In: Gazzaniga MS (Hrsg) The new cognitive neurosciences, 2. Aufl. The MIT Press, Cambridge, MA, S 83–98

Nilsson KK, de Lopez KJ (2016) Theory of mind in children with specific language impairment: a systematic review and meta-analysis. Child Dev 87(1):143–153

Nisbett RE, Aronson J, Blair C, Dickens W, Flynn J, Halpern DF, Turkheimer E (2012) Intelligence new findings and theoretical developments. Am Psychol 67(2):130–159

de Onis M, Onyango AW, Borghi E, Siyam A, Nishida C, Siekmann J (2007) Development of a WHO growth reference for school-aged children and adolescents. Bull World Health Organ 85(9):660–667

Paap KR, Johnson HA, Sawi O (2015) Bilingual advantages in executive functioning either do not exist or are restricted to very specific and undetermined circumstances. Cortex 69:265–278

Parten MB, Newhall SM (1943) Social behavior of preschool children. McGraw-Hill, New York

Pascual-Leone A, Amedi A, Fregni F, Merabet LB (2005) The plastic human brain cortex. Annu Rev Neurosci 28:377–401

Pavlov IP (1906) The scientific investigation of the psychical faculties or processes in the higher animals. Science 24:613–619

Pellegrini AD, Smith PK (1998) The Development of Play During Childhood: Forms and Possible Functions. Child Psychology and Psychiatry Review 3(2):51–57

Perner J, Ruffman T, Leekam SR (1994) Theory of mind is contagious – you catch it from your sibs. Child Dev 65(4):1228–1238

Petermann F, Wiedebusch S (2016) Emotionale Kompetenz bei Kindern. Hogrefe, Göttingen

Piaget J (1932) The moral judgment of the child. Harcourt, Brace

Piaget J (1936) Origins of intelligence in the child. Routledge & Kegan Paul, London

Piaget J (1972) Urteil und Denkprozess des Kindes. Schwann, Düsseldorf

Piaget J (1975) Gesammelte Werke: Studienausgabe. Klett, Stuttgart

Pinker S (1984) Language learnability and language development. Harvard University Press, Cambridge, MA

Pinker S (1991) Rules of language. Science 253(5019):530–535

Pitcher TM, Piek JP, Hay DA (2003) Fine and gross motor ability in males with ADHD. Dev Med Child Neurol 45(8):525–535

Polderman TJC, Benyamin B, de Leeuw CA, Sullivan PF, van Bochoven A, Visscher PM, Posthuma D (2015) Meta-analysis of the heritability of human traits based on fifty years of twin studies. Nat Genet 47(7):702–709

Porkka-Heiskanen T, Strecker RE, Thakkar M, Bjorkum AA, Greene RW, McCarley RW (1997) Adenosine: a mediator of the sleep-inducing effects of prolonged wakefulness. Science 276(5316):1265–1268

Prader A, Largo RH, Molinari L, Issler C (1989) Physical growth of Swiss children from birth to 20 years of age. First Zurich longitudinal study of growth and development. Helv Paediatr Acta Suppl 52: 1–125

Premack D (1962) Reversibility of reinforcement relation. Science 136(3512):255–259

Premack D, Woodruff G (1978) Does the chimpanzee have a theory of mind? Behav Brain Sci 1(4): 515–526

Priel B, Deschonen S (1986) Self-recognition – a study of a population without mirrors. J Exp Child Psychol 41(2):237–250

Quinn PC, Liben LS (2008) A sex difference in mental rotation in young infants. Psychol Sci 19(11): 1067–1070

Rakic P, Bourgeois JP, Eckenhoff MF, Zecevic N, Goldmanrakic PS (1986) Concurrent overproduction of synapses in diverse regions of the primate cerebral cortex. Science 232(4747):232–235

Rakison DH, Poulin-Dubois D (2001) Developmental origin of the animate-inanimate distinction. Psychol Bull 127(2):209–228

Randler C, Fassl C, Kalb N (2017) From Lark to Owl: developmental changes in morningness-eveningness from new-borns to early adulthood. Sci Rep 7:45874

Reilly D, Neumann DL, Andrews G (2019) Gender differences in reading and writing achievement: evidence from the National Assessment of Educational Progress (NAEP). Am Psychol 74(4):445–458

Robins RW, Trzesniewski KH, Tracy JL, Gosling SD, Potter J (2002) Global self-esteem across the life span. Psychol Aging 17(3):423–434

Rodriguez ET, Tamis-LeMonda CS (2011) Trajectories of the home learning environment across the first 5 years: associations with children's vocabulary and literacy skills at prekindergarten. Child Dev 82(4):1058–1075

Roebers CM, Kauer M (2009) Motor and cognitive control in a normative sample of 7-year-olds. Dev Sci 12(1):175–181

Roffwarg HP, Muzio JN, Dement WC (1966) Ontogenetic development of human sleep-dream cycle. Science 152(3722):604–609

Rohde TE, Thompson LA (2007) Predicting academic achievement with cognitive ability. Intelligence 35(1):83–92

Rohrer JM, Egloff B, Schmukle SC (2015) Examining the effects of birth order on personality. Proc Natl Acad Sci U S A 112(46):14224–14229

Romeo RR, Leonard JA, Robinson ST, West MR, Mackey AP, Rowe ML, Gabrieli JDE (2018) Beyond the 30-million-word gap: children's conversational exposure is associated with language-related brain function. Psychol Sci 29(5):700–710

Rosch E, Mervis CB, Gray WD, Johnson DM, Boyesbraem P (1976) Basic objects in natural categories. Cogn Psychol 8(3):382–439

Rose AJ, Rudolph KD (2006) A review of sex differences in peer relationship processes: potential trade-offs for the emotional and behavioral development of girls and boys. Psychol Bull 132(1):98–131

Rose SA, Feldman JF, Jankowski JJ (2009) A cognitive approach to the development of early language. Child Dev 80(1):134–150

Rost DH (2013) Handbuch Intelligenz. Beltz, Weinheim

Roth K, Roth C (2009) Entwicklung motorischer Fertigkeiten. In: Baur J, Bös K, Conzelmann A, Singer R (Hrsg) Handbuch Motorische Entwicklung. Hofmann, Schorndorf, S 227–247

Rothbart MK, Derryberry D (1981) Development of individual differences in temperament. In: Lamb ME, Brown A (Hrsg) Advances in developmental psychology. Erbaum, Hillsdale, S 37–86

Rothbaum F, Weisz J, Pott M, Miyake K, Morelli G (2000) Attachment and culture – security in the United States and Japan. Am Psychol 55(10):1093–1104

Rothweiler M, Meibauer J (2001) Das Lexikon im Spracherwerb. Francke, Tübingen/Basel

Rowe ML (2012) A longitudinal investigation of the role of quantity and quality of child-directed speech in vocabulary development. Child Dev 83(5): 1762–1774

Ruble DN, Greulich F, Pomerantz EM, Gochberg B (1993) The role of gender-related-processes in the development of sex-differences in self-evaluation and depression. J Affect Disord 29(2–3):97–128

Saarni C (1999) The development of emotional competence. Guilford Press, New York

Sakai KL (2005) Language acquisition and brain development. Science 310(5749):815–819

Sala G, Gobet F (2019) Cognitive training does not enhance general cocnition. Trends Cogn Sci 23(1):9–20

Scharlau I (2007) Jean Piaget zur Einführung, 2. vollständig überarbeitete Aufl. Junius, Hamburg

Schmutz EA, Haile SR, Leeger-Aschmann CS, Kakebeeke TH, Zysset AE, Messerli-Buergy N, Stuelb K, Arhab A, Meyer AH, Munsch S, Puder JJ, Jenni OG, Kriemler S (2018) Physical activity and sedentary behavior in preschoolers: a longitudinal assessment of trajectories and determinants. Int J Behav Nutr Phys Act 15(1):35

Schneider S (2015) Bilingualer Erstspracherwerb. Ernst Reinhard, München

Schneider W (2008) The development of metacognitive knowledge in children and adolescents: major trends and implications for education. Mind Brain Educ 2(3):114–121

Seitz J, Jenni OG, Molinari L, Caflisch J, Largo RH, Hajnal BL (2006) Correlations between motor performance and cognitive functions in children born < 1250g at school age. Neuropediatrics 37(1): 6–12

Selman RL (1981) The child as a friendship philosopher. In: Asher SR, Gottman JM (Hrsg) The development of children's friendships. Cambridge University Press, Cambridge, S 242–320

Selman RL, Byrne DF (1974) Structural-developmental analysis of levels of role taking in middle childhood. Child Dev 45(3):803–806

Sheffield Morris A, Silk JS, Steinberg L, Myers SS, Robinson LR (2007) The role of the family context in the development of emotion regulation. Soc Dev 16(2):361–388

Signorella ML, Bigler RS, Liben LS (1993) Developmental differences in childrens gender schemata about others – a metaanalytic review. Dev Rev 13(2):147–183

Simon HA (1981) Information-processing models of cognition. J Am Soc Inf Sci 32(5):364–377

Slaughter V, Imuta K, Peterson CC, Henry JD (2015) Meta-analysis of theory of mind and peer popularity in the preschool and early school years. Child Dev 86(4):1159–1174

Slomkowski C, Dunn J (1996) Young children's understanding of other people's beliefs and feelings and their connected communication with friends. Dev Psychol 32(3):442–447

Smetana JG, Campione-Barr N, Metzger A (2006) Adolescent development in interpersonal and societal contexts. In: Annual Review of Psychology, Bd 57. Annual Review of Psychology. Annual Reviews, Palo Alto, S 255–284

Smits-Engelsman BCM, Blank R, Van der Kaay A-C, Mosterd-Van der Meijs R, Vlugt-Van den Brand E, Polatajko HJ, Wilson PH (2013) Efficacy of interventions to improve motor performance in children with developmental coordination disorder: a combined systematic review and meta-analysis. Dev Med Child Neurol 55(3):229–237

Snow CE (1972) Mothers speech to children learning language. Child Dev 43(2):549–565

Sodian B (2012) Denken. In: Schneider W, Lindenberger U (Hrsg) Entwicklungspsychologie. Beltz, Weinheim, S 385–412

Spearman C (1904) „General intelligence" objectively determined and measured. Am J Psychol 15: 201–292

Spelke ES, Kinzler KD (2007) Core knowledge. Dev Sci 10(1):89–96

Sporns O, Tononi G, Kotter R (2005) The human connectome: a structural description of the human brain. PLoS Comput Biol 1(4):245–251

Steins G, Wicklund RA (1993) Zum Konzept der Perspektivenübernahme: ein kritischer Überblick. Psychol Rundsch 44:226–239

Sternberg RJ (1997) Successful intelligence: how practical and creative intelligence determine success in life. Plume, New York

Stiles J, Jernigan TL (2010) The basics of brain development. Neuropsychol Rev 20(4):327–348

Stratz CH (1903) Der Körper des Kindes und seine Pflege für Eltern, Erzieher, Ärzte und Künstler, 1. Aufl. Enke, Stuttgart

Strenze T (2007) Intelligence and socioeconomic success: a meta-analytic review of longitudinal research. Intelligence 35(5):401–426

Su R, Rounds J, Armstrong PI (2009) Men and things, women and people: a meta-analysis of sex differences in interests. Psychol Bull 135(6):859–884

Suss HM, Oberauer K, Wittmann WW, Wilhelm O, Schulze R (2002) Working-memory capacity explains reasoning ability – and a little bit more. Intelligence 30(3):261–288

Svirsky MA, Robbins AM, Kirk KI, Pisoni DB, Miyamoto RT (2000) Language development in profoundly deaf children with cochlear implants. Psychol Sci 11(2):153–158

Syzmanowicz A, Furnham A (2011) Gender differences in self-estimates of general, mathematical, spatial and verbal intelligence: four meta analyses. Learn Individ Differ 21(5):493–504

Szagun G (2016) Sprachentwicklung beim Kind, 6. Aufl. Beltz, Weinheim/Basel

Szagun G, Steinbrink C (2004) Typikalität und Variabilität in der frühkindlichen Sprachentwicklung: eine Studie mit einem Elternfragebogen. Sprache Stimme Gehör 28(3):137–145

Takacs ZK, Kassai R (2019) The efficacy of different interventions to foster children's executive function skills: a series of meta-analyses. Psychol Bull 145(7):653–697

Takesian AE, Hensch TK (2013) Balancing plasticity/stability across brain development. In: Merzenich MM, Nahum M, VanVleet TM (Hrsg) Changing brains applying brain plasticity to advance and recover human ability. Progress in brain research, Bd 207. Elsevier, Amsterdam, S 3–34

Tamminga HGH, Reneman L, Huizenga HM, Geurts HM (2016) Effects of methylphenidate on executive functioning in attention-deficit/hyperactivity disorder across the lifespan: a meta-regression analysis. Psychol Med 46(9):1791–1807

Tesler N, Gerstenberg M, Franscini M, Jenni OG, Walitza S, Huber R (2016) Increased frontal sleep slow wave activity in adolescents with major depression. Neuroimage-Clin 10:250–256

Thelen E (1995) Motor development – a new synthesis. Am Psychol 50(2):79–95

Thelen E, Smith LB (1994) A dynamical systems approach to the development of perception and action. MIT Press, Cambridge, MA

Thomas A, Chess S (1977) Temperament and development. Brunner/Mazel, New York

Thomas JR, French KE (1985) Gender differences across age in motor-performance – a meta-analysis. Psychol Bull 98(2):260–282

Thorndike EL (1920) Intelligence and its uses. Harper's Mag 140:227–235

Thurstone LL (1938) Primary mental abilities. University of Chicago Press, Chicago

Tomasello M (2003) Constructing a language: a usage-based theory of language acquisition. Harvard University Press, Cambridge, MA

Tomasello M (2009) Why we cooperate. MIT Press, Cambridge, MA

Tononi G, Cirelli C (2006) Sleep function and synaptic homeostasis. Sleep Med Rev 10(1):49–62

Tottenham N, Hare TA, Quinn BT, McCarry TW, Nurse M, Gilhooly T, Millner A, Galvan A, Davidson MC, Eigsti IM, Thomas KM, Freed PJ, Booma ES, Gunnar MR, Altemus M, Aronson J, Casey BJ (2010) Prolonged institutional rearing is associated with atypically large amygdala volume and difficulties in emotion regulation. Dev Sci 13(1):46–61

Tulving E (1985) How many memory-systems are there. Am Psychol 40(4):385–398

Tzschach A (2018) X-chromosomale Intelligenzminderung. Med Genet 30:328–333

Van der Fels IMJ, Te Wierike SCM, Hartman E, Elferink-Gemser MT, Smith J, Visscher C (2015) The relationship between motor skills and cognitive skills in 4–16 year old typically developing children: a systematic review. J Sci Med Sport 18(6):697–703

Van IJzendoorn MH, Juffer F (2006) The Emanuel Miller Memorial Lecture 2006: adoption as intervention. Meta-analytic evidence for massive catch-up and plasticity in physical, socio-emotional, and cognitive development. J Child Psychol Psychiatry 47(12):1228–1245

Van IJzendoorn MH, Kroonenberg PM (1988) Cross-cultural patterns of attachment – a meta-analysis of the strange situation. Child Dev 59(1):147–156

Verburgh L, Konigs M, Scherder EJA, Oosterlaan J (2014) Physical exercise and executive functions in preadolescent children, adolescents and young adults: a meta-analysis. Br J Sports Med 48(12):973–979

Vinci L, Floris J, Koepke N, Matthes KL, Bochud M, Bender N, Rohrmann S, Faeh D, Staub K (2019) Have Swiss adult males and females stopped growing taller? Evidence from the population-based nutrition survey menuCH, 2014/2015. Econ Hum Biol 33:201–210

Von Stumm S, Plomin R (2015) Socioeconomic status and the growth of intelligence from infancy through adolescence. Intelligence 48:30–36

Voyer D, Voyer SD (2014) Gender differences in scholastic achievement: a meta-analysis. Psychol Bull 140(4):1174–1204

Vuijk PJ, Hartman E, Scherder E, Visscher C (2010) Motor performance of children with mild intellectual disability and borderline intellectual functioning. J Intellect Disabil Res 54:955–965

Waber DP (1976) Sex-differences in cognition – function of maturation rate. Science 192(4239):572–574

Walle EA, Campos JJ (2014) Infant language development is related to the acquisition of walking. Dev Psychol 50(2):336–348

Walsh V (2003) A theory of magnitude: common cortical metrics of time, space and quantity. Trends Cogn Sci 7(11):483–488

Wassenberg R, Feron FJM, Kessels AGH, Hendriksen JGM, Kalff AC, Kroes M, Hurks PPM, Beeren M,

Jolles J, Vles JSH (2005) Relation between cognitive and motor performance in 5-to 6-year-old children: results from a large-scale cross-sectional study. Child Dev 76(5):1092–1103

Waters E, Merrick S, Treboux D, Crowell J, Albersheim L (2000) Attachment security in infancy and early adulthood: a twenty-year longitudinal study. Child Dev 71(3):684–689

Watson JB (1928) Psychological care of infant and child. W. W. Norton & Company, New York

Watson JB (1930) Behaviorism. University of Chicago Press, Chicago

Watson JB, Rayner R (1920) Conditioned emotional reactions. J Exp Psychol 3:1–14

Wehrle FM, Caflisch JA, Eichelberger DA, Haller G, Latal B, Largo RH, Kakebeeke TH, Jenni OG (2021) The importance of childhood for adult health and development – study protocol of the Zurich longitudinal studies. Front Hum Neurosci 14:612453

Wellman HM (1985) The child's theory of mind: The development of conceptions of cognition. In: Yussen SR (Hrsg) The growth of reflection in children. Academic, San Diego, S 169–206

Werker JF, Tees RC (1984) Cross-language speech-perception – evidence for perceptual reorganization during the 1st year of life. Infant Behav Dev 7(1):49–63

Westerstahl M, Barnekow-Bergkvist M, Hedberg G, Jansson E (2003) Secular trends in body dimensions and physical fitness among adolescents in Sweden from 1974 to 1995. Scand J Med Sci Sports 13(2):128–137

Wilhelm I, Rose M, Imhof KI, Rasch B, Buchel C, Born J (2013) The sleeping child outplays the adult's capacity to convert implicit into explicit knowledge. Nat Neurosci 16(4):391–337

Wilhelm I, Kurth S, Ringli M, Mouthon A-L, Buchmann A, Geiger A, Jenni OG, Huber R (2014) Sleep slow-wave activity reveals developmental changes in experience-dependent plasticity. J Neurosci 34(37):12568–12575

William J (1890) The principles of psychology. Harvard University Press, Boston

Wolff PH, Gunnoe CE, Cohen C (1983) Associated movements as a measure of developmental age. Dev Med Child Neurol 25:417–429

Wrotniak BH, Epstein LH, Dorn JM, Jones KE, Kondilis VA (2006) The relationship between motor proficiency and physical activity in children. Pediatrics 118(6):e1758–e1765

Wygotski LS (1987) Ausgewählte Schriften. Arbeiten zur psychischen Entwicklung der Persönlichkeit, Bd 2. Pahl-Rugenstein, Köln

Wynn K (1992) Addition and subtraction by human infants. Nature 358(6389):749–750

Yirmiya N, Erel O, Shaked M, Solomonica-Levi D (1998) Meta-analyses comparing theory of mind abilities of individuals with autism, individuals with mental retardation, and normally developing individuals. Psychol Bull 124(3):283–307

Zelazo PD, Carlson SM (2012) Hot and cool executive function in childhood and adolescence: development and plasticity. Child Dev Perspect 6(4):354–360

Zimmerman C (2000) The development of scientific reasoning skills. Dev Rev 20(1):99–149

Zimmermann P, Iwanski A (2014) Emotion regulation from early adolescence to emerging adulthood and middle adulthood: age differences, gender differences, and emotion-specific developmental variations. Int J Behav Dev 38(2):182–194

Zysset AE, Kakebeeke TH, Messerli-Bürgy N, Meyer AH, Stülb K, Leeger-Aschmann CS, Schmutz EA, Arhab A, Puder JJ, Kriemler S, Munsch S, Jenni OG (2019) Stability and prediction of motor performance and cognitive functioning in preschoolers: a latent variable approach. Infant Child Dev 29(5):e2185

Das Säuglingsalter – Kontaktaufnahme mit der Welt

Inhaltsverzeichnis

3.1 Körperliches Wachstum – das dynamische erste Lebensjahr – 175
3.1.1 Der Gewichtsverlauf – 175
3.1.2 Das Kopfwachstum – 177
3.1.3 Die ersten Zähne – 178

3.2 Vom Reflex zum freien Gehen: die Motorik in den ersten zwölf Lebensmonaten – 179
3.2.1 Frühkindliche Reflexe – 180
3.2.2 Körperkontrolle und -haltung – 183
3.2.3 General Movements – 185
3.2.4 Koordinierte Bewegungen – 187
3.2.5 Greifen – 188
3.2.6 Entwicklung zum freien Gehen – 190

3.3 Sehen, Hören, Fühlen – was der Säugling bereits wahrnimmt – 193
3.3.1 Visuelle Wahrnehmung – 193
3.3.2 Auditive Wahrnehmung – 197
3.3.3 Geschmacks-, Geruchs- und Tastsinn – 199

3.4 Das Ernährungsverhalten – von der Stillzeit an den Familientisch – 200
3.4.1 Physiologische Regulationsmechanismen – 201
3.4.2 Entwicklungsphasen des Essverhaltens – 202
3.4.3 Kulturelle und soziale Einflüsse – 203

© Springer-Verlag GmbH Deutschland, ein Teil von Springer Nature 2021
O. Jenni, *Die kindliche Entwicklung verstehen*, https://doi.org/10.1007/978-3-662-62448-7_3

3.4.4	Nahrungsvorlieben – 203	
3.4.5	Die Eltern-Kind-Interaktion beim Essen – 204	
3.4.6	Essverhalten und frühkindliche Autonomieentwicklung – 205	
3.5	**In den Rhythmus finden: das Schlaf- und Schreiverhalten – 205**	
3.5.1	Schlafphysiologie – 205	
3.5.2	Entwicklung des frühen Schlaf-Wach-Rhythmus – 206	
3.5.3	Der Schlafort des Säuglings – 208	
3.5.4	Das Schreiverhalten des Säuglings – 209	
3.6	**Ein kluges Köpfchen – die frühe kognitive Entwicklung – 211**	
3.6.1	Erkunden der gegenständlichen Welt – 211	
3.6.2	Frühes Kategorisieren – 213	
3.6.3	Numerisches Wissen – 213	
3.6.4	Basales Zeitverständnis – 214	
3.6.5	Kausales Denken – 214	
3.6.6	Entwicklung des Gedächtnisses – 215	
3.6.7	Entwicklung der Aufmerksamkeit – 217	
3.7	**Mit Gesten kommunizieren: Wie sich Säuglinge verständlich machen – 217**	
3.8	**Erste Kontakte mit sich und Anderen knüpfen – das frühe Sozialverhalten – 219**	
3.8.1	Bindungsverhalten – 219	
3.8.2	Soziale Fähigkeiten – 223	
3.8.3	Emotionale Fähigkeiten – 224	
3.8.4	Emotionsregulation und Temperament – 225	
	Literatur – 228	

Das erste Lebensjahr gehört zu den wohl dynamischsten Entwicklungsphasen: Nach der Geburt muss sich das Kind rasch an die neuen Lebensbedingungen anpassen. Seine Atmung und sein Kreislauf bewältigen diese Umstellung innerhalb von wenigen Minuten. Verdauung, Stoffwechsel und Ausscheidung kommen langsam über Stunden und Tage in Gang. Der Säugling braucht schließlich einige Wochen und Monate, um seinen Schlaf-Wach-Rhythmus dem Tag-Nacht-Wechsel anzugleichen. Außerdem muss er sich im ersten Lebensjahr auch an die Schwerkraft und den Raum anpassen. Für diese komplexen Entwicklungsaufgaben im Bereich des körperlichen Wachstums, der Motorik, der Wahrnehmung sowie des Schlaf- und Ernährungsverhaltens benötigt das Neugeborene bzw. der Säugling die Unterstützung der engsten Bezugspersonen, die ihm den Einstieg in die Welt ermöglichen.

> **Vom Neugeborenen zum Säugling**
>
> Als Neugeborenes bezeichnet man ein Kind von der Geburt bis zum Alter von vier Wochen. Danach spricht man bis zum Ende des ersten Lebensjahres von einem Säugling.

Emde und Mitarbeiter haben zwei besondere Entwicklungsstufen im Säuglingsalter beschrieben und diese Übergänge als **Biobehavioral Shifts** bezeichnet (Emde et al. 1976). Die **erste Stufe** zeigt sich im Alter zwischen zwei und drei Monaten: Die Wachphasen des Säuglings während des Tages werden immer länger, seine visuelle Aufmerksamkeit steigert sich und das unspezifische Schreien nimmt langsam ab. Zudem beginnt er, sozial zu lächeln, zeigt eine fortschreitende Körperkontrolle und äußert die ersten Laute. Bezugspersonen erleben diesen Übergang als eigentlichen Entwicklungsschub, weil der Säugling nun nicht mehr völlig hilflos erscheint und zunehmend ein wechselseitiger Austausch zwischen dem Kind und anderen Personen entsteht. Die **zweite Stufe** im Alter zwischen sieben und neun Monaten ist dadurch gekennzeichnet, dass der Säugling erstmals Fremdenangst empfindet, seinen Bewegungsradius ausweitet und beginnt, mit sprachlichen Äußerungen zu kommunizieren (**Neun-Monats-Revolution** nach Tomasello 2008). Für die Bezugspersonen ist diese Phase oft eine Herausforderung, weil das Kind zwischen dem neu aufgetretenen Drang, seine Umgebung zu erkunden, und dem nach wie vor starken Bedürfnis nach Nähe und Sicherheit hin- und hergerissen ist.

> ▶ **Fallbeispiel: Spannung zwischen Erkundungs- und Bindungsverhalten**
>
> Der neun Monate alte Jonas bewegt sich seit einigen Wochen kriechend durch die Wohnung. Er kommt für eine Nachkontrolle in die kinderärztliche Praxis, nachdem er vor einigen Tagen über zwei Treppenstufen hinuntergefallen ist und wegen einer Platzwunde am Kopf im Krankenhaus versorgt werden musste. Beim ersten Kontakt mit der Kinderärztin beginnt er, heftig zu weinen, und verkriecht sich unter der Jacke der Mutter. Diese vermutet, dass die Erfahrungen im Krankenhaus dazu geführt haben, dass er gegenüber fremden Erwachsenen ängstlich geworden ist. Allerdings berichtet die Mutter, dass sogar die Großmutter Jonas nicht mehr auf den Arm nehmen könne. ◀

Dieses Fallbeispiel illustriert, wie Bezugspersonen die Spannung zwischen Fremdenangst und Erkundungsverhalten erleben, die in der zweiten Hälfte des ersten Lebensjahres entsteht. Die neu aufgetretene Zurückhaltung gegenüber Erwachsenen kann in diesem Beispiel nicht mit der Krankenhauserfahrung erklärt werden, sondern vielmehr mit dem nach wie vor großen Bedürfnis nach Nähe und Sicherheit von Jonas, das durch das Erkundungsverhalten und die einsetzende Fremdenangst sogar noch verstärkt wird (▶ Abschn. 3.8.1).

3.1 Körperliches Wachstum – das dynamische erste Lebensjahr

3.1.1 Der Gewichtsverlauf

Das Neugeborene verbraucht in den ersten Lebenstagen mehr Kalorien, als ihm zugeführt

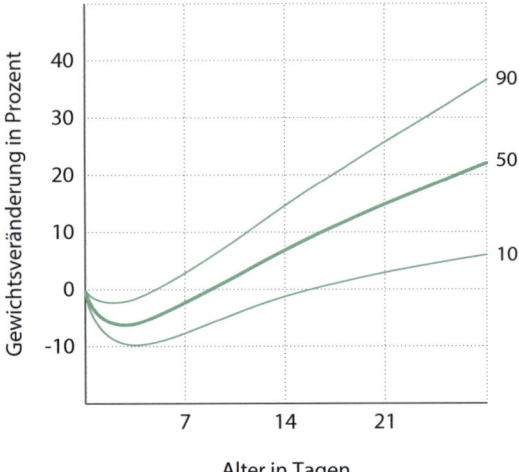

□ **Abb. 3.1** Entwicklung des Gewichtes beim Neugeborenen. Aus Paul et al. 2016; mit freundlicher Genehmigung von © American Academy of Pediatrics. All Rights Reserved

werden, und scheidet mehr Flüssigkeit aus, als es aufnehmen kann (Paul et al. 2016). Es ist daher normal, dass Neugeborene zuerst Gewicht abnehmen. Das Kind verliert dabei Flüssigkeit durch Stuhl- und Urinentleerung sowie durch Abatmen und Verdunsten. Außerdem verbraucht es in den ersten Lebenstagen sein Fettdepot. Weil eine ausreichende Nahrungsaufnahme des Neugeborenen in der Regel erst nach einigen Tagen richtig in Gang kommt, resultiert ein **Gewichtsverlust**, der bei den meisten Kindern etwa fünf Prozent des Geburtsgewichtes beträgt, aber auch bis zu zehn Prozent ausmachen kann. □ Abb. 3.1 illustriert den Perzentilenverlauf des Körpergewichtes von Geburt bis zum Ende des ersten Lebensmonats. Diese Abbildung zeigt eindrücklich, wie groß die Variabilität im Gewichtsverlauf der Kinder im ersten Monat ist. Dieser ist wesentlich davon abhängig, wie gut der Beginn der Ernährung des Neugeborenen in den ersten Lebenstagen gelingt.

> **Die ersten Schritte der Säuglingsernährung**
> Das Neugeborene zeigt in der Regel an, wann es Hunger hat, und wird entsprechend nach Bedarf gestillt oder mit der Flasche ernährt. Hungerzeichen sind zum Beispiel saugende und suchende Bewegungen, stöhnende oder saugende Geräusche oder das Führen der Hand zum Mund. Schreien ist ein spätes Hungerzeichen. In den ersten Lebenstagen kann es durchaus sein, dass der Säugling alle ein bis zwei Stunden ernährt werden muss, um den Gewichtsverlust möglichst gering zu halten.

Die intuitiven Kompetenzen und das Selbstvertrauen der Eltern werden durch eine gelingende Ernährung des Säuglings in den ersten Lebenstagen wesentlich gestärkt, was langfristige Auswirkungen auf die Kind-Eltern-Beziehung hat. Fachpersonen wie Mütterberaterinnen oder Hebammen können den Eltern hierfür wichtige Hilfestellungen geben und sie entsprechend beraten.

Stillen ist die ideale Ernährung für den Säugling, er benötigt in der Regel während der ersten sechs Lebensmonate nichts anderes als Muttermilch. Auch während der Phase des Gewichtsverlustes in den ersten Lebenstagen ist Stillen für die meisten Neugeborenen ausreichend. Es gibt allerdings medizinische Gründe, bei denen ein kurzfristiges Zufüttern nötig sein kann; zum Beispiel eine Unterzuckerung des Neugeborenen, wenn die Mutter nicht stillen kann oder noch ungenügend Muttermilch hat. Per Kaiserschnitt geborene Kinder haben in der Regel einen größeren Gewichtsverlust: Mehr als jedes vierte Kind zeigt nach einem Kaiserschnitt einen Gewichtsverlust von über zehn Prozent, weil Stillen nach einem Kaiserschnitt häufig erst später gelingt (Prior et al. 2012).

Bereits nach fünf bis zehn Tagen erreichen die meisten Neugeborenen ihr Geburtsgewicht wieder (□ Abb. 3.1). Danach setzt ein starkes Körperwachstum ein, das sich in einer raschen **Wachstumsgeschwindigkeit** äußert. In den ersten zwei Lebensmonaten wächst das Kind durchschnittlich sechs Zentimeter (cm) und nimmt etwa 1,5 Kilogramm (kg) zu; Gewichtszunahme und Wachstumsgeschwindigkeit können jedoch von Kind zu Kind stark variieren (□ Abb. 3.2a und b). Im Mittel

3.1 · Körperliches Wachstum – das dynamische erste Lebensjahr

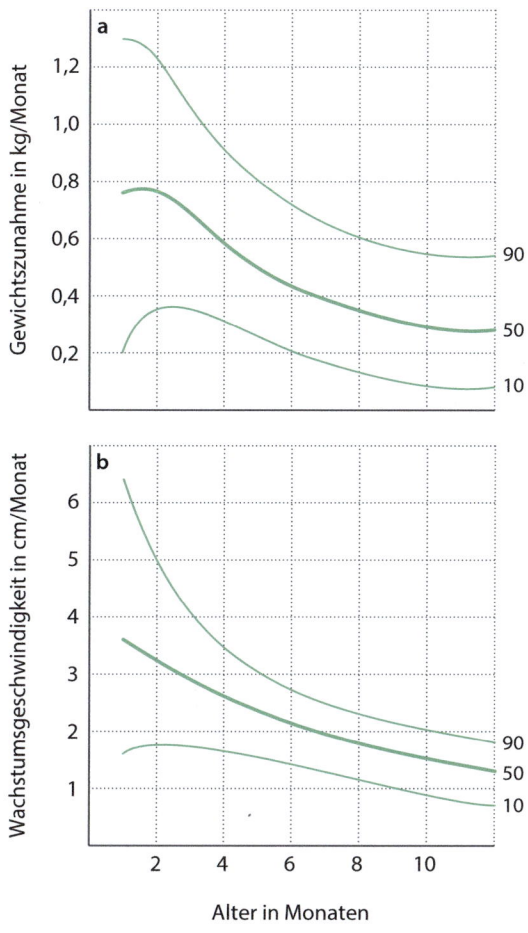

Abb. 3.2 Wachstumsdynamik beim Säugling. **a** Gewichtszunahme, **b** Wachstumsgeschwindigkeit im ersten Lebensjahr. Daten aus den Zürcher Longitudinalstudien (Wehrle et al. 2021)

verdreifacht sich das Körpergewicht im ersten Lebensjahr von drei auf neun Kilogramm und die Körperlänge nimmt von durchschnittlich 50 auf 75 Zentimeter zu. Überhaupt ist das Wachstum des Kindes nie mehr so schnell wie im ersten Lebensjahr. Die große Variabilität des Wachstums im ersten Lebensjahr lässt sich dadurch erklären, dass Kinder einen sehr unterschiedlichen Bedarf an Nahrung und Energie haben (▶ Abschn. 3.4.1). Im Vergleich zu Kindern, die mit der Flasche genährt werden, zeigen gestillte Kinder grundsätzlich eine langsamere Gewichtszunahme, weil sie durch den niedrigen Eiweißgehalt von Muttermilch deutlich weniger Proteine und damit Energie zu sich nehmen. Dieser Umstand ist

auch ein Grund dafür, dass gestillte Säuglinge ein geringeres Risiko haben, später Übergewicht zu entwickeln (Weber et al. 2014).

3.1.2 Das Kopfwachstum

Nicht nur die Größe und das Gewicht wachsen im ersten Lebensjahr ungemein stark; auch der Umfang des Kopfes nimmt rasch zu – im Mittel um zwölf Zentimeter (von durchschnittlich 35 auf 47 cm). Danach wächst der Kopf bis in das Erwachsenenalter nur noch zehn Zentimeter (auf 57 cm im Durchschnitt). Die starke Zunahme des **Kopfumfanges** im ersten Lebensjahr widerspiegelt die Entwicklung des Gehirns (Bartholomeusz et al. 2002). So erreicht das Hirnvolumen am ersten Geburtstag bereits 60 Prozent des Endvolumens eines Erwachsenen. Bis zum Alter von zwei Jahren verdreifacht sich die Größe des Gehirns und umfasst dann bereits 75 Prozent der Masse eines Erwachsenengehirns. Aus diesem Grund kann das Kopfwachstum in den ersten beiden Lebensjahren ein früher Hinweis für neurologische Erkrankungen oder Entwicklungsstörungen sein. Bei einem übermäßig schnellen Wachstum des Kopfumfanges mit Überkreuzen von mehreren Perzentilen sind weitere Abklärungen angezeigt. Dasselbe gilt für ein deutliches Abflachen der Wachstumskurve des Kopfes im Verlauf der Entwicklung.

Der Grund für die Größenzunahme des Gehirns ist die Entwicklung des **neuronalen Netzwerkes** mit einer Zunahme der Verbindungen zwischen den Nervenzellen (zur Synaptogenese, siehe ◘ Abb. 2.10, ▶ Kap. 2). Dieses Netzwerk beansprucht entsprechend viel Platz, so dass das Gehirn stark wächst. Der Schädel zeigt dabei eine große Dehnbarkeit und lässt das Gehirnwachstum zu, weil die Schädelnähte noch nicht verknöchert sind.

An derjenigen Stelle, wo die verschiedenen Schädelnähte zusammenkommen, bilden sich bereits intrauterin größere Bindegewebslücken, die sogenannten Fontanellen (◘ Abb. 3.3). Die Fontanellen und flexiblen Schädelnähte ermöglichen es dem Schädel, sich unter der Geburt an den individuellen

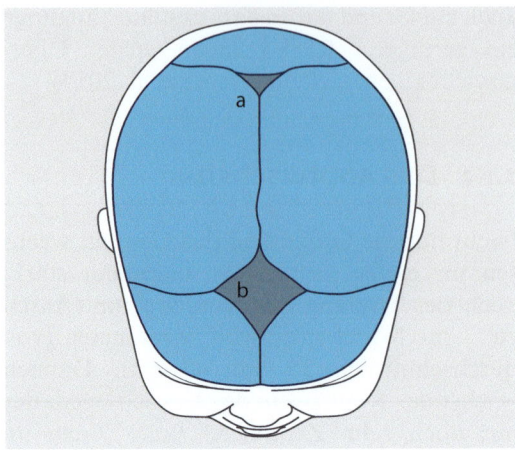

☐ **Abb. 3.3** Lage der Fontanellen. a Hintere Fontanelle, b Vordere Fontanelle

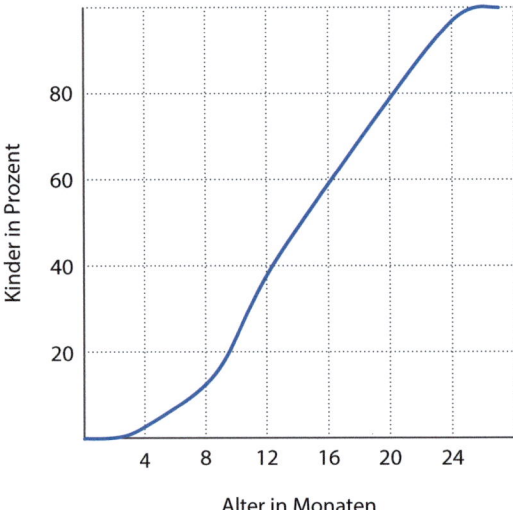

☐ **Abb. 3.4** Zeitpunkt des Fontanellenverschlusses. Adaptiert nach Duc und Largo 1986; mit freundlicher Genehmigung von © American Academy of Pediatrics. All Rights Reserved

Geburtskanal der Mutter anzupassen. Während sich die **hintere Fontanelle** in der Regel nach drei bis sechs Monaten schließt, zeigt sich ein Verschluss der **vorderen Fontanelle** zwischen drei und 27 Monaten – im Mittel nach 14 Monaten (☐ Abb. 3.4). Ein vorzeitiger Verschluss der Fontanelle und der Schädelnähte führt zu typischen Deformitäten des Schädels (**Kraniosynostosen**).

Die Kopfform verändert sich aber nicht nur, wenn sich Fontanelle und Schädelnähte vorzeitig schließen, sondern auch von Natur aus durch die Schwerkraft (De Bock et al. 2017). So halten Säuglinge, die auf dem Rücken schlafen, den Kopf überwiegend in einer Mittelstellung und entwickeln im Vergleich zu den auf dem Bauch schlafenden Säuglingen eher einen hinten abgeflachten Kopf. Liegt der Säugling auch im Wachen häufig auf dem Rücken, kann sich daraus eine ausgeprägte Abflachung des Schädels entwickeln, ein sogenannter **Plagiozephalus**. Dieser tritt meist einseitig auf, weil der Säugling den Kopf bevorzugt auf eine Seite gegen das Licht hält. Säuglinge, die gewöhnlich auf dem Bauch schlafen, haben den Kopf seitlich gedreht und bekommen eine eher lange und schmale Kopfform. Bei Frühgeborenen wirkt die Schwerkraft bereits sehr früh von der Seite auf die weichen Schädelknochen ein. Manche dieser Kinder haben daher auch in den folgenden Jahren einen ausgesprochen schmalen, hohen und nach hinten gezogenen Kopf. Neben solchen umweltbedingten Einflüssen wird die Kopfform aber auch durch familiäre Merkmale geprägt.

> **Rückenlage und Plagiozephalus**
> Weil Säuglinge wegen des geringeren Risikos für einen plötzlichen Kindstod möglichst auf dem Rücken schlafen sollten (Moon et al. 2011), tritt der Plagiozephalus relativ häufig auf. Die fachliche Instruktion der Eltern im Handling und in der Lagerung des Säuglings ist daher wichtig. So sollen Kinder während der Wachphasen regelmäßig auf den Bauch gelegt werden. Man sollte sie auch von derjenigen Seite ansprechen, nach der sie nicht spontan schauen. Weitere Empfehlungen sind, dem Säugling zudem Spielsachen von dieser Seite her anzubieten (Moon et al. 2011).

3.1.3 Die ersten Zähne

Die ersten **Milchzähne** treten bei den meisten Kindern zwischen fünf und acht Monaten auf (☐ Abb. 3.5). Sie können in seltenen Fällen auch bereits bei der Geburt vorhanden sein

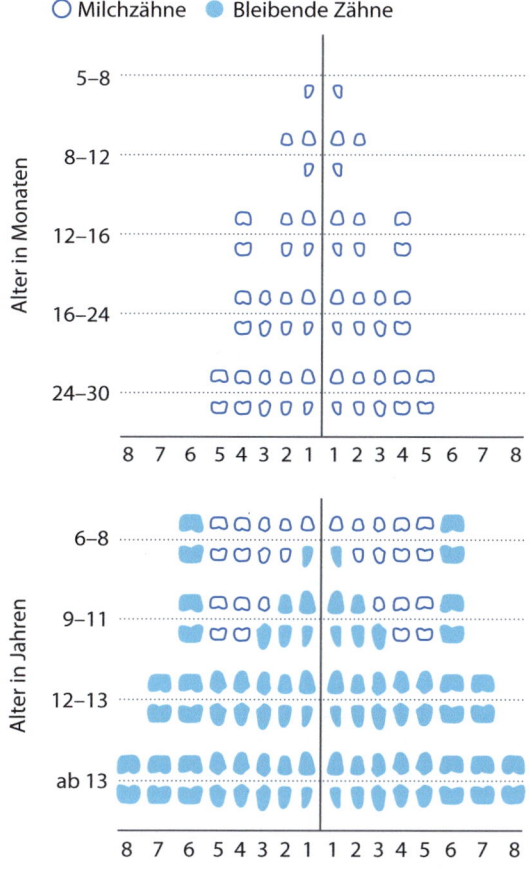

◨ **Abb. 3.5** Zeitpunkt des Zahn-Durchbruches. Aus den Zürcher Longitudinalstudien (Wehrle et al. 2021)

oder sich erst mit 15 Monaten zeigen. Durchschnittlich brechen die Zähne bei Jungen etwas früher durch als bei Mädchen. Die am häufigsten auftretende Reihenfolge bei Milchzähnen ist in ◨ Abb. 3.5 dargestellt: Zunächst zeigen sich die unteren Schneidezähne, dann folgen die oberen Schneidezähne und die beiden Frontzähne. Backen- und Eckzähne kommen dann später. Der Zeitpunkt des Auftretens der verschiedenen Milchzähne zeigt eine große Variabilität von Kind zu Kind. Der **Zahnwechsel** von den Milchzähnen zu den bleibenden Zähnen beginnt gewöhnlich im sechsten Lebensjahr.

Ein verfrühter oder verspäteter Durchbruch des ersten Milchzahnes oder des ersten bleibenden Zahnes hat in der Regel keine Bedeutung. Zeigt sich allerdings eine generalisierte vorzeitige oder verspätete Zahnentwicklung (zum Beispiel der erste Milchzahn erst nach 18 Monaten), kann diese mit einer konstitutionellen Verzögerung oder Akzeleration des Wachstums einhergehen oder auch durch eine hormonelle Störung (zum Beispiel eine Hypothyreose) oder eine Stoffwechselerkrankung (zum Beispiel eine Rachitis) verursacht sein.

Der Zahndurchbruch verläuft in der Regel unproblematisch und schmerzlos. Häufig wird von den Eltern beobachtet, dass die Säuglinge vermehrt ihre Hände und Finger oder auch Gegenstände in den Mund nehmen. Dieser Umstand kann allerdings weniger mit dem Zahndurchbruch als vielmehr mit dem gleichzeitig auftretenden oralen Erkundungsverhalten erklärt werden. Gelegentlich kann beim Zahndurchbruch auch etwas erhöhte Körpertemperatur auftreten. Weil der Schmelz der Zähne beim Durchbruch noch unvollständig mineralisiert ist, sind die Milchzähne besonders anfällig für Schädigungen. Deshalb ist eine sanfte Zahnpflege sinnvoll, sobald die ersten Zähne durchgebrochen sind.

3.2 Vom Reflex zum freien Gehen: die Motorik in den ersten zwölf Lebensmonaten

Die motorische Entwicklung wird im ersten Lebensjahr in eine entwicklungsneurologische Phase bis zum sechsten Lebensmonat und in eine darauffolgende Phase der Entwicklung von Basisfertigkeiten (zum Beispiel Greifen, freies Sitzen, Laufen) unterteilt. In der **entwicklungsneurologischen Phase** stehen die frühkindlichen **Reflexreaktionen**, die **spontanen Bewegungen** sowie die Entwicklung der **Körperkontrolle** im Vordergrund. Diese Entwicklungsphase ist abhängig von der Integrität des kindlichen Gehirns und läuft mehr oder weniger nach einem biologischen Programm ab. Sie wird mit einer entwicklungsneurologischen Untersuchung erfasst. Die darauffolgende **Phase der Basisfertigkeiten** ist gekennzeichnet durch die Entwicklung der Kopfkontrolle, durch das freie Sitzen und schließlich das freie Gehen.

Diese wichtigen Entwicklungsschritte in der Motorik werden auch als motorische Meilensteine dargestellt. Das Konzept der **Meilensteine** geht auf die frühen Untersuchungen von Gesell und Amatruda zurück, die die Entwicklung von Kindern analysierten, dokumentierten, verschiedene Entwicklungsstufen beschrieben und die ersten eigentlichen Entwicklungsnormen bestimmten (Gesell und Amatruda 1941). Diese Normen wurden später von vielen Entwicklungstests übernommen (zum Beispiel von den Bayley-Skalen, dem Griffith-Test oder den Denver-Entwicklungsskalen).

> **Meilenstein und Grenzstein**
>
> Als **Meilenstein** bezeichnet man den Zeitpunkt, bei dem ein bestimmter Entwicklungsschritt bei der Hälfte aller Kinder auftritt (50. Perzentile). Davon abgrenzen muss man den **Grenzstein**, der denjenigen Zeitpunkt bezeichnet, bei dem 90 Prozent der Kinder einen bestimmten Entwicklungsschritt erreicht haben (Michaelis und Niemann 2004). Typische motorische Grenzsteine sind: eine sichere Kopfkontrolle mit sechs Monaten, freies Sitzen mit neun Monaten und freies Gehen mit 18 Monaten.

Die Anfänge der motorischen Aktivität eines Kindes reichen bis weit in die Schwangerschaft zurück. Im Ultraschall sind die ersten Bewegungen bereits in der achten Schwangerschaftswoche nachweisbar (de Vries et al. 1982). Zwischen der neunten und 14. Schwangerschaftswoche entwickeln sich alle Bewegungsmuster, die am Geburtstermin bei Neugeborenen beobachtet werden können. Die werdende Mutter verspürt die Kindsbewegungen erstmals zwischen der 16. und 20. Schwangerschaftswoche. Mit den vorgeburtlichen Bewegungen übt der Fötus Bewegungsmuster ein, die bei der Geburt auf Anhieb funktionieren müssen – wie das Atmen, Saugen und Schlucken. Außerdem fördern diese Bewegungen das Wachstum der Organe und Körperstrukturen (zum Beispiel von Lunge, Darm, Muskulatur, Knochen und Gelenken). Die Bewegungen des Fötus sind allerdings noch nicht willkürlich gesteuert; sie entstehen vielmehr spontan und beruhen auf Reflexreaktionen.

Auch nach der Geburt zeigen Kinder weitgehend unwillkürliche **Spontanbewegungen**. Zudem können sie ihre Körperlage kaum ohne Hilfe verändern, weil sie den Einfluss der Schwerkraft auf ihre Körperhaltung nur sehr beschränkt zu kontrollieren vermögen. Dieser Zustand ändert sich im Verlauf des ersten Lebensjahres sehr rasch, denn schon zwölf Monate später sind sie in der Lage, sicher aufrecht zu sitzen und sich auf die eine oder andere Weise im Raum fortzubewegen. In den folgenden Abschnitten wird diese Entwicklung detailliert dargestellt.

3.2.1 Frühkindliche Reflexe

Reflexe sind motorische, immer gleich ablaufende Reaktionen, die durch einen Reiz ausgelöst werden. Sie werden auch als **Primitivreflexe** bezeichnet. Einige dieser Reflexe sind für den Säugling lebenswichtig. Wird er zum Beispiel mit dem Gesicht nach unten gelegt, dreht er den Kopf zur Seite; dieser Reflex stellt sicher, dass die Atmung durch die Nase erhalten bleibt. Zu einer reflektorischen Blockade der Atmung kommt es auch, wenn Nase oder Mund im Wasser nass werden. Man nennt diese Reflexreaktionen deshalb **Atemschutzreflexe**. Bei anderen Reflexen ist die Funktion weniger bekannt, oder sie haben eine evolutionsbiologische Bedeutung. So weist der unten beschriebene **Moro-Reflex** darauf hin, dass das urzeitliche Menschenkind wie die Primatenjungen meist von der Mutter getragen wurde.

Im Folgenden werden einige klassische frühkindliche Reflexreaktionen detailliert beschrieben. ◘ Abb. 3.7 illustriert die Spannbreite des Auftretens der Reflexe im ersten Lebensjahr.

Reflexschreiten: Wenn man ein Neugeborenes so unter den Armen festhält, dass seine Füße eine Unterlage berühren, dann führt das Kind reflexartig wie beim Gehen Schreitbewegungen aus: Es hebt zuerst das eine und dann das andere Bein von der Unterlage ab. Dieses Reflexschreiten verschwindet mit etwa zwei Monaten; man nahm lange an, dass dafür die Reifung des Gehirns verantwortlich ist. Erst Thelen und Mitarbeiter fanden heraus, dass das Bewegungsmuster erhalten bleibt, wenn man es im Wasser auszulösen versucht oder den Säugling entsprechend trainiert. Thelen bewies mit ihren Experimenten, dass weniger die Hirnreifung zum Verschwinden des Schreitreflexes führt, sondern vielmehr die Veränderung des Verhältnisses von Gewicht und Kraft (Thelen et al. 1984). Sie beschrieb auf der Basis der Experimente zum Reflexschreiten die **dynamische Systemtheorie** (▶ Kap. 2). Diese besagt, dass die Entwicklung der frühkindlichen Motorik bis zu einem gewissen Maß von den Veränderungen der kindlichen Wahrnehmung, der Ausbildung der Muskulatur und der Zunahme des Körpergewichtes abhängig ist und nicht nur ausschließlich durch ein genetisches Programm gesteuert wird (Thelen 1995).

Oraler Suchreflex: Berühren die Wangen oder die Lippen eines hungrigen Neugeborenen die mütterliche Brust, beginnt es, nach der Brustwarze zu suchen, und versucht, diese in den Mund zu bekommen. Suchbewegungen können beim hungrigen Kind auch mit einem Schnuller oder einem Finger ausgelöst werden. Es orientiert sich in seinem Suchverhalten auch nach dem mütterlichen Geruch.

Saugreflex: Berühren die Lippen die Brustwarze, saugt das Neugeborene die Brustwarze in die Mundhöhle und hält sie mit Ober- und Unterkiefer fest. Die Zunge drückt die Brustwarze gegen den Gaumen und streicht die Milchzisternen der Brustdrüsen von hinten nach vorne aus. Anschließend öffnet sich der Mund etwas, der Druck der Zunge lässt nach und die Zisternen füllen sich erneut.

Schluckreflex: Während Monaten trinkt das ungeborene Kind Fruchtwasser. Der Schluckreflex ist bei der Geburt eingeübt und mit den Saug- und Atembewegungen abgestimmt. Beim Trinken führt der Säugling während etwa 15 Sekunden zehn bis 30 Saugbewegungen aus und schluckt in diesem Zeitraum ein- bis viermal. Er kann also gleichzeitig saugen und atmen, aber nicht schlucken und atmen. Die Koordination von Saugen, Schlucken und Atmen ist außerordentlich komplex: Beim Saugen atmet das Kind ein, dann hält es beim Schlucken die Luft an und atmet schließlich wieder aus. Da es beim Trinken ausschließlich durch die Nase atmet, kann es bereits eine banale Infektion der oberen Luftwege – wie ein Schnupfen – behindern.

> **Der Schnuller**
> Das Saugbedürfnis ist von Kind zu Kind sehr unterschiedlich. Ein Schnuller kann helfen, das hohe Saugbedürfnis eines Säuglings zu befriedigen. Auch kann er als Einschlafhilfe nützlich sein, das Kind beruhigen und die Entwicklung selbstregulatorischer Fähigkeiten im frühen Kindesalter unterstützen. Verschiedene Studien haben zudem gezeigt, dass ein Schnuller bis zu einem gewissen Grad vor dem plötzlichen Kindstod schützt, weil er die Weckschwelle vermindert und die Atemwege offenhält (Moon et al. 2011). Weil ein häufiger und langer Gebrauch des Schnullers das Risiko für Verformungen des Kiefers und Fehlstellungen des Gebisses birgt, wird empfohlen, das Kind bis zum Alter von vier Jahren vom Schnuller zu entwöhnen (Sexton und Natale 2009).

Moro-Reflex (Klammerreflex): Das Kind wird aus einer halbsitzenden Haltung heraus rasch nach hinten fallen gelassen. Es streckt und beugt dabei zuerst die Arme und zum Teil auch die Beine, um sie danach wieder zu beugen und zu strecken. Der Moro-Reflex tritt auch bei Primatenjungen auf, um sich bei Gefahr oder drohendem Fallen noch fester in das Fell der Mutter krallen zu können. Beim Kind wird er deshalb als evolutionsbiologisches Relikt betrachtet. Während der Moro-Reflex früher standardmäßig bei einer entwicklungsneurologischen Untersuchung ausgelöst wurde, spielt er heute für die klinische Beurteilung keine Rolle mehr.

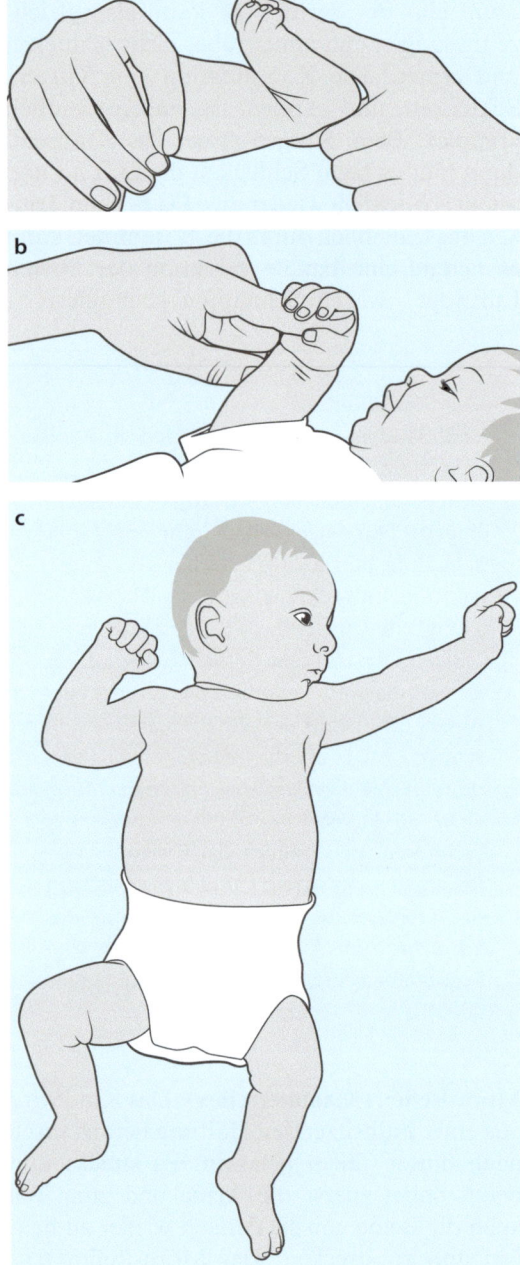

◘ Abb. 3.6 Reflexe beim Säugling. **a** Fußgreifreflex, **b** Handgreifreflex, **c** Asymmetrisch-tonischer Nackenreflex

Asymmetrisch-tonischer Nackenreflex: Diese Reflexreaktion entsteht, wenn sich der Kopf des Kindes zu einer Körperseite dreht. In diesem Fall streckt sich der Arm auf dieser Seite aus, gleichzeitig beugt sich der Arm auf der anderen Seite. Bis zu einem gewissen Grad machen auch die Beine die Bewegung mit. Man nennt diese Stellung auch Fechterstellung (◘ Abb. 3.6). Die Funktion dieses Primitivreflexes ist nicht bekannt. Ein persistierender asymmetrisch-tonischer Nackenreflex (und auch andere frühkindliche Reflexe) wird häufig als Ursache für Entwicklungsstörungen wie ADHS oder eine Lese-Rechtschreib-Störung verantwortlich gemacht (McPhillips et al. 2000). Dafür gibt es allerdings keine genügende Evidenz. Zwar zeigt sich dieser Reflex häufig noch bei Kindern mit einer Zerebralparese, aber nicht bei Kindern mit anderen Entwicklungsstörungen (Galuschka und Schulte-Korne 2016).

Greifreflex: Ein Druck auf die Innenfläche der Hände oder auf die Fußsohle bewirkt eine Beugung der Finger beziehungsweise der Zehen. Am stärksten wird der Reflex hervorgerufen, wenn ein Fell mit etwas Druck über die Handinnenfläche oder Fußsohle gezogen wird (◘ Abb. 3.6). Der Greifreflex der Hände und Füße hat eine ähnliche evolutionsbiologische Bedeutung wie der Moro-Reflex. Mit der Entwicklung des Greifens und des Gehens verschwinden die Greifreflexe.

> **Zunge herausstrecken: Frühe Nachahmung oder Primitivreflex?**
> Wenn ein Erwachsener den Mund öffnet und die Zunge herausstreckt, dann imitieren die Säuglinge diesen Bewegungsablauf oftmals nach. Meltzoff und Moore haben dabei postuliert, dass bereits Neugeborene gewisse Fähigkeiten zur Nachahmung haben (Meltzoff und Moore 1977). Allerdings wurde dieses Nachahmen von anderen Autoren auch als angeborener Reflex interpretiert, weil die Fähigkeit zur Nachahmung von mimischen Bewegungen in den ersten Lebensmonaten wieder verschwindet und die mimische Nachahmung erst wieder im zweiten Lebensjahr willkürlich auslösbar ist (Vincini et al. 2017). Deshalb wurde diese frühe Form des Nachahmens auch als Kopie eines Bewegungsablaufes beschrieben, der durch die Spiegelneurone im

3.2 · Vom Reflex zum freien Gehen: die Motorik in den ersten zwölf Lebensmonaten

Gehirn aktiviert wird (Rizzolatti und Craighero 2004). Dabei sind bestimmte Nervenzellen aktiv, wenn das Kind eine Körperbewegung selbst ausführt, und auch dann, wenn es dieselbe Bewegung bei Anderen beobachtet (▶ Abschn. 3.8.3). Für diese Hypothese gibt es allerdings zurzeit noch keine Beweise, da entsprechende neurowissenschaftliche Studien über Spiegelneurone mit Säuglingen fehlen.

Babinski-Reflex: Durch ein Bestreichen der seitlichen Fußsohle kommt es zu einer Streckung und Dorsalbewegung der Großzehe nach oben und einer gegenläufigen Beugung und Spreizung der Zehen (Fächerphänomen). Der Babinski-Reflex verschwindet im Verlauf des ersten Lebensjahres, und es kommt zur Beugung der Zehe nach unten. Das Verschwinden dieses Reflexes erleichtert die Entwicklung des freien Gehens. Ein Persistieren des Babinski-Reflexes ist Zeichen einer Schädigung des zentralen Nervensystems (der Pyramidenbahn) und deutet in den späteren Lebensaltern auf eine Zerebralparese hin (▶ Kap. 2).

Die meisten Reflexreaktionen zeigen sich schon bei Frühgeborenen. Sie sind vom Reifezustand und der neurologischen Integrität des Säuglings abhängig. Reflexe, die ungewöhnlich schwach oder auch stark ausgeprägt sind, können ein Hinweis auf eine neurologische Störung sein. Die Prüfung der Reflexe ist darum Teil der **entwicklungsneurologischen Untersuchung** des Säuglings. Die meisten frühkindlichen Reflexe verschwinden in einer festen zeitlichen Reihenfolge (◘ Abb. 3.7). Grund dafür ist die zunehmende Hemmung durch höhere kortikale Zentren. Allerdings bleiben einige Primitivreflexe ein Leben lang erhalten – wie der Hustenreflex, der Niesreflex oder der Lidschlussreflex – und erfüllen auch im Erwachsenenalter wichtige Funktionen.

3.2.2 Körperkontrolle und -haltung

Wenn der Säugling – zum Beispiel an der Schulter der Mutter – aufrecht gehalten wird, kann er den Kopf kurze Zeit halten, insbesondere wenn es etwas Interessantes zu sehen oder zu hören gibt. Wird er sitzend gehalten, sackt er in sich zusammen und zeigt einen runden Rücken. Das Neugeborene verfügt also noch nicht über eine zuverlässige **Körperkontrolle**. Überhaupt ist es für jeden Säugling die erste motorische Aufgabe, sich gegen die Schwerkraft zu behaupten. Die Kopf- und Körperhaltung entwickelt sich in den ersten sechs Lebensmonaten und befreit das Kind aus seiner anfänglichen motorischen Hilflosigkeit.

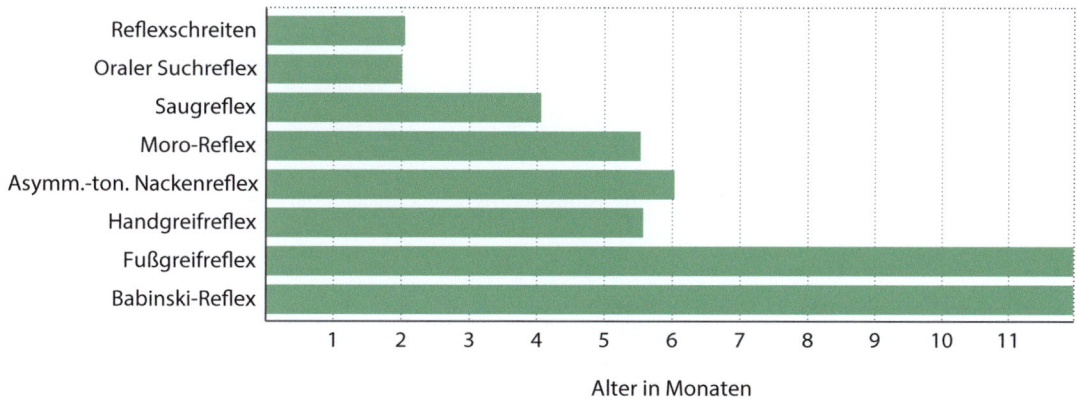

◘ Abb. 3.7 Reflexe im ersten Lebensjahr. Aus den Zürcher Longitudinalstudien (Wehrle et al. 2021)

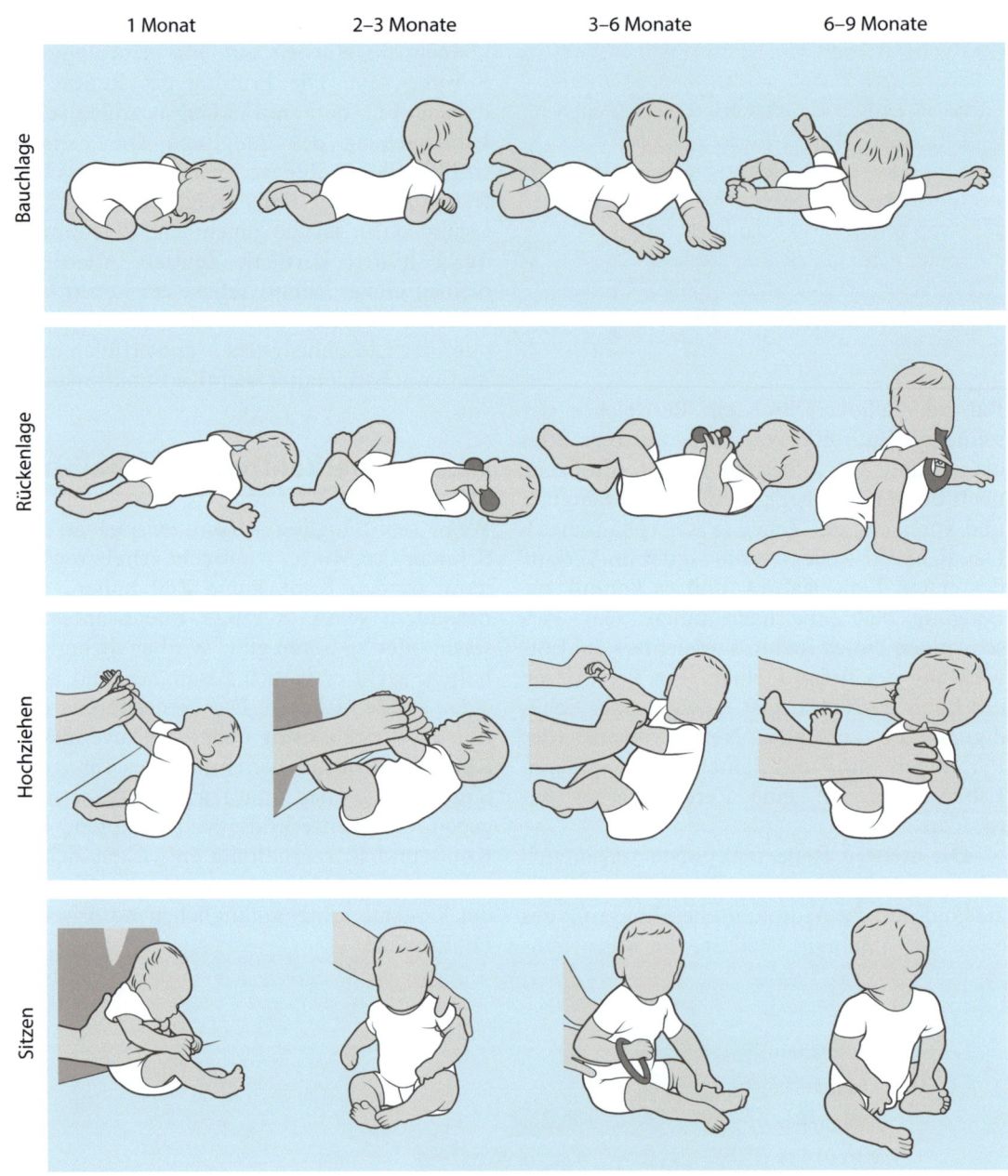

Abb. 3.8 Entwicklung der Körper- und Kopfkontrolle. Aus den Zürcher Longitudinalstudien (Wehrle et al. 2021)

Die Entwicklung von Körperkontrolle und Haltung zeigt eine charakteristische Abfolge und ist in Abb. 3.8 für verschiedene Körperlagen von der Geburt bis zum Alter von neun Monaten dargestellt. In der **Bauchlage** geht der Säugling von einer Flexions- in eine Extensionshaltung über; in **Rückenlage** verläuft die Entwicklung genau umgekehrt. Im Alter von sechs Monaten kann er in der Bauchlage Arme und Beine von der Unterlage abheben. In der Rückenlage kann er den Kopf von der Unterlage abheben und sich sogar schon auf den Bauch drehen.

Wird das Neugeborene **zum Sitzen hochgezogen**, fehlt ihm die Kraft, den Kopf gegen die Schwerkraft anzuheben: Es zeigt noch keine Kopfkontrolle. Darum sollte das Kind in diesem Alter nicht einfach hochgezogen werden. Mit etwa drei Monaten vermag der Säugling aber, den Kopf mitzunehmen, und zeigt eine sichere Kontrolle des Kopfes. In diesem Alter beugt er seine Arme und hilft beim Hochziehen mit. Mit fünf bis sechs Monaten hebt er den Kopf spontan von der Unterlage ab, wenn er aufgenommen wird. Auch im Sitzen kann das Neugeborene den Kopf nur für wenige Sekunden aufrecht halten; die noch fehlende **Kopfkontrolle** führt dazu, dass der Kopf nach hinten oder vorne fällt. Im Alter von drei Monaten kann der Säugling den Kopf im Sitzen halten und seitwärts drehen. Mit sechs Monaten kann er auch nach oben und unten blicken, benötigt zur Kopfkontrolle jedoch gelegentlich noch eine Unterstützung der Bezugsperson.

Das **Sitzen** ist ein wichtiger motorischer Meilenstein im ersten Lebensjahr. Ein Säugling sitzt ohne Unterstützung durchschnittlich im Alter von sieben Monaten. Mit zehn Monaten können alle Säuglinge ohne Unterstützung frei sitzen, den Kopf wenden und kleine Gegenstände mit der Hand manipulieren. Kann ein Säugling in diesem Alter noch nicht frei sitzen, sind Abklärungen hinsichtlich einer neurologischen Störung oder einer Entwicklungsstörung angezeigt.

> **Schütteltrauma**
> Exzessives Schreien kann Eltern sehr belasten und gelegentlich überfordern. Ein Schütteltrauma droht, wenn Bezugspersonen einen schreienden Säugling aus Ohnmacht oder Verzweiflung in einem Moment der Unbeherrschtheit schütteln. Weil Säuglinge in den ersten Lebensmonaten noch eine ungenügende Kopfkontrolle haben und ihr Kopf im Vergleich zum Körper sehr groß ist, werden beim Schütteln starke Scherkräfte auf das Gehirn erzeugt, die zu schwerwiegenden Verletzungen des Gehirns führen können. Leider sind diese Schütteltraumata nicht selten, weil Eltern sich oft nicht bewusst sind, welche Auswirkungen das Schütteln eines Säuglings haben kann. Deshalb ist die Aufklärung, wie man sich bei einem schreienden Kind verhalten soll, außerordentlich wichtig.

3.2.3 General Movements

Die Bewegungen des Neugeborenen und jungen Säuglings sind noch spontan, zufällig und ungerichtet. Er strampelt und rudert gleichzeitig mit den Armen. Dabei bewegt sich sein ganzer Körper mit. Diese **unwillkürlichen Spontanbewegungen** werden auch General Movements genannt und entstehen durch die erst rudimentär angelegten Netzwerke von Neuronen (Hadders-Algra 2018) (siehe auch ▶ Kap. 2). Die unreifen Netzwerke lassen noch keine willkürlichen und gezielten Bewegungen zu. General Movements können bereits ab der achten Schwangerschaftswoche beobachtet werden (de Vries et al. 1982). Sie verschwinden durchschnittlich 16 Wochen nach der Geburt und werden sukzessive von willkürlichen Bewegungen ersetzt.

Normale General Movements zeichnen sich durch die folgenden drei Merkmale aus, die beim wachen und zufriedenen Kind im Verhaltenszustand 4 und gelegentlich beim schlafenden Kind im Zustand 2 (▶ Abschn. 3.5.1, ◘ Tab. 3.1) beobachtet werden können (Hadders-Algra 2018):
1. **Komplexität und Variabilität** der Bewegungen im Raum
2. **Variation** der Bewegungen über die Zeit
3. **Geschmeidige, fließende und elegante Bewegungen** (Bewegungsflüssigkeit)

In den ersten Lebenswochen sind die General Movements eher langsam und ruhig. Die Bewegungen scheinen in elliptischen Bahnen zu verlaufen, was den Eindruck von windenden Bewegungen weckt (**writhing movements**). Nach etwa acht Wochen werden die Spontanbewegungen des Säuglings eher ruckartig und unruhig (**fidgety movements**). Dabei zeigen die Bewegungen meist eine kleine Amplitude, eine mittlere Geschwindigkeit und variable Beschleunigungen aller Körperteile in alle Richtungen. In ◘ Abb. 3.9 ist eine Sequenz von normalen und abnormen General

Tab. 3.1 Die Verhaltensstadien (nach Prechtl 1974)

Verhaltens-zustand	1 ruhiger Schlaf	2 aktiver Schlaf	3 wach, ruhig	4 wach, aktiv	5 schreiend
Augen	geschlossen, ruhig	geschlossen, rasche Bewegungen	offen	offen	offen/geschlossen
Spontan-bewegungen	selten	gelegentlich	keine	häufig	häufig
Atmung	regelmäßig	unregelmäßig	regelmäßig	unregelmäßig	unregelmäßig
Muskeltonus	normal	reduziert	normal	erhöht	erhöht

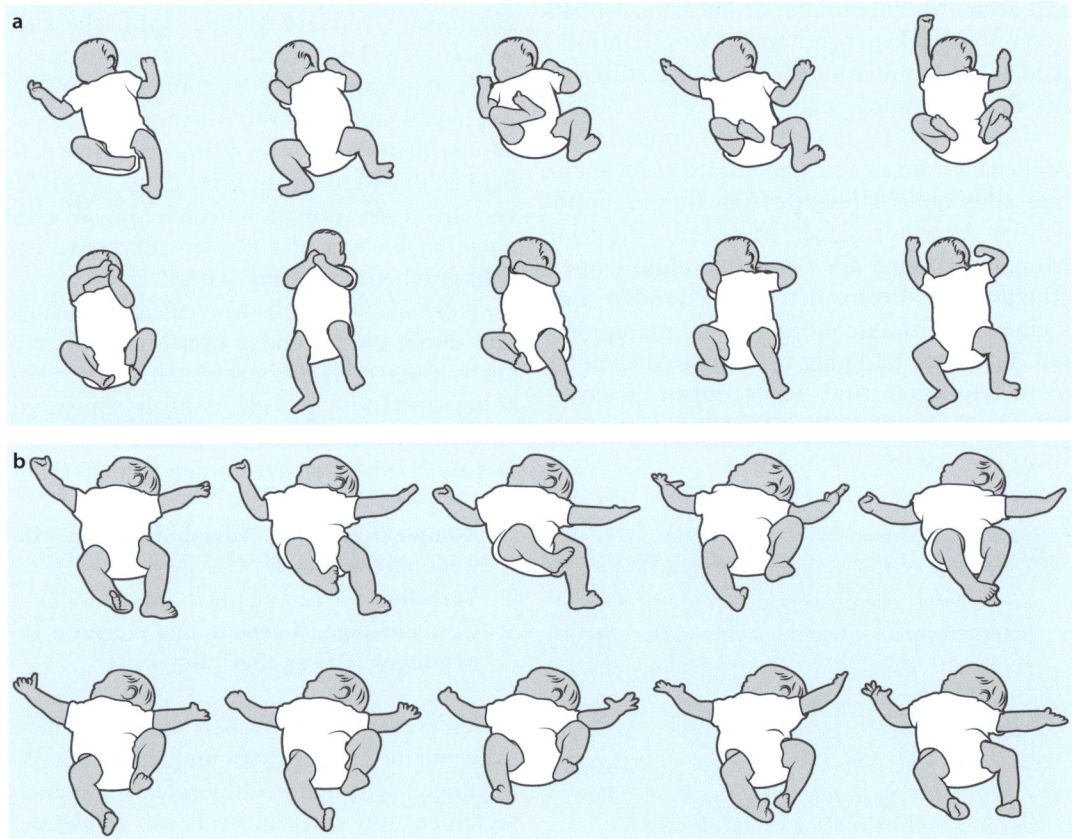

Abb. 3.9 Unwillkürliche Spontanbewegungen. Normale **a** und abnorme **b** General Movements bei zwei Kindern im Alter von drei Monaten dargestellt. Das normal entwickelte Kind in den beiden oberen Reihen zeigt deutlich mehr und variablere Bewegungen und auch stärkere Beugungen in den Extremitäten als das Kind mit abnormen General Movements, das in den unteren Reihen dargestellt ist. Erscheinen diese monoton und verkrampft oder fehlen sie gänzlich, dann besteht ein erhöhtes Risiko für das Vorliegen einer neurologischen Störung (Hadders-Algra 2018).

Die Beobachtung der General Movements ist ein wichtiges Element der entwicklungsneurologischen Untersuchung. Diese beinhaltet außerdem die Beurteilung der Körperhaltung, der Kraft, der Muskelspannung (Tonus), der Reflexe, des visuellen und auditiven Verhaltens sowie der Reaktivität. Darunter versteht man die Reaktion und Anpassungsfähigkeit des Säuglings auf Umgebungsreize, die allgemeine Reizbarkeit sowie die Reaktion auf fremde und bekannte Personen. Im Rahmen der Untersuchung wird zudem das allgemeine Verhalten eingeschätzt – also das Interesse an Gegenständen und das Verhalten in der Interaktion mit der Bezugsperson. Bei der entwicklungsneurologischen Beurteilung eines Säuglings sollte stets sein Verhaltenszustand berücksichtigt werden. Denn je nach Befindlichkeit des Säuglings kann dessen motorisches Verhalten unterschiedlich ausfallen. Am besten gelingt eine Untersuchung bei einem wachen und zufriedenen Säugling (Verhaltenszustand 3 oder 4, siehe ▶ Abschn. 3.5).

> **Die entwicklungsneurologische Untersuchung**
> Die entwicklungsneurologische Beurteilung des Säuglings umfasst die Einschätzung des generellen Verhaltens, der Reaktivität, Körperkontrolle und Haltung, Körperspannung (Tonus), Reflexe, des visuellen und auditiven Verhaltens sowie der spontanen Bewegungen (General Movements). Mit einer entwicklungsneurologischen Untersuchung kann man eine ungefähre Prognose über den zukünftigen Entwicklungsverlauf eines Säuglings machen (Einspieler und Prechtl 2005; Heineman und Hadders-Algra 2008).

Obwohl General Movements nach etwa 16 Wochen verschwinden, zeigen sich auch im späteren Alter noch gelegentlich stereotype, zum Teil unwillkürliche Bewegungen (Klackenberg 1971; Thelen 1980). Diese **Bewegungsstereotypien** werden in ▶ Kap. 4 dargestellt.

3.2.4 Koordinierte Bewegungen

Auch wenn beim jungen Säugling spontane Bewegungen vorherrschen, führt er mit den Händen bereits in den ersten Lebenswochen gelegentlich koordinierte Bewegungen aus. Er bringt beispielsweise seine Hände zum Mund, hält sie vor die Augen und fixiert sie kurzzeitig. Koordinierte und willkürlich ausgelöste Bewegungen nehmen im Verlauf der ersten Lebensmonate immer mehr zu. Sie führen dazu, dass sich der Säugling zunehmend selbstständig im Raum bewegen kann und nach Gegenständen greift.

Die Entwicklung der koordinierten Bewegungen erfolgt in der Regel von oben nach unten sowie von proximalen (körpernahen) zu distalen (körperfernen) Körperteilen; die koordinierten Bewegungen der oberen Extremitäten (zum Beispiel Augen-Hand-Koordination und Greifen) entwickeln sich also vor den Bewegungen der unteren Extremitäten (zum Beispiel Kriechen, Krabbeln oder freies Gehen). Beim Greifen zeigt sich ein Ablauf von proximal (vom Klammergriff mit der Handfläche) nach distal (Pinzettengriff) (▶ Abschn. 3.2.5).

Das Auftreten von koordinierten Bewegungen verläuft nach einem genetischen Programm und hängt außerdem von der Wahrnehmungsentwicklung und dem kindlichen Wachstum ab (siehe die Ausführungen zur dynamischen Systemtheorie, ▶ Kap. 2). Allerdings finden sich auch gewisse Einflüsse der Umwelt. So prägt beispielsweise die Schlafposition des Säuglings bis zu einem gewissen Grad die motorische Entwicklung in den ersten Lebensmonaten (Davis et al. 1998). Dabei zeigt sich bei Säuglingen, die wie empfohlen auf dem Rücken schlafen, eine leichte Verzögerung des freien Sitzens mit sechs bis neun Monaten, die bis zum freien Gehen zu Beginn des zweiten Lebensjahres aber wieder aufgeholt wird. Generell herrscht in der Literatur weitgehend die Meinung vor, dass die motorischen Meilensteine unabhängig von den Bedingungen des Umfeldes und der Kultur bei allen Kindern mehr oder weniger zur gleichen Zeit erreicht werden (Ertem et al. 2018).

Das bedeutet jedoch nicht, dass die motorische Entwicklung nicht langsamer verlaufen kann, wenn die Bedingungen extrem sind. So konnte man zeigen, dass bei Kindern des indigenen Nomadenvolkes der Aché in Paraguay die motorischen Meilensteine verzögert sind. Weil die Kinder in den ersten Lebensjahren in der Wildnis des paraguayischen Berglandes von den Eltern ausschließlich getragen werden, haben sie kaum die Gelegenheit, die motorischen Basisfähigkeiten zu entwickeln (Kaplan und Dove 1987). Sie laufen deshalb in der Regel erst ab dem Alter zwischen 21 und 23 Monaten, holen diesen motorischen Entwicklungsrückstand aber im Laufe der Kindheit wieder auf, was gegen sensible Phasen in der motorischen Entwicklung spricht (▶ Kap. 2).

3.2.5 Greifen

In den ersten Lebenswochen sind die kindlichen Greifbewegungen noch unwillkürlich; die Säuglinge schlagen dabei mit den Armen meist zufällig in die ungefähre Richtung von Objekten, die sie sehen. Sie zeigen jedoch bereits Verhaltensweisen, durch die sie sich mit den Händen vertraut machen:
1. Hände in den Mund (**Hand-Mund-Koordination**): Der Säugling nimmt bereits im ersten Lebensmonat die Finger in den Mund und saugt daran.
2. Hände betrachten (**Hand-Augen-Koordination**): Der Säugling führt ab dem zweiten Lebensmonat eine Hand vor das Gesicht, öffnet die Finger, bewegt sie langsam und schaut sie dabei an.
3. Hände betasten (**Hand-Hand-Koordination**): Der Säugling bringt ab dem dritten Lebensmonat die Hände zusammen und betastet sie gegenseitig.

Mit etwa drei bis vier Monaten beginnen Säuglinge, erfolgreich nach Gegenständen zu greifen, beispielsweise nach einem auf dem Tisch liegenden Spielzeug. Zwar wirken ihre Bewegungen anfänglich noch unbeholfen, aber mit etwa vier bis sechs Monaten wird das Greifen immer kontrollierter und führt gezielt zum Objekt (Spencer et al. 2000). In diesem Alter ist das Kind auch in der Lage, in jeder Hand einen Würfel zu halten und einen solchen von der einen Hand in die andere zu transferieren. Im Verlauf des ersten Lebensjahres nimmt die Schnelligkeit und die Präzision des Greifens immer mehr zu und die Variabilität einzelner Bewegungsausführungen mit der Hand wird immer kleiner (Thelen et al. 1993).

Die differenzierte Greifentwicklung läuft in einer charakteristischen Abfolge ab (◘ Abb. 3.10):
1. **Ulnares Greifen** (zur Elle hin): Das Kind nähert sich mit der ulnaren Seite der Hand einem Gegenstand an und versucht, ihn zu ergreifen. Alle Finger machen die Beugebewegung mit.
2. **Radiales Greifen** (zur Speiche hin): Das Kind nähert sich mit der radialen Seite der Hand einem Gegenstand an und versucht, ihn zu ergreifen.
3. Der **Scherengriff**, bei dem das Kind den Gegenstand an der Basis von Daumen und Zeigefinger ergreift.
4. Der **Pinzettengriff**, bei dem das Kind den Gegenstand zwischen den Fingerkuppen von Daumen und Zeigefinger ergreift; dabei führen nur noch der Daumen und Zeigefinger die Bewegung aus.

Während die Säuglinge in der zweiten Hälfte des ersten Lebensjahres rasch eine hohe Geschicklichkeit im Ergreifen von Gegenständen zeigen, bereitet ihnen das bewusste Loslassen von Objekten anfänglich noch Mühe. Erst

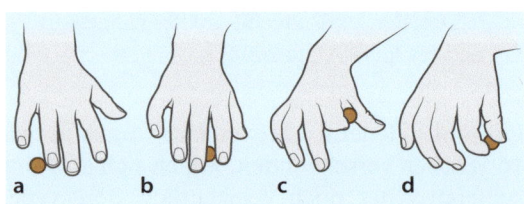

◘ **Abb. 3.10** Entwicklung des Greifens. **a** Ulnares Greifen, **b** Radiales Greifen, **c** Scherengriff, **d** Pinzettengriff. Aus den Zürcher Longitudinalstudien (Wehrle et al. 2021)

3.2 · Vom Reflex zum freien Gehen: die Motorik in den ersten zwölf Lebensmonaten

nach einigen Wochen des Greifens können sie einen Gegenstand auch loslassen. Die **Entwicklung des Greifens** ist der wohl wichtigste Meilenstein der Feinmotorik im ersten Lebensjahr. Abklärungen sind spätestens dann sinnvoll, wenn ein Kind im Alter von zwölf Monaten noch nicht gezielt greifen kann. Die feinmotorischen Meilensteine und deren Variabilität sind in ◘ Abb. 3.11 für das erste Lebensjahr im Einzelnen dargestellt. Durch die Fähigkeit des Greifens und des freien Sitzens erweitert sich der Einflussbereich der Kinder wesentlich. Sie können sich von nun an nach vorne beugen, um Gegenstände zu erreichen, die zuvor außerhalb ihrer Griffweite waren (Spencer et al. 2000).

In den ersten sechs Lebensmonaten weisen Säuglinge noch keine bevorzugte Händigkeit beim Greifen auf, auch wenn sich gewisse Zeichen einer **Bewegungsasymmetrie** schon vor der Geburt zeigen. So bevorzugen die meisten Föten ihren rechten Daumen zum Lutschen und bewegen ihren rechten Arm häufiger als den linken (Hepper et al. 1991). Säuglinge hingegen ergreifen einen Ring oder einen Würfel mit beiden Händen. Eine bereits früh entstehende Seitendominanz kann daher ein Hinweis für eine neurologische Störung sein. Die Bevorzugung einer Hand entwickelt sich erst ab der zweiten Hälfte des ersten Lebensjahres (Campbell et al. 2018) (► Kap. 4 zur Entwicklung der Händigkeit).

Auch wenn ein ausreichendes Sehvermögen eine wichtige Voraussetzung für die Entwicklung des Greifens ist, spielen weitere Aspekte eine ebenso bedeutsame Rolle: So müssen die General Movements und der Greifreflex verschwinden, damit willkürliche Greifbewegungen entstehen können. Das Kind benötigt außerdem eine genügende Körperkontrolle und insbesondere Fähigkeiten der taktil-kinästhetischen Wahrnehmung. Darunter versteht man die Fähigkeit, Druck und Berührung auf einer Oberfläche zu spüren, aber auch Schmerz und Temperatur zu fühlen (taktile Wahrnehmung) sowie die Bewegungen von Muskulatur und Gelenken zu erfassen (kinästhetische Wahrnehmung). Diese Wahrnehmungsfunktionen sind besonders für sehbehinderte Kinder bedeutsam, da sie das eingeschränkte Sehvermögen zumindest teilweise kompensieren können. So konnte man zeigen, dass die

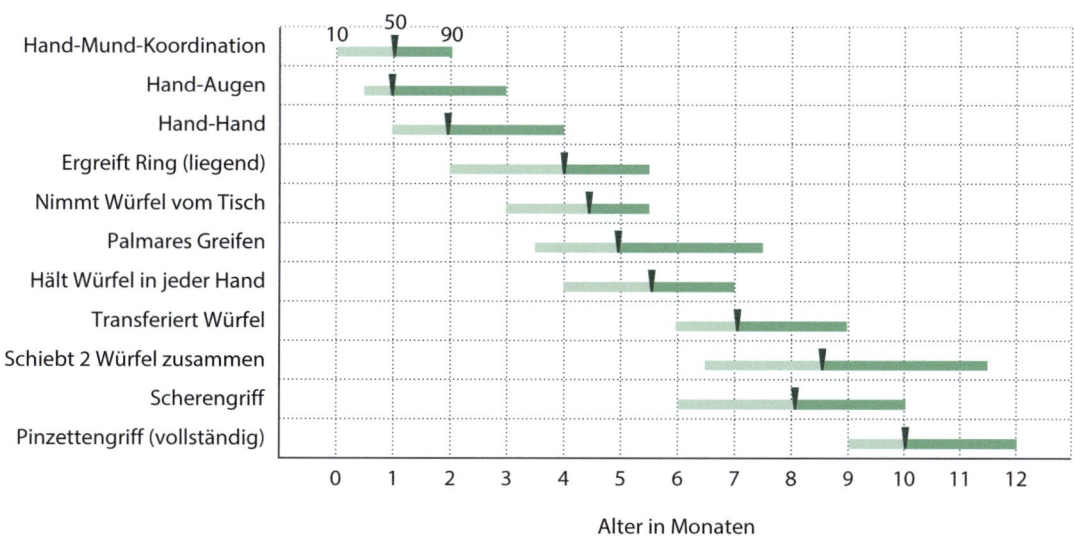

◘ **Abb. 3.11** Meilensteine der Feinmotorik im Säuglingsalter. Aus den Zürcher Longitudinalstudien (Wehrle et al. 2021)

Abfolge der Greifentwicklung ähnlich ist wie bei sehenden Kindern, aber verzögert auftritt – wie zum Beispiel der Pinzettengriff durchschnittlich im Alter von 17 Monaten (Troster und Brambring 1992).

3.2.6 Entwicklung zum freien Gehen

Es gibt viele verschiedene Varianten der motorischen Entwicklung bis zum freien Gehen (◘ Abb. 3.12). Zuerst dreht sich das Kind durchschnittlich etwa im Alter von fünf Monaten vom Rücken auf den Bauch. Die umgekehrte Drehbewegung vom Bauch auf den Rücken gelingt ihm etwas später, im Mittel mit sechs Monaten. Auch beginnt es in diesem Alter, mit Kreisbewegungen auf dem Bauch oder Rücken zu rutschen. Mit durchschnittlich sieben Monaten starten die Säuglinge mit dem **Kriechen** und sind dann in der Lage, die Umgebung selbstständig zu erkunden. Dabei bewegen sie sich mit dem Bauch am Boden fort. Diese Fortbewegungsform des Kriechens wird auch als **Robben** bezeichnet. Es gibt verschiedene Formen des Kriechens und Robbens. So zeigen gewisse Kinder sogar Schlangenbewegungen oder ein Rollen vorwärts. Die meisten Kinder wechseln im Alter von neun Monaten vom Kriechen zum **Krabbeln** auf den Händen und Knien, weil diese Fortbewegungsform weniger anstrengend ist und schneller geht. Es wurden auch unterschiedliche Varianten des Krabbelns beschrieben (zum Beispiel auf allen Vieren (Adolph und Robinson 2013)). Auch tritt Krabbeln nicht zwingend nach dem Kriechen auf: Es gibt Kinder, die sich vom Kriechen zuerst zum Stehen hochziehen und erst dann mit dem Krabbeln beginnen (Martorell et al. 2006). ◘ Abb. 3.12 zeigt die verschiedenen **Varianten** bis zum freien Gehen und die Häufigkeiten verschiedener Abfolgen.

Fast 15 Prozent der Kinder krabbeln nie, sondern zeigen besondere Formen der Bewegungsentwicklung wie beispielsweise das Sitzrutschen (Martorell et al. 2006). Krabbeln ist darum kein zuverlässiger Meilenstein für die motorische Entwicklung eines Säuglings.

Das **Sitzrutschen** (auch „Shuffling" oder „Scooting" genannt) ist eine besonders häufig auftretende Variante der frühen Bewegungsentwicklung. Bei dieser speziellen Art der Fortbewegung sitzen die Kinder auf dem Boden und rutschen auf dem Gesäß. Dabei rudern sie symmetrisch oder einseitig mit den Beinen (◘ Abb. 3.13). Es gibt Kinder, die sich auf diese Weise sehr schnell von einem Ort zum anderen fortbewegen können. Die meisten Sitzrutscher zeigen eine positive Familienanamnese – das heißt, dass auch ein Elternteil oder ein Geschwister diese besondere Fortbewegungsart gezeigt hat. Im Durchschnitt gehen Sitzrutscher erst mit 17 Monaten die ersten Schritte frei. Die meisten dieser Kinder zeigen eine leichte muskuläre Hypotonie besonders der unteren Extremitäten ohne Krankheitswert.

Sitzrutscher ohne weitere körperliche Auffälligkeiten holen den motorischen Entwicklungsrückstand der ersten Lebensjahre bis in das Schulalter auf. Diese unspezifischen Sitzrutscher müssen allerdings von den **symptomatischen Rutschern** abgegrenzt werden. Die Letzteren rutschen infolge einer neurologischen Erkrankung (zum Beispiel einer Muskelschwäche oder Zerebralparese), die abgeklärt werden muss. Die muskuläre Hypotonie ist bei symptomatischen Sitzrutschern generell ausgeprägter. Diese Kinder zeigen auch meist zusätzliche Auffälligkeiten wie beispielsweise eine verminderte oder gesteigerte Reflexantwort und abnorme Gelenkbeweglichkeit.

> ▶ **Fallbeispiel: Der Sitzrutscher als Variante der frühen Bewegungsentwicklung**
>
> Andreas ist ein elf Monate alter Säugling, der bis anhin weder gekrochen noch gekrabbelt ist. Er zeigt seit einigen Wochen eine eigenartige Fortbewegungsart. So sitzt er mit beiden Beinen gegen vorne liegend und rutscht oder hüpft bisweilen auf dem Gesäß. Er macht dabei keine Anstalten, zu kriechen oder sich an einem Möbelstück hochzuziehen. Die Mutter berichtet, dass sie ebenfalls ein eigenartiges Bewegungsmuster um den ersten Geburtstag zeigte, was seinerzeit als motorische Variante bezeichnet wurde. Die klinische und neuro-

3.2 · Vom Reflex zum freien Gehen: die Motorik in den ersten zwölf Lebensmonaten

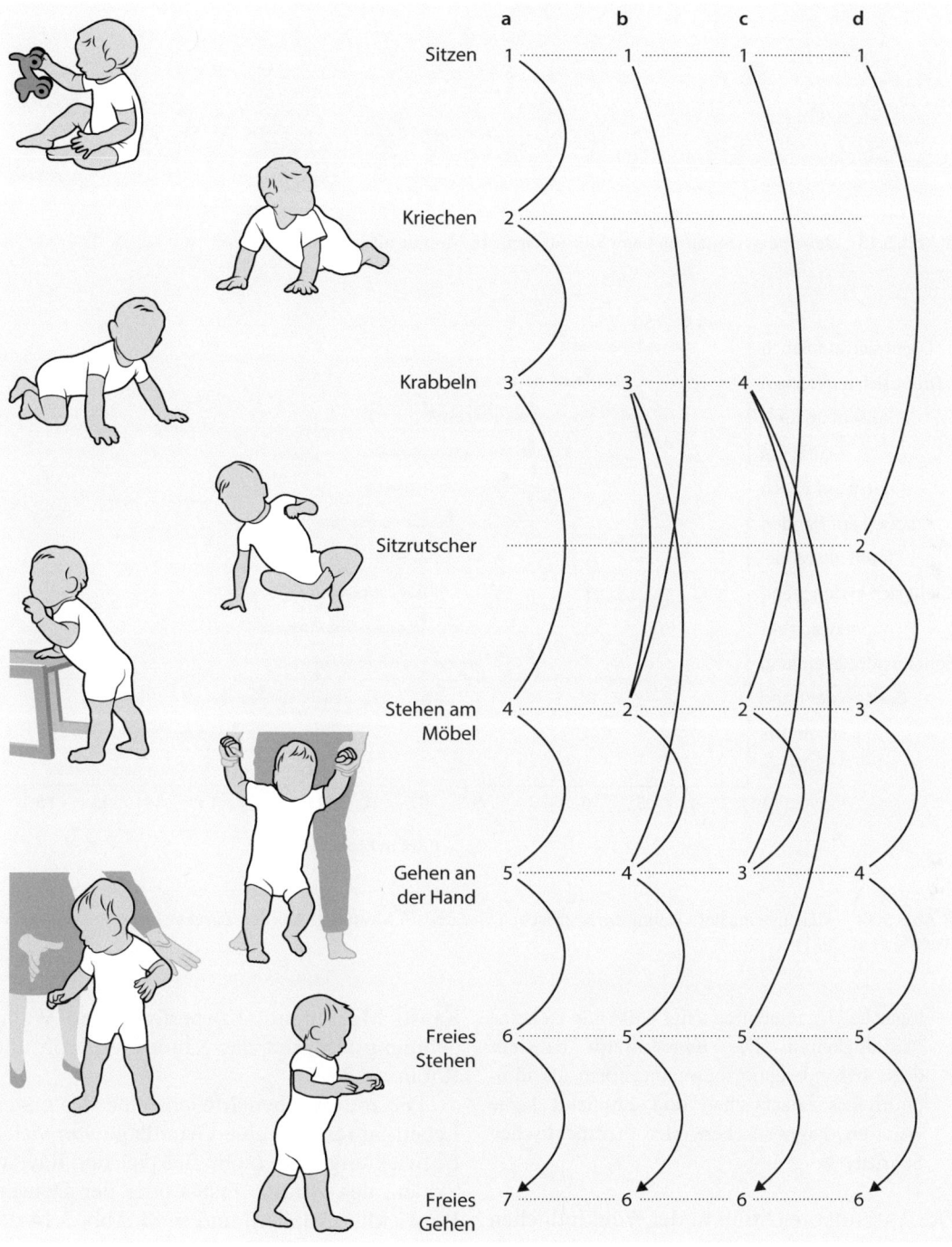

Abb. 3.12 Entwicklungsschritte der frühen Grobmotorik. Variante **a** (42 Prozent), Variante **b** (36 Prozent), Variante **c** (8 Prozent), Variante **d** (14 Prozent). Aus Largo et al. 1985; Martorell et al. 2006

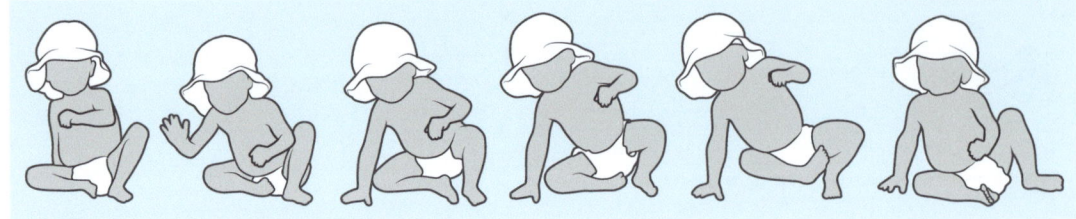

Abb. 3.13 Bewegungssequenzen beim Sitzrutschen. 16 Monate altes Kind

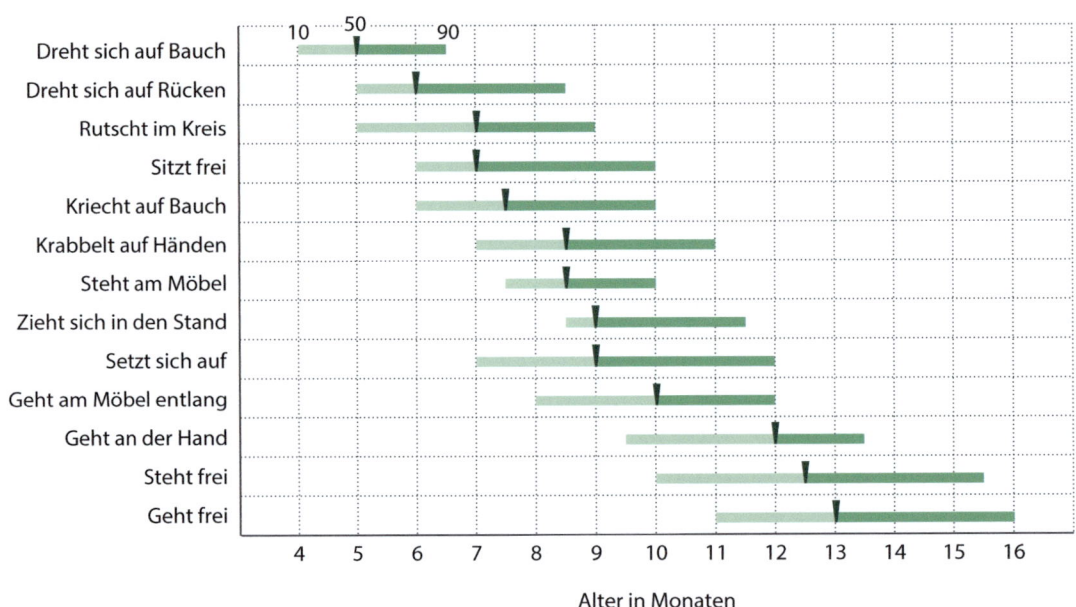

Abb. 3.14 Meilensteine der Grobmotorik zwischen vier und 16 Monaten. Aus den Zürcher Longitudinalstudien (Wehrle et al. 2021)

logische Untersuchung zeigt bei Andreas keine Auffälligkeiten. Die Kinderärztin beurteilt diese besondere Fortbewegungsform als idiopathisches Sitzrutschen und empfiehlt keine weiteren diagnostischen oder therapeutischen Schritte. ◀

Der Variantenreichtum in der frühkindlichen Motorik entsteht nicht nur ausschließlich durch die genetische Variabilität. Die verschiedenen motorischen Formen können auch mit der dynamischen Systemtheorie erklärt werden (Thelen 1995): Motorische Varianten entstehen dabei durch ein dynamisches Zusammenspiel zwischen der sich entwickelnden Kraft, Muskulatur, Körperform und Wahrnehmungsfähigkeit des Kindes (Adolph und Robinson 2013).

Die motorischen Meilensteine des ersten Lebensjahres sind eine Grundlage von vielen Entwicklungstests (zum Beispiel der Bayley-Skalen, des Griffith-Testes oder der Denver-Entwicklungsskalen) und in ◘ Abb. 3.14 detailliert dargestellt.

Die ersten freien Schritte sind für Bezugspersonen ebenso wie für Fachpersonen der offensichtlichste Meilenstein der frühkindlichen Entwicklung. Kinder gehen ohne Unterstützung im Mittel mit 13 Monaten (▶ Kap. 4). Das bedeutet, dass fast die Hälfte aller Kinder schon gegen Ende des ersten Lebensjahres frei gehen kann. Dabei üben sie das freie Laufen mit einer hohen Intensität. Adolph und Kollegen konnten zeigen, dass die Kinder um das erste Lebensjahr pro Stunde durchschnittlich etwa 1500 Schritte machen, 300 Meter gehen und dabei fast 40 Mal hinfallen (Adolph et al. 2012). Diese Durchschnittswerte sagen allerdings nichts aus über die große Variabilität in der Entwicklung des freien Gehens. So gehen die ersten Kinder bereits im Alter von neun Monaten (10. Perzentile), andere erst mit 18 Monaten (90. Perzentile).

3.3 Sehen, Hören, Fühlen – was der Säugling bereits wahrnimmt

Bis in die 1960er-Jahre herrschte die Meinung vor, dass Neugeborene noch nicht sehen und hören können und der Geschmacks-, Geruchs- sowie der Tastsinn bei Geburt nur rudimentär angelegt sind. Diese Ansicht beruhte auf der Beobachtung, dass Neugeborene bei chemischen oder taktilen Reizen zwar reflexartig und gelegentlich auch heftig reagieren, aber nur geringe Reaktionen auf auditive oder visuelle Stimuli zeigen. Man glaubte, dass den Säuglingen nur Primitivreflexe zur Verfügung stehen, die entweder die physiologischen Bedürfnisse befriedigen (zum Beispiel der Saugreflex), als Schutzreflexe dienen (zum Beispiel der Niesreflex) oder als evolutionsbiologische Relikte keinerlei Bedeutung mehr haben (zum Beispiel der Greifreflex oder Moro-Reflex). Auch war man der Ansicht, dass Neugeborene noch keinen Schmerz empfinden können (Lee et al. 2005). Generell galten Kinder im ersten Lebensjahr als hilflose Wesen, die nur ein diffuses Durcheinander von sensorischen Eindrücken wahrnehmen können (**blooming and buzzing confusion** (James 1892)).

Erst in den letzten fünfzig Jahren ermöglichte die **experimentelle Säuglingsforschung**, die kindliche Wahrnehmung von Geburt an im Detail zu untersuchen (▶ Kap. 2). Diese Entdeckungen führten dazu, dass man heute der Ansicht ist, dass Neugeborene bereits unmittelbar nach der Geburt die Welt recht differenziert sehen, hören, fühlen und riechen können.

Aber ab welchem Alter ist der Säugling in der Lage, Gesichter zu erkennen, und wann kann er Laute unterscheiden? Kann bereits ein Frühgeborenes Schmerz empfinden? Diese Fragen zeigen, dass Wissen über die Entwicklung der Wahrnehmung für den Umgang und praktischen Alltag mit Kindern außerordentlich wichtig ist.

Im Folgenden wird die Entwicklung von verschiedenen Wahrnehmungsbereichen beschrieben. Die Wahrnehmung entwickelt sich im Vergleich zu anderen Entwicklungsbereichen wie der Motorik, der Sprache oder der Kognition früh; die größten Veränderungen der Wahrnehmungsleistungen spielen sich im ersten Lebensjahr ab. Zwar zeigen sich später durchaus noch Veränderungen der Wahrnehmungsfunktionen, allerdings sind diese dann eng verflochten mit der motorischen, sprachlichen, kognitiven und sozialen Entwicklung.

3.3.1 Visuelle Wahrnehmung

Das Auge und das visuelle System sind bei der Geburt angelegt, aber noch nicht vollständig ausgebildet. Das Neugeborene erkundet die Umgebung bereits intensiv mit seinen Augen. Zudem kann es eine Person für eine kurze Zeit fixieren oder einen Gegenstand verfolgen, wenn er vor seinen Augen bewegt wird. Die Dehnbarkeit der Linse ist noch ungenügend, und an der Stelle des schärfsten Sehens in der Netzhaut (der Fovea Centralis) sind erst wenige Zapfen vorhanden. Außerdem ist das Auge in seiner Größe noch relativ klein. Dies führt dazu, dass die Sehschärfe des Neugeborenen deutlich schwächer ist als bei Erwachsenen (Teller 1981). Erste Befunde über die Entwicklung der Sehschärfe wurden bereits 1961 vom Entwicklungspsychologen Robert Fantz (1925–1981) mittels der **Blickpräferenzmethode** von Streifenmustern publiziert (Fantz 1961) (▶ Kap. 2). Ein Streifenmuster erscheint grau, wenn das Auflösungsvermögen des kindlichen Auges noch nicht genügend gut ist. Wird das visuelle Auflösungsvermögen im Verlauf der Entwicklung

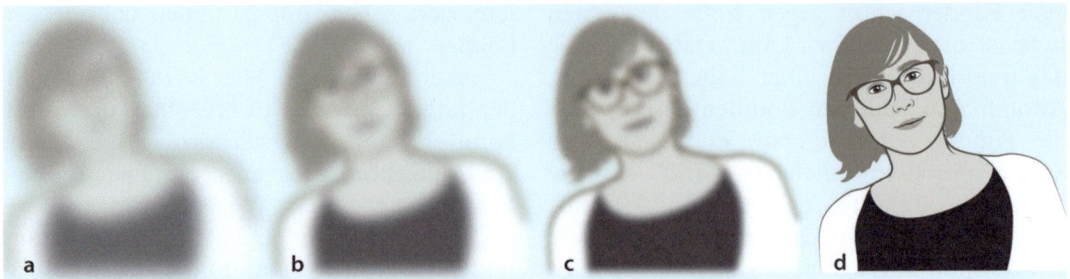

Abb. 3.15 Entwicklung der Sehschärfe. **a** Geburt, **b** Drei Monate, **c** Ein Jahr, **d** Erwachsenenalter

besser, so erkennt der Säugling das Streifenmuster, das er im Vergleich zu einer grauen Fläche länger betrachtet. Die Kontrastempfindlichkeit nimmt also im Verlauf der Entwicklung immer mehr zu.

In zahlreichen experimentellen Studien konnte man bestätigen, dass ein Neugeborenes nicht weiter als etwa 30 Zentimeter weit sehen kann (Huurneman und Boonstra 2016). Weiter entfernte Gegenstände oder Personen sieht es nicht. Allerdings ist auch ein Bild in kurzer Distanz noch verschwommen. Die **Sehschärfe** hat nach der Geburt einen Visuswert von nur etwa 0,05. ◘ Abb. 3.15 zeigt eine Simulation der Entwicklung der Sehschärfe vom Neugeborenen- bis in das Erwachsenenalter. Die geringe Sehschärfe ist für das Neugeborene und den jungen Säugling an und für sich kein Problem, denn er ist ohnehin noch fast ausschließlich auf die Unterstützung von Bezugspersonen angewiesen.

> ▶ **Fallbeispiel: Die Sehschärfe in den ersten Lebenswochen**
>
> Ein Gesicht wird vom zwei Wochen alten Felix nur wahrgenommen, wenn die Gesichtsmerkmale der betrachteten Person in einem starken Kontrast zueinanderstehen. So kann er einen Haar- oder Bartansatz oder auch eine Brille erkennen, wenn sich diese Merkmale genügend vom Gesicht abgrenzen. Im Gegensatz dazu sind für ihn Objekte oder Gesichter mit geringem Kontrast nicht erkennbar. ◄

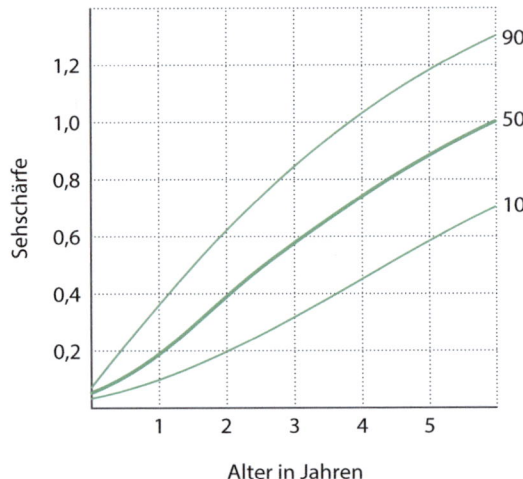

Abb. 3.16 Variabilität der Sehschärfe. Adaptiert aus Huurneman und Boonstra 2016; mit freundlicher Genehmigung von © Springer-Verlag Berlin Heidelberg 2016. All Rights Reserved

Die Sehschärfe wird von der Geburt bis in das frühe Schulalter immer besser (Huurneman und Boonstra 2016; Teller 1981). ◘ Abb. 3.16 illustriert die Entwicklung der Sehschärfe des Nahvisus in den ersten sechs Lebensjahren. Die Sehschärfe nimmt auch nach diesem Zeitpunkt noch zu und erreicht im jungen Erwachsenenalter ihr Maximum (mit einem Visuswert von etwa 1,5 (Elliott et al. 1995)). Die Variabilität in der Entwicklung der Sehschärfe zwischen den Kindern ist sehr groß, was mit dem unterschiedlichen Wachstum des

Auges und der Zapfendichte in der Fovea Centralis erklärt werden kann.

Fast alle Neugeborenen verfolgen Gegenstände, wenn sie vor ihrem Auge horizontal bewegt werden, oder sie erkunden die Gesichter von Bezugspersonen (Ricci et al. 2008). Das **horizontale Verfolgen** ist daher ein wichtiger Aspekt der entwicklungsneurologischen Untersuchung. Weil die Sehschärfe des Neugeborenen noch gering ist, sind seine Augenbewegungen allerdings nicht immer gezielt, sondern zum Teil eher ruckartig. Es zeigt Blicksprünge und die Fixation ist teilweise etwas flüchtig. Die Augen stehen nicht immer parallel, ein **Schielen** kann intermittierend auftreten. Nach einigen Monaten nimmt die visuelle Aufmerksamkeit zu und der Säugling zeigt zunehmend langsame und ruhige Folgebewegungen. Erst jetzt ist er in der Lage, ein Gesicht längere Zeit zu fixieren. Wenn nach vier Monaten noch Schielstellungen auftreten, sind Abklärungen angezeigt.

Bei einem Gegenstand betrachten Neugeborene und junge Säuglinge meist nur einen Teilaspekt (z.B. die Ecken eines Drei- oder Viereckes) und beschränken sich bevorzugt auf die äußeren Umrisse eines Objekts. Dasselbe gilt für das Gesicht: ◘ Abb. 3.17 zeigt das Blickverhalten eines Neugeborenen, das hauptsächlich auf das Kinn und nur kurz zu den Ohren schaut. Man nennt diese Präferenz des Blickverhaltens auf äußere Konturen auch **Externalitätseffekt** (Maurer und Salapatek 1976). Dieser Effekt verschwindet mit etwa drei Monaten, wenn der Säugling beginnt, vermehrt auch zentrale Gesichtsmerkmale wie den Mund und die Augen zu fixieren (◘ Abb. 3.17).

Bei Geburt kann das Neugeborene noch keine Farben zuverlässig wahrnehmen; es erkennt nur starke Schwarz-Weiß-Kontraste. Die **Farbwahrnehmung** entwickelt sich im Alter von zwei bis vier Monaten. Dann kann der Säugling die Grundfarben erkennen, wobei sich die Farbempfindlichkeit in der folgenden Reihenfolge entwickelt: zuerst rot, dann blau, gelb und grün (Bornstein 1975). Grundsätzlich bevorzugen Säuglinge die Grundfarben gegenüber Mischfarben.

Generell interessiert sich der Säugling für einfache, runde, symmetrische und kontrastreiche Muster, zum Beispiel für die konzentrischen Kreise in ◘ Abb. 3.18. Auch zeigt er eher eine Präferenz für vertikale statt horizontale Muster und für bewegte statt unbewegte Objekte.

Eine Besonderheit der visuellen Wahrnehmung des Säuglings ist aber sein großes Interesse für das **menschliche Gesicht** (Fantz 1961). ◘ Abb. 3.18 zeigt den prozentualen Anteil der Fixationszeit, wenn Kinder ein Gesicht im Vergleich zu konzentrischen oder farbigen Kreisen betrachten. Der Säugling schaut Gesichter mehr als doppelt so lange an wie die anderen Objekte. Auch fixiert er diejenigen Gesichter länger, bei denen die Gesichtsmerkmale korrekt und symmetrisch angeordnet sind. Sind die Gesichtsmerkmale ungeordnet wie bei den Scrambled Faces, ist die Fixationszeit kürzer (◘ Abb. 3.18).

Das Interesse am menschlichen Gesicht verändert sich im Verlauf des ersten Lebensjahres hinsichtlich der Art und Weise, wie Säuglinge die visuellen Informationen verarbeiten. Während sie in den ersten Lebensmonaten nur an Einzelmerkmalen des Gesichtes interessiert sind, betrachten die Kinder ab dem sechsten Lebensmonat das Gesicht zunehmend als Ganzes. So unterscheiden sie verschiedene Gesichter nicht mehr nur an-

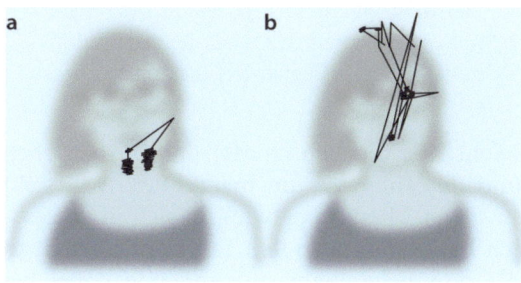

◘ **Abb. 3.17** Blickverhalten des Säuglings. Blickverhalten des Neugeborenen **a** und im Alter von drei Monaten **b**. Adaptiert von Maurer 2016; mit freundlicher Genehmigung von © American Psychological Association. All Rights Reserved

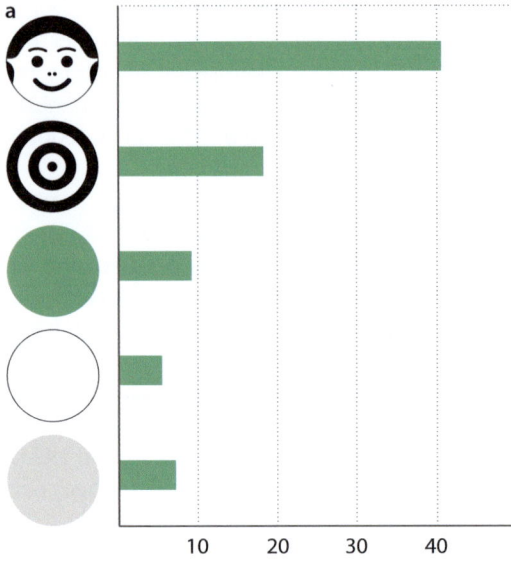

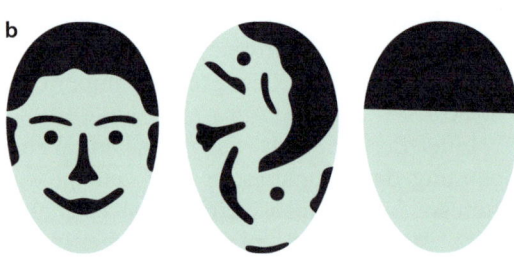

◨ **Abb. 3.18** Visuelles Interesse des Säuglings. Visuelles Interesse für verschiedene Figuren **a** und Scrambled Faces **b** aus Fantz 1961; mit freundlicher Genehmigung von © Scientific American. All Rights Reserved

der Geburt sind Neugeborene in der Lage, das mütterliche Gesicht vom Gesicht einer fremden Person zu unterscheiden (Field et al. 1984). In den ersten Lebenswochen fühlen sie sich zudem von den menschlichen Gesichtern aller Kulturen, aber auch von Primaten angezogen (Kelly et al. 2007; Pascalis et al. 2002). Erst ab dem dritten Lebensmonat spezialisieren sie sich zunehmend auf die Unterschiede der Gesichter der eigenen Kultur. So zeigen beispielsweise europäische Neugeborene keine besondere Präferenz für asiatische, afrikanische oder europäische Gesichter, während drei Monate alte Säuglinge nur noch die für ihr Umfeld typischen europäischen Gesichter anschauen. Sie verlieren also die Fähigkeit des Erkennens von Gesichtern von fremden Kulturen (Cross-Race-Effekt (Kelly et al. 2007)). Diese **Wahrnehmungsverengung** (perceptual narrowing) findet sich auch bei der Laut- und Musikerkennung und deutet auf sensible Phasen der frühen Wahrnehmungsentwicklung hin (Hannon und Trehub 2005; Lynch und Eilers 1992) (▶ Kap. 2).

> **Visuelle Präferenzen des Säuglings**
> Das Wissen über die visuellen Präferenzen eines Säuglings kann bei der Wahl einer angemessenen Umgebung hilfreich sein. So bevorzugen Säuglinge Spielzeuge mit einfachen, runden, symmetrischen und kontrastreichen Mustern, die sich bewegen. Eltern und Fachpersonen wissen auch, dass sich die Aufmerksamkeit eines Säuglings deutlich besser mit einem bewegten Objekt lenken lässt als mit einem unbewegten Gegenstand.

hand von einzelnen Merkmalen, sondern anhand der Gestalt des Gesichtes (Schwarzer et al. 2007). Das große Interesse am menschlichen Gesicht ist wahrscheinlich angeboren und evolutionsbiologisch geprägt, denn der Säugling löst durch sein Interesse am Gesicht und sein Blickverhalten bei den Bezugspersonen ein starkes Fürsorgeverhalten aus (▶ Kap. 2).

In den ersten Lebenswochen zeigen Säuglinge nicht nur eine Bevorzugung von Gesichtern gegenüber anderen Mustern: Sie haben auch eine besondere Präferenz für das Gesicht der Mutter. Bereits unmittelbar bei

Nicht nur die Sehschärfe, das Farbensehen und das Interesse am menschlichen Gesicht sowie an Mustern entwickeln sich in den ersten Lebensmonaten sehr rasch, sondern auch die räumliche Wahrnehmung und dabei besonders die **Tiefenwahrnehmung**. Diese ist abhängig von der Fähigkeit des Kindes, mit beiden Augen zu sehen (Stereosehen). Das Netzhautbild eines Gegenstandes ist nicht in beiden Augen genau gleich. Die Informationen beider Augen werden in der visuellen Sehrinde zur räumlichen Wahrnehmung verarbeitet. Das Stereosehen und damit die Fähigkeit zur Tiefenwahrnehmung treten mit etwa vier Monaten auf und erreichen rasch die Leistungsfähigkeit von Erwachsenen (Held et al. 1980).

Die wohl berühmteste Versuchsanordnung zur Tiefenwahrnehmung beschrieben Gibson und Walk mit der **visuellen Klippe** (Gibson und Walk 1960). Die beiden Forscher konstruierten eine dicke, nicht spiegelnde Glasplatte, die zweigeteilt war: Die eine Hälfte der Glasplatte lag direkt auf einem Brett mit Schachbrettmuster. Bei der anderen Hälfte lag ein identisches Schachbrett einen Meter tiefer, so dass ein Kind mit der Fähigkeit zur Tiefenwahrnehmung den Eindruck eines Abgrundes bekam. Gibson und Walk fanden heraus, dass sich Säuglinge ab dem Alter von etwa sechs Monaten ohne Angst auf der „hohen" Seite der Klippe bewegten. Sie zögerten aber an der Grenze zur „tiefen" Seite und weigerten sich, diese zu überqueren, selbst wenn sie von ihrer Mutter dazu angeregt wurden. Auch Säuglinge, die sich noch nicht mit Kriechen oder Krabbeln fortbewegen konnten, zeigten physiologische Reaktionen, wenn sie auf die Glasplatte mit dem tiefen Schachbrett gelegt wurden. Diese Befunde zeigen, dass Kinder bereits ab dem vierten Lebensmonat über eine Tiefenwahrnehmung verfügen und demzufolge einen Abgrund erkennen können. Allerdings sind sie in diesem Alter noch nicht in der Lage, zu erkennen, dass ein Abgrund auch Konsequenzen wie einen Sturz nach sich ziehen kann.

3.3.2 Auditive Wahrnehmung

Bereits ab der 25. Schwangerschaftswoche kann der Fötus die Töne der Umgebung trotz Dämpfung durch das Fruchtwasser und die Bauchdecke wahrnehmen und reagiert darauf (Birnholz und Benacerraf 1983). Tatsächlich haben elektrophysiologische Studien zur Hörfähigkeit gezeigt, dass das Gehör bereits bei Frühgeborenen funktionstüchtig ist (Schulman-Galambos und Galambos 1979). Zu diesem Befund passt, dass Neugeborene schon in den ersten Tagen nach der Geburt die **Stimme der Mutter** durch die vorgeburtliche Erfahrung erkennen und sie von anderen Stimmen unterscheiden können (Decasper und Fifer 1980). Auch bevorzugen sie die Stimme der Mutter im Vergleich zu den Stimmen von fremden Personen. Interessanterweise gilt dies nicht für die Stimme des Vaters, die sie fremden Stimmen nicht häufiger vorziehen. Dieser Umstand beweist, dass Föten die Stimme der Mutter bereits intrauterin deutlicher wahrnehmen können und diese vorgeburtliche Erfahrung die Präferenz für die mütterliche Stimme nach der Geburt bestimmt. Tatsächlich konnte man zeigen, dass das Neugeborene die Mutter zuverlässiger an ihrer Stimme identifizieren kann, wenn diese während der letzten Schwangerschaftswochen regelmäßig eine Geschichte vorliest (Decasper und Spence 1986).

Bereits Neugeborene können bis zu einem gewissen Grad die Richtung eines Tones erkennen und unterscheiden, ob ein Geräusch von links, rechts oder von hinten kommt (Wertheimer 1961). Die Lokalisierung von Tönen gelingt dem Neugeborenen aber noch nicht immer zuverlässig und hängt auch von der Dauer des Geräusches ab. Die **Tonlokalisation** verbessert sich in den ersten Lebensmonaten jedoch sehr rasch und erreicht bis zum Ende des zweiten Lebensjahres 90 Prozent der Erwachsenenleistung (Ashmead et al. 1991). In der Praxis kann mit Hilfe einer genormten, hochfrequenten Rassel (Hochtonrassel nach McCormick) überprüft werden, ob sich der Säugling einer Geräuschquelle zuwendet. Auf diese Weise sind bereits im Alter von drei Monaten Untersuchungen zum Erkennen von hohen Tönen möglich (McCormick 1983). Die Untersuchung mit der Hochtonrassel wird im Rahmen der kinderärztlichen Vorsorgeuntersuchungen in den ersten Lebensmonaten regelmäßig durchgeführt.

Säuglinge sind aber nicht nur in der Lage, Töne wahrzunehmen, sondern können auch verschiedene Sprachlaute differenzieren. Eimas und Kollegen kamen in einer klassischen Studie zum Ergebnis, dass Säuglinge im Alter von vier Monaten die beiden Laute „ba" und „pa" voneinander unterscheiden können (Eimas 1985). Mit der Saugpräferenzmethode zeigten sie, dass Säuglinge zunehmend weniger an einem Schnuller saugen, je länger aus einem Lautsprecher der Laut „ba-ba-ba" gespielt wird (Abb. 3.19). Sobald ein neues Lautsegment (zum Beispiel „ba-pa-pa") bei der Zeit 0 ertönt, nimmt die Saugrate wieder zu. Diese Studie beweist, dass Säuglinge bereits in den ersten Lebensmonaten zu einer **Lautdifferenzierung** fähig sind. Allerdings sind sie noch nicht in der Lage, Sprache zu verstehen.

Verschiedene Studien zeigen, dass Säuglinge in den ersten Lebensmonaten die Laute aller Sprachen differenzieren können (Werker und Tees 1984; Kuhl et al. 1992). Diese Fähigkeit geht allerdings in der zweiten Hälfte des ersten Lebensjahres verloren (siehe zur **Wahrnehmungsverengung** ▶ Abschn. 3.3.1). Dieses Phänomen tritt auch beim Erkennen von Tonhöhen und Rhythmen von Melodien auf. So sind Säuglinge anfänglich in der Lage, die Melodien von unterschiedlichen Kulturen zu erkennen, später aber nur noch diejenigen der eigenen Kultur. Auch die Musik- und Rhythmuswahrnehmung scheint also bereits im frühen Säuglingsalter funktionsfähig zu sein (Lynch und Eilers 1992; Hannon und Trehub 2005).

> **Die frühe Musikalität des Säuglings**
> Seit vielen Jahrhunderten werden Säuglinge mit Liedern beruhigt und deren Aufmerksamkeit sowie Interesse durch Vorsingen geweckt (Trehub 2003). Die vorgesungenen Lieder werden dabei häufig emotional betont und von Körperbewegungen begleitet. Das Vorsingen von Kinderliedern unterstützt den Bindungsaufbau zu Bezugspersonen und fördert den Einstieg in die Sprachentwicklung (Trehub 2003).

Neben den klassischen Saugpräferenzmethoden zur auditiven Wahrnehmung (▶ Kap. 2) gibt es auch elektrophysiologische Techniken, um die Hörfähigkeit des Säuglings zu untersuchen. Eine häufig eingesetzte Methode sind die **otoakustischen Emissionen** (OAE). Darunter versteht man die Schallproduktion des Innenohres, die entweder spontan entsteht oder durch einen Ton ausgelöst werden kann. Die OAE erlauben eine Prüfung des Innenohres und ermöglichen Rückschlüsse auf das Hörvermögen des Kindes. In den meisten Ländern wird das Gehör des Neugeborenen mit OAE durch ein Screening unmittelbar nach der Geburt erfasst. Eine weitere Technik ist die Hirnstammaudiometrie. Dabei werden elektrophysiologische Potentiale auf der Schädeloberfläche abgeleitet, die durch einen akustischen Reiz ausgelöst werden (akustisch evozierte Potentiale). Diese Methode erlaubt eine zuverlässige Untersuchung der Hörfähigkeit bereits im Früh- und Neugeborenenalter (Schulman-Galambos und Galambos 1979).

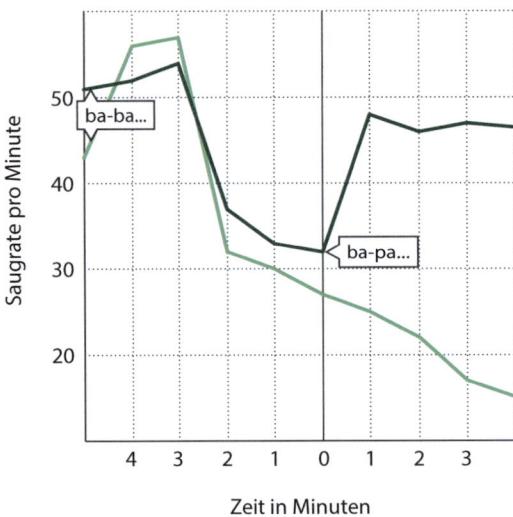

 Abb. 3.19 Lautwahrnehmung des Säuglings. Aus Eimas 1985; mit freundlicher Genehmigung von © Scientific American. All Rights Reserved

> **Screening**
>
> Unter Screening versteht man die systematische Suche nach Krankheiten. Sie zielt darauf ab, bei allen Kindern diejenigen Krankheiten zu erkennen, die noch keine Symptome zeigen, aber zur Vermeidung von langfristigen Schäden eine frühzeitige Behandlung bedingen. Das Neugeborenen-Screening nach Stoffwechselstörungen (Guthrie-Test), das Hörscreening mittels otoakustischen Emissionen oder auch die kinderärztlichen Vorsorgeuntersuchungen dienen der Früherkennung von Erkrankungen (Weber und Jenni 2012).

Untersuchungen mit elektrophysiologischen Methoden haben gezeigt, dass bereits Neugeborene hören können und ihre Hörschwelle bei 10–20 Dezibel (dB) bereits ähnlich hoch ist wie bei Erwachsenen (Schulman-Galambos und Galambos 1979). Allerdings haben Studien mit Präferenzmethoden auch berichtet, dass Säuglinge in den ersten Lebensmonaten noch nicht zuverlässig auf Töne und Laute bei hohen (> 1000 Hertz/Hz) und tiefen Frequenzen (< 250 Hz) reagieren (Spetner und Olsho 1990). Es scheint also, dass sie Flüstern nur ungenügend wahrnehmen können, weil dieses in der Regel hochfrequent ist. Säuglinge nehmen Sprache lediglich in einer normalen Gesprächslautstärke mit tieferer Frequenz wahr und reagieren entsprechend darauf. Erwachsene erhöhen dazu häufig ihre Gesprächstonlage (normal 120–250 Hz) bis zu einer Frequenz von 500 Hz, auf die die Säuglinge reagieren (Spetner und Olsho 1990). Diese besondere Sprache zwischen Erwachsenen und Kindern nennt man auch **kindgerichtete Sprache** (Motherese, Ammensprache oder Babysprache (Snow 1972)) (▶ Kap. 2).

3.3.3 Geschmacks-, Geruchs- und Tastsinn

Während sich die visuelle und auditive Wahrnehmung im Verlauf des ersten Lebensjahres immer differenzierter entwickelt, scheinen andere Wahrnehmungsbereiche wie das Schmecken, Riechen und Fühlen schon bei Geburt praktisch vollständig ausgebildet zu sein. Der Geschmacks- und Geruchssinn wird durch chemische Reize ausgelöst und kann unterschiedliche emotionale Reaktionen wie Lust oder Abneigung erzeugen. Für die Untersuchung der Wahrnehmung von Geschmack und Geruch bei Neugeborenen und Säuglingen beobachtet man den Gesichtsausdruck und die Abwehrreaktionen des Kindes oder analysiert die Herz-/Atemfrequenz, wenn dem Kind ein Geschmacksreiz auf der Zunge oder ein Geruch an der Nase angeboten wird.

Die **Geschmackswahrnehmung** entwickelt sich bereits in der 28. Gestationswoche (Schaal 1988). Dieser Befund deutet darauf hin, dass schon Frühgeborene Geschmacksreize erkennen können. Außerdem zeigen intrauterine Erfahrungen mit bestimmten Geschmacksreizen später Auswirkungen auf die Geschmackswahrnehmung im Säuglingsalter. Tatsächlich konnte man zeigen, dass Säuglinge besonders lustvolle Reaktionen gegenüber einem Geschmacksreiz zeigen (zum Beispiel bei Anis oder Karotten), wenn ihre Mutter während der Schwangerschaft entsprechende Nahrungsmittel mit diesem Geschmack zu sich genommen hatte. Im Gegensatz dazu zeigten diejenigen Säuglinge, die pränatal nicht mit dem entsprechenden Geschmacksreiz konfrontiert waren, keine entsprechende Reaktion (Schaal et al. 2000). Die pränatale Programmierung durch die Ernährung der Mutter während der Schwangerschaft hat also einen großen Einfluss auf die Nahrungspräferenzen des Kindes nach der Geburt (Mennella et al. 2001).

Neugeborene können bereits unmittelbar nach der Geburt die **Geschmacksrichtungen** süß, sauer und bitter von einem neutralen Geschmack unterscheiden. Sie sind hingegen noch nicht in der Lage, salzige Reize wahrzunehmen. Erst mit vier Monaten beginnen sie, salzige Nahrungsmittel zu erkennen (Rosenstein und Oster 1988). Der Geschmackssinn erlaubt dem Kind, spezifische Lebensmittel zu identifizieren. Die Entwicklung des Geschmackssinnes ist eine wichtige Grundlage für die Entstehung von **Nahrungspräferenzen**. Unzählige Studien belegen, dass Säuglinge grundsätzlich süße Geschmacksreize bevorzugen und bittere Reize ablehnen (Birch 1999). Diese biologisch-determinierte Präferenz hat einen evolutionsbiologischen Grund, weil mit einem süßen Geschmack energiereiche Lebensmittel (zum Beispiel Muttermilch oder auch Honig) und mit einem bitteren Geschmack giftige Substanzen assoziiert werden. Rozin nannte den süßen Geschmack auch „Sicherheitsgeschmack der Evolution", weil kein Nahrungsmittel süß und gleichzeitig giftig ist (Rozin 1976).

Auch wenn man heute von einer biologisch-determinierten Präferenz für gewisse Geschmacksrichtungen ausgeht, konnte man zeigen, dass Säuglinge, die schon früh regelmäßig süße Getränke erhielten, später eher Süßgetränke bevorzugen als diejenigen Säuglinge, denen keine Süßgetränke angeboten wurden (Beauchamp und Moran 1982). Die angeborenen Geschmackspräferenzen werden also auch durch individuelle Lernerfahrungen beeinflusst.

Zwischen dem Geschmacks- und Geruchssinn besteht eine enge Verbindung, weil beispielsweise der Geschmack von Speisen durch beide Sinneseindrücke entsteht. Das bedeutet, dass nicht nur der Geschmackssinn früh vorhanden ist, sondern auch der **Geruchssinn** bei Neugeborenen und Säuglingen bereits differenziert entwickelt ist.

Säuglinge sind schon unmittelbar nach der Geburt in der Lage, verschiedene Gerüche zu erkennen, ohne dass sie vor der Geburt entsprechend exponiert waren. So zeigen sie lustvolle Gesichtsausdrücke bei Bananen- oder Vanillegeruch und Abneigung bei Fisch- oder Zwiebelgeruch. Auch erkennen sie den Geruch ihrer Mutter zuverlässiger als denjenigen des Vaters oder fremder Personen – unabhängig davon, ob die Mutter stillt oder nicht (Macfarlane 1975; Cernoch und Porter 1985). Generell löst der Geruch von Muttermilch bei gestillten wie auch bei ausschließlich mit der Flasche ernährten Säuglingen eine starke Anziehungskraft aus (Marlier und Schaal 2005).

Schmerzempfindungen und **Tastsinn** sind bereits bei Frühgeborenen intakt. Es ist für Fachpersonen und Eltern offensichtlich, dass Frühgeborene Berührungen spüren. So reagieren sie entsprechend mit einer Erhöhung der Herzfrequenz. Tatsächlich herrschte bis vor einigen Jahren noch die Meinung vor, dass Früh- und Neugeborene keinen Tastsinn haben und entsprechend keinen Schmerz empfinden können. So operierte man noch bis weit in die 1980er-Jahre viele Frühgeborene nur mit einer leichten Narkose (Lee et al. 2005). Heute weiß man, dass sich die Hautrezeptoren für den Tastsinn in der 7. und 15. Gestationswoche bilden, sich die ersten Nervenzellen für die Schmerzempfindung ab der 19. Woche entwickeln und Frühgeborene wahrscheinlich schon in der 26. Gestationswoche Schmerzen empfinden können (Lee et al. 2005). Dass der Tastsinn bereits bei der Geburt vollständig funktional ist, lässt sich auch an den verschiedenen Reflexreaktionen (zum Beispiel Such- oder Greifreflex) oder durch das orale Erkunden in den ersten Lebensmonaten erkennen (▶ Abschn. 3.6.1).

3.4 Das Ernährungsverhalten – von der Stillzeit an den Familientisch

Das Ernährungsverhalten zählt zu den zentralen Themen der Kindheit im ersten Lebensjahr. Gemäß dem Kinderpsychiater Daniel Stern (1934–2012) gehört die Sorge um das Gedeihen des Kindes zur besonderen psychischen Konstellation der frühen Elternschaft (Stern 1998). Kinder, die wenig oder nicht den Erwartungen der Eltern entsprechend essen, lösen existenzielle Sorgen und eine tiefe Verunsicherung in der elterlichen Kompetenz aus. Auch beruhen viele Unsicherheiten auf

3.4 · Das Ernährungsverhalten – von der Stillzeit an den Familientisch

den ungenügenden Kenntnissen der normalen Entwicklung des kindlichen Essverhaltens in den ersten Lebensjahren (Birch und Fisher 1998). Es ist daher für Fachpersonen sehr wichtig, über ausreichendes Wissen hinsichtlich Ernährung und Essverhalten von Kindern zu verfügen, um Familien kompetent beraten zu können.

Die Ernährung während der ersten Lebensjahre hat einen großen Einfluss auf die Gesundheit und die Entwicklung des Kindes, aber auch auf das Auftreten von ernährungsbedingten Erkrankungen im Erwachsenenalter wie Übergewicht und Diabetes.

Das kindliche Essverhalten wird von physiologischen Regulationsmechanismen, den individuellen Geschmacks- und Geruchspräferenzen, der motorischen Entwicklung des Kindes, der Eltern-Kind-Interaktion und -Beziehung sowie sozialen und kulturellen Einflüssen geprägt.

3.4.1 Physiologische Regulationsmechanismen

Die physiologische Regulation von Hunger und Sättigung ist recht gut untersucht (Gahagan 2012). Eine wichtige Schlussfolgerung vieler Studien ist, dass das Essverhalten – ähnlich wie das Schlafverhalten – homöostatisch reguliert ist (▶ Kap. 2, (Saper et al. 2002)). Physiologische Regulationsprozesse stellen sicher, dass der Energiehaushalt eines Individuums in einem stabilen Gleichgewichtszustand aufrechterhalten wird (Homöostase). Bei einem Energiedefizit wird eine physiologische Kaskade ausgelöst, die zur Appetitstimulation führt. Wenn in der Folge ein bestimmter Sättigungsgrad erreicht wird, dann werden Hormonsysteme aktiviert, die die weitere Nahrungsaufnahme bremsen. Die homöostatisch regulierten physiologischen Systeme sollen einerseits einen anhaltenden Nahrungsstopp verhindern und andererseits das Risiko für eine Adipositas reduzieren (Gahagan 2012).

Die meisten Kenntnisse der physiologischen Ernährungsregulation stammen aus Tiermodellen sowie aus Untersuchungen bei Erwachsenen. Nur wenige Studien haben die Ernährungsregulation im Säuglings- und Kindesalter beschrieben (Dewey und Lonnerdal 1986; Soussignan et al. 1999). Soussignan und Kollegen (Soussignan et al. 1999) berichteten beispielsweise, dass bereits zwei Tage alte Säuglinge nach dem Stillen eine Abneigung gegen Milchgeschmack zeigen. Neugeborene sind bei einer entsprechenden Sättigung also weniger an Nahrung interessiert. Ähnlich wie die Schlafregulation ist demnach auch die Eigenregulation der Nahrungsaufnahme sehr früh im Säuglingsalter funktionstüchtig (Jenni und LeBourgeois 2006).

> **Die Eigenregulation von Hunger und Sättigung**
> Eine praktische Schlussfolgerung der Befunde zur physiologischen Regulation von Hunger und Sättigung lautet: Wenn ein Kind parallel zu den Wachstumskurven wächst und körperlich gesund ist, dann wird sein Bedarf an Energie und Nährstoffen durch eigenregulative Prozesse und eine angemessene Nahrungsmenge gedeckt.

Hunger- und Sättigungsregulation wie auch der Nahrungsbedarf sind bereits in den ersten Lebenstagen bei jedem Kind unterschiedlich ausgeprägt. ◘ Abb. 3.20 zeigt die täglichen Trinkmengen in den ersten Lebensmonaten. Die große Variabilität ist besonders durch die von Kind zu Kind unterschiedlichen physiologischen Regulationsmechanismen des Energiehaushaltes und durch den individuellen Energiebedarf bedingt (Bouchard 2008). Es zeigen allerdings nur gestillte Säuglinge eine vollständig eigenregulierte Nahrungsaufnahme, während bei flaschenernährten Säuglingen hauptsächlich die Eltern die Kontrolle über die Ernährung haben. Dies könnte ein Grund dafür sein, weshalb für flaschenernährte

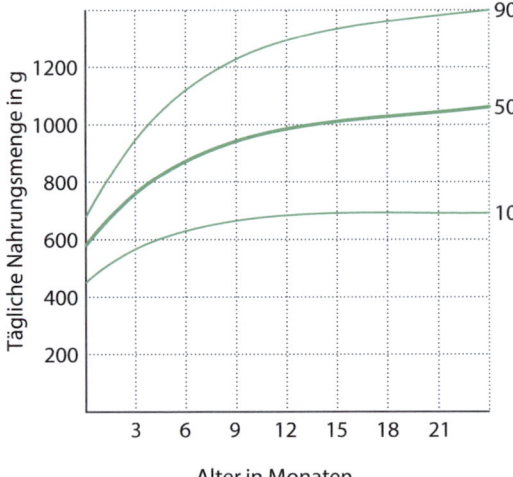

Abb. 3.20 Nahrungsaufnahme bis zwei Jahre. Aus den Zürcher Longitudinalstudien (Wehrle et al. 2021)

3.4.2 Entwicklungsphasen des Essverhaltens

In den ersten Lebensjahren gibt es drei Entwicklungsphasen des Essverhaltens (Henkel et al. 2016):
1. Anfangsphase mit flüssiger Ernährung (**Stillzeit**) bis etwa zum Alter von sechs Monaten
2. Übergangszeit der **Breiernährung** bis zum Ende des ersten Lebensjahres
3. Phase der **kindgerechten Erwachsenenernährung** ab dem zweiten Lebensjahr

Häufige Themen für Fachpersonen sind im ersten Lebensjahr eine Trinkschwäche des jungen Säuglings sowie die Umstellung des Stillens oder der Flaschennahrung auf eine Breiernährung und schließlich auf eine feste Kost.

Es gibt gewisse Voraussetzungen für eine erfolgreiche Brust- oder Flaschenfütterung sowie die Umstellung von flüssiger auf feste Nahrung (beispielsweise die Reifung des Stoffwechsels, der Verdauung sowie der motorischen und sensorischen Fähigkeiten des Mund- und Rachenraumes). Damit der Säugling in der zweiten Hälfte des ersten Lebensjahres Brei essen kann, muss er in eine aufrechte und ausreichend stabile Position gebracht werden. Zudem sollte er die Breinahrung schlucken können, ohne sich zu verschlucken. Diese motorischen Entwicklungsschritte weisen von Kind zu Kind eine große Variabilität auf. Abb. 3.21 zeigt, dass ein Kind durchschnittlich mit fünf Monaten einen weichen Keks essen kann, mit sieben Monaten die Flasche selbstständig hält, bereits mit neun Monaten aus einer Tasse trinken kann und schließlich mit elf Monaten Brotkrümel im Pinzettengriff vom Tisch aufhebt. Die Variabilität dieser Meilensteine im Ess- und Trinkverhalten ist dabei sehr groß.

Bei den meisten Kindern gelingt die Umstellung von Milch auf eine fein pürierte Kost im Alter zwischen vier und sieben Monaten. Breikost mit Stückchen oder weichere Kost können die Kinder mit sieben bis neun Monaten essen, zerdrückte Familienkost zwischen

Kinder ein höheres Risiko für die spätere Entwicklung einer Adipositas besteht (Owen et al. 2005).

Tatsächlich führt die konventionelle Flaschennahrung zu einer deutlich höheren Aufnahme von Proteinen und Energie, was nachweislich eine langfristige Auswirkung auf die Entwicklung einer Adipositas hat (Weber et al. 2014). Im Rahmen der frühen **Protein-Hypothese** wurde postuliert, dass über epigenetische Prozesse eine lebenslange Programmierung des Stoffwechsels erfolgt, der die Entwicklung einer Adipositas, aber auch von anderen Krankheiten wie Diabetes, Bluthochdruck, koronarer Herzkrankheit und Asthma begünstigen kann. Das Erkennen von kindlichen Sättigungssignalen durch die Bezugspersonen ist darum eine wichtige Voraussetzung, damit das Kind nicht überfüttert wird. Sättigungssignale sind beispielsweise ein Einschlafen während des Stillens, eine Verlangsamung des Trinkens oder das Loslassen der Brustwarze oder des Saugers. Außerdem sollten Säuglingsnahrungen möglichst einen ähnlichen Eiweißgehalt wie Muttermilch haben. Weil nicht adaptierte Kuhmilch einen sehr hohen Eiweißgehalt aufweist, sollte sie nicht als flüssige Nahrung im ersten Lebensjahr gegeben werden.

3.4 · Das Ernährungsverhalten – von der Stillzeit an den Familientisch

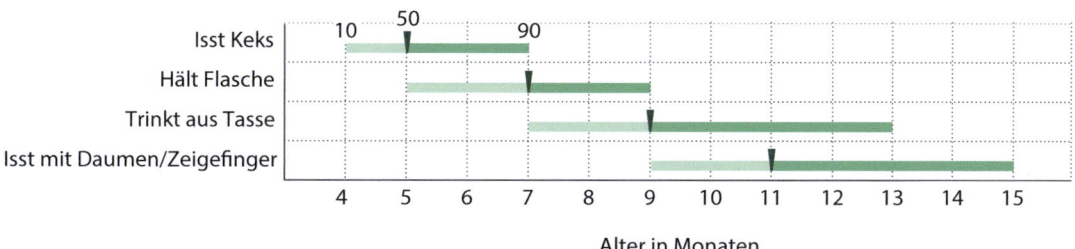

Abb. 3.21 Meilensteine des Essverhaltens. Daten aus den Zürcher Longitudinalstudien (Wehrle et al. 2021)

neun und zwölf Monaten. Schließlich beginnen die Kinder ab dem ersten Geburtstag, alles zu essen, was auf den Familientisch kommt. Die Speisen müssen aber häufig immer noch zerkleinert werden. Spätestens ab diesem Alter ist eine besondere Kindernahrung nicht mehr angezeigt – wie beispielsweise die von der Industrie angebotene Juniormilch, auf die auch zuvor verzichtet werden kann. Eine kindsgerechte Erwachsenenernährung ist ausreichend. Die Fähigkeit, feste Nahrung zu kauen, entwickelt sich schließlich im zweiten Lebensjahr.

3.4.3 Kulturelle und soziale Einflüsse

Kulturelle Normen und Vorstellungen beeinflussen die kindliche Entwicklung wesentlich. In der frühen Kindheit hängen besonders die Schlaf- und Fütterungsrituale von kulturellen und geographischen Begebenheiten ab (Jenni und O'Connor 2005). In manchen Kulturen wird das Essen der Säuglinge von den Bezugspersonen vorgekaut, während andere diese Praxis als unhygienisch und sogar gefährlich beurteilen (Pelto et al. 2010). In manchen werden die Kinder während des Fütterns getragen, in anderen setzen die Eltern den Säugling in einen Kinderstuhl (Gahagan 2012). Die Variabilität der kulturellen Praktiken zeigt, dass Säuglinge und Kinder sehr anpassungsfähig sind und darum rigide Empfehlungen bezüglich des Essverhaltens vermieden werden sollten.

Im zweiten Lebensjahr ahmen die Kinder das Essverhalten der Eltern häufig nach und wollen selbstständig essen und trinken. Dafür braucht es Vorbilder. Tatsächlich ist das Imitationsverhalten und das soziale Lernen der stärkste Lerntrieb des heranwachsenden Kleinkindes (► Kap. 2). Entsprechend bedeutsam ist die verantwortungsbewusste Rolle, die Bezugspersonen als Vorbilder beim Essverhalten einnehmen (Ventura und Birch 2008). So kosten Kinder viel bereitwilliger ein Nahrungsmittel, wenn es sich auch auf dem Teller der Eltern oder von anderen Kindern wiederfindet. Essen Bezugspersonen oder andere Personen zur selben Zeit wie das Kind beispielsweise einen Gemüsebrei, isst es quasi automatisch mit. Zudem essen Kinder bei gemeinsamen Mahlzeiten besser, als wenn die Eltern nur eine Beobachterrolle einnehmen. Dieser Effekt zeigt sich sogar, wenn dem Kind bitterer Kümmel in den Brei gemischt wird (Addessi et al. 2005).

3.4.4 Nahrungsvorlieben

Viele Studien haben gezeigt, dass Belohnungssysteme, die die Lust auf bestimmte Nahrungsmittel steuern, in den ersten Lebensjahren noch nicht reif sind und erst später eine zentrale Rolle in der Ernährungsregulation spielen (Birch und Deysher 1986). Trotzdem können sich Säuglinge und Kleinkinder bis zu einem gewissen Grad geschmacklich an eine bestimmte Nahrung gewöhnen. Dabei beeinflussen die Nahrungsvorlieben der schwangeren oder stillenden Frau das intrauterine Milieu und die geschmackliche Vielfalt der Muttermilch ganz wesentlich mit. Tatsächlich kommt die Ablehnung neuer Speisen bei ehemals gestillten Kindern weniger häufig vor als bei flaschenernährten Kindern.

Für Eltern besteht also die Möglichkeit, die Gewohnheit des „Sich-Hineinschmeckens" auszunutzen, um Kinder an eine gesunde und vielfältige Ernährung heranzuführen (Ellrott 2009). Diejenigen Nahrungsmittel, die die Kinder in den ersten beiden Lebensjahren kennenlernen, werden sie später eher mögen. Deshalb gilt es, Säuglinge und Kleinkinder mit verschiedenen Aromen vertraut zu machen und sie langsam daran zu gewöhnen; dies ist bereits bei sechs Monate alten Säuglingen möglich (Sullivan und Birch 1994). Wichtig dabei ist die wiederholte Gabe von bestimmten Nahrungsmitteln: Denn Kinder bewerten den Geschmack eines Nahrungsmittels mit zunehmender Zeit immer positiver, wenn sie wiederholt dessen Geruch und Geschmack wahrnehmen, also vertrauter damit werden. Man nennt dieses Phänomen der positiveren Bewertung nach wiederholter Exposition auch **Mere-Exposure Effekt** (Wardle et al. 2003). Eine weitere Möglichkeit, das Kind an unbekannte Geschmacksrichtungen zu gewöhnen, ist die Kombination mit bereits vertrauten und beliebten Geschmacksnoten (Hausner et al. 2012). So konnte man zeigen, dass Paprika oder Kürbis von Vorschulkindern viel besser toleriert werden, wenn diese Nahrungsmittel mit Zuckerzimt oder einer Soße gemischt werden. Auf diese Weise assoziiert das Kind einen noch unbekannten Geschmack mit dem bekannten Geschmack (Anzman-Frasca et al. 2012).

Häufig findet sich im Kleinkindalter eine Abneigung gegenüber unvertrauten Speisen als passageres Phänomen, was auch als **Picky Eating** bezeichnet wird. Das selektive Vermeiden von bitteren und sauren Nahrungsmitteln wird als evolutionsbiologisch adaptives Verhalten beschrieben, in dem das mobile Kleinkind Essbares unkontrolliert erreichen kann, aber noch kein Bewusstsein für Unverträgliches ausgebildet hat. Tatsächlich zeigen fast 50 Prozent aller Kleinkinder ein selektives Essverhalten mit einem Gipfel im frühen dritten Lebensjahr und einer steten Abnahme bis zum Schulalter (Cardona Cano et al. 2015).

3.4.5 Die Eltern-Kind-Interaktion beim Essen

Die Eltern-Kind-Interaktion spielt für das kindliche Essverhalten eine zentrale Rolle. So müssen die Erwartungen der Bezugspersonen an das Essverhalten der Kinder an deren Eigenheiten angepasst sein (siehe auch zu den Ausführungen des Fit-Konzeptes ▶ Kap. 5 und (Largo 2019)). Wenn Bezugspersonen die kindlichen Bedürfnisse in Bezug auf Hunger und Sättigung nicht erkennen oder Säuglinge wegen einer Erkrankung nicht in der Lage sind, ihre Bedürfnisse zu signalisieren, können sich Fütter- oder Essstörungen entwickeln (Henkel et al. 2016). Eine übermäßige Kontrolle der kindlichen Ernährung unterdrückt die Fähigkeit zur **Eigenregulation** und kann so zu unkontrolliertem Essen des Kindes führen. Grundsätzlich gilt, dass das Kind entscheidet, wieviel es essen will. Erfahrungsgemäß reagieren Kinder auf eine aufdringliche Fütterung nicht selten mit Abwehr und Vermeidung, die schließlich in eine offene oder verdeckte Auseinandersetzung um jeden Löffel oder Bissen mündet. Diese erhöhte Anspannung bei den Mahlzeiten kann den kindlichen Appetit soweit hemmen, dass ein Untergewicht resultiert. Die Anerkennung der Autonomiebedürfnisse des Kindes, das bereits um den ersten Geburtstag oder sogar früher zum Selberessen mit den Fingern bereit ist, ist für viele Eltern zwar eine Herausforderung, aber für eine langfristig konfliktarme Esssituation entscheidend (Henkel et al. 2016).

> **„Finish Your Soup" – eine Studie zur Eigenregulation der Nahrungsaufnahme**
> Diese Studie untersuchte den Effekt auf die eingenommene Nahrungsmenge, wenn Bezugspersonen das Kind wiederholt aufforderten, die Suppe aufzuessen (Galloway et al. 2006). Dabei wurde die Nahrungsmenge gemessen, die die Kinder unter mildem Druck (über einige Tage wiederholt „Esse deine Suppe fertig") und ohne Druck

(vollständige Eigenregulation) essen. Das Resultat der Studie zeigte, dass Kinder mit mildem Druck anfänglich zwar etwas mehr essen, aber die Nahrungsaufnahme mit der Zeit abnimmt, und diejenigen Kinder ohne Druck schließlich mehr essen. Außerdem äußern sich die Kinder, auf die milder Druck ausgeübt wird, mehrheitlich negativ über das Essen.

3.4.6 Essverhalten und frühkindliche Autonomieentwicklung

Das Bestreben nach Autonomie ist ein bestimmender Faktor in der Entwicklung des Essverhaltens von Säuglingen und Kindern (Chatoor 2012). Bereits in den ersten Lebenswochen ist das Kind in der Lage, Hunger und Sättigung zu signalisieren (erste Phase). Es hat gelernt, die Aufmerksamkeit genügend lange auf das Trinken zu richten. In der Zeit zwischen der sechsten Lebenswoche und dem sechsten Lebensmonat (zweite Phase) setzt der Säugling gezielt Mimik und Vokalisation ein und lernt, sich als aktiven Partner in der Fütterinteraktion wahrzunehmen. Die Kommunikation in dieser Phase läuft ausschließlich dyadisch zwischen der Bezugsperson und dem Kind ab. Zwischen dem siebten Lebensmonat und dem Ende des dritten Lebensjahres (dritte Phase) beginnt das Kind, nach und nach Bedürfnisse auszuhandeln (Henkel et al. 2016). Zunächst möchte es Nahrung selbst in der Hand halten und zum Mund führen. Gegen Ende des ersten Lebensjahres verlangt es, den Löffel zu halten. Spätestens Anfang des zweiten Lebensjahres will es mit Anderen essen und einen eigenen Teller haben. Die Kommunikation in der dritten Phase läuft triadisch ab; das heißt, es entsteht ein Kommunikationsdreieck zwischen Kind, Elternteil und etwas bedeutsamem Dritten (zum Beispiel dem anderen Elternteil, einem Geschwister, einer Puppe oder der Nahrung selbst).

Eine fehlende Übereinstimmung von elterlichem Füttern und kindlichem Essverhalten kann einerseits zu Belastungen für die Eltern und andererseits zu Auffälligkeiten beim Kind führen. Wenn Kinder nicht essen und sich keine behandelbare medizinische Ursache findet, werden gemeinsame Mahlzeiten zu emotional negativ aufgeladenen Situationen. In der Fütter- oder Esssituation begegnen sich schließlich kindliche und elterliche Belastungen und schaukeln sich gegenseitig auf. Aus dem Nicht-Füttern-Können oder dem Verweigern des Kindes entsteht schließlich eine Fütterstörung (Henkel et al. 2016).

3.5 In den Rhythmus finden: das Schlaf- und Schreiverhalten

3.5.1 Schlafphysiologie

Die Schlafstadien sind beim Neugeborenen noch unreif (Jenni et al. 2004). Weil vor und unmittelbar nach der Geburt das EEG, das EOG und das EMG keine stabilen und reproduzierbaren Schlafmuster zeigen und die Einteilung in einen Non-REM-Schlaf und einen REM-Schlaf mittels neurophysiologischer Methoden unzuverlässig ist, hat sich die **Verhaltensbeobachtung** als geeignete Methode in den ersten Lebensmonaten etabliert (Prechtl 1974). Das Verhalten des Säuglings wird dabei anhand von Atmung, Augen, Motorik, Muskeltonus und Stimmungslage in fünf Stadien eingeteilt (◘ Tab. 3.1).

Die **Verhaltensstadien** nach Prechtl definieren einen **aktiven** (entspricht dem **REM-Schlaf**) und einen **ruhigen Schlaf** (entspricht dem **Non-REM-Schlaf**, (Prechtl 1974)). Der aktive Schlaf tritt bereits in der 32. Schwangerschaftswoche auf, kann also schon bei Frühgeborenen beobachtet werden und ist noch nicht durch die für den REM-Schlaf typische motorische Hemmung gekennzeichnet. Aus diesem Grund bewegen sich Frühgeborene und auch Säuglinge im Schlaf sehr oft und zeigen Körperzuckungen sowie Grimassen (zum Beispiel das Engelslächeln, ▶ Abschn. 3.8.1). Auch treten vermehrt Einschlafzuckungen auf. Gelegentlich kommt es zu einem Verdrehen der Augen, was nicht mit epileptischer Aktivität verwechselt werden darf.

Bei Neugeborenen folgt auf den Wachzustand häufig unmittelbar aktiver Schlaf, während bei Erwachsenen der Schlaf meist im Non-REM-Schlaf beginnt (Jenni et al. 2004). Neugeborene schlafen die Hälfte ihrer Schlafzeit im aktiven Schlaf, während die Erwachsenen nur noch etwa 20 Prozent REM-Schlaf zeigen. Im Verlauf einer Nacht treten beim Neugeborenen bis zu zehn Schlafzyklen mit einer Dauer von etwa 50 Minuten auf, beim Erwachsenen können meist vier bis fünf Zyklen mit 90 bis 120 Minuten unterschieden werden (Abb. 2.18a).

3.5.2 Entwicklung des frühen Schlaf-Wach-Rhythmus

Die Schlafentwicklung unterliegt in den ersten Lebensmonaten einer Reifung der beiden Prozesse der Schlafhomöostase und des zirkadianen Rhythmus. Während in den ersten Lebenstagen der Schlaf noch unregelmäßig über die 24-Stunden-Periode verteilt ist, zeigt sich bereits nach vier Monaten ein deutlicher Tag-Nacht-Rhythmus (Jenni et al. 2006). Abb. 3.22 zeigt diese Entwicklung des 24-Stunden-Rhythmus in einer Doppeldarstellung von Ruhe-Aktivitäts-Mustern eines Kindes im Neugeborenenalter (3. bis 12. Tag) und vier Monate später (123. bis 132. Tag). Die Aufzeichnung erfolgte in Minutenintervallen mittels eines Bewegungssensors am Bein des Säuglings (Jenni et al. 2006).

Unter dem Einfluss von **Licht** und **sozialen Zeitgebern** (Ernährung, Pflege, Spiel sowie soziale Kontakte) synchronisieren die Säuglinge ihr Schlaf-Wach-Verhalten innerhalb der ersten Lebensmonate zunehmend mit dem Tag-Nacht-Wechsel. Auch die **Schlafhomöostase** zeigt eine Reifungsentwicklung (Jenni et al. 2004). So regulieren Neugeborene ihren Schlaf in der Regel noch nicht homöostatisch: Es wird also noch kein Schlafdruck während des Wachseins aufgebaut, die jungen Säuglinge kompensieren Wachzeit noch nicht mit tiefem oder längerem Schlaf. Dieser Befund deckt sich mit der Beobachtung, dass Neugeborene nach einer längeren Wachphase manchmal nur für kurze Zeit schlafen und nachher wieder wach und aktiv sind. Man kann sie deshalb nicht länger wach halten in der Hoffnung auf eine längere Schlafphase danach. Die homöostatische Regulation setzt gewöhnlich

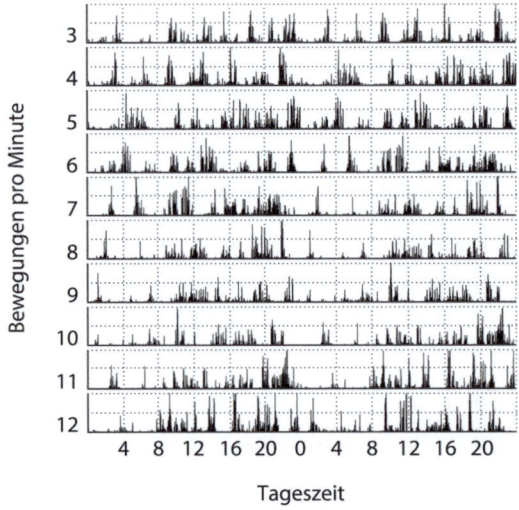
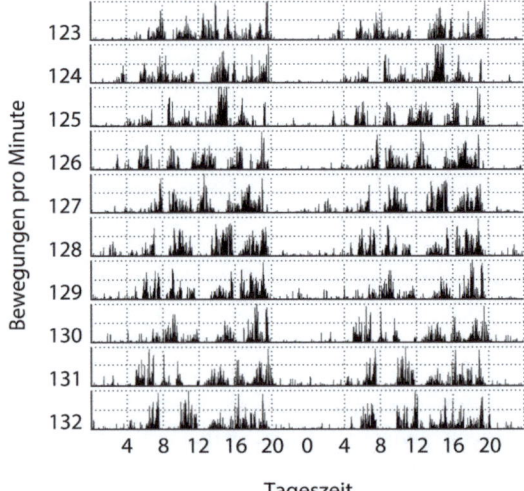

 Abb. 3.22 Entwicklung des Schlaf-Wach-Rhythmus. In dieser Doppeldarstellung wird ein Tag oben rechts auf der nächstunteren Linie links erneut gezeigt. Aus Jenni et al. 2006; mit freundlicher Genehmigung von © Elsevier 2020. All Rights Reserved

3.5 · In den Rhythmus finden: das Schlaf- und Schreiverhalten

im zweiten oder dritten Lebensmonat ein (Jenni et al. 2004). Im Gegensatz zu größeren Kindern und Erwachsenen zeigen Säuglinge allerdings noch einen sehr raschen Anstieg und Abbau des Schlafdruckes, was sich in einem polyphasischen Schlafmuster mit regelmäßigem Tagschlaf äußert (Jenni und LeBourgeois 2006).

Die Entwicklung von homöostatischer und zirkadianer Regulation verläuft je nach Kind unterschiedlich schnell. Einige Kinder können bereits im ersten, 70 Prozent bis zum dritten und 90 Prozent bis zum fünften Lebensmonat durchschlafen, wobei als gängige Definition ein Durchschlafen über sechs bis acht Stunden ohne Aufwachen gilt (Jenni und Carskadon 2012). Je weiter die Reifungsprozesse der Schlafhomöostase fortschreiten, desto weniger schlafen die Kinder tagsüber und desto länger schlafen sie in der Nacht (Jenni und LeBourgeois 2006). ◘ Abb. 3.23 illustriert die Zunahme der Dauer des Nachtschlafes auf Kosten des Tagschlafes im ersten Lebensjahr.

Während die Entwicklung der homöostatischen Regulation nicht wesentlich durch das Umfeld beeinflusst werden kann, hilft eine Regelmäßigkeit im äußeren Tagesablauf, die innere Uhr „einzustellen". Es gibt Hinweise dafür, dass soziale Zeitgeber (Ernährung, Pflege, Spiel und soziale Kontakte) bei Säuglingen eine wichtige Rolle für die Entwicklung des 24-Stunden-Rhythmus spielen. Auch ein regelmäßiger Kontakt mit Sonnenlicht führt dazu, dass die Säuglinge rascher einen Rhythmus finden (Harrison 2004). Viele Kinder haben bereits in den ersten Lebenswochen einen spontanen, stark ausgeprägten Drang nach Regelmäßigkeit beim Trinken, Einschlafen und Aufwachen. Anderen hingegen bereiten die Übergänge zwischen Schlafen und Wachsein Mühe, oder es gelingt ihnen nicht, ohne die Hilfe der Eltern eine Konstanz in ihr Schlaf-Wach-Verhalten zu bringen. Sie melden ihre Hunger- und Schlafbedürfnisse über Monate zu immer anderen Tages- und Nachtzeiten an. Bei diesen Kindern scheint die Reifung – vor allem der zirkadianen Regulation – verzögert zu sein. Damit verbunden sind oft hartnäckige Durchschlafprobleme im ersten Lebensjahr.

> ▶ **Fallbeispiel: Rhythmus und Stillen**
> Der acht Monate alte David hat noch nie durchgeschlafen. Sein Tagesablauf ist völlig unregelmäßig. Mit sechs Monaten hat die Mutter abgestillt und auf Flaschennahrung umgestellt. Er verlangt allerdings seitdem nachts zweimal die Flasche. Es gelingt ihm kaum, selbstständig einen Rhythmus aufzubauen. Er braucht vorgegebene Strukturen wie regelmäßige Essens-, Spiel- und Schlafzeiten. Er ist entsprechend seinem Alter und seiner Gewichtskurve nicht mehr auf nächtliche Mahlzeiten angewiesen und hat sich dennoch ein Hungergefühl angelernt, das zum regelmäßigen Erwachen führt. Davids Eltern strukturieren den Tagesablauf und notieren die Veränderungen in einem Protokoll. Sie entwöhnen ihn durch Verdünnen der Milch und Reduzieren der Flüssigkeit langsam von der nächtlichen Nahrung, sobald sich ein deutlicher oder der gewünschte Rhythmus abzuzeichnen beginnt. Nach zwei Monaten ist der neue Tagesablauf etabliert, die Flaschennahrung zur Nachtzeit ist nicht mehr notwendig. ◀

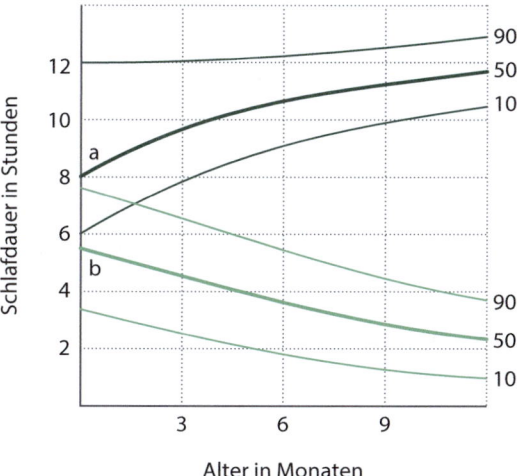

◘ **Abb. 3.23** Umverteilung Tag- und Nachtschlaf. a Nachtschlaf, b Tagschlaf. Aus den Zürcher Longitudinalstudien (Iglowstein et al. 2003)

3.5.3 Der Schlafort des Säuglings

In vielen Kulturen Asiens, Afrikas oder Südamerikas, in denen der Zusammenhalt in der Gruppe eine größere Bedeutung als die individuellen Interessen hat, schläft der Säugling im elterlichen Bett (Jenni und O'Connor 2005). Diese kollektivistische Praxis ist in den westlichen, mehr individualistisch orientierten Ländern allerdings nicht unumstritten und bei Eltern und Fachpersonen ein häufiges Thema. Trotzdem schlafen auch bei uns etwa 20 Prozent der Säuglinge im **Elternbett** und 65 Prozent der Eltern nehmen sie gelegentlich – zum Beispiel beim Stillen oder wenn sie krank sind – in ihr Bett (Blair et al. 2010). Nur 15 Prozent der Eltern schlafen nie mit ihren Säuglingen im gleichen Bett. Trotz der kulturellen Praxis in den westlichen Ländern, die Kinder möglichst früh an eine Selbstständigkeit heranzuführen, scheint also das Bedürfnis von vielen Kindern nach Nähe und Geborgenheit sehr groß zu sein.

> **Bedsharing**
>
> Die beiden Begriffe „Bedsharing" (gelegentlich wird im Deutschen auch vom „Gemeinsames-Bett-Teilen" oder vom „Familienbett" gesprochen) und „Co-Sleeping" werden in der Literatur häufig synonym verwendet. Unter Co-Sleeping versteht man das Schlafen des Säuglings in der Nähe, im gleichen Bett oder im gleichen Raum der Eltern. Bedsharing ist eine besondere Form von Co-Sleeping: Der Säugling schläft im gleichen Bett wie die Eltern (Moon et al. 2011).

Bedsharing wird weltweit aus unterschiedlichen Gründen praktiziert: aus kulturellen oder sozioökonomischen Gründen, aus genereller Überzeugung, als Reaktion auf eine kindliche Schlafstörung, wegen hohem kindlichen Geborgenheitsbedürfnis oder aus Gründen der Praktikabilität (zum Beispiel während des Stillens (Jenni und O'Connor 2005)). Tatsächlich zeigten verschiedene Studien, dass Bedsharing mit längerem oder häufigerem Stillen assoziiert ist (Jenni et al. 2013). Ob Bedsharing hingegen ein Risikofaktor für den plötzlichen Kindstod ist, wird in der wissenschaftlichen Literatur widersprüchlich diskutiert (Jenni et al. 2013). Wenn man allerdings von spezifischen Risikofaktoren absieht (zum Beispiel rauchende Eltern), dann scheinen die Risiken für einen plötzlichen Kindstod bei Bedsharing eher klein zu sein (Jenni et al. 2013). Das gemeinsame Schlafen im elterlichen Bett stellt jedoch gewisse Anforderungen an die Eltern: Der Säugling benötigt zum Schlafen genügend Platz, das Bett muss ausreichend groß und die Matratze fest sein. Auf die Verwendung von Kissen, Fellunterlagen oder ähnlichem sollte verzichtet werden. Wenn die Eltern Raucher sind oder Alkohol, sedierende Medikamente oder Drogen zu sich genommen haben, selbst erkrankt oder übermüdet sind, geht Bedsharing in den ersten Lebensmonaten mit einem wesentlich erhöhten Risiko für einen plötzlichen Kindstod einher und sollte darum vermieden werden (Jenni et al. 2013).

> **Der Schlafort des Säuglings**
>
> Der sicherste Schlafort für einen Säugling ist das eigene Kinderbett im Schlafzimmer der Eltern. Eine sinnvolle Alternative stellen Kinderbetten dar, die an das elterliche Bett angedockt werden können (Moon et al. 2011).

Neben diesen Ratschlägen zum Bedsharing gibt es noch weitere Empfehlungen für die Risikoreduktion eines plötzlichen Kindstodes im frühen Säuglingsalter (Moon et al. 2011): Schlafen auf dem Rücken auf einer festen Unterlage, rauchfreie Umgebung (bereits während der gesamten Schwangerschaft), Vermeiden von Überwärmung (optimale nächtliche Raumtemperatur von 18°C), Stillen im ersten Lebensjahr und ein Schnuller, ohne dass dieser dem Säugling aufgezwungen werden sollte. Säuglinge, die während des Schlafes einen Schnuller benutzen, haben eine tiefere Weckschwelle, was ein Schutzfaktor vor dem plötzlichen Kindstod darstellt.

3.5.4 Das Schreiverhalten des Säuglings

Neben dem Schlafverhalten ist auch das Schreien des Säuglings in den ersten Lebensmonaten ein zentrales Thema – für Eltern und Fachpersonen gleichermaßen. Der Säugling teilt der Umgebung seine Bedürfnisse wie Hunger, Unwohlsein oder Müdigkeit hauptsächlich durch Schreien mit.

Es werden drei verschiedene Schreiarten des jungen Säuglings unterschieden (Jenni 2009):
1. Das **physiologische Schreien** nach der Geburt, bei Hunger, vollen Windeln oder emotionalen Bedürfnissen (zum Beispiel nach Zuwendung der Bezugsperson).
2. Das **abnorme Schreien** wegen einer akuten Erkrankung mit Schmerzen oder Unwohlsein (zum Beispiel eine Infektion des Magen-Darm-Traktes oder der Luftwege, eine Entzündung der Speiseröhre), wegen einer chronischen Erkrankung (beispielsweise einer Nahrungsmittelallergie) oder einer genetischen Störung.
3. Das **unspezifische Schreien**, das bei fast allen Säuglingen auftritt und für das sowohl Eltern als auch Fachleute keine unmittelbare Ursache finden.

Eltern können in der Regel sehr genau unterscheiden, aus welchem Grund ihr Kind schreit, und sind umso verzweifelter, wenn sie keine Ursache finden (Formby 1967). Das unspezifische Schreien in den ersten Lebensmonaten kann Eltern daher sehr belasten.

In den westlichen Ländern zeigt das unspezifische Schreien in den ersten drei Lebensmonaten einen charakteristischen n-förmigen Entwicklungsverlauf – die sogenannte **Schreikurve** – auf: So nimmt das Schreien von der Geburt bis zur sechsten Lebenswoche zu, um danach bis zum dritten Lebensmonat wieder abzunehmen (Barr 1990). Der typische Entwicklungsverlauf des Säuglingsschreiens wurde in verschiedenen traditionellen Kulturen wie den !Kung in Botswana nachgewiesen (Barr et al. 1991) – wenn auch mit gewissen Variationen, zum Beispiel einem abgeschwächten Schreigipfel mit kürzerer

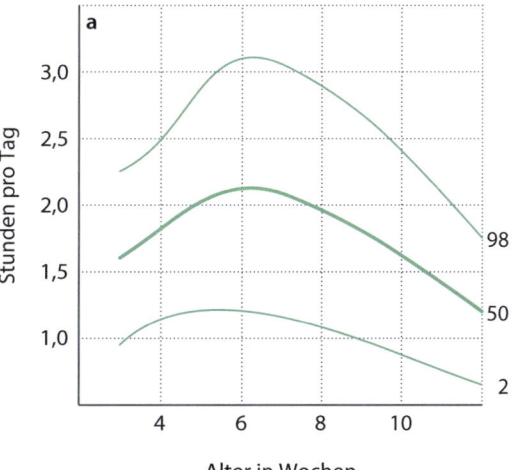

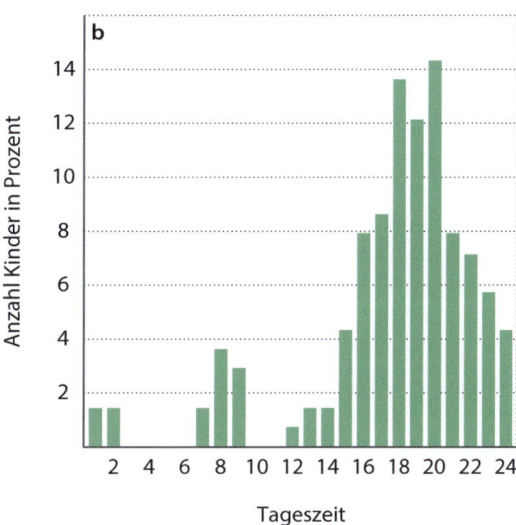

Abb. 3.24 Schreidauer und -verteilung über den Tag. **a** Schreidauer über 24 Stunden (nach Barr 1990), **b** Verteilung des Schreiens über den Tag (nach Brazelton 1962). Abbildungen aus Jenni 2020; mit freundlicher Genehmigung von © Springer-Verlag Berlin Heidelberg 2020. All Rights Reserved

Schreidauer. Die Schreikurve ist in Abb. 3.24a mit der Dauer der täglichen Schreistunden in den ersten drei Lebensmonaten (Mittelwert ± zwei Standardabweichungen) dargestellt. Die Unterschiede in der Schreidauer sind zwischen Kindern sehr groß. Im Alter von sechs Wochen schreien die einen Säuglinge knapp eine Stunde, andere über drei Stunden. Kinder zeigen auch unterschiedliche Schreikurven: Manche erreichen den **Schreigipfel** bereits in der dritten, andere erst in der achten Lebenswoche (Barr 1990).

Ein weiteres charakteristisches Merkmal für das unspezifische Schreien ist auch, dass es überwiegend am späteren Nachmittag und in den Abendstunden auftritt (abendlicher Schreigipfel, (Brazelton 1962) ◘ Abb. 3.24b).

Besonders die typischen Entwicklungs- und Tagesverläufe in westlichen und traditionellen Kulturen deuten auf ein universelles biologisches Phänomen hin. Dieser Umstand wird durch den geringen Einfluss von soziodemographischen Faktoren auf das Schreiverhalten bestätigt. Tatsächlich tritt das unspezifische Schreien unabhängig vom sozioökonomischen Status und der Erfahrung der Familie auf und wurde in ähnlicher Weise bereits in früheren Generationen beschrieben. Man ist heute deshalb der Ansicht, dass das Säuglingsschreien primär ein Ausdruck von frühen physiologischen Anpassungsprozessen des Nerven- und Verdauungssystems ist (Jenni 2009).

Ausgehend vom Zwei-Prozess-Modell der Schlafregulation lässt sich eine interessante These zur Ursache des unspezifischen Schreiens in den ersten Lebensmonaten postulieren (Jenni 2009): Die Schlafhomöostase entwickelt sich bei Kindern mit exzessivem oder persistierendem Schreien verzögert oder gestört und ist mit dem zirkadianen Prozess ungenügend abgestimmt. Das Kind zeigt wechselnde Phasen der Übermüdung sowie Überreizung und schreit gehäuft in den Abendstunden: Es ist nicht in der Lage, einen aufmerksamen Wachzustand über den Tag aufrechtzuerhalten. Exzessives Schreien scheint in diesem Kontext also ein erhöhter Wachheitsgrad zu sein, der von der inneren Uhr gesteuert wird und dem die Schlafhomöostase nur gering oder wegen verzögerter Reifungsentwicklung nicht entgegenwirkt.

Etwa 20 Prozent aller Neugeborenen und Säuglinge benötigen als ausgesprochene Schreikinder weitere fachliche Hilfe. Es gibt dazu in der Literatur zahlreiche Empfehlungen, die von einer Nahrungsumstellung über Handling-Ratschläge bis hin zu Maßnahmen der Komplementär- und Alternativmedizin reichen. Allerdings sind die Evidenzen bezüglich der Wirksamkeit dieser Empfehlungen nach wie vor gering (Zeevenhooven et al. 2018). So konnte man zeigen, dass Veränderungen beim Handling des Säuglings – wie beispielsweise ein häufiges Herumtragen – das Schreien nicht wesentlich beeinflussen (St James-Roberts et al. 2006). Es gibt keinen Zusammenhang zwischen dem Schreien und häufigem Körperkontakt mit der Bezugsperson. Schreien findet sich bei denjenigen Kindern, die regelmäßig in einen Kinderwagen oder eine Krippe abgelegt werden, gleichermaßen häufig wie bei solchen, die das Bett mit den Eltern teilen.

> **Handling des Säuglings**
>
> Nach der Geburt plötzlich der Schwerkraft ausgesetzt zu sein, ist eine immense Herausforderung für das neugeborene Kind. Bezugspersonen können den Säugling aber unterstützen, damit er sich besser zurechtfindet. Unter dem Begriff „Handling" versteht man den Umgang mit dem Kind bei alltäglichen Aktivitäten wie An- und Ausziehen, Wickeln, Umdrehen auf dem Wickeltisch, Aufnehmen und Hinlegen wie auch das Tragen am Tag sowie das Baden und Füttern des Kindes.

In den letzten Jahren hat die Hypothese einer Verdauungsstörung (**„Dreimonatskoliken"**) wieder mehr Zustimmung erhalten: So zeigten verschiedene Befunde, dass sich die Darmflora von Schreikindern von derjenigen bei gesunden Kindern unterscheidet und die Gabe von probiotischen Bakterien (wie dem Lactobacillus reuteri) besonders bei gestillten Säuglingen das Schreien bis zu einem gewissen Grad vermindern kann (Zeevenhooven et al. 2018).

Grundsätzlich wirkt bei belasteten Familien eine Beratung mit geduldiger Anteilnahme, positiven Kommentaren zum Kind und eine Bestätigung, dass das Kind gesund sei und sich normal entwickle (Jenni 2009). Weil häufiges Schreien in der frühen Eltern-Kind-Beziehung ein erheblicher Stressfaktor ist und langfristig mit familiären Belastungen, psychischen Störungen sowie mit einem

3.6 Ein kluges Köpfchen – die frühe kognitive Entwicklung

Schütteln des Säuglings einhergehen kann, ist es unbedingt notwendig, dass geeignete Hilfen zur Unterstützung der Eltern zur Verfügung stehen. Dabei spielen die Mütter-Väter-Beratung, die Kinderärztinnen und -ärzte sowie PsychotherapeutInnen der frühen Kindheit eine wichtige Rolle.

3.6 Ein kluges Köpfchen – die frühe kognitive Entwicklung

Die kognitive Entwicklung eines Säuglings widerspiegelt sich in seinem **Spielverhalten**. Während die Entwicklungstheorie von Piaget postulierte, dass sich das Denken des Säuglings langsam durch die aktive Auseinandersetzung mit der Umwelt entwickelt, hat die neuere Forschung über die Kernwissenstheorien gezeigt, dass bestimmte geistige Prozesse des Säuglings schon viel früher sichtbar gemacht werden können. Die kognitive Entwicklung äußert sich im ersten Lebensjahr im Erkunden der gegenständlichen Umwelt, der Entstehung des Kategorisierens, der Entwicklung des kausalen Denkens und des Gedächtnisses sowie der Ausbildung von früher Aufmerksamkeit.

3.6.1 Erkunden der gegenständlichen Welt

Das Kind entwickelt bereits im frühen Säuglingsalter eine Vorstellung über die gegenständliche Welt und eignet sich differenzierte Kenntnisse über die physikalischen Eigenschaften und Gesetzmäßigkeiten von Objekten an. Dabei stehen drei besondere Formen der **Exploration** im Vordergrund: das orale, manuelle und visuelle Erkunden (◘ Abb. 3.25).

Orales Erkunden: Bei dieser Form des Erkundens nimmt das Kind die Gegenstände in den Mund und untersucht sie mit der Zunge und den Lippen hinsichtlich Konsistenz, Form sowie Oberflächenbeschaffenheit. Auf diese Weise erfährt es durch Berührung einen Eindruck über die Beschaffenheit eines Gegenstandes. Das orale Erkunden tritt frü-

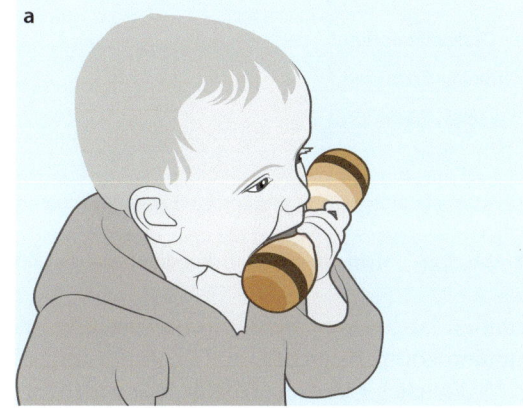

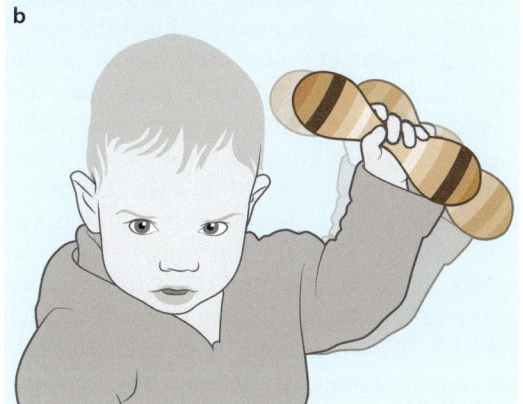

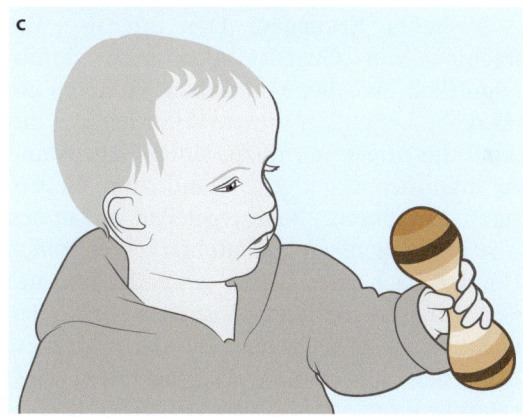

◘ **Abb. 3.25** Formen des Erkundens. Orales **a**, manuelles **b** und visuelles **c** Erkunden

hestens im vierten Lebensmonat auf, wird nach dem ersten Geburtstag seltener und verschwindet spätestens, wenn das Kind 18 Monate alt ist (◘ Abb. 3.26a). Persistiert orales Erkunden über diesen Zeitpunkt hinaus, muss an eine Entwicklungsstörung gedacht werden. Auch sehbehinderte Kinder zeigen orales Er-

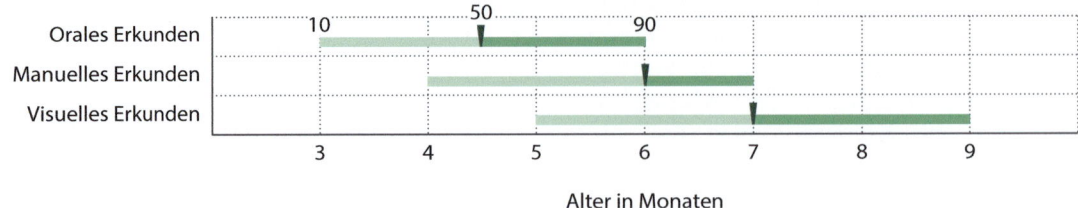

Abb. 3.26 Meilensteine des Erkundens. Aus den Zürcher Longitudinalstudien (Wehrle et al. 2021)

kunden länger, weil sie damit das visuelle Erkunden kompensieren.

Manuelles Erkunden: Beim manuellen Erkunden betastet das Kind einen Gegenstand, reibt ihn auf der Unterlage, schlägt ihn gegen ein anderes Objekt oder wirft ihn zu Boden. Das Kind erfährt mit dem manuellen Erkunden taktile Informationen über den Gegenstand wie Oberflächenstruktur, Härte und Verformbarkeit. Manuelles Erkunden tritt frühestens im fünften Lebensmonat auf, ist charakteristisch für die zweite Hälfte des ersten Lebensjahres und lässt im zweiten Lebensjahr ebenfalls an Intensität nach (Abb. 3.25b); es wird dann beim Kontakt mit neuen Objekten nur noch selten eingesetzt.

Visuelles Erkunden: Das intensive Betrachten von Gegenständen setzt durchschnittlich im Alter von sieben Monaten ein (Abb. 3.25c). Vor diesem Alter benützt das Kind die Augen nur dazu, einen Gegenstand zu lokalisieren und die Hand zum Gegenstand zu führen. Beim visuellen Erkunden wird der Gegenstand genau betrachtet, in den Händen nach allen Seiten gewendet und mit den Fingern berührt. Visuelles Erkunden bleibt bis ins Erwachsenenalter die bevorzugte Art, sich mit neuen Gegenständen auseinanderzusetzen.

Diese drei Formen des Erkundungsverhaltens sind hier zwar getrennt dargestellt, zeigen sich in der Praxis aber oft überschneidend. So erkundet ein Säugling gleichzeitig oral, manuell und visuell, was auch als intermodaler Wahrnehmungsprozess bezeichnet wird (▶ Kap. 2). Dabei bildet der Säugling mit den verschiedenen Sinneseindrücken eine genaue Vorstellung über ein Objekt. Piaget postulierte, dass durch diese sensomotorischen Handlungen des Erkundens von Gegenständen und durch das häufige Wiederholen ein inneres Bild des Objektes entsteht und sich auf diese Weise der Denkprozess des Kindes abbildet. Er fasste diesen Prozess mit der Metapher „Begreifen durch Ergreifen" zusammen.

■ **Physikalische und biologische Gesetzmäßigkeiten**

Der Säugling lernt im ersten Lebensjahr die Eigenschaften von Gegenständen aber nicht nur durch Erkunden kennen, sondern auch durch die Beobachtung von grundlegenden physikalischen Gesetzmäßigkeiten. So erkennt er, dass Objekte herunterfallen, wenn man sie loslässt (**Schwerkraftprinzip**), oder dass sich Objekte, die gegeneinandergestoßen werden, nicht durchdringen, sondern voneinander abstoßen (**Soliditätsprinzip**) (Baillargeon 1994). Säuglinge scheinen also bereits früh über ein physikalisches Wissen zu verfügen (▶ Kap. 2). Außerdem besitzen sie grundlegende biologische Kenntnisse, die sich dadurch äußern, dass sie menschliche Gesichter geometrischen Formen oder farbigen Flächen vorziehen (▶ Abschn. 3.3.1). Gegen Ende des ersten Lebensjahres können sie auch zwischen unbelebten Dingen und Lebewesen differenzieren (Rakison und Poulin-Dubois 2001). Sie schätzen dabei den Umriss, die Beschaffenheit, den Geruch oder mögliche Geräusche eines Objektes ein, um zu unterscheiden, ob es sich um einen Menschen, ein Tier oder einen Gegenstand handelt. Sie erkennen außerdem, dass sich nur Menschen und Tiere bewegen können, und reagieren irritiert, wenn sich auch unbelebte Gegenstände bewegen (PoulinDubois et al. 1996).

3.6 · Ein kluges Köpfchen – die frühe kognitive Entwicklung

> **Intuitives Kernwissen**
> Kernwissenstheorien gehen davon aus, dass die Vorstellungen über die gegenständliche Umwelt sowie die Fähigkeiten zur Kategorisierung und zum kausalen wie auch numerischen Denken schon bei Geburt vorhanden sind und sich in den ersten Lebensjahren weiter differenzieren (Spelke und Kinzler 2007). Man spricht auch vom intuitiven physikalischen, biologischen und numerischen Kernwissen des Säuglings. Die Kernwissenstheorien als nativistische Modelle (siehe auch Theorien des Spracherwerbes, ▶ Kap. 2) stehen im Gegensatz zur konstruktivistischen Entwicklungstheorie Piagets, der davon ausging, dass Kinder ihr Wissen durch Akkommodation und Assimilation in einer aktiven Auseinandersetzung mit der Umwelt erwerben.

Ob man nun eher den nativistischen oder konstruktivistischen Theorien glaubt, in jedem Fall ist klar: Die moderne Säuglingsforschung hat zur Einsicht geführt, dass das Kind im ersten Lebensjahr deutlich mehr versteht, als wir ihm zutrauen. Man darf Neugeborene und Säuglinge also nicht unterschätzen. Nur weil es vordergründig den Anschein macht, als würden sie in einer eigenen Welt leben, bedeutet das nicht, dass sie gar nichts von ihrer Umgebung mitbekommen. Tatsächlich zeigen zahlreiche Studien, die das Verfahren der Erwartungsverletzung eingesetzt haben (▶ Abschn. 3.6.3), dass sich der Säugling über die Phänomene des Alltages wundern und entsprechend überrascht sein kann. Daher sind Fragen, was und wie Kinder im ersten Lebensjahr denken und fühlen, durchaus angebracht.

3.6.2 Frühes Kategorisieren

Dass bereits Säuglinge fähig sind, Objekte bis zu einem gewissen Grad zu kategorisieren, scheint erstaunlich. Die Untersuchungen zu den Kernwissenstheorien mit experimentellen Studienanlagen haben beispielsweise gezeigt, dass es Säuglingen bereits im Alter von sechs Monaten gelingt, verschiedene Bilder von Tieren, Fahrzeugen oder Pflanzen zu kategorisieren (Mandler und McDonogh 1993). Dieser Umstand wurde mit der Untersuchung von Blickzeitpräferenzen nachgewiesen. So zeigen Säuglinge, wenn ihnen verschiedene Bilder (zum Beispiel von Tieren) über längere Zeit gezeigt werden, eine Abnahme der Blickzeit. Präsentiert man ihnen anstatt weiterer Tiere unvermittelt Fahrzeuge, nimmt die Blickzeit wieder zu. Die neue Kategorie ist also interessanter und wird entsprechend länger betrachtet (Mandler und McDonogh 1993). Die Säuglinge stützen dabei die Kategorisierung mehr auf einzelne Teile des Objektes als auf das Objekt als Ganzes. So klassifizieren sie beispielsweise die Tiere anhand des Vorhandenseins von Beinen und die Fahrzeuge aufgrund der Räder (Rakison und Poulin-Dubois 2001). Aus diesem Grund entwickeln sie anfänglich eher ein Verständnis für übergeordnete Kategorien (Fahrzeuge, Tiere). Sie können zwar Autos, Züge und Lastwagen als Fahrzeuge sowie Bären, Katzen und Fische als Tiere gruppieren, aber Bären noch nicht von Katzen und Autos noch nicht von Lastwagen unterscheiden. Diese Verschiebung von der übergeordneten Ebene auf eine untergeordnete Ebene zeigt sich erst mit dem ersten Geburtstag und wird als **Global-to-Basic-Level-Shift** bezeichnet (Pauen 2002). In der Praxis ist die Fähigkeit dieses frühen Kategorisierens allerdings nicht einfach zu erfassen, weil Blickzeitpräferenzen nur mit experimentellen Studienanlagen untersucht werden können.

3.6.3 Numerisches Wissen

Bereits Säuglinge verfügen über ein grundlegendes numerisches Verständnis. Sie zeigen zum Beispiel eine basale Vorstellung von Mengen (Feigenson et al. 2004). Die **Kernwissenstheorien** gehen davon aus, dass diese frühen Kompetenzen genetisch determiniert und von Geburt an in Ansätzen angelegt sind. So nimmt beispielsweise die Blickdauer von Säuglingen im Alter von vier Monaten zu, wenn bestimmte Stimuli auf einem Bildschirm von zwei auf drei steigen oder von drei auf zwei abnehmen (Starkey und Cooper 1980). Dieser Befund wurde auch mit einer anderen Studienanlage bestätigt (Wynn 1992): Wenn zwei Figuren auf einer Bühne auftauchen, schaut ein fünf Monate alter Säugling interessiert hin. Verlässt nun eine Figur – für den Säugling sichtbar – die Bühne hinter dem gefallenen Vorhang und sind dann nach Aufgehen des Vorhanges wider Erwarten immer noch zwei Figuren da, so reagiert er überrascht (Wynn 1992). Säuglinge können demnach schon sehr früh unterschiedlich große Mengen als verschieden wahrnehmen. Sie sind auch in der Lage, größere Mengen als nur drei Elemente zu erkennen, wenn das Mengenverhältnis 1:2 nicht übersteigt (Xu und Spelke 2000). So können Säuglinge im Alter von sechs Monaten den Unterschied zwischen 8 und 16 sowie zwischen 16 und 32 Punkten (Verhältnis 1:2) zuverlässig erkennen, nicht jedoch den Unterschied zwischen 6 und 9 oder zwischen 8 und 12 (Verhältnis 2:3). Diese Befunde deuten auf ein angeborenes, **approximatives Zahlsystem** (approximate number system, ANS), das allerdings in diesem Alter für kleine Mengenunterschiede noch nicht sensitiv genug ist (Feigenson et al. 2004).

Diese frühen Befunde wurden mit dem Verfahren der **Erwartungsverletzung** untersucht. Dabei handelt es sich um eine Technik, die für die Erforschung der Kernwissenstheorien eingesetzt wurde: Wenn Säuglinge ein Ereignis beobachten, das im Widerspruch zu ihrem Wissen über dieses Ereignis steht, sind sie überrascht und zeigen ein verstärktes Interesse. Diese Verfahren sind jedoch in der Praxis nicht einfach einsetzbar.

3.6.4 Basales Zeitverständnis

Der Säugling hat bereits im ersten Lebensjahr ein basales Gefühl für die Zeit – einen **Zeitsinn** – und kann daher einfache Handlungssequenzen erkennen. Hört er beispielsweise Geschirrklappern und wird in einen Stuhl gesetzt, dann weiß er: Jetzt ist es Zeit für das Essen. Auch hört er mit dem Schreien auf, wenn er die Bezugsperson beim Zubereiten der Milchflasche beobachten kann. Der Säugling weiß dann, dass es nicht mehr lange dauert, bis er etwas zu trinken bekommt. Studien konnten zeigen, dass sich Säuglinge bereits im Alter von drei Monaten an zeitliche Abfolgen erinnern können (Haith et al. 1988). So erkennen sie, was gerade passiert ist und was in der Folge geschehen wird. Säuglinge zeigen eine erhöhte Aufmerksamkeit, wenn alle fünf Sekunden das Licht ein- und ausgeschaltet wird, und sie reagieren mit Irritation, wenn dieser regelmäßige Wechsel plötzlich ausbleibt (Colombo und Richman 2002). Sie zeigen demzufolge bereits ein grundlegendes Verständnis für die zeitliche Dauer von Ereignissen und können an regelmäßige Abfolgen gewöhnt werden. Dieser **basale Zeitsinn** wird im Verlauf der ersten beiden Lebensjahre und mit der Entwicklung der Sprache vom konkreten Zeitbegriff abgelöst (▶ Kap. 4).

> **Aus der Praxis: Das frühe Zeitverständnis des Säuglings**
> Wird der Säugling jeden Abend zur gleichen Zeit gefüttert, ins Bett gelegt und nach einem Schlaflied verabschiedet, kann er sich im Voraus auf das Schlafen einstellen, weil er sich an diese Abfolge erinnert. Löschen die Eltern schließlich das Licht, weiß er, dass jetzt der Zeitpunkt gekommen ist, um zu schlafen. Läuft aber jeder Abend anders ab, kann das Kind keine entsprechende Erwartung entwickeln. Es weiß nie, wann Schlafenszeit ist. Durch ritualisierte Handlungssequenzen von täglichen Aktivitäten werden Ereignisse für den Säugling vorhersehbar und vermitteln dadurch Sicherheit.

3.6.5 Kausales Denken

Das Verständnis für kausale Zusammenhänge erschließt sich dem Säugling im Umgang mit Objekten. Im Verlauf des ersten Lebensjahres beginnt er, die Auswirkungen einfacher Handlungen zu begreifen: So erkennt er, dass ein Gegenstand herunterfällt, wenn er ihn loslässt (**Schwerkraftprinzip**). Und er versteht den Zusammenhang, dass Musik erklingt, wenn er

3.6 · Ein kluges Köpfchen – die frühe kognitive Entwicklung

an der Schnur der Musikdose zieht. Auch kann er eine Glocke zum Läuten bringen, damit ein Ton entsteht (◻ Abb. 3.27), lenkt mit Absicht eine Spielzeugente an einer Schnur zu sich oder zieht an einer Tischdecke, um an einen Becher zu gelangen. Das Spiel wird ein **„Mittel zum Zweck"**, was Säuglinge durchschnittlich mit etwa zehn Monaten zeigen (frühestens mit sieben, spätestens mit 13 Monaten). Diese Spielformen sind Bestandteil der gängigen Spielentwicklungstests im ersten Lebensjahr.

Hanus und Mechthild Papoušek konnten mit dem Mobile-Versuch beweisen, dass sogar drei Monate alte Säuglinge kausales Denken zeigen und eine entsprechende Selbstwirksamkeit erfahren (Papoušek und Papoušek 1979). Die Säuglinge betrachteten dazu ein über dem Bett befestigtes Mobile deutlich länger, wenn sie die Bewegung des Mobiles selbst auslösen konnten, als wenn das Mobile durch eine andere Person in Bewegung gesetzt wurde. Dieser Versuch zeigt, wie das Kind gleichzeitig Auslöser und Beobachter seines Spieles sein kann und Interesse an einer aktiven Teilnahme hat. Daraus lernt der Säugling mit der Zeit, welche Konsequenzen seine Aktivitäten haben. Er entwickelt dadurch die Fähigkeit, Gegenstände zielführend als Werkzeuge einzusetzen.

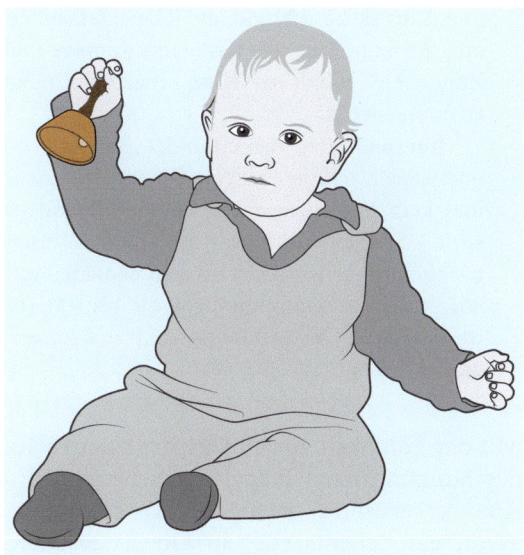

◻ **Abb. 3.27** Kausales Denken beim Säugling

3.6.6 Entwicklung des Gedächtnisses

Grundlegende Gedächtnisleistungen zeigen sich bereits unmittelbar nach der Geburt. So können Neugeborene bereits wenige Stunden nach der Geburt das Gesicht der Mutter von fremden Gesichtern zuverlässig unterscheiden (Field et al. 1984) (▶ Abschn. 3.3.1). Auch ist das Neugeborene schon in der Lage, die Stimme der Mutter gegenüber anderen Frauenstimmen zu erkennen, weil es diese bereits vorgeburtlich über das Gehör wahrgenommen hat und sich an sie erinnert (Decasper und Spence 1986) (▶ Abschn. 3.3.2). Die Gedächtnisleistung des Säuglings wird im ersten Lebensjahr immer besser. Rovee-Collier konnte mit einem Mobile-Versuch zeigen, dass sich bereits zweimonatige Säuglinge innerhalb von 24 Stunden daran erinnern, dass sie ein mit ihrem Bein verbundenes Mobile selbst bewegen können (RoveeCollier 1997). Das Erinnerungsintervall des **prozeduralen Gedächtnisses** nimmt in der Folge immer mehr zu: So kann sich das Kind im Alter von drei Monaten auch nach mehreren Tagen noch an die Handlung mit dem Mobile erinnern, mit sechs Monaten sogar bis zu zwei Wochen lang. Das **deklarative Gedächtnis** zeigt sich erst in der zweiten Hälfte des ersten Lebensjahres (RoveeCollier 1997). Dieses Gedächtnissystem wurde mit dem Untersuchungsparadigma der **verzögerten Imitation** untersucht. Dabei schauen die Kinder der Handlung eines Erwachsenen mit unbekannten Objekten zu, die sie dann nach einem Intervall verzögert nachahmen. Während sich ein Kind bereits im Alter von sechs Monaten für 24 Stunden an eine einfache, mehrfach präsentierte Handlung erinnern kann, ist es im Alter von zwölf Monaten schon in der Lage, eine deutlich komplexere Handlung nachzuahmen – auch wenn es diese nur einmal beobachten konnte (Barr et al. 1996). Die Entwicklung dieser frühen Gedächtnisstrukturen in der zweiten Hälfte des ersten Lebensjahres wird mit der Reifung des Hippocampus und weiteren Hirnstrukturen in Verbindung gebracht (Nelson 1995).

Objektpermanenz (1 bis 3)

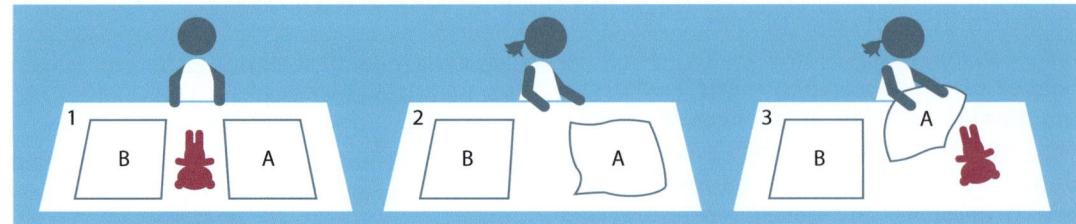

A-Nicht-B-Fehler (1 bis 6)

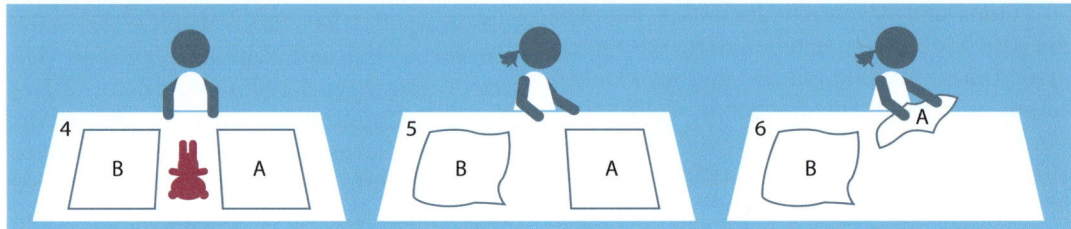

◘ **Abb. 3.28** Objektpermanenz und A-nicht-B-Fehler

Die Entwicklung der deklarativen Merkfähigkeit lässt sich in der Praxis mit dem Auftreten der **Objektpermanenz** – der Fähigkeit, Objekte in Raum und Zeit persistierend aufzufassen – im Alter zwischen sieben und 13 Monaten gut beobachten. Gilt im ersten Lebenshalbjahr noch „Aus den Augen, aus dem Sinn", bildet sich im zweiten Lebenshalbjahr eine Persistenz des Interesses für verschwundene Gegenstände aus. Ein Beispiel dafür ist, wenn ein Gegenstand vom Tisch und somit aus dem Blickfeld fällt und dieser anschließend aktiv mittels Kopfwendung gesucht wird. Diese Spielordnung wird in der Entwicklungsdiagnostik häufig eingesetzt (◘ Abb. 3.28) und ist ein recht zuverlässiges Merkmal der Gedächtnisentwicklung des jungen Kindes. Die Objektpermanenz zeigt sich ebenso im Guck-guck-Spiel mit Bezugspersonen und kann in diesem Fall auch als **Personenpermanenz** bezeichnet werden.

▶ Fallbeispiel: Spielverhalten als Spiegel der Entwicklung

Der einjährige Ben sitzt auf dem Wickeltisch. Er ergreift die Rassel mit der rechten Hand, bringt sie zum Mund, wechselt sie in die linke Hand und schaut sie interessiert an. Dann schlägt er sie auf die Liege, sie fällt zu Boden, und er zeigt kein Interesse mehr daran; die Rassel scheint vergessen. Die Mutter zeigt Ben, dass die Rassel Geräusche beim Schütteln macht. Er lacht, ergreift sie erneut und schlägt sie wieder auf die Liege. Dann fällt sein Blick plötzlich auf eine kleine Kiste mit Klötzen, die auf dem Wickeltisch liegt. Er ergreift die Kiste und führt sie zum Mund, die Klötze fallen heraus. Er erkundet die Kiste mit Lippen und Zunge. Der Inhalt der Kiste scheint ihn nicht zu interessieren.

Interpretation: Ben erkundet oral, manuell und visuell, zeigt noch keine Objektpermanenz und kein Einfüllen von Behältern. Damit ist seine Spielentwicklung mit einem Entwicklungsalter von sechs bis acht Monaten verzögert (Entwicklungsquotient 50 bis 65). Es werden daher medizinische Abklärungen eingeleitet. ◀

Mit der Fähigkeit zur Objektpermanenz baut der Säugling nach Piaget ein Schema auf – eine sogenannte **mentale Repräsentation**. Wenn ein Schema für ein Objekt existiert, dann gibt es den Gegenstand auch noch, wenn er aus dem Blickfeld verschwindet. Untersuchungen mittels Blickpräferenz-Methode und dem Verfahren der Erwartungsverletzung konnten zeigen, dass Säuglinge bereits mit vier Monaten Objekte mental repräsentieren können und deshalb schon über eine gewisse Form der Objektpermanenz verfügen (Baillargeon 1987).

Das Arbeitsgedächtnis ist im ersten Lebensjahr noch kaum entwickelt. So können Säuglinge Informationen für einige Sekunden noch nicht zuverlässig speichern, was sich im sogenannten **A-nicht-B-Fehler** äußert (◘ Abb. 3.28). Erst mit der Entwicklung der kognitiven Selbstregulation (▶ Kap. 2) im zweiten Lebensjahr zeigt sich eine Zunahme der Kapazität des Arbeitsgedächtnisses und ein Überwinden des A-nicht-B-Fehlers.

> **A-nicht-B-Fehler**
> Lenkt man die Aufmerksamkeit von Säuglingen im Alter zwischen neun bis zwölf Monaten auf ein interessantes Spielzeug und versteckt dieses unter einem von zwei Tüchern (Ort A), dann finden sie es typischerweise an diesem Ort A (◘ Abb. 3.28). Sie zeigen also eine Objektpermanenz. Wird das Spielzeug aber nach mehreren Versuchen unter dem anderen Tuch (Ort B) versteckt, dann suchen sie es weiterhin unter dem ersten Tuch (Ort A) – auch wenn sie gesehen haben, dass das Spielzeug am neuen Ort B versteckt wurde.

3.6.7 Entwicklung der Aufmerksamkeit

Der Säugling verfügt noch nicht über eine **kognitive Selbstregulation**, entsprechend zeigt sich auch noch keine Verhaltenskontrolle im Sinne von exekutiven Funktionen. Er macht aus diesem Grund noch den A-nicht-B-Fehler (◘ Abb. 3.28). Allerdings finden sich im Verlauf des ersten Lebensjahres durchaus gewisse Entwicklungen in der Aufmerksamkeitssteuerung des Säuglings. Während die Augenbewegungen des Neugeborenen noch wenig gezielt sind, nimmt bereits nach wenigen Wochen die visuelle Aufmerksamkeit deutlich zu (▶ Abschn. 3.3.1). Der Säugling beginnt, zunehmend Phasen von gesteigerter Aufmerksamkeit zu zeigen, und ist in der Lage, ein Objekt oder eine Person für eine längere Zeit zu fixieren. Verschiedene Studien konnten nachweisen, dass die Intensität und Dauer dieser erhöhten visuellen Aufmerksamkeit mit der späteren kognitiven Entwicklung korreliert; je länger und intensiver das Blickverhalten des Säuglings ausgeprägt ist, desto bessere kognitive Leistungen erreicht er im Schulalter (Kavsek 2004).

3.7 Mit Gesten kommunizieren: Wie sich Säuglinge verständlich machen

Bereits Neugeborene verfügen unmittelbar nach der Geburt über einfache Formen der **nicht-sprachlichen Kommunikation** (Liszkowski 2015). Sie reagieren beispielsweise darauf, wie sie aufgenommen werden, und teilen sich mit ihrer Körpersprache, ihrer Mimik oder mit Schreien mit. In der zweiten Hälfte des ersten Lebensjahres verändert sich die kindliche Kommunikation allerdings grundlegend, was von Tomasello auch als Neun-Monats-Revolution bezeichnet wurde (Tomasello 2008). Die Kinder beginnen in diesem Alter, zu verstehen, dass die Bezugsperson mit ihren sprachlichen Äußerungen kommunikative Absichten verfolgt und dass sie selbst mit Lauten kommunizieren können.

Eine besondere Form der Kommunikation zeigt sich im Alter zwischen neun und zwölf Monaten mit den **Zeigegesten** (Tomasello et al. 2007). Das Kind äußert auf diese Weise seine Wünsche und Bedürfnisse, bevor es sprachlich dazu in der Lage ist. Kinder setzen auch Zeigegesten ein, um die Aufmerksamkeit der Bezugsperson auf ein Objekt oder ein Ereignis zu lenken und eine gemeinsame Aufmerksamkeit mit ihr herzustellen (▶ Abschn. 3.8.1) (◘ Abb. 3.29). Zeigen ist eine außerordentlich komplexe kommunikative Handlung, die alle Kernaspekte der menschlichen Kommunikation beinhaltet und noch vor der Produktion der ersten Wörter beobachtet werden kann.

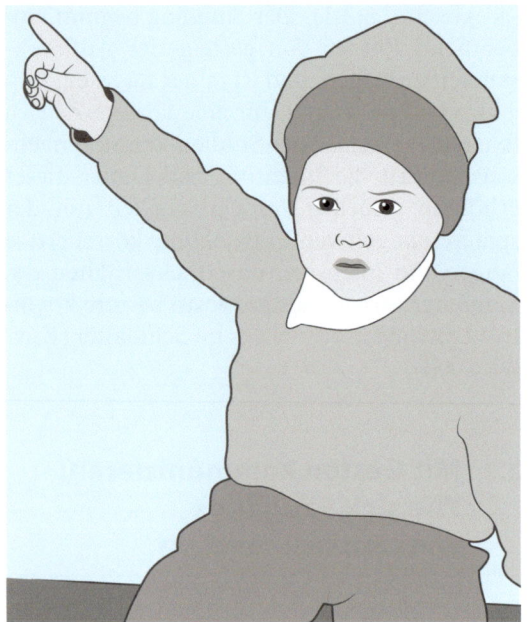

Abb. 3.29 Kommunikation mit Zeigegesten

Um den ersten Geburtstag setzen Kinder erstmals nicht nur Zeigegesten, sondern auch inhaltliche Gesten ein – wie beispielsweise Kopfschütteln für Ablehnung oder Nicken für Zustimmung (Acredolo und Goodwyn 1988). Studien konnten belegen, dass die Entwicklung von Zeigegesten wie auch von inhaltlichen Gesten nicht nur eine wichtige Voraussetzung für die Sprachentwicklung ist, sondern auch eine Voraussage für das Erreichen der Meilensteine der späteren Sprachentwicklung erlaubt (Iverson und Goldin-Meadow 2005).

> **Babyzeichensprache**
> Die große Bedeutung von Gesten für den frühen Spracherwerb hat zur Entwicklung der Babyzeichensprache geführt (Acredolo und Goodwyn 1988). Dabei werden Bezugspersonen angeleitet, mit dem Säugling ab dem zweiten Lebenshalbjahr in einer Zeichensprache zu kommunizieren. Diese Kommunikationsform soll günstige Effekte auf die sprachliche und kognitive Entwicklung des Kindes haben, was allerdings unter Fachleuten umstritten ist. Bis heute fehlen entsprechende Langzeitstudien (Johnston et al. 2005). Eine Zeichensprache kann aber durchaus sinnvoll sein, zum Beispiel bei Kindern mit Entwicklungsstörungen. So profitieren Kinder mit einer Trisomie 21 von Handzeichen und Bildkarten, weil ihre Kommunikation häufig beeinträchtigt ist.

Säuglinge zeigen bereits in den ersten Lebensmonaten ein auditives Wahrnehmungsvermögen: So können sie Töne hören und sprachliche Laute voneinander unterscheiden. Dabei verstehen sie die Laute aller Sprachen (Werker und Tees 1984). Erst ab etwa sechs bis zehn Monaten kommt es zu einer Spezialisierung derjenigen Laute, die nur in der Sprache ihrer näheren Umgebung vorkommen (siehe zur Wahrnehmungsverengung ▶ Abschn. 3.3.2).

Schon früh sind Säuglinge in der Lage, aus dem kontinuierlichen Lautstrom gewisse Wörter und sprachliche Regelmäßigkeiten zu erkennen, ohne dass sie die Inhalte verstehen können. Sie hören beispielsweise mit vier bis sechs Monaten auf ihren eigenen Namen und wenden den Kopf, wenn sie gerufen werden (Mandel et al. 1995). Bereits mit sechs Monaten können sie Wörter wie „Papa" und „Mama" zuverlässig identifizieren (Tincoff und Jusczyk 1999). Dabei orientieren sie sich an prosodischen Merkmalen wie Tonhöhen, Betonungsmustern, Sprechrhythmen und Sprechpausen, die die Wortgrenzen bestimmen (▶ Kap. 2).

Im Alter von neun Monaten beginnen Säuglinge, die ersten Wörter zu verstehen. Diese werden mit Objekten und Personen in Verbindung gebracht und bekommen dadurch eine konkrete Bedeutung. Wenn die Mutter den Vater ruft, dann sucht ein Säugling mit seinen Augen nach ihm. Er setzt auf diese Weise die Wörter mit Personen, Gegenständen und Situationen in Beziehung und lernt deren Bedeutung kennen (zum Beispiel „Bett" oder „Flasche"). Wenn die Bezugspersonen Wörter wie „Essen" oder „Baden" aussprechen, dann versteht das Kind, welche Aktivitäten damit gemeint sind. Das erste Sprachverständnis ist in einem hohen Maße abhängig von den Erfahrungen des Säuglings im Alltag. So versteht er das Wort „Spazierengehen" nur im Zusammenhang mit dem Anziehen der Jacke und dem Verlassen des Hauses.

Im Alter von zwei bis drei Lebensmonaten fangen Säuglinge an, Vokale sowie Blas-, Reib- und Gurrlaute zu produzieren. Letztere werden hinten im Rachen gebildet, sind im Gegensatz zum Schreien bereits melodisch und setzen sich aus Vokalen sowie Konsonanten zusammen (zum Beispiel „gurr" oder „gah"). Die Säuglinge experimentieren dabei mit den Sprechorganen, der Stimme sowie der Atmung. Sie produzieren die Laute hauptsächlich aus Freude an den Bewegungsmustern und nicht mit dem Ziel, damit bestimmte Inhalte zu äußern. Diese **erste Lallphase** zeigt sich auch bei Kindern mit einer Hörbeeinträchtigung und ist damit unabhängig von deren Hörvermögen.

Nach dem sechsten Lebensmonat – in der **zweiten Lallphase** – verwenden Säuglinge immer häufiger neben Vokalen auch Konsonanten und hängen zwei und mehr Silben aneinander. Es entstehen dabei Lautfolgen wie „bah-bah-bah", „gah-gah-gah" oder „ogoo-ogoo-ogoo", was auch als kanonisches Lallen bezeichnet wird. Diese Phase ist im Gegensatz zur ersten Lallphase vom Hörvermögen abhängig (Oller und Eilers 1988). Zeigt ein Säugling ein verspätetes oder gar kein Einsetzen von kanonischem Lallen, dann sind weitere Abklärungen des Gehörs indiziert.

Mit sieben bis acht Monaten setzt die Fähigkeit zur unmittelbaren Nachahmung von Lauten ein. Die Kinder ahmen zuerst nur solche nach, die sie bereits in ihrem Repertoire haben, in der Folge auch Laute, die ihnen noch nicht vertraut sind. Gegen Ende des ersten Lebensjahres entstehen eigentliche **Lallmonologe** mit langen Silbenketten – wie zum Beispiel „lalaaa-guguu-mama-atta-papa". Diese Lallmonologe führen zu einer verstärkten kommunikativen Interaktion mit den Bezugspersonen; auf diese Weise kommt es zu Lalldialogen. Aus gewissen Silbenfolgen wie „ma-ma-ma-ma" leitet das Kind um den ersten Geburtstag auch die Bezeichnungen für seine Eltern ab. Anfänglich benutzt es „Mama" und „Papa" eher zufällig, was für die Eltern aber dennoch sehr bedeutungsvoll ist. Zu Beginn des zweiten Lebensjahres wendet das Kind die Bezeichnung der Eltern zunehmend gezielt an.

3.8 Erste Kontakte mit sich und Anderen knüpfen – das frühe Sozialverhalten

Das Neugeborene ist darauf angewiesen, mit anderen Menschen Kontakt aufzunehmen. Dabei wird es in den ersten Lebenswochen mit denjenigen Personen vertraut, die es füttern, pflegen, auf den Arm nehmen, mit ihm sprechen und spielen. Auf diese Weise macht es die Erfahrung, dass seine Bedürfnisse zuverlässig befriedigt werden. Wenn es Hunger hat und schreit, bekommt es zu trinken. Wenn es sich unwohl fühlt, nicht mehr allein sein möchte oder nicht einschlafen kann, steht ihm jemand bei. Zu diesen Personen, die seine Bedürfnisse befriedigen, mit ihm zusammen sind und ihm Geborgenheit und Zuwendung geben, entwickelt das Kind mit der Zeit ein emotionales, zeitlich stabiles Band – eine Bindung.

3.8.1 Bindungsverhalten

Schon unmittelbar nach der Geburt zeigt das Kind ein angeborenes Bedürfnis, sich an diejenigen Personen zu binden, die ihm Nähe, Zuwendung und Sicherheit geben (Bowlby 1958). Das evolutionsbiologisch geprägte **Bindungsverhalten** des Säuglings an Bezugspersonen äußert sich mit verschiedenen Verhaltensweisen wie Blickkontakt, Lächeln, Weinen oder Schreien. Dieses Verhaltensprogramm löst bei den Bezugspersonen ein **Fürsorgeverhalten** wie Aufnehmen, Halten, Streicheln oder Wiegen aus und sichert damit die Pflege sowie den Schutz des Säuglings. Die Bindung der Bezugspersonen ist aber längst nicht so bedingungslos wie diejenige der Kinder. Sie hängt auch von der Zeit ab, die Eltern und Kind gemeinsam verbringen, zudem von den Erfahrungen, die sie miteinander machen, und nicht zuletzt auch von der Bedeutung, die das Kind im Leben der Bezugspersonen hat.

> **Engelslächeln**
>
> Ein typisches Beispiel für ein angeborenes Signal, das die Bindung zu den Bezugspersonen bereits unmittelbar nach der Geburt sichert und entsprechendes Fürsorgeverhalten auslöst, ist das Engelslächeln. Es kann im Wachzustand und im Schlaf (besonders im REM-Schlaf) auftreten (Wolff 1966). Die Säuglinge lächeln dabei, ohne dass dieses Lächeln durch einen sozialen Stimulus ausgelöst wird oder auf bestimmte Personen bezogen ist (Lavelli und Fogel 2005). Mit diesem reflektorischen Verhalten regen sie Bezugspersonen zur Interaktion an, damit die entstehende Bindung verstärkt wird.

Nach etwa vier bis sechs Wochen sichert der Säugling die emotionale Bindung zu seinen Bezugspersonen nicht nur durch reflektorische Verhaltensweisen: Er löst zunehmend auch absichtliche Interaktionen mit ihnen aus. So lächelt er sie spontan an, was auch als **soziales Lächeln** bezeichnet wird, und erwartet vom Gegenüber, dass es sie ebenfalls anstrahlt (◘ Abb. 3.30). Das erste soziale Lächeln ist noch relativ unspezifisch: Der Säugling lächelt vertraute und fremde Personen gleichermaßen an. Erst mit etwa einem halben Jahr lächelt er fremde Personen zunehmend weniger und schließlich gar nicht mehr an. Er entwickelt eine **Fremdenangst**. Im selben Alter beginnt er auch, auf den mimischen Ausdruck eines Gesichtes zu achten. Er lächelt nur noch ein freundliches Gesicht an. In der sozialen Interaktion mit seinen Bezugspersonen lernt das Kind, wie es das Lächeln und andere Verhaltensweisen den sozialen Regeln seiner Umgebung entsprechend einsetzen kann (Bischof-Köhler 2011).

In der zweiten Hälfte des ersten Lebensjahres beginnt das Kind, seine Aufmerksamkeit mit derjenigen der Bezugspersonen zu koordinieren (siehe auch zur Kommunikation ▶ Abschn. 3.7). Schaut die Mutter interessiert auf einen Gegenstand oder zu einer anderen Person, blickt das Kind ebenfalls in diese Richtung. Oft unterstützen die Bezugspersonen ihr Blickverhalten mit einer Zeigegeste, der die Säuglinge mit etwa sieben bis neun Monaten folgen können. Der Säugling entwickelt nun ein Verständnis dafür, dass sich andere Menschen in ihrer Aufmerksamkeit und ihren Interessen von ihm unterscheiden. In der weiteren Entwicklung richten Kind und Bezugsperson ihre Aufmerksamkeit nicht mehr nur wechselseitig aufeinander, sondern gemeinsam auf einen Gegenstand, was als **geteilte Aufmerksamkeit** (Joint Attention) bezeichnet wird (Carpenter et al. 1998). Dabei sind sich Kind und Bezugsperson bewusst, dass sie ihre Aufmerksamkeit auf den gleichen Gegenstand richten. Das Kind versucht nun, die Bezugsperson mithilfe von Zeigegesten oder durch Hinstrecken von Gegenständen zu gemeinsamer Aufmerksamkeit zu bewegen (Carpenter et al. 1998). Es deutet auf etwas und vergewissert sich anschließend, dass sein Gegenüber auch wirklich schaut (◘ Abb. 3.29). Die Fähigkeit zu geteilter Aufmerksamkeit zeigt sich ab etwa dem zehnten Lebensmonat und ist eine wichtige Grundlage für den Spracherwerb, das Nachahmen und das soziale Referenzieren.

Die bedeutendsten Schritte in der Bindungsentwicklung zeigen sich in den ersten beiden Lebensjahren (Bowlby 1969). Bowlby beschrieb dazu vier Phasen (◘ Tab. 3.2). In den ersten Lebenswochen kann sich der Säugling praktisch an jede Person binden und ist zudem in der Lage, eine Bindung mit unterschiedlichen Personen einzugehen.

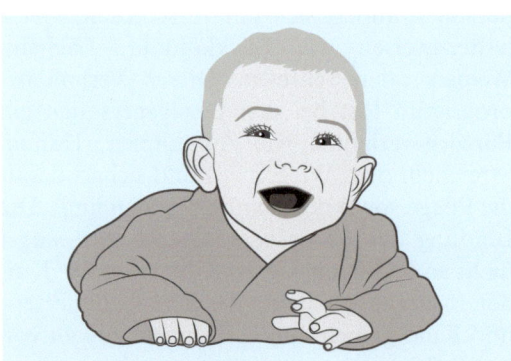

◘ Abb. 3.30 Soziales Lächeln

3.8 · Erste Kontakte mit sich und Anderen knüpfen – das frühe Sozialverhalten

Tab. 3.2 Bindungsentwicklung (nach Bowlby 1969)

Altersbereich	Bindungsphase
0–2 Monate	Der Säugling bindet sich an jede Person. Er aktiviert biologisch programmierte Verhaltensweisen wie Weinen und Schreien, um die Fürsorge der Bezugspersonen zu sichern. Er zeigt keine besondere Aufregung, wenn er mit einer unbekannten Person allein gelassen wird.
2–8 Monate	Der Säugling setzt gezielt soziale Signale wie soziales Lächeln, Lallen oder Gurren ein, um die Fürsorge zu sichern. Er beginnt, vertraute und unvertraute Personen zunehmend zu unterscheiden, und zeigt Fremdenangst.
8 Monate bis 2 Jahre	Das Kind entwickelt spezifische sowie selektive Bindungen zu Bezugspersonen und reagiert mit Angst bei einer Trennung von der Bezugsperson (Trennungsangst).
ab 2 Jahren	Das Kind entwickelt eine stabile Bindung, kann Trennungssituationen akzeptieren und ist nicht auf die permanente Nähe einer Bezugsperson angewiesen.

Die Bedeutung der ersten Stunden für die Bindungsentwicklung

Auch wenn die Stunden nach der Geburt für Eltern eine außergewöhnliche emotionale Qualität haben, spielen die Erfahrungen der ersten Lebensstunden nur selten eine Schlüsselrolle für die weitere Entwicklung der Bindung des Kindes (Myers 1984). So zeigt sich keine bleibende Beeinträchtigung der Eltern-Kind-Beziehung, wenn der Kontakt zwischen Eltern und Kind zum Beispiel aufgrund von Geburtskomplikationen oder einer extremen Frühgeburt ausbleibt (Korja et al. 2012). Die Geburt und die unmittelbare Zeit danach sind für Eltern und Kind zwar ein besonderes, aber wohl kein grundlegend prägendes Erlebnis. Die Bindung zwischen Eltern und Kind entwickelt sich aus den unzähligen kleinen und großen Erfahrungen, die sie im Verlauf der nächsten Monate und Jahre miteinander machen (Myers 1984).

Die Bindungen zu gewissen Bezugspersonen werden verstärkt, wenn das Kind die Fähigkeit zur Objekt- und Personenpermanenz entwickelt hat. Das Kind weiß dabei, dass Objekte und Personen auch dann noch da sind, wenn man sie nicht unmittelbar sieht. Mit dem Auftreten einer spezifischen Bindung zur Bezugsperson und der Fähigkeit, fremde von vertrauten Personen unterscheiden zu können, geht das Fremdeln einher (auch als **Fremdenangst** oder Achtmonatsangst bezeichnet). Dabei zeigt das Kind ein ängstliches Verhalten bei unvertrauten Personen, während es sich im Umgang mit vertrauten Personen sicher fühlt. In der Regel setzt das Fremdeln mit etwa sieben bis zwölf Monaten ein. Wenn das Kind im Verlauf des zweiten Lebensjahres auf gesicherte Bindungserfahrungen zurückgreifen kann, verschwindet das Fremdeln. Das Kind kann zunehmend Trennungen von seinen Bezugspersonen akzeptieren, weil es weiß, dass diese immer noch da sind – auch wenn sie sich nicht in seinem unmittelbaren Blickfeld befinden.

Fremdenangst tritt häufig erstmals in dem Alter auf, in dem das Kind anfängt, sich fortzubewegen. Sie sorgt dafür, dass es in der Nähe vertrauter Personen bleibt und sich nicht ständig Gefahren aussetzt. Das Fremdeln bindet das Kind an seine Bezugspersonen; diese dienen ihm fortan als sichere Basis, von der aus es seine nähere Umwelt erkunden kann.

Weil ein Kind in den ersten Lebensjahren noch weitgehend auf die Nähe einer vertrauten Person angewiesen ist, kann eine Trennung von der Bezugsperson große Ängste beim ihm auslösen. Ein ständiger

Kontakt mit wenigstens einer Bezugsperson ist darum notwendig. Neben dem Fremdeln bindet die **Trennungsangst** im zweiten Lebensjahr das Kind zusätzlich an die Bezugspersonen. Aber dieser Mechanismus funktioniert auch vice versa: Fremdeln und Trennungsangst binden die Eltern an das Kind. Für die elterliche Bindung haben diese evolutionsbiologisch angelegten Verhaltensweisen des Kindes eine Sicherungsfunktion (Papoušek und Papoušek 1979). Sie unterstützen die Eltern, sich auf das Kind auszurichten, und verstärken auf diese Weise deren Fürsorgeverhalten. So ruft sich das Kind den Eltern mit Weinen in Erinnerung. Mit seinem Lächeln belohnt es sie für ihre Fürsorge und erhöht ihre Neigung, sich ihm zuzuwenden. Es zeigt ihnen mit seiner Zufriedenheit, dass es sich wohl fühlt, wenn sie in seiner Nähe sind, seine Bedürfnisse befriedigen und sich mit ihm beschäftigen. Die Eltern freuen sich an seiner Erscheinung und seinem Verhalten; sie fühlen sich als Erziehungspersonen bestätigt, wenn das Kind ihnen nacheifert und ihr Verhalten nachahmt. Die Zuwendung, die sie von ihrem Kind erhalten, und die Erfahrungen, die sie täglich mit ihm machen, verstärken und erhalten ihre Bereitschaft, sich um das Kind zu kümmern (Papoušek und Papoušek 1979).

In vielen Studien wurden Risikofaktoren identifiziert, die die Entwicklung einer Bindung zu den Bezugspersonen beeinträchtigen (Cyr et al. 2010). Dabei wurde die Kindesmisshandlung als größtes Risiko für eine unsichere Bindung beschrieben (mit Effektstärken über 2,0). Aber auch andere Faktoren wie Armut, eine niedrige Bildung sowie Drogen- und Alkoholkonsum oder psychische Erkrankungen der Eltern wurden identifiziert. Tatsächlich leiden Kinder aus Familien mit psychischen Erkrankungen oder Belastungen oft unter der mangelnden Stabilität der Betreuung und Fürsorge.

Die dramatischen Folgen von nicht verfügbaren und verlässlichen Bezugspersonen wurden unter dem Stichwort „Hospitalismus" vom Psychiater René Spitz (1887–1974) bereits in den 1940er-Jahren beschrieben (Spitz 1945). Spitz zeigte auf, dass Kinder unter schwerwiegenden Entwicklungsstörungen litten, wenn sie in Heimen ohne feinfühlige, vertraute, liebevolle, verfügbare und verlässliche Bezugspersonen aufwuchsen, obwohl die körperlichen Faktoren wie Ernährung und Hygiene optimal waren. Diese Befunde erfuhren durch die Berichte aus den rumänischen Waisenhäusern in den 1990er-Jahren eine erschreckende Aktualisierung (Nelson et al. 2019).

Neben Risikofaktoren wurden auch Schutzfaktoren für die Bindungsentwicklung beschrieben (Nievar und Becker 2008): Eine zentrale Rolle als Schutzfaktor spielt die **Feinfühligkeit** der Eltern (also das Erkennen der Signale und Bedürfnisse des Kindes), die allerdings nicht allein für eine sichere Bindung verantwortlich ist (DeWolff und van Ijzendoorn 1997). Auch der dialogische Blickkontakt zwischen Kind und Bezugsperson, eine angemessene elterliche Reaktionszeit auf die Signale des Säuglings, der Gebrauch einer kindgerichteten Sprache (▶ Kap. 2) sowie die Stimulation und Regulation des kindlichen Erregungszustandes mit Streicheln und Singen sind wichtige Schutzfaktoren. Diese Formen des elterlichen Fürsorgeverhaltens wurden von Papoušek und Papoušek auch als **intuitives Erziehungsverhalten** (intuitive parenting) bezeichnet, weil dieses spontan in der Interaktion mit dem Säugling entsteht und bis zu einem gewissen Grad evolutionsbiologisch angelegt ist (Papoušek und Papoušek 1995). Wenn sich Bezugspersonen auf diese Weise verhalten, dann macht das Kind sichere Bindungserfahrungen.

> **Feinfühligkeit**
>
> Die Bezugsperson kann die Signale des Säuglings lesen und interpretieren. Sie versteht seine emotionale Gefühlslage, erkennt seine Bedürfnisse und kann angemessen und prompt darauf reagieren (Ainsworth et al. 1978). Dabei sind Haltung, Mimik und Äußerungen der Bezugspersonen an den Entwicklungsstand des Säuglings angepasst. Eine ausreichende Feinfühligkeit kann insbesondere bei psychischen Erkrankungen der Bezugspersonen fehlen.

3.8 · Erste Kontakte mit sich und Anderen knüpfen – das frühe Sozialverhalten

Mit dem sogenannten **Still-Face-Paradigma** haben Tronick und Mitarbeiter das Fehlen eines feinfühligen Verhaltens der Bezugsperson gegenüber einem Kind eindrücklich dargestellt (Tronick et al. 1978). In diesem Experiment unterbricht die Mutter eine anfänglich angemessene Interaktion mit dem Säugling plötzlich durch ein bewegungsloses Gesicht (still face). Der Säugling verstärkt in der Folge seine Bemühungen, die Aufmerksamkeit der Bezugsperson wieder zu gewinnen (Abb. 3.31). Gelingt ihm dies nicht, so wendet er sich irritiert und weinerlich ab. Bei emotional über längere Zeit unerreichbaren und zurückgezogenen Bezugspersonen bemühen sich die Kinder nicht mehr in positiv zugewandter Weise um Aufmerksamkeit, sondern sind meist unzufrieden und weinen. Besonders bei Bezugspersonen, die psychisch krank, wenig feinfühlig, kaum verfügbar und nicht verlässlich sind, ist das Risiko für Störungen in der Bindungsentwicklung groß.

3.8.2 Soziale Fähigkeiten

Ein wichtiger Entwicklungsmeilenstein des sozialen Verhaltens eines Kindes ist die Fähig-

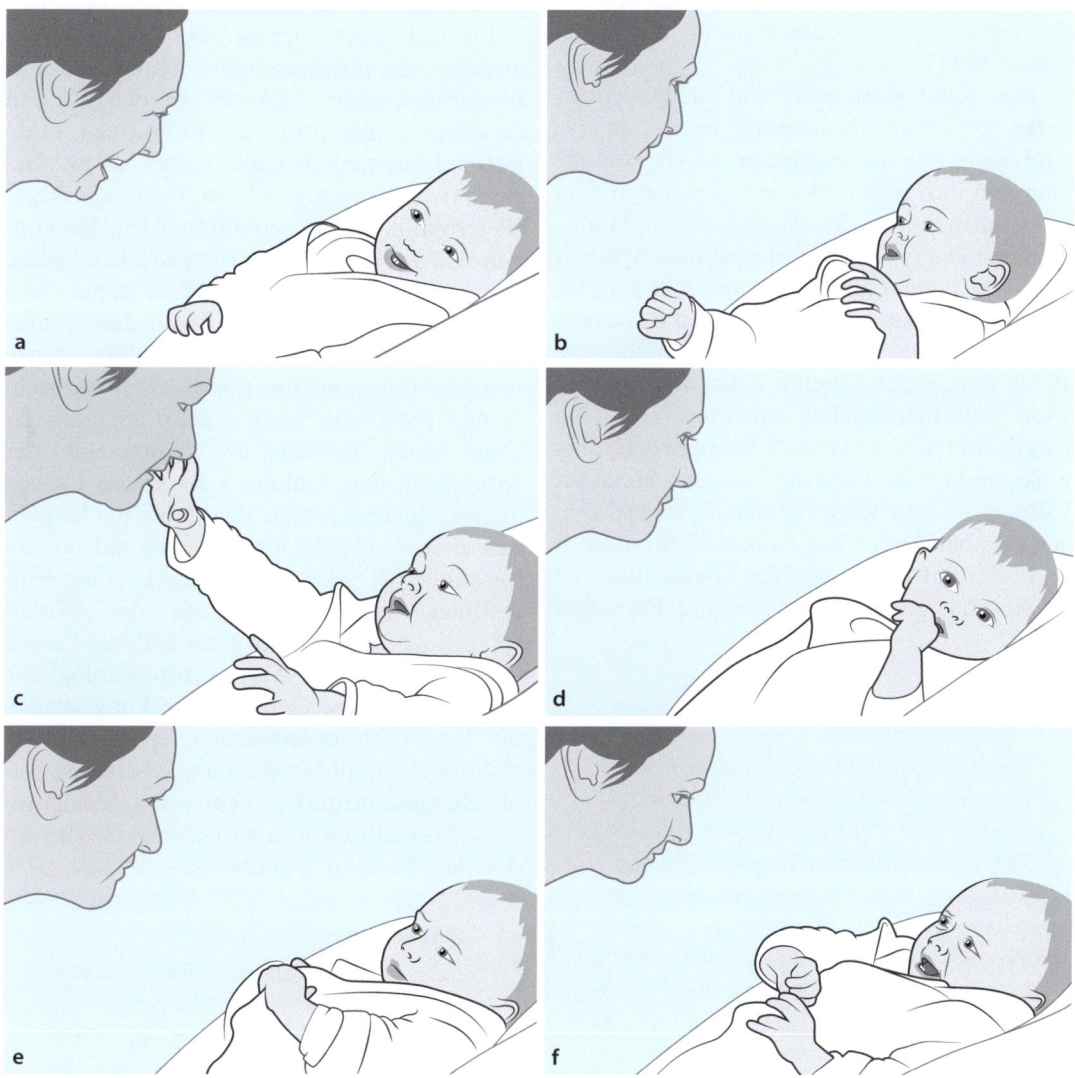

Abb. 3.31 Still-Face-Experiment. Experiment nach Tronick et al. (1978)

keit, sich selbst als Person mit eigenen Wünschen, Vorstellungen und Gefühlen wahrzunehmen. Eine erste Form dieser Selbstwahrnehmung tritt bereits in den ersten Lebensmonaten auf (Bischof-Köhler 2011). Die Säuglinge betasten ihren Bauch, den Kopf oder die Beine, nehmen die Hände in den Mund oder betrachten sie. Sie entwickeln mit dieser Art des Erkundens ihres eigenen Körpers eine Vorstellung über sich selbst und erkennen sich so als eigenes „Subjekt" (Bischof-Köhler 2011). Sie bilden im Verlauf des ersten Lebensjahres jedoch nicht nur eine Vorstellung vom eigenen Körper, sondern spüren auch ihre Wünsche und zeigen ein erstes Bewusstsein über sich selbst als Subjekt. Sie entwickeln ein Ichbewusstsein (Bischof-Köhler 2011).

Das Kind kann aufgrund dieser frühen Form der Selbstwahrnehmung bereits im ersten Lebensjahr unterscheiden, ob eine Handlung von ihm selbst oder von jemand anders ausgeführt wurde. Tatsächlich lösen Handlungen, die das Kind selbst ausführt, deutlich mehr Aktivität und Freude bei ihm aus als solche, die es nur aus einer passiven Rolle heraus beobachtet (Papoušek und Papoušek 1979). Bereits der Säugling spürt also eine gewisse **Selbstwirksamkeit** im Sinne von „Ich handle und bewirke etwas". Wenn er beispielsweise ein Mobile selbst in Bewegung versetzen kann, dann beschäftigt er sich damit viel länger, als wenn Erwachsene das Mobile bewegen und er nur ein passiver Betrachter ist (▶ Abschn. 3.6.5) (Papoušek und Papoušek 1979).

> **Selbstwirksamkeit**
>
> Unter Selbstwirksamkeit versteht man die Erwartung eines Kindes, dass seine Handlungen eine Wirkung haben (Bandura 1997). Frühe Formen von Selbstwirksamkeitsüberzeugungen entwickeln Kinder bereits in den ersten Lebensmonaten, wenn sie beispielsweise eine Glocke zum Läuten bringen. Die Erwartungen und Erfahrungen von Selbstwirksamkeit gehören zu den wichtigsten Einflussfaktoren für das Wohlbefinden von Kindern (▶ Kap. 5).

3.8.3 Emotionale Fähigkeiten

Gewisse Emotionen lassen sich beim Kind bereits nach der Geburt erkennen und beruhen auf angeborenen Reaktionsmustern (Sroufe 1996). So kann ein Säugling schon früh Freude, Ärger und Abneigung ausdrücken. Diese Basisemotionen ermöglichen ihm, seine grundlegenden Bedürfnisse zu äußern, da er noch nicht über entsprechende gestische oder sprachliche Ausdrucksmittel verfügt.

Während Basisemotionen schon früh angelegt sind, kann das Kind die Gefühle anderer Menschen während seines ersten Lebensjahres noch nicht zuverlässig erkennen. Allerdings können Säuglinge anhand des Gesichtsausdruckes einer anderen Person durchaus zwischen positiven und negativen Emotionen unterscheiden, denn sie wenden sich den Gesichtern mit positiven Emotionen (zum Beispiel Freude) deutlich länger zu als Gesichtern mit negativen Emotionen wie Ärger (Petermann und Wiedebusch 2016). Sie können sich von Gefühlen auch anstecken lassen, was als **Gefühlsansteckung** bezeichnet wird (Bischof-Köhler 2011). So kann das Weinen einer anderen Person beim Säugling ebenso negative Emotionen auslösen. Oder er bricht in Gelächter aus, wenn andere ebenfalls lachen. Auch Erwachsene werden von der Müdigkeit, dem Gähnen oder einem Lachen angesteckt und fühlen sich dabei müde, gähnen ebenso oder lachen ohne Grund. Dieses Verhalten ist weniger Ausdruck eines Mitgefühles, sondern vielmehr die Widerspiegelung des Gefühles einer anderen Person (Eisenberg 1986). Als neurophysiologische Ursache für diese Gefühlsansteckung werden die bei Affen untersuchten Spiegelneurone diskutiert. Gefühlsansteckung ist also ein vergleichsweise primitiver neuronaler Mechanismus, der nicht mit Empathie verwechselt werden darf (▶ Kap. 2 und ▶ 4).

> **Spiegelneuronen**
>
> Einige Neuronen im motorischen Kortex werden nicht nur bei bestimmten Bewegungen aktiviert, sondern auch dann, wenn dieselben Bewegungen nur be-

obachtet oder in der Vorstellung durchgespielt werden. Diese speziellen Neuronen wurden in den 1990er-Jahren im prämotorischen Areal von Affen entdeckt und als sogenannte Spiegelneuronen bezeichnet (Rizzolatti und Craighero 2004). Sie werden aktiviert, wenn von den Affen eine Handlung durchgeführt oder auch nur beobachtet wird. Möglicherweise gibt es diese Spiegelneuronen auch beim Menschen im prämotorischen Areal und weiteren kortikalen Regionen.

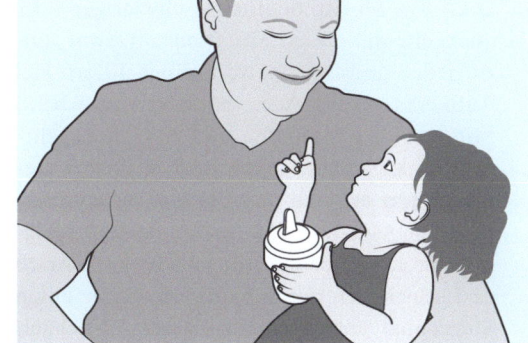

Abb. 3.32 Soziales Referenzieren

3.8.4 Emotionsregulation und Temperament

Da ein Säugling in den ersten Lebenswochen noch nicht über eine emotionale Selbstregulation verfügt, übernehmen die Bezugspersonen die Regulation seiner Erregungszustände: So wird der Säugling von den Eltern beispielsweise sanft gewiegt oder in einem Tuch nahe am Körper getragen. Erst ab dem dritten Lebensmonat ist er in der Lage, sich bis zu einem gewissen Grad selbst zu beruhigen, indem er am Daumen, an einem Schnuller oder an einer Schmusedecke saugt. Säuglinge und Kleinkinder sind für die Regulation ihrer Emotionen also noch weitgehend auf Unterstützung durch ihre Bezugspersonen angewiesen.

Dabei wenden sie ab etwa neun Monaten auch **soziales Referenzieren** an, um die Bedeutung von unsicheren Situationen anhand der Reaktion der Bezugsperson zu prüfen und so ihre Gefühle zu regulieren (Abb. 3.32). Sie suchen dazu in einer unbekannten oder nicht eindeutigen Situation nach emotionalen Signalen der Bezugsperson (Bischof-Köhler 2011). Das soziale Referenzieren hilft dem Säugling, durch Beobachtung des Gesichtsausdruckes der Bezugsperson die Unsicherheit erzeugende Situation zu bewerten und weitere Handlungen abzuleiten. Zeigt die Mutter Zeichen der Furcht, wird auch das Kind die Situation als gefährlich interpretieren und Schutz suchen. Zeigt die Mutter einen aufmunternden Gesichtsausdruck, wird sich das Kind neugierig nähern. Kinder referenzieren nicht generell, sondern vor allem in nicht eindeutigen oder neuen Situationen. Die Bezugspersonen können dabei durch ihre eigenen Emotionen die Gefühle des Kindes modulieren und somit dem Kind erste regulative Strategien zur Verfügung stellen.

Die Entwicklung der **Emotionsregulation** im ersten Lebensjahr hängt wesentlich auch vom Temperament des Säuglings ab. Bereits in den ersten Lebenswochen sind Intensität, Dauer und Qualität der emotionalen Regulation in einem hohen Maß vom **Temperament** des Kindes abhängig. Das Temperament beschreibt den allgemeinen Verhaltensstil eines Kindes – also die Art und Weise, wie es auf bestimmte Ereignisse reagiert (▶ Kap. 2). Generelle Reaktionsmuster können bei Säuglingen schon unmittelbar nach der Geburt beobachtet werden. Diese bereits im Säuglingsalter feststellbaren Temperamentseigenschaften verhalten sich in der weiteren Entwicklung relativ stabil (Goldsmith et al. 1997). Das Temperament eines Kindes und die im Verlauf seiner kindlichen Entwicklung erfahrene Passung zwischen Temperament und Umwelt haben einen wesentlichen Einfluss auf seine spätere Persönlichkeit (Thomas et al. 1970).

> ▶ **Fallbeispiel: Unterschiedliches Temperament**
> Bereits im Säuglingsalter konnte man bei den drei Geschwistern Lena, Moritz und Michael sehr unterschiedliche Verhaltensmuster beobachten: Während sich Lena bei einem Besuch von Freunden meist sehr schnell an die neue Situation gewöhnte und alle unbekannten Personen mit einem strahlenden Lachen emp-

fing, war Moritz deutlich „schwieriger". Er quengelte in dieser Situation oft, war unzufrieden und forderte von seinen Eltern viel Aufmerksamkeit. Auch hatte er am Abend Mühe beim Einschlafen und erwachte mehrfach in der Nacht. Schon beim kleinsten Geräusch war er wach und begann, zu schreien. Lena hingegen war ein „pflegeleichter" Säugling: Sie schlief bereits mit acht Wochen durch und schien sich durch nichts von ihrer guten Stimmung abbringen zu lassen. Michaels Charakter hingegen schien weder demjenigen von Lena noch dem von Moritz zu gleichen. Er zeigte sich beim Besuch von Freunden zurückhaltend. Er war ruhig, vorsichtig, ja fast etwas passiv und schüchtern. Erst im Verlauf der Zeit taute er auf, wurde aktiver, kommunikativer und schenkte dann und wann auch einmal einer fremden Person ein Lächeln. ◀

Die beiden Kinderpsychiater Alexander Thomas (1914–2003) und Stella Chess (1914–2007) haben anhand der New Yorker Longitudinalstudie verschiedene Temperamentskategorien definiert (Thomas et al. 1970), die in ◨ Tab. 3.3 mit Beispielen detailliert aufgeführt sind.

Anhand der in ◨ Tab. 3.3 dargestellten Temperamentskategorien definierten Thomas und Chess vier Typen, denen die Kinder der New Yorker Longitudinalstudie zugeordnet werden konnten:
1. Das **einfache (pflegeleichte) Kind**, das eine hohe Regelmäßigkeit im Verhalten (Schlaf-Wach-Rhythmus), ein positives Annäherungsverhalten, eine Anpassungsfähigkeit auf neue Reize und eine überwiegend positive Stimmungslage zeigt.
2. Das **schwierige Kind**, das einen unregelmäßigen Schlaf-Wach-Rhythmus, ein unpassendes Rückzugsverhalten, eine geringe Anpassungsfähigkeit auf neue Reize und eine überwiegend negative Stimmungslage aufweist.
3. Das **sich langsam öffnende Kind**, das nach wiederholtem Kontakt eine langsame Anpassungsfähigkeit an neue Reize und wenig intensive Stimmungslagen zeigt.
4. Das **unauffällige Kind**, das über ein breites Spektrum von wenig intensiven Temperamentseigenschaften verfügt.

Auch wenn es in der Zwischenzeit weitere Temperamentsmodelle gibt, gilt dasjenige von Thomas und Chess bis heute als wohl einflussreichstes Modell (Goldsmith et al. 1987). Der Grund dafür ist, dass die beiden Kinderpsychiater auf der Basis ihres Modells das **Passungskonzept** entwickelt haben, das die Wechselwirkungsprozesse zwischen Temperament und Umwelt aufzeigt und die entsprechenden Auswirkungen auf das kindliche Verhalten beschreibt (Thomas und Chess 1977). In diesem Modell führt die mangelnde Übereinstimmung (poor fit) zwischen den Temperamentsmerkmalen des Kindes und den Anforderungen sowie Erwartungen der Umwelt zu Verhaltensauffälligkeiten. Das Passungsmodell geht also davon aus, dass Verhaltensauffälligkeiten weder von der Anlage allein (zum Beispiel vom Temperament des Kindes) noch von den Umwelteinflüssen allein (zum Beispiel von den Erwartungen der Eltern) bestimmt werden, sondern vielmehr vom Ausmaß der Diskrepanz zwischen Kind und Umwelt. Kinder, deren Temperament nicht mit den Erwartungen und Anforderungen der Umwelt zusammenpasst, gelten im Passungsmodell als gefährdet. Dieser Umstand gilt auch, wenn die Temperamentsmerkmale des Kindes an und für sich noch normal sind. Das Passungsmodell diente dem Entwicklungspädiater Remo H. Largo (1943–2020) als Grundlage für das Fit-Konzept (Largo 2019) (▶ Kap. 5).

> **Das Passungsmodell von Thomas und Chess**
> Ob Lena, Moritz und Michael im Verlauf ihrer Entwicklung Verhaltensauffälligkeiten oder gar Entwicklungsstörungen zeigen werden, hängt nicht allein von ihrem Temperament ab, sondern auch von der Passung (goodness of fit (Thomas und Chess 1977)) der kindlichen Eigenschaften mit den Anforderungen und Erwartungen der Umwelt. So kann Moritz durchaus einen ungestörten Entwicklungsverlauf zeigen, wenn sich die Eltern auf das schwierige Temperament ihres Kindes einstellen, feinfühlig auf seine Bedürfnisse eingehen und ein konsistentes sowie verlässliches Betreuungsverhalten gewährleisten.

3.8 · Erste Kontakte mit sich und Anderen knüpfen – das frühe Sozialverhalten

Tab. 3.3 Temperamentskategorien sowie praktische Beispiele für unterschiedliche Ausprägungen (nach Thomas et al. 1970)

Temperamentskategorie	Unterschiedliche Ausprägungsformen	
Aktivität (Ausmaß des Bewegungsdranges)	Der Säugling ist immer in Bewegung und oft unruhig.	Der Säugling bewegt sich beim Windelwechseln wenig.
Regelmäßigkeit (zum Beispiel des Schlaf-Wach-Rhythmus, der Ernährung und Ausscheidung)	Der Säugling will meist zur gleichen Zeit gestillt werden und schläft jeden Abend zur gleichen Zeit ein. Tagsüber macht er etwa um 10 Uhr und um 15 Uhr einen Mittagschlaf von einer Stunde.	Der Säugling hat zu verschiedenen Zeiten unterschiedlich viel Hunger. Er zeigt einen unregelmäßigen Schlaf-Wach-Rhythmus, erwacht häufig in der Nacht und schläft tagsüber zu unterschiedlichen Zeiten.
Annäherung oder Rückzug (Reaktionen des Kindes auf einen neuen Reiz)	Der Säugling schläft in einer anderen Umgebung ebenso gut wie im Bett in seinem Zimmer. Er fixiert neugierig auch unbekannte Personen und kostet unbekannte Nahrungsmittel.	Das Kind zeigt eine große Fremdenangst, ist stark auf die Bezugspersonen fixiert. Die Einführung von neuen Breimahlzeiten ist eine Herausforderung.
Anpassungsfähigkeit (Reaktionen bei neuen oder veränderten Situationen)	Der Säugling kann problemlos bei den Großeltern gelassen werden. Auch in einer lauten Umgebung bleibt er ruhig und zufrieden.	Der Säugling schreit jedes Mal, wenn er gebadet wird. Wenn es plötzlich laut wird, beginnt er sofort, zu weinen.
Sensorische Reizschwelle (Intensität eines Reizes, der zu einer Reaktion führt)	Der Säugling liegt nicht gerne auf einer harten Unterlage. Er isst nur Karottenbrei. Er schreit heftig, wenn er nackt auf dem Wickeltisch liegt.	Das Kind isst auch grob pürierten Brei und ist nicht geräuschempfindlich. Es regt sich auch bei Schmerzen wenig auf.
Reaktionsintensität (Ausmaß einer Reaktion)	Das Kind schreit wie am Spieß, wenn es Hunger hat.	Der Säugling signalisiert kaum, wenn die Windeln nass sind oder wenn er hungrig ist.
Stimmungslage (Anteil freundliches zu unfreundlichem Verhalten)	Der Säugling schreit meist nach dem Stillen oder wenn er von der Mutter im Kinderwagen spazieren gefahren wird.	Der Säugling lächelt häufig und liegt meist zufrieden im Kinderwagen. Er lächelt zurück, wenn er freundlich angeschaut wird.
Ablenkbarkeit (Ausmaß, in dem unwichtige Umweltreize das Kind irritieren)	Das Füttern des Säuglings ist eine Herausforderung. Seine Aufmerksamkeit kann kaum fokussiert werden, sondern springt dauernd hin und her.	Der Säugling hält beim Anziehen still, wenn er ein Spielzeug erhält. Er kann rasch beruhigt werden, wenn er schreit.
Aufmerksamkeitsdauer (Zeitspanne, in der das Kind eine Handlung ausführt)	Der Säugling saugt nur für einige Minuten am Schnuller und spuckt ihn dann aus. Er verliert nach kurzer Zeit das Interesse am Spielzeug.	Der Säugling schaut sich das Mobile lange an. Er liegt zufrieden im Bettchen und spielt mit seinen Händen.

Literatur

Acredolo L, Goodwyn S (1988) Symbolic gesturing in normal infants. Child Dev 59(2):450–466

Addessi E, Galloway AT, Visalberghi E, Birch LL (2005) Specific social influences on the acceptance of novel foods in 2–5-year-old children. Appetite 45(3):264–271

Adolph KE, Robinson SR (2013) The road to walking: what learning to walk tells us about development. In: Zelazo PD (Hrsg) Body and mind: Oxford handbook of developmental psychology, Bd 1. Aufl. Oxford University Press, New York, S 403–446

Adolph KE, Cole WG, Komati M, Garciaguirre JS, Badaly D, Lingeman JM, Chan GLY, Sotsky RB (2012) How do you learn to walk? thousands of steps and dozens of falls per day. Psychol Sci 23(11):1387–1394

Ainsworth MDS, Blehar MC, Waters E, Wall S (1978) Patterns of attachment: a psychological study of the strange situation. Lawrence Erlbaum, Oxford, England

Anzman-Frasca S, Savage JS, Marini ME, Fisher JO, Birch LL (2012) Repeated exposure and associative conditioning promote preschool children's liking of vegetables. Appetite 58(2):543–553

Ashmead DH, Davis DL, Whalen T, Odom RD (1991) Sound localization and sensitivity to interaural time differences in human infants. Child Dev 62(6):1211–1226

Baillargeon R (1987) Object permanence in 3 1/2-month-old and 4 1/2-month-old infants. Dev Psychol 23(5):655–664

Baillargeon R (1994) How do infants learn about the physical world. Curr Dir Psychol Sci 3(5):133–140

Bandura A (1997) Self-efficacy: The exercise of control. Freeman, New York

Barr R, Dowden A, Hayne H (1996) Developmental changes in deferred imitation by 6- to 24-month-old infants. Infant Behav Dev 19(2):159–170

Barr RG (1990) The normal crying curve – what do we really know. Dev Med Child Neurol 32(4):356–362

Barr RG, Konner M, Bakeman R, Adamson L (1991) Crying in !kung san infants – a test of the cultural specificity hypothesis S. Dev Med Child Neurol 33(7):601–610

Bartholomeusz HH, Courchesne E, Karns CM (2002) Relationship between head circumference and brain volume in healthy normal toddlers, children, and adults. Neuropediatrics 33(5):239–241

Beauchamp GK, Moran M (1982) Dietary experience and sweet taste preference in human infants. Appetite 3(2):139–152

Birch LL (1999) Development of food preferences. Annu Rev Nutr 19:41–62

Birch LL, Deysher M (1986) Caloric compensation and sensory specific satiety – evidence for self regulation of food-intake by young-children. Appetite 7(4):323–331

Birch LL, Fisher JO (1998) Development of eating behaviors among children and adolescents. Pediatrics 101(3 Pt 2):539–549

Birnholz JC, Benacerraf BR (1983) The development of human-fetal hearing. Science 222(4623):516–518

Bischof-Köhler D (2011) Soziale Entwicklung in Kindheit und Jugend. Bindung, Empathie, Theory of Mind. W. Kohlhammer, Stuttgart

Blair PS, Heron J, Fleming PJ (2010) Relationship between bed sharing and breastfeeding: longitudinal, population-based analysis. Pediatrics 126(5):e1119–e1126

Bornstein MH (1975) Qualities of color-vision in infancy. J Exp Child Psychol 19(3):401–419

Bouchard C (2008) Gene-environment interactions in the etiology of obesity: defining the fundamentals. Obesity 16:S5–S10

Bowlby J (1958) The nature of the childs tie to his mother. Int J Psychoanal 39(5):350–373

Bowlby J (1969) Attachment and loss. Vol. 1: Attachment. Basic Books, New York

Brazelton TB (1962) Crying in infancy. Pediatrics 29(4):579–588

Campbell JM, Marcinowski EC, Michel GF (2018) The development of neuromotor skills and hand preference during infancy. Dev Psychobiol 60(2):165–175

Cardona Cano S, Tiemeier H, Van Hoeken D, Tharner A, Jaddoe VW, Hofman A, Verhulst FC, Hoek HW (2015) Trajectories of picky eating during childhood: a general population study. Int J Eat Disord 48(6):570–579

Carpenter M, Nagell K, Tomasello M (1998) Social cognition, joint attention, and communicative competence from 9 to 15 months of age. Monogr Soc Res Child Dev 63(4):1–143

Cernoch JM, Porter RH (1985) Recognition of maternal axillary odors by infants. Child Dev 56(6):1593–1598

Chatoor I (2012) Fütterstörungen bei Säuglingen und Kleinkindern. Diagnose und Behandlungsmöglichkeiten. Klett-Cotta, Stuttgart

Colombo J, Richman WA (2002) Infant timekeeping: attention and temporal estimation in 4-month-olds. Psychol Sci 13(5):475–479

Cyr C, Euser EM, Bakermans-Kranenburg MJ, Van Ijzendoorn MH (2010) Attachment security and disorganization in maltreating and high-risk families: a series of meta-analyses. Dev Psychopathol 22(1):87–108

Davis BE, Moon RY, Sachs HC, Ottolini MC (1998) Effects of sleep position on infant motor development. Pediatrics 102(5):1135–1140

De Bock F, Braun V, Renz-Polster H (2017) Deformational plagiocephaly in normal infants: a systematic review of causes and hypotheses. Arch Dis Child 102(6):535–542

Decasper AJ, Fifer WP (1980) Of human bonding – newborns prefer their mothers voices. Science 208(4448):1174–1176

Decasper AJ, Spence MJ (1986) Prenatal maternal speech influences newborns perception of speech sounds. Infant Behav Dev 9(2):133–150

Dewey KG, Lonnerdal B (1986) Infant self-regulation of breast-milk intake. Acta Paediatr Scand 75(6):893–898

Literatur

DeWolff MS, van Ijzendoorn MH (1997) Sensitivity and attachment: a meta-analysis on parental antecedents of infant attachment. Child Dev 68(4):571–591

Duc G, Largo RH (1986) Anterior fontanel – size and closure in term and preterm infants. Pediatrics 78(5):904–908

Eimas PD (1985) The perception of speech in early infancy. Sci Am 252(1):46–52

Einspieler C, Prechtl HFR (2005) Prechtl's assessment of general movements: a diagnostic tool for the functional assessment of the young nervous system. Ment Retard Dev Disabil Res Rev 11(1):61–67

Eisenberg N (1986) Altruistic emotion, cognition, and behavior. Erlbaum Associates Publishers, Hillsdale: Lawrence

Elliott DB, Yang KCH, Whitaker D (1995) Visual-acuity changes throughout adulthood in normal, healthy eyes – seeing beyond 6/6. Optom Vis Sci 72(3):186–191

Ellrott T (2009) Einflussfaktoren auf die Entwicklung des Essverhaltens im Kindesalter. Oralprophyl Kinderzahnheilkd 31:78–85

Emde RN, Gaensbauer TJ, Harmon RJ (1976) Emotional expression in infancy – biobehavioral study. Psychol Issues 10(1):3–198

Ertem IO, Krishnamurthy V, Mulaudzi MC, Sguassero Y, Balta H, Gulumser O, Bilik B, Srinivasan R, Johnson B, Gan G, Calvocoressi L, Shabanova V, Forsyth BWC (2018) Similarities and differences in child development from birth to age 3 years by sex and across four countries: a cross-sectional, observational study. Lancet Glob Health 6(3):e279–e291

Fantz RL (1961) Origin of form perception. Sci Am 204(5):66–72

Feigenson L, Dehaene S, Spelke E (2004) Core systems of number. Trends Cogn Sci 8(7):307–314

Field TM, Cohen D, Garcia R, Greenberg R (1984) Mother-stranger face discrimination by the newborn. Infant Behav Dev 7(1):19–25

Formby D (1967) Maternal recognition of infants cry. Dev Med Child Neurol 9(3):293–298

Gahagan S (2012) Development of eating behavior: biology and context. J Dev Behav Pediatr 33(3):261–271

Galloway AT, Fiorito LM, Francis LA, Birch LL (2006) ‚Finish your soup': counterproductive effects of pressuring children to eat on intake and affect. Appetite 46(3):318–323

Galuschka K, Schulte-Korne G (2016) Diagnostik und Förderung von Kindern und Jugendlichen mit Lese- und/oder Rechtschreibstörung. Dtsch Ärztebl 113(16):279–286

Gesell A, Amatruda C (1941) Developmental diagnosis. normal and abnormal child development. Harper & Row, New York

Gibson EJ, Walk RD (1960) The visual cliff. Sci Am 202(4):64–72

Goldsmith HH, Buss AH, Plomin R, Rothbart MK, Thomas A, Chess S, Hinde RA, McCall RB (1987) Round-table – what is temperament 4 approaches. Child Dev 58(2):505–529

Goldsmith HH, Buss KA, Lemery KS (1997) Toddler and childhood temperament: Expanded content, stronger genetic evidence, new evidence for the importance of environment. Dev Psychol 33(6):891–905

Hadders-Algra M (2018) Neural substrate and clinical significance of general movements: an update. Dev Med Child Neurol 60(1):39–46

Haith MM, Hazan C, Goodman GS (1988) Expectation and anticipation of dynamic visual events by 3.5-Month-old babies. Child Dev 59(2):467–479

Hannon EE, Trehub SE (2005) Metrical categories in infancy and adulthood. Psychol Sci 16(1):48–55

Harrison Y (2004) The relationship between daytime exposure to light and night-time sleep in 6–12-week-old infants. J Sleep Res 13(4):345–352

Hausner H, Olsen A, Moller P (2012) Mere exposure and flavour-flavour learning increase 2–3 year-old children's acceptance of a novel vegetable. Appetite 58(3):1152–1159

Heineman KR, Hadders-Algra M (2008) Evaluation of neuromotor function in infancy – A systematic review of available methods. J Dev Behav Pediatr 29(4):315–323

Held R, Birch E, Gwiazda J (1980) Stereoacuity of human infants. Proc Natl Acad Sci USA – Biol Sci 77(9):5572–5574

Henkel C, Jenni O, Holtz S, Bindt C (2016) Essverhalten im frühen Kindesalter. Monatsschr Kinderheilkd 164:294–300

Hepper PG, Shahidullah S, White R (1991) Handedness in the human fetus. Neuropsychologia 29(11):1107–1111

Huurneman B, Boonstra FN (2016) Assessment of near visual acuity in 0–13 year olds with normal and low vision: a systematic review. BMC Ophthalmol 16:15

Iglowstein I, Jenni OG, Molinari L, Largo RH (2003) Sleep duration from infancy to adolescence: reference values and generational trends. Pediatrics 111(2):302–307

Iverson JM, Goldin-Meadow S (2005) Gesture paves the way for language development. Psychol Sci 16(5):367–371

James W (1892) Psychology – Breifer course. Henry Holt and Company, New York

Jenni O (2009) Säuglingsschreien und die Entwicklung der Schlaf-Wach-Regulation. Monatsschr Kinderheilkd 157:551–558

Jenni O (2020) Wachstum und Entwicklung im Säuglingsalter. In: Hoffmann GF, Lentze MJ, Spranger J, Zepp F, Berner R (Hrsg) Pädiatrie: Grundlagen und Praxis, Bd 5. Springer, Heidelberg, S 63–78

Jenni O, Bucher HU, Gosztonyi L, Hösli I, Honigmann S, Sutter M, Aeschlimann C (2013) Bedsharing und plötzlicher Kindstod: Aktuelle Empfehlungen. Paediatrica 24(5):9–11

Jenni OG, Carskadon MA (2012) Sleep behavior and sleep regulation from infancy through adolescence: normative aspects. Sleep Med Clin 7:529–538

Jenni OG, LeBourgeois MK (2006) Understanding sleep-wake behavior and sleep disorders in children:

the value of a model. Curr Opin Psychiatr 19(3):282–287

Jenni OG, O'Connor BB (2005) Children's sleep: an interplay between culture and biology. Pediatrics 115(1):204–216

Jenni OG, Borbely AA, Achermann P (2004) Development of the nocturnal sleep electroencephalogram in human infants. Am J Phys Regul Integr Comp Phys 286(3):R528–R538

Jenni OG, Deboer T, Achermann P (2006) Development of the 24-h rest-activity pattern in human infants. Infant Behav Dev 29(2):143–152

Johnston JC, Durieux-Smith A, Bloom K (2005) Teaching gestural signs to infants to advance child development: a review of the evidence. First Lang 25(2):235–251

Kaplan H, Dove H (1987) Infant development among the ache of eastern paraguay. Dev Psychol 23(2):190–198

Kavsek M (2004) Predicting later IQ from infant visual habituation and dishabituation: a meta-analysis. J Appl Dev Psychol 25(3):369–393

Kelly DJ, Quinn PC, Slater AM, Lee K, Ge LZ, Pascalis O (2007) The other-race effect develops during infancy – evidence of perceptual narrowing. Psychol Sci 18(12):1084–1089

Klackenberg G (1971) Rhythmic movements in infancy and early childhood. Acta Paediatr Scand 224:74–82

Korja R, Latva R, Lehtonen L (2012) The effects of preterm birth on mother-infant interaction and attachment during the infant's first two years. Acta Obstet Gynecol Scand 91(2):164–173

Kuhl PK, Williams KA, Lacerda F, Stevens KN, Lindblom B (1992) Linguistic experience alters phonetic perception in infants by 6 months of age. Science 255(5044):606–608

Largo RH (2019) Kinderjahre: Die Individualität des Kindes als erzieherische Herausforderung. Piper, München

Largo RH, Molinari L, Weber M, Pinto LC, Duc G (1985) Early development of locomotion – significance of prematurity, cerebral-palsy and sex. Dev Med Child Neurol 27(2):183–191

Lavelli M, Fogel A (2005) Developmental changes in the relationship between the infant's attention and emotion during early face-to-face communication: the 2-month transition. Dev Psychol 41(1):265–280

Lee SJ, Ralston HJP, Drey EA, Partridge JC, Rosen MA (2005) Fetal pain – a systematic multidisciplinary review of the evidence. JAMA 294(8):947–954

Liszkowski U (2015) Vorsprachliche Kommunikation und sozial-kognitive Voraussetzungen des Spracherwerbs. In: Sachse S (Hrsg) Handbuch Spracherwerb und Sprachentwicklungsstörungen. Elsevier, München, S 27–38

Lynch MP, Eilers RE (1992) A study of perceptual development for musical tuning. Percept Psychophys 52(6):599–608

MacFarlane A (1975) Olfaction in the development of social preferences in the human neonate. CIBA Found Symp 33:103–117

Mandel DR, Jusczyk PW, Pisoni DB (1995) Infants recognition of the sound patterns of their own names. Psychol Sci 6(5):314–317

Mandler JM, McDonogh L (1993) Concept-formation in infancy. Cogn Dev 8(3):291–318

Marlier L, Schaal B (2005) Human newborns prefer human milk: conspecific milk odor is attractive without postnatal exposure. Child Dev 76(1):155–168

Martorell R, de Onis M, Martines J, Black M, Onyango A, Dewey KG, Reference WHOMG (2006) WHO Motor Development Study: Windows of achievement for six gross motor development milestones. Acta Paediatr 95:86–95

Maurer D (2016) How the Baby Learns to See: Donald O. Hebb Award Lecture, Canadian Society for Brain, Behaviour, and Cognitive Science, Ottawa, June 2015. Can J Exper Psychol – Revue Canadienne De Psychologie Experimentale 70(3):195–200

Maurer D, Salapatek P (1976) Developmental-changes in scanning of faces by young infants. Child Dev 47(2):523–527

McCormick B (1983) Hearing screening by health visitors: a critical appraisal of the distraction test. Health visitor 56(12):449–451

McPhillips M, Hepper PG, Mulhern G (2000) Effects of replicating primary-reflex movements on specific reading difficulties in children: a randomised, double-blind, controlled trial. Lancet 355(9203):537–541

Meltzoff AN, Moore MK (1977) Imitation of facial and manual gestures by human neonates. Science 198(4312):75–78

Mennella JA, Jagnow CP, Beauchamp GK (2001) Prenatal and postnatal flavor learning by human infants. Pediatrics 107(6):e88

Michaelis R, Niemann G (2004) Entwicklungsneurologie und Neuropädiatrie: Grundlagen und diagnostische Strategien, 3. Aufl. Thieme, Stuttgart

Moon RY, Darnall RA, Goodstein MH, Hauck FR, Task Force Sudden Infant D (2011) TECHNICAL REPORT SIDS and other sleep-related infant deaths: expansion of recommendations for a safe infant sleeping environment. Pediatrics 128(5):e1341–e1367

Myers BJ (1984) Mother infant bonding – the status of this critical-period hypothesis. Dev Rev 4(3):240–274

Nelson CA (1995) The ontogeny of human-memory – a cognitive neuroscience perspective. Dev Psychol 31(5):723–738

Nelson CA, Zeanah CH, Fox NA (2019) How early experience shapes human development: the case of psychosocial deprivation. Neural Plasticity 12. https://doi.org/10.1155/2019/1676285

Nievar MA, Becker BJ (2008) Sensitivity as a privileged predictor of attachment: a second perspective on De Wolff and van IJzendoorn's meta-analysis. Soc Dev 17(1):102–114

Oller DK, Eilers RE (1988) The role of audition in infant babbling. Child Dev 59(2):441–449

Owen CG, Martin RM, Whincup PH, Smith GD, Cook DG (2005) Effect of infant feeding on the risk of obesity across the life course: a quantitative review of published evidence. Pediatrics 115(5):1367–1377

Papoušek H, Papoušek M (1979) Early ontogeny of human social interaction: Its biological roots and social dimensions. In: von Cranach M, Foppa K, Lepenies W, Ploog D (Hrsg) Human ethology. Claims and limits of a new discipline. Cambridge University Press, London, S 456–478

Papoušek H, Papoušek M (1995) Intuitive parenting. In: Bornstein MH (Hrsg) Handbook of parenting: Vol. II Ecology and biology of parenting. Laurence Erlbaum Associates, Mahwah, S 117–136

Pascalis O, de Haan M, Nelson CA (2002) Is face processing species-specific during the first year of life? Science 296(5571):1321–1323

Pauen S (2002) The global-to-basic level shift in infants' categorical thinking: first evidence from a longitudinal study. Int J Behav Dev 26(6):492–499

Paul IM, Schaefer EW, Miller JR, Kuzniewicz MW, Li SX, Walsh EM, Flaherman VJ (2016) Weight change nomograms for the first month after birth. Pediatrics 138(6):e20162625

Pelto GH, Zhang Y, Habicht JP (2010) Premastication: the second arm of infant and young child feeding for health and survival? Maternal and Child Nutr 6(1):4–18

Petermann F, Wiedebusch S (2016) Emotionale Kompetenz bei Kindern. Hogrefe, Göttingen

Poulin-Dubois D, Lepage A, Ferland D (1996) Infants' concept of animacy. Cogn Dev 11(1):19–36

Prechtl HFR (1974) Behavioral states of newborn-infant. Brain Res 76(2):185–212

Prior E, Santhakumaran S, Gale C, Philipps LH, Modi N, Hyde MJ (2012) Breastfeeding after cesarean delivery: a systematic review and meta-analysis of world literature. Am J Clin Nutr 95(5):1113–1135

Rakison DH, Poulin-Dubois D (2001) Developmental origin of the animate-inanimate distinction. Psychol Bull 127(2):209–228

Ricci D, Cesarini L, Romeo DMM, Gallini F, Serrao F, Groppo M, De Carli A, Cota F, Lepore D, Molle F, Ratiglia R, De Carolis MP, Mosca F, Romagnoli C, Guzzetta F, Cowan F, Ramenghi LA, Mercuri E (2008) Visual function at 35 and 40 weeks' postmenstrual age in low-risk preterm infants. Pediatrics 122(6):e1193–e1198

Rizzolatti G, Craighero L (2004) The mirror-neuron system. Annu Rev Neurosci 27:169–192

Rosenstein D, Oster H (1988) Differential facial responses to 4 basic tastes in newborns. Child Dev 59(6):1555–1568

Rovee Collier C (1997) Dissociations in infant memory: rethinking the development of implicit and explicit memory. Psychol Rev 104(3):467–498

Rozin P (1976) The selection of food by rats, humans and other animals. In: Rosenblatt J, Hinde RA, Beer C, Shaw E (Hrsg) Advances in the study of behavior, Bd 6. Academic Press, New York, S 21–76

Saper CB, Chou TC, Elmquist JK (2002) The need to feed: homeostatic and hedonic control of eating. Neuron 36(2):199–211

Schaal B (1988) Olfaction in infants and children – developmental and functional perspectives. Chem Senses 13(2):145–190

Schaal B, Marlier L, Soussignan R (2000) Human foetuses learn odours from their pregnant mother's diet. Chem Senses 25(6):729–737

Schulman-Galambos C, Galambos R (1979) Brain-stem evoked-response audiometry in newborn hearing screening. Archiv Otolaryngol-Head & Neck Surg 105(2):86–90

Schwarzer G, Zauner N, Jovanovic B (2007) Evidence of a shift from featural to configural face processing in infancy. Dev Sci 10(4):452–463

Sexton S, Natale R (2009) Risks and benefits of pacifiers. Am Fam Physician 79(8):681–685

Snow CE (1972) Mothers speech to children learning language. Child Dev 43(2):549–565

Soussignan R, Schaal B, Marlier L (1999) Olfactory alliesthesia in human neonates: prandial state and stimulus familiarity modulate facial and autonomic responses to milk odors. Dev Psychobiol 35(1):3–14

Spelke ES, Kinzler KD (2007) Core knowledge. Dev Sci 10(1):89–96

Spencer JP, Vereijken B, Diedrich FJ, Thelen E (2000) Posture and the emergence of manual skills. Dev Sci 3(2):216–233

Spetner NB, Olsho LW (1990) Auditory frequency resolution in human infancy. Child Dev 61(3):632–652

Spitz RA (1945) HOSPITALISM: an inquiry into the genesis of psychiatric conditions in early childhood. Psychoanal Study Child 1:53–74

Sroufe LA (1996) Emotional development: The organization of emotional life in the early years. Cambridge University Press, New York

St James-Roberts I, Alvarez M, Csipke E, Abramsky T, Goodwin J, Sorgenfrei E (2006) Infant crying and sleeping in London, Copenhagen and when parents adopt a „proximal" form of care. Pediatrics 117(6):e1146–e1155

Starkey P, Cooper RG (1980) Perception of numbers by human infants. Science 210(4473):1033–1035

Stern D (1998) Die Mutterschaftskonstellation. Klett Cotta, Stuttgart

Sullivan SA, Birch LL (1994) Infant dietary experience and acceptance of solid foods. Pediatrics 93(2):271–277

Teller DY (1981) The development of visual-acuity in human and monkey infants. Trends Neurosci 4(1):21–24

Thelen E (1980) Determinants of amounts of stereotyped behavior in normal human infants. Ethol Sociobiol 1(2):141–150

Thelen E (1995) Motor development – a new synthesis. Am Psychol 50(2):79–95

Thelen E, Fisher DM, Ridleyjohnson R (1984) The relationship between physical growth and a newborn reflex. Infant Behav Dev 7(4):479–493

Thelen E, Corbetta D, Kamm K, Spencer JP, Schneider K, Zernicke RF (1993) The transition to reaching: mapping intention and intrinsic dynamics. Child Dev 64(4):1058–1098

Thomas A, Chess S (1977) Temperament and development. Brunner/Mazel, New York

Thomas A, Chess S, Birch HG (1970) Origin of personality. Sci Am 223(2):102–109

Tincoff R, Jusczyk PW (1999) Some beginnings of word comprehension in 6-month-olds. Psychol Sci 10(2):172–175

Tomasello M (2008) Origins of human communication. MIT Press, Cambridge, MA

Tomasello M, Carpenter M, Liszkowski U (2007) A new look at infant pointing. Child Dev 78(3):705–722

Trehub SE (2003) The developmental origins of musicality. Nat Neurosci 6(7):669–673

Tronick E, Als H, Adamson L, Wise S, Brazelton TB (1978) Infants response to entrapment between contradictory messages in face-to-face interaction. J Am Acad Child Adolesc Psychiatry 17(1):1–13

Tröster H, Brambring M (1992) The effects of blindness on motor development in the 1st year of life. Z Entwicklungspsychol Pädag Psychol 24(3):201–231

Ventura AK, Birch LL (2008) Does parenting affect children's eating and weight status? Int J Behav Nutr Phys Act 5:12

Vincini S, Jhang Y, Buder EH, Gallagher S (2017) Neonatal Imitation: theory, experimental design, and significance for the field of social cognition. Front Psychol 8:16

de Vries JIP, Visser GHA, Prechtl HFR (1982) The emergence of fetal behavior. 1. Qualitative aspects. Early Hum Dev 7(4):301–322

Wardle J, Herrera ML, Cooke L, Gibson EL (2003) Modifying children's food preferences: the effects of exposure and reward on acceptance of an unfamiliar vegetable. Eur J Clin Nutr 57(2):341–348

Weber M, Grote V, Closa-Monasterolo R, Escribano J, Langhendries JP, Dain E, Giovannini M, Verduci E, Gruszfeld D, Socha P, Koletzko B, European Childhood Obesity Trial S (2014) Lower protein content in infant formula reduces BMI and obesity risk at school age: follow-up of a randomized trial. Am J Clin Nutr 99(5):1041–1051

Weber P, Jenni O (2012) Kinderärztliche Vorsorgeuntersuchungen. Dtsch Ärztebl 109(24):431–435

Wehrle FM, Caflisch JA, Eichelberger DA, Haller G, Latal B, Largo RH, Kakebeeke TH, Jenni OG (2021) The importance of childhood for adult health and development – Study protocol of the Zurich longitudinal studies. Front Hum Neurosci 14:612453

Werker JF, Tees RC (1984) Cross-language speech-perception – evidence for perceptual reorganization during the 1st year of life. Infant Behav Dev 7(1):49–63

Wertheimer M (1961) Psychomotor coordination of auditory and visual space at birth. Science 134(349):1692

Wolff PH (1966) Causes controls and organization of behavior in neonate. Psychol Issues 5(1):1

Wynn K (1992) Addition and subtraction by human infants. Nature 358(6389):749–750

Xu F, Spelke ES (2000) Large number discrimination in 6-month-old infants. Cognition 74(1):B1–B11

Zeevenhooven J, Browne PD, L'Hoir MP, de Weerth C, Benninga MA (2018) Infant colic: mechanisms and management. Nat Rev Gastroenterol Hepatol 15(8):479–496

Frühe Kindheit – Kind sein dürfen

Inhaltsverzeichnis

4.1 Start in die Mobilität: Der Körperbau verändert sich – 235

4.2 Greifen, Gehen, Gleichgewicht – das Kind kommt in Bewegung – 236
4.2.1 Das freie Gehen – 237
4.2.2 Motorische Basisfertigkeiten: Springen, Hüpfen, Werfen – 239
4.2.3 Feinmotorische Fertigkeiten – 241
4.2.4 Rechts- oder Linkshänder – 242
4.2.5 Stifthaltung – 244
4.2.6 Der zunehmende Bewegungsdrang – 244
4.2.7 Bewegungsstereotypien – 245

4.3 Die Entwicklung der Sauberkeit – Trockenwerden als individueller Reifeschritt – 247

4.4 Weniger am Tag, mehr in der Nacht: Schlafverhalten in der frühen Kindheit – 248
4.4.1 Individueller Schlafbedarf – 248
4.4.2 Einschlafrituale und Einschlafhilfen – 250
4.4.3 Das Kind im Elternbett – 251
4.4.4 Besondere Verhaltensweisen im Schlaf – 252

4.5 Die kognitive Entwicklung: Lernen als Kinderspiel – 253
4.5.1 Was ist Spiel – und warum spielen Kinder? – 253
4.5.2 Das Raumspiel – 256
4.5.3 Das symbolische Spiel – 259
4.5.4 Nachahmung und soziales Lernen – 261
4.5.5 Geschlechtsunterschiede im Spiel – 262

© Springer-Verlag GmbH Deutschland, ein Teil von Springer Nature 2021
O. Jenni, *Die kindliche Entwicklung verstehen*, https://doi.org/10.1007/978-3-662-62448-7_4

4.5.6	Spielverhalten von Kindern mit Entwicklungsstörungen	– 263
4.5.7	Kategorisieren	– 263
4.5.8	Das Verständnis für Zahlen	– 265
4.5.9	Vom basalen zum konkreten Zeitverständnis	– 266
4.5.10	Kausales und schlussfolgerndes Denken	– 267
4.5.11	Exekutive Funktionen	– 268
4.6	**Mit dem Stift Spuren hinterlassen – die Freude am Zeichnen**	**– 269**
4.6.1	Funktionen des kindlichen Zeichnens	– 269
4.6.2	Phänomenologie des kindlichen Zeichnens	– 270
4.7	**Wortschatzerwerb im Eiltempo – die Sprachentwicklung**	**– 274**
4.7.1	Die ersten Wörter	– 274
4.7.2	Die große Variabilität des Spracherwerbes	– 275
4.7.3	Sprachentwicklung durch soziale Interaktion	– 276
4.7.4	Merkmale des frühen Spracherwerbes	– 276
4.8	**Soziales Verhalten: Verständnis für das Selbst und das Gegenüber**	**– 277**
4.8.1	Das Selbstverständnis	– 278
4.8.2	Theory of Mind	– 280
4.8.3	Emotionen ausdrücken und verstehen	– 282
4.8.4	Emotionsregulation und Bedürfnisaufschub	– 283
4.8.5	Entwicklung von Empathie und prosozialem Verhalten	– 283
4.8.6	Das Bindungsbedürfnis	– 284
	Literatur	**– 285**

Kleine Kinder sind ständig in Bewegung: Sie rennen, klettern und hüpfen; Stillsitzen hingegen mögen sie gar nicht. Sie lassen ihren Gefühlen freien Lauf – juchzen vor Freude oder schreien lauthals, wenn sie wütend oder ängstlich sind. Sie knallen Türen zu, werfen sich aus Trotz auf den Boden und poltern laut – und erkunden auf diese Weise, welche Grenzen und Regeln für sie gelten. Sie kennen keine Vergangenheit oder Zukunft, sie leben im Hier und Jetzt. Kinder dürfen in der frühen Kindheit noch Kind sein.

In keiner anderen Entwicklungsphase erweitert das Kind seine Fähigkeiten mehr als im Alter zwischen ein und vier Jahren. Es entwickelt ein Verständnis für räumliche, zeitliche und kausale Zusammenhänge, lernt die Sprache und wie es mit anderen Menschen wirksam kommunizieren kann. Auch erweitert es seinen Bewegungsradius und wird zunehmend selbstständiger. Gleichzeitig bleibt es aber emotional stark an seine Bezugspersonen gebunden und kann nicht ohne sie sein.

Besonders in der frühen Kindheit zeigt sich, wie unterschiedlich rasch die Entwicklung von Kind zu Kind erfolgt. So sind zum Beispiel einige Kinder bereits mit 18 Monaten in der Lage, einige Sekunden auf einem Bein zu stehen, die meisten im Alter von drei Jahren und einige wenige erst nach dem vierten Lebensjahr. Auch weist die Sauberkeitsentwicklung eine außerordentlich große Variabilität auf: Eine Minderheit der Kinder bleibt bereits mit knapp 2,5 Jahren in der Nacht trocken, die große Mehrheit erfüllt diese Entwicklungsaufgabe im Alter zwischen drei und vier Jahren und einige erst nach dem sechsten Lebensjahr. Diese große Variabilität kann stark verunsichern, ist aber durchaus normal. Besonders die frühe Kindheit zeigt, dass jedes Kind sein eigenes Entwicklungstempo hat.

> **Die vier Entwicklungsphasen des Kindes**
>
> Das Neugeborenenalter beginnt mit der Geburt und endet nach dem ersten Lebensmonat. Die Phase danach bis zum Ende des ersten Lebensjahres nennt man Säuglingsalter. Ab dem Alter von einem bis vier Jahren spricht man von der frühen Kindheit und zwischen vier und zwölf Jahren von mittlerer Kindheit. Die Adoleszenz zeigt sich mit Beginn der Pubertät bis in das Erwachsenenalter.

4.1 Start in die Mobilität: Der Körperbau verändert sich

Das starke körperliche Wachstum im Säuglingsalter schwächt sich in der frühen Kindheit immer mehr ab. So reduziert sich die jährliche Wachstumsgeschwindigkeit von durchschnittlich 24 Zentimeter im ersten Lebensjahr auf neun Zentimeter im dritten Lebensjahr. Deutlich sichtbar sind die Veränderungen im Körperbau.

Während der Säugling im Sitzen eine **Wirbelsäulenkrümmung** nach hinten zeigt, beugt sich mit dem Gehbeginn die Lendenwirbelsäule zunehmend nach vorne; dies geht mit einem deutlich vorgewölbten Bauch einher und wird als Lendenlordose bezeichnet. Diese besondere Form der Wirbelsäule verlagert den Schwerpunkt nach vorne und erleichtert dem Kind das Gehen. Die Lendenlordose bildet sich im Verlauf der frühen Kindheit immer mehr zurück, parallel dazu streckt sich die Wirbelsäule.

Im ersten Lebensjahr zeigt sich beim Säugling typischerweise eine mehr oder weniger ausgeprägte **O-Bein-Stellung** der unteren Extremitäten, weil der Unterschenkel gegen außen rotiert ist. Im Verlauf des zweiten Lebensjahres rotiert der Unterschenkel zunehmend nach innen, es entstehen bis zum Alter von drei Jahren die typischen X-Beine des Kleinkindes. Diese **X-Bein-Stellung** gleicht sich bis zur mittleren Kindheit wieder aus, was zu einer geraden Beinachse führt. Die Entwicklung der **Beinachsen** ist in ◘ Abb. 4.1 dargestellt und mit Illustrationen bei Geburt sowie im Alter von zwei und vier Jahren erläutert. Ab dem Alter von sechs bis sieben Jahren verändern sich die Achsen der unteren Extremitäten gewöhnlich nicht mehr.

4.2 Greifen, Gehen, Gleichgewicht – das Kind kommt in Bewegung

In der frühen Kindheit entwickeln sich die motorischen **Basisfertigkeiten** wie Gehen, Rennen und Hüpfen. Zugleich lernt das Kind, sich immer differenzierter mit kleinen Gegenständen zu beschäftigen. Bereits zu Beginn des zweiten Lebensjahres erweitert es den Bewegungsradius mit den ersten freien Schritten und erkundet die Welt zunehmend selbstständig. Das Kind ist dabei immer weniger auf die Hilfe von Bezugspersonen angewiesen.

Die Basisfertigkeiten entwickeln sich generell von oben (vom Greifen) nach unten (zum Gehen) sowie von proximalen, körpernahen zu distalen Körperteilen. So vergrößert sich zuerst das Bewegungsrepertoire der Arme, was sich in zunehmendem Geschick bei der Manipulation von Gegenständen zeigt. Erst danach folgen Entwicklungsschritte der unteren Extremitäten wie das Treppensteigen, der Einbeinstand und das Hüpfen. Ab dem dritten Lebensjahr sind Kinder dann in der Lage, einzelne Basisfertigkeiten zu kombinieren. Sie lernen zum Beispiel, beim Dreiradfahren gleichzeitig mit den Füßen zu treten, mit den Armen zu lenken und mit den Augen vorauszuschauen. Typisch für das frühe Kindesalter ist auch die deutliche Zunahme der Schnelligkeit und der Präzision bei der Bewegungsausführung, beispielsweise beim Greifen im zweiten Lebensjahr (Thelen et al. 1993) oder beim

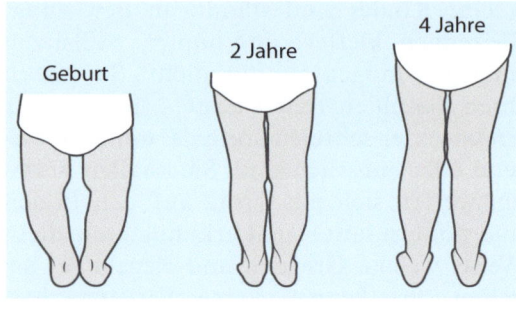

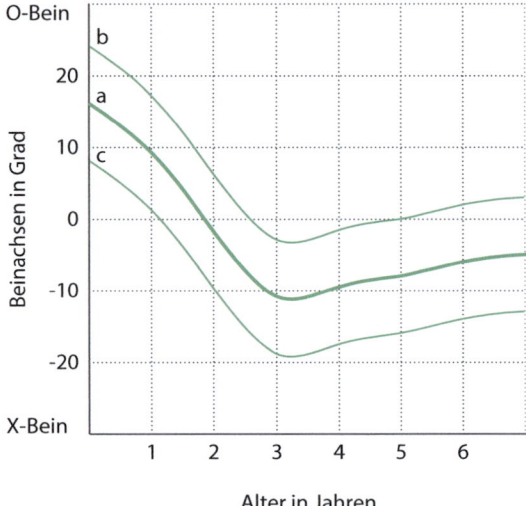

◘ **Abb. 4.1** Entwicklung der Beinachsen. a Mittelwert, b + 1 Standardabweichung, c – 1 Standardabweichung. Aus Salenius und Vankka 1975; mit freundlicher Genehmigung von © Wolters Kluwer Health, Inc. All Rights Reserved

Pedaletreten im vierten Lebensjahr (Jensen und Korff 2004).

Die Entwicklung der motorischen Basisfertigkeiten wird in der frühen Kindheit mit Meilensteinen beschrieben (▶ Kap. 2). Motorische Fähigkeiten wie Kraft, Ausdauer, Schnelligkeit und Koordination können nicht zuverlässig gemessen werden, denn in den ersten Lebensjahren sind Kinder noch nicht in der Lage, ihre motorische Leistung an die von den motorischen Tests geforderte Geschwindigkeit anzupassen. Zudem sind sie noch nicht in genügendem Maße kompetitiv, um die Motorik im Vergleich zu Gleichaltrigen zuverlässig zu quantifizieren. Erst ab dem vierten Lebensjahr gelingt es, die motorische Leistung eines Kindes zuverlässiger zu messen (Kakebeeke et al. 2013).

In den folgenden Abschnitten wird die Entwicklung der **Grob- und Feinmotorik** genauer dargestellt und auch der für das frühe Kindesalter typische **Bewegungsdrang** erklärt. Schließlich werden verschiedene Formen von **Bewegungsstereotypien** wie das Kopfwackeln, das unwillkürliche Winken oder das sogenannte Gratifikationsphänomen beschrieben.

4.2.1 Das freie Gehen

Der sichtbarste Meilenstein der Grobmotorik im zweiten Lebensjahr ist das **freie Gehen**. Folglich wird diesem Meilenstein eine immense Bedeutung beigemessen; mit Spannung erwarten die Eltern eines Kindes dessen erste freie Schritte. ◘ Abb. 4.2 zeigt die Häufigkeitsverteilung, in der das freie Gehen bei einer Gruppe von 555 Kindern auftritt (Daten aus SPLASHY, (Messerli-Bürgy et al. 2016)): Mehr als 75 Prozent aller Kinder gehen zwischen elf und 15 Monaten die ersten Schritte ohne elterliche Unterstützung.

Zeigt sich eine Verzögerung des freien Gehens, entstehen bei Bezugspersonen nicht selten Ängste und Unsicherheiten, ob die weitere Entwicklung des Kindes „normal" verlaufen wird. Studien haben aber gezeigt, dass das Auftreten dieses Meilensteins keine zuverlässige Voraussage über die zukünftige Entwicklung zulässt (Jenni et al. 2013). Mit anderen Worten: Ein Kind, das erst im Alter von 18 Monaten frei gehen kann, zeigt später nicht zwangsläufig schwächere motorische Fähigkeiten als ein Kind, das diesen Meilenstein bereits mit zehn Monaten erreicht (Jenni et al. 2013). So kann ein Kind durchaus mit zwölf Monaten die ersten freien Schritte gehen, aber später eine Bewegungsstörung zeigen. Die Erfassung von motorischen Störungen erfolgt daher nicht primär mit Meilensteinen, sondern vielmehr durch eine Einschätzung der Bewegungsqualität und eine neurologische

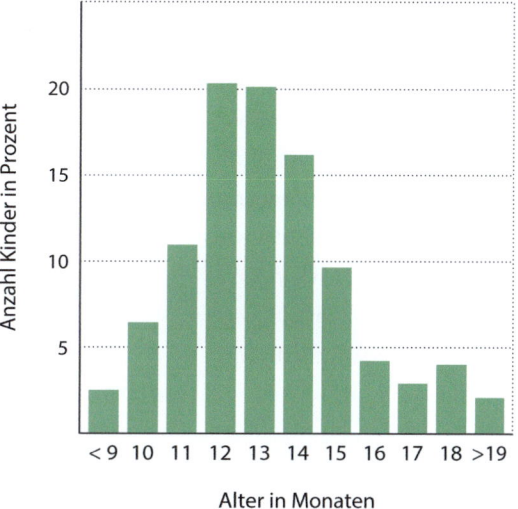

◘ **Abb. 4.2** Erstmaliges Auftreten des freien Gehens. Unpublizierte Daten aus SPLASHY (Messerli-Bürgy et al. 2016)

Untersuchung. Sind diese auffällig oder erreicht das Kind erst nach dem 19. Lebensmonat den Grenzstein des freien Gehens, sind medizinische Abklärungen indiziert (siehe zur Abgrenzung von **Meilensteinen** und **Grenzsteinen**, ▶ Kap. 2). Das betrifft nur einen geringen Prozentsatz der Kinder, bei denen im weiteren Verlauf möglicherweise therapeutische Maßnahmen zur Bewegungsförderung – wie beispielsweise eine Physiotherapie – notwendig sind.

Zahlreiche Studien haben untersucht, ob sich der Meilenstein des freien Gehens über die letzten Jahrzehnte verändert hat, in unterschiedlichen Kulturen zu verschiedenen Zeitpunkten auftritt (Ertem et al. 2018) und ein Geschlechtsunterschied festzustellen ist. Vergleicht man beispielsweise die aktuellen Daten mit denjenigen aus den 1950er-Jahren der Zürcher Longitudinalstudien, zeigen sich keine signifikanten Unterschiede im erstmaligen Auftreten des freien Gehens. Auch das Geschlecht hat keinen Einfluss auf das Erreichen der motorischen Meilensteine (Jenni et al. 2013). Aus diesem Grund sind getrennte Meilensteine für Jungen und Mädchen nicht erforderlich. Auch spielen weitere

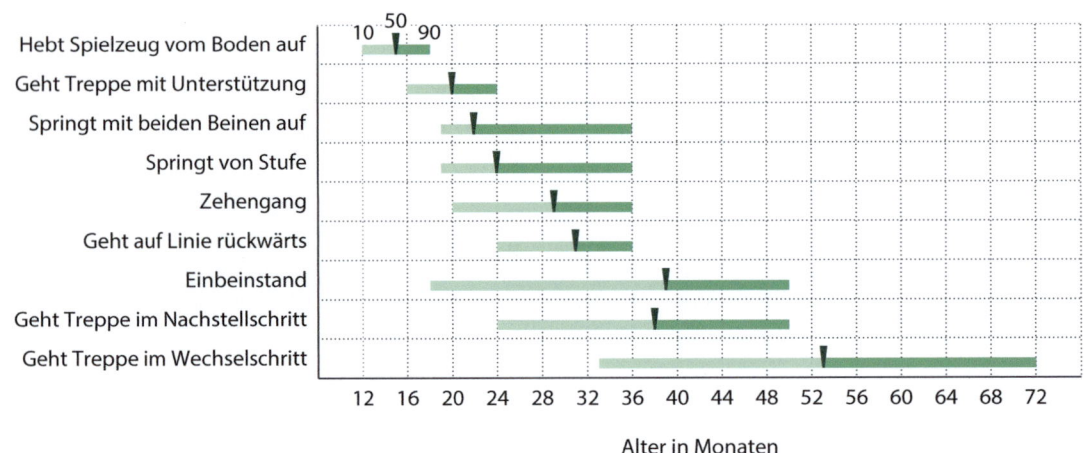

● **Abb. 4.3** Meilensteine der Grobmotorik zwischen ein und sechs Jahren. Daten aus den Zürcher Longitudinalstudien (Wehrle et al. 2021)

Faktoren wie Größe, Gewicht und Geburtsrang des Kindes, sozioökonomischer Status und Alter der Eltern, Art der Entbindung sowie der bevorzugte Umgang mit dem Kind (beispielsweise mittels eines Tragetuches) keine Rolle für das erstmalige Auftreten von motorischen Meilensteinen (de Onis et al. 2007).

Die verbreitete Annahme, dass afrikanische Kinder die motorischen Meilensteine früher erreichen als beispielsweise europäische Kinder, konnte bislang nicht schlüssig mit wissenschaftlichen Studien bewiesen werden. Vielmehr haben Untersuchungen gezeigt, dass das freie Gehen und andere motorische Meilensteine in verschiedenen Kulturen und Ethnien mehr oder weniger zum gleichen Zeitpunkt auftreten (Garza et al. 2006; Roth und Roth 2009).

Besonders charakteristisch in der Phase der ersten freien Schritte sind ein eher breitbeiniges Laufen, Unregelmäßigkeiten im Schritttempo und in der Gehrichtung sowie seitliche Schwankungen mit erhobenen und leicht angewinkelten Armen. Die Arme schwingen dabei nicht mit dem Gehen mit, sondern bewegen sich nur wenig und halten den Körper im Gleichgewicht. Es gilt die Regel: Je höher und stärker gebeugt die Arme sind, desto unreifer ist das Gangbild. Im Verlauf der folgenden Monate nimmt das Kind die Arme immer mehr nach unten und beginnt, mit den Schritten mitzuschwingen. Das Kind stürzt in den ersten Monaten nach Gehbeginn bevorzugt nach hinten. Häufige Stürze nach vorne sind ungewöhnlich und erfordern eine genauere Abklärung.

Im zweiten Lebensjahr zeigt das Kind nur geringe Bewegungen im Sprunggelenk und tritt meist mit der ganzen Fußsohle auf. Erst im Verlauf des dritten Lebensjahres beginnt es, den Fuß über die Ferse abzurollen, und kann auf Aufforderung auch im Zehenspitzengang laufen – frühestens mit 22 Monaten, spätestens mit 36 Monaten (● Abb. 4.3). Dieser willkürliche **Zehenspitzengang** muss vom idiopathischen oder pathologischen Zehenspitzengang abgegrenzt werden.

> **Formen des Zehenspitzenganges**
> Viele Kinder treten in den ersten Monaten des Gehens gelegentlich mit dem Vorfuß und den Zehenspitzen auf. Bleibt dieses Gangbild länger als drei Monate bestehen, dann bezeichnet man es als **persistierenden Zehengang**. Zeigen sich neurologische, muskuläre, sensorische oder orthopädische Auffälligkeiten, dann spricht man vom pathologischen Zehengang; ansonsten han-

delt es sich um einen idiopathischen (oder habituellen) Zehengang (Sala et al. 1999). Idiopathisch bedeutet, dass dessen Ursachen nicht bekannt sind. Weil diese besondere Gangvariante gehäuft familiär vorkommt, spielen vermutlich genetische Faktoren eine Rolle. Der idiopathische Zehengang verschwindet in der Regel im Verlauf der Kindheit wieder.

4.2.2 Motorische Basisfertigkeiten: Springen, Hüpfen, Werfen

Ein- und zweijährige Kinder erproben ihre motorischen Fertigkeiten in sehr unterschiedlichen Situationen. So krabbeln sie Treppen hoch und runter, laufen über schräge Rampen, spielen an Klettertürmen und vergnügen sich auf Rutschbahnen. Durch häufiges Üben lernen die Kinder, ihre Bewegungen zu automatisieren und sich immer besser auf ihre Umgebung einzustellen. Die Übungsintensität im zweiten Lebensjahr ist mit durchschnittlich fast 30.000 Schritten pro Tag im Vergleich zu den Erwachsenen mit täglich nur 5000 Schritten außerordentlich hoch (Althoff et al. 2017). Allerdings zeigt sich auch hier eine große Variabilität von Kind zu Kind. So legen die einen eine tägliche Gehdistanz von weniger als einem Kilometer zurück, andere bis zu 15 Kilometer (im Mittel 8,5 km). Typisch für die motorische Entwicklung im zweiten Lebensjahr sind auch Stürze (Adolph et al. 2012); die einen Kinder stürzen pro Stunde nur einige Male, andere über 50 Mal (im Durchschnitt 17 Mal).

Durch das intensive Üben wird das Bewegungsrepertoire des Kindes mit der Zeit immer größer und variabler. So lernt es, seitwärts zu laufen, von einer Stufe zu springen und das Schritttempo zu variieren. Es gibt allerdings Kinder, die nur geringe Variationen in den Bewegungsmustern zeigen. Sie beginnen zum Beispiel die Schreitbewegung immer mit dem gleichen Bein oder greifen immer mit der gleichen Hand nach einem Gegenstand.

Diese Bewegungsmuster können ein Hinweis für eine neurologische Störung – wie beispielsweise eine Zerebralparese – sein. In solchen Fällen gelingt dem Kind die Anpassung an die Umgebung wegen seines eingeschränkten motorischen Repertoires weniger gut.

Die ersten **Laufbewegungen** zeigen sich einige Monate, nachdem das Kind das freie Gehen erlernt hat. Mit durchschnittlich zwei Jahren rennt es mit einer – wenn auch nur kurzen – Flugphase, aber noch mit einem steifen Oberkörper. Etwa im gleichen Alter macht es auch die ersten **Sprungversuche** von einer Treppenstufe herab – frühestens mit 19 Monaten, spätestens mit 36 Monaten. Allerdings landet das Kind anfänglich noch nicht mit beiden Füßen auf dem Boden, sondern in einer Schrittstellung. Zudem sind seine Knie noch nicht gebeugt und der Körper ist bei der Landung steif (Kakebeeke et al. 2012). Im Verlauf der Entwicklung zeigt das Kind ein immer besseres Gleichgewicht: Es kann während einiger Sekunden auf einem Bein stehen. Aus der Grafik der ◘ Abb. 4.4a geht hervor, dass 40 Prozent aller Kinder im Alter von drei Jahren für einige Sekunden den **Einbeinstand** mit ihrem dominanten Bein beherrschen. Kann ein Kind auf dem dominanten Bein stehen, ist es auch in der Lage, einige Male auf diesem Bein zu hüpfen. **Hüpfen** auf dem dominanten und dem nicht-dominanten Bein mit mehr als zehn Sprüngen können Kinder in der Regel im Alter von fünf Jahren (Kakebeeke et al. 2013). In diesem Alter sind praktisch alle Kinder in der Lage, für einige Sekunden auf einem Bein zu stehen. Dann kann das Gleichgewicht auch mit einer Zeitmessung quantifiziert werden. Die Grafik der ◘ Abb. 4.4b zeigt die Variabilität der Dauer des Einbeinstandes bei Kindern zwischen drei und fünf Jahren (Kakebeeke et al. 2013).

Nachdem das Kind Treppen bis anhin auf Händen und Knien krabbelnd erklommen hat, beginnt es nun im Alter von ein bis zwei Jahren, die Stufen aufrecht hinauf- und hinabzusteigen. Wenn es von den Bezugspersonen an der Hand gehalten wird, kann es im Mittel mit etwa 19 Monaten eine Treppe hinauf- und hinabsteigen. Dies ist frühestens

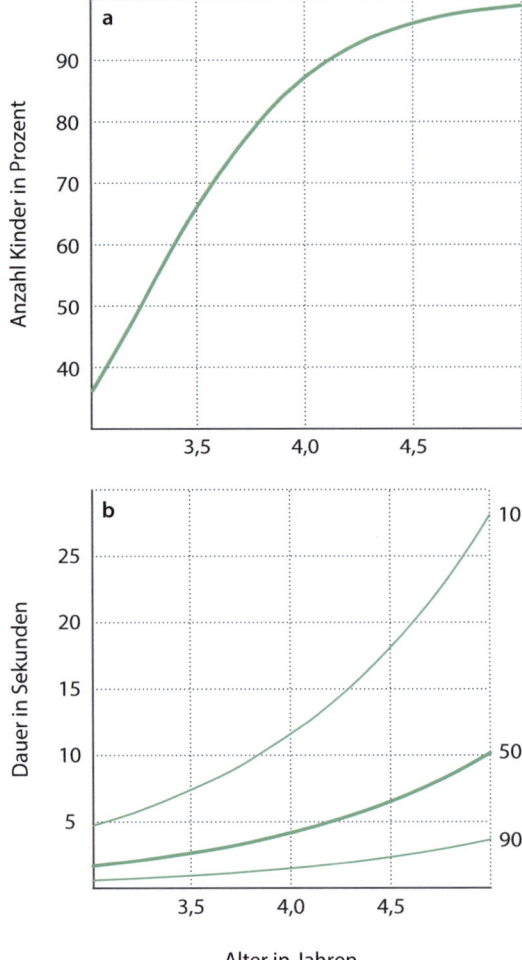

Abb. 4.4 Variabilität beim Einbeinstand. **a** Erstmaliger Einbeinstand für einige Sekunden, **b** Dauer des Einbeinstandes bei Kindern, die auf einem Bein stehen können. Aus Kakebeeke et al. 2013; mit freundlicher Genehmigung von © John Wiley and Sons. All Rights Reserved

sem Zeitpunkt wird in der Regel das Abwärtssteigen einer Treppe noch mit Festhalten und Nachstellschritten bewältigt. Die Kinder sind durchschnittlich mit etwa 4,5 und spätestens mit sechs Jahren in der Lage, eine Treppe ohne Festhalten im Wechselschritt hinauf- und hinabzugehen (Kakebeeke et al. 2012). Wie rasch ein Kind das Treppensteigen lernt, hängt ganz wesentlich auch davon ab, ob es entsprechende Erfahrungen auf Treppen zu Hause oder außer Haus machen kann.

Das sichere **Werfen und Fangen** eines Balles entwickelt sich in der Interaktion mit Erwachsenen und anderen Kindern beim Ballspiel. Zu Beginn des zweiten Lebensjahres wirft das Kind einen Ball in einer ungezielten Wegwerfbewegung. Diese entwickelt sich im Alter von zwei bis drei Jahren zu einer Wurfbewegung, die aber noch ohne Gleichgewichtsverlagerung erfolgt. Erst gegen Ende der frühen Kindheit bildet sich die Koordination mit Vorstellen des Fußes, Rotation des Oberkörpers und Ausholbewegung aus. Auch beim Fangen ist eine typische Entwicklungsabfolge zu sehen: So fängt das Kind einen Ball bis fast zum Ende der frühen Kindheit mit ausgestreckten Armen. Es fängt den Ball auch nur, wenn er vom Spielpartner genau in die Arme geworfen wird. Eine Antizipation der Flugbahn gelingt erst im Verlauf der mittleren Kindheit. Die Fähigkeit, die Flugbahn eines Balles genau voraussagen zu können, lässt sich auch beim **Prellen** eines Balles erkennen; dies beherrschen Kinder in der Regel erst zu Beginn der mittleren Kindheit.

Bei den motorischen Meilensteinen fällt auf, dass die Altersspanne des erstmaligen Auftretens eines Meilensteins mit zunehmendem Alter immer größer wird. Das heißt: Je älter Kinder werden, desto variabler treten bestimmte motorische Entwicklungsschritte auf. In Abb. 4.5 ist dieser Umstand durch die immer flacher werdenden kumulativen Häufigkeitskurven ersichtlich.

Während 80 Prozent aller Kinder zwischen neun und 18 Monaten die ersten freien Schritte gehen (entspricht einer Altersspanne von neun Monaten), wird das Fahrradfahren ohne Stützräder zwischen 2,5 und 6,5 Jahren erlernt; hier

mit 16 und spätestens mit 24 Monaten möglich (Abb. 4.3). Grundsätzlich gelingt dem Kind das Aufwärtssteigen ohne Unterstützung durch Bezugspersonen früher als das Abwärtssteigen. Die Entwicklung des selbstständigen **Treppensteigens** zeigt eine charakteristische Abfolge: Zuerst lässt sich das Treppensteigen mit Festhalten am Geländer und Nachstellschritt beobachten, dann mit freihändigem Steigen im Nachstellschritt und im Alter von durchschnittlich drei Jahren schließlich im Wechselschritt. Zu die-

4.2 · Greifen, Gehen, Gleichgewicht – das Kind kommt in Bewegung

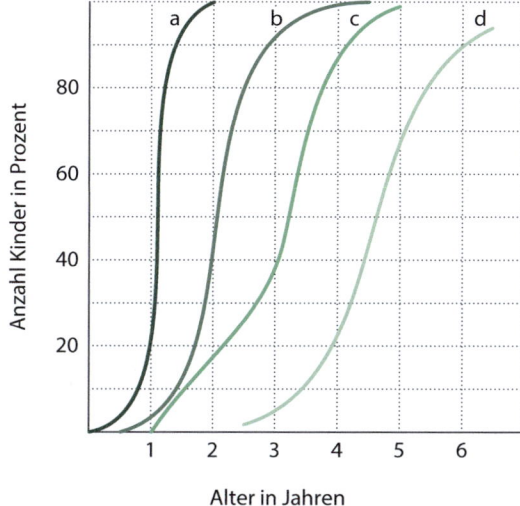

Abb. 4.5 Variabilität der motorischen Meilensteine. Erstmaliges Auftreten von a freiem Gehen, b Dreiradfahren, c Einbeinstand, d Fahrradfahren ohne Stützräder. Kumulative Häufigkeitsverteilung. Daten aus den Zürcher Longitudinalstudien (Wehrle et al. 2021)

erstreckt sich das Zeitfenster also über vier Jahre und ist somit im Vergleich zur Altersspanne beim freien Gehen fünfmal länger. Eine mögliche Erklärung für die immer größer werdende Variabilität mit zunehmendem Alter ist, dass die motorische Entwicklung in den ersten Lebensjahren stärker durch ein genetisches Programm und ein dynamisches Zusammenwirken von kindlichen Faktoren bestimmt wird als die Motorik im späteren Alter (siehe zur dynamischen Systemtheorie ▶ Kap. 3). Dann spielen Bewegungserfahrungen und Umwelteinflüsse eine deutlich größere Rolle. In welchem Alter ein Kind beginnt, Fahrrad zu fahren, eine Treppe hinauf und hinunter zu laufen oder Ski zu fahren, hängt also wesentlich auch davon ab, ob ihm entsprechende Übungsgeräte wie Fahrräder, Treppen oder Skier zur Verfügung stehen.

Grobmotorische Grenzsteine
- Freies Gehen mit 18 Monaten
- Beidbeiniges Hüpfen von der untersten Treppenstufe mit drei Jahren
- Pedaletreten und Steuern eines Dreirades mit vier Jahren
- Sicherer Einbeinstand mit fünf Jahren
- Freihändiges Treppengehen im Wechselschritt mit sechs Jahren

Werden diese Grenzsteine nicht erreicht, kann dies ein Hinweis auf eine neurologische Erkrankung oder eine Entwicklungsstörung sein und Abklärungen erfordern.

4.2.3 Feinmotorische Fertigkeiten

Mit dem ersten Geburtstag hat das Kind grundlegende Greiffunktionen erworben. So kann es einen kleinen Gegenstand mit Daumen und Zeigefinger im **Pinzettengriff** problemlos ergreifen. In der Folge differenziert sich die Feinmotorik weiter aus, was sich beispielsweise im Essverhalten des Kindes widerspiegelt (◘ Abb. 4.6). In der Regel zeigt das Kind im zweiten Lebensjahr zunehmend Interesse am Essen und Trinken und will nicht nur von der Bezugsperson gefüttert werden. So möchte es seine Tasse selbst halten, was ihm frühestens mit zwölf Monaten und spätestens mit 17 Monaten auch gelingt. Es signalisiert zudem, dass es seinen Brei mit einem Löffel selbst löffeln will und übt sich darin. Mit durchschnittlich 1,5 Jahren können Kinder in der Regel weitgehend selbstständig mit dem Löffel essen (frühestens mit 13 Monaten, spätestens mit 20 Monaten). Ob diese Meilensteine allerdings tatsächlich in diesem Alter auftreten, hängt auch davon ab, ob das Kind entsprechende Vorbilder hat und die Bezugspersonen zusammen mit dem Kind essen.

Im Verlauf differenziert sich die Feinmotorik des Kindes weiter aus. Das Kind lernt zunehmend komplexere feinmotorische Bewegungen – wie beispielsweise das **Auffädeln von kleinen Perlen**, das auch visuelle Wahrnehmungsleistungen erfordert. Diese Meilensteine der Feinmotorik erreicht das Kind gewöhnlich mit zwei Jahren. In diesem Alter beginnen zudem die meisten Kinder, ein Schreibgerät im **Drei-Punktgriff** und nicht mehr im Faustgriff zu halten (▶ Abschn. 4.2.5).

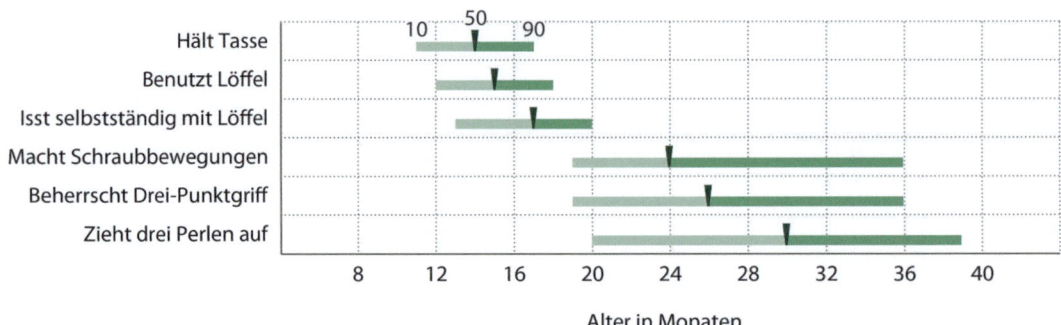

● **Abb. 4.6** Meilensteine der Feinmotorik in der frühen Kindheit. Daten aus den Zürcher Longitudinalstudien (Wehrle et al. 2021)

Die Entwicklung von feinmotorischen Meilensteinen, wie sie in ● Abb. 4.6 dargestellt sind, führt dazu, dass die Kinder in ihrem Alltag immer selbstständiger werden.

Wie die Grobmotorik ist auch die Feinmotorik in der frühen Kindheit gekennzeichnet durch eine große Variabilität zwischen gleichaltrigen Kindern. Das betrifft nicht nur das Auftreten der feinmotorischen Meilensteine, sondern auch deren Leistungsfähigkeit, die ab dem Alter von drei Jahren quantifiziert werden kann. So brauchen die einen vierjährigen Kinder nur 45 Sekunden, um fünf Perlen auf einen 30 Zentimeter langen Faden aufzufädeln, während andere dafür fast zwei Minuten benötigen (bimanuelle Manipulation von Gegenständen, ● Abb. 4.7b). Diese Abbildung illustriert auch die Leistungsfähigkeit im Einstecken von zehn Steckern in ein Steckbrett mit vorgegebenen Löchern (● Abb. 4.7a). Dabei wird erfasst, wie gut ein Kind mit dem Pinzettengriff gezielt greifen und mit der Hand eine Manipulation ausführen kann. Mädchen vermögen in der Regel, diese feinmotorischen Bewegungen schneller und geschickter auszuführen als Jungen (▸ Kap. 2).

4.2.4 Rechts- oder Linkshänder

Die Händigkeit entwickelt sich bereits in den ersten Lebensjahren. Unter Händigkeit versteht man den asymmetrischen Gebrauch der Hände, ob jemand also Rechts- oder Linkshänder ist. Dabei muss man zwischen der **Handpräferenz** und der **Handleistung** unterscheiden (Kraus 2018). Während die Handpräferenz besagt, wie oft eine Hand im Vergleich zur Gegenhand bevorzugt eingesetzt wird, gibt die Handleistung darüber Auskunft, wie gut die Leistungsfähigkeit dieser Hand bei einer Tätigkeit verglichen mit der anderen Hand ist. Handpräferenz und Handleistung stehen in einer Beziehung zueinander: Rechtshänder zeigen tendenziell bessere Leistungen mit der rechten Hand und Linkshänder entsprechend mit der linken Hand. Allerdings ist diese Beziehung nicht besonders stark (Kraus 2018). So gibt es viele Kinder, die die eine Hand für bestimmte Aufgaben bevorzugt einsetzen, aber eigentlich mit der anderen Hand eine gleich gute oder sogar noch bessere Leistung zeigen könnten.

Handpräferenz und Handleistung sind zu einem großen Teil angeboren, können aber bis zu einem gewissen Grad durch Übung beeinflusst werden (Kraus 2018). Etwa zehn Prozent aller Kinder sind eindeutige und konstante Linkshänder, wobei es darunter mehr Jungen als Mädchen gibt. 70 Prozent sind eindeutige Rechtshänder. Die übrigen 20 Prozent der Kinder zeigen unterschiedliche Ausprägungsgrade auf einem Kontinuum zwischen **Links- und Rechtshändigkeit**. Beidhändige Kinder (Ambidexter) bevorzugen keine Hand und erbringen mit beiden Händen gleich gute Leistungen. Die **Ambidextrie** tritt selten auf (Kraus 2018).

4.2 · Greifen, Gehen, Gleichgewicht – das Kind kommt in Bewegung

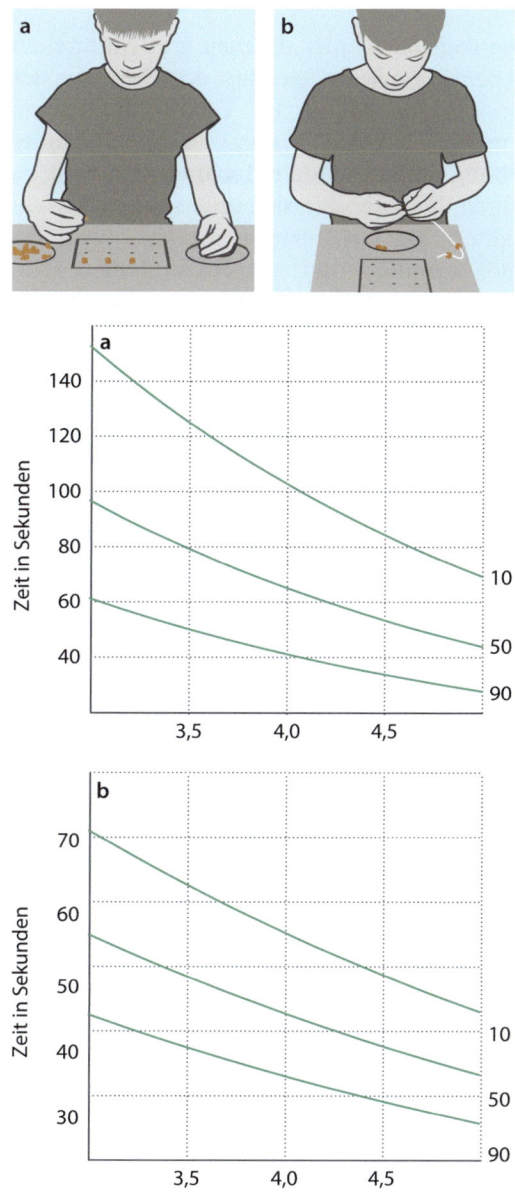

Abb. 4.7 Variabilität bei feinmotorischen Aufgaben. **a** Steckbrett, **b** Perlenauffädeln. Aus Kakebeeke et al. 2018; mit freundlicher Genehmigung von © John Wiley and Sons. All Rights Reserved

▶ **Fallbeispiel: Ambidextrie**

Der fünfjährige Jakov, Sohn einer jüdisch-orthodoxen Familie, wurde von seiner Mutter mit der Frage in die kinderärztliche Praxis gebracht, ob er nun beim Schreibenlernen mit der linken oder rechten Hand gefördert werden soll. Das Besondere war dabei, dass Jakov zuerst hebräisch (von rechts nach links) schreiben lernte, was er mit der linken Hand "ziehend" begann. Wäre es, so die Frage der Mutter, für ihn nun besser, für die deutsche Schrift eher die rechte Hand zu benutzen?

Jakov zeichnete während der Sprechstunde ein komplexes Haus mit dreieckigem Dach, Kamin und Rauch, Fenster und Türen. Dabei wechselte er ständig die Hand. Die Haltung des Stiftes war in beiden Händen ein Drei-Punktgriff; die Strichführung beidhändig war sicher. Jakov zeigte also eine Ambidextrie.

Die Empfehlung war simpel: Im Hebräischen solle Jakov weiterhin linkshändig bleiben, im Deutschen spiele es keine Rolle. Im zweiten Kindergartenjahr sozialisierte sich Jakov – auch in Hebräisch – von selbst auf die rechte Hand, da er wohl wie die meisten anderen Kinder sein wollte. ◀

Rechtshänder zeigen in über 90 Prozent der Fälle auch eine rechtsseitige Füßigkeit, Linkshänder entsprechend eine Linksfüßigkeit – allerdings mit etwa 60 Prozent in einem etwas geringeren Ausmaß (Kraus 2018). Es lässt sich auch eine entsprechende Dominanz des einen Auges feststellen: Linkshändige Kinder weisen in der Regel eine schwächere Ausprägung der Handpräferenz auf als rechtshändige Kinder; sie sind also weniger stark lateralisiert. Die Bewegungsasymmetrie von Händen, Füßen und Augen ist Ausdruck der Lateralisierung des Gehirns. Diese bewirkt, dass neuronale Prozesse effizienter werden und damit weniger energetischen Aufwand erfordern, als wenn für die Bewegungsaufgaben beide Hirnhälften benötigt würden.

Lange ist man davon ausgegangen, dass eine Linkshändigkeit oder eine schwächere **Lateralisierung** des Gehirns mit Entwicklungsstörungen oder neurologischen Auffälligkeiten assoziiert ist. Zwar entwickeln linkshändige Kinder ihre Händigkeit wegen der Anpassung an das rechtshändige Umfeld später als Rechtshänder (McManus et al. 1988); jedoch ist die wissenschaftliche Evidenz nicht ausreichend, um Linkshändigkeit oder schwächere Lateralisierung mit Entwicklungsstörungen in Verbindung zu bringen. Man ist heute weitgehend der Ansicht, dass diese Besonderheiten in der Händigkeit spezielle Normvarianten der Hirnentwicklung sind (Annett 2004). Die Umerziehung eines Linkshänders, die bis in die 1970er-Jahre noch die Regel war, ist deshalb nicht angebracht.

Zum Zeitpunkt des ersten Geburtstages bevorzugen etwa 70 Prozent aller Kinder eine Hand (etwa 60 Prozent rechtsseitig). Trotzdem wechseln die Kinder auch im Verlauf der Entwicklung noch recht häufig die Hand, wenn sie feinmotorische Aufgaben ausführen oder zeichnen. Eine stabile Händigkeit entwickelt sich bei allen Kindern bis zum Alter von fünf Jahren (Scharoun und Bryden 2014).

Benutzt ein Säugling in den ersten Lebensmonaten nur eine Hand, dann sind medizinische Abklärungen indiziert, weil sich die ersten Zeichen einer Handpräferenz erst ab dem Alter von sechs Monaten zeigen (Campbell et al. 2018). Wenn ein Kind im Verlauf auch eine deutlich lateralisierte und konstante Handpräferenz sowie eine erheblich schwächere Handleistung der Gegenhand zeigt, kann dies ein Hinweis für eine neurologische Störung sein und wird in diesem Fall als pathologische Händigkeit bezeichnet. Eine pathologische Händigkeit kann bei Säuglingen oder Kleinkindern auftreten, die eine schwerwiegende Schädigung des Gehirns erlitten haben. In 90 Prozent solcher Fälle entwickeln ursprünglich rechtshändig veranlagte Kinder eine pathologische Linkshändigkeit. Bei Kindern, die auch nach dem Alter von sechs Jahren den Stift noch häufig zwischen den Händen hin- und herwechseln und bei denen die Bewegungsqualität und die Handleistungen auffällig sind, besteht der Verdacht auf eine feinmotorische Störung (McManus et al. 1988).

Im klinischen Alltag kann die Händigkeit erfasst werden, indem Kinder der Untersucherin bzw. dem Untersucher zeigen, wie sie mit einem Stift schreiben und zeichnen, mit der Schere schneiden und sich die Zähne putzen. Der genaue Ausprägungsgrad der Händigkeit lässt sich außerdem mit feinmotorischen Aufgaben eines Untersuchungstestes – wie beispielsweise der Zürcher Neuromotorik – differenziert bestimmen (Rousson et al. 2009).

4.2.5 Stifthaltung

Die meisten Kinder nehmen ab dem zweiten Lebensjahr beim Zeichnen den Stift mit der Faust in die Hand. Im Verlauf der frühen Kindheit entwickelt sich mit zunehmender Übung eine besondere Technik, den Stift zu halten. Dabei zeigen sich unterschiedliche Varianten von **Griffformen**, die aber bisweilen unökonomisch und mit einem hohen feinmotorischen Aufwand verbunden sind (Nacke 2006). Die meisten Kinder halten im Alter von fünf Jahren den Stift im sogenannten **Drei-Punktgriff** (◘ Abb. 4.8). Der Stift liegt dabei zwischen Zeigefinger und Mittelfinger. Wenn bei einem über fünfjährigen Kind noch Griffvarianten wie der Faustgriff, der Quergriff oder der Schlüsselgriff auftreten, empfehlen sich eine weiterführende Abklärung und Beratung. Solche Kinder zeigen nicht selten weitere Auffälligkeiten wie eine umschriebene Entwicklungsstörung der Motorik oder eine neurologische Störung.

4.2.6 Der zunehmende Bewegungsdrang

Kleine Kinder sind von Natur aus sehr aktiv. Tatsächlich ist der Drang, neue Bewegungen spielerisch zu erproben und diese einzuüben, eine besondere Eigenheit der frühen Kindheit (Eaton und Enns 1986; Eaton et al. 2001; Schmutz et al. 2018). Im **Bewegungsspiel** balancieren die Kinder über eine Mauer, toben sich auf einem Spielturm aus, vergnügen sich auf der Rutschbahn oder der Schaukel, spielen mit Bällen oder machen Hüpfspiele.

Der Anstieg von Häufigkeit und Dauer von Bewegungsspielen im Alter von ein bis fünf Jahren führt zum Erwerb von immer neuen motorischen Fertigkeiten wie Hüpfen, Werfen oder Rennen. Das Kind zeigt in der Regel aber ein noch wenig zielgerichtetes Bewegungsverhalten, sondern meist einen ungestümen Drang nach Bewegung. Dabei werden motorische Fähigkeiten wie Ausdauer, Kraft und Schnelligkeit verbessert. Man geht davon aus, dass das Kind während den Bewegungsspielen lernt, seine Bewegungen zu-

4.2 · Greifen, Gehen, Gleichgewicht – das Kind kommt in Bewegung

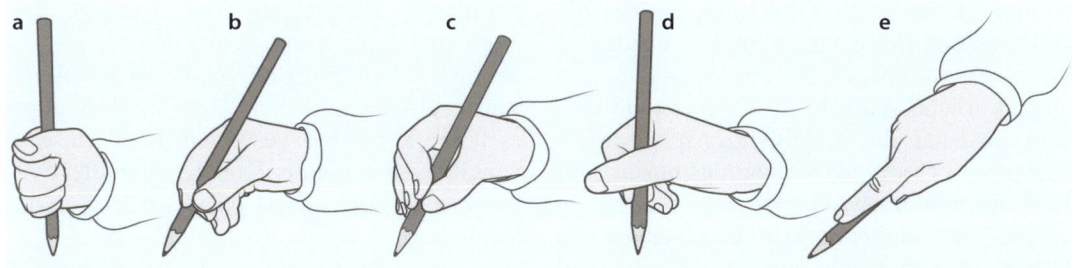

Abb. 4.8 Griffvarianten bei der Stifthaltung. **a** Faustgriff, **b** Drei-Punktgriff, **c** Vier-Punktgriff, **d** Quergriff, **e** Schlüsselgriff

nehmend besser zu koordinieren und effizienter auszuführen (Pellegrini und Smith 1998).

Der kindliche Bewegungsdrang zeigt zwei Besonderheiten: Einerseits ist die Variabilität zwischen den Kindern außerordentlich groß; die einen zeigen einen starken Drang nach Bewegung, andere wiederum ziehen eher bewegungsarme Tätigkeiten vor. Andererseits lässt sich ab dem dritten Lebensjahr ein Geschlechtsunterschied feststellen: Jungen bewegen sich deutlich mehr als Mädchen (Eaton und Enns 1986; Schmutz et al. 2018).

Abb. 4.9 illustriert die mit Bewegungssensoren gemessene Zunahme des Bewegungsdranges bei beiden Geschlechtern und zeigt auf, dass dieser bei den Jungen deutlich stärker ausfällt. Dies erklärt wiederum, warum Jungen im Vergleich zu Mädchen im Kindesalter die besseren grobmotorischen Leistungen zeigen: Aufgrund ihrer stärkeren motorischen Aktivität erhalten sie mehr Gelegenheiten, zu üben.

Der Geschlechtsunterschied und die große interindividuelle Variabilität sprechen für einen geringen Einfluss des Umfeldes auf die motorische Aktivität. Tatsächlich zeigen viele Studien, dass vor allem drei Faktoren das Bewegungsverhalten im frühen Kindesalter bestimmen: **Alter, Geschlecht und Temperament** eines Kindes. Umweltbedingungen wie beispielsweise die Jahreszeit, die Zeit eines Kindes außer Haus, der Verkehr in der Nachbarschaft, die Zugangsmöglichkeiten zu Spielplätzen oder die Größe der Familie spielen eine vergleichsweise geringe Rolle (Schmutz et al. 2018). Der Bewegungsdrang unterliegt also in erster Linie einer **zentralen Regulation**

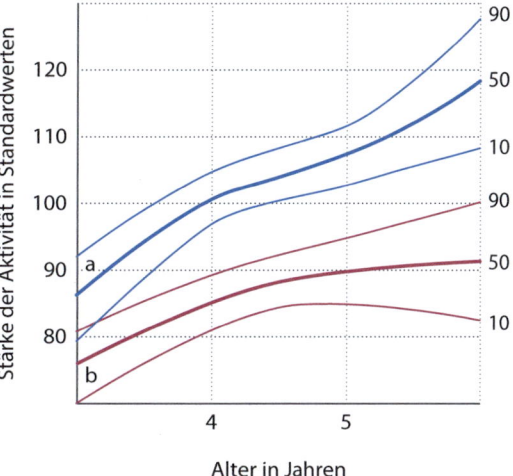

Abb. 4.9 Geschlechtervergleich beim Bewegungsdrang. a Jungen, b Mädchen. Unpublizierte Daten aus SPLASHY (Schmutz et al. 2018)

(Lightfoot et al. 2018; Wilkin et al. 2006). Er hat zum Zeck, dass das Kind möglichst viele Bewegungserfahrungen machen kann und verschiedene Bewegungsmuster einübt. Dies ist eine wichtige Voraussetzung für die erfahrungserwartende Plastizität des Gehirns in den ersten Lebensjahren (siehe zu den Formen der neuronalen Plastizität ▶ Kap. 2).

4.2.7 Bewegungsstereotypien

Bewegungsstereotypien treten im frühen Kindesalter häufig auf (Mahone et al. 2004). Darunter versteht man sich wiederholende, gleichbleibende und automatisierte Bewegungen ohne ein bestimmtes Ziel oder eine besondere Funktion. Man unterscheidet die rhythmischen Bewegungen im Schlaf oder im Übergang vom Wachsein zum Schlafen, das unwillkürliche Winken im Wachzustand und etwas seltener das Gratifikationsphänomen. Alle diese stereotypen Bewegungsmuster sind Reifungsphänomene.

Bei den **rhythmischen Bewegungen** im Übergang vom Wach- in den Schlafzustand bewegen oder schaukeln die Kinder den Kopf und Körper oder schlagen den Kopf gegen das Bettgestell. Bei einigen Kindern kann tagsüber ein seitliches Wackeln mit dem Kopf und Körper beobachtet werden. Diese Verhaltensweisen sieht man bei mehr als der Hälfte aller Kinder um den ersten Geburtstag, bei knapp 40 Prozent der 18 Monate alten Kinder und bei zehn Prozent der Vierjährigen (Klackenberg 1971). Jungen zeigen solche Bewegungsstereotypien häufiger. Faktoren, die das Auftreten begünstigen, sind Einschlafschwierigkeiten und nächtliches Erwachen. Diese rhythmischen Bewegungen haben bei ansonsten gesunden Kindern keinen Krankheitswert und bedürfen weder weiterer medizinischer Abklärungen noch Maßnahmen. Sie sind aber zum Teil sehr hartnäckig, vor allem wenn sie nicht im Verlauf der frühen Kindheit verschwinden. Dies trifft besonders für Kinder mit Entwicklungsstörungen zu.

> ▶ **Fallbeispiel: Rhythmische Bewegungen**
>
> Die Mutter des zweijährigen Felix ist sehr beunruhigt, da er jeweils beim Einschlafen während zehn bis 15 Minuten den Kopf rhythmisch an die Wand schlägt. Es störe ihn anscheinend nicht, und er schlafe daraufhin auch ein. Aber es töne schrecklich und bereite ihr große Sorgen, ob er nicht einen Schaden erleiden könnte.
>
> In der Beratung dieser rhythmischen Bewegungen wird den Eltern versichert, dass es sich nicht um eine Krankheit, sondern um ein Reifungsphänomen handle, das im Verlauf der Entwicklung wieder spontan verschwinde. ◀

Bei einigen Kindern kann tagsüber im Wachzustand eine Art **unwillkürliches Winken** beobachtet werden (im Englischen als flapping, spinning oder whirling bezeichnet). Dieses Verhalten ist gekennzeichnet durch repetitive, stereotype, schüttelnde oder winkende Bewegungen meist beider Arme und Hände, die häufig bei Aufregung oder anderen emotionalen Zuständen auftreten. Diese Entwicklungsvariante kann bei gesunden Kindern vom Säuglingsalter bis ins Kindergartenalter vorkommen und persistiert gelegentlich bis in das Schulalter. Unwillkürliches Winken kann aber auch als Zeichen einer Überforderung oder als Bewegungsstereotypie bei Kindern mit einer Entwicklungsstörung (zum Beispiel einem Autismus) beobachtet werden (Mahone et al. 2004).

Das **Gratifikationsphänomen** – auch „Selbststimulation" genannt – ist eine weitere Entwicklungsvariante ohne Krankheitswert (Yang et al. 2005). Das Gratifikationsphänomen kann bereits im ersten Lebensjahr auftreten und oft bis ins Schulalter persistieren. Es kommt häufiger bei Mädchen als bei Jungen vor und ist gekennzeichnet durch stereotype Episoden mit gekreuzten Beinen, Reiben der Oberschenkel und Schamgegend – einhergehend mit unregelmäßiger Atmung, Vokalisation, rotem Gesicht, Schwitzen und Aufregung. Die Kinder sind dabei bei vollem Bewusstsein. Das Verhalten tritt nie im Schlaf, sondern meist bei Langeweile auf und kann im Gegensatz zu einem epileptischen Anfall immer unterbrochen werden.

Auch wenn diese beschriebenen Phänomene in vielen Fällen harmlos sind, können sie Eltern doch ganz erheblich verunsichern. Sie erleben es deshalb oft als hilfreich, wenn diese Besonderheiten von Bewegungen in einem Beratungsgespräch in den individuellen Entwicklungsverlauf ihres Kindes eingeordnet werden können.

> ▶ **Fallbeispiel: Gratifikationsphänomen**
>
> Die Eltern berichten, dass die 15 Monate alte Clara gerne auf das Sofa klettern und dort lange hin und her wippen würde. Sie zeige dann oft einen starren Blick, bekomme mit der Zeit einen roten Kopf und atme manchmal auch schneller. Würden die Eltern sie lassen, mache sie das für 15 bis 30 Minuten, zum Teil mehrfach am Tag.
>
> Oft überbrücken die Kinder mit dem Gratifikationsphänomen ihre Langeweile. Be-

4.3 · Die Entwicklung der Sauberkeit – Trockenwerden als individueller Reifeschritt

sondere Maßnahmen sind nicht angezeigt. In der Beratung wird darauf hingewiesen, dass es sich um ein Reifungsphänomen handelt, das beim Kind durchaus schöne Gefühle auslösen kann. ◄

4.3 Die Entwicklung der Sauberkeit – Trockenwerden als individueller Reifeschritt

Neben dem Schlaf- und Ernährungsverhalten ist die **Sauberkeitsentwicklung** ein wichtiges Thema im Beratungsalltag von Fachpersonen, die sich mit Kindern im Vorschulalter beschäftigen. Häufig fragen die Eltern um Rat, wann sie mit der Sauberkeitserziehung beginnen sollen und welche konkreten Maßnahmen dabei hilfreich sind.

Zahlreiche Longitudinalstudien zeigen, dass Kinder meist gegen Ende des zweiten Lebensjahres eine **Eigeninitiative** in der Sauberkeitsentwicklung zeigen und dann für die elterliche Unterstützung bereit sind (Largo et al. 1996; Schum et al. 2002; Blum et al. 2003). ◘ Abb. 4.10 illustriert die Entwicklung der Eigeninitiative und der Sauberkeitsentwicklung der Kinder der 2. Longitudinalstudie (Largo et al. 1996). So beginnen sie frühestens im Alter von 15 Monaten, sich für die Toilette zu interessieren, und fragen nach dem Topf (im Mittel mit 24 Monaten). Eine zu diesem Zeitpunkt beginnende Sauberkeitserziehung hat demnach die größte Aussicht auf Erfolg.

Grundsätzlich gilt: Die Sauberkeitsentwicklung wird durch die **individuelle Reifung** eines Kindes bestimmt. So spielen das individuelle Entwicklungstempo sowie neurophysiologische Reifungsprozesse bei der Entwicklung der Blasen- und Darmkontrolle eine zentrale Rolle (Wu 2010). Während Säuglinge häufig unwillkürlich Harn und Stuhl ausscheiden, entwickeln Kinder ab dem zweiten Lebensjahr eine willentliche Blasen- und Darmkontrolle. Voraussetzung dafür sind die Reifungsprozesse der Pyramidenbahn in Gehirn und Rückenmark sowie die Ausbildung der Wahrnehmungsfunktionen der Sinneszellen in der Harnröhre und in der Blase, so dass das Kind den Druckanstieg und ein Harndranggefühl bei voller Blase spüren kann.

Die meisten Kinder werden im dritten und vierten Lebensjahr trocken und sauber (◘ Abb. 4.10). Die **Blasenkontrolle tagsüber** und die **Darmkontrolle** treten im Mittel mit 2,5 Jahren – frühestens mit zwei Jahren (10. Perzentile) und spätestens mit vier Jahren (90. Perzentile) – auf. Das einzelne Kind erlangt zuerst die Darmkontrolle und erst dann die Blasenkontrolle tagsüber. Im Gegensatz dazu zeigt sich die **Blasenkontrolle nachts** etwas später: durchschnittlich im Alter von 3,5 Jahren, frühestens mit 18 bis 24 Monaten (10. Perzentile). Die Entwicklung der nächtlichen Blasenkontrolle ist also etwas langsamer als die Blasenkontrolle tagsüber oder die Darmkontrolle (Largo et al. 1996). Oftmals schlafen die Kinder so tief, dass sie den Harndrang nicht spüren und die Blasenentleerung im Schlaf nicht genügend gehemmt wird. Durch die neurophysiologischen Reifeprozesse der Blase und die Abnahme der Schlaftiefe im Verlauf der Entwicklung wird das Kind auch nachts trocken. Es kann aber durchaus sein, dass bei einigen Kindern die nächtliche Blasenkontrolle auch noch im Schulalter nicht zuverlässig funktioniert oder sogar erst in der Pubertät vollständig

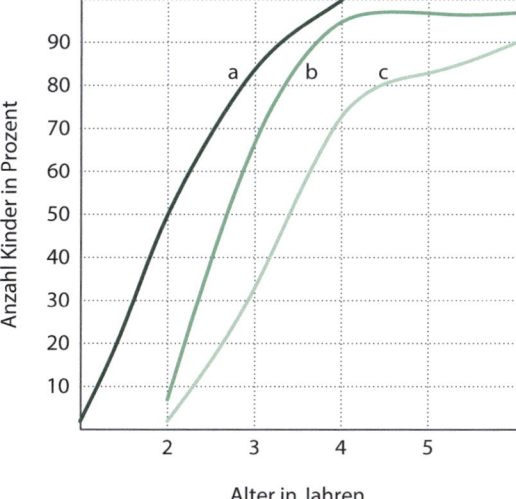

◘ **Abb. 4.10** Entwicklung der Sauberkeit. a Eigeninitiative, b Blasenkontrolle tagsüber, c Blasenkontrolle nachts. Daten aus den Zürcher Longitudinalstudien (Largo et al. 1996)

entwickelt ist. Tatsächlich zeigen die Daten der Zürcher Longitudinalstudien, dass bis zu zehn Prozent aller über fünf Jahre alten Kinder noch gelegentlich einnässen, was auch als Enuresis bezeichnet wird. Häufig zeigt sich bei diesen Kindern eine familiäre Reifungsverzögerung. Das heißt: Ein Elternteil oder Geschwister wurden ebenfalls spät trocken oder sauber.

> ▶ **Fallbeispiel: Enuresis**
> Die Eltern des sechsjährigen Jan berichten in der kinderärztlichen Praxis, dass ihr Sohn fast jede Nacht einnässe. Dies würde hingegen nicht passieren, wenn er bei den Großeltern übernachte. Weil Jan auch häufig schnarchte und regelmäßig unter Infektionen der Luftwege litt, ordnete der Kinderarzt eine Schlaflaboruntersuchung an. Diese ergab keinen auffälligen Befund. Allerdings schlief Jan im Schlaflabor nicht besonders gut und zeigte im Altersvergleich wenig Tiefschlaf. Der Kinderarzt interpretierte das Einnässen als reifebedingt und empfahl regelmäßige Toilettengänge, Blasentraining, Belohnungen und ein abwartendes Vorgehen. Die trockenen Phasen bei den Großeltern interpretierte er als Nächte mit eher oberflächlichem Schlaf, in denen er sich nicht wohl fühlte und so die nächtliche Blasenentleerung gehemmt wurde. ◀

Der frühe Beginn eines **Sauberkeitstrainings** beeinflusst die in ◘ Abb. 4.10 dargestellte Entwicklung der Sauberkeit beim Kind nicht. Dieser Umstand wurde mit den Daten der Zürcher Longitudinalstudien bestätigt (Largo et al. 1996). So wurden die Kinder der 1. Zürcher Studie zum gleichen Zeitpunkt trocken wie diejenigen der 2. Studie, obwohl die Eltern in der ersten Untersuchung eine sehr früh einsetzende und intensive Sauberkeitserziehung praktiziert hatten.

Auch wenn die Entwicklung der Blasen- und Darmkontrolle ein individueller Reifungsprozess ist, heißt dies nicht, dass die Eltern keine Rolle bei der Sauberkeitsentwicklung ihres Kindes spielen. Im Gegenteil: Das Kind benötigt entsprechende Vorbilder und die Unterstützung der Eltern, damit es die in der jeweiligen Kultur üblichen Toilettengewohnheiten durch Nachahmung und entsprechende Anleitung lernen kann. Die Eltern können das Kind allerdings erst dann wirksam unterstützen, wenn es Eigeninitiative und Interesse an der Toilette zeigt (◘ Abb. 4.10). Mögliche Unterstützungsmaßnahmen sind beispielsweise Kleidung, die das Kind ohne fremde Hilfe an- und ausziehen kann, oder auch ein Toilettensitz und ein Schemel, damit das Kind in der Lage ist, selbstständig die Toilette zu nutzen.

In vielen Kulturen Afrikas und Asiens herrscht ein anderes Verständnis für die Sauberkeitserziehung vor als in den westlichen Ländern (Devries und Devries 1977). So wird in Afrika und Asien meist erwartet, dass die Kinder schon früh sauber und trocken werden. Dazu werden sie entsprechend trainiert. Dieser afrikanische oder asiatische Erziehungsstil ist geprägt davon, dass die Eltern in diesen Ländern oft einen engen Körperkontakt mit ihren Kindern haben und diese meist leichte Kleidung tragen, was ein Erkennen und eine entsprechende Reaktion auf die kindlichen Signale vor der Harn- oder Kotabgabe erlaubt. Außerdem ist dort die Urin- und Stuhlentleerung in der Öffentlichkeit kulturell eher akzeptiert als in den westlichen Ländern. Ob die Kinder aus diesen Kulturkreisen früher trocken und sauber werden, ist umstritten, weil es keine zuverlässigen Studien gibt (Wu 2010).

In den westlichen Ländern herrscht eine eher kindorientierte Erziehungshaltung vor. Die Eltern sind dabei Vorbild, warten, bis das Kind Eigenaktivität zeigt, und unterstützen es in seinen Bemühungen, selbstständig zu werden. Mit dieser Haltung wird das Kind meist innert weniger Tage oder Wochen trocken; zudem ist der Aufwand für die Bezugspersonen deutlich geringer als mit einem früh einsetzenden und länger andauernden Sauberkeitstraining (Blum et al. 2003).

4.4 Weniger am Tag, mehr in der Nacht: Schlafverhalten in der frühen Kindheit

4.4.1 Individueller Schlafbedarf

Der **Schlafbedarf** ist in jedem Alter und von Mensch zu Mensch sehr unterschiedlich. Die

4.4 · Weniger am Tag, mehr in der Nacht: Schlafverhalten in der frühen Kindheit

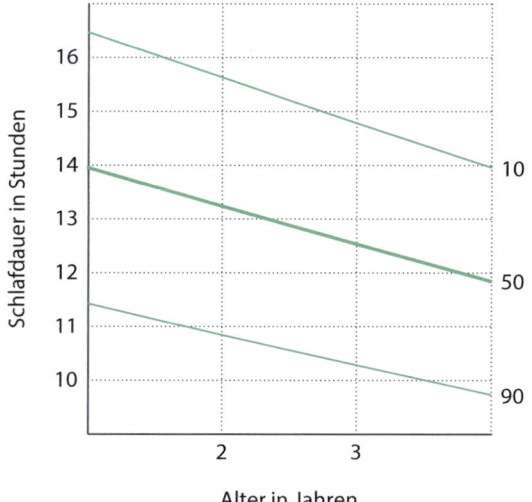

Abb. 4.11 Variabilität der Schlafdauer. Aus den Zürcher Longitudinalstudien (Iglowstein et al. 2003)

meisten Erwachsenen brauchen zwischen fünf und neun Stunden Schlaf (im Mittel sieben bis acht Stunden), um leistungsfähig zu sein (Krueger und Friedman 2009). Es gibt aber auch solche, die mit vier Stunden auskommen, und andere, die zehn Stunden Schlaf benötigen. Diese große Variabilität besteht auch bei Kindern und ist in **Abb. 4.11** anhand von Perzentilenkurven für die Gesamtschlafdauer in der frühen Kindheit dargestellt (Iglowstein et al. 2003). Die meisten Kinder im Alter von drei Jahren schlafen zwischen zehn Stunden (90. Perzentile) und 15 Stunden (10. Perzentile).

Weil der Schlafbedarf unter gleichaltrigen Kindern so unterschiedlich ist, gibt es keine Regel, wie viel Schlaf ein Kind in einem bestimmten Alter benötigt. Für jedes Alter gilt aber: Ein Kind kann nur so viel schlafen, wie es seinem Schlafbedarf entspricht. Muss es mehr Zeit im Bett verbringen, kann es auf verschiedene Weise reagieren: Es kann am Abend nicht einschlafen, wacht morgens sehr früh auf oder ist nachts mehrmals für längere Zeit wach (Jenni und Benz 2007).

Das Anpassen der Bettzeit an den Schlafbedarf ist nicht nur im Kindesalter, sondern auch bei Erwachsenen eine wichtige Maßnahme bei Einschlaf- und Durchschlafstörungen. Dieses Vorgehen beinhaltet, dass man nur zu Bett gehen soll, wenn man ausreichend müde ist und das Gefühl hat, einschlafen zu können. Das Bett soll mit Ruhe und Entspannung assoziiert werden und ist nur zum Schlafen da. Dabei muss zwingend der eigene individuelle Schlafbedarf berücksichtigt werden (Morin et al. 2006).

Es ist daher eine wichtige Aufgabe der Eltern, den Schlafbedarf ihres Kindes intuitiv zu erfassen und die Bettzeit entsprechend anzupassen. Die Erfahrung zeigt, dass gerade diejenigen Kinder Einschlaf- oder Durchschlafprobleme zeigen, die einen geringen Schlafbedarf haben (Werner et al. 2015). Es ist verständlich, wenn Eltern bevorzugen, dass ihr Kind am Abend früh ins Bett geht und lange schläft, damit sie genügend Zeit für Haushalt, Freizeitaktivitäten und die Paarbeziehung haben. Stellen sich die Eltern jedoch nicht auf den individuellen Schlafbedarf ihres Kindes ein, so resultieren oft hartnäckige Schlafstörungen. Eine Erhöhung des biologisch vorgegebenen Schlafbedarfes durch verhaltenstherapeutische oder medikamentöse Maßnahmen ist nicht möglich.

> ▶ **Fallbeispiel: Individueller Schlafbedarf**
> Die Eltern der einjährigen Simone melden sich bei der Fachperson, weil das Mädchen nicht mehr durchschlafen kann. Dadurch sei sie auch tagsüber immer müde und quengelig, was für die Eltern eine große Belastung darstellt. Simone schläft abends immer zur gleichen Zeit selbstständig ein. Wenn sie nachts aufwacht, erhält sie die Flasche. Trotzdem gelingt es ihr oft nicht, wieder einzuschlafen, und sie bleibt für längere Zeit wach. Das Schlafprotokoll weist darauf hin, dass zwischen der Bettzeit und dem individuellen Schlafbedarf ein Missverhältnis besteht, das zu den langen nächtlichen Wachphasen führt. Der aus dem Schlafprotokoll ermittelte effektive Schlafbedarf von Simone liegt bei lediglich zehn Stunden. Simone ist also eine Kurzschläferin, muss aber mehr Zeit im Bett verbringen, als sie schlafen kann, und ist darum in der Nacht über eine längere Zeit wach. Nach dem Anpassen der Bettzeit des Kindes an dessen individuellen Schlafbedarf berichteten die Eltern bereits nach einer Woche, dass sie viel ausgeglichener sei und nachts selte-

ner aufwache. Dieses Beispiel zeigt exemplarisch, wie eine Passung zwischen den kindlichen Bedürfnissen (dem individuellen Schlafbedarf) und den Erwartungen der Eltern (der von ihnen bestimmten Bettzeit) zu einem Verschwinden der Verhaltensauffälligkeiten führt (siehe zum Fit-Konzept, ▶ Kap. 5). ◄

Während der Säugling im ersten Lebensjahr meist noch zwei bis vier **Tagschlafepisoden** zeigt, lässt das Kind im Verlauf der Entwicklung einzelne Episoden weg. Die Dauer des Tagschlafes wird immer kürzer, und schließlich bleibt der Mittagsschlaf zwischen dem dritten und fünften Lebensjahr aus (◘ Abb. 4.12). Im Gegenzug nimmt die Dauer des Nachtschlafes immer mehr zu (Iglowstein et al. 2003).

Wie oft und wie lange das einzelne Kind tagsüber schlafen soll, hängt von den biologischen Vorgaben der Schlafregulation (vor allem der Schlafhomöostase, siehe dazu ▶ Kap. 2), vom Erziehungsstil der Eltern und dem kulturellen Umfeld ab (Jenni und O'Connor 2005). Als Regel gilt: Kinder sollen tagsüber so viel schlafen können, dass sie im Wachzustand zufrieden und an ihrer Umgebung interessiert sind.

4.4.2 Einschlafrituale und Einschlafhilfen

Um Kindern in den ersten Lebensjahren das selbstständige Einschlafen zu erleichtern, ist ein **Einschlafritual** nützlich. Damit sind die abendlichen Aktivitäten gemeint, die sich vor dem Einschlafen abspielen. Solche Rituale sind wichtig, weil sie einerseits eine bedeutsame Rolle als soziale Zeitgeber spielen, die den zirkadianen Prozess beeinflussen, und andererseits dem Kind Geborgenheit und Sicherheit vermitteln.

Kinder entwickeln frühzeitig eine Erwartungshaltung in Bezug auf bestimmte Tagesvorkommnisse und verfügen über ein basales Verständnis für die Zeit (▶ Abschn. 4.5.9). Sieht ein Kind, wie die Mutter einen Brei kocht, wird es auf den Kinderstuhl gesetzt und ihm ein Latz umgebunden, dann weiß es: Jetzt gibt es Essen. Damit das Kind solche Erwartungen und ein basales Zeitverständnis entwickeln kann, ist eine Konstanz in den täglichen Aktivitäten und damit auch beim Zubettbringen notwendig. Spielen sich die abendlichen Aktivitäten immer in der gleichen Reihenfolge ab, dann führen sie das Kind ab einem bestimmten Alter zum Schlafen hin. Wird es jeden Abend etwa zur gleichen Zeit gefüttert und gebadet, ins Bettchen gelegt und nach einem Schlaflied mit einem Kuss verabschiedet, wird es sich im Verlauf des Abends auf die Schlafenszeit einstellen. Machen die Eltern schließlich das Licht aus, weiß das Kind, dass jetzt der Schlaf kommt. Läuft aber jeder Abend für das Kind anders ab, kann es keine Erwartung entwickeln. Es weiß nie, wann Schlafenszeit ist. Durch Rituale werden Ereignisse vorhersehbar und vermitteln dadurch Geborgenheit und Sicherheit. Dies gilt nicht nur für Säuglinge und Kleinkinder, sondern ebenso für Schulkinder und Erwachsene.

Ein Einschlafritual kann über die Zeit allerdings auch zu einer **Einschlafhilfe** werden. Wird beispielsweise ein Kind jeden Abend herumgetragen, bis es einschläft, und erst dann vorsichtig ins Bettchen gelegt, dann verbindet es nach einer gewissen Zeit das Einschlafen mit dem Vorgang, dass es herumgetragen wird. Die

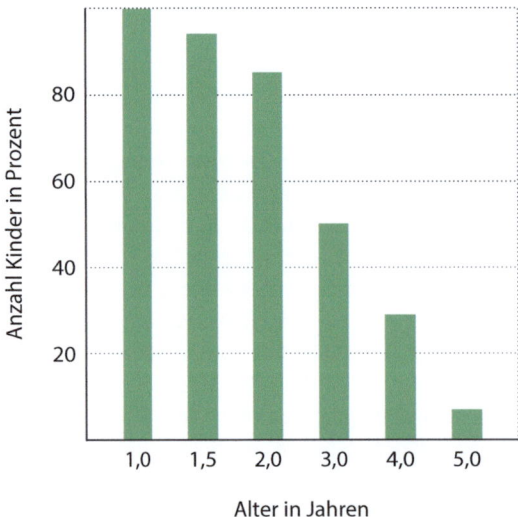

◘ **Abb. 4.12** Bedürfnis nach Tagschlaf. Aus den Zürcher Longitudinalstudien (Iglowstein et al. 2003)

Nähe der Mutter ist ein fester Bestandteil des Einschlafrituals geworden. Das Kind kann nur im engen körperlichen Kontakt mit der Mutter einschlafen. Wenn sich Eltern zu ihren Kindern legen, sie herumtragen oder in den Schlaf singen, wird das Ritual zur Einschlafhilfe. Das Kind verbindet Einschlafen mit der Nähe der Eltern, mit Gehalten- und Gewiegt-Werden. Da es, wenn es nachts erwacht, ohne die Hilfe der Eltern nicht mehr einschlafen kann, ruft es nach ihnen.

Müssen Vater und Mutter ein identisches Einschlafzeremoniell praktizieren? Nein, denn ein Kind kann sich sehr wohl auf das unterschiedliche Verhalten von verschiedenen Bezugspersonen einstellen. Alle am Einschlafzeremoniell beteiligten Personen sollten aber für sich gleichermaßen konsequent sein.

▶ **Fallbeispiel: Einschlafhilfen verändern**

Die 22 Monate alte Nina kann abends nur in den Armen der Mutter einschlafen. Nachts wird sie häufig wieder wach und ruft nach der Mutter. Dieser gelingt es manchmal, Nina durch Streicheln zu beruhigen. Oft dauert es aber länger und die Mutter muss sie erneut herumtragen, bis sie schläft.

Die mütterliche Präsenz während des Einschlafens ist für Nina also zur Einschlafhilfe geworden. Wie kann diese Einschlafhilfe verändert werden? Zuerst wird Nina mit einem Einschlafritual auf das Zubettgehen vorbereitet. Anschließend wird sie wach abgelegt. Die Mutter bleibt auf einem Stuhl neben dem Bett sitzen. Sie tröstet Nina, nimmt sie aber nicht mehr aus dem Bett. Sobald diese das veränderte Setting akzeptiert, geht die Mutter einen Schritt weiter. Sie wird zum Beispiel den Stuhl immer weiter weg rücken, bis sie schließlich das Kinderzimmer verlässt. Meist akzeptieren die Kinder die neue Situation rasch, sofern sich die Eltern entschlossen und konsequent verhalten. Nach zwei Monaten hat Nina gelernt, allein ein- und durchzuschlafen. ◀

Während manche Kinder bereits in den ersten Lebensmonaten den Schlaf problemlos selbst finden, sind andere auch noch im zweiten oder dritten Lebensjahr auf die Hilfe der Eltern angewiesen. Ob das Kind die Fähigkeiten, sich selbst zu beruhigen, entwickeln kann, hängt nicht nur vom Entwicklungsstand und den Bedürfnissen des Kindes, sondern ganz wesentlich auch vom Verhalten der Eltern ab. So wird beispielsweise eine intensive und beständige körperliche Nähe für das Kind zu einer Gewohnheit, die es meist nicht in einem bestimmten Alter von sich aus verändern kann. Verschiedene Studien zeigten, dass solche elterlichen Verhaltensweisen zu Einschlafschwierigkeiten und verzögertem Durchschlafen in den ersten Lebensjahren führen können. Das Kind zur Selbstständigkeit hinzuführen, ohne es zu unter- oder überfordern, ist eine der wichtigsten Aufgaben der Eltern.

Die Schwierigkeiten eines Kindes, in den Schlaf zu finden, kann die Selbstwirksamkeit der Eltern allerdings erheblich beeinträchtigen, was schließlich auch die Eltern-Kind-Interaktion in der Einschlafsituation belastet. Beratungshilfen fokussieren deshalb einerseits auf die kindlichen Kompetenzen zur Selbstberuhigung und vermitteln andererseits den Eltern Sicherheit in ihrem Verhalten sowie in ihrer Einschätzung der kindlichen Bedürfnisse und Fähigkeiten.

4.4.3 Das Kind im Elternbett

Im Verlauf des zweiten Lebensjahres wollen viele Kinder plötzlich nicht mehr allein schlafen und suchen das Bett der Eltern auf. Die Ursachen dafür sind sehr unterschiedlich (Jenni et al. 2005). So führen beispielsweise die sich entwickelnde **Selbstwahrnehmung** und das **Ichbewusstsein** dazu, dass sich das Kind in der Nacht allein gelassen fühlt und darum im elterlichen Bett schlafen möchte. Es ist ab dem zweiten Lebensjahr dazu motorisch auch in der Lage. Außerdem tritt ab dem vierten Lebensjahr die sogenannte **magische Phase** auf. Dabei werden Objekte und Geschehnisse vom Kind als magisch erlebt. Viele Ängste haben im magischen Denken ihren Ursprung (mehr zum magischen Denken, ▶ Kap. 5). Und schließlich wollen besonders diejenigen Kinder bei den Eltern schlafen, die ein hohes **Bedürfnis nach Geborgenheit** und Nähe haben (▶ Abschn. 4.8.6).

Wenn sich die Eltern nicht gestört fühlen, spricht nichts gegen ein Familienbett. Es gibt keinen Grund anzunehmen, dass sich ein solches Schlafverhalten zum Nachteil des Kindes entwickelt. Fühlen sich die Eltern aber durch die Anwesenheit des Kindes gestört oder haben erzieherische Bedenken, kann eine Matratze neben dem Elternbett hilfreich sein, oder man lässt die Geschwister zusammen schlafen.

> ▶ **Fallbeispiel: Kind im Elternbett – was tun?**
>
> Die Eltern der zweijährigen Lydia fragen die Kinderärztin nach Rat, weil ihr Kind jede Nacht in ihrem Bett schlafen will und sie am Abend heftigen Widerstand zeigt, im Bett in ihrem eigenen Zimmer einzuschlafen. Sie sei sonst ein aufgewecktes Kind, das ihnen große Freude bereite.
>
> In der Beratung wird zunächst mit einem Schlaf-Wach-Tagebuch sichergestellt, dass Lydia einen regelmäßigen Schlaf-Wach-Rhythmus hat und die Bettzeit dem Schlafbedarf angepasst ist. Dann empfiehlt die Kinderärztin den Eltern, für zwei Wochen eine Matratze auf den Boden neben das Elternbett zu legen und Lydia klar zu machen, dass dies nun ihr neuer Schlafplatz neben Papa und Mama sei. Im nächsten Schritt wird die Matratze in das Zimmer von Lydia gelegt und ein Elternteil schläft auf der Matratze, während Lydia in ihrem eigenen Bett schläft. Nach einigen Wochen ist es nicht mehr notwendig, dass die Eltern neben ihr schlafen; sie hat ihr eigenes Bett als Schlafort akzeptiert. ◀

Das eigene Bett ist in der Kulturgeschichte des Schlafes eine relativ neue Errungenschaft. Während des größten Teiles der Menschheitsgeschichte schliefen Kinder nahe bei ihren Eltern. Tatsächlich ist noch heute in Afrika, Asien und Lateinamerika der gemeinsame Schlafplatz üblich (Jenni und O'Connor 2005).

4.4.4 Besondere Verhaltensweisen im Schlaf

Besonderheiten im Schlaf wie Zähneknirschen, Sprechen, plötzliches Erwachen mit Schreien oder Alpträume treten bei fast jedem zweiten Kind im Verlauf der Entwicklung auf (Jenni und Benz 2007). Diese Phänomene bezeichnet man als **Parasomnien**, Verhaltensmuster während des Schlafes oder des Schlaf-Wach-Überganges. Typische Parasomnien sind der Nachtschreck (Pavor nocturnus, sleep terror), die weniger dramatische nächtliche Schlaftrunkenheit (confusional arousal), das Schlafwandeln, das Sprechen im Schlaf oder Alpträume.

Beim **Nachtschreck** handelt es sich um ein unvollständiges Erwachen aus dem Tiefschlaf. Ein Erwachen zeigt sich dabei nur in bestimmten Hirnregionen (motorischer Kortex, Mandelkern), während andere Areale des Gehirns (zum Beispiel der frontale Kortex) noch schlafen. Der Nachtschreck tritt typischerweise in den ersten Stunden nach dem Einschlafen auf und ist ein häufiges sowie harmloses Schlafphänomen mit einem Maximum im Kleinkindalter. Dabei ist das Kind außer sich, schlägt wild um sich, schreit wie am Spieß, schwitzt und hat oft einen bizarren Gesichtsausdruck. Es ist in diesem Zustand nicht ansprechbar und kann auch nicht leicht geweckt werden. Nach maximal 15 Minuten ist die Episode vorbei, das Kind schläft meist sofort wieder ein und erinnert sich am Morgen nicht an das Geschehene. Die Eltern sollten während einer solchen Episode beim Kind bleiben und es vor Verletzungen schützen. Sie sollen aber nicht versuchen, es zu halten oder gar zu wecken. Oft findet sich eine familiäre Häufung, was für eine genetische Ursache spricht. Zwillingsstudien haben die Veranlagungstendenz des Nachtschrecks bestätigt (Nguyen et al. 2008).

> ▶ **Fallbeispiel: Nachtschreck**
>
> Die Mutter erzählt, dass ihr dreijähriger Lino oft in der Nacht schreie; er sei dann nicht zu beruhigen. Nehme man ihn in den Arm oder versuche, ihn zu trösten, werde es nur noch schlimmer. Er würde dann auch schlagen, und sie wisse sich einfach keinen Rat. Nach 15 bis 20 Minuten sei der Spuk dann plötzlich vorbei; er würde sich hinlegen und wieder einschlafen. Am nächsten Morgen sei es, als ob nichts geschehen wäre. Ihr Mann meine, das verschwinde schon wieder, er habe in der Kindheit auch solche Verhaltensweisen gezeigt. ◀

Beim **Schlafwandeln** bleiben die Kinder meist ruhig, stehen auf und gehen herum. Sie können auch Fenster und Türen öffnen. Deshalb ist es wichtig, dass die Eltern mögliche Gefahrenquellen sichern und Betreuungspersonen informiert werden, wenn das Kind außer Haus schläft. Schlafmangel, unregelmäßiger Rhythmus, emotionale Belastungen, aber auch andere Schlaferkrankungen können Aufwachstörungen wie Pavor nocturnus oder das Schlafwandeln begünstigen. Dauern sie über einen längeren Zeitraum oder zeigen sich besondere Formen, ist eine Abklärung indiziert.

Im Gegensatz zum Nachtschreck treten in der frühen Kindheit **Angst- oder Alpträume** in der zweiten Nachthälfte und eher im REM-Schlaf auf. Das Kind ist anscheinend wach, weint oder schreit, ruft nach den Eltern und sucht Trost. Auslöser ist ein angstmachender Traum, an den sich das Kind oftmals erinnern kann. Wichtig ist in solchen Situationen, dass die Eltern dem Kind Zuwendung zeigen und Trost spenden.

Sprechen im Schlaf sowie nächtliches **Zähneknirschen** sind häufige und meist harmlose Phänomene. Das Knirschen entsteht deshalb, weil sich Unter- und Oberkiefer nicht im Gleichschritt entwickeln und sich auf diese Weise mit der Zeit physiologisch anpassen. Zeigt ein Kind allerdings ein außergewöhnlich starkes Zähneknirschen, kann eine kieferorthopädische Behandlung mit einer Zahnschiene zur Vermeidung einer starken Zahnabnutzung notwendig sein.

4.5 Die kognitive Entwicklung: Lernen als Kinderspiel

Nach Piaget geht im zweiten Lebensjahr die sensomotorische Phase mit oralem und manuellem Erkunden zu Ende und wird durch die präoperationale Periode abgelöst, die sich unter anderem durch das Auftreten von **symbolischen Funktionen** im kindlichen Spiel zeigt (Piaget 1936). Darunter versteht man Spielformen wie das **funktionelle und repräsentative Spiel** sowie gegen Ende dieser Entwicklungsphase auch das **Rollenspiel** (Bonhoeffer und Jenni 2018). Weil das Spielverhalten in der Kleinkindphase besonders dominierend ist, erhält das Thema in diesem Kapitel entsprechend großen Raum. In diesem Alter zeigen sich auch Fortschritte in der räumlichen Vorstellung, die sich im Raumspiel und im Bauen äußern, sowie eine weitere Differenzierung der Kategorisierung von Objekten, des numerischen und kausalen Denkens und im Zeitverständnis. Auch die Aufmerksamkeitsfunktionen werden immer besser, was sich mit dem erstmaligen Auftreten von messbaren exekutiven Funktionen äußert.

4.5.1 Was ist Spiel – und warum spielen Kinder?

Fast alles, was Kinder tun, in den Händen halten, sehen, fühlen und hören, wird zum Spiel. Genüsslich löffeln sie beispielsweise Suppe von einem Teller in ein Glas und schütten sie wieder zurück, Makkaroni werden zu Flugzeugen oder als Strohhalm zum Trinken eingesetzt. Spielerisch setzen sich die Kinder mit den physikalischen Eigenschaften, den räumlichen Dimensionen und den Kategorien von Objekten sowie deren Funktionen auseinander. Dabei ist das erreichte Ziel oder das Produkt weniger wichtig als der Moment der Erfahrung und Beobachtung (Bonhoeffer und Jenni 2018).

> ▶ **Fallbeispiel: Spielen im Sand**
> Zwei Kinder spielen im Sand am Meer. Johanna ist drei Jahre alt, Leon ist gerade 4,5 Jahre alt geworden. Leon gräbt lustvoll mit den Händen einen hohen Berg aus Sand und danach einen Tunnel unten durch. Die weißen Steine lässt er als Fahrzeuge durch den Tunnel fahren. Dann formt er eine Mauer und verziert diese mit den weißen Steinen. Johanna füllt Sand in den Eimer und zu Leons Missfallen auch in den Graben. Dieser stößt die Kleine weg und ruft ihr zu, sie solle aufhören. Doch Johanna kehrt zurück und wirft erneut Sand in den Graben. Erst nach erneuter Intervention von Leon wendet sie sich von ihm ab und beginnt, einen Kuchen aus nassem Sand zu formen. Schließlich streut sie trockenen Sand wie Puderzucker über den Kuchen. ◄

Es gibt in der Literatur keine allgemein anerkannte Definition für das kindliche Spiel. Entsprechend zahlreich sind die Beschreibungen des Spielverhaltens von Kindern (Krasnor und Pepler 1980; Burghardt 2011; Whitebread 2012; Bonhoeffer und Jenni 2018). Vereinfacht ausgedrückt gilt eine Aktivität als Spiel, wenn das Kind aus einem inneren Antrieb das macht, worauf es gerade Lust hat (Krasnor und Pepler 1980). Das Spiel hat also kein Ziel; vielmehr steht die Handlung selbst im Vordergrund.

Burghardt hat fünf besondere Merkmale des kindlichen Spieles beschrieben (Burghardt 2011):

1. **Das Spiel ist nicht vollständig funktional.** Es zeigt zwar gewisse Aspekte der Realität, ist aber nie echt. So backt Johanna im Fallbeispiel einen Kuchen aus nassem Sand und bestreut ihn mit trockenem Sand.
2. **Das Spiel ist spontan, freiwillig, spaßmachend, lohnend oder sich selbst genügend („um seiner selbst Willen getan").** Es genügt, wenn mindestens eine dieser teilweise überlappenden Eigenschaften zutrifft. So gräbt Leon im Fallbeispiel lustvoll einen Graben in den Sand.
3. **Das Spiel ist gekennzeichnet durch unvollständige, übertriebene oder symbolische Verhaltensweisen.** Im obigen Beispiel benutzt Leon die weißen Steine als eine Art Fahrzeuge („er tut so als ob") und lässt sie durch den Tunnel fahren.
4. **Das Spiel ist charakterisiert durch eine häufige Wiederholung von Handlungen.** Dadurch werden Fertigkeiten erlernt und stetig verbessert. Spiele werden in der Regel so lange wiederholt, bis sie beherrscht werden. Dann wird das Spiel für das Kind langweilig und nicht mehr weiterverfolgt. Wiederholungen sind jedoch nie rigide und stereotyp, sondern variabel. Im Fallbeispiel wirft Johanna wiederholt Sand in den Graben von Leon und freut sich über dessen Reaktion.
5. **Kinder spielen, wenn ihre grundlegenden Bedürfnisse ausreichend gedeckt sind.** Zu diesen zählen beispielsweise Nahrung, trockene Windeln, Schlaf und Sicherheit sowie einfühlsame Beziehungen zu erwachsenen Bezugspersonen.

Alle Kinder spielen, außer wenn sie krank oder psychisch belastet sind oder ihr Wohlbefinden auf andere Art eingeschränkt ist. Wenn Kindern die Spielmöglichkeiten vorübergehend vorenthalten werden, dann spielen sie danach länger und intensiver (Pellegrini et al. 1995). Das Spielverhalten eines Kindes scheint also wie das Schlaf- oder Essverhalten homöostatisch reguliert zu sein (Jenni und LeBourgeois 2006). Alle diese Befunde deuten darauf hin, dass das kindliche Spiel etwas Universales ist und im Leben eines Kindes eine außerordentlich wichtige Rolle einnimmt.

> **Das Spiel bei Tieren**
> Auch Tiere zeigen Verhaltensweisen des Spieles – besonders Säugetiere, aber auch Vögel und Reptilien. Diverse Studien konnten zeigen, dass der Spieltrieb der Tiere abhängig ist von der Größe des Gehirns (Iwaniuk et al. 2001); so spielen diejenigen Tiere mit einem großen Gehirn länger und intensiver als diejenigen mit einem kleinen Gehirn. Dieser Umstand führte zur Hypothese, dass das Spiel für die Hirnentwicklung von Tieren eine große Bedeutung hat.

Auch über die **Funktion und Bedeutung des Spieles** für das Kind wurde sehr viel geschrieben. Unzählige Theorien beschäftigen sich mit der Frage: Warum spielen Kinder? Meist wird dabei die Schlussfolgerung gezogen, dass Spielen für die kognitive, sprachliche, motorische, soziale und neurologische Entwicklung eine zentrale Bedeutung hat.

Es muss allerdings kritisch angefügt werden, dass es kaum methodisch gut durchgeführte empirische Studien über die Bedeutung des Spieles für die kindliche Entwicklung gibt. Dabei zeigt sich eine starke Verzerrung der Datenlage mit bevorzugter Veröffentlichung von positiven Beziehungen zwischen Spielen und kindlicher Entwicklung.

Außerdem gehen viele Autoren von vornherein von positiven Effekten des kindlichen Spieles aus.

Smith hat drei Szenarien für die Beziehung zwischen Spiel und kindlicher Entwicklung skizziert (Smith 2010):

Szenario 1: Spiel ist der eigentliche Motor der kindlichen Entwicklung (**Kausalität**).

Szenario 2: Spiel ist einer von mehreren, gleichgerichteten Motoren der Entwicklung (**Zielgleichheit**).

Szenario 3: Spiel ist eine Begleiterscheinung der kindlichen Entwicklung (**Epiphänomen**).

> ### Das Spiel aus Sicht von Piaget und Wygotsky
> Piaget vertrat die Ansicht, dass das kindliche Spiel ein Epiphänomen der Entwicklung ist und diese entsprechend abbildet (Szenario 3). Tatsächlich beruhen die heute gebräuchlichen Entwicklungstests im frühen Kindesalter auf Piagets Konzepten. Seine Haltung stand im Gegensatz zum Postulat von Wygotsky, dass das Spiel die für die kindliche Entwicklung wohl wichtigste Aktivität und deren eigentlicher Motor sei (Szenario 1). Wygotsky äußerte, dass im Spiel höhere psychische Funktionen wie Denken, Erinnern und Kreativität ausgebildet werden, und schrieb dem Spielen eine kausale Wirkung auf die Entwicklung zu (Wygotsky 1967).

Lillard und Kollegen kamen in der bisher wohl umfassendsten Untersuchung zur Wirkung des Spieles auf die kindliche Entwicklung zum Schluss, dass es nicht genügend Hinweise dafür gibt, dass das Spiel der zentrale Motor der kindlichen Entwicklung ist (Lillard et al. 2013). Für den Nachweis eines kausalen Zusammenhanges zwischen Spiel (besonders dem Rollenspiel) und kindlicher Entwicklung seien die meisten Studien zu klein, die berichteten Beziehungen überwiegend korrelativer Art und die Befunde nicht konsistent. Die Autoren postulierten, dass das kindliche Spiel möglicherweise einer von verschiedenen Motoren oder gar, wie Piaget es formulierte, nur ein **Epiphänomen** der Entwicklung des Kindes sei (Lillard et al. 2013).

Es bleibt aber unbestritten, dass sich im Spielverhalten die kindliche Entwicklung und Befindlichkeit abbildet. Aus diesem Grund hat die Beurteilung des Spielverhaltens von jungen Kindern eine große Bedeutung in der klinischen Praxis bei der Beurteilung des kindlichen Entwicklungsstandes und Wohlbefindens erlangt (Bonhoeffer und Jenni 2018).

Auch wenn das kindliche Spiel wie das Schlaf- und das Essverhalten homöostatisch reguliert ist, spielt nicht jedes Kind mit derselben Freude und Lust. Der Drang oder die **Bereitschaft zum Spiel** wurde von Barnett als **Playfulness** bezeichnet und ist von Kind zu Kind sehr verschieden ausgeprägt (Barnett 1991). So spielen die einen Kinder mit einer großen Spontanität, setzen viel Phantasie und Kreativität ein, erfinden besondere Rollen sowie neue Spielformen und zeigen Ausgelassenheit und enorme Begeisterung im Spiel, während sich bei anderen ein monotones, zum Teil repetitives Spielverhalten äußert und sie nur wenig in soziale Spielsituationen einsteigen. Letzteres zeigt sich besonders bei Kindern mit Entwicklungsstörungen (▶ Kap. 7). Zahlreiche Studien haben aber gezeigt, dass die Spielbereitschaft von Kindern mit einer förderlichen Spielumgebung durchaus positiv beeinflusst werden kann (Bundy et al. 2009). Auch spielt die Art der elterlichen Interaktion für den Spieldrang eines Kindes eine wichtige Rolle. So fördern Wärme und Offenheit der Bezugspersonen die Playfulness, während eine übermäßige Kontrolle und eine aktive, von den Eltern ausgehende Förderung die Freude und Bereitschaft des Kindes zum Spielen beeinträchtigen (Chiarello et al. 2006). Die Bezugspersonen sollten vielmehr die Interessen des Kindes im Spiel begleitend aufnehmen, dem Kind offene Fragen stellen und Impulse zu weiteren Spielformen geben (Yu et al. 2018). Auf diese Weise erweitern sie das kindliche Spiel und öffnen dem Kind den Weg zu neuen Spielerfahrungen.

> **Frühkindliches Spiel und die digitalen Medien**
> Seit einigen Jahren wird die Spielumgebung in der frühen Kindheit immer stärker auch von digitalen Medien wie Smartphone, PC und Tablet geprägt. Dies löst bei Bezugs- und Fachpersonen gleichermaßen ambivalente Gefühle aus: So können sie durchaus positive Auswirkungen auf die Spielentwicklung von Kindern haben und deren Interesse und Wissen fördern. Sie können aber auch negative Folgen nach sich ziehen, wenn die Kinder damit allein gelassen werden oder wenn der Medienkonsum hinsichtlich Inhalt, Format und Dauer nicht altersangemessen ist.
>
> Ein grundsätzlicher Verzicht auf digitale Medien in der frühen Kindheit ist allerdings nicht sinnvoll, da sie ein wichtiger Bestandteil der modernen Gesellschaft geworden sind. Die Kinder sollten deshalb schon früh schrittweise an den Medienumgang herangeführt werden. So können Bezugspersonen beispielsweise sprachliche Hilfestellungen bieten und die Aufmerksamkeit des Kindes auf bestimmte Inhalte lenken oder den Inhalt strukturieren (Barr 2013). Damit sind die Kinder besser in der Lage, das Transferdefizit zu überwinden, das entsteht, weil sie die zweidimensionalen Inhalte der digitalen Welt noch nicht genügend in die reale Welt übertragen können (▶ Kap. 2).

4.5.2 Das Raumspiel

Die räumliche Vorstellung entwickelt sich im Säuglings- und Kleinkindalter, wenn ein Kind seine Umgebung betrachtet, sich im Raum bewegt und mit Gegenständen beschäftigt. Ab dem zweiten Lebensjahr setzt sich das Kind in seinem Spiel intensiv mit den räumlichen Beziehungen zwischen Gegenständen auseinander. Diese Beschäftigung spiegelt sich in einer charakteristischen Abfolge von Spielverhaltensweisen wider, die man als Raum- oder **Konstruktionsspiel** bezeichnet.

Das Raumspiel tritt erstmals um den ersten Geburtstag mit dem sogenannten **Inhalt-Behälter-Spiel** auf. Die Kinder räumen in diesem Alter alles aus und später wieder ein: Kisten, Schubladen, Taschen und vieles mehr. Beim Inhalt-Behälter-Spiel versteht das Kind, dass ein Behälter einen Inhalt – beispielsweise Klötzchen – haben kann (◘ Abb. 4.13a). Oder es versucht, eine kleine Kugel aus einem Fläschchen zu klauben, steckt den Finger in die Öffnung oder schüttelt die Flasche. Zudem probiert es, einen etwas größeren Gegenstand in einen kleineren Behälter zu drücken. Das Verständnis für einen Behälter mit Inhalt differenziert sich im zweiten Lebensjahr immer mehr aus und zeigt sich durchschnittlich im Alter von 16 Monaten mit gezieltem Auskippen einer Kugel aus einem Fläschchen (◘ Abb. 4.13b).

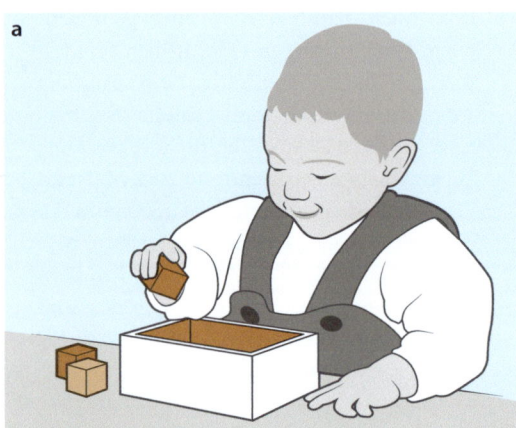

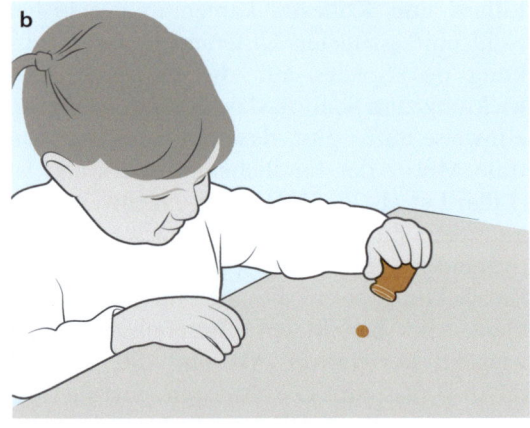

◘ Abb. 4.13 Inhalt-Behälter-Spiel. **a** Zwölf Monate altes Kind, **b** 16 Monate altes Kind

4.5 · Die kognitive Entwicklung: Lernen als Kinderspiel

Nachdem Kinder die grundlegende räumliche Vorstellung eines Behälters entwickelt haben, fangen sie an, mit Gegenständen zu bauen (◘ Abb. 4.14). Zuerst stapeln sie allerlei Objekte aufeinander und versuchen sich im

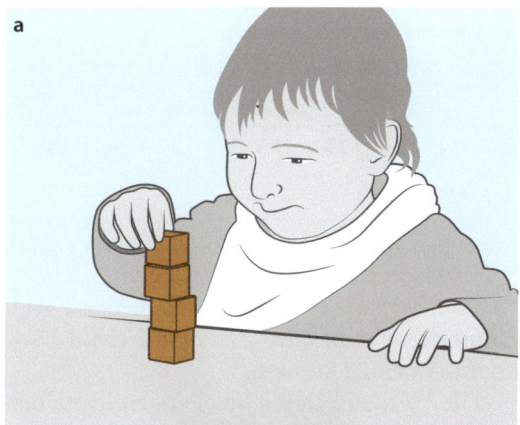
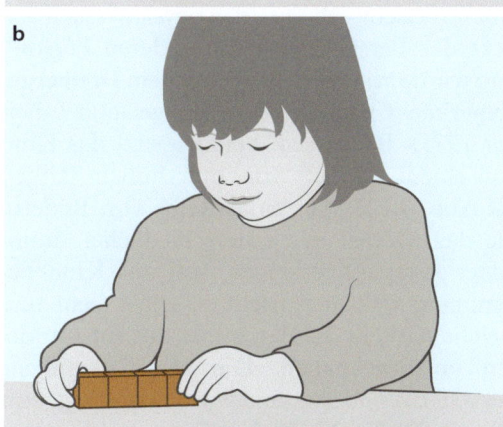
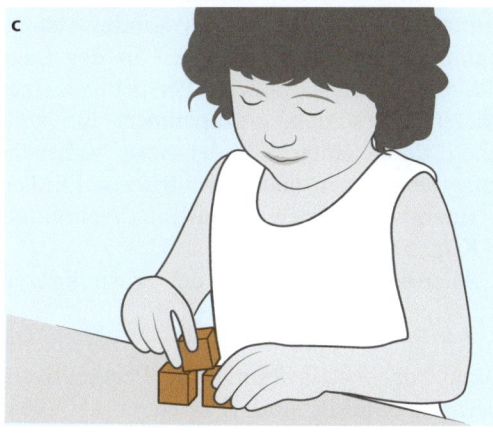

◘ **Abb. 4.14** Konstruktionsspiel. Bauen in **a** die Vertikale (Turm), **b** die Horizontale (Zug), **c** zwei Dimensionen (Brücke, Mauer)

Turmbau. Dieses Konstruktionsspiel muss nicht unbedingt mit Klötzchen geschehen; andere Gegenstände wie Steine oder Plastikgeschirr können ebenfalls gestapelt werden. Nach dem vertikalen Bauen folgt das horizontale Bauen; Gegenstände werden in einer Reihe aneinandergelegt und wie ein Zug bewegt. Man spricht darum auch vom **„Bauen eines Zuges"**. Alle Kinder bauen im Verlauf der Entwicklung immer zunächst in die Vertikale (Turm) und erst danach in die Horizontale (Zug). In ◘ Abb. 4.15 sind Entwicklungsabfolge und interindividuelle Variabilität des erstmaligen Auftretens der Elemente des Raumspieles detailliert dargestellt.

Im Alter zwischen zwei und drei Jahren kombinieren Kinder die beiden Dimensionen und beginnen, zunächst zweidimensional (zum Beispiel **eine Brücke oder eine Mauer**, ◘ Abb. 4.14c) und dann auch dreidimensional zu bauen, beispielsweise ein Haus. Bis zum Alter von etwa vier Jahren sind die räumlichen Vorstellungen eines Kindes dann so weit entwickelt, dass das Kind die Raumdimensionen im Spiel konstruktiv umsetzen kann. So baut es aus Bauklötzen oder Legosteinen dreidimensionale Gebilde wie ein Haus oder ein Flugzeug. Grundsätzlich gilt: Die Entwicklungsgeschwindigkeit des Raumspieles ist von Kind zu Kind sehr unterschiedlich, aber die Abfolge der Entwicklungsschritte ist bei allen Kindern gleich (Largo 2017) (◘ Abb. 4.15). Aus diesem Grund wird das Spiel zur Erfassung des kindlichen Entwicklungsstandes eingesetzt.

Die Entwicklung der räumlichen Wahrnehmung kann nicht nur qualitativ mit dem Spielverhalten des Kindes beobachtet, sondern mit den gängigen Entwicklungstests auch quantitativ untersucht werden. So ist zum Beispiel der Turmbau mit Klötzen ein fester Bestandteil vieler frühkindlicher Entwicklungstests (Bayley-Skalen, Griffith-Test etc.).

Das Raumspiel entwickelt sich parallel zur **visuellen Wahrnehmung**. So sind Vorschulkinder immer rascher in der Lage, Kärtchen mit Bildern von unterschiedlich langen Buntstiften in eine korrekte Reihenfolge zu bringen (◘ Abb. 4.16). Auch in der visuellen Wahr-

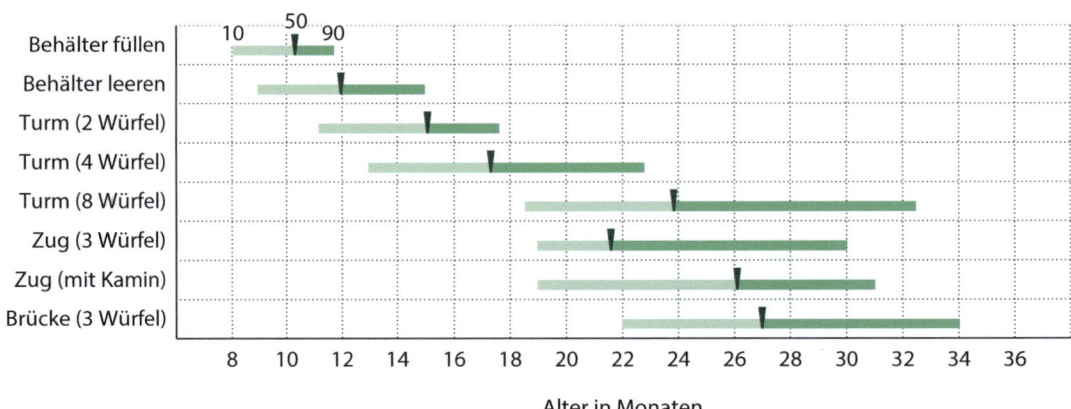

Abb. 4.15 Meilensteine der räumlichen Vorstellung. Daten aus den Zürcher Longitudinalstudien (Wehrle et al. 2021)

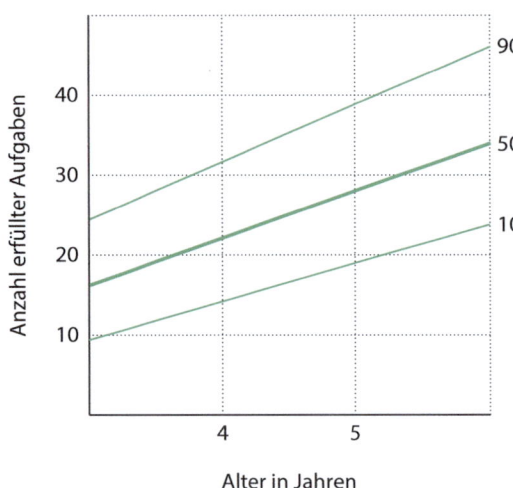

Abb. 4.16 Variabilität der visuellen Wahrnehmung. Unpublizierte Daten aus SPLASHY (Messerli-Bürgy et al. 2016)

nehmung zeigt sich eine große Variabilität von Kind zu Kind: Die stärksten dreijährigen Kinder können innerhalb von einer Minute bereits 20 Kärtchen in der richtigen Reihenfolge korrekt platzieren, genau gleich viel wie die schwächsten gesunden Sechsjährigen. Die schwächsten Dreijährigen platzieren hingegen nur sieben Kärtchen innerhalb einer Minute.

Die räumliche Vorstellung differenziert sich also im frühen Kindesalter immer weiter aus. Ein besonderer Entwicklungsschritt ist dabei die Fähigkeit des Kindes, die **visuell-räumliche Perspektive** einer anderen Person übernehmen zu können.

Die visuell-räumliche Perspektivenübernahme bezieht sich auf „den physikalischen Aspekt der Perspektive einer anderen Person" und wurde von Jean Piaget mit dem **Dreiberge-Experiment** nachgewiesen (Piaget und Inhelder 1971). Bei diesem Versuch sitzt das Kind vor einem Modell von drei hohen Bergen (◘ Abb. 4.17). Aus einer Reihe von Bildern, die das Modell aus unterschiedlicher räumlicher Perspektive zeigen, soll das Kind bestimmen, welche Ansicht es selbst sieht und welche Ansicht die Betrachter aus einer anderen Position haben. Die visuell-räumliche Perspektivenübernahme wurde von Piaget als Beweis für den **kindlichen Egozentrismus** angeführt. Er postulierte, dass Kinder erst zu Beginn der mittleren Kindheit in der Lage sind, die visuell-räumliche Perspektive eines anderen Betrachters einzunehmen. Sie vollziehen dann einen Wandel vom wahrnehmungsgebundenen und egozentrischen Denken zu einem erweiterten kognitiven Verständnis (▶ Kap. 5).

Allerdings haben in der Zwischenzeit Experimente gezeigt, dass Kinder mit einer vereinfachten Versuchsanordnung bereits viel früher zur visuell-räumlichen Perspektivenübernahme fähig sind (Flavell et al. 1981) (▶ Kap. 5). So kann ein Kind bereits ab etwa 2,5 Jahren erkennen, dass eine andere Person

4.5 · Die kognitive Entwicklung: Lernen als Kinderspiel

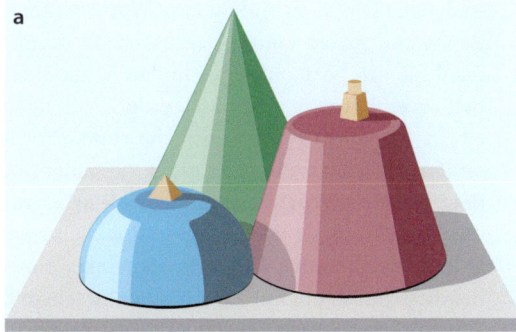

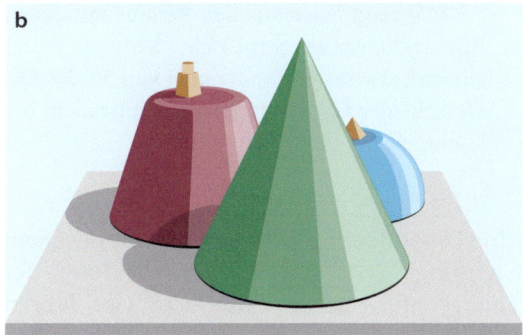

◘ **Abb. 4.17** Dreiberge-Experiment nach Piaget. Ansicht 1 **a** und Ansicht 2 **b** der gleichen drei Berge. Nach Piaget und Inhelder 1971

etwas, das hinter einer Wand versteckt ist, nicht sehen kann, obwohl es selbst dieses Objekt sieht. Diese frühe Form der visuellen Perspektivenübernahme zeigt sich in ersten Ansätzen des **Versteckspieles**. So machen Kinder einfach die Augen zu und wollen gesucht werden. Oder sie verstecken sich so, dass man sie noch teilweise sehen kann.

Ein weiterer Schritt folgt durchschnittlich im Alter von drei bis vier Jahren: Dann versteht das Kind, dass ein Objekt aus der Perspektive einer anderen Person auch unterschiedlich aussehen kann; dies wird auch als Level-2-Perspektivenübernahme bezeichnet (Flavell et al. 1981). Diese erweiterte Form der **visuell-räumlichen Perspektivenübernahme** geht mit der Entwicklung der **Theory of Mind** einher, durch die Kinder die Vorstellungen und Überzeugungen von anderen Personen verstehen können (▶ Abschn. 4.8.2). Erwirbt das Kind diese Fähigkeiten, kann es sich wirkungsvoll verstecken und am Kinderspiel „Ich sehe was, was du nicht siehst" teilnehmen.

4.5.3 Das symbolische Spiel

Im Alter von einem Jahr erkennen Kinder die spezifischen Funktionen von Gegenständen wie einem Smartphone, einer Bürste oder einer Tasse und fangen an, deren Gebrauch im sogenannten **Funktionsspiel** zu imitieren (◘ Abb. 4.18). Sie tun beispielsweise so, als würden sie telefonieren oder aus einer Tasse trinken, als ob darin wirklich Flüssigkeit wäre. Sie benutzen den Gegenstand zwar in seiner richtigen Funktion, tun aber nur so, als ob sie telefonieren oder trinken würden. Dieses funktionelle Spiel ist also nicht „vollständig funktional" (Burghardt 2011), sondern umfasst symbolische Elemente. Darum wird das funktionelle Spiel zum Symbolspiel gezählt. Für diese Spielform benötigen die Kinder eine innere Vorstellung, was mit einem bestimmten Gegenstand gemacht werden kann, um diesen primär an sich selbst und dann im Verlauf auch symbolisch an einem Gegenüber wie einer Person oder Puppe einsetzen zu können. Largo bezeichnete diese Form des Spieles mit symbolischem Charakter als **repräsentatives Spiel** (Largo und Howard 1979).

Im dritten Lebensjahr nimmt die Komplexität des repräsentativen Spieles zu, indem das Kind auch die Puppe zum aktiven Spieler werden lässt (Largo und Howard 1979) – so hält sich die Puppe den Kamm oder

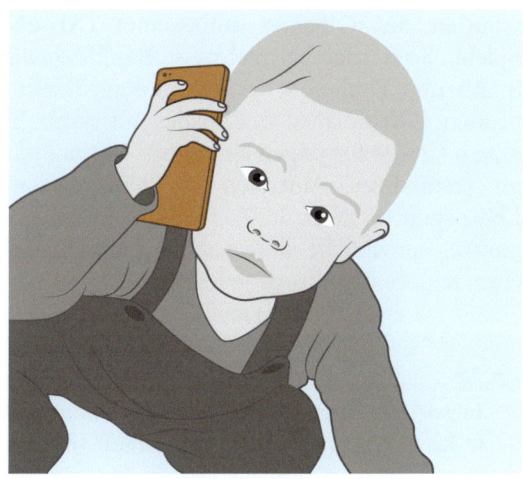

◘ **Abb. 4.18** Funktionelles Spiel

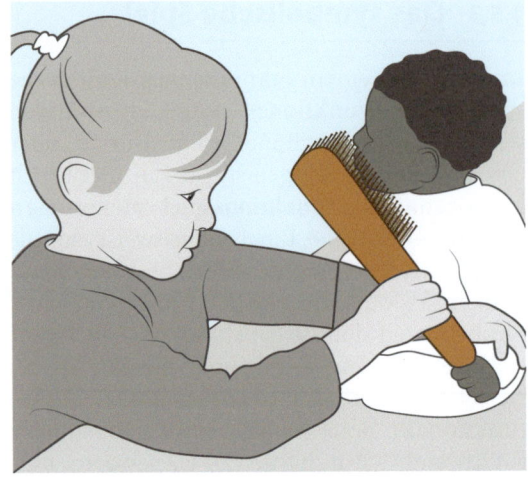

◘ **Abb. 4.19** Repräsentatives Spiel

das Telefon selbst ans Ohr und telefoniert (◘ Abb. 4.19).

Im Verlauf werden dann Einzelhandlungen zu einer Geschichte zusammengefügt, das Kind spielt längere Abläufe des Alltages als **sequenzielles Spiel** zum Beispiel in der Puppenstube nach („Essen am Familientisch" oder „Zubettgehen"). Unter sequenziellem Spiel versteht man mindestens zwei Handlungsstränge aus dem Alltag. In solchen Spielsequenzen werden Objekte gelegentlich auch nicht gemäß ihrer gewöhnlichen Funktion eingesetzt, sondern als etwas anderes betrachtet und mit einer neuen Bedeutung versehen. Bei dieser Objektsubstitution bleiben die Merkmale und Eigenschaften des Objektes unbeachtet (**Als-ob-Spiele**). So werden beispielsweise Bauklötze als Stühle und Tische oder ein Kamm als Telefon benutzt. Alle Formen des Spieles mit symbolischem Charakter zeigen eine große Variabilität im erstmaligen Auftreten ab dem zweiten Lebensjahr (◘ Abb. 4.20). Sie sind für die kognitive, sprachliche und soziale Entwicklung eines Kindes überaus bedeutsam.

▶ **Fallbeispiel: Symbolspiel bei einem entwicklungsverzögerten Kind**

Inzwischen ist Ben 27 Monate alt (Fallbeispiel ▶ Kap. 3, ▶ Abschn. 3.6.6). Er läuft frei und rennt herum. Stillsitzen gelingt ihm nur für kurze Zeit. Er ist an seiner Umgebung interessiert und zeigt mit dem Zeigefinger auf verschiedene Dinge. Er spricht zwei Worte (Mama, Papa) und macht einige Geräusche. Er nimmt die Teile des Formenbrettes in den Mund, stapelt zwei Formen aufeinander und legt nach einem Hin- und Herschieben die runde Form an den korrekten Platz. Er greift zielsicher mit dem Pinzettengriff. Er nimmt die Würfel aus der Tasse, füllt sie wieder ein und stapelt zwei Würfel aufeinander. Er spielt, als trinke er aus der Tasse, und gibt auch der Mutter zu trinken. Für Stift und Papier zeigt er kein Interesse.

Ben zeigt einen stabilen Verlauf mit einem Entwicklungsalter von 13 bis 15 Monaten und einem Entwicklungsquotienten von 50–55. Die Ursache der Entwicklungsstörung ist nicht bekannt. ◀

Eine besondere Spielform mit symbolischem Charakter tritt mit der Entwicklung der Theory of Mind im Alter von vier Jahren auf: das **Rollenspiel** (Fein 1981). Zwar üben Kinder schon im Alter von zwei oder drei Jahren gewisse Vorformen dieses Spieles, bei dem sie bestimmte Rollen von Erwachsenen oder Tieren nachahmen. Aber erst mit der Theory of Mind zeigen sie das Rollenspiel als **kooperatives Spiel** mit anderen Kindern, bei dem sich ihre Spielhandlungen aufeinander beziehen. In diesem Rahmen macht sich das Kind mit den Verhaltensweisen und sozialen Rollen der Erwachsenen vertraut. Es löst sich vom realen Kontext und bezieht sich auf eine Phantasiewelt (Fein 1981). Rollen und Regeln können im Verlauf eines Rollenspieles auch geändert, nach Absprache mit dem Gegenüber angepasst und die Rollen sogar ausgetauscht werden. Die Kinder sind sich trotz der Ernsthaftigkeit ihres Spieles ihrer Rolle bewusst. Spielerisch wechseln sie zwischen ihrer eigenen Identität und der Rolle hin und her. Dies spiegelt sich auch in der Sprache der Kinder während des Rollenspieles wider, die Konditionalform steht dabei im Vordergrund: „Du wärst jetzt eine Prinzessin mit blauem Kleid und könntest über alle Anderen bestimmen." Das Rollenspiel – wie zum Beispiel Verkleiden, Kaufladen oder Doktorspiele – ist die Hauptspielform im Kindergartenalter.

4.5 · Die kognitive Entwicklung: Lernen als Kinderspiel

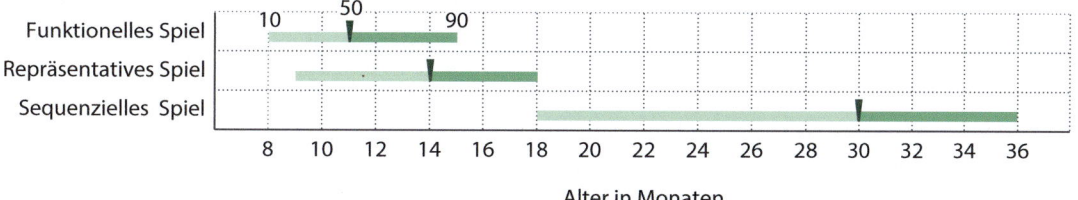

Abb. 4.20 Meilensteine des Symbolspieles. Daten aus den Zürcher Longitudinalstudien (Wehrle et al. 2021) und aus (Largo und Howard 1979)

4.5.4 Nachahmung und soziales Lernen

Nach Piaget entsteht beim symbolischen Spiel über die Nachahmung eine innere Vorstellung der Handlung. Diese **mentale Repräsentation** ist dabei unabhängig von den zeitlichen und örtlichen Gegebenheiten der Handlung und kann auf neue Situationen übertragen werden.

> **Mentale Repräsentation**
>
> Dieser Begriff stammt aus den Kognitionswissenschaften (Morgan 2014). Darunter versteht man ein geistiges Bild oder eine symbolhafte Vorstellung eines Objektes, einer Situation, einer Handlung oder eines Konzeptes. Mentale Repräsentation heißt: „Vor dem geistigen Auge sehen". Besondere Ausdrucksformen von mentalen Repräsentationen sind die Sprache, die Schrift oder das Zeichnen eines Kindes.

Zu Beginn des dritten Lebensjahres ist die kindliche Vorstellungskraft so weit entwickelt, dass das Kind nicht nur einzelne Handlungen imitiert, sondern ganze Handlungsabläufe darstellen kann (Bonhoeffer und Jenni 2018). Dazu muss es die mental repräsentierte Handlungssequenz abrufen und anschließend motorisch umsetzen. Dieser Prozess erfordert kognitive und motorische Fähigkeiten. Aus diesem Grund wird das **Nachahmen** als wichtiger Marker für die kognitive Entwicklung eines Kindes betrachtet und entsprechend in der Entwicklungsdiagnostik verwendet.

Nachahmen widerspiegelt auch die kindliche Gedächtnisleistung. Es setzt voraus, dass das Kind über eine mentale Repräsentation der Handlung verfügt, die über eine bestimmte Zeit gespeichert wird. So beobachtet es eine bestimmte Handlung (es wird beispielsweise von der Mutter gefüttert), verinnerlicht die Aktion und spielt sie aus der Erinnerung zeitlich verzögert nach. Diese **verzögerte Nachahmung** ist ein Maß für die Gedächtniskapazität. Studien konnten zeigen, dass sich zwölf Monate alte Kinder auch nach 24 Stunden noch an eine Handlungssequenz erinnern und diese nachahmen können. 18 Monate alte Kinder sind bereits in der Lage, sich nach drei Wochen an zwei Handlungsschritte zu erinnern (Barr et al. 1996). Die Fähigkeit zum Nachahmen und sozialen Lernen hängt also auch von der Kapazität des Gedächtnisses ab.

Die Entstehung von mentalen Repräsentationen ermöglicht dem Kind das **Als-ob-Spiel**, bei dem ein Objekt etwas anderes darstellt, als es in Wirklichkeit ist (▶ Abschn. 4.5.3). Dieser Entwicklungsschritt eröffnet dem Kind eine vollkommen neue Welt, in der es über die reale Umwelt hinaus weitere Erfahrungen sammeln kann.

Durch die Nachahmung verinnerlicht das Kind nicht nur alltägliche Situationen, sondern auch Verhaltensweisen und Wertvorstellungen seiner eigenen Kultur. Es lernt auf diese Weise zahlreiche soziale Verhaltensweisen in der Beobachtung seiner Umgebung. Es wird sozusagen sozialisiert, lernt die Sprache, die entsprechenden Kulturtechniken sowie die Gesetzmäßigkeiten und Regeln, die ein Zusammenleben zwischen Menschen ermöglichen. Damit ihm dies gelingt, benötigt es **Vorbilder**, nach denen es sich richten kann. In den ersten Lebensjahren eines Kindes dienen hauptsächlich seine Bezugspersonen als Vorbilder. Aufgrund der starken emotionalen Bindung zum Kind haben diese eine bedeutsame Vorbildfunktion für dessen soziales Verhalten. Je älter es wird, umso mehr spielen aber auch andere Erwachsene eine Rolle. Interessant ist, dass Kinder die Handlungen von Erwachsenen oder älteren Kindern eher imitieren als diejenigen von gleichaltrigen Kindern (Zmyj et al. 2012). Es scheint also, dass Kinder Ältere schon im Kleinkindalter als kompetenter wahrnehmen als Gleichaltrige.

Man geht davon aus, dass es sich bei der Nachahmung um eine bedeutsame Form des kulturellen und sozialen Lernens handelt, die den Kindern schon sehr früh zur Verfügung steht und lebenslang erhalten bleibt, wenn auch die Bedeutung im Erwachsenenalter abnimmt. Darüber hinaus wird die Fähigkeit zur Imitation als wichtige Vorläuferkompetenz für die Theory of Mind verstanden (▶ Abschn. 4.8.2).

> ▶ **Fallbeispiel: Nachahmen**
> Die dreijährige Clara besucht seit einigen Wochen eine Kinderkrippe. Allerdings ist die Trennung von der Mutter oder dem Vater am Morgen jeweils schwierig. Sie weint oft heftig und möchte nicht in der Krippe bleiben. Zu Hause ist Clara ein zufriedenes Kind, das gerne mit Puppen und Alltagsdingen spielt. Häufig zeigt sie in den letzten Wochen das gleiche Spiel: Sie legt ihre Puppe in den Kinderwagen und sagt ihr, dass sie jetzt in die Krippe gehen würden. Dabei packt sie auch die Pausenverpflegung, eine Trinkflache und ihre Hausschuhe ein. Allerdings weint die Puppe, will aus dem Kinderwagen aussteigen und wehrt sich heftig. Clara sagt ihr dann in bestimmtem Ton, sie müsse trotzdem gehen, und fährt den Kinderwagen in ein anderes Zimmer. Clara ahmt also die reale Situation bei der Trennung in der Kinderkrippe nach und hat dabei einen Weg gefunden, sich damit auseinanderzusetzen, sie zu üben und schließlich zu verinnerlichen. ◀

Kleinkinder nutzen das Nachahmen auch als Strategie für soziale Interaktionen mit anderen Kindern. Wenn Dreijährige nebeneinander spielen und einander Spielabläufe nachmachen, geht es neben den kognitiven und motorischen Erfahrungen auch immer um einen sozialen Austausch.

4.5.5 Geschlechtsunterschiede im Spiel

Die Meilensteine der Spielentwicklung zeigen keinen Unterschied zwischen Jungen und Mädchen, getrennte Entwicklungsnormen sind daher nicht notwendig (Ertem et al. 2018). Allerdings findet sich ein deutlicher Geschlechtsunterschied beim Gebrauch von Spielzeugen: Jungen spielen vorzugsweise mit männlichen Spielsachen – wie zum Beispiel mit Autos und Klötzen; Mädchen hingegen mit weiblichen wie mit Puppen oder Kochutensilien. In einer Metaanalyse mit methodisch sorgfältig durchgeführten Studien wurde über eine große Effektstärke zwischen 1,0 und 2,0 beim Einsatz von **geschlechtstypischem Spielzeug** berichtet (Todd et al. 2018). Es gibt dabei viele Hinweise, dass die geschlechterspezifischen Vorlieben nicht nur anerzogen, sondern ebenso angeboren sind. So waren die Resultate der Analyse unabhängig davon, ob ein Erwachsener beim Spielen anwesend war, in welchem Land und in welchem Jahr die Studie gemacht wurde oder wie alt das Kind war.

Tatsächlich finden sich Geschlechtsunterschiede im **Spielinteresse** bereits bei Neugeborenen. So interessieren sich Mädchen mehr für Gesichter und Jungen eher für mechanische Gegenstände – zum Beispiel für ein Mobile über dem Kinderbett (Connellan et al. 2000). Auch männliche Rhesusaffen ziehen Transportmittel den Puppen vor, für die sich eher weibliche Tiere interessieren (Alexander und Hines 2002). Diese Befunde deuten darauf hin, dass die vorgeburtlichen Sexualhormone wie das Testosteron, die dafür verantwortlich sind, dass sich die männlichen Genitalien ausbilden, die frühen Geschlechtsunterschiede im Spiel verursachen. Tatsächlich zeigen diejenigen Mädchen, die vor der Geburt aufgrund einer Erkrankung einem erhöhten Testosteronspiegel ausgesetzt sind, eher männlich orientiertes Spielverhalten

(Alexander und Hines 2002). Im Verlauf der Entwicklung verstärken sich aber auch die sozialen Einflüsse und es bildet sich ein geschlechterstereotypes Verhalten der Kinder aus (▶ Kap. 2 und 5).

4.5.6 Spielverhalten von Kindern mit Entwicklungsstörungen

Grundsätzlich zeigen Kinder mit Entwicklungsstörungen denselben Entwicklungsverlauf im Spiel wie gesunde, sich normal entwickelnde Kinder. Kinder mit schwersten Entwicklungsstörungen (meist mit einem Entwicklungsquotient von < 20) mögen allerdings nur bis zum Stadium des Erkundens kommen, was bis ins Erwachsenenalter anhalten kann. Bei Kindern mit einer Entwicklungsstörung ist eine standardisierte Untersuchung mit einem Entwicklungstest wie den Bayley-Skalen oft nicht möglich. In solchen Fällen haben sich die Aufgaben des **Zürcher Spielverhaltens** bewährt (Bonhoeffer und Jenni 2018). Dieses Verfahren ist eine praktische, kinderfreundliche Anleitung, um spielerisch das Entwicklungsalter der Kinder einschätzen zu können. Das Zürcher Spielverhalten ist kein psychometrisch untersuchter Entwicklungstest, sondern umfasst einzelne Aufgaben aus verschiedenen kognitiven Bereichen. Die Spielzeuge werden dem Kind im freien Spiel und unter Anleitung angeboten, und die Untersuchungsperson beobachtet dessen jeweiliges Spielverhalten. Ein Vorteil des Zürcher Spielverhaltens gegenüber standardisierten Entwicklungstests ist die rasche Anpassung des Spielniveaus an den individuellen kindlichen Entwicklungsstand und die einfache, kindgerechte Durchführung. Entsprechen das Spielangebot und die Aufgabenstellung dem individuellen Entwicklungsalter in den verschiedenen Entwicklungsbereichen, macht das Kind entsprechend voller Freude mit. Ist es über- oder unterfordert, wird es verweigern, sich gleichgültig zeigen, die Aufmerksamkeit verlieren oder, im günstigsten Fall, sein Spontanspiel an seinen Entwicklungsstand anpassen. Dies gilt für alle Kinder, ist aber bei der Untersuchung von Kindern mit Entwicklungsstörungen besonders bedeutsam. Es ist eindrücklich, wie die Lust am Spiel – die **Playfulness** (Barnett 1991) – bei einer dem Entwicklungsalter entsprechenden Spielsituation steigt. Ist man unsicher, wo das Kind steht, empfiehlt es sich, eher mit einfacheren Aufgaben einzusteigen. Auch ein Kind mit einem schweren Entwicklungsrückstand kann auf diese Weise sein Können zeigen, hat Erfolg und Freude, ist zur Mitarbeit bereit und wird nicht durch wiederholtes Versagen entmutigt.

> ▶ **Fallbeispiel: Spielverhalten, das dem kindlichen Entwicklungsstand entspricht**
>
> Ben ist in der Zwischenzeit sechs Jahre alt und besucht seit kurzem die erste Kindergartenklasse (▶ Abschn. 4.5.3). Eine Heilpädagogin begleitet ihn. Das Formenbrett stößt auf sein großes Interesse und er sortiert mit prüfendem Blick zielsicher. Mit den Farbstiften kritzelt er runde Spiralen. Er zeichnet eine horizontale und vertikale Linie recht genau nach, einen Kreis noch nicht. Er kann die Farben Rot, Grün und Blau zuordnen. Im Spiel mit der Puppenstube stapelt Ben die Stühle auf den Tisch, dann stellt er sie in eine Reihe. Mit Hilfe einer kleinen Puppe stellt er Teller und Besteck auf den Tisch und sagt dazu „Mittagessen". Sequenzen im Spiel können spontan nicht beobachtet werden. Mit den Würfeln baut er einen hohen Turm, nach Aufforderung einen langen Zug; Mauer und Brücke mit drei Würfeln macht er nicht. Die Bitte, dem Untersucher einen Würfel zu reichen, versteht er noch nicht.
>
> Ben zeigt im Vergleich zu den Voruntersuchungen einen stabilen Verlauf der Entwicklungsstörung mit einem Entwicklungsalter von 2–2,5 Jahren, was einem EQ von 50–55 entspricht. ◀

4.5.7 Kategorisieren

Der Ursprung des Kategorisierens liegt in den konkreten Erfahrungen, die ein Kind in den ersten Lebensjahren mit der gegenständlichen Umwelt macht. Während schon Säuglinge gewisse Bilder anhand von Kategorien erkennen können (▶ Kap. 3), beginnt das Kleinkind im

Verlauf des zweiten Lebensjahres, Gegenstände und Spielsachen nach bestimmten Eigenschaften und Funktionen zu sortieren. Im dritten Lebensjahr bilden sich differenzierte Hierarchien von Begriffen heraus (Rosch et al. 1976). In diesem Alter kann die Fähigkeit des Kategorisierens in der Regel auch mittels Entwicklungstests festgestellt werden.

Vor dem eigentlichen Kategorisieren zeigen Kinder ein interessantes Phänomen: das sequenzielle Berühren von Objekten. So berühren sie die Gegenstände einer bestimmten Kategorie häufiger nacheinander, als es zufällig sein könnte (Starkey 1981). Mit durchschnittlich 16 Monaten (frühestens mit 14, spätestens mit 20 Monaten) berühren sie zuerst alle Objekte einer Kategorie, dann diejenigen einer anderen. Aus diesem **systematischen Berühren** entwickelt sich dann das **systematische Sortieren**: Sie beginnen mit 18 bis 24 Monaten, zwei unterschiedliche Gegenstände (zum Beispiel einen Ball und einen Würfel) in die beiden entsprechenden Gruppen zu sortieren (Gopnik und Meltzoff 1987). Die Kinder erkennen zuerst gleiche Formen, dann im Verlauf auch Größen und Farben. Sie erfassen, ob Gegenstände aufgrund bestimmter Eigenschaften gleich oder verschieden sind. Sie entwickeln also ein Gefühl dafür, ob ein Objekt passend oder nicht passend, gleich oder ungleich ist. So beginnen sie mit zwei Jahren, entsprechend Besteck in der Schublade zu sortieren sowie Spielzeugautos oder Stühle in der Puppenstube zu gruppieren.

Fachpersonen setzen für die Beurteilung des **Kategorisierens** häufig das 3-Formenbrett ein. Nur wenige Kinder können mit 16 bis 18 Monaten alle drei Formen richtig zuordnen (◘ Abb. 4.21a). Mit zwei Jahren jedoch sind die meisten Kinder dazu fähig. In diesem Alter beginnen Kinder, Gegenstände wie farbige Würfel und Kästchen nach **Farbkategorien** und im Verlauf des dritten Lebensjahres Münzen nach ihrer **Größe** zu ordnen (◘ Abb. 4.21b). Die Farben benennen können die meisten Kinder in diesem Alter noch nicht. Allerdings zeigt sich wie in allen Entwicklungsbereichen eine außerordentlich große Variabilität zwischen einzelnen Kindern (◘ Abb. 4.22).

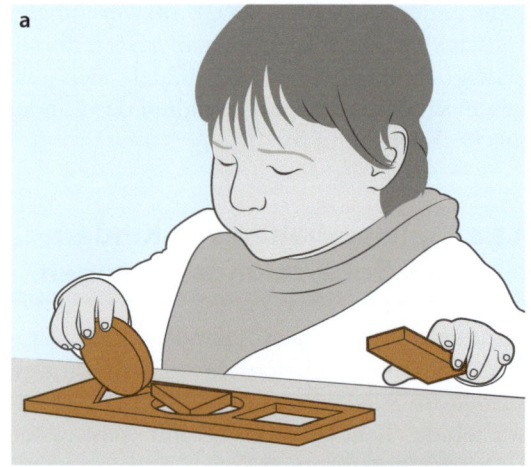

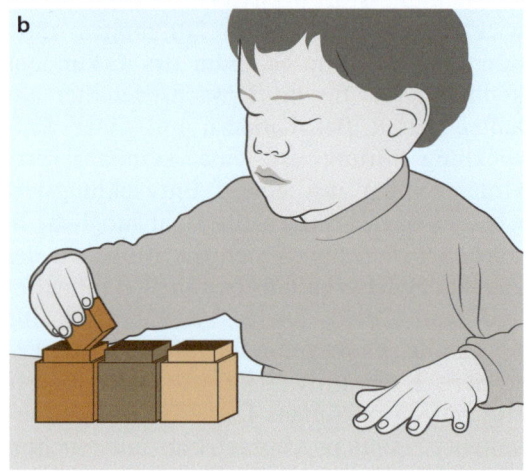

◘ **Abb. 4.21** Kategorisieren nach Formen und Farben. **a** 3-Formenbrett, **b** Kategorisierung nach Farben

Die Fähigkeit des Kategorisierens ist im Vorschulalter eng mit der Sprachentwicklung assoziiert (Courage und Howe 2002). So werden beispielsweise Farben zunächst sortiert und etwas später auch benannt. Im Verlauf des zweiten Lebensjahres differenzieren sich die Kategorien weiter aus und die Kinder lernen, neben den übergeordneten auch untergeordnete Kategorien zu sortieren (zum Beispiel Bären, Löwen, Tiger als Raubtiere); dies wird als Global-to-Basic-Level-Shift bezeichnet (Pauen 2002) (▶ Kap. 3). Allerdings dehnen die Kinder im Rahmen der sogenannten **Übergeneralisierung** (▶ Abschn. 4.7) die Bedeutung von Wörtern im zweiten Lebensjahr häufig noch aus: So bezeichnen sie beispielsweise mit „Löwe" alle Raubtiere und mit „Auto" alle

4.5 · Die kognitive Entwicklung: Lernen als Kinderspiel

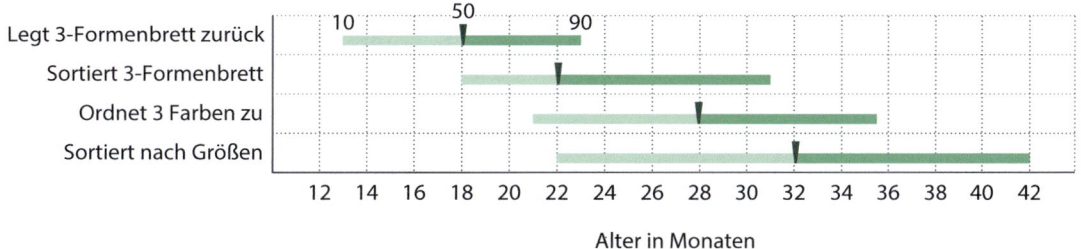

□ **Abb. 4.22** Meilensteine des Kategorisierens. Daten aus den Zürcher Longitudinalstudien (Wehrle et al. 2021)

Fahrzeuge, obwohl sie bereits die untergeordneten Kategorien einordnen können.

Durch das Kategorisieren und den Erwerb von **Wortkategorien** und **Oberbegriffen** erweitert sich im Vorschulalter auch das Verständnis von Beziehungen zwischen Objekten (Waxman und Hall 1993). Die Begriffe werden zunehmend besser organisiert. Die Kinder beginnen, ebenso Analogien und vergleichende Zusammenhänge zwischen verschiedenen Kategorien zu verstehen. Allerdings können sich kindliche Kategorien durchaus von den Kategorien Erwachsener unterscheiden.

Die Fähigkeit, Objekte einer bestimmten Kategorie zuordnen zu können, hängt wesentlich auch vom Wissensstand und der Auseinandersetzung des einzelnen Kindes mit der Umwelt ab. Das gemeinsame Anschauen von Bilderbüchern oder der Einsatz von entsprechenden Applikationen der digitalen Medien zusammen mit den Bezugspersonen begünstigen die kindliche Fähigkeit des Kategorisierens (Barr und Linebarger 2017).

4.5.8 Das Verständnis für Zahlen

Im zweiten Lebensjahr differenziert sich die rudimentäre Mengenvorstellung der Kinder weiter aus (Siegler und Braithwaite 2017). So verstehen in der Regel Zweijährige, dass eine Menge von vier Objekten größer ist als eine Menge von drei Objekten. Bis zum Alter von drei bis vier Jahren können sie auch eine größere, vorgegebene Menge mit einer anderen vergleichen und gleiche Mengen korrekt erkennen. So sind sie beispielsweise in der Lage, abzuschätzen, ob genügend Löffel vorhanden sind, um jeder Tasse einen Löffel beilegen zu können (Sophian 1988). Sie verfügen also über einen groben Mengenbegriff von „viel" und „wenig".

Neben diesem grundlegenden Mengenverständnis entwickelt das Kind auch ein basales Zahlenwissen. Dabei spielt beim Erwerb der Zahlwörter auch die Sprachentwicklung eine wichtige Rolle (Fuson 1988). Etwa im Alter zwischen 2 und 2,5 Jahren treten die ersten Zahlwörter auf. Die Kinder beginnen, diese von anderen Eigenschaftswörtern zu unterscheiden. Häufig sagen sie dabei Zahlenketten bis drei oder fünf auf („einszweidreivierfünf"), ohne die einzelnen Zahlwörter abzugrenzen. Das Beherrschen dieser Zahlenkette sagt allerdings noch nicht aus, ob das Kind die numerische Bedeutung der Zahlwörter tatsächlich versteht. Es kann durchaus sein, dass es die Zahlwortsequenz wie einen Kinderreim einfach auswendig gelernt hat. Bis zum Ende des vierten Lebensjahres können die meisten Kinder bis zehn zählen (Geary 2000). Sie beginnen dann nicht mehr zwingend, ab der Zahl 1 zu zählen; einige können auch schon rückwärts zählen. Im Alter von fünf Jahren sind viele Kinder in der Lage, über den Zehnerraum hinaus zu zählen (Miller et al. 1995).

Im Verlauf der frühen Kindheit lernen sie die grundlegenden Prinzipien des Zählens (Gelman und Meck 1983).

1. **Jedes Objekt bekommt eine Zahl:** Ein typisches Phänomen in der frühen Entwicklung des Zählens ist, dass die Kinder ein Objekt häufig doppelt zählen oder eines beim Zählen auslassen.
2. **Die Menge an Objekten entspricht der letztgenannten Zahl:** Das Kind sagt die Zahlwörter anfänglich noch wie in einem Reim auswendig auf, ohne dass es die kon-

krete Anzahl einer Menge wirklich erfassen kann. Fragt man beispielsweise das Kind am Ende eines Zählprozesses von fünf Schafen, wie viele Schafe es denn nun sieht, dann kommt es nicht selten vor, dass das Kind die Schafe von Neuem zählt. Dem Kind ist also noch nicht klar, dass das Resultat des Zählprozesses der numerischen Menge der Schafe entspricht. Dieses numerische Verständnis für die Menge einer Zahl entwickelt sich in der Regel erst im Übergang von der frühen zur mittleren Kindheit (Becker 1989) und wird „Kardinalitätsprinzip" genannt (▶ Kap. 5).
3. **Die Zahlen werden immer in der gleichen Reihenfolge aufgezählt:** Im Verlauf der frühen Kindheit lernt das Kind, dass die Zahlwörter in einer konsistenten Abfolge verwendet werden. Wenn es beispielsweise die fünf Schafe mit „eins, zwei, drei, fünf, sieben" zählt und bei einem zweiten Versuch „eins, zwei, fünf, drei, sieben" sagt, dann versteht es das Zählprinzip der immer gleichen Reihenfolge noch nicht.

Die Variabilität im Erwerb des Zahlenwissens ist außerordentlich groß. So gibt es Kinder, die im Alter von vier Jahren erst bis 5, während andere schon auf 100 zählen können (Miller et al. 1995). Auch zeigen sich kulturelle Unterschiede: Chinesische Kinder zum Beispiel lernen das Zählen deutlich rascher als Kinder aus anderen Kulturen, weil die chinesischen Zahlwörter nach einer einfacheren Regel gebildet werden als in anderen Sprachen (Miller et al. 1995). Kinder aus dem deutschsprachigen Kulturkreis zeigen wegen der unregelmäßigen Zahlwörter (elf, zwölf, zwanzig statt „zweizig" etc.) und der **Zahleninversion** von „Zehnern" und „Einern" bei zweistelligen Zahlen eine deutlich langsamere Zählentwicklung als asiatische Kinder. Das visuelle Erkennen der arabischen Ziffern entwickelt sich in der Regel erst ab etwa fünf Jahren und differenziert sich in der mittleren Kindheit immer mehr aus (▶ Kap. 5).

Trotz der Besonderheiten des deutschen Zahlsystems erwerben die meisten Kinder bis zum Eintritt in den Kindergarten eine grundlegende Vorstellung über die Zahlen. Dieses Zahlenverständnis setzen sie im Verlauf der Entwicklung für den Erwerb von mathematischen Kenntnissen ein. Dahaene hat das Zählen als Swiss Army Knife des Rechnens bezeichnet – also als ein Werkzeug, das Kinder später für alle möglichen Zwecke einsetzen können (Dehaene 2011). Tatsächlich gibt es viele Studien, die zeigen, dass Zählen eine wichtige Voraussetzung für das mathematische Lernen in der mittleren Kindheit ist (Fuson 1988).

4.5.9 Vom basalen zum konkreten Zeitverständnis

Mit dem **basalen Zeitbegriff** besitzt das Kind in den ersten zwei Lebensjahren ein grundlegendes Verständnis für die Abfolgen von Handlungen. Dieser frühe Zeitbegriff wird mit der Entwicklung der Sprache ab dem Alter von etwa zwei Jahren vom **konkreten Zeitbegriff** abgelöst. Das Kind beginnt dann, anschauliche zeitliche Angaben wie beispielsweise „Nach dem Baden essen wir das Abendbrot" zu verstehen. Eine Voraussetzung dafür ist ein differenziertes Verständnis für kausale Zusammenhänge. Das Kind muss beispielsweise nachvollziehen können, dass es in der Badewanne zuerst eingeseift, dann abgeduscht und schließlich außerhalb der Wanne abgetrocknet und angezogen wird (O'Connell und Gerard 1985).

Im Verlauf des dritten und vierten Lebensjahres erweitert sich die Zeitvorstellung über einige Tage hinaus und das Kind beginnt, die **Zeitwörter** wie „gestern, heute und morgen" zu verstehen. In diesem Alter kann das Kind gewöhnlich auch angeben, wie alt es ist. Dieser Umstand bedeutet allerdings noch nicht, dass Kinder in der frühen Kindheit die Vergangenheit und die Zukunft zuverlässig voneinander unterscheiden und dabei virtuell auf dem **Zeitstrahl** auf eine Zeitreise gehen können (Bischof-Köhler 2000). So glaubt ein Vorschulkind zum Beispiel kurz nach Weihnachten, dass das nächste Weihnachtsfest noch vor Ostern oder vor seinem Geburtstag stattfinden wird. Erst im Verlauf der mittleren Kindheit, wenn sich die Vorstellung eines **Zeithorizontes** entwickelt, ist es in der Lage, die Reihenfolge dieser Ereignisse auf dem Zeitstrahl richtig vorherzusagen (Friedman 2000).

Im Alter von vier Jahren können sich Kinder außerdem die ungefähre **Dauer eines Zeitabschnittes** vorstellen. So können sie beispielsweise die Leuchtdauer von zwei Lampen richtig einschätzen (Richie und Bickhard 1988). Das Bewusstsein einer zeitlichen Dauer geht mit der Fähigkeit einher, eigene Bedürfnisse aufzuschieben und unangenehme Situationen über eine bestimmte Zeit aushalten zu können (Bischof-Köhler 2000). Der Bedürfnis- oder Belohnungsaufschub ist eine Form der emotionalen Selbstregulation und setzt gewisse Vorstellungen der Zeitdauer voraus (▶ Abschn. 4.8.4). Außerdem benötigt das Kind eine Theory of Mind, damit es fremde von eigenen Wünschen unterscheiden und eigene Bedürfnisse zeitlich aufschieben kann.

Mit der systematischen Unterweisung der Kinder in der Schule wird der konkrete Zeitbegriff durch den metrischen Zeitbegriff ersetzt; das Kind erwirbt dabei im Verlauf der Grundschule ein differenziertes Wissen über die Zeit wie die Uhrzeit, die Wochen- und Kalendertage sowie die Jahreszeit (▶ Kap. 5).

> ▶ **Fallbeispiele: Bedeutung von Wissen über das kindliche Zeitverständnis**
>
> Der 18 Monate alte Henry ist seit zwei Wochen wegen einer Lungenentzündung hospitalisiert. Endlich geht es ihm besser, man entschließt sich zur Entlassung. Die Assistenzärztin teilt der Mutter die Entscheidung mit. Sie sagt zum Kind: „Morgen darfst du endlich nach Hause."
>
> Die vierjährige Clara wird für eine Chemotherapie hospitalisiert. Der Oberarzt begrüßt zusammen mit dem Unterassistenten das Kind und seine Eltern. Er bittet den Unterassistenten, einen Eintrittsstatus zu machen. Beim Verlassen des Zimmers sagt der Unterassistent: „Ich komme in zehn Minuten wieder und untersuche dich dann."
>
> Bei beiden Fallbespielen sind die Aussagen der Ärztin und des Unterassistenten für die Kinder nicht verständlich, weil Henry noch nicht über ein konkretes und Clara nicht über ein metrisches Zeitverständnis verfügt. Die beiden Beispiele zeigen, dass Kenntnisse über die Entwicklung des Zeitverständnisses für einen adäquaten Umgang mit Kindern außerordentlich wichtig sind. ◀

4.5.10 Kausales und schlussfolgerndes Denken

Das kausale Denken entwickelt sich in der frühen Kindheit durch Erfahrungen mit der gegenständlichen Umwelt und durch Beobachtungen des Alltages, aber auch durch häufiges Fragen (Chouinard 2007). Mit dem Fragen nach den Gründen und Ursachen eines Ereignisses erweitern die Kinder ihr Verständnis für kausale Zusammenhänge. Sie setzen dabei häufig gezielt und wiederholt Fragen ein: Warum sind die Blätter des Baumes grün? Warum muss ich schlafen gehen? Warum ist Wasser nass? Durch das zunehmende Verstehen von **Ursache-Wirkungs-Mechanismen** wird das **kausale Denken** des Kindes immer differenzierter; so kann es nicht nur einfache Zusammenhänge erkennen, sondern auch kausale Sequenzen verstehen.

Bereits drei- und vierjährige Kinder sind in der Lage, eine Abfolge von Bildern eines Ereignisses in der richtigen Reihenfolge zu ordnen. So sortieren sie die Bilder einer Tasse, eines Hammers und von Scherben in der korrekten Ursache-Wirkungs-Abfolge: Mit dem Hammer kann man eine Tasse zerschlagen und es entstehen Scherben (Bullock et al. 1982). Im Alter von vier Jahren verstehen sie die grundlegenden Ursache-Wirkungs-Phänomene ihrer Umwelt. Trotzdem fehlen dem Kind in diesem Alter noch weitere Erfahrungen mit der Umgebung, um komplexere Sachverhalte nachvollziehen zu können.

In der frühen Kindheit verstehen die Kinder noch nicht, dass auch merkwürdige und eigentlich unmögliche Ereignisse eine kausale Ursache haben müssen. Vielmehr glauben sie an Magie und Zauberei (zum **magischen Denken**, siehe ▶ Kap. 5). Sie sind darum in der Regel noch nicht in der Lage, einen Zaubertrick als Täuschung zu erkennen (Rosengren und Hickling 1994). Sie spüren durchaus, dass etwas Eigenartiges oder eigentlich Unmögliches passiert ist, versuchen aber nicht, den Zaubertrick zu verstehen. Erst das ältere Kind erkennt, dass eine Ursache für ein Ereignis immer zwingend notwendig ist. Wenn im Fall eines Zaubertrickes keine Ursache offensichtlich ist, dann will das Kindergartenkind den Mechanismen des Trickes auf den Grund gehen und sucht beispielsweise einen Gegenstand im Zauberhut oder in der Hand des Zauberers.

Auch das **schlussfolgernde oder logische Denken** kann bereits gegen Ende der frühen Kindheit nachgewiesen werden (Dias und Harris 1988; Gelman und Coley 1990; Goswami und Brown 1990). So finden sich in vielen Intelligenztests für Kinder ab drei Jahren Aufgaben zum **deduktiven Denken** mit Matrizen (▶ Kap. 2). Bei diesen Aufgaben gilt es, die logische Regel entsprechend herzuleiten. In diesem Alter werden allerdings noch keine abstrakten, geometrischen Formen eingesetzt, sondern vielmehr konkrete Inhalte präsentiert (siehe Beispiele in ◘ Abb. 2.26, ▶ Kap. 2).

4.5.11 Exekutive Funktionen

Die ersten Zeichen von exekutiven Funktionen, also der **kognitiven Selbstregulation**, treten in der Regel zu Beginn des zweiten Lebensjahres erstmals auf. In diesem Alter überwindet das Kind den **A-nicht-B-Fehler**, den Piaget bei Säuglingen im Alter von neun bis zwölf Monaten nachweisen konnte. Während Säuglinge einen Gegenstand noch im ursprünglichen Versteck suchen (im Ort A) und nicht am neuen Ort B, können Kinder im zweiten Lebensjahr ihre Aufmerksamkeit deutlich besser steuern, eine automatisierte Antwort unterdrücken und sich aufgrund der zunehmenden Kapazität des Arbeitsgedächtnisses an das neue Versteck am Ort B erinnern (◘ Abb. 3.28, ▶ Kap. 3).

Die exekutiven Funktionen zeigen im frühen Kindesalter einen eigentlichen Entwicklungsschub. ◘ Abb. 4.23a stellt beispielsweise die fortschreitende Fähigkeit der Kinder dar, störende Reize zu unterdrücken (**Reaktionshemmung**). Dabei müssen Karten unter Zeitdruck nach einem farblichen Merkmal (Enten mit gelbem versus weißem Schnabel) und durch Ignorieren eines irrelevanten Stimulus (gelbe Sonne) sortiert werden. Die Abbildung zeigt, dass die Kinder immer besser darin werden, gewisse Informationen zu unterdrücken (gelbe Sonne) und sich auf ein spezifisches Merkmal zu konzentrieren (Farbe des Schnabels). Diese Abbildung illustriert auch, wie sich die Kapazität des **visuellen Arbeitsgedächtnisses** im Verlauf der frühen Kindheit vergrößert (◘ Abb. 4.23b). Bei dieser Aufgabe mussten die Kinder verschiedene geometrische Formen in einer Auswahl von Formen mit veränderten Farben wiedererkennen. Die Entwicklung des **auditiven Arbeitsgedächtnisses** ist in der immer größer werdenden Behaltensspanne einer Zahlenreihe erkennbar: Stellt man Kindern zwischen zwei und vier Jahren die Aufgabe, eine vorgegebene Zahlenreihe zu reproduzieren, so zeigt sich, dass es bei Zweijährigen durchschnittlich zu zwei, bei Dreijährigen zu drei und bei Vierjährigen zu vier richtigen Antworten kommt.

Allerdings ist die interindividuelle Variabilität in der kognitiven Selbstregulation wie bei allen Entwicklungsbereichen außerordentlich groß. In ◘ Abb. 4.23 sieht man, dass die stärksten dreijährigen Kinder bei den exekutiven Funktionen eine Leistungsfähigkeit haben, die den schwächsten Sechsjährigen entspricht.

Zahlreiche Studien haben erwiesen, dass die exekutiven Funktionen im frühen Kindesalter vor allem durch das individuelle Entwicklungstempo des Kindes beeinflusst werden (Zysset et al. 2019). So zeigen Kinder mit einer eher fortgeschrittenen kognitiven und motorischen Entwicklung eine bessere Selbstregulation als diejenigen, die noch über weniger weit entwickelte Kognition und Motorik verfügen. Auch sind Mädchen in der Regel in Bezug auf ihre selbstregulativen Fähigkeiten bereits in der frühen Kindheit etwas weiter entwickelt (Zysset et al. 2018). Dieser Befund passt zum Umstand, dass Jungen im Vergleich zu Mädchen häufiger einen ungestümen Bewegungsdrang aufweisen, weniger gut Impulse ignorieren können und sich schneller ablenken lassen. Alle diese Befunde sprechen für einen bedeutenden genetischen Einfluss auf die Entwicklung der kindlichen Selbstregulation, was auch mit verhaltensgenetischen Studien untermauert wurde (Engelhardt et al. 2015). Trotzdem spielen gewisse Umweltfaktoren ebenfalls eine Rolle: So beeinflusst der sozioökonomische Status der Eltern und deren Erziehungsstil die Entwicklung der exekutiven Funktionen (Fay-Stammbach et al. 2014; Zysset et al. 2019). Besonders ein autoritativer Erziehungsstil scheint die Entwicklung der Selbstregulation in der frühen Kindheit eher zu begünstigen, hingegen ein vernachlässigender

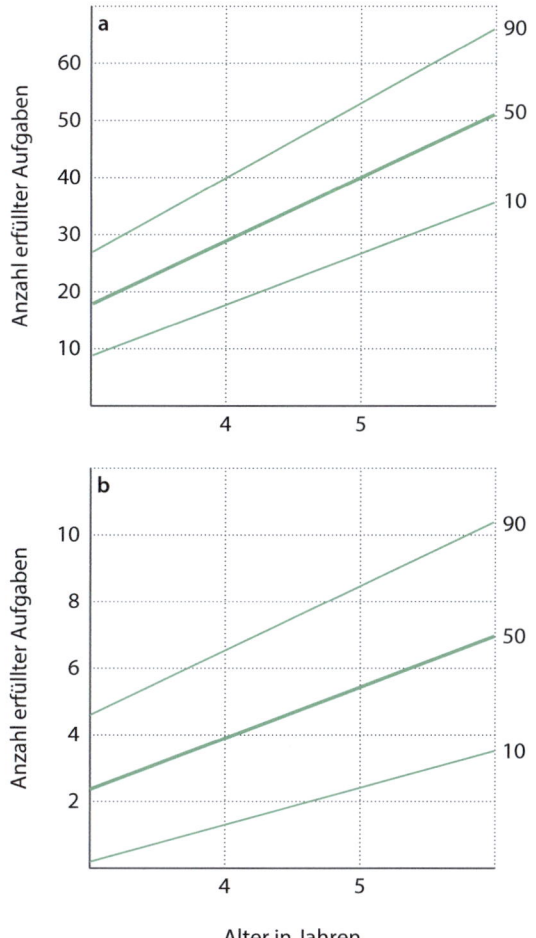

Abb. 4.23 Exekutive Funktionen. **a** Reaktionshemmung, **b** Arbeitsgedächtnis. Unpublizierte Daten aus SPLASHY (Zysset et al. 2019)

oder permissiver Stil diese Entwicklung eher negativ zu beeinträchtigen (▶ Kap. 1).

4.6 Mit dem Stift Spuren hinterlassen – die Freude am Zeichnen

Im zweiten Lebensjahr entdeckt das Kind gewöhnlich, dass seine Bewegungen sichtbare Spuren hinterlassen. Es fängt an, auf Papier mit Stiften zu kritzeln, mit Farben zu schmieren und Spuren im Schnee oder auch im Sand zu machen. Die ersten Zeichnungen werden dabei viel mehr vom Drang nach einer motorischen Handlung und der Nachahmung von anderen Kindern sowie Erwachsenen als vom Bedürfnis bestimmt, seine Umwelt und Erlebnisse abzubilden. Das Kind erfährt, dass seine motorischen Handlungen in den Spuren sichtbar bleiben. Mit etwa vier Jahren zeichnet das Kind erste Figuren und beginnt, seine mentalen Repräsentationen graphisch auf einem Blatt Papier festzuhalten (Jenni 2013).

Die meisten Kinder zeichnen und malen mit großer Lust und Leidenschaft. Auch bei Erwachsenen lösen Kinderzeichnungen oft Freude und Anerkennung aus. Auf diese Weise werden Zeichnungshandlungen von Kindern durch Bestätigung und Ermunterung sozial verstärkt.

Die wesentlichen Entwicklungsmeilensteine des Kindes im Zeichnen werden bis in das frühe Schulalter erreicht. Anschließend nimmt die Motivation zum Zeichnen oder Malen bei vielen Kindern ab und die entsprechenden Fähigkeiten bleiben meist hinter den kognitiven, sprachlichen und sozioemotionalen Entwicklungsschritten zurück. Sie spüren oft auch, dass sie ihre Vorstellungen nicht auf das Papier bringen können (Jenni 2013).

4.6.1 Funktionen des kindlichen Zeichnens

Es gibt eine Fülle von verschiedenen Hypothesen zur Funktion des Zeichnens während der Kindheit. Die wichtigsten werden im Folgenden dargestellt:

Nachahmungsfunktion: Das Kind ahmt durch Zeichnen die Eltern beim Schreiben oder die anderen Kinder beim Zeichnen nach. Es eignet sich dabei auf spielerische Art Verhaltensweisen an, die es später im Erwachsenenalter braucht (zum Beispiel das Schreiben, die Planung von Arbeitsschritten etc.). Es benutzt Stifte und Pinsel als Gegenstände (funktionelles Zeichnen). Es will dabei nichts Besonderes darstellen, sondern die

Funktion und Eigenschaften von Stiften und Pinsel kennenlernen.

Abbildungsfunktion: Das Kind bildet durch das Zeichnen eines Gegenstandes oder einer Situation die sichtbare Wirklichkeit ab (Mühle 1975). Es versucht, die Realität möglichst genau wiederzugeben, ohne den Zeichnungen eine tiefere Bedeutung zuzuschreiben (Luquet 1977).

Kommunikationsfunktion: Das Kind kommuniziert durch Zeichnungen mit der Umwelt (Meili-Schneebeli 1998). Es fordert die Bezugspersonen auf, mit ihm in einen Dialog zu treten. Jede Zeichnung drückt eine Mitteilung oder eine Geschichte aus. Mit Zeichnungen können Kinder beispielsweise Schmerzen oftmals besser beschreiben als mit Worten. Tatsächlich konnten Studien zeigen, dass aufgrund von Zeichnungen die Schwere und Qualität von kindlichen Kopfschmerzen ebenso gut eingeschätzt werden können wie mit einer klinischen Untersuchung (Stafstrom et al. 2002).

Es existieren unzählige Theorien über die zeichnerische Entwicklung von Kindern. Die wohl am meisten beachtete Theorie stammt vom Luquet aus den 1920er-Jahren, der vier verschiedene, zeitlich gestaffelte Entwicklungssequenzen beschrieb (Luquet 1977): vom zufälligen, verfehlten, intellektuellen bis zum visuellen Realismus. Beim **zufälligen Realismus** zeigt das Vorschulkind noch keine Darstellungsabsicht, während diese beim **verfehlten Realismus** zwar vorhanden ist und vom Kind geäußert wird, aber Form und Gegenstand der Zeichnung vom Betrachter noch nicht erkannt werden. Unter **intellektuellem Realismus** versteht Luquet, dass Kinder ab dem Alter von etwa fünf Jahren zeichnen, was sie kennen, und nicht das, was sie tatsächlich sehen (wie beim **visuellen Realismus**). Typische und für das Kind wichtige Details eines Objektes werden beim intellektuellen Realismus unabhängig von ihrem tatsächlichen Aussehen immer dargestellt. Die Theorie von Luquet hatte großen Einfluss auf viele nachfolgende Studien über das kindliche Zeichnen. Er postulierte, dass Kinder ihre Wahrnehmungen mit einer mentalen Repräsentation verknüpfen und Kinderzeichnungen eine äußere graphische Darstellung dieser inneren Modelle seien. Piaget bezeichnete Luquets Theorie als die wichtigste Inspiration für seine Theorie des Denkens (Piaget 1972).

4.6.2 Phänomenologie des kindlichen Zeichnens

Im Verlauf der Entwicklung des kindlichen Zeichnens lässt sich eine Reihe von Veränderungen und Besonderheiten beobachten (Jenni 2013). Vereinfacht gesagt verläuft die Entwicklung des kindlichen Zeichnens wie auch die Entwicklung der Motorik, der Sprache und des Denkens in gesetzmäßigen Stufen, die aufeinander folgen. In ◘ Abb. 4.24 ist beispielhaft das erstmalige Auftreten von **Kritzeln** dargestellt. Weil sich die Stufen zeitlich überlappen, sind die angegebenen Altersangaben nur als grobe Richtwerte zu verstehen. Es können auch mehrere Stufen zur gleichen Zeit auftreten.

Auch wenn sich viele Kinder entlang dieser Gesetzmäßigkeiten entwickeln, gibt es individuelle Ausprägungen. Die große Vielfalt unter Kindern verbietet bestimmte Normerwartungen an die zeichnerischen Fähigkeiten. Besonders auch, weil negative Rückmeldungen, Kritik und Verbesserungsvorschläge dazu führen können, dass ein Kind die Lust und Motivation am bildnerischen Gestalten verliert.

Eine Besonderheit in der Entwicklung des kindlichen Zeichnens liegt in der häufigen Wiederholung von Darstellungen innerhalb bestimmter Stufen. Kinder zeichnen beispielsweise geometrische Formen meist so oft, bis sie automatisiert, motorisch gefestigt und eingeübt sind.

Vom Schmieren zum Kritzeln

Noch bevor das Kind auf einem Blatt Papier mit einem Stift kritzelt oder malt, hinterlässt es durch seine motorische Aktivität Spuren. So schmiert beispielsweise ein einjähriges Kind den Brei auf dem Mittagstisch herum. Es nimmt die Wirkung seiner Bewegungen (die entstandenen Spuren) meist nur am Rande wahr; vielmehr erkundet es die Eigenschaften des Breis.

4.6 · Mit dem Stift Spuren hinterlassen – die Freude am Zeichnen

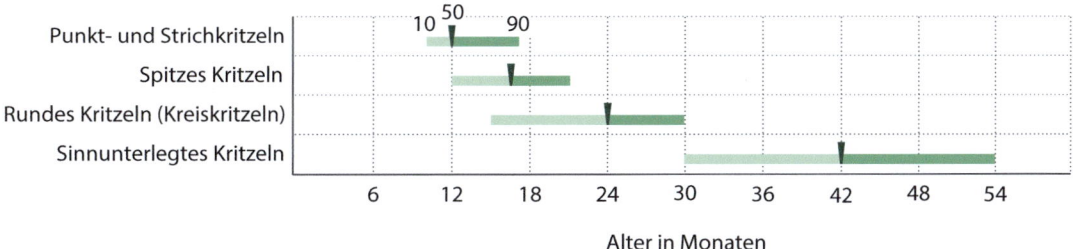

◘ **Abb. 4.24** Meilensteine der Kritzelstadien. Daten aus den Zürcher Longitudinalstudien (Wehrle et al. 2021)

Kritzelstadien

Ab dem Alter von zwölf Monaten beginnt das Kind, den Zusammenhang zwischen seiner motorischen Handlung (zum Beispiel mit einem Stift in der Hand) und den Spuren (auf einem Blatt) zu erfassen. Es erkennt die Funktion eines Stiftes und ergreift ihn mit der Hand (**funktionelles Kritzeln** und Nachahmung). Erste Vorformen von Zeichnungen werden auf ein Blatt Papier gekritzelt, was als **Punkt- oder Strichkritzeln** bezeichnet wird (◘ Abb. 4.25). Später folgen **spitzes und rundes Kritzeln**.

Die zeichnerische Tätigkeit ist zu diesem Zeitpunkt ganz von schwungvollen Bewegungen des Oberkörpers bestimmt. Erst später im zweiten Lebensjahr verlagert sich der Bewegungsdrehpunkt immer mehr von proximal nach distal, vom Oberarm (Bewegung im Schultergelenk beim Punkt- und Strichkritzeln), zum Ellenbogen (beim Kreiskritzeln) und schließlich auf das Handgelenk sowie die Fingergelenke (beim sinnunterlegten Kritzeln). Gleichzeitig werden die Kritzeleien immer kleiner (Jenni 2013).

Die in ◘ Abb. 4.24 dargestellten Kritzelstadien suggerieren eine starre Abfolge und eine generelle Gesetzmäßigkeit. Es muss allerdings betont werden, dass die Übergänge vom einen zum anderen Stadium fließend sind und die Variabilität im zeitlichen Auftreten einer bestimmten Kritzelart sehr groß ist. Während beispielsweise bereits 15 Monate alte Kinder mit dem runden Kritzeln starten, zeigen andere dies erst mit 2,5 Jahren.

Bietet man einem Kind Buntstifte zum Kritzeln an, so wählt es die Farben meist unwillkürlich. Benutzt das zweijährige Kind Wasserfarben zum Malen, streicht es die verschiedenen Farben übereinander und nimmt das (häufig dunkle und braune) Farbgemisch gar nicht wahr.

Sinnunterlegtes Kritzeln

Kinder kritzeln zunächst ohne die Absicht, etwas Besonderes darzustellen, was man auch als **funktionelles Kritzeln** bezeichnet. Erst im dritten Lebensjahr benennen sie ihre Kritzelzeichnungen und weisen ihnen spezifische Bedeutungen zu. Dabei unterscheiden sich die Kritzelformen noch nicht wesentlich von den Kritzeleien im zweiten Lebensjahr (Mühle 1975; Richter 1977). Dieses sogenannte **sinnunterlegte Kritzeln** ist noch sehr variabel. Zumeist schreibt ein Kind seinen Zeichnungen gleichzeitig mehrere Bedeutungen zu. ◘ Abb. 4.26 illustriert das sinnunterlegte Kritzeln von zwei Kindern.

Die Bedeutung von sinnunterlegten Kritzeleien kann von Erwachsenen nicht ohne Weiteres erkannt oder auch nur erahnt werden. Das Kritzeln ist noch stark von der motorischen Aktivität bestimmt; das Kind vermag es noch nicht, einen verbal geäußerten Gegenstand oder eine Situation erkennbar zu zeichnen. Mit der Zeit kann das Kind seine Zeichnungen bereits während der Ausführung oder sogar schon vorher benennen. Die Motivation zur Bewegung tritt in den Hintergrund; das Kind hat nun zunehmend die Absicht, etwas Konkretes darzustellen, und drückt dies mit Worten auch aus. Am Ende der Kritzelphase dominieren in der Regel runde und ovale Formen, die zum Teil schon geschlossen sind und sich etwas später in den Tastkörpern und dem Kopffüßler widerspiegeln (Bareis 2008) (▶ Kap. 5).

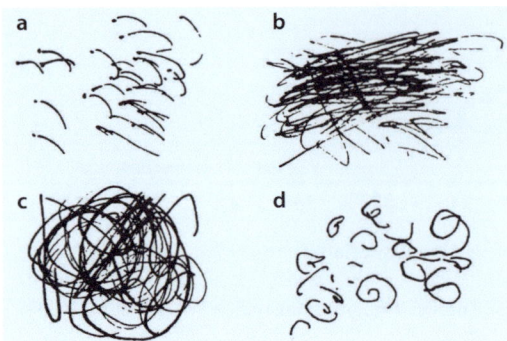

Abb. 4.25 Entwicklung der Kritzelstadien. **a** Punkt- und Strichkritzeln, **b** Spitzes Kritzeln, **c** Rundes Kritzeln (Kreiskritzeln), **d** Erstes sinnunterlegtes Kritzeln. Zeichnungen adaptiert aus Meyers 1967; mit freundlicher Genehmigung von © Luther Verlag GmbH. All Rights Reserved

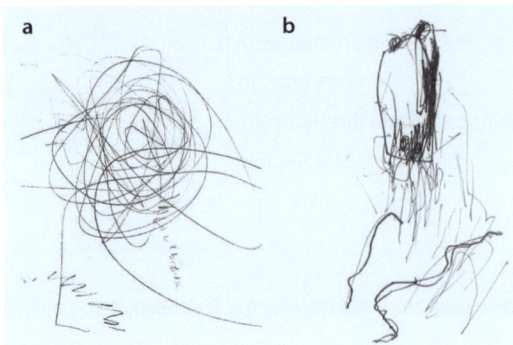

Abb. 4.26 Sinnunterlegtes Kritzeln. **a** Vierjähriges Mädchen, **b** Dreijähriger Junge. Zeichnungen aus den Zürcher Longitudinalstudien (Wehrle et al. 2021) und aus Jenni 2013; mit freundlicher Genehmigung von © Georg Thieme Verlag. All Rights Reserved

Entwicklung der geometrischen Formen

Zu Beginn des dritten Lebensjahres kann das Kind eine horizontale und vertikale Linie nachzeichnen (Jenni 2013). Aus dem Kreiskritzeln entwickelt sich im Folgenden eine erste geometrische Form: **der Kreis**. Ein einjähriges Kind ist zwar bereits in der Lage, einen Kreis richtig zuzuordnen und zu kategorisieren, kann diesen jedoch noch nicht zeichnen. Die visuelle Erfassung und Kategorisierung von geometrischen Grundformen entwickeln sich also bereits im zweiten Lebensjahr, während die Wiedergabe der Formen erst später auftritt. Die mentale Repräsentation von Grundformen ist eine Voraussetzung für die graphische Darstellung von geometrischen Formen auf einem Blatt Papier. Abb. 4.27 veranschaulicht, in welchem Alter Kinder geometrische Formen erstmalig erkennen, kategorisieren und zeichnen können.

Obwohl die Variabilität im ersten Auftreten der **geometrischen Grundformen** sehr groß ist, zeigt sich immer wieder dieselbe Reihenfolge, in der geometrische Formen vom Kind visuell erfasst, kategorisiert und später graphisch wiedergegeben werden (Jenni 2013). Eine Besonderheit ist dabei, dass das Kind die Ecken von Formen häufig mit Strichen kennzeichnet (Abb. 4.28). Diese Entwicklung vom Kreis zum Viereck und Dreieck über mehrere Stufen wird auch als **Strichsymbolik** bezeichnet (Mühle 1975). Das Kind verfügt dabei anfänglich nur über vertikale und horizontale Darstellungsformen und noch nicht über schräge Formen. Auch fällt dem Kind das Zeichnen eines rechten Winkels noch schwer. Erst im Alter von drei Jahren gelingt es ihm, zwei Linien sicher mit einem rechten Winkel zu verbinden und ein Viereck zu zeichnen.

Die geometrischen Grundformen werden im Verlauf zu komplexeren Formen zusammengesetzt, die das Kind dann auch benennt.

Vom Tastkörper zum Kopffüßler

Eine besonders typische Darstellungsform im Zeichnen zeigt sich im Alter von drei bis vier Jahren: Die Kinder zeichnen rundliche Gebilde mit Strahlen und Fühlern, die Bachmann als **Tastkörper** oder **Tastkugeln** bezeichnet hat (Bachmann 1985). Diese Formen sind eigentliche Vorläufer des Kopffüßlers. In Abb. 4.29 ist der Tastkörper eines vierjährigen Jungen dargestellt. Andere Autoren bezeichneten diese besonderen Figuren als **Sonnen oder Sonnenzeichen** (Kellogg 1970).

Mit der Zeit reduziert das Kind die Anzahl der Fühler oder Taster auf zwei bis vier und richtet diese so aus, dass der **Kopffüßler** erkannt werden kann. Abb. 4.30 stellt einige Kopffüßler von Kindern zwischen 3 und 4,5 Jahren dar. Verschiedene Autoren (siehe dazu (Meili-Schneebeli 1998)) kamen zur Einsicht, dass

4.6 · Mit dem Stift Spuren hinterlassen – die Freude am Zeichnen

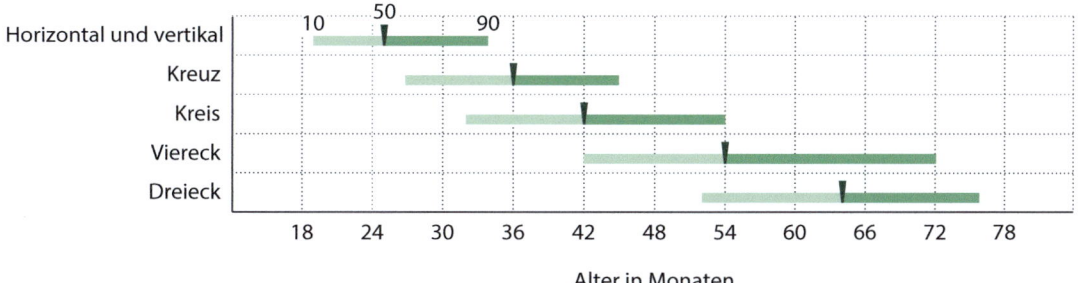

Abb. 4.27 Meilensteine des geometrischen Formen-Zeichnens. Daten aus den Zürcher Longitudinalstudien (Wehrle et al. 2021)

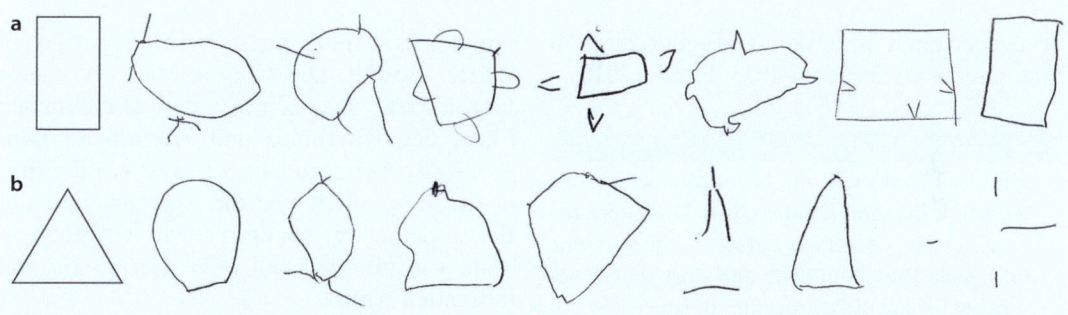

Abb. 4.28 Zeichnungsvarianten von geometrischen Formen. **a** Viereck, **b** Dreieck. Zeichnungen aus den Zürcher Longitudinalstudien (Wehrle et al. 2021) und aus Jenni 2013; mit freundlicher Genehmigung von © Georg Thieme Verlag. All Rights Reserved

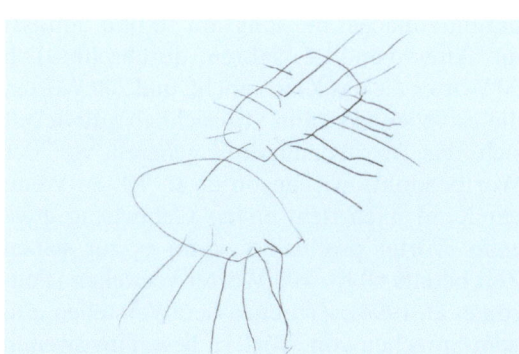

Abb. 4.29 Tastkörper. Vierjähriger Junge. Zeichnung aus den Zürcher Longitudinalstudien (Wehrle et al. 2021) und aus Jenni 2013; mit freundlicher Genehmigung von © Georg Thieme Verlag. All Rights Reserved

der Kopffüßler eine Figur symbolisiert, bei der Kopf und Bauch eine Einheit darstellen. Dem Kopffüßler wachsen nicht nur Beine, sondern auch Arme. Das Kind erkennt und benennt Teile des menschlichen Körpers bereits ab dem Alter von 1,5 Jahren. Es ist aber – wie auch bei den geometrischen Formen – noch nicht in der Lage, seine mentale Repräsentation zeichnerisch auszudrücken. Erst mit dem Kopffüßler zeigen sich erste Versuche, die mentale Repräsentation darzustellen.

Mit vier bis fünf Jahren ist das Kind in der Regel in der Lage, einfache **figürliche Zeichnungen** anzufertigen (▶ Kap. 5). Die Entwicklung kindlicher Fertigkeiten im Zeichnen hängt – neben der motorischen und kognitiven Entwicklung – auch von der Förderung durch

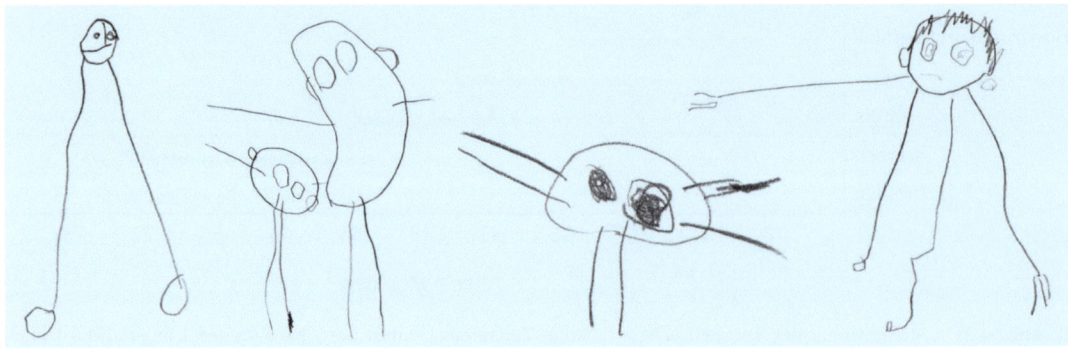

◘ **Abb. 4.30** Kopffüßler. Zeichnungen aus den Zürcher Longitudinalstudien (Wehrle et al. 2021) und aus Jenni 2013; mit freundlicher Genehmigung von © Georg Thieme Verlag. All Rights Reserved

Bezugspersonen und der Verfügbarkeit von Malmaterialien ab (Jenni 2013; Landis 2010).

> ▶ **Fallbeispiel: Förderung des Zeichnens**
> Familie Thomson ist mit Steve zur Vier-Jahres-Kontrolle bei ihrer Kinderärztin. Die Eltern berichten stolz, dass Steve seit zwei Jahren in eine bilinguale Preschool gehe und dort tolle Fortschritte mache. Er würde zum Beispiel sehr gut zeichnen können, bereits lesen und schreiben. Die Eltern fordern Steve auf, einen Menschen zu zeichnen und seinen Namen zu schreiben. Er erstellt daraufhin eine Mensch-Zeichnung und schreibt seinen Namen. Als die Kinderärztin ihn bittet, einen Vogel zu zeichnen, malt dieser erneut einen Menschen. Die Eltern wirken enttäuscht und erklären, dass sie das mit ihm noch nicht geübt hätten.
>
> Förderung spielt bei der Entwicklung des Zeichnens zwar durchaus eine Rolle (Landis 2010). Diese kann aber nicht beschleunigt werden, wenn das Kind hinsichtlich seiner kognitiven und motorischen Entwicklung noch nicht dazu bereit ist. ◄

4.7 Wortschatzerwerb im Eiltempo – die Sprachentwicklung

4.7.1 Die ersten Wörter

Zu Beginn des zweiten Lebensjahres entwickeln Kinder einen **Sprechjargon**, der sich aus längeren wortähnlichen Lautfolgen zusammensetzt und meist keine eigentlichen Wörter enthält. Das Charakteristische dieses Jargons ist, dass Kinder den sprachlichen Fluss, den Rhythmus und Tonfall der Umgebungssprache nachahmen. Die Kinder imitieren dabei nicht nur die Sprechweisen der Bezugspersonen, sondern auch Umgebungslaute wie Hundegebell oder Geräusche von fahrenden Autos.

Die ersten Wörter treten bei den meisten Kindern zwischen neun Monaten und 1,5 Jahren auf (Szagun 2016). Dabei benutzen Kinder zunächst Wörter von Objekten, Lebewesen, Handlungen und Ereignissen ihrer unmittelbaren Umgebung. Der Wortschatz nimmt zunächst nur langsam zu und umfasst im Alter von 1,5 Jahren durchschnittlich 50 Wörter, die das Kind spricht, und 200 Wörter, die es verstehen kann. Tatsächlich entwickelt sich das Wortverständnis generell vor der Wortproduktion (Fenson et al. 1994). Wenn ein Kind nach dem ersten Geburtstag etwa zehn Wörter produziert, kann es zur selben Zeit bereits 60 bis 100 Wörter verstehen (Fenson et al. 1994). Zwischen dem Verstehen und dem Sprechen von Wörtern liegen im zweiten Lebensjahr etwa fünf bis sieben Monate. Besonders bemerkenswert ist, dass ein Kind zahlreiche Verben bereits versteht, bevor es die ersten Tätigkeitswörter selbst spricht (▶ Kap. 2).

In der Phase des frühen Wortschatzerwerbes verwenden Kinder neben „Mama" oder „Papa" häufig Alltagswörter (zum Beispiel Auto, Schuh, Ball) oder Tierbezeichnungen (Katze, Hund, Kuh, Elefant) (Nelson 1973).

Auch finden sich einige wenige Funktionswörter (auf, mehr, da, ja, nein, heiß, danke, bitte, tschüss). Eine besondere Eigenheit der frühen Sprachentwicklung zeigt sich darin, dass das Kind die Bedeutung eines Wortes überdehnt (auch **„Übergeneralisierung"** genannt); damit überbrückt es den kleinen Wortschatz. Mit dem Wort „Kuh" bezeichnet es beispielsweise alle größeren Tiere – also nicht nur Kühe, sondern auch Pferde, Schafe und Ziegen. Das Kind identifiziert dabei die gemeinsamen Merkmale der Tiere wie beispielsweise „vier Beine". Es neigt außerdem dazu, die Bedeutung eines Wortes einzuengen (auch **„Überdiskrimination"** genannt). So verwendet es zum Beispiel das Wort „Auto" nur für das Familienauto, nicht aber für andere Autos, oder das Wort „Flasche" nur für die eigene Trinkflasche. Diese Benennungs-Besonderheiten verschwinden mit dem **Wortschatzspurt** im dritten Lebensjahr.

Ab dem Alter von 18 Monaten steigt das Tempo des Wortschatzerwerbes deutlich an. Schätzungen zufolge lernen die Kinder in dieser Zeit bis zu neun neue Wörter pro Tag und beginnen, auch Zweiwort-Kombinationen zu bilden (Carey und Bartlett 1978). Allerdings zeigt sich von Kind zu Kind eine sehr unterschiedliche Rate des Wortzuwachses. Der Wortschatzspurt kann auch mit dem Phänomen des **Fast Mapping** erklärt werden, bei dem das Kind einem ihm unbekannten Wort sehr schnell eine neue Bedeutung zuordnet, ohne dass es das Wort ganz verstanden hat (▶ Kap. 2). Der Wortschatzspurt ist also eher ein **„Benennungsspurt"**; dieser äußert sich auch darin, dass vor allem Nomen im kindlichen Wortschatz dominieren und erst nach und nach Adjektive und Verben dazukommen. Weil die Kinder zu Beginn der sprachlichen Entwicklung nur wenige Funktionswörter einsetzen und die Verben noch nicht flektieren, tönt die Sprache wie Telegrammstil. Die Kombination der Wörter ist allerdings nicht völlig wahllos, sondern gehorcht bereits ersten grammatikalischen Regeln: „Papa kommt" (Handelnder – Handlung), „Papa Auto" (Besitzer – Besitz), „Suppe heiß" (Objekt – Attribut), „Hund da" (Objekt – Ort). Im Verlauf der frühen Kindheit kombinieren Kinder immer mehr Wörter miteinander, ihre Äußerungen werden entsprechend immer länger und komplexer.

4.7.2 Die große Variabilität des Spracherwerbes

Eine besondere Eigenschaft der Sprachentwicklung in den ersten Lebensjahren ist die außergewöhnlich große Spannbreite von Kind zu Kind (◘ Abb. 4.31). Sie ist auf die äußerst variable Entwicklungsgeschwindigkeit im Spracherwerb zwischen Kindern zurückzuführen. Während etwas weiter entwickelte Kinder bereits mit 1,5 Jahren über einen Wortschatz von etwa 200 Wörtern verfügen (90. Perzentile bei 600 geprüften Wörtern (Szagun 2016)), produzieren andere nur wenige Worte (10. Perzentile). Die Unterschiede im Sprachstand zwischen Kindern können im zweiten und dritten Lebensjahr fast ein ganzes Jahr betragen. Auch im Sprachverständnis zeigt sich eine ähnlich große Variabilität: Im Alter von zwölf Monaten verstehen 90 Prozent der Säuglinge in einem Satzverständnistest 25 Sätze, während die anderen zehn Prozent nur fünf Sätze verstehen können (Fenson et al. 1994). ◘ Abb. 4.31 zeigt die Variabilität in der

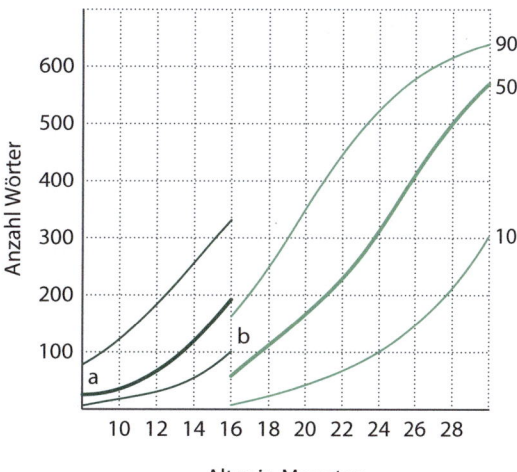

◘ **Abb. 4.31** Verstandene a und gesprochene b Wörter. Adaptiert aus Fenson et al. (1994); mit freundlicher Genehmigung von © John Wiley and Sons. All Rights Reserved

Sprachentwicklung anhand der Perzentilenkurven von gesprochenen und verstandenen Wörtern im ersten und zweiten Lebensjahr.

Die Sprachentwicklung wird von einer Reihe von Faktoren beeinflusst: Mädchen zeigen im frühen Kindesalter eine etwas schnellere Sprachentwicklung als Jungen. Auch verläuft die Sprachentwicklung von erstgeborenen Kindern und solchen aus einer Familie mit höherem Bildungsstand rascher als bei Zweit- und Drittgeborenen oder Kindern aus Familien mit niedrigem sozioökonomischem Status (Fenson et al. 1994; Szagun 2016). Man muss allerdings betonen, dass nur ein vergleichsweise geringer Anteil der Variabilität der Sprachentwicklung durch diese drei Faktoren erklärt wird (Szagun 2016). Der weitaus größte Teil der Variabilität zwischen Kindern wird durch anlagebedingte, biologische Faktoren bestimmt (▶ Kap. 2).

4.7.3 Sprachentwicklung durch soziale Interaktion

Wie aber lernt das Kind im zweiten Lebensjahr, worauf sich ein Wort bezieht, und wie erschließt es die Bedeutung eines neuen Wortes? Wie kann das Kind daraus folgern, worauf der Erwachsene sein Wort bezieht? Das Wortlernen im frühen Kindesalter findet weitgehend in der **Interaktion mit Bezugspersonen** statt. Die Kinder erfassen dabei die Blickrichtung, den Gesichtsausdruck und andere nichtsprachliche Hinweise der Erwachsenen. Das Kind nutzt also verschiedene Quellen aus der sozialen Interaktion und versteht auf diese Weise die Bedeutung von Wörtern.

Durch die soziale Interaktion und die gemeinsame (geteilte) Aufmerksamkeit auf ein Objekt oder eine Handlung werden die Voraussetzungen geschaffen, dass sich ein Kind Informationen über ein Objekt aneignet und schließlich neue Wörter lernt. Tatsächlich ist die Zeit, die ein Erwachsener gemeinsam mit einem Kind verbringt und während der sie die Aufmerksamkeit miteinander teilen, ein zentraler Prädiktor für eine erfolgreiche Sprachentwicklung (Carpenter et al. 1998). Es ist darum nicht erstaunlich, dass insbesondere Kinder mit einer Störung in der sozialen Interaktion und Problemen bei der geteilten Aufmerksamkeit – wie beispielsweise einer Autismus-Spektrum-Störung – Schwierigkeiten im Erlernen von neuen Wörtern haben (Preissler und Carey 2005).

4.7.4 Merkmale des frühen Spracherwerbes

Die Sprachentwicklung in der frühen Kindheit ist durch einige Besonderheiten charakterisiert, die im Folgenden dargestellt werden:

Zweiwort-Äußerungen: Zwischen 18 Monaten und dem zweiten Geburtstag zeigt das Kind die ersten Zweiwort-Äußerungen. Diese Fähigkeit ist weniger von der Entwicklung des Wortschatzes als vielmehr von der kognitiven Entwicklung abhängig. Zwischen dem 24. und 28. Monat bildet das Kind allmählich Mehrwort-Äußerungen, im Alter von vier Jahren dann meist korrekte Sätze, jedoch noch kaum Nebensätze.

Laute: Die ersten Wörter im Deutschen bestehen hauptsächlich aus Vokalen und den Konsonanten „p, b, d, t, m und n" (Fox-Boyer 2011). Erst im dritten Lebensjahr ist das Kind in der Lage, weitere Konsonanten zu bilden und diese auch zu verbinden (zum Beispiel „br, tr, bl und schm"). ◘ Tab. 4.1 illustriert die Entwicklung des Lautinventars in der frühen Kindheit.

Adjektive: Zweijährige Kinder verwenden kaum Adjektive; erst ab dem dritten Lebensjahr eignen sich die Kinder zunehmend Eigenschaftswörter an.

Verben: Die ersten Verbformen, die das Kind benutzt, bezeichnen seine unmittelbaren Tätigkeiten im Alltag (laufen, schlafen, essen). Zweijährige Kinder verwenden meist nur die Infinitivform. Die Beugung (Konjugation)

◘ **Tab. 4.1** Entwicklung des Lautinventars im Deutschen (nach Fox-Boyer 2011)

Alter (Jahr; Monat)	Laute (Konsonanten)
1;6–2;5	m n b p d
2;6–2;11	w f l t ng ch (ach) h k s r
3;0–3;5	j g pf
3;6–3;11	z ch (ich)
4;0–4;5	sch

Tab. 4.2 Entwicklung des Sprachverständnisses im frühen Kindesalter (nach Hachul und Schönauer-Schneider 2016)

Altersbereich	Meilensteine des Sprachverständnisses
12–18 Monate	Lautdifferenzierung nur noch in der Muttersprache, Verstehen von 60–200 Wörtern, Strategie des Schlüsselwortes
18–24 Monate	Verstehen von zwei sprachlichen Aussagen, erstmalige Kontrolle von Sprachverstehen, fragender Blick bei Nicht-Verstehen
2–3 Jahre	Verstehen von Wörtern unabhängig von der Situation, Fragealter („Warum-Fragen"), Zurückweisen von unlogischen Anweisungen
3–4 Jahre	Verstehen von Farbbezeichnungen, Verstehen von Pronomen, Verstehen von einfachen Geschichten, Beginnendes Nachfragen nach nicht-verstandenen Äußerungen

wie auch die verschiedenen Zeitformen der Tätigkeitswörter erwerben die Kinder zwischen 2,5 und 4,5 Jahren. In derselben Altersperiode zeigt sich auch erstmals eine Flexion der Verben (bellt, kommt, geht) und die Bildung des Partizips (geweint, geholt). Voraussetzungen dafür sind, dass das Kind sich selbst und andere Menschen als eigenständige Personen wahrnimmt sowie über einen Mengen- und einen Zeitbegriff verfügt.

Pronomen: Zweijährige Kinder sprechen von sich, indem sie ihren Vornamen benutzen. Im Verlauf des dritten Lebensjahres sind „mein" und „mir" diejenigen Fürwörter, die die Kinder zuerst verwenden. Es folgen „Du" und schließlich „Ich". Mit den ersten Mengenvorstellungen erschließt sich Kindern auch die Bedeutung der Wir-Form. Artikel im Akkusativ und Dativ (den, dem, einen, einem) sind im Deutschen schwierig zu unterscheiden und können von den meisten Kindern erst ab vier Jahren zugeordnet werden.

Kausalbegriffe: Das Bewusstwerden von Kausalzusammenhängen setzt im dritten und vierten Lebensjahr ein (▶ Abschn. 4.5.10): Die Kinder kommen ins **„Fragealter"**. Interessanterweise stellen einige Kinder **Warum-Fragen**, bevor sie die eigentliche Bedeutung dieses Wortes verstanden haben. Sie scheinen die Erfahrung gemacht zu haben, dass das Wort „Warum" die Kommunikation mit dem Gegenüber aufrechterhalten kann.

Pragmatik: Die Entwicklung der sprachlichen Pragmatik ist eng verknüpft mit den sozial-kognitiven Fähigkeiten und der Perspektivenübernahme (▶ Abschn. 4.8.2). Kinder lernen mit zunehmendem Alter, sich immer besser auf das Gegenüber einzustellen. So vereinfachen bereits vierjährige Kinder ihre Sprache, wenn sie mit jüngeren Kindern sprechen, und differenzieren diese Fähigkeit im Verlauf ihrer Entwicklung immer mehr aus (Shatz und Gelman 1973). Auch setzen sie im Rollenspiel zunehmend sprachliche Konventionen ein und passen ihre Kommunikation der entsprechenden Rolle an: So sprechen sie beispielsweise als Räuber mit einem harschen Tonfall und drücken sich als Verkäuferin höflich aus (Bock und Hornsby 1981).

Sprachverständnis: Während die Entwicklung des Sprachausdruckes und der Pragmatik in der Interaktion mit einem Kind recht zuverlässig erfasst werden kann, ist das Sprachverständnis deutlich weniger gut zugänglich und nur oberflächlich beschreibbar. ◻ Tab. 4.2 fasst die wichtigsten Meilensteine der rezeptiven Sprachentwicklung zusammen (Hachul und Schönauer-Schneider 2016).

4.8 Soziales Verhalten: Verständnis für das Selbst und das Gegenüber

Das Selbstverständnis und die Fähigkeit zur Perspektivenübernahme sind zusammen mit den emotionalen Fähigkeiten wichtige Voraussetzungen für die Entwicklung des sozialen Verhaltens in der frühen Kindheit.

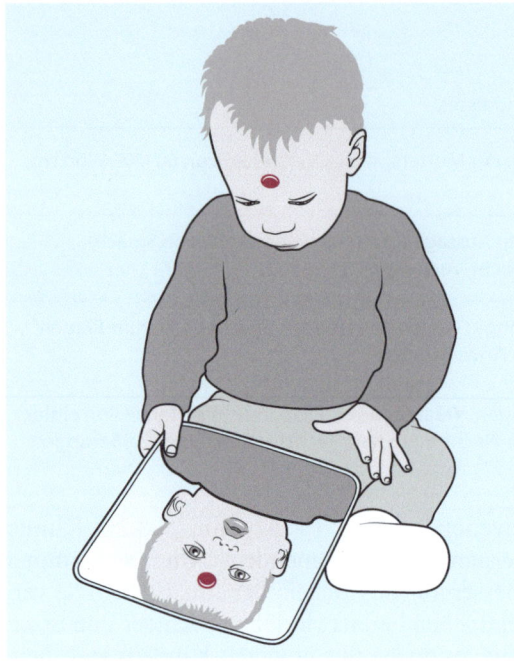

Abb. 4.32 Rouge-Test

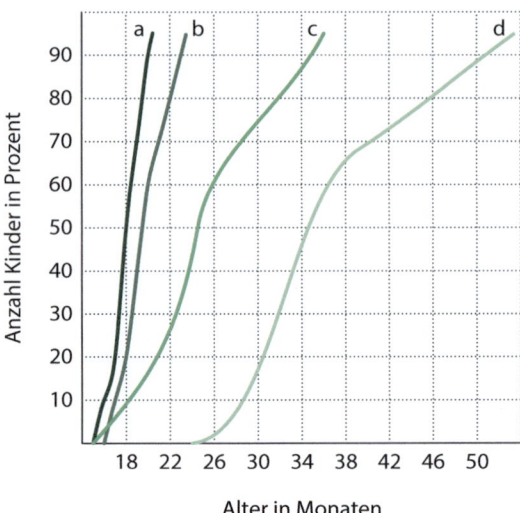

Abb. 4.33 Etappen der Selbstobjektivierung a Erkennen im Spiegel, b Erkennen auf einem Bild, c Benennen des Vornamens, d Gebrauch der Ich-Form. Aus den Zürcher Longitudinalstudien (Wehrle et al. 2021)

4.8.1 Das Selbstverständnis

Die Fähigkeit des Säuglings zur **Selbstwahrnehmung** differenziert sich im zweiten Lebensjahr weiter aus. So ist das Kind zunehmend in der Lage, sich selbst als „Objekt" zu sehen. Ein erster Hinweis für diese **Selbstobjektivierung** ist das Erkennen des eigenen Bildes im Spiegel, das mit dem sogenannten **Rouge-Test** erfasst wird (◘ Abb. 4.32). Dabei wird dem Kind unbemerkt ein roter Fleck auf das Gesicht getupft und seine Reaktion auf den Fleck im Spiegel beobachtet (Amsterdam 1972). Berührt das Kind das eigene Gesicht oder den Fleck, kann man mit Sicherheit sagen, dass es sich im Spiegel erkennt. Vor dem Alter von 14 Monaten können Kinder diese Aufgabe in der Regel noch nicht lösen, während sich mit 21 Monaten praktisch alle Kinder im Spiegel erkennen. Etwas später lernen sie auch, auf Fotografien oder Bildern sich selbst von anderen Personen zu unterscheiden (◘ Abb. 4.33).

Mit der zunehmenden Fähigkeit zur Selbstobjektivierung kann ein Kind auch das „Du" als weiteres abgrenzbares Objekt erkennen und somit „Ich" und „Du" voneinander unterscheiden. Die **„Ich-Du-Unterscheidung"** ermöglicht dem Kind, eigenes von fremdem Erleben und Handeln zu trennen (Bischof-Köhler 2011). Dies ist eine wichtige Voraussetzung für die Entwicklung der Empathie (▶ Abschn. 4.8.5).

Durch die Fortschritte in der Sprachentwicklung kann das Kind kurz nach dem Zeitpunkt des Erkennens im Spiegel seinen eigenen Namen nennen. So benutzen praktisch alle Kinder im Verlauf des dritten Lebensjahres ihren **eigenen Namen**. Zwischen dem Alter von zwei und vier Jahren verwenden sie dann auch das **Personalpronomen „Ich"** (◘ Abb. 4.33).

Im weiteren Verlauf der frühen Kindheit entwickelt das Kind eine Vorstellung über sich selbst, seine persönlichen Merkmale, Fähigkeiten, Neigungen, Interessen, Gefühle und Gedanken. So differenziert sich beispielsweise das Körperschema weiter aus, und das Kind kann seine Körperteile korrekt benennen. Somit entwickelt sich ein individuelles **Selbstkonzept**.

Die Ausbildung eines Selbstkonzeptes spielt eine bedeutende Rolle für die Entwicklung der kindlichen **Autonomie** – also dem Bewusstsein eines Kindes, dass es die Dinge selbst in die Hand nehmen, Einfluss ausüben, sich bei Konflikten durchsetzen und Probleme erfolgreich bewältigen kann. Die Entwicklung von Ichbewusstsein, Selbstkonzept und Autonomie des Kindes zeigt sich auch darin, dass es ab nun seinen Besitz verteidigen will und häufig das Wort „mein" benutzt. Die Erkenntnis des Kindes, einen eigenen Willen zu haben und ihn entsprechend durchsetzen zu können, äußert sich schließlich im **Trotzverhalten** (Abb. 4.34).

In dieser Phase des zweiten Lebensjahres fangen die Kinder an, die enge Bindung zu ihren Bezugspersonen langsam zu lösen. Stoßen sie bei diesem Entwicklungsschritt zur Autonomie auf Widerstand oder gelingt ihnen etwas nicht wie gewünscht, kann es zu heftigen Trotzreaktionen kommen. Das Kind schreit dabei, schlägt um sich und lässt sich kaum beruhigen. Die fortschreitende Autonomieentwicklung löst im Kind einen Rausch („Ich kann machen, was ich will") und gleichzeitig große Angst aus. Selbstbestimmung und Trennung kollidieren. Trotzen ist echte Verzweiflung des Kindes und darf nicht als Machtkampf betrachtet werden. Die Verhaltensweisen des Trotzens treten besonders im Alter zwischen zwei und vier Jahren als typisches Entwicklungsphänomen auf. Meist verschwindet das Trotzen mit Einsetzen der Fähigkeit zur Perspektivenübernahme. Die Häufigkeit von Trotzreaktionen und deren Intensität hängen aber auch von der Persönlichkeit des Kindes, seinem Temperament, den individuellen Fähigkeiten zur Emotionsregulation und dem Verhalten der Eltern ab.

> ▶ **Fallbeispiel: Trotzen und Selbstwirksamkeit**
>
> Dienstags und donnerstags geht die 2,5-jährige Mia in die Kita, weil die Mutter arbeitet. Es bleibt meist wenig Zeit zum Trödeln. Die Mutter will Mia schnell die Jacke anziehen und lässt sie dies nicht wie sonst selbst machen. Und sowieso wollte Mia auch lieber die andere Jacke, die sie bei der Großmutter liegen gelassen hat. Mia beginnt, zu schreien, und wirft sich auf den Boden.
>
> Besondere Situationen und Zeitdruck der Bezugspersonen können dazu führen, dass das Kind trotzt. Viele Eltern lernen aus der Erfahrung, schwierige Situationen vorherzusehen – aber es gelingt nicht immer. Trotzdem ist es wichtig, dem Kind immer wieder die Möglichkeit zu geben, die eigenen Autonomiebedürfnisse zu erfüllen und dabei Selbstwirksamkeit zu erfahren („Ich kann das"). ◀

Das Selbstkonzept ist eine Voraussetzung dafür, dass sich ein Kind an frühere Ereignisse erinnern kann und etwa im Alter von drei bis vier Jahren ein **autobiographisches Gedächtnis** entwickelt (Howe und Courage 1997). Kinder können sich bis zum dritten Lebensjahr nicht an Ereignisse ihrer ersten Lebensmonate erinnern („kleinkindliche Amnesie"), weil ihr Selbstkonzept bis zu diesem Zeitpunkt noch nicht stabil ist. Mit einem für ältere Kinder angepassten Rouge-Test wurde gezeigt, dass sie sich selbst erst im Alter von etwa drei Jahren in früher aufgenommenen Videoaufnahmen erkennen können, was auf die Stabilisierung des Selbstkonzeptes hinweist (Lemmon und Moore 2001). Die Entwicklung des autobiographischen Gedächtnisses hängt allerdings nicht nur vom Vorhandensein eines Selbstkonzeptes, sondern auch von der zunehmenden Kapazität des deklarativen Gedächtnisses sowie von Reifungsprozessen des Gehirns ab.

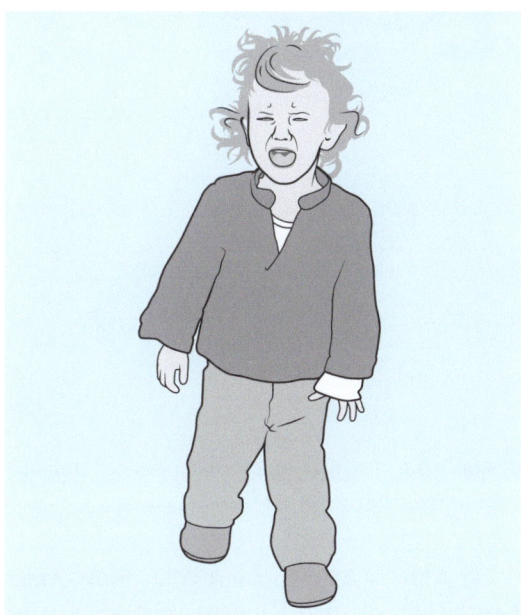

Abb. 4.34 Trotzen

4.8.2 Theory of Mind

Unter Theory of Mind versteht man die Einsicht des Kindes in die mentale Verfassung eines anderen Menschen (▶ Kap. 2). Die Kinder erkennen, dass ihre Mitmenschen eigene **Wünsche und Absichten (desires)** haben, aber auch, dass sie womöglich andere Dinge glauben sowie andere **Ansichten, Meinungen und Überzeugungen (beliefs)** besitzen. Verfügt ein Kind also über eine Theory of Mind, kann es Annahmen über die Gedanken und Gefühle anderer Menschen bilden. Es realisiert, dass es etwas weiß, was andere nicht wissen können. Auf diese Weise lernt es auch, das Verhalten von anderen Personen zu erklären. Zudem versteht es, dass andere Menschen auch **falsche Vorstellungen oder Überzeugungen (false beliefs)** haben können (Wimmer und Perner 1983). Mit dem Sally-Anne-Paradigma wurde ein aufschlussreicher Test entwickelt, der das Verständnis für falsche Überzeugungen eines Kindes aufdecken kann (◘ Abb. 4.35) (Baron-Cohen et al. 1985). Zahlreiche Studien mit diesem Paradigma und weiteren Untersuchungsaufgaben haben gezeigt, dass Kinder etwa im Alter zwischen drei und fünf Jahren beginnen, die falschen Überzeugungen eines anderen Menschen zu erkennen (Wellman et al. 2001).

> ▶ **Fallbeispiel: Verhalten von Anderen erklären**
>
> Die Mutter kocht das Abendessen. Adriana beobachtet, wie ihr Vater gerade mit dem Auto in die Garage gefahren ist. Nun sieht sie, wie die Mutter zum Telefon greift und den Vater anruft. „Warum sucht die Mutter den Vater im Büro, obwohl er gerade nach Hause gekommen ist?" Adriana kann das Verhalten der Mutter nur richtig interpretieren, wenn sie ihre Perspektive einnehmen und verstehen kann, dass die Mutter einerseits eine Absicht hat (ihm zu sagen, dass er auf dem Heimweg vom Büro noch etwas einkaufen soll) und andererseits eine feste Überzeugung hat (sie glaubt, dass er tatsächlich noch im Büro arbeitet), die aber nicht der Realität entspricht (weil er gerade nach Hause gekommen ist). Adriana muss demnach eine Theory of Mind besitzen, damit sie diese Situation verstehen kann. ◀

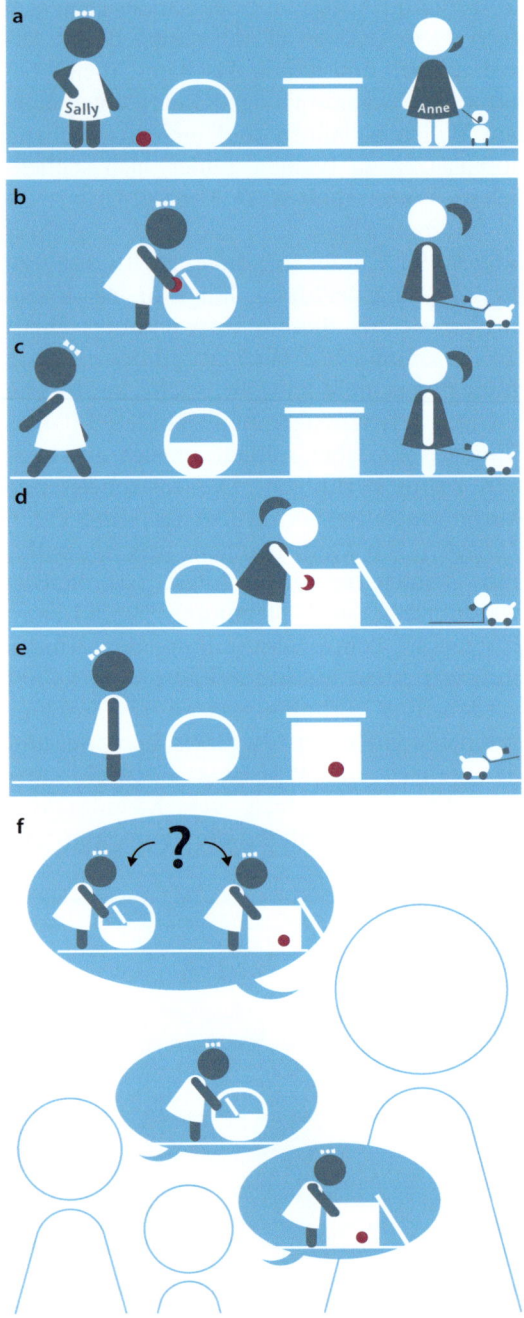

◘ **Abb. 4.35** Perspektivenübernahme erster Ordnung. Nach Baron-Cohen et al. (1985)

◘ Abb. 4.35 illustriert die **Sally-Anne-Geschichte**, die den Kindern vorgespielt wird: Sally legt einen roten Ball in einen Korb und geht nach draußen. In ihrer Abwesenheit versteckt Anne den Ball in einer Kiste und verlässt ebenfalls das Zimmer. Nach ihrer Rückkehr sucht Sally den Ball. Die Kinder werden nun gefragt, wo Sally den Ball suchen wird. Junge Kinder beantworten die Frage in den meisten Fällen falsch. Sie gehen davon aus, dass Sally den Ball in der Kiste suchen wird – also dort, wo sie gesehen haben, dass sich der rote Ball tatsächlich befindet. Die Kinder verhalten sich in diesen Fällen so wie „naive Realisten" (Bischof-Köhler 2011). Sie hinterfragen die Welt, wie sie ihnen erscheint, nicht und glauben nur genau das, was sie auch sehen. Sie verstehen noch nicht, dass ihre Vorstellungen nur Annahmen sind, die richtig oder auch falsch sein können. Erst ab etwa dem vierten Lebensjahr zeigt sich ein markanter Entwicklungsfortschritt: Die Kinder werden fähig, die Überzeugung von anderen Menschen zu erkennen und daraus auf deren Handlungen zu schließen.

Die Variabilität in der Entwicklung der Theory of Mind ist sehr groß. Abb. 4.36 illustriert diese umfangreiche Bandbreite im Auftreten der Theory of Mind (untersucht mittels Sally-Anne-Paradigma und dem Smarties-Test) bei normal entwickelten Kindern sowie bei Kindern mit einer Autismus-Spektrum-Störung in Abhängigkeit des sprachlichen Entwicklungsalters (Happe 1995). Es gibt demnach Kinder, die bereits im dritten Lebensjahr falsche Vorstellungen von anderen Personen realisieren können; andere Kinder hingegen sind dazu erst ab fünf Jahren in der Lage. Autistische Kinder ohne kognitive Entwicklungsstörung lösen die Aufgabe der Sally-Anne-Geschichte deutlich verzögert, zum Teil erst im Verlauf der Adoleszenz oder noch später.

Allerdings gibt es in der Literatur schon seit langem eine Debatte darüber, ob Kinder tatsächlich erst frühestens ab dem dritten Lebensjahr eine Theory of Mind entwickeln oder nicht bereits früher. Einzelne Autoren äußern, dass Kinder schon vor dem zweiten Geburtstag über die Fähigkeit verfügen, Absichten für die Handlungen von anderen Personen zu erkennen (Wellman 1985). Tatsächlich zeigen viele Studien (Sodian 2008), dass sich das Verstehen von Wünschen und Absichten anderer Personen früher entwickelt als das Verständnis von Überzeugungen und Vorstellungen. So geben bereits Kinder ab dem Alter von 18 Monaten den Personen mit einer Vorliebe für Gemüse einen Teller Brok-

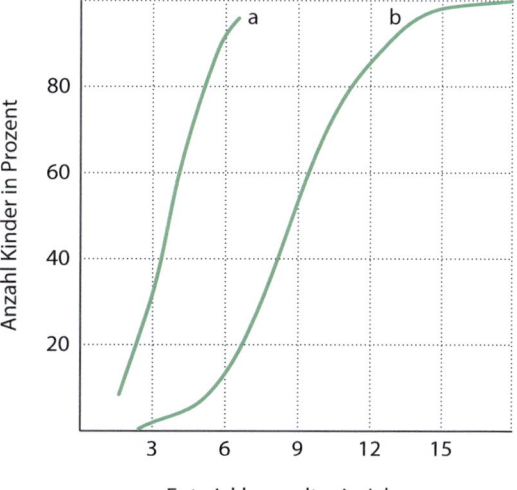

Abb. 4.36 Normen der Perspektivenübernahme. Nach Happe 1995; mit freundlicher Genehmigung von © John Wiley and Sons. All Rights Reserved

koli, obschon sie selbst lieber Kekse essen würden (Repacholi und Gopnik 1997). Kinder mit 14 Monaten geben der anderen Person noch Kekse und ignorieren den Brokkoli. Zu diesem Verstehen von Wünschen anderer Menschen passt auch, dass die Kinder im Verlauf zuerst die Verben des Wünschens einsetzen (beispielsweise wollen, mögen, wünschen) und erst später solche des Denkens benutzen (zum Beispiel glauben, denken, wissen (Bartsch und Wellman 1989)).

> **Ein alternativer Theory of Mind-Test: der Smarties-Test**
> Beim Smarties-Test muss das Kind keine Geschichte verstehen, sondern seine ursprünglich eigene falsche Überzeugung erkennen (Perner et al. 1987). Dabei wird den Kindern gezeigt, dass eine Smarties-Schachtel wider Erwarten keine Smarties, sondern Bleistifte enthält. Nun müssen die Kinder angeben, was eine andere Person, die nicht in die Schachtel schauen durfte, über den Inhalt dieser Smarties-Schachtel denkt. Ab dem Alter von drei bis fünf Jahren geben Kinder in der Regel an, dass auch andere Personen, die nicht in die Schachtel schauen konnten,

> nicht wissen, dass diese Bleistifte enthält. Sie vergegenwärtigen auf diese Weise ihre vorherige falsche Überzeugung.

Das Vorhandensein einer Theory of Mind wirkt sich ganz wesentlich auf den Alltag eines Kindes aus, besonders auf sein Spielverhalten und die Kommunikation mit anderen Personen. So spielen zweijährige Kinder in der Regel allein oder im Parallelspiel (Parten und Newhall 1943) und noch kaum mit anderen Kindern. Mit dem Einsetzen einer Theory of Mind werden die kindlichen Spielaktivitäten zunehmend sozial und richten sich nach den Bedürfnissen von anderen Kindern aus.

Auch können jüngere Kinder den Wissensstand ihres Gesprächspartners meist noch nicht berücksichtigen. Im Gespräch setzen sie gewisse Sachverhalte als bekannt voraus. Sie nehmen an, dass der Gesprächspartner über das gleiche Wissen verfügt wie sie selbst. Bei gleichaltrigen Vorschulkindern ist darum ein Gespräch meist nicht aufeinander bezogen. Ein wechselseitiges Gespräch und Rollenspiele entstehen also erst, wenn das Kind über eine Theory of Mind verfügt und die Perspektive der Anderen einnehmen kann.

> **Gespräche unter gleichaltrigen Vorschulkindern**
> Ein Gespräch zwischen zwei gleichaltrigen Kindern ohne Theory of Mind ist meist nicht aufeinander bezogen, weil jedes von seiner eigenen Perspektive ausgeht. Während das eine Kind dem anderen erklärt „Das ist mein Auto", mag das andere Kind darauf erwidern „Ich habe jetzt Hunger". Beide Kinder kümmern sich nicht um die Perspektive des anderen und sind nach Piaget „egozentrisch" (Piaget 1975).

4.8.3 Emotionen ausdrücken und verstehen

Während sich Basisemotionen wie Freude, Ärger oder Trauer beim Säugling bereits im ersten Lebensjahr zeigen (▶ Kap. 3), treten die komplexen Emotionen wie Neid, Schuld oder Stolz erst in der frühen Kindheit auf. Dabei hängen Ausdrucksweise und Verständnis dieser Emotionen auch davon ab, wie zum einen die sozial-kognitiven Fähigkeiten entwickelt sind und ob zum anderen ein Kind die sozialen Regeln und Werte der jeweiligen Kultur bereits verinnerlicht hat (Eisenberg 2000). Neid kann beispielsweise nur entstehen, wenn das Kind über ein Ichbewusstsein verfügt und sich in die Perspektive einer anderen Person hineinversetzen kann. Außerdem kann sich ein Kind nur schuldig fühlen oder für etwas schämen, wenn es über ein inneres Wertesystem und ein Ichbewusstsein verfügt, sich seiner selbst also bewusst ist (Izard 1991). Stolz ist eine „selbstbezogene" Emotion und entsteht, wenn ein Kind glaubt, dass ihm etwas gelungen ist, das den sozialen Erwartungen entspricht.

Im Verlauf des dritten Lebensjahres beginnen Kinder, die Gefühle von anderen Menschen korrekt zu bezeichnen und entsprechend zuzuordnen (Borke 1971). Sie interpretieren dabei die Emotionen besonders über die Mimik des Gegenübers (Chronaki et al. 2015). Darum gelingt es ihnen leichter, Emotionen mit intensivem Charakter wie Freude oder Ärger zu erkennen – im Gegensatz zu weniger offensichtlichen Gefühlen wie Traurigkeit. Mit zunehmendem Alter und kognitiven Fähigkeiten lernen sie, auch Stimmlage, Körperhaltung und situative Informationen beim Erkennen von Emotionen miteinzubeziehen.

Das visuelle Erkennen von Emotionen anderer Personen auf Fotografien entwickelt sich früher als das sprachliche Benennen der Gefühle (Denham 1998). So können bereits zweijährige Kinder das Gefühl von Ärger auf Bildern korrekt zuordnen, aber erst im Alter von fünf Jahren nach einer Fotovorlage richtig benennen. Die Entwicklung der Sprache ist also die Voraussetzung dafür, dass ein Kind die Gefühle von anderen Personen benennen und auch über die eigenen Emotionen sprechen kann.

4.8.4 Emotionsregulation und Bedürfnisaufschub

In den ersten Lebensjahren sind Kinder noch nicht in der Lage, die erlebten Gefühle und den entsprechenden emotionalen Ausdruck zu trennen. Der Gesichtsausdruck ist eine direkte Folge des Erlebten. Sie können ihre Emotionen gegenüber Außenstehenden noch nicht verbergen, ihren Ausdruck noch nicht entsprechend manipulieren (zum Beispiel so tun, als ob sie nicht traurig wären) und als Mittel der nicht-sprachlichen Kommunikation einsetzen. **Diese fremdbezogene Emotionsregulation** zeigt sich erst zu Beginn der mittleren Kindheit. Im Gegensatz dazu entwickelt sich die **selbstbezogene emotionale Regulation** schon früher; die Kinder lernen, bis zu einem gewissen Grad ihre Emotionen selbst zu steuern. Sie können sich beispielsweise bei Wut und Ärger selbst beruhigen.

Ein wichtiger Meilenstein in der Entwicklung der Emotionsregulation ist das Auftreten der Fähigkeit zum **Bedürfnis- oder Belohnungsaufschub**. Zu dieser Form der selbstbezogenen Emotionsregulation gehört beispielsweise, eine unangenehme Situation oder auch Frustrationen über längere Zeit aushalten zu können oder besonderen Verlockungen zu widerstehen.

Bereits 18 Monate alte Kinder können bis zu einer halben Minute warten, bevor sie mit einem attraktiven Spielzeug zu spielen beginnen, ein eingepacktes Geschenk öffnen oder eine versteckte Rosine suchen. Diese **emotionale Selbstregulation** entwickelt sich in der Folge weiter. So können 2,5-jährige Kinder beim gleichen Experiment schon drei Minuten warten (Vaughn et al. 1984).

Die Fähigkeit zum Belohnungsaufschub im frühen Kindesalter wurde mit einem Paradigma untersucht, das unter der Bezeichnung „Marshmallow-Test" populär wurde. Studien haben gezeigt, dass ein Belohnungsaufschub im frühen Kindesalter mit einer größeren Frustrationstoleranz und einem höheren Selbstwertgefühl im Verlauf der weiteren Entwicklung assoziiert ist (Shoda et al. 1990).

Marshmallow-Test

Mit dem Marshmallow-Test des Psychologen Walter Mischel (1930–2018) wird die Fähigkeit zum Belohnungsaufschub geprüft (Shoda et al. 1990; Mischel et al. 1989). Dabei werden dem Kind zwei Alternativen angeboten: entweder eine kleine, unmittelbare Belohnung oder eine große Belohnung nach einer bestimmten Zeit des Wartens. Will das Kind die große Belohnung erhalten (zum Beispiel mehrere Marshmallows), dann muss es für eine ihm nicht bekannte Dauer seinen inneren Drang kontrollieren, die kleine Belohnung (ein einziges Marshmallow) zu essen. Studien konnten zeigen, dass Kinder mit zunehmendem Alter den Belohnungsaufschub wählen.

4.8.5 Entwicklung von Empathie und prosozialem Verhalten

Im Verlauf des zweiten Lebensjahres lassen sich Kinder nicht mehr wie Säuglinge von den Gefühlen Anderer anstecken (Gefühlsansteckung). Sie beginnen vielmehr, sich in die Gefühle einer anderen Person hineinzufühlen und mitzuempfinden. Sie entwickeln die Fähigkeit der **emotionalen Perspektivenübernahme** und zeigen **Empathie** (▶ Kap. 2). Diesen Entwicklungsschritt vollziehen sie allerdings erst, wenn sie in der Lage sind, „Ich" und „Du" voneinander zu unterscheiden, und eine **Selbstobjektivierung** erlangt haben (Hoffman 1984).

Die emotionale Perspektivenübernahme und das empathisch empfundene Unbehagen angesichts der Notlage einer anderen Person führen zu Mitgefühl und Mitleid für diese Person sowie zu entsprechenden Handlungen, die die Notlage des Anderen beseitigen sollen. Man nennt diese Handlungen auch **prosoziale Verhaltensweisen**. Die Kinder reagieren dann nicht mehr nur mit Not und Verzweiflung auf die Traurigkeit des Gegenübers, sondern versuchen, den Anderen durch Ablenken oder Trösten aus der Traurigkeit herauszuholen.

Kinder sind zwar gegen Ende des ersten Lebensjahres in Ansätzen in der Lage, prosozial zu handeln, indem sie einer anderen Person beispielsweise Objekte anbieten (Warneken und Tomasello 2006); komplexere prosoziale Handlungen zeigen sich jedoch erst mit Entwicklung der Selbstobjektivierung ab dem zweiten Lebensjahr (Zahnwaxler et al. 1992). Dieser Entwicklungsschritt führt beim Kind zur Einsicht, dass es um das Gefühl einer anderen Person geht und nicht um das eigene. Das Kind lernt so, die Gefühle der anderen Person zu erkennen und sich in deren Emotionen hineinzuversetzen und mitzuempfinden. Diese emotionale Perspektivenübernahme ist eine wichtige Voraussetzung für das prosoziale Verhalten.

Prosoziale Handlungen und Mitgefühl entstehen aber nur, wenn der Hilfsempfänger für das Kind auch vertrauenswürdig ist. Außerdem muss das Kind ein Gefühl für Autonomie, Selbstwirksamkeit und Kompetenz entwickelt haben. So können Kleinkinder zwar empathisch berührt sein, aber noch nicht wissen, auf welche Weise sie helfen sollen, weil ihnen gewisse Kompetenzen und Hilfestrategien fehlen. Mit zunehmendem Alter und der Ausdifferenzierung der sozioemotionalen Fähigkeiten wie der Theory of Mind beginnen sie, komplexere soziale Situationen zu erfassen und sich in die entsprechenden Gefühle von Anderen hineinzufühlen (Bischof-Köhler 2011). Dies führt zu vielfältigeren Hilfeleistungen – wie beispielsweise andere Personen zu loben, Rücksicht auf Andere zu nehmen oder sich für Andere einzusetzen (Eisenberg und Fabes 1998).

Allerdings zeigt die Bereitschaft für prosoziales Verhalten eine außerordentlich große Variabilität von Kind zu Kind. Die Gründe dafür sind einerseits seine individuellen, genetischen Voraussetzungen, aber auch bestimmte Umweltfaktoren (Knafo und Plomin 2006). Verschiedene Studien haben gezeigt, dass Hormone wie Endorphin, Oxytocin und Dopamin die Ausprägung von sozialen sowie emotionalen Fähigkeiten und Verhaltensweisen beim einzelnen Kind beeinflussen (Pearce et al. 2017). Aber auch die Umwelt prägt das soziale Verhalten eines Kindes. Der wichtigste Umweltfaktor sind die Sozialisationsprozesse innerhalb der Familie. Dabei spielen die Eltern als Vorbilder mit ihrem eigenen Verhalten eine zentrale Rolle. Sie ermöglichen dem Kind Lerngelegenheiten für prosoziales Verhalten und steuern das gewünschte Verhalten durch erzieherische Maßnahmen. Dass sich Kinder im Verlauf ihrer Entwicklung überwiegend prosozial verhalten, zeigt, wie stark der Einfluss des sozialen Lernens ist.

4.8.6 Das Bindungsbedürfnis

Kinder haben ein angeborenes Bedürfnis nach Geborgenheit, Nähe und Sicherheit. Diese Grundbedürfnisse sind eine Voraussetzung für das Wohlbefinden eines Kindes. Bereits nach der Geburt zeigen die Kinder ein Bedürfnis, sich an diejenigen Personen zu binden, die diese Grundbedürfnisse decken. Das **Bindungsbedürfnis** ist im Säuglingsalter und in der frühen Kindheit am ausgeprägtesten. Die Bindung ist dabei ganz auf seine Bezugspersonen innerhalb der Kernfamilie ausgerichtet. Eine starke Bindung an die Bezugspersonen kann sich in der Praxis beispielsweise durch eine große Schüchternheit gegenüber nicht vertrauten Personen äußern. Eltern beschreiben diese Kinder häufig auch als Stubenhocker oder als überempfindlich, weil sie jeweils kleinste Ereignisse zum Anlass nehmen, Nähe, Zuwendung und Körperkontakt zu erhalten. Außerdem neigen Kinder mit einem hohen Bedürfnis nach Geborgenheit, Nähe und Sicherheit häufiger dazu, nachts das Elternbett aufzusuchen (▶ Abschn. 4.4.3). Laut Zürcher Longitudinalstudien schlafen fast 40 Prozent der Vierjährigen gelegentlich im Elternbett, zwölf Prozent sogar regelmäßig (◘ Abb. 4.37) (Jenni et al. 2005).

Schlafen im Elternbett ist in der westlichen Welt ein relativ häufiges Phänomen in der frühen Kindheit und ein zuverlässiges Maß für das individuelle Bindungsbedürfnis (Jenni und O'Connor 2005). Einem Kind, das im Elternbett übernachtet, fällt es im Allgemeinen schwer, sich abends von den Eltern zu trennen oder nachts, wenn es aufwacht, mit dem Alleinsein zurechtzukommen.

Manchmal hilft ihm dabei auch ein bestimmtes Objekt, um besser mit Trennungs-

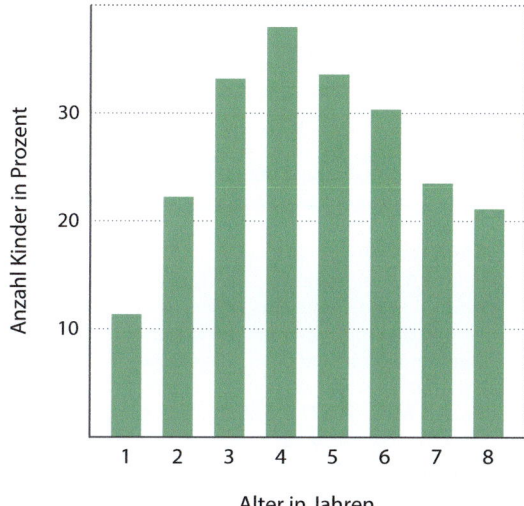

Abb. 4.37 Schlafen im Elternbett. Daten aus den Zürcher Longitudinalstudien (Jenni et al. 2005)

situationen umzugehen. Der Kinderarzt Donald Winnicot (1896–1971) bezeichnete solche Gegenstände als **Übergangsobjekte** (Winnicott 1953). Dabei vermittelt ein Objekt – wie beispielsweise eine Schmusedecke oder ein Teddybär – dem Kind eine innere Vorstellung der Bindung an die Bezugsperson, wenn diese in der Nacht oder auch tagsüber nicht anwesend ist. Übergangsobjekte sind eine Art „Elternersatz auf Zeit", auf den das Kind seine Bedürfnisse, Wünsche, Schmerzen und Ängste übertragen kann, wenn Bezugspersonen nicht unmittelbar verfügbar sind. Außerdem können Übergangsobjekte auf das Kind beruhigend wirken, wenn es müde ist oder sich wehgetan hat.

John Bolwby nannte das Übergangsobjekt entsprechend **Bindungsobjekt** und war der Ansicht, dass Kinder weniger stark daran gebunden sind, wenn sie weniger von der Mutter getrennt sind und vermehrt Körperkontakt haben (Bowlby 1958). Das Kind scheint also mit einem Übergangsobjekt zumindest teilweise sein Bindungsbedürfnis kompensieren zu können. Diese Sicht passt zur Tatsache, dass in Kulturen, in denen Kinder bei den Bezugspersonen im Elternbett schlafen (beispielsweise in Asien), Übergangsobjekte weniger verbreitet sind als in Regionen, die schon früh Autonomie und Selbstständigkeit des Kindes fordern (zum Beispiel in den USA und

Europa). So zeigen Studien, dass in den westlichen Ländern etwa zwei Drittel, in Asien jedoch nur etwa ein Drittel aller Kinder ein Übergangsobjekt haben (Jenni und O'Connor 2005).

▶ **Fallbeispiel: Übergangsobjekt in der Kinderkrippe**

Die Mutter des zweijährigen Alexander erwähnte beim Erstgespräch vor Eintritt in die Kinderkrippe, dass ihr Junge ein Kuscheltier als ständigen Begleiter brauche. Während der Eingewöhnung zusammen mit der Mutter hatte Alexander das Kuscheltier immer dabei, ließ es jedoch häufig bei der Mutter liegen und erkundete offen und neugierig die Krippe. Die Eingewöhnungszeit lief problemlos und konnte bereits nach zwei Wochen abgeschlossen werden. Allerdings wurde danach das Kuscheltier wieder wichtiger. Nachdem die Mutter sich jeweils am Morgen von der Krippe entfernte, klammerte er sich verzweifelt an sein Übergangsobjekt. Nur durch ein spezielles Ritual war es schließlich möglich, dass Alexander sein Kuscheltier während Aktivitäten oder der Essenszeit weglegte. Dazu brachte er es zusammen mit der Erzieherin in sein Fach am Eingang der Krippe. Einige Zeit später war Alexander in der Lage, sein Kuscheltier vor gemeinsamen Aktivitäten in der Krippe selbstständig in sein Fach zu legen, und benötigte die Unterstützung der Erzieherin nicht mehr. ◄

Literatur

Adolph KE, Cole WG, Komati M, Garciaguirre JS, Badaly D, Lingeman JM, Chan GLY, Sotsky RB (2012) How do you learn to walk? Thousands of steps and dozens of falls per day. Psychol Sci 23(11):1387–1394

Alexander GM, Hines M (2002) Sex differences in response to children's toys in nonhuman primates (Cercopithecus aethiops sabaeus). Evol Hum Behav 23(6):467–479

Althoff T, Sosic R, Hicks JL, King AC, Delp SL, Leskovec J (2017) Large-scale physical activity data reveal worldwide activity inequality. Nature 547(7663):336–339

Amsterdam B (1972) Mirror self-image reactions before age 2. Dev Psychobiol 5(4):297–305

Annett M (2004) Hand preference observed in large healthy samples: classification, norms and interpre-

tations of increased non-right-handedness by the right shift theory. Br J Psychol 95:339–353
Bachmann HI (1985) Malen als Lebensspur. Die Entwicklung kreativer bildlicher Darstellung. Ein Vergleich mit den frühkindlichen Loslösungs- und Individuationsprozessen. Klett, Stuttgart
Bareis A (2008) Vom Kritzeln zum Zeichnen und Malen, 12. Aufl. Auer Verlag GmbH, Donauwörth
Barnett LA (1991) The playful child-measurement of a disposition to play. Play & Culture 4(1):51–74
Baron-Cohen S, Leslie AM, Frith U (1985) Does the autistic-child have a theory of mind? Cognition 21(1):37–46
Barr R (2013) Memory constraints on infant learning from picture books, television, and touchscreens. Child Dev Perspect 7(4):205–210
Barr R, Dowden A, Hayne H (1996) Developmental changes in deferred imitation by 6- to 24-month-old infants. Infant Behav Dev 19(2):159–170
Barr R, Linebarger DN (2017) Media exposure during infancy and early childhood. SpringerNature, Cham
Bartsch K, Wellman H (1989) Young childrens attribution of action to beliefs and desires. Child Dev 60(4):946–964
Becker J (1989) Preschoolers use of number words to denote one-to-one correspondence. Child Dev 60(5):1147–1157
Bischof-Köhler D (2000) Kinder auf Zeitreise: Theory of Mind, Zeitverständnis und Handlungsorganisation. Hans Huber, Bern
Bischof-Köhler D (2011) Soziale Entwicklung in Kindheit und Jugend. Bindung, Empathie, Theory of Mind. W. Kohlhammer, Stuttgart
Blum NJ, Taubman B, Nemeth N (2003) Relationship between age at initiation of toilet training and duration of training: a prospective study. Pediatrics 111(4):810–814
Bock JK, Hornsby ME (1981) The development of directives – how children ask and tell. J Child Lang 8(1):151–163
Bonhoeffer J, Jenni O (2018) Das frühkindliche Spielverhalten – Ein Spiegel der kognitiven Entwicklung. Pädiatrie up2date 13:303–321
Borke H (1971) Interpersonal perception of young children – egocentrism or empathy. Dev Psychol 5(2):263–269
Bowlby J (1958) The nature of the childs tie to his mother. Int J Psychoanal 39(5):350–373
Bullock M, Gelman R, Baillargeon R (1982) The development causal reasoning. In: Friedman WJ (Hrsg) The developmental psychology of time. Academic Press, New York, S 209–254
Bundy AC, Waugh K, Brentnall J (2009) Developing assessments that account for the role of the environment: an example using the test of playfulness and test of environmental supportiveness. OTJR 29(3):135–143
Burghardt GM (2011) Defining and recognizing play. Oxford handbook of the development of play. Oxford University Press, New York

Campbell JM, Marcinowski EC, Michel GF (2018) The development of neuromotor skills and hand preference during infancy. Dev Psychobiol 60(2):165–175
Carey S, Bartlett E (1978) Acquiring a single new word. Papers and Reports on Child Language Development 15:17–29
Carpenter M, Nagell K, Tomasello M (1998) Social cognition, joint attention, and communicative competence from 9 to 15 months of age. Monogr Soc Res Child Dev 63(4):1–143
Chiarello LA, Huntington A, Bundy A (2006) A comparison of motor behaviors, interaction, and playfulness during mother-child and father-child play with children with motor delay. Phys Occup Ther Pediatr 26(1–2):129–151
Chouinard MM (2007) Children's questions: a mechanism for cognitive development. Monogr Soc Res Child Dev 72(1):1–112
Chronaki G, Hadwin JA, Garner M, Maurage P, Sonuga-Barke EJS (2015) The development of emotion recognition from facial expressions and non-linguistic vocalizations during childhood. Br J Dev Psychol 33(2):218–236
Connellan J, Baron-Cohen S, Wheelwright S, Batki A, Ahluwalia J (2000) Sex differences in human neonatal social perception. Infant Behav Dev 23(1):113–118
Courage ML, Howe ML (2002) From infant to child: the dynamics of cognitive change in the second year of life. Psychol Bull 128(2):250–277
de Onis M, Onyango AW, Borghi E, Siyam A, Nishida C, Siekmann J (2007) Development of a WHO growth reference for school-aged children and adolescents. Bull World Health Organ 85(9):660–667
Dehaene S (2011) The number sense: how the mind creates mathematics (Revised and updated edition). Oxford University Press, Oxford
Denham SA (1998) Emotional development in young children. Guilford, New York
Devries MW, Devries MR (1977) Cultural relativity of toilet training readiness – perspective from eastafrica. Pediatrics 60(2):170–177
Dias MG, Harris PL (1988) The effect of make-believe play on deductive reasoning. Br J Dev Psychol 6:207–221
Eaton WO, Enns LR (1986) Sex-differences in human motor-activity level. Psychol Bull 100(1):19–28
Eaton WO, McKeen NA, Campbell DW (2001) The waxing and waning of movement: implications for psychological development. Dev Rev 21(2):205–223
Eisenberg N (2000) Emotion, regulation, and moral development. Annu Rev Psychol 51:665–697
Eisenberg N, Fabes RA (1998) Prosocial development. In: Damon W, Eisenberg N (Hrsg) Handbook of child psychology: vol III. Social, emotional, and personality development, 5. Aufl. Wiley, New York, S 701–778
Engelhardt LE, Briley DA, Mann FD, Harden KP, Tucker-Drob EM (2015) Genes unite executive functions in childhood. Psychol Sci 26(8):1151–1163
Ertem IO, Krishnamurthy V, Mulaudzi MC, Sguassero Y, Balta H, Gulumser O, Bilik B, Srinivasan R,

Johnson B, Gan G, Calvocoressi L, Shabanova V, Forsyth BWC (2018) Similarities and differences in child development from birth to age 3 years by sex and across four countries: a cross-sectional, observational study. Lancet Glob Health 6(3):e279–e291

Fay-Stammbach T, Hawes DJ, Meredith P (2014) Parenting influences on executive function in early childhood: a review. Child Dev Perspect 8(4):258–264

Fein GG (1981) Pretend play in childhood – an integrative review. Child Dev 52(4):1095–1118

Fenson L, Dale PS, Reznick JS, Bates E, Thal DJ, Pethick SJ (1994) Variability in early communicative development. Monogr Soc Res Child Dev 59(5):1–173

Flavell JH, Everett BA, Croft K, Flavell ER (1981) Young childrens knowledge about visual-perception – further evidence for the level 1-level 2 distinction. Dev Psychol 17(1):99–103

Fox-Boyer AV (2011) Kindliche Aussprachestörungen: Phonologischer Erwerb, Differenzialdiagnostik, Therapie. Schulz-Kirchner, Idstein

Friedman WJ (2000) The development of children's knowledge of the times of future events. Child Dev 71(4):913–932

Fuson KC (1988) Children's counting and concepts of number. Springer, New York

Garza C, de Onis M, Martorell R, Dewey KG, Black M (2006) Assessment of sex differences and heterogeneity in motor milestone attainment among populations in the WHO Multicentre Growth Reference Study. Acta Paediatr 95:66–75

Geary DC (2000) From infancy to adulthood: the development of numerical abilities. Eur Child Adolesc Psychiatry 9:11–16

Gelman R, Meck E (1983) Preschoolers counting – principles before skill. Cognition 13(3):343–359

Gelman SA, Coley JD (1990) The importance of knowing a dodo is a bird – categories and inferences in 2-year-old children. Dev Psychol 26(5):796–804

Gopnik A, Meltzoff A (1987) The development of categorization in the 2nd year and its relation to other cognitive and linguistic developments. Child Dev 58(6):1523–1531

Goswami U, Brown AL (1990) Melting chocolate and melting snowmen – analogical reasoning and causal relations. Cognition 35(1):69–95

Hachul C, Schönauer-Schneider W (2016) Sprachverstehen bei Kindern: Grundlagen, Diagnostik und Therapie, 2. Aufl. Elsevier, Urban & Fischer, München

Happe FGE (1995) The role of age and verbal-ability in the theory of mind task-performance of subjects with autism. Child Dev 66(3):843–855

Hoffman ML (1984) Interaction of affect and cognition in empathy. In: Izard C, Kagan J, Zajonc R (Hrsg) Emotions, cognition, and behavior. Cambridge University Press, New York, S 103–131

Howe ML, Courage ML (1997) The emergence and early development of autobiographical memory. Psychol Rev 104(3):499–523

Iglowstein I, Jenni OG, Molinari L, Largo RH (2003) Sleep duration from infancy to adolescence: reference values and generational trends. Pediatrics 111(2):302–307

Iwaniuk AN, Nelson JE, Pellis SM (2001) Do big-brained animals play more? comparative analyses of play and relative brain size in mammals. J Comp Psychol 115(1):29–41

Izard CE (1991) Emotions, personality, and psychotherapy. The psychology of emotions. Plenum Press, New York

Jenni O (2013) Wie Kinder die Welt abbilden – und was man daraus folgern kann. Pädiatrie up2date 3:227–253

Jenni O, Benz C (2007) Schlafstörungen. Pädiatrie up2date 4:309–333

Jenni OG, Chaouch A, Caflisch J, Rousson V (2013) Infant motor milestones: poor predictive value for outcome of healthy children. Acta Paediatr 102(4):e181–e184

Jenni OG, Fuhrer HZ, Iglowstein I, Molinari L, Largo RH (2005) A longitudinal study of bed sharing and sleep problems among Swiss children in the first 10 years of life. Pediatrics 115(1):233–240

Jenni OG, LeBourgeois MK (2006) Understanding sleep-wake behavior and sleep disorders in children: the value of a model. Curr Opin Psychiatr 19(3):282–287

Jenni OG, O'Connor BB (2005) Children's sleep: an interplay between culture and biology. Pediatrics 115(1):204–216

Jensen JL, Korff T (2004) Adapting to changing task demands: variability in children's response to manipulations of resistance and cadence during pedaling. Res Q Exerc Sport 75(4):361–369

Kakebeeke TH, Caflisch J, Chaouch A, Rousson V, Largo RH, Jenni OG (2013) Neuromotor development in children. Part 3: motor performance in 3-to 5-year-olds. Dev Med Child Neurol 55(3):248–256

Kakebeeke TH, Caflisch J, Locatelli I, Rousson V, Jenni OG (2012) Improvement in gross motor performance between 3 and 5 years of age. Percept Motor Skills 114(3):795–806

Kakebeeke TH, Knaier E, Chaouch A, Caflisch J, Rousson V, Largo RH, Jenni OG (2018) Neuromotor development in children. Part 4: new norms from 3 to 18 years. Dev Med Child Neurol 60(8):810–819

Kellogg R (1970) Analyzing Children's Art. Mayfield Publishing Company, Mountain View, CA, USA

Klackenberg G (1971) Rhythmic movements in infancy and early childhood. Acta Paediatr Scand 224:74–82

Knafo A, Plomin R (2006) Prosocial behavior from early to middle childhood: Genetic and environmental influences on stability and change. Dev Psychol 42(5):771–786

Krasnor LR, Pepler DJ (1980) The study of children's play: some suggested future directions. Children's play: New directions for child development. Jossey-Bass, San Francisco

Kraus E (2018) Zwischen Links- und Rechtshändigkeit. Springer, Heidelberg

Krueger PM, Friedman EM (2009) Sleep duration in the United States: a cross-sectional population-based study. Am J Epidemiol 169(9):1052–1063

Landis L (2010) Die Menschzeichnung in der pädiatrischen Vorsorgeuntersuchung. Dissertation an der medizinischen Fakultät der Universität Zürich, Zürich

Largo RH (2017) Das passende Leben: Was unsere Individualität ausmacht und wie wir sie leben können. S. Fischer, Frankfurt am Main

Largo RH, Howard JA (1979) Developmental progression in play-behavior of children between 9 and 30 months. 1. Spontaneous play and imitation. Dev Med Child Neurol 21(3):299–310

Largo RH, Molinari L, von Siebenthal K, Wolfensberger U (1996) Does a profound change in toilet-training affect development of bowel and bladder control? Dev Med Child Neurol 38(12):1106–1116

Lemmon K, Moore C (2001) Binding the self in time. In: Moore C, Lemmon K (Hrsg) The self in time: developmental perspectives. Lawrence Erlbaum Associates, New Jersey, S 163–179

Lightfoot JT, De Geus EJC, Booth FW, Bray MS, Den Hoed M, Kaprio J, Kelly SA, Pomp D, Saul MC, Thomis MA, Garland T, Bouchard C (2018) Biological/genetic regulation of physical activity level: consensus from GenBioPAC. Med Sci Sports Exerc 50(4):863–873

Lillard AS, Lerner MD, Hopkins EJ, Dore RA, Smith ED, Palmquist CM (2013) The impact of pretend play on children's development: a review of the evidence. Psychol Bull 139(1):1–34

Luquet G-H (1977) Le dessin enfantin. 3e édition Delachaux et Niestlé, Lausanne

Mahone EM, Bridges D, Prahme C, Singer HS (2004) Repetitive arm and hand movements (complex motor stereotypies) in children. J Pediatr 145(3): 391–395

McManus IC, Sik G, Cole DR, Mellon AF, Wong J, Kloss J (1988) The development of handedness in children. Br J Dev Psychol 6:257–273

Meili-Schneebeli E (1998) Wenn Kinder zeichnen – Bedeutung, Entwicklung und Verlust des bildnerischen Ausdrucks. Pro Juventute, Zürich

Messerli-Bürgy N, Kakebeeke TH, Arhab A, Stulb K, Zysset AE, Leeger-Aschmann CS, Schmutz EA, Fares F, Meyer AH, Munsch S, Kriemler S, Jenni OG, Puder JJ (2016) The Swiss Preschoolers' health study (SPLASHY): objectives and design of a prospective multi-site cohort study assessing psychological and physiological health in young children. BMC Pediatr 16:16

Meyers H (Hrsg) (1967) Die Welt der kindlichen Bildnerei, Band 1. Handbücherei für die Kinderpflege. Luther, Witten

Miller KF, Smith CM, Zhu JJ, Zhang HC (1995) Preschool origins of cross-national differences in mathematical competence – the role of number-naming systems. Psychol Sci 6(1):56–60

Mischel W, Shoda Y, Rodriguez ML (1989) Delay of gratification in children. Science 244(4907):933–938

Morgan A (2014) Representations gone mental. Synthese 191(2):213–244

Morin CM, Bootzin RR, Buysse DJ, Edinger JD, Espie CA, Lichstein KL (2006) Psychological and behavioral treatment of insomnia: update of the recent evidence (1998–2004). Sleep 29(11):1398–1414

Mühle G (1975) Entwicklungspsychologie des zeichnerischen Gestaltens, Vierte Auflage. Springer, Heidelberg

Nacke A (2006) Ergotherapie bei Kindern mit grafomotorischen Störungen. In: Becker H, Augustin AH (Hrsg) Ergotherapie im Arbeitsfeld Pädiatrie. Georg Thieme, Stuttgart, S 312–320

Nelson K (1973) Structure and strategy in learning to talk. Monogr Soc Res Child Dev 149(1–2):1–138

Nguyen BH, Perusse D, Paquet J, Petit D, Boivin M, Tremblay RE, Montplaisir J (2008) Sleep terrors in children: a prospective study of twins. Pediatrics 122(6):e1164–e1167

O'Connell BG, Gerard AB (1985) Scripts and scraps – the development of sequential understanding. Child Dev 56(3):671–681

Parten MB, Newhall SM (1943) Social behavior of preschool children. McGraw-Hill, New York

Pauen S (2002) The global-to-basic level shift in infants' categorical thinking: first evidence from a longitudinal study. Int J Behav Dev 26(6):492–499

Pearce E, Wlodarski R, Machin A, Dunbar RIM (2017) Variation in the beta-endorphin, oxytocin, and dopamine receptor genes is associated with different dimensions of human sociality. Proc Natl Acad Sci USA 114(20):5300–5305

Pellegrini AD, Huberty PD, Jones I (1995) The effects of recess timing on children's playground and classroom behaviors. Am Educ Res J 32(4):845–864

Pellegrini AD, Smith PK (1998) Physical activity play: the nature and function of a neglected aspect of play. Child Dev 69(3):577–598

Perner J, Leekam SR, Wimmer H (1987) 2-Year-olds difficulty with false belief-the case for a conceptual deficit. Br J Dev Psychol 5:125–137

Piaget J (1936) Origins of intelligence in the child. Routledge & Kegan Paul, London

Piaget J (1972) Urteil und Denkprozess des Kindes. Schwann, Düsseldorf

Piaget J (1975) Gesammelte Werke: Studienausgabe. Klett, Stuttgart

Piaget J, Inhelder B (1971) Die Entwicklung des räumlichen Denkens beim Kinde. Klett, Stuttgart

Preissler MA, Carey S (2005) The role of inferences about referential intent in word learning: Evidence from autism. Cognition 97(1):B13–B23

Repacholi BM, Gopnik A (1997) Early reasoning about desires: evidence from 14- and 18-month-olds. Dev Psychol 33(1):12–21

Richie DM, Bickhard MH (1988) The ability of perceive duration – its relation to the development of the logical concept of time. Dev Psychol 24(3):318–323

Literatur

Richter HG (1977) Die Kinderzeichnung. Entwicklung, Interpretation, Ästhetik. Schwann, Düsseldorf

Rosch E, Mervis CB, Gray WD, Johnson DM, Boyes-braem P (1976) Basic objects in natural categories. Cogn Psychol 8(3):382–439

Rosengren KS, Hickling AK (1994) Seeing is believing – childrens explanations of commonplace, magical, and extraordinary transformations. Child Dev 65(6):1605–1626

Roth K, Roth C (2009) Entwicklung motorischer Fertigkeiten. In: Baur J, Bös K, Conzelmann A, Singer R (Hrsg) Handbuch Motorische Entwicklung. Hofmann, Schorndorf, S 227–247

Rousson V, Gasser T, Caflisch J, Jenni OG (2009) Neuromotor performance of normally developing left-handed children and adolescents. Hum Mov Sci 28(6):809–817

Sala DA, Shulman LH, Kennedy RF, Grant AD, Chu MLY (1999) Idiopathic toe-walking: a review. Dev Med Child Neurol 41(12):846–848

Salenius P, Vankka E (1975) Development of tibiofemoral angle in children. J Bone Joint Surg-Am Vol A 57(2):259–261

Scharoun SM, Bryden PJ (2014) Hand preference, performance abilities, and hand selection in children. Front Psychol 5:82. https://doi.org/10.3389/fpsyg.2014.00082

Schmutz EA, Haile SR, Leeger-Aschmann CS, Kakebeeke TH, Zysset AE, Messerli-Buergy N, Stuelb K, Arhab A, Meyer AH, Munsch S, Puder JJ, Jenni OG, Kriemler S (2018) Physical activity and sedentary behavior in preschoolers: a longitudinal assessment of trajectories and determinants. Int J Behav Nutr Phys Act 15(1):35

Schum TR, Kolb TM, McAuliffe TL, Simms MD, Underhill RL, Lewis M (2002) Sequential acquisition of toilet-training skills: a descriptive study of gender and age differences in normal children. Pediatrics 109(3):e48

Shatz M, Gelman R (1973) Development of communication skills-modifications in speech of young children as a function of listener. Monogr Soc Res Child Dev 38(5):1–37

Shoda Y, Mischel W, Peake PK (1990) Predicting adolescent cognitive and self-regulatory competences from preschool delay of gratification-identifying diagnostic conditions. Dev Psychol 26(6):978–986

Siegler RS, Braithwaite DW (2017) Numerical development. In: Fiske ST (Hrsg) Annual review of psychology, Volume 68. Annual Review of Psychology. Annual Reviews, Palo Alto, S 187–213

Smith PK (2010) Children and play. Wiley-Blackwell, West Sussex, England

Sodian B (2008) Die Entwicklungspsychologie des Denkens – Das Beispiel der Theory of Mind. In: Herpertz-Dahlmann B, Resch F, Schulte-Markwort M, Warnke A (Hrsg) Entwicklungspsychiatrie, 2. Aufl. Schattauer, Stuttgart, S 182–194

Sophian C (1988) Early developments in childrens understanding of number-inferences about numerosity and one-to-one correspondence. Child Dev 59(5):1397–1414

Stafstrom CE, Rostasy K, Minster A (2002) The usefulness of children's drawings in the diagnosis of headache. Pediatrics 109(3):460–472

Starkey D (1981) The origins of concept-formation-object sorting and object preference in early infancy. Child Dev 52(2):489–497

Szagun G (2016) Sprachenentwicklung beim Kind, 6. Aufl. Beltz, Weinheim und Basel

Thelen E, Corbetta D, Kamm K, Spencer JP, Schneider K, Zernicke RF (1993) The transition to reaching: mapping intention and intrinsic dynamics. Child Dev 64(4):1058–1098

Todd BK, Fischer RA, Di Costa S, Roestorf A, Harbour K, Hardiman P, Barry JA (2018) Sex differences in children's toy preferences: a systematic review, meta-regression, and meta-analysis. Infant Child Dev 26(3):e1986

Vaughn BE, Krakow JB, Kopp CB (1984) The emergence and consolidation of self-control from 18 to 30 months of age-normative trends and individual-differences. Child Dev 55(3):990–1004

Warneken F, Tomasello M (2006) Altruistic helping in human infants and young chimpanzees. Science 311(5765):1301–1303

Waxman SR, Hall DG (1993) The development of a linkage between count nouns and object categories-evidence from 15-month-old to 21-month-old infants. Child Dev 64(4):1224–1241

Wehrle FM, Caflisch JA, Eichelberger DA, Haller G, Latal B, Largo RH, Kakebeeke TH, Jenni OG (2021) The importance of childhood for adult health and development – study protocol of the Zurich longitudinal studies. Front Hum Neurosci 14:612453

Wellman HM (1985) The child's theory of mind: the development of conceptions of cognition. In: Yussen SR (Hrsg) The growth of reflection in children. Academic Press, San Diego, S 169–206

Wellman HM, Cross D, Watson J (2001) Meta-analysis of theory-of-mind development: the truth about false belief. Child Dev 72(3):655–684

Werner H, Hunkeler P, Benz C, Molinari L, Guyer C, Hafliger F, Huber R, Jenni OG (2015) The Zurich 3-step concept for the management of behavioral sleep disorders in children: a before-and-after study. J Clin Sleep Med 11(3):241–249

Whitebread D (2012) The importance of play. In: Toy Industries of Europe (TIE). Zugegriffen am 15.05.2021: www.toyindustries.eu/resource/importance-play-report

Wilkin TJ, Mallam KM, Metcalf BS, Jeffery AN, Voss LD (2006) Variation in physical activity lies with the child, not his environment: evidence for an „activitystat" in young children (EarlyBird 16). Int J Obes 30(7):1050–1055

Wimmer H, Perner J (1983) Beliefs about beliefs – representation and constraining function of wrong beliefs in young childrens understanding of deception. Cognition 13(1):103–128

Winnicott DW (1953) Transitional objects and transitional phenomena; a study of the first not-me possession. Int J Psychoanal 34:89–97

Wu HY (2010) Achieving urinary continence in children. Nat Rev Uroll 7(7):371–377

Wygotsky LS (1967) Play and its role in the mental development of the child. Sov Psychol 5:6–18

Yang ML, Fullwood E, Goldstein J, Mink JW (2005) Masturbation in infancy and early childhood presenting as a movement disorder: 12 cases and a review of the literature. Pediatrics 116(6):1427–1432

Yu Y, Shafto P, Bonawitz E, Yang SCH, Golinkoff RM, Corriveau KH, Hirsh-Pasek K, Xu F (2018) The theoretical and methodological opportunities afforded by guided play with young children. Front Psychol 9:1152

Zahnwaxler C, Radkeyarrow M, Wagner E, Chapman M (1992) Development of concern for others. Dev Psychol 28(1):126–136

Zmyj N, Daum MM, Prinz W, Nielsen M, Aschersleben G (2012) Fourteen-month-olds' imitation of differently aged models. Infant Child Dev 21(3):250–266

Zysset AE, Kakebeeke TH, Messerli-Bürgy N, Meyer AH, Stulb K, Leeger-Aschmann CS, Schmutz EA, Arhab A, Puder JJ, Kriemler S, Munsch S, Jenni OG (2018) Predictors of executive functions in preschoolers: findings from the SPLASHY study. Front Psychol 9:11

Zysset AE, Kakebeeke TH, Messerli-Bürgy N, Meyer AH, Stülb K, Leeger-Aschmann CS, Schmutz EA, Arhab A, Puder JJ, Kriemler S, Munsch S, Jenni OG (2019) Stability and prediction of motor performance and cognitive functioning in preschoolers: a latent variable approach. Infant Child Dev 29(5):e2185

Mittleres Kindesalter – ein bedeutsamer Übergang

Inhaltsverzeichnis

5.1 Mehr Zahnlücken, mehr Muskulatur: die körperliche Entwicklung – 293

5.2 Ein Schub in der motorischen Leistungsfähigkeit: schneller, höher und weiter – 294
5.2.1 Entwicklung von Kraft, Schnelligkeit und Ausdauer – 294
5.2.2 Elegantere Bewegungen – 296
5.2.3 Erwerb von komplexen motorischen Fertigkeiten – 299
5.2.4 Trainierbarkeit und motorische Lernfähigkeit – 299

5.3 Die kognitive Entwicklung – eine Phase markanter Veränderungen – 300
5.3.1 Kausales und logisches Denken – 302
5.3.2 Gedächtnisentwicklung – 303
5.3.3 Exekutive Funktionen – 307
5.3.4 Metakognitive Fähigkeiten – das Lernen lernen – 308
5.3.5 Kategorisieren – 311
5.3.6 Räumliches Denken – 311
5.3.7 Zeichnen – Bilder der kindlichen Entwicklung – 311
5.3.8 Das magische Denken und der unsichtbare Freund – 317
5.3.9 Das Zeitwissen – 318

5.4 Eintauchen in die Kulturtechniken: Wie Kinder schulische Fertigkeiten erlernen – 319
5.4.1 Entwicklung des Schreibens – 320
5.4.2 Entwicklung des Lesens – 324
5.4.3 Entwicklung des Rechnens – 327

© Springer-Verlag GmbH Deutschland, ein Teil von Springer Nature 2021
O. Jenni, *Die kindliche Entwicklung verstehen*, https://doi.org/10.1007/978-3-662-62448-7_5

5.5 Ich und die Welt um mich herum: Fortschritte in der sozialen Kompetenz – 331
5.5.1 Die Entwicklung des Selbstkonzeptes – 331
5.5.2 Die Vorstellung über das eigene Geschlecht – 333
5.5.3 Emotionen und deren Regulation – 337
5.5.4 Beziehungen zu Gleichaltrigen – 338

5.6 Passung zwischen Kind und Umwelt – das Fit-Konzept – 339
5.6.1 Bedürfnis nach Geborgenheit und Zuwendung – 340
5.6.2 Wunsch nach sozialer Anerkennung – 341
5.6.3 Drang nach Leistung und Erfolg – 342
5.6.4 Das Fit-Konzept in der Praxis – 343

Literatur – 347

Die mittlere Kindheit beginnt mit Eintritt in das Bildungssystem ab dem Alter von etwa vier Jahren und endet mit Beginn der Pubertät mit durchschnittlich zwölf Jahren. Im Vergleich zu den eindrücklichen Veränderungen der frühen Kindheit und Adoleszenz scheint diese dazwischenliegende Entwicklungsphase des Kindes wenig aufregend zu sein. In Wirklichkeit ist sie aber alles andere als statisch: Sie gilt vielmehr als bedeutsamer Übergang, der von markanten Veränderungsprozessen geprägt ist – besonders in den kognitiven und sozialen Fähigkeiten.

Der Eintritt in den Kindergarten und dann etwas später in die Schule sind wichtige Lebensereignisse für das Kind. Sie bringen eine umfassende Erweiterung der kindlichen Erfahrungswelt mit sich. Das Kind verbringt nun mehr Zeit außerhalb der Familie als je zuvor. Viele neue Regeln und Rituale prägen jetzt sein Leben. Das freie Spiel wird zunehmend eingeschränkt und eine festgelegte Tagesstruktur bestimmt, wann es aufstehen muss, mit anderen Kindern spielen kann, die Hausaufgaben erledigen soll und stillsitzen muss.

In der mittleren Kindheit verändert sich auch das Denken grundlegend: Während Kinder im Alter von vier oder fünf Jahren die Anpassung an wechselnde Anforderungen des Alltags noch als herausfordernd empfinden und zugleich ihre Fähigkeiten überaus optimistisch einschätzen, lernen sie gegen Ende dieser Entwicklungsphase, flexibel auf die unterschiedlichsten Ansprüche zu reagieren, sich auf wichtige Aspekte zu konzentrieren und ihre Fähigkeiten zunehmend realistisch einzuschätzen. Sie entwickeln eine Vorstellung über sich selbst und beginnen, sich Eigenschaften zuzuschreiben und die eigene Leistung zu bewerten. Sie sind stolz, wenn ihnen etwas gelingt, und werden verlegen, wenn sie glauben, dass ihnen etwas missraten ist.

Während das junge Kind noch alle Freiheiten genießen konnte, ist die mittlere Kindheit charakterisiert durch die zunehmenden Erwartungen von Bezugspersonen, der Schule und der Gesellschaft: So fordert man von Kindern ab dem Kindergartenalter, dass sie sich an Regeln halten, für längere Zeit ruhig auf einem Stuhl sitzen und sich einer Aufgabe widmen können. Sie sollen in der Lage sein, sich für einige Stunden von den Eltern zu trennen. Auch müssen sie sich sprachlich ausdrücken und andere Menschen verstehen können. Schließlich erwartet man vom Kind, dass es kooperativ und kreativ mit anderen Kindern spielen kann, neugierig ist und zunehmend selbstständig wird.

In dieser Entwicklungsphase beginnen Fachpersonen, das Kind systematisch in seiner Entwicklung einzuschätzen. Sie erkennen dabei besondere Verhaltensweisen und können Stärken sowie Schwächen beobachten. Sie stellen dabei immer wieder fest, dass die Entwicklungsunterschiede besonders zwischen den Kindern, aber auch innerhalb eines einzelnen Kindes markant sind. Betrachtet man die Spannbreite der kindlichen Eigenschaften in der mittleren Kindheit, dann bekommt man den Eindruck, dass die inter- und intraindividuelle Variabilität von vielen Merkmalen größer ist als im Säuglingsalter und in der frühen Kindheit. Es ist deshalb nicht erstaunlich, dass sich die Entwicklung in der mittleren Kindheit nicht einfach mit Entwicklungsmeilensteinen wie in den früheren Altersbereichen beschreiben lässt. Vielmehr ist eine differenzierte Sicht auf das Kind und sein individuelles Entwicklungsprofil nötig (▶ Abschn. 5.6).

5.1 Mehr Zahnlücken, mehr Muskulatur: die körperliche Entwicklung

Die körperliche Entwicklung verläuft in der mittleren Kindheit mit etwas geringerer Dynamik als in den ersten Lebensjahren weiter. Während das Kleinkind noch einen relativ großen Kopf und einen rundlichen Rumpf mit vergleichsweise kurzen Armen und Beinen hat, beginnt das Kind ab dem Alter von vier Jahren, sich zu strecken (▶ Kap. 2, ◘ Abb. 2.1). Dabei wird der Körper immer länger und das Unterhautfettgewebe nimmt ab. Auch baut das Kind immer mehr **Muskulatur** auf, was sich besonders bei den Jungen zeigt. Dies führt zu den bekannten Geschlechtsunterschieden in den grobmotorischen Fertigkeiten wie Springen, Klettern und Werfen, die abhängig von der Kraft und der Ausdauer sind (▶ Kap. 2). Zudem werden die Gesichtszüge der Kinder im Verlauf der mittleren Kindheit immer jungen- oder mädchenhafter. Im Alter von sechs Jahren entsprechen die Proportionen des Kindes weitgehend denjenigen des Erwachsenen, die **Körpergestalt** bleibt bis zur Pubertät stabil.

Der Wechsel von den Milchzähnen zu den **bleibenden Zähnen** beginnt durchschnittlich im Alter von sechs Jahren bei den Mädchen und ein halbes Jahr später bei den Jungen (Proffit et al. 2018). Er setzt frühestens mit 4,5 Jahren (10. Perzentile) und spätestens mit acht Jahren (90. Perzentile) ein. Ein **Zahnwechsel** nach dem Alter von acht Jahren kann ein Hinweis auf eine konstitutionelle Entwicklungsverzögerung des Wachstums sein, weil die Zahnentwicklung bis zu einem gewissen Grad mit der Knochenentwicklung gekoppelt ist (Proffit et al. 2018). Tatsächlich zeigt das Alter des Durchbruches der bleibenden Zähne eine moderate bis starke Korrelation mit dem Knochenalter (r = 0,7). Verliert das Kind den ersten Milchzahn bereits vor dem Alter von vier Jahren, sind zahnärztliche Abklärungen notwendig – vor allem dann, wenn der Milchzahnverlust nicht vom Durchbruch eines bleibenden Zahnes begleitet wird. Die bleibenden Zähne brechen im weiteren Verlauf der Entwicklung mit einer gewissen Regelhaftigkeit durch (▶ Kap. 3, ◻ Abb. 3.5). Meistens fallen die Milchschneidezähne zuerst aus, was zu den typischen Zahnlücken der Schulanfänger führt. Die bleibenden Zähne sehen anfänglich zu groß aus, weil sich der Gesichtsschädel analog zur Körperlänge erst mit dem pubertären Wachstumsschub sichtbar vergrößert. Der Zahnwechsel ist spätestens bis zur Vollendung des Wachstums abgeschlossen.

5.2 Ein Schub in der motorischen Leistungsfähigkeit: schneller, höher und weiter

Die motorische Entwicklung ist in keiner anderen Entwicklungsphase so gut untersucht worden wie in der mittleren Kindheit. Die wissenschaftlichen Studien in dieser Entwicklungsphase sind deshalb so zahlreich, weil durch die Einschulung und den Sportunterricht umfassende Stichproben hinsichtlich der motorischen Leistungsfähigkeit von Kindern im entsprechenden Alter erhoben werden können (Baur et al. 2009).

In diesem Kapitel geht es um die Entwicklung der **Grobmotorik** im Schulalter: Dabei werden insbesondere die motorischen Fähigkeiten wie Kraft, Schnelligkeit, Ausdauer und Bewegungskoordination sowie der Erwerb komplexer Fertigkeiten der Motorik beschrieben. Erst in der mittleren Kindheit können diese Dimensionen der Motorik getrennt betrachtet und auch mit Untersuchungsmethoden – wie beispielsweise mit der Zürcher Neuromotorik – differenziert erfasst werden. Die Entwicklung der Feinmotorik wird mit den Veränderungen im Zeichnen und Schreiben in ▶ Abschn. 5.4.1 erläutert.

Während die motorischen Fähigkeiten von anlagebedingten Reifungsprozessen und Interaktionen verschiedener Eigenschaften wie dem körperlichen Wachstum, der Muskulatur und der Wahrnehmung abhängig sind, entwickeln sich die motorischen Fertigkeiten zusätzlich in Abhängigkeit von familiärer und schulischer Förderung, Verfügbarkeit von Spiel- und Sportgeräten sowie regionalen Sportangeboten (Roth und Roth 2009).

5.2.1 Entwicklung von Kraft, Schnelligkeit und Ausdauer

Im Vergleich zur frühen Kindheit ist das Bewegungsverhalten des Schulkindes durch eine längere **Ausdauer**, eine gesteigerte **Kraft** und eine erhöhte **Schnelligkeit** sowie eine verbesserte motorische **Koordination** gekennzeichnet (Winter und Hartmann 2018). Diese Entwicklung äußert sich im Alltag darin, dass Schulkinder einen Ball deutlich weiter werfen und aus dem Stand viel weiter springen können als Vorschulkinder (Kakebeeke et al. 2018). Auch werden die Bewegungen immer genauer und ausdauernder, was sich beispielsweise beim **Seilspringen** zeigt. Während es einem Kind zu Beginn der mittleren Kindheit

5.2 · Ein Schub in der motorischen Leistungsfähigkeit: schneller, höher und weiter

in der Regel noch nicht gelingt, über ein Seil zu springen und dieses dann über den Kopf zu schwingen, beherrschen die meisten Kinder diese Aufgabe im Alter von zehn bis zwölf Jahren.

Im Rahmen der Zürcher Neuromotorik wurde die zeitliche Leistungsfähigkeit im seitlichen Springen über eine Linie in einer großen Gruppe von Kindern quantifiziert (Kakebeeke et al. 2018). Diese Aufgabe erfordert Kraft, Ausdauer und Schnelligkeit und ist eine typische Übung, mit der die Entwicklung der motorischen Fähigkeiten, aber auch die Variabilität zwischen den Kindern anschaulich illustriert werden kann. In ◘ Abb. 5.1 ist der Entwicklungsverlauf im **Seitwärtshüpfen** im Alter zwischen vier und zwölf Jahren als Zeit dargestellt, die ein Kind benötigt, um mit den Füßen 20 Mal seitlich über eine Linie hin und her zu springen (Kakebeeke et al. 2018).

Die Abbildung zeigt eindrücklich, dass sich Kraft, Schnelligkeit und Ausdauer der Kinder besonders zwischen dem Alter von vier und acht Jahren stark verbessern und dieser Leistungsanstieg danach abflacht. Die Gründe für die Zunahme der motorischen Leistungsfähigkeit in dieser Entwicklungsphase liegen einerseits im Wachstum der Extremitäten, der **Streckung des Körpers** und der **Zunahme der Muskulatur**. Diese Kombination führt zu einem deutlich besseren Kraft-Last- sowie Kraft-Hebel-Verhältnis und macht die Bewegungen entsprechend schneller. Betrachtet man diejenigen motorischen Aufgaben, die vor allem Kraft erfordern, dann nimmt bei den Jungen die Leistungsfähigkeit aber auch in der Adoleszenz noch weiter zu, was mit der geschlechtsspezifischen Entwicklung der Muskelkraft erklärt werden kann (► Kap. 2). ► Abb. 2.25 zeigt den Geschlechtsunterschied im Weitsprung. Während sich bei den Mädchen die Distanz im Weitsprung ab Ende der mittleren Kindheit nicht mehr vergrößert, nimmt die Weitsprungdistanz bei den Jungen auch noch in der Adoleszenz und dem frühen Erwachsenenalter zu (Kakebeeke et al. 2018).

Diese Entwicklungslinien in den motorischen Fähigkeiten dürfen aber nicht über die enorme interindividuelle Variabilität in den Leistungen zwischen den Kindern hinwegtäuschen. So springen die schwächsten zwölfjährigen Kinder genauso schnell wie die stärksten Sechsjährigen (◘ Abb. 5.1). Sie brauchen etwa elf Sekunden, um 20 Mal hin und her zu springen. Die Gründe für die große Spannbreite bei den motorischen Fähigkeiten sind die unterschiedlichen Merkmale im körperlichen Wachstum der Kinder und auch der Umstand, wie häufig die Kinder in ihrem Alltag Sport treiben. Tatsächlich nimmt die organisierte sportliche Aktivität im Verlauf der mittleren Kindheit zu. Sie wird zu einem wichtigen Faktor, der die körperliche Leistungsfähigkeit der Kinder bestimmt. Allerdings darf man die **Trainierbarkeit** von

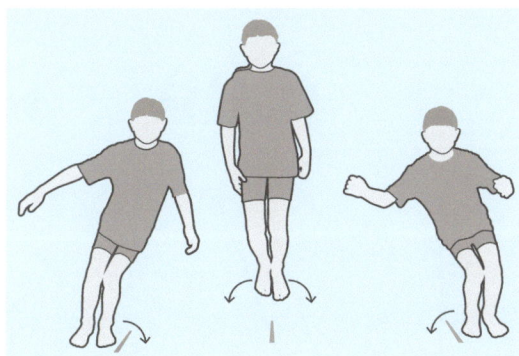

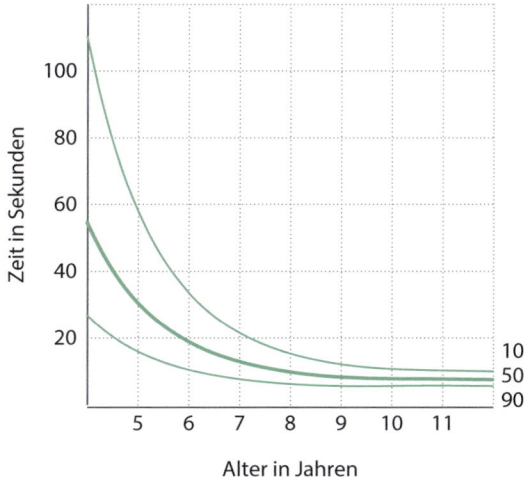

◘ **Abb. 5.1** Variabilität beim Seitwärtsspringen. Die Kurven fassen die Daten von Mädchen und Jungen zusammen. Aus Kakebeeke et al. 2018; mit freundlicher Genehmigung von © John Wiley and Sons. All Rights Reserved

motorischen Fähigkeiten in der mittleren Kindheit nicht überschätzen, denn Kraft und Ausdauer lassen sich erst in der Adoleszenz effektiv trainieren (▶ Abschn. 5.2.4).

5.2.2 Elegantere Bewegungen

Im Verlauf der mittleren Kindheit zeigen sich immer flüssigere und elegantere Bewegungen: Die Genauigkeit der Bewegungen, die motorische Geschicklichkeit, die Wendigkeit und die Balance des Kindes werden immer besser. In der Zürcher Neuromotorik-Studie wurde die **motorische Koordination** unter anderem mit dem Halten des **Gleichgewichtes** evaluiert. Dabei wird die Zeit erfasst, die ein Kind mit geschlossenen Augen auf einem Bein stehen kann (◘ Abb. 5.2). Für jedes Bein wird die Zeit bis maximal 30 Sekunden gemessen (Kakebeeke et al. 2018).

Auch bei dieser Aufgabe zeigt sich der Entwicklungsverlauf über die Zeit und die Variabilität von Kind zu Kind sehr eindrücklich: Während vierjährige Kinder nur wenige Sekunden auf einem Bein stehen können, gelingt dies im Verlauf der Entwicklung immer länger (◘ Abb. 5.2). Im Alter von zwölf Jahren können Jungen durchschnittlich 17 Sekunden und Mädchen 25 Sekunden mit geschlossenen Augen auf einem Bein stehen. Die Variabilität in der **Bewegungskoordination** nimmt im Verlauf der mittleren Kindheit immer mehr zu: Einige Kinder sind in der Lage, unendlich lange auf einem Bein zu stehen, andere wiederum nur für wenige Sekunden. Ein typisches Phänomen ist der Geschlechtsunterschied beim Einbeinstand. Mädchen können generell länger mit geschlossenen Augen auf einem Bein stehen als Jungen. Tatsächlich scheint es, dass sich die Mädchen in bestimmten koordinativen Fähigkeiten rascher entwickeln als die Jungen; dies zeigt sich auch in den geringeren motorischen Mitbewegungen der Mädchen in dieser Entwicklungsphase.

Die mittlere Kindheit ist aber nicht nur gekennzeichnet durch diese messbaren Veränderungen in den motorischen Fähigkeiten, sondern auch durch qualitative Entwicklungsprozesse der Bewegungen. ◘ Abb. 5.3 veranschaulicht exemplarisch die Reifung der Bewegungskoordination von Kindern beim **Rennen** im Alter von zwei, fünf und zwölf Jahren. Das zweijährige Kind rennt noch steif und ohne Flugphase. Es schwingt nur wenig mit den

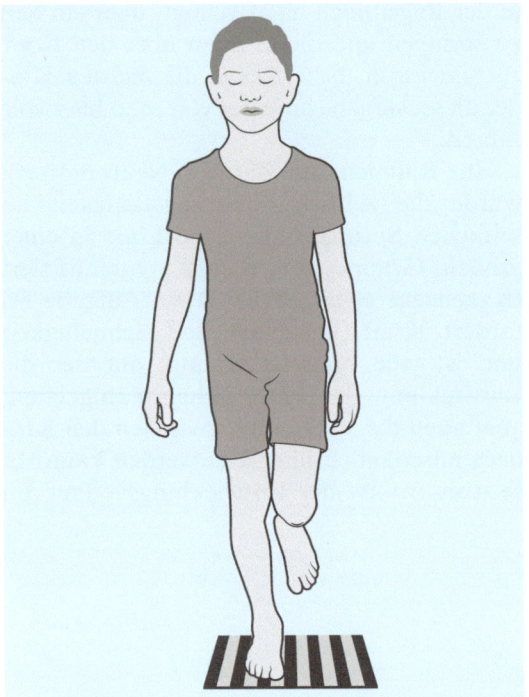

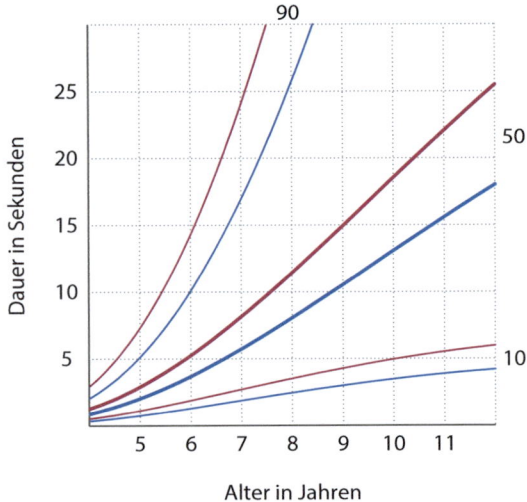

◘ **Abb. 5.2** Variabilität beim Einbeinstand. Einbeinstand dominantes Bein mit geschlossenen Augen. Mädchen rot und Jungen blau. Aus Kakebeeke et al. 2018; mit freundlicher Genehmigung von © John Wiley and Sons. All Rights Reserved

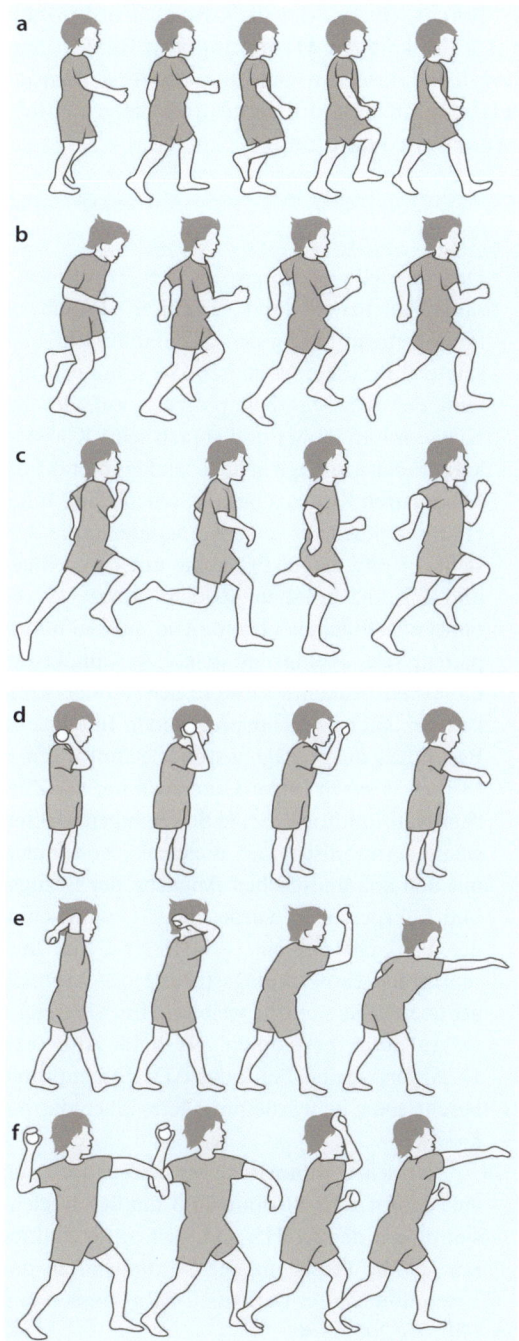

Abb. 5.3 Entwicklungsetappen beim Rennen und Werfen. Im Alter von zwei Jahren **a/d**, fünf Jahren **b/e** und zwölf Jahren **c/f**

Armen und Beinen mit und macht beim Rennen noch kaum Beugungen in Ellenbogen und Knie. Beim fünfjährigen Kind sieht man bereits eine Flugphase. Seine Schrittlänge ist größer und es stößt mit dem Sprungbein ab. Die Schwingungen mit den Armen nehmen zu, erreichen aber noch nicht das Ausmaß eines zwölfjährigen Kindes. Typisch für die mittlere Kindheit ist auch die zunehmende Streckung des Sprungbeines mit Beugung in der Erholungsphase. Diese Veränderungen äußern sich im Verlauf mit einer immer größer werdenden Schrittlänge und einem höheren Tempo beim Rennen.

Ein weiteres Beispiel für die qualitative Entwicklung der Motorik in der mittleren Kindheit zeigt sich in der **Wurfbewegung** (Abb. 5.3): Das zweijährige Kind wirft den Ball noch wie in einer Art Wegwerfbewegung aus dem Ellenbogen heraus und bringt dabei den Wurfarm nicht hinter den Kopf. Der Körper ist steif und die Füße bleiben am Boden. Das fünfjährige Kind bringt den Ball beim Ausholen bereits hinter den Kopf und beugt den Ellenbogen deutlich stärker. Zudem macht es einen Schritt nach vorne und beugt den Körper in Richtung der Wurfbewegung. Erst mit zwölf Jahren findet sich schließlich die reife Wurfbewegung. Das Kind rotiert dabei die Schulter und den Oberkörper nach hinten, holt mit dem Arm weit aus, macht zuerst einen Schritt nach hinten und dann nach vorne und gleicht die Wurfbewegung mit dem anderen Arm aus.

Insgesamt steigert sich die Bewegungsqualität bei den motorischen Aufgaben also immer mehr; die Bewegungen werden flüssiger und eleganter. Dies zeigt sich auch in abnehmenden **Mitbewegungen** der nicht an einer Aufgabe beteiligten Extremitäten (▶ Kap. 2). Interessanterweise zeigen Mädchen in der mittleren Kindheit weniger Mitbewegungen als Jungen (Abb. 5.4). Dabei entsteht der Eindruck, dass die Bewegungen von Mädchen im Vergleich harmonischer und geschickter sind (Kakebeeke et al. 2018).

Für die Abnahme der Mitbewegungen im Entwicklungsverlauf gibt es verschiedene

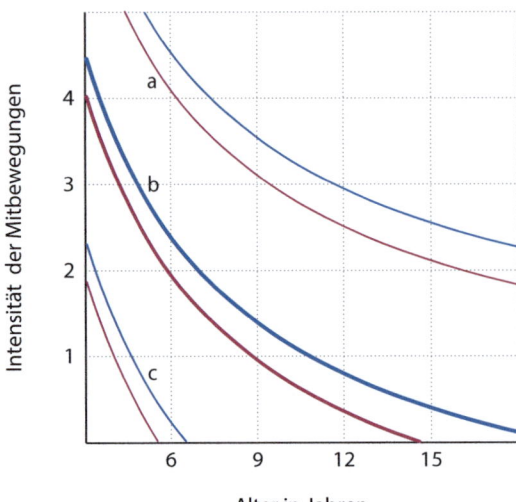

◘ **Abb. 5.4** Entwicklung der Bewegungsqualität. Mitbewegungen der kontralateralen Hand bei der Steckbrettaufgabe der Zürcher Neuromotorik. a 10. Perzentile, b 50. Perzentile, c 90. Perzentile. Aus Kakebeeke et al. 2018; mit freundlicher Genehmigung von © John Wiley and Sons. All Rights Reserved

Gründe: Durch das dichte neuronale Netzwerk werden zusätzliche, nicht an der Aufgabe beteiligte Hirnregionen aktiviert und damit unwillkürliche Bewegungen des Körpers ausgelöst. Erst das synaptische Pruning führt zu einer selektiven Elimination dieser ineffizienten neuronalen Verbindungen und zu einem Rückgang der Mitbewegungen (► Kap. 2, ◘ Abb. 2.10). Außerdem löst eine einseitig ausgeführte motorische Aufgabe meist eine synchrone Aktivierung der beiden Hirnhälften und damit eine entsprechende Reaktion beider Seiten (Hoy et al. 2004) aus. Die zunehmende Fähigkeit des Gehirns zur Unterdrückung der nicht beteiligten Gegenseite führt im Verlauf der Entwicklung zu einer Abnahme der Mitbewegungen und entsprechend zu immer gezielteren Bewegungen. Diese **Reaktionshemmung** der Gegenseite ist eng mit der Entwicklung der **exekutiven Funktionen** gekoppelt (► Kap. 3). Es konnte nachgewiesen werden, dass es eine Beziehung zwischen den motorischen Mitbewegungen und der Fähigkeit zur Inhibition gibt (Kakebeeke et al. 2017). Demnach nehmen die Mitbewegungen bei motorischen Aufgaben immer mehr ab – eine Entwicklung, die parallel zum Auftreten der exekutiven Funktionen mit Fähigkeit zur Hemmung von Reaktionen verläuft. Diese Entwicklungsprozesse ermöglichen dann eine effiziente und zielgerichtete motorische Handlung.

> ▶ **Fallbeispiel: Motorische Mitbewegungen und ADHS**
>
> Der zehnjährige Jonas litt unter Aufmerksamkeitsdefiziten und erhöhter Impulsivität. Er störte häufig den Schulunterricht und zeigte clowneskes Verhalten. So stand er während der Klassenarbeit plötzlich auf, lief im Klassenraum umher und sprach seine Klassenkameraden an. Auch in der sozialen Interaktion mit anderen Kindern hatte er erhebliche Mühe: Häufig rempelte er seine Kameraden ohne Absicht an und zeigte Probleme mit dem Nähe- und Distanzverhalten. Zudem stürzte er oft ohne ersichtlichen Grund. Die entwicklungspädiatrische Abklärung zeigte Auffälligkeiten im Arbeitsgedächtnis und in der Aufmerksamkeit bei einer altersentsprechenden Intelligenz. Besonders ausgeprägt waren die motorischen Mitbewegungen in der Untersuchung der Zürcher Neuromotorik. Seine Bewegungen wirkten wenig harmonisch und ungelenk. Zusammen mit den anamnestischen Angaben der Bezugs- und Lehrpersonen wurde in der Gesamtschau der Verdacht auf eine ADHS und eine umschriebene Entwicklungsstörung der Motorik geäußert, die sich im weiteren Entwicklungsverlauf auch bestätigten. Noch im Alter von 18 Jahren wurden bei Jonas ADHS-Symptome beschrieben; er wurde mit Methylphenidat behandelt.
>
> Vermehrte motorische Mitbewegungen und eine motorische Störung sind häufige Begleitsymptome der ADHS und wichtige Prädiktoren für die Persistenz der Störung bis in das Erwachsenenalter (► Kap. 7) (Rasmussen und Gillberg 2000). ◀

Neben diesen neurologischen Zusammenhängen konnten weitere Korrelationen zwischen dem Ausmaß der Mitbewegungen und dem Alter, in dem der pubertäre Wachstumsspurt auftritt, sowie zwischen Mitbewegungen und dem Knochenalter eines Kindes nachgewiesen werden (Jenni et al. 2011). Diese

Befunde deuten darauf hin, dass die Abnahme der Mitbewegungen auch mit der **biologischen Reife** assoziiert ist, und erklären den Geschlechtsunterschied in den Mitbewegungen bis zu einem gewissen Grad (▶ Kap. 2); die Mädchen scheinen dementsprechend gegen Ende der mittleren Kindheit motorisch reifer zu sein als die Jungen. Mitbewegungen sind also ein Maß für den biologischen Entwicklungsstand eines Kindes (Kakebeeke et al. 2017).

5.2.3 Erwerb von komplexen motorischen Fertigkeiten

Im Übergang von der frühen zur mittleren Kindheit werden die motorischen **Basisfertigkeiten** wie Rennen, Hüpfen und Werfen weiter verbessert (Roth und Roth 2009). Es gelingt den Kindern zunehmend, ihre Bewegungen in unterschiedlichen Situationen variabel einzusetzen und verschiedene Bewegungen zu kombinieren. So kann ein Kindergartenkind in der Regel spontan zwischen Laufen und Hüpfen wechseln und beim Gehen einen Ball prellen. Mit der Kombination von verschiedenen Basisfertigkeiten (z.B. gleichzeitiges Rennen, Springen und Werfen) entwickeln sich immer komplexere motorische Fertigkeiten, die die Basis für die Ausübung von Sportarten – wie beispielsweise des Handballspieles – bilden. Weil der Erwerb von komplexen motorischen Fertigkeiten wesentlich abhängig ist von der Anregung des Umfeldes, lernen – im Gegensatz zu den Basisfertigkeiten – nicht alle Kinder dieselben **komplexen motorischen Fertigkeiten**. Je nach familiärer Förderung, lokalem Sportangebot und Interessen der Gleichaltrigen spielen die einen Kinder Fußball, andere Tennis und wiederum andere rudern in einem Club.

Die sportlichen Tätigkeiten in der mittleren Kindheit gehen einher mit einer Abnahme des anfänglich ausgeprägten, zum Teil ungestümen **Bewegungsdranges** der kleinen Kinder. Je älter das Kind wird, desto zielgerichteter wird die Bewegungsaktivität – zum Beispiel mit einem strukturierten sportlichen Training in einem Verein.

> **Die Kombination von Fertigkeiten: Beispiel „Ballprellen"**
> Die Fähigkeit zur Kombination von Fertigkeiten im frühen Schulalter kann beispielhaft beim Ballprellen im Gehen beobachtet werden (Kopelmann 2007): Zuerst prellt das Kind einen Ball im Stehen; dann lernt es, im Vorwärtsgehen zu prellen, und schließlich gelingt es ihm, auch während des Rückwärtslaufens oder sogar Rennens zu prellen. Dieses Beispiel zeigt, dass das Kind zuerst leichtere Bewegungsmuster beherrschen muss, um danach komplexere Bewegungsabläufe zu verinnerlichen.

5.2.4 Trainierbarkeit und motorische Lernfähigkeit

Angesichts der eindrücklichen Entwicklungsdynamik in der Motorik stellt sich die Frage, ab wann Kraft, Schnelligkeit, Ausdauer und Bewegungskoordination effektiv trainiert und motorische Fertigkeiten am besten gelernt werden können. Viele Untersuchungen deuten darauf hin, dass sich die meisten motorischen Fähigkeiten erst in der Adoleszenz effizient trainieren lassen. So ist beispielsweise die **Trainierbarkeit der Ausdauer** in der mittleren Kindheit geringer als in der Adoleszenz oder im jungen Erwachsenenalter (Winter und Hartmann 2018). Auch die Kraft kann erst ab der Pubertät mit regelmäßigem Training effektiv verbessert werden (Conzelmann 2002). Besonders bei den Jungen kann ein **Krafttraining** in Folge des pubertären Testosteronanstieges sehr wirksam sein.

Im Gegensatz dazu lässt sich die Bewegungskoordination, also die Ausführung und Steuerung von Bewegungen, bereits zu Beginn der mittleren Kindheit bis zu einem gewissen Grad durch Übung verbessern (Conzelmann 2002). Erst während der Pubertät scheint die **Trainierbarkeit der Geschicklichkeit** wegen des pubertären Wachstumsschubes vermindert zu sein. Grund dafür ist, dass die Extremitäten deutlich rascher wachsen als der Rumpf und die Biomechanik dabei kontinuierlich neu eingestellt werden muss, was sich in wenig harmonischen und uneleganten Bewegungen äußern kann.

Weil sich die Bewegungskoordination über die gesamte Kindheit hinweg mit Übungen verbessern lässt, kann kein bestmögliches motorisches Lernalter bestimmt werden. Tatsächlich werden für das Lernen einer Bewegung je nach Aufgabe unterschiedliche optimale Zeiträume beschrieben. Man spricht deshalb eher von **trainingsgünstigen Phasen** für bestimmte Fertigkeiten als von sensiblen Perioden für das motorische Lernen (▶ Kap. 2) (Conzelmann 2002). So beginnt beispielsweise der günstigste Lernzeitpunkt für das Schwimmen ab dem Alter von fünf bis sechs Jahren (Blanksby et al. 1995). In diesem Alter benötigen die Kinder deutlich weniger Übungsstunden, um Schwimmen zu lernen, als wenn man ihnen das Schwimmen bereits früher beibringt oder sie viel später damit beginnen. Ein anderes Beispiel ist das Jonglieren von Bällen: Die meisten Kinder lernen diese besondere motorische Fertigkeit nicht schon in der mittleren Kindheit, sondern erst im Verlauf der Adoleszenz. Tatsächlich zeigt sich der größte Lerngewinn im Jonglieren in der späten Adoleszenz (Voelcker-Rehage und Wiertz 2004). Dieser Befund bedeutet, dass die **motorische Lernfähigkeit** nach der Pubertät nicht einfach verloren geht. Man ist heute weitgehend der Ansicht, dass die motorischen Fertigkeiten während der gesamten Lebensspanne durch Training bis zu einem gewissen Grad positiv beeinflusst werden können. Nicht vergessen darf man allerdings, dass die motorische Lernfähigkeit von Individuum zu Individuum sehr unterschiedlich ist.

> ▶ **Fallbeispiel: Unterschiedliche Motorik von zwei Brüdern**
>
> Die zweieiigen Zwillinge Jérome und Raphael kamen acht Wochen zu früh zur Welt. Jérome war 1180 Gramm schwer, während Raphael 1830 Gramm wog. Grund für das unterschiedliche Geburtsgewicht war ein sogenanntes fetofetales Transfusionssyndrom – durch Gefäßveränderungen in der Plazenta erhielt Raphael deutlich mehr Blut als Jérome. Obwohl sich der leichtere Zwilling nach einem fetofetalen Transfusionssyndrom in der Regel langsamer entwickelt, zeigte Jérome einen erstaunlichen Entwicklungsverlauf. Schon bald holte er seinen Gewichtsverlust auf, wuchs in der frühen Kindheit deutlich rascher und zeigte im Vergleich zu seinem Bruder Raphael eine beschleunigte motorische Entwicklung. Ihre kognitive und sprachliche Entwicklung war ähnlich. Jéromes motorische Geschicklichkeit war aber besonders eindrücklich. So brachte er sich das Fahrradfahren selbst bei, während Raphael auf eine intensive elterliche Förderung angewiesen war. Auch lernte Jérome sehr schnell weitere Sportarten. Im Alter von zehn Jahren gewann er einen regionalen Turnwettkampf in seiner Altersklasse. Sein Bruder Raphael hingegen lernte neue Bewegungsaufgaben nur zögerlich und zeigte deutlich schwächere motorische Fähigkeiten mit Leistungen um die 30. Perzentile.
>
> Die außerordentlichen Fähigkeiten im motorischen Lernen von Jérome können mit seinem genetischen Potenzial erklärt werden, das die ungünstigen Startbedingungen weitgehend kompensieren konnte. ◀

5.3 Die kognitive Entwicklung – eine Phase markanter Veränderungen

Im Übergang von der frühen zur mittleren Kindheit vollzieht sich ein Wandel vom egozentrischen und wahrnehmungsgebundenen Denken des Kleinkindes zu einem **erweiterten kognitiven Verständnis** und **flexiblen Denken** des Schulkindes. Dabei vermag das Kind, seine Wahrnehmung im Verlauf der Entwicklung immer besser durch logische Einsichten einzuordnen, und zieht korrekte Schlussfolgerungen über Eigenschaften und Sachverhalte. Es kann sich ein Ereignis oder eine Handlung gedanklich vorstellen und dabei verschiedene Aspekte eines Problems gleichzeitig berücksichtigen.

Die Entwicklungsschritte in den kognitiven Fähigkeiten der mittleren Kindheit wurden von Piaget mit dem **Konzept der Erhaltung** (auch „**Invarianzkonzept**" genannt) beispielhaft beschrieben (Piaget 1952). So bleibt für ein

5.3 · Die kognitive Entwicklung – eine Phase markanter Veränderungen

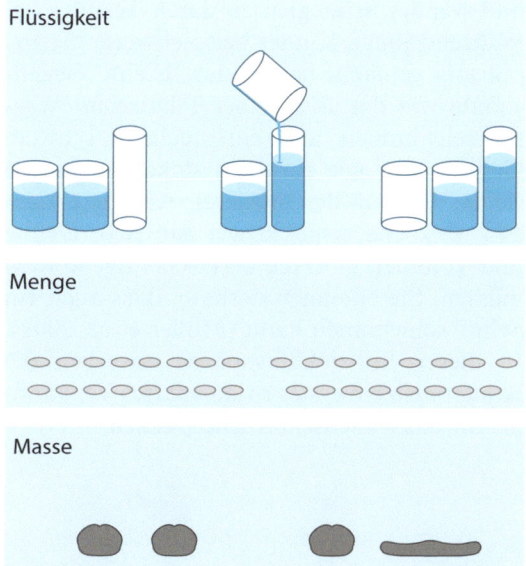

Abb. 5.5 Invarianzkonzept nach Piaget (Piaget 1952)

Kind im Alter von sechs Jahren – nicht aber für ein Kind mit vier Jahren – das Volumen einer Flüssigkeit erhalten, wenn diese von einem breiten und flachen Gefäß in ein hohes und schmales Gefäß umgegossen wird (Abb. 5.5). Es ist dabei in der Lage, sich nicht nur auf einen Aspekt zu konzentrieren (beispielsweise auf die Höhe der Flüssigkeitssäule in den Gefäßen), sondern kann mehrere Aspekte gleichzeitig berücksichtigen (zum Beispiel die Höhe und Breite der Flüssigkeitssäule). Es erkennt, dass die Flüssigkeit beim Umschütten konstant bleibt und die Höhe der Flüssigkeitssäule im schmalen Gefäß den kleineren Durchmesser kompensiert. Die Invarianzaufgaben zeigen eindrücklich, wie das Denken der Kinder beweglicher wird, weniger an die unmittelbare konkrete Wahrnehmung der Wirklichkeit gebunden und damit weniger „zentriert" ist, wie es Piaget nannte (Piaget 1952).

Piaget hat in seinen Experimenten nicht nur den Erhalt von Flüssigkeiten, sondern auch von Mengen und Massen untersucht (Abb. 5.5). Durchschnittlich mit sechs Jahren können Kinder sowohl die Invarianz von Flüssigkeiten als auch einer Menge nachvollziehen. Sie verstehen, dass eine Menge unabhängig von ihrer Anordnung ist. Wenn sich also nur die Abfolge von Elementen verändert, aber nicht deren Anzahl, dann bleibt die Menge gleich. Etwas später zeigt sich das Verständnis für den Erhalt einer Masse (Field 1987). Im Mittel mit neun Jahren erkennen die Kinder, dass die Masse von zwei Kugeln aus Knetmasse gleichbleibt, auch wenn eine der beiden Kugeln zu einer Wurst umgeformt wird (Abb. 5.5). Ein jüngeres Kind gibt in der Regel an, dass die Kugel länger geworden ist und sich die Masse dabei erhöht hat – oder dass sie dünner geworden ist und sich die Masse entsprechend verringert hat.

> ▶ **Fallbeispiel: Das Verständnis für Invarianz je nach Alter**
>
> Der vierjährige Jonas hat von der Mutter zwei Kekse erhalten. Sein neunjähriger Bruder Felix möchte auch Kekse und geht zum Küchenschrank, wo er nur einen einzigen Keks findet. Der jüngere Jonas schlägt ihm als gerechte Lösung vor, er solle den Keks doch einfach in zwei Teile teilen. Dann habe er gleich viele wie er. Felix protestiert daraufhin heftig und schlägt Jonas vor, dass er doch selbst den einen Keks in zwei Hälften teilen soll.
>
> Dieses Beispiel zeigt, dass Jonas noch kein Konzept von Invarianz hat, während sein älterer Bruder bereits versteht, dass das Teilen des Kekses nicht notwendigerweise die Menge an Keks verändert. ◀

Wie bei allen kognitiven Leistungen ist auch beim Invarianzkonzept die Variabilität von Kind zu Kind sehr groß (Dasen et al. 1979). So verstehen Kinder den Erhalt von Flüssigkeiten frühestens im Alter von 5,5 Jahren, durchschnittlich mit 6,5 Jahren, aber einige auch erst mit acht Jahren (Abb. 5.6). Im Alter von neun Jahren haben die Kinder das Invarianzkonzept von Flüssigkeiten mehrheitlich verstanden. Die Kinder lernen dieses Konzept in der Regel spontan durch Alltagserfahrungen. Dieser Umstand trifft allerdings nicht auf Kinder zu, die an einer kognitiven Entwicklungsstörung leiden; sie müssen zu einer aktiven Auseinandersetzung mit den Konzepten des Denkens angehalten werden (Baroody 1996).

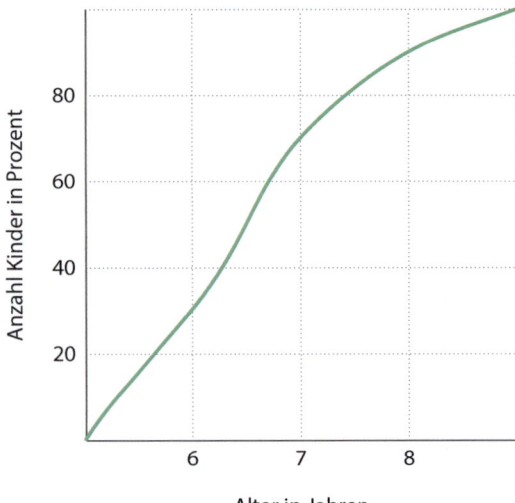

Abb. 5.6 Variabilität des Invarianzkonzeptes. Aus Dasen et al. 1979; mit freundlicher Genehmigung von © John Wiley and Sons. All Rights Reserved

Mit dem Konzept der Erhaltung beschrieb Piaget das **konkret-operationale Denken** des Kindes im mittleren Kindesalter; das spätere Stadium in der Adoleszenz, das Jugendlichen abstraktes Denken ermöglicht, nannte er hingegen **formal-operational** (▶ Kap. 2 und 6). Tatsächlich denken Kinder besonders im Alter zwischen vier und zehn Jahren immer noch stark in konkreten Dimensionen und zeigen Schwierigkeiten mit abstrakten Inhalten, die sie im wirklichen Leben nicht beobachten können.

5.3.1 Kausales und logisches Denken

Bereits Säuglinge können grundlegende kausale Ursache-Wirkungs-Zusammenhänge zwischen verschiedenen Objekten und Handlungen erkennen. Sie verstehen, dass man mit einer Glocke einen Ton erzeugen oder ein Spielzeug mit einer Schnur heranziehen kann („Mittel zum Zweck", ▶ Kap. 3). Allerdings lernt das Kind erst in der mittleren Kindheit, **komplexe kausale Zusammenhänge** mit mehreren ursächlichen Faktoren systematisch zu untersuchen. Dabei bildet es mit fortschreitendem Alter differenzierte Hypothesen

und wendet Strategien zu deren Testung an. Während junge Kinder beispielsweise die Erfahrung gemacht haben, dass leichte Gegenstände wie das Blatt einer Pflanze im Wasser schwimmen und entsprechend schwere Gegenstände wie ein Stein sinken, so lernen sie im Verlauf der mittleren Kindheit, dass es zusätzliche Aspekte wie Auftrieb, Dichte und Volumen gibt, die berücksichtigt werden müssen. Sie erkennen deshalb, dass auch ein Schiff schwimmen kann (Möller et al. 2002). In dieser Entwicklungsphase erwerben die Kinder also ein erstes rudimentäres Verständnis für das **wissenschaftliche Denken**.

> **Frühes wissenschaftliches Denken: die Flugzeug-Studie (Bullock und Ziegler 1999)**
> Ein Flugzeugkonstrukteur sollte ein benzinsparendes Flugzeug bauen. Dabei musste er drei Merkmale berücksichtigen: die Flugzeugnase, die Form der Flügel und die Position der Ruder. SchülerInnen der dritten bis sechsten Klasse erhielten je zwei unterschiedliche Karten zu den drei Merkmalen und mussten diejenigen Karten heraussuchen, mit denen der Einfluss des Ruders auf den Benzinverbrauch untersucht werden kann. Etwa 40 Prozent der DrittklässlerInnen und bereits 80 Prozent der SechstklässlerInnen wählten die richtigen Karten aus, bei denen nur das Ruder verändert wurde, die anderen Merkmale aber konstant gehalten wurden. Allerdings hatten die Kinder in diesem Alter von sich aus noch keine Idee, wie man methodisch genau vorgehen muss, um den Einfluss aller Flugzeugmerkmale auf den Benzinverbrauch wissenschaftlich zu untersuchen. Diese differenzierte Fähigkeit des wissenschaftlichen Denkens zeigt sich erst im Jugendalter.

Im Alltag sind die Entwicklungsschritte des kausalen Denkens in der mittleren Kindheit gut erkennbar. Die Kinder wollen wissen, warum Ereignisse entstehen und wie man sie erklären kann. Dabei versuchen sie, die Zusammenhänge genauer zu verstehen. Sie rufen ihr Wissen ab und verbinden es mit neuen Erkenntnissen. Aus diesem Grund ist es in der Schule wichtig, zu Beginn eines neuen Themas das **Vorwissen** der Kinder abzurufen, damit das später erworbene Wissen daran anknüpfen kann. Greift man dieses Wissen nicht auf, dann kann es für Kinder schwierig sein, neues Wissen richtig einzuordnen und zu verstehen (▶ Abschn. 5.3.2).

Logische Ableitungen erfolgen nach bestimmten Regeln, wobei zwischen **deduktiven** (vom allgemeinen Gesetz auf den Einzelfall) und **induktiven Schlussfolgerungen** (von der Einzelbeobachtung auf ein allgemeines Gesetz) unterschieden werden muss. Zahlreiche Studien haben gezeigt, dass Kinder bereits zu Beginn der mittleren Kindheit über erste Ansätze von deduktivem Denken verfügen (Goswami und Brown 1990). So können sie schon im Alter von vier Jahren aufgrund von Gesetzmäßigkeiten und Analogien logische Schlussfolgerungen ziehen. Diese Form des deduktiven Denkens kann man mit den sogenannten Matrizen quantitativ erfassen. ◘ Abb. 2.26 in ▶ Kap. 2 zeigt exemplarisch eine Aufgabe aus einem Matrizentest: Dabei legt man dem Kind zwei Bildkarten vor, die eine Beziehung zueinander aufweisen (Hase und Karotte). Dann zeigt man ihm eine weitere Karte (Schlange) und fordert es auf, aus einer Reihe von Bildkarten die entsprechende Karte auszusuchen (Maus). Mehr als die Hälfte aller Vierjährigen und praktisch alle Neunjährigen verstehen die Regel dieser Aufgabe richtig (Goswami und Brown 1990). Grundsätzlich gilt, dass die Kinder in der ersten Hälfte der mittleren Kindheit zunehmend besser zu deduktiven Schlussfolgerungen in der Lage sind. Induktives Denken hingegen entwickelt sich etwas später – gegen Ende der mittleren Kindheit und besonders in der Adoleszenz. Die Jugendlichen können dann aufgrund ihrer Beobachtungen bestimmte Hypothesen bilden und allgemeine Gesetzmäßigkeiten erkennen. Diese Form des induktiven Denkens ist eine Voraussetzung für das wissenschaftliche Denken, das sich in der Adoleszenz zeigt (▶ Kap. 6).

Kinder sind also bereits früh in der Lage, Probleme zu lösen und logische Schlüsse zu ziehen. Diese Entwicklungsprozesse im Denken können nach Wygotsky durchaus auch von Erwachsenen und anderen Kindern angeregt werden (Wygotski 1987). Dazu müssen der Entwicklungsstand und das individuelle Entwicklungsprofil eines Kindes bekannt sein, damit Bezugspersonen das Kind in der **„Zone der proximalen Entwicklung"** begleiten können (▶ Kap. 2).

Die Entwicklung des Denkens im Verlauf der mittleren Kindheit kann nicht nur mit einem qualitativen Entwicklungsschritt in der Kognition erklärt werden, wie er von Piaget beschrieben wurde, sondern beruht auch auf quantitativen Prozessen. Diese lassen sich mit den **Informationsverarbeitungstheorien** erklären und werden im Folgenden mit der Gedächtnisentwicklung, den exekutiven Funktionen und weiteren kognitiven Kontrollprozessen detailliert dargestellt.

5.3.2 Gedächtnisentwicklung

Erste Gedächtnisleistungen zeigen sich bereits unmittelbar nach der Geburt und können im Säuglingsalter sowie in der frühen Kindheit mit wissenschaftlichen Methoden wie der Blickpräferenz oder im klinischen Kontext mit der Objektpermanenz erfasst werden (▶ Kap. 3). Kleine Kinder sind dabei deutlich besser im Wiedererkennen eines Objektes, einer Person oder von Handlungen als im aktiven Wiedergeben dieser Inhalte (Perlmutter 1984). So kann ein Kleinkind zwar die Familienmitglieder auf einem Bild zuverlässig erkennen oder sich an einen Ort erinnern, an dem es schon einmal war; aber es ist noch nicht in der Lage, die Namen seiner Kameraden in der Spielgruppe ohne Hilfestellung zu benennen. Dafür muss es das Wissen zuerst innerlich abgespeichert haben und von sich aus abrufen können, was jungen Kindern noch nicht gelingt (Gathercole 1998). Überhaupt können kleine Kinder nur mit Hilfe von Bezugspersonen ein erlebtes Ereignis wiedergeben. Das Erinnerungsvermögen ist in dieser frühen Kindheitsphase noch beschränkt (Gathercole 1998; Schneider und Berger 2013).

Erst in der mittleren Kindheit lässt sich ein starker Anstieg der Erinnerungsleistungen feststellen (Gathercole 1998). Die Entwicklung eines zunehmend stabilen **Langzeitgedächtnisses** zeigt sich unter anderem darin, dass sich Kinder in der Regel im Verlauf des Kindergartens an die Namen der anderen Kinder erinnern können und immer besser von sich aus und ohne Hilfe von Bezugspersonen über vergangene Erlebnisse berichten. Dabei wird das **autobiographische Gedächtnis**, das sich erstmals ab dem Alter von drei bis vier Jahren zeigt und ein stabiles Selbstkonzept voraussetzt, stetig umfangreicher (Howe und Courage 1997).

Die zunehmenden Gedächtnisleistungen ermöglichen den Kindern schließlich den Wissenserwerb in der Schule.

Ein wichtiger Aspekt der Gedächtnisleistung eines Kindes wird häufig mit der Merkspanne von Zahlen, Buchstaben oder Wörtern erfasst (Gathercole 1998). ◘ Abb. 5.7a zeigt die Entwicklung und die interindividuelle Variabilität des **Kurzzeitgedächtnisses** von der mittleren Kindheit bis in die frühe Adoleszenz. Dabei reproduziert das Kind eine dargebotene Zahlenreihe (3-7-4-9-8), unmittelbar nachdem

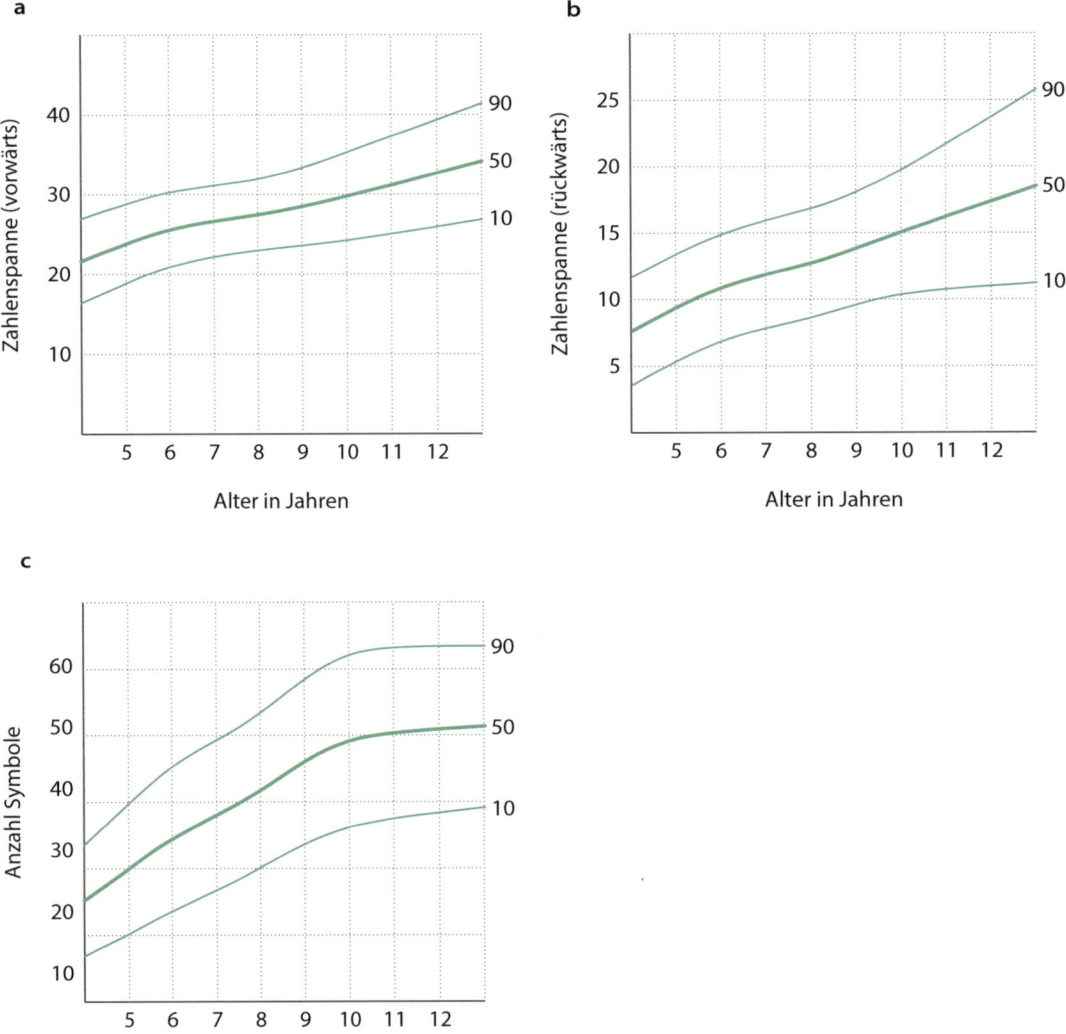

◘ **Abb. 5.7** Kurzzeitgedächtnis **a**, Auditives Arbeitsgedächtnis **b** und Visuelles Arbeitsgedächtnis **c**. Daten aus Gathercole et al. 2004

5.3 · Die kognitive Entwicklung – eine Phase markanter Veränderungen

es diese gehört hat. Die Zahlenspanne widerspiegelt die Kapazität des Kurzzeitgedächtnisses und wird mit fortschreitendem Alter immer länger; sie ist zugleich von Kind zu Kind sehr unterschiedlich.

Die zunehmenden Gedächtnisleistungen in der mittleren Kindheit werden mit den Informationsverarbeitungstheorien erklärt, genauer mit der Zunahme der Geschwindigkeit der neuronalen Informationsverarbeitung (Kail 1991). Diese entsteht durch Entwicklungsprozesse der weißen Substanz im Gehirn (Fields 2008). Die Myelinisierung der Neurone führt zu einem Anstieg der Übertragungsgeschwindigkeit der elektrischen Signale entlang der Nervenzellen (► Kap. 2).

Eine weitere Begründung für die Verbesserung des Gedächtnisses im Verlauf der mittleren Kindheit ist, dass das Kind mit fortschreitendem Alter zunehmend **Gedächtnisstrategien** einsetzt. Beispiele für diese Strategien sind, die gehörten Zahlen innerlich mehrmals zu wiederholen oder Wörter in Gruppen oder ähnlichen Kategorien zu sortieren. Solche **metakognitiven Strategien** entwickeln sich ab dem Alter von etwa acht bis zehn Jahren und werden durch das Wissen über die eigenen Gedächtnisfähigkeiten, das sogenannte Metagedächtnis, ergänzt (◘ Tab. 5.1, ► Abschn. 5.3.4). Gegen Ende der mittleren Kindheit und dann insbesondere im Verlauf der Adoleszenz sind die Jugendlichen schließlich fähig, noch komplexere Gedächtnisstrategien effizient einzusetzen – wie zum Beispiel Eselsbrücken oder Merksprüche.

Mit zunehmendem Alter wird auch das Wissen des Kindes über die Welt stetig umfangreicher, was die Speicherung und den Abruf von Gedächtnisinhalten unterstützt (Gathercole 1998; Schneider und Berger 2013). Dabei verknüpft das Kind neue Inhalte mit bereits gespeicherten Informationen und erweitert auf diese Weise seine Gedächtniskapazität. Das **Vorwissen** verbessert das Gedächtnis beispielsweise dadurch, dass Assoziationen zwischen verschiedenen Informationen

◘ **Tab. 5.1** Entwicklung des metakognitiven Wissens (nach Kreutzer et al. 1975; Schneider und Lockl 2006)

Altersbereich	Beispiele
4–6 Jahre	Man kann Dinge vergessen.
	Erinnern an länger zurückliegende Ereignisse ist schwieriger als an solche, die gerade geschehen sind.
	Es ist schwierig, sich alles zu merken, wenn der Lernumfang sehr groß ist.
	Mit Gedächtnishilfen kann man sich etwas besser merken.
7–9 Jahre	Je mehr man lernt, desto besser kann man etwas im Gedächtnis behalten.
	Es ist einfacher, etwas wiederzuerkennen als etwas wiederzugeben.
	Man kann beim Lernen abgelenkt werden und merkt sich dann den Lerninhalt nicht so gut.
	Informationen mit einem Inhalt (Geschichte) werden einfacher gelernt als solche ohne eine Bedeutung (Telefonnummer).
10–12 Jahre	Man kann Begriffe besser lernen, wenn sie in einem Zusammenhang stehen.
	Man behält Wörter besser im Gedächtnis, wenn man sie häufig wiederholt.
	Eine genaue Wiedergabe eines Textes ist schwieriger als eine sinngemäße Wiedergabe.
	Die Gedächtnisleistung kann durch unwichtige Inhalte gestört werden.

gebildet werden, die den Gedächtnisabruf erleichtern. Das Kind kann zum Beispiel die Namen von Vögeln besser behalten, wenn es sich die Vogelnamen in Verbindung mit den Merkmalen des Vogels wie der Schnabelform einprägt (beispielsweise spitzer Schnabel des Spechts und runder Schnabel des Papageis (Johnson und Mervis 1994)).

> **Die Bedeutung von Vorwissen**
>
> Die Bedeutung von Vorwissen für die Entwicklung des Gedächtnisses wurde in der berühmten Schachstudie gezeigt (Chi 1978). So hängt die Fähigkeit zum Schachspielen eng mit dem Wissen über einzelne Spielzüge zusammen. Weil es beim Schachspiel Kinder gibt, die über mehr Wissen verfügen als Erwachsene, kann der Effekt von Vorwissen wissenschaftlich elegant untersucht werden. Tatsächlich können sich Kinder, die im Schach geübt sind, viel besser an präsentierte Schachstellungen erinnern als ungeübte Erwachsene. Beim Erinnern einer Zahlenreihe schnitten die Erwachsenen in dieser Studie hingegen wie erwartet besser ab, weil sie im Vergleich zu Kindern über eine größere Merkspanne für Zahlen verfügen. Die Befunde zeigen, dass das Vorwissen einen bedeutenden Einfluss auf die Gedächtnisleistung hat.

In der mittleren Kindheit lernen die Kinder, eine Zahlenreihe nicht nur einfach wiederzugeben, sondern diese auch in umgekehrter Reihenfolge (8-9-4-7-3 im obigen Beispiel) oder sortiert nach der Zahlengröße aufzusagen (3-4-7-8-9). Das Kind kann also Informationen nicht mehr nur im Gedächtnis kurzzeitig speichern, sondern auch für einige Sekunden manipulieren und verarbeiten. Dieses sogenannte **Arbeitsgedächtnis** wird zu den exekutiven Funktionen gezählt und entwickelt seine volle Leistungsfähigkeit in der mittleren Kindheit und in der Adoleszenz (◘ Abb. 5.7b). Dabei werden im auditiven Arbeitsgedächtnis akustische und sprachliche Informationen wie auf einer Tonbandschleife (der sogenannten **phonologischen Schleife**) eingelesen (Baddeley 2003).

Die Informationen werden nur wenige Sekunden gespeichert und dann wieder mit neuen Informationen überschrieben. Einen ähnlichen Mechanismus gibt es für das visuelle Arbeitsgedächtnis (den sogenannten **visuell-räumlichen Notizblock**, ▶ Kap. 2, ◘ Abb. 5.7c). In der mittleren Kindheit vergrößern sich die Kapazität und Geschwindigkeit dieser beiden Arbeitsgedächtnisfunktionen immer mehr. Auch wenn es gewisse Korrelationen zwischen dem auditiven und visuellen Arbeitsgedächtnis gibt, können die beiden Komponenten beim einzelnen Kind dennoch unterschiedlich ausgeprägt sein, weil sie mit unterschiedlichen Reifungsprozessen in den entsprechenden Hirnregionen assoziiert sind (Gathercole et al. 2004). So kann das eine Kind ein gutes visuelles und ein schwaches auditives Arbeitsgedächtnis haben – oder umgekehrt. Überhaupt imponiert auch bei diesen kognitiven Fähigkeiten eine große Variabilität zwischen Kindern (Gathercole et al. 2004): Die schwächsten 13-jährigen Kinder erreichen Arbeitsgedächtnisleistungen, über die bereits die stärksten Vierjährigen verfügen (◘ Abb. 5.7).

> ▶ **Fallbeispiel: Schwäche im auditiven Kurzzeit- und Arbeitsgedächtnis**
>
> In der entwicklungspädiatrischen Untersuchung zeigte der zwölfjährige Adrian eine deutliche Schwäche in der auditiven Merkspanne und im Arbeitsgedächtnis. Er war nicht in der Lage, mehr als drei Zahlen vorwärts und in umgekehrter Reihenfolge zu wiederholen. Die Mutter berichtete, dass es ihm tatsächlich schwerfalle, sich mehrteilige Aufgabenschritte zu merken. So vergesse er regelmäßig etwas, wenn man ihm mündlich auftrage, beispielsweise Apfelsaft und Zwiebeln aus dem Keller zu holen und zugleich den Reibkäse aus der Tiefkühltruhe mitzubringen. Auch der Lehrer klagte, dass man Adrian Aufgabenstellungen mehrfach erklären müsse, weil er die Anweisungen sonst vergesse. ◀

Im Alltag braucht es bei Kindern mit einer Schwäche im Kurzzeit- und Arbeitsgedächtnis viel Nachsicht und Geduld, wenn sie Aufgabenstellungen, Aufträge oder Anleitungen vergessen. Sie sollten ermutigt werden, bei Unklarheiten nachzufragen oder sich zu versichern, ob sie alles verstanden haben. Diese Strategie hilft ihnen, ihre Gedächtnisschwäche zu erkennen und mit der Zeit zu bewältigen. Die Bezugspersonen sollten sich zudem versichern, dass das Kind aufmerksam ist, wenn es Aufforderungen oder Anweisungen erhält. Am besten wird das Kind dazu direkt angeschaut. Dabei sollte man deutlich sprechen und das Sprechtempo reduzieren. Unterstützend wirken zudem Sprechpausen zwischen wichtigen Informationen, um dem Kind mehr Verarbeitungszeit für das Gesagte zu geben. Außerdem sollten sich die Kinder angewöhnen, die Inhalte aufzuschreiben, damit sie sich erinnern können; in der Schule können dazu Notizbücher hilfreich sein. Schlüsselwörter sollten im Unterricht generell an die Tafel geschrieben werden. Es ist zudem empfehlenswert, dass Bezugspersonen wichtige Informationen mehrfach wiederholen. Dabei sollte man darauf achten, dass Nebengeräusche auf ein Minimum reduziert werden.

Schwächere Merkspannen oder Arbeitsgedächtnisfunktionen gehen mit einer Reihe von schulischen Problemen einher und sind ein Leitsymptom der ADHS und der Sprachstörung (▶ Kap. 7).

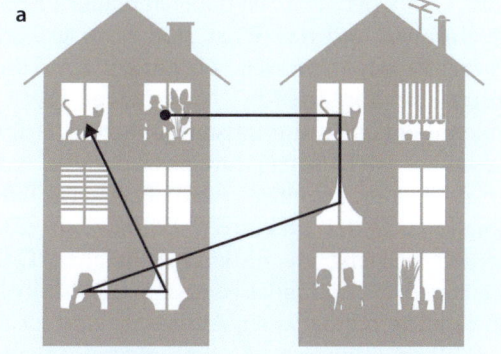

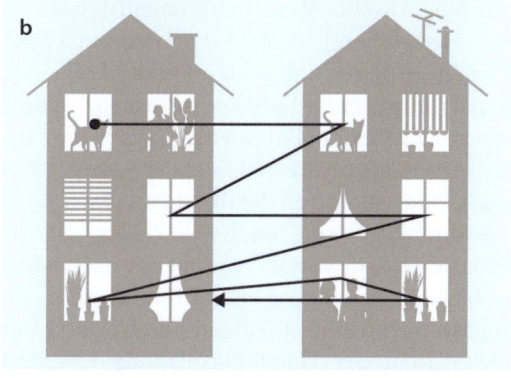

◨ **Abb. 5.8** Entwicklung der selektiven Aufmerksamkeit. Blickverhalten eines vierjährigen **a** und eines zehnjährigen **b** Kindes. Nach Vurpillot 1968; mit freundlicher Genehmigung von © Elsevier. All Rights Reserved

5.3.3 Exekutive Funktionen

Zu den exekutiven Funktionen zählen – neben dem Arbeitsgedächtnis – auch die Reaktionshemmung sowie die kognitive Flexibilität. Diese **kognitiven Komponenten der Selbstregulation** können zwar bereits in der frühen Kindheit bis zu einem gewissen Grad erfasst werden (Zysset et al. 2018), zeigen aber insbesondere im Verlauf der mittleren Kindheit und dann auch in der Adoleszenz eine deutliche Leistungsverbesserung.

Die Kinder werden beispielsweise immer besser darin, sich nur auf einen einzelnen Aspekt einer Aufgabe zu konzentrieren und ihre Aufmerksamkeit selektiv darauf zu fokussieren. Bei dieser **selektiven Aufmerksamkeit** werden andere Informationen oder störende Reize nicht beachtet, was auch als **Reaktionshemmung** bezeichnet wird. Die verbesserte selektive Aufmerksamkeit führt beispielsweise dazu, dass die Kinder ab dem Alter von vier Jahren vorgegebene Bilder immer genauer auf Ähnlichkeiten oder Unterschiede untersuchen können (Vurpillot 1968). ◨ Abb. 5.8 zeigt paarweise Häuser, die je drei identische und drei nicht identische Fenster zeigen. Die meisten Kinder können im Alter von vier Jahren identische Fenster noch nicht zuverlässig erfassen. Sie zeigen dabei ein noch wenig fokussiertes Blickverhalten. Im Gegensatz dazu blickt das zehnjährige Kind gezielt auf die fehlerhaften Fenster und identifiziert diese auch korrekt. Die Entwicklung der selektiven Aufmerksamkeit macht Fehlersuchbilder zu einem beliebten Spiel in der mittleren Kindheit.

Komplexere Aufgaben zur selektiven Aufmerksamkeit und kognitiven Kontrolle sind beispielsweise der bekannte Stroop-Test. Bei dieser Aufgabe werden dem Kind ab dem Alter von acht bis zehn Jahren Farbwörter gezeigt, die in unterschiedlicher Farbe geschrieben sind. Das Wort „Rot" ist dabei in blauer Farbe geschrieben und das Wort „Gelb" in grüner Farbe. Es wird gemessen, wie gut das Kind die instruierte Vorgabe (das Nennen der Farbe) gegenüber einer automatisierten Antwort (das Lesen der Farbwörter) durchsetzen kann.

Auch die **kognitive Flexibilität** als Teilkomponente der exekutiven Funktionen entwickelt sich erst im mittleren Schulalter. Das Denken des Kleinkindes ist noch wenig flexibel; es verharrt oft bei einer Aufgabe – und zwar auch dann, wenn es bereits eine andere Aufgabe bearbeiten sollte. Wenn man einem Kleinkind zum Beispiel sagt, es solle die Spielzeuge nach Farben sortieren, und es dann in der Folge auffordert, diese nach Formen zu ordnen, gelingt das zumeist nicht (Baker et al. 2010). Erst mit fortschreitendem Alter ist es in der Lage, sich an wechselnde Aufgaben flexibel anzupassen.

Ähnlich nimmt auch die Fähigkeit zu, Handlungen im Voraus zu planen, verschiedene Aufgaben gleichzeitig auszuführen und die Handlungen zu überwachen. Diese komplexen Fähigkeiten der **Handlungsplanung** erwerben Kinder allerdings erst gegen Ende der mittleren Kindheit – also frühestens ab dem Alter von zehn Jahren und dann besonders im Verlauf der Adoleszenz, wenn sich die Reifungsprozesse im Stirnhirn, dem **präfrontalen Kortex**, zeigen (▶ Kap. 6). Viele Kinder sind vor dem Alter von zehn Jahren noch nicht in der Lage, ihre Handlungen effizient zu organisieren und zu planen. Sie suchen beispielsweise unsystematisch nach einem Gegenstand, während Jugendliche gezielt überlegen, wo sie den Gegenstand zuletzt benutzt und hingelegt haben. Darüber hinaus entwickelt sich gegen Ende der mittleren Kindheit und in der Adoleszenz die Fähigkeit des Vorausplanens. Die Jugendlichen treffen dann bewusst Entscheidungen, was zuerst und was danach gemacht werden soll (▶ Kap. 6).

> **Die Bedeutung des Stirnhirns: die langsame Entwicklung der exekutiven Funktionen**
> Zwar entwickeln sich die exekutiven Funktionen bereits im frühen und mittleren Kindesalter bis zu einem gewissen Grad, aber die größten Entwicklungsschritte in der kognitiven Flexibilität und Selbstkontrolle zeigen sich erst in der Adoleszenz. So sind Jugendliche mit der zunehmenden Reifung des Stirnhirns in der Lage, ihre Handlungen zielgerichtet zu planen, zu steuern und zu kontrollieren. In der mittleren Kindheit sind viele Kinder überfordert, ihren Alltag mit den vielen Verpflichtungen und Freizeitaktivitäten selbstständig und effizient zu organisieren, und daher auf die Unterstützung von Bezugspersonen angewiesen.

Die Variabilität ist auch in den exekutiven Funktionen außerordentlich groß. Mit anderen Worten: Die Fähigkeiten zur Aufmerksamkeitssteuerung, kognitiven Kontrolle und Flexibilität sowie Handlungsplanung unterscheiden sich von Kind zu Kind ungemein stark. Im Umgang mit Kindern fallen besonders diejenigen auf, die Mühe haben, sich zu fokussieren, störende Reize nicht genügend unterdrücken können, über eine schwächere Kapazität des Arbeitsgedächtnisses verfügen, im Denken noch wenig flexibel sind und ihre Handlungen ungenügend organisieren können. Schwächere exekutive Funktionen werden häufig für die Erklärung von individuellen Unterschieden in den Schulleistungen herangezogen (Duncan et al. 2007) oder sind Zeichen einer ADHS – vor allem, wenn auch das soziale Verhalten und die Teilhabe des Kindes beeinträchtigt sind (▶ Kap. 7). Störungen in den exekutiven Funktionen können langfristige Auswirkungen auf die Entwicklung eines Menschen haben und die körperliche sowie psychische Gesundheit im Erwachsenenalter negativ beeinflussen (Moffitt et al. 2011).

5.3.4 Metakognitive Fähigkeiten – das Lernen lernen

Unter metakognitiven Fähigkeiten versteht man das Wissen über das Wissen, also das Verständnis über die eigenen kognitiven Prozesse: „Ich weiß, dass ich es weiß oder nicht weiß" (Flavell 1979). Metakognitive Fähigkeiten ermöglichen dem Kind die Beobachtung und

5.3 · Die kognitive Entwicklung – eine Phase markanter Veränderungen

Reflexion der eigenen kognitiven Prozesse. Sie sind für die Lernprozesse in der Schule außerordentlich wichtig. Dabei unterscheidet man das Wissen über die eigenen kognitiven Funktionen (**deklarative Metakognition**) von der als **prozedurale Metakognition** bezeichneten Kontrolle, Steuerung und Regulation von Lernprozessen. So erkennt ein Kind beispielsweise, dass es trotz mehrfachen Lesens einen Text noch nicht versteht, oder bemerkt, dass es eine Liste von Wörtern bereits nach einem Durchgang verinnerlicht hat. Auch begreift es, dass es durch andere Kinder gestört werden kann und darum nicht in der Lage ist, konzentriert zu arbeiten. Dieses metakognitive Wissen führt zu weiteren Entscheidungen und Handlungen. Ist dem Kind nach dem Durchlesen eines Textes bewusst, dass es den Inhalt noch nicht verstanden hat, wird es den Text entweder noch einmal lesen oder weitere Strategien zum besseren Textverständnis anwenden (prozedurale Metakognition). Fühlt es sich bei der Lernaufgabe in seiner Konzentration gestört, wird es die anderen Kinder darauf aufmerksam machen und sie bitten, ruhig zu sein, oder es wird sich einen neuen Platz suchen.

> ▶ **Fallbeispiel: Metakognitive Strategien**
>
> Die zwölfjährige Andrea war mit ihrer Familie für drei Tage in Venedig. Sie war beeindruckt von dieser Stadt und setzte sich zum Ziel, ihre Tagebucheinträge zu einem Bericht für ihre Großeltern zusammenzufassen. Sie reservierte dafür zwei Stunden; allerdings wurde sie dauernd von ihren beiden jüngeren Brüdern gestört, so dass sie sich nicht konzentrieren konnte. Sie stellte nach einer halben Stunde frustriert fest, dass sie noch keinen einzigen Satz geschrieben hatte, obwohl sie eigentlich viel weiter sein wollte. Schließlich teilte sie ihren Eltern und den Geschwistern mit, dass sie in den nächsten zwei Stunden nicht gestört werden möchte, um konzentriert arbeiten zu können, und schloss die Türe hinter sich zu.
>
> Andrea ist in Bezug auf ihre exekutiven und metakognitiven Fähigkeiten bereits weit fortgeschritten. Tatsächlich differenzieren sich diese Funktionen erst gegen Ende der mittleren Kindheit sowie in der Adoleszenz aus; zudem besteht eine große Variabilität zwischen einzelnen Kindern. Mädchen zeigen im Vergleich zu Jungen eine akzentuierte Entwicklung in diesen kognitiven Leistungen. ◀

Zu den metakognitiven Fähigkeiten gehört auch das Wissen, warum bestimmte **Lernstrategien** in der einen Situation besser funktionieren als in einer anderen (deklarative Metakognition). Auch die eigenen Vorstellungen über sich selbst und das Wissen über persönliche Stärken und Schwächen zählen dazu: Ob man sich also Bilder besser merken kann als auditive Informationen, ob man stark in der Mathematik ist oder doch lieber ein Buch liest oder Fußball spielt, oder ob man lieber abends oder am frühen Morgen arbeitet (zum Selbstkonzept siehe ▶ Abschn. 5.5.1).

Der erste Entwicklungsschritt in der Metakognition ist das Verständnis der sogenannten mentalen Verben wie „Denken", „Vergessen", „Wissen" oder „Erinnern" (Johnson und Wellman 1980). Zahlreiche Studien zeigen: Kinder verstehen etwa ab dem Alter von vier Jahren die Bedeutung dieser Verben. Rudimentäre metakognitive Fähigkeiten finden sich demnach bereits im Kindergartenalter. Sie nehmen mit zunehmender Erfahrung und fortschreitender Beschulung in der mittleren Kindheit stetig zu. Allerdings sind am Ende dieser Entwicklungsphase die metakognitiven Fähigkeiten alles andere als fertig ausgebildet: So zeigen sich auch in der Adoleszenz und im jungen Erwachsenenalter noch weitere entscheidende Entwicklungsschritte in der Metakognition (▶ Kap. 6).

Die Entwicklung von metakognitiven Fähigkeiten wurde insbesondere mit Interviewstudien untersucht (Kreutzer et al. 1975; Schneider und Lockl 2006). So konnte man nachweisen, dass Kinder im Alter zwischen vier und sechs Jahren eine erste grundlegende Vorstellung über das Gedächtnis haben (◘ Tab. 5.1). So wissen sie, dass es einfacher ist, sich eine einzige Sache zu merken als viele Dinge auf einmal. Außerdem verstehen sie, dass das Erinnern an länger zurückliegende Ereignisse schwieriger ist als an solche, die gerade geschehen sind. Im Alter von zehn Jahren wissen sie in der Regel, dass es schwieriger ist, einen Text wörtlich wiederzugeben als sinngemäß nachzuerzählen. Sie verstehen auch,

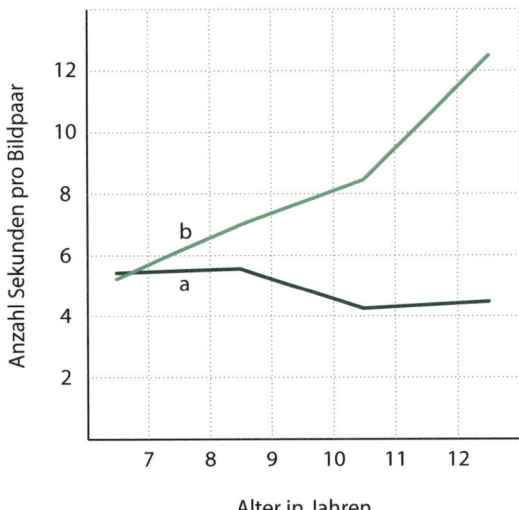

◘ **Abb. 5.9** Entwicklung der metakognitiven Fähigkeiten. Einfache a und schwierige b Bildpaare. Daten aus (Dufresne und Kobasigawa 1989)

dass man von Anderen abgelenkt werden kann, was sich negativ auf die Arbeit auswirkt.

Die Entwicklung der Metakognition wurde untersucht, indem man Kinder beispielsweise nach ihrer Leistung bei der Wiedergabe von Bild- und Wortpaaren befragte (Dufresne und Kobasigawa 1989). Kinder können mit fortschreitendem Alter ihre Gedächtnisleistungen immer besser einschätzen (◘ Abb. 5.9). So wurden sie zum Beispiel beauftragt, „leichte" (Schuh – Socke) und „schwierige" (Kleid – Haus) Bildpaare auswendig zu lernen (Dufresne und Kobasigawa 1989). Sie konnten frei wählen, wie lange sie lernen wollten. Sie erhielten jedoch die Anregung, solange zu lernen, bis sie ganz sicher seien und alle Bildpaare beherrschen würden. Jüngere Kinder im Alter von sechs bis acht Jahren waren überaus optimistisch und überschätzten ihre Leistung im Allgemeinen. Sie setzten dabei gleich viel Lernzeit für die leichten und schwierigen Bildpaare ein. Die älteren Kinder im Alter von zehn bis 13 Jahren hingegen waren in der Lage, die unterschiedliche Schwierigkeit der Bildpaare zu erkennen, und verwendeten deutlich mehr Zeit, um die schwierigen Bildpaare zu lernen. Sie konnten ihre Lernleistung also differenziert reflektieren und erreichten schließlich bessere Leistungen. Diese Befunde zeigen, dass Kinder in der Regel ab der dritten oder vierten Grundschulklasse ihre Lernprozesse zuverlässig beurteilen können.

Das Wissen über die Bedeutung und den Einsatz von **Lernstrategien** ist eine Voraussetzung für das kindliche Lernen. Allerdings sind die metakognitiven Fähigkeiten von Kind zu Kind sehr unterschiedlich ausgeprägt, was sich in den großen interindividuellen Unterschieden im Lernen zeigt (Winne 1996). Junge Kinder sowie Kinder mit Lernschwierigkeiten oder einer Entwicklungsstörung haben in der Regel Mühe im Umgang mit metakognitivem Wissen. So kennen sie eine Strategie noch nicht oder haben noch nicht erkannt, dass ihnen ein bestimmtes Vorgehen einen Nutzen bringt. Sie scheinen eher passive Lerner zu sein, die die Lerninhalte noch nicht von sich aus aktiv und zielgerichtet verarbeiten können und ineffiziente Strategien einsetzen. Besonders für Kinder mit einer langsameren Entwicklung ist es wichtig, eine Anleitung zur Nutzung von Lernstrategien zu erhalten, denn sie setzen oftmals Strategien ein, die nicht effizient und zielführend sind.

Zahlreiche Studien belegen, dass im Schulunterricht die metakognitiven Kompetenzen von Kindern gefördert und die Lernprozesse von Kindern unterstützt werden können. Eine Metaanalyse fand dazu vergleichsweise hohe Effektstärken hinsichtlich der Lernleistung der Kinder (0,62–0,78) (Dignath et al. 2008). Je häufiger Kinder also explizite Strategieinstruktionen erhalten, desto mehr setzen sie die Strategien auch ein. Werden diese Strategien mit konkreten Aufgaben verknüpft, können Kinder metakognitive Praktiken in der Regel später auch selbstständig anwenden, was sich positiv auf die Lernfortschritte auswirken kann. Allerdings muss man immer berücksichtigen, dass die Förderung von metakognitiven Fähigkeiten an den individuellen Entwicklungsstand eines Kindes angepasst sein muss. Auch muss man sich bewusst sein, in welcher Phase des Strategieerwerbes sich ein Kind befindet und welche Strategien man zu welchem Zeitpunkt sinnvollerweise vermitteln kann (Hellmich und Wernke 2009).

5.3.5 Kategorisieren

Die Fähigkeit des Kategorisierens wird im Verlauf der mittleren Kindheit zunehmend differenzierter. So können Kinder in der Regel ab dem Alter von sechs Jahren unterschiedliche Eigenschaften von Gegenständen flexibel kategorisieren, was sich zum Beispiel beim Spiel mit einem Autoquartett zeigt: Beim ersten Durchgang werden die Karten anhand der Zylinderanzahl der Autos gewertet, beim zweiten anhand der Motorleistung und beim dritten anhand der Höchstgeschwindigkeit. Es gelingt ihnen zudem, verschiedene Hierarchien von Kategorien zu unterscheiden, und sie können immer besser Oberbegriffe bilden. Zeigt man ihnen beispielsweise Bilder von fünf Schafen und drei Kühen und fragt sie, ob sie mehr Schafe oder mehr Tiere sehen, dann antworten Schulkinder in der Regel mit der korrekten Antwort (mehr Tiere). Sie können also unterschiedliche **Objektklassen** voneinander unterscheiden. Jüngere Kinder hingegen antworten, dass es mehr Schafe gebe. Die Fortschritte im Kategorisieren sind ganz wesentlich auch von der sprachlichen Entwicklung abhängig.

Die Fähigkeit, verschiedene Kategorien und Objektklassen gleichzeitig zu berücksichtigen, zeigt sich in der mittleren Kindheit in einer großen Sammlerleidenschaft: So beginnen viele Kinder in dieser Entwicklungsphase, Pokémon-Karten oder Fußballbilder zu sammeln.

5.3.6 Räumliches Denken

Auch das räumliche Denken differenziert sich weiter aus; dies zeigt sich in der Fähigkeit, dass die Kinder immer komplexere Mosaike und Puzzles legen können. Sie erkennen zudem in Mustern Regelmäßigkeiten, Spiegelungen sowie Symmetrien und werden im Kindergarten angeleitet, Muster mit verschiedenen Materialien zu legen. Auch entwickeln sie ein Verständnis für geographische Richtungen und erkennen die Vogelperspektive. Während sie im Kindergarten gewöhnlich noch nicht zuverlässig links und rechts voneinander unterscheiden können, gelingt ihnen dies im Mittel mit acht bis neun Jahren (Roberts und Aman 1993). Auch verstehen sie in diesem Alter Anweisungen, wie man von einem Ort zu einem anderen gelangt. Sie sind außerdem in der Lage, einfache Landkarten zu lesen, und können Entfernungen zwischen zwei Orten immer genauer einschätzen. Dieser Entwicklungsschritt macht die Schatzsuche oder die Schnitzeljagd zu beliebten Spielen in der mittleren Kindheit. Im Rahmen dieser Entwicklungsphase finden Kinder gewöhnlich ohne Probleme den Weg von der Schule nach Hause. Im Schulfach Geometrie wird im Verlauf der Schulzeit das räumliche, zwei- und dreidimensionale Denken der Kinder systematisch unterrichtet.

5.3.7 Zeichnen – Bilder der kindlichen Entwicklung

Ab dem Alter von vier Jahren verfügt ein Kind über erste konkrete Darstellungsmöglichkeiten sowie Motive im Zeichnen, die sich aus den gegen Ende der frühen Kindheit erlernten Grundformen ableiten (Jenni 2013). Die verschiedenen geometrischen Formen sowie ihre Striche und Begrenzungslinien erlauben ihm eine zunehmende Differenzierung des zeichnerischen Gestaltens. Dabei sind menschliche Figuren ein bevorzugtes Zeichnungsmotiv (◘ Abb. 5.10).

Die Mensch-Zeichnung

Bereits 1926 entwickelte die Psychologin Florence Goodenough (1886–1959) eine weit verbreitete Beurteilungsmethode der Mensch-Zeichnung von Kindern und Jugendlichen, die es erlauben sollte, die intellektuelle Entwicklung von Kindern mit der Zeichnung eines Menschen einzuschätzen (Goodenough 1926). Auch heute noch existieren verschiedene Methoden, mit denen sich aus der Mensch-Zeichnung direkt der IQ berechnen lässt (Brosat und Tötenmeyer 2007; Naglieri 1988). Insbesondere in den USA gilt die Mensch-Zeichnung in der psychologischen Diagnostik nach wie vor als wichtiges Instrument (Jolley 2010). Die Messung der In-

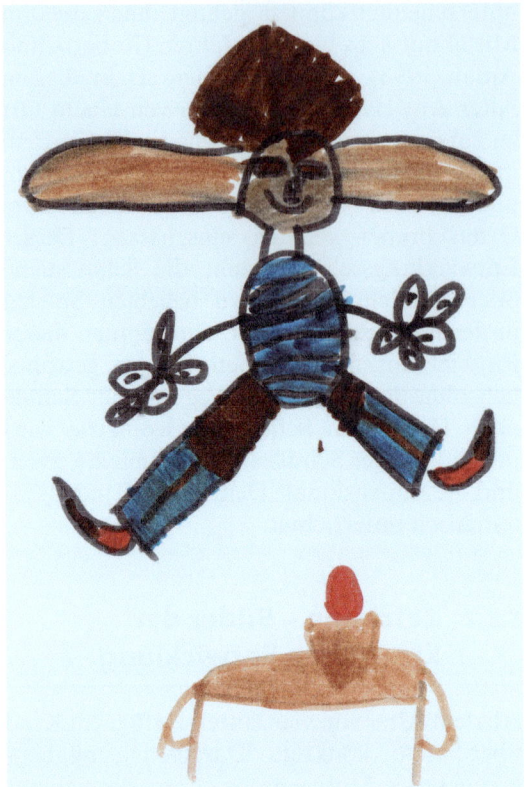

• **Abb. 5.10** Mensch-Zeichnung. Aus Jenni 2013; mit freundlicher Genehmigung von © Georg Thieme Verlag. All Rights Reserved

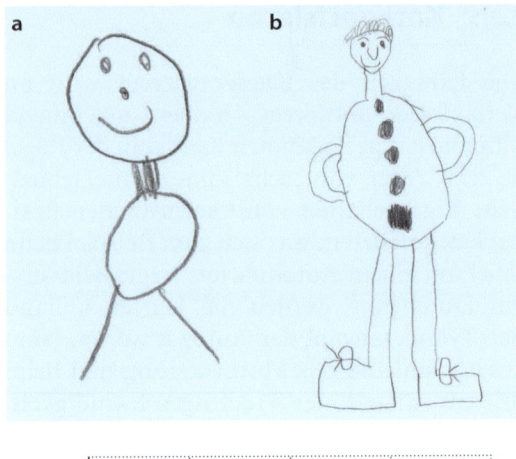

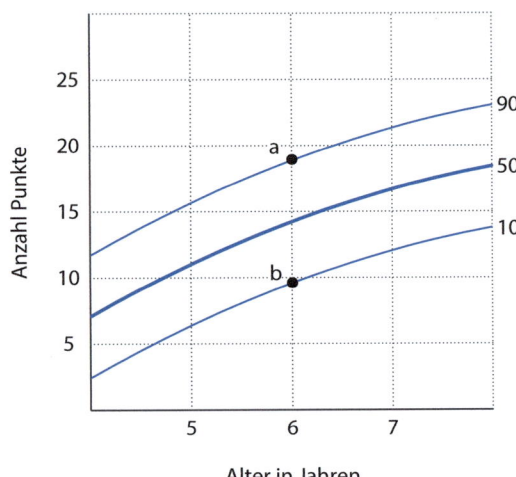

• **Abb. 5.11** Variabilität der Mensch-Zeichnung. Zeichnungen zweier sechsjähriger Jungen **a/b**. Aus den Zürcher Longitudinalstudien, bearbeitet von (Teplitz 2009), und aus Jenni 2013; mit freundlicher Genehmigung von © Georg Thieme Verlag. All Rights Reserved

telligenz von Kindern durch Zeichnungen ist allerdings umstritten, weil beim Zeichnen auch die Motorik, die visuelle Wahrnehmung, visuomotorische Koordination, Anregungen und Übung, psychisches Befinden und andere Faktoren eine wichtige Rolle spielen (Jenni 2013).

Die Fähigkeit, einen Menschen zu zeichnen, ist von Kind zu Kind sehr verschieden. • Abb. 5.11 zeigt die große Variabilität anhand von zwei gesunden, kognitiv und motorisch normal entwickelten Jungen im Alter von sechs Jahren. Die Auswertungen dieser beiden Zeichnungen beruhen auf dem Bewertungssystem der Abteilung Entwicklungspädiatrie des Universitäts-Kinderspitals Zürich, das in der Praxis einfach anwendbar ist und für Kinder in der mittleren Kindheit entwickelt wurde. Wie genau die einzelnen Punkte in diesem Bewertungssystem vergeben werden, ist in der Dissertation von Teplitz beschrieben (Teplitz 2009). Dieses Bewertungssystem ermöglicht eine Einschätzung des kindlichen Entwicklungsalters bezogen auf die Mensch-Zeichnung.

Das Entwicklungsalter im Zeichnen liegt bei diesen beiden Jungen um 3,5 Jahre auseinander. Bei der Berechnung des **Zeichnungsalters** muss das Geschlecht des Kindes berücksichtigt werden. Die Perzentilenkurven (• Abb. 5.12) zeigen einen Entwicklungsvorsprung der Mädchen zwischen acht bis zwölf Monaten. Obwohl Mädchen also in der Regel besser zeichnen als Jungen, gibt es durchaus auch Mädchen, die im Vergleich zu gleich-

5.3 · Die kognitive Entwicklung – eine Phase markanter Veränderungen

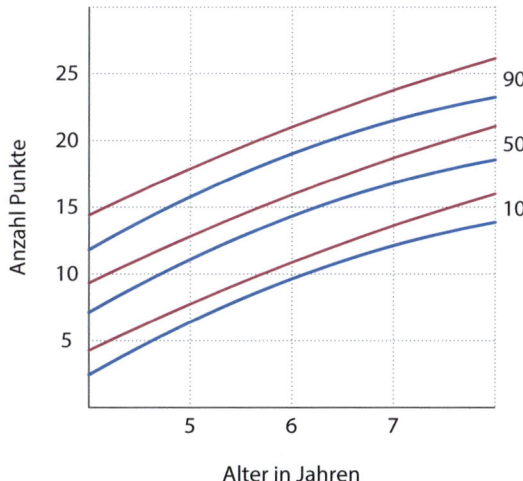

Abb. 5.12 Geschlechtervergleich bei der Mensch-Zeichnung. Aus den Zürcher Longitudinalstudien (Teplitz 2009)

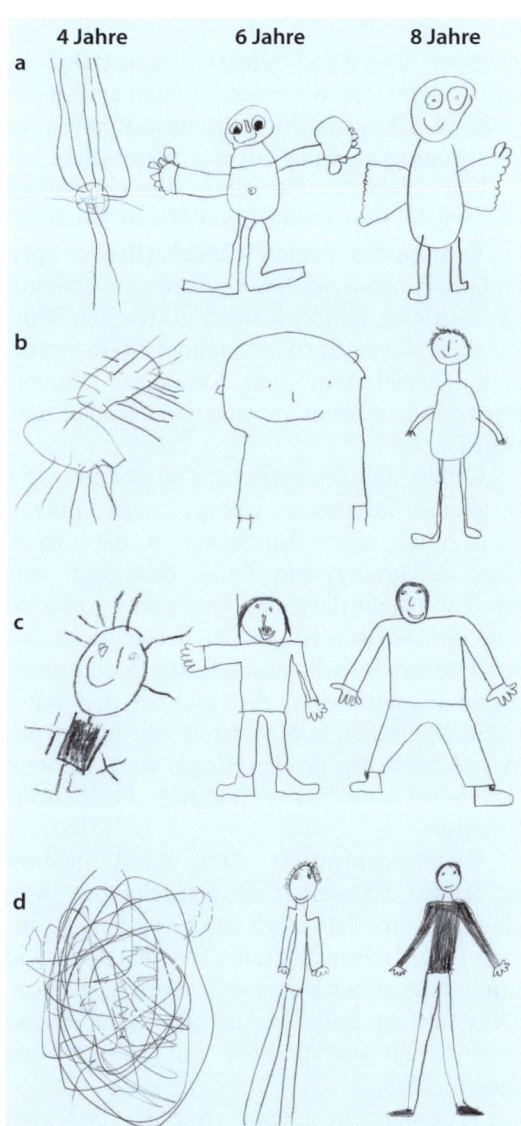

Abb. 5.13 Entwicklung der Mensch-Zeichnung. Zeichnungen im Längsschnitt von vier Kindern **a–d** im Alter von vier, sechs und acht Jahren. Aus den Zürcher Longitudinalstudien (Wehrle et al. 2021) und (aus Jenni 2013); mit freundlicher Genehmigung von © Georg Thieme Verlag. All Rights Reserved

altrigen Jungen schwächere Zeichner sind. Die Unterschiede zwischen Kindern gleichen Geschlechtes sind also weit größer als die Unterschiede zwischen den Geschlechtern (▶ Kap. 2). Die enorme Variabilität im zeichnerischen Gestalten wird durch den Bildungsstand der Bezugspersonen, die Förderung sowie durch die kognitiven und motorischen Fähigkeiten eines Kindes maßgeblich beeinflusst (Landis 2010; Jenni 2013).

Abb. 5.13 zeigt den individuellen Verlauf von Mensch-Zeichnungen bei vier Kindern der Zürcher Longitudinalstudie zwischen vier und acht Jahren. Die Korrelationskoeffizienten zwischen den Altern liegen bei etwa 0,4. Andere Entwicklungsdimensionen wie die motorische Entwicklung weisen eine ähnlich moderate Stabilität auf. In den Zürcher Longitudinalstudien zeigt beispielsweise die Aufgabe mit dem Steckbrett (feinmotorische Aufgabe) einen Korrelationskoeffizienten von 0,52 zwischen sechs und acht Jahren (Jenni et al. 2011). Auch wenn also die zeichnerischen Fähigkeiten in der mittleren Kindheit eine gewisse Stabilität zeigen, so gibt es doch etliche Kinder, die im Verlauf ihrer Entwicklung immer besser werden, und andere Kinder, die geringere Entwicklungsfortschritte machen.

Die Sinnzeichnung

Das Kind zeichnet aber nicht nur den Menschen, sondern auch andere Aspekte der sozialen Umwelt und der Natur wie Tiere, Sonnen, Häuser, Bäume, Wiesen, Blumen und vieles mehr (Jenni 2013). Das frühe Schulalter ist durch eine große Phantasie, Spontanität und Ausdrucksstärke im Zeichnen gekennzeichnet. Das Kind orientiert sich dabei an seinen mentalen Repräsentationen und noch nicht an der aktuellen, sichtbaren Realität; es beschränkt sich dabei auf das Wesentliche.

Die folgenden formalen Besonderheiten treten beim **Sinnzeichnen** auf (Jenni 2013):

Konzept des rechten Winkels (R-Konzept): Details in einer Zeichnung werden zu Beginn der mittleren Kindheit noch im rechten Winkel an die Grundform gezeichnet (R-Konzept, zum Beispiel Arme und Äste eines Baumes horizontal, Kamin im rechten Winkel auf dem Dach).

Größe: Die realistische Darstellung von Größenverhältnissen gelingt dem jungen Kind noch nicht. Entweder ist die Größe einer Zeichnung vom Zufall bestimmt oder das Kind stellt dasjenige besonders groß dar, was ihm wichtig ist. Seidel bezeichnete diesen Umstand als Phänomen der Bedeutungsgröße (Seidel 2007): So zeichnet das Kind einen Menschen zum Beispiel mit einem unverhältnismäßig großen Kopf. Erst ab dem Schulalter entstehen realistische Größenverhältnisse.

Raumorganisation: Das Kind beginnt im frühen Schulalter, die gezeichneten Bildelemente auf dem Blatt auszurichten. Es erkennt die Richtungen (zum Beispiel oben und unten) und entwickelt eine Raumorganisation. Die einzelnen Bildelemente gehen zunehmend gegenseitige Beziehungen ein; es entstehen Geschichten.

Transparenz: Dieser Begriff bedeutet, dass das Kind Dinge darstellt, die man nicht gleichzeitig sehen kann (auch „Röntgenbild" genannt, zum Beispiel Beine unter den Hosen). Das Kind zeichnet, was es kennt, und nicht, was es sieht; dies wurde auch intellektueller Realismus genannt (Luquet 1977).

Umklappungen: Als Umklappung bezeichnet man das gleichzeitige Zeichnen von mehreren Ansichten eines Gegenstandes (zum Beispiel die nebeneinander liegende Ansicht einer Hausfront und einer Hausseite); die Zeichnung zeigt dabei noch keine perspektivische Ansicht.

Perspektive: Perspektivisches Zeichnen tritt in der Regel erst ab dem Alter von zehn Jahren auf. Die bildnerische Entwicklung erreicht dann eine neue Stufe. Das Wissen des Kindes um die visuelle Erscheinung eines Gegenstandes und naturalistische Vorstellungen nehmen zu.

Farben: Bereits im Vorschulalter verwenden Kinder Farben, die für einen Gegenstand typisch sind: Himmel blau, Sonne gelb, Holz braun, Gras grün etc. Die Farben werden allerdings noch nicht an die sichtbare Realität angepasst. Das Kind benutzt realitätsnahe Farben und Farbmischungen meist erst ab dem Alter von zehn Jahren (Bareis 2008).

Ab diesem Alter entstehen zunehmend realitätsnahe, wirklichkeitsgetreue und naturalistische Bilder, was auch visueller Realismus genannt wurde (Luquet 1977). Typisch für diese Phase ist eine ausgesprochene Freude an zeichnerischen Details.

▪ Die Haus-Zeichnung

Neben der Mensch-Zeichnung ist auch das Haus ein sehr beliebtes Zeichnungsmotiv (Bareis 2008). Die Entwicklung der Haus-Zeichnung ist eng mit der Fähigkeit verknüpft, geometrische Formen darzustellen. Erste Hausdarstellungen werden meistens als Viereck oder andere geschlossene Form ohne Dach gezeichnet. Bei etwas späteren Hausdarstellungen werden der Hauskörper und das Dach als Einheit dargestellt, oft in Form eines Dreieckes. Die Haus-Zeichnung geht eng mit der kindlichen Fähigkeit einher, Linien in einem rechten Winkel zueinander zu zeichnen (R-Konzept). Eine besondere Eigenheit ist dabei der Kamin, der rechtwinklig an das Dach gezeichnet wird und nicht parallel zur Hausachse erscheint. Ein anderes häufiges Merkmal bei der Haus-Zeichnung ist die nebeneinander liegende Ansicht einer Hausfront und einer Hausseite (Umklappung) ab dem Alter von etwa acht Jahren. Obwohl die

5.3 · Die kognitive Entwicklung – eine Phase markanter Veränderungen

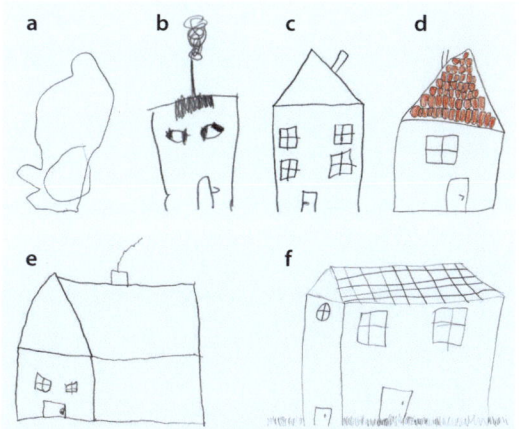

Abb. 5.14 Entwicklung der Haus-Zeichnung. **a** Hausvorläufer, **b** Frühes Haus, **c** Stereotypes Haus mit rechtwinkligem Kamin, **d** Stereotypes Haus mit parallelem Kamin, **e** Umgeklapptes Haus und **f** Perspektivisches Haus. Aus Jenni 2013; mit freundlicher Genehmigung von © Georg Thieme Verlag. All Rights Reserved

d. Stereotypes Haus mit parallelem Kamin (sieben Jahre): Kamin parallel zur Hausachse, neben dreieckigem Dach auch andere Dachformen (trapezförmige Dächer, Flachdächer), Details um Türe und Fenster
e. Umgeklapptes Haus (acht Jahre): Zwei Seiten des Hauses sichtbar, Perspektive noch nicht korrekt, Boden gezeichnet
f. Perspektivisches Haus (zehn Jahre): Dach und Hauskörper als Rhomboid, detaillierte Umwelt

Entwicklung der Haus-Zeichnung von Kind zu Kind sehr verschieden ist, kann eine typische Abfolge beschrieben werden (Barrouillet et al. 1994) (Abb. 5.14).

Typische Hausformen
In Abb. 5.13 werden beispielhafte Hauszeichnungen dargestellt; die Hausformen zeigen folgende Besonderheiten:
a. Hausvorläufer (vor dem Alter von fünf Jahren): Haus von vorne, ohne Dach und Fenster
b. Frühes Haus (fünf Jahre): Oft Flachdächer, fehlende Proportionen
c. Stereotypes Haus mit rechtwinkligem Kamin (sechs Jahre): Dreieck als Dach, Kamin rechtwinklig zum Dach (mit Rauch), > zwei Fenster

Zeichnen als Spiegel der kindlichen Entwicklung

Zeichnen ist ein Spiegel der Entwicklung eines Kindes (Jenni 2013). In den Zürcher Longitudinalstudien wurde eine Beziehung zwischen den feinmotorischen Aufgaben der Zürcher Neuromotorik und den zeichnerischen Fähigkeiten im Alter von vier Jahren gefunden, nicht jedoch im Alter von sechs und acht Jahren (Teplitz 2009). Interessanterweise fand man beim Alter von vier Jahren keinen Zusammenhang zwischen den zeichnerischen und den intellektuellen Fähigkeiten (untersucht mit dem Snijders-Oomen nicht-verbalen Intelligenztest). Das Kind benötigt also eine gewisse motorische Reife, um die mentalen Vorstellungen und inneren Bilder auf einem Blatt Papier ausdrücken zu können.

Die zeichnerischen Fähigkeiten eines Kindes sind aber nicht nur abhängig von der motorischen Entwicklung, sondern auch von seiner visuellen und taktil-propriozeptiven Wahrnehmung, der Raumorientierung, dem Gedächtnis, der Aufmerksamkeit und weiteren kognitiven Fähigkeiten. Diese Beziehungen legen eine Korrelation mit der generellen Intelligenz nahe. Tatsächlich fanden verschiedene Untersuchungen eine Korrelation um 0,4 zwischen der Mensch-Zeichnung bei Schulkindern und dem Stanford-Binet Intelligenztest oder dem Hamburg-Wechsler-Intelligenztest für Kinder (Teplitz 2009).

In den Zürcher Longitudinalstudien wurde das Zeichnen auch mit verschiedenen Intelligenztests verglichen. Dabei ließ sich eine Beziehung der intellektuellen Fähigkeiten und dem Zeichnen lediglich im Alter von sechs und acht Jahren feststellen, nicht jedoch mit vier Jahren. Im Alter von acht Jahren waren insbesondere die folgenden Merkmale mit dem IQ korreliert: kontinuierliches Zeichnen von Rumpf und Beinen, physiologische Armstellung, zweidimensionales Zeichnen der Extremitäten sowie Augen- und Munddetails (Teplitz 2009).

Den IQ eines Kindes kann man also nicht zuverlässig mit einer Kinderzeichnung bestimmen, denn nur etwa 20 Prozent der Variabilität im Zeichnen werden mit intellektuellen Faktoren erklärt. Weitere wichtige Faktoren, die das Zeichnen beeinflussen, sind zum Beispiel die motorischen Fähigkeiten und die Förderung durch Bezugspersonen. Angemessene Gelegenheiten zum Zeichnen und die Verfügbarkeit von Zeichenmaterial beeinflussen die zeichnerischen Fähigkeiten des Kindes maßgeblich. Die Zürcher Studien zeigen, dass die elterliche Förderung einen stärkeren Einfluss als das sozioökonomische Umfeld hat (Landis 2010).

Niemals darf einzig durch eine Zeichnung auf den IQ eines Kindes geschlossen werden. Zusätzliche Informationen aus Entwicklungstests und von den Eltern sind für die Einschätzung des kognitiven Entwicklungsstandes eines Kindes unerlässlich. Eine Ausnahme der obengenannten Regel bilden Kinder mit kognitivem Entwicklungsrückstand, aber auch solche mit hoher Begabung. Bei diesen Kindern lässt sich der Entwicklungsstand anhand von Zeichnungen recht gut abbilden (◘ Abb. 5.15).

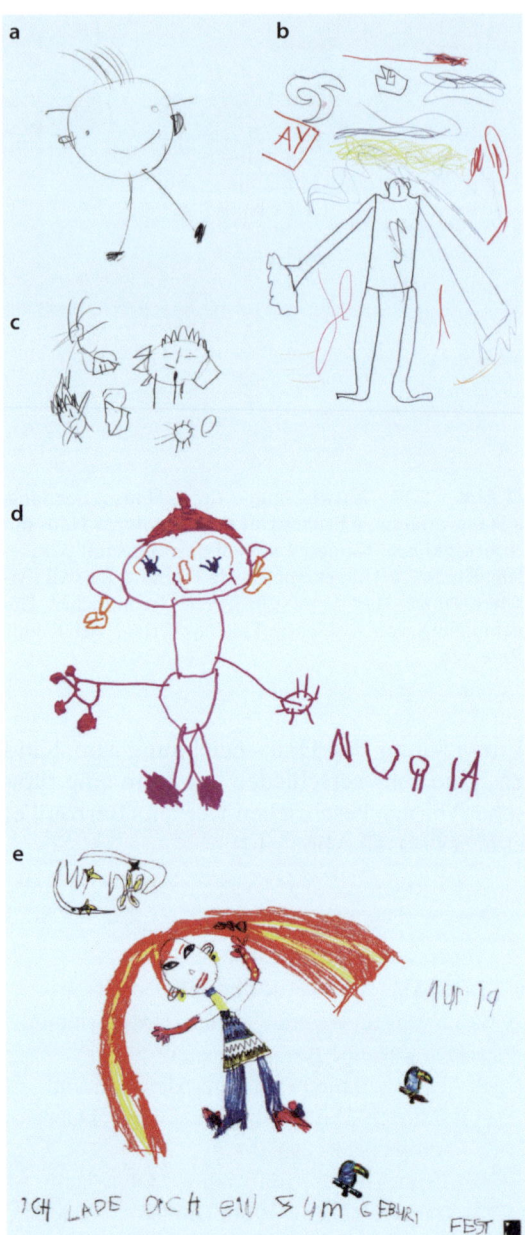

◘ **Abb. 5.15** Ausgewählte Mensch-Zeichnungen. **a** Simon chronologisches Alter 7,5 Jahre, **b** Raoul 14 Jahre, **c** Peter 6,5 Jahre, **d** Nuria 3 Jahre, **e** Nuria 5 Jahre. Aus Jenni 2013; mit freundlicher Genehmigung von © Georg Thieme Verlag. All Rights Reserved

▶ **Fallbeispiele: Besondere Zeichnungen**
(Abb. 5.15)

a. Simon, 7,5 Jahre: Knabe mit Entwicklungsstörung (ES, IQ 52). Zeichnungsalter der Mensch-Zeichnung: 4 Jahre.
b. Raoul, 14 Jahre: Jugendlicher mit ES (IQ 54). Zeichnungsalter der Mensch-Zeichnung: 6 Jahre.
c. Peter, 6,5 Jahre: Knabe mit ES (IQ 54). Zeichnungsalter der Mensch-Zeichnung: 4 Jahre.
d. Nuria, 3 Jahre: überdurchschnittliche intellektuelle Begabung (IQ 155 im Alter von 3 Jahren) mit außerordentlich guten motorischen Leistungen bei durchschnittlichen sprachlichen Fähigkeiten. Zeichnungsalter der Mensch-Zeichnung: > 8 Jahre.
e. Nuria, 5 Jahre, Zeichnungsalter nicht bestimmbar.

Qualitative Aspekte wie Ausdruck und Kreativität werden in Bewertungssystemen von Zeichnungen generell nicht berücksichtigt, was bei diesen Zeichnungen exemplarisch gezeigt werden kann.
Aus Jenni 2013. ◀

■ **Zeichnungen von Kindern mit Entwicklungsrückstand**

Im Vergleich zu altersentsprechend entwickelten Kindern treten bei Kindern mit einer kognitiven Entwicklungsstörung die Zeichnungsmerkmale verzögert auf. Verschiedene Studien konnten zeigen, dass das Zeichnungsalter dieser Kinder ihrem Entwicklungsalter entspricht und dass Zeichnungen dabei kaum qualitative Differenzen zu normal entwickelten Kindern mit gleichem Entwicklungsstand aufweisen (Jolley 2010). Kinder mit einem kognitiven Entwicklungsrückstand zeichnen also geometrische Formen, die ihrem Entwicklungsstand entsprechen, und durchlaufen die gleichen Zeichnungsstadien wie normal entwickelte Kinder. Häufig treten aber weiterentwickelte Stufen der Zeichnungsentwicklung bei diesen Kindern nicht mehr auf.

■ **Zeichnen und emotionale Entwicklung**

Das Zeichnen gehört besonders in den USA (weniger in Europa) zu den am häufigsten eingesetzten Verfahren in Diagnostik und Therapie (Jolley 2010). Man geht davon aus, dass Zeichnen als Ausdrucksform eine Methode ist, die die Vorstellungen, Erlebnisse, Wünsche und Ängste eines Kindes erfassen kann. Es gibt deshalb eine umfangreiche Literatur über die psychologische Interpretation von kindlichen Zeichnungen, auf die an dieser Stelle nicht eingegangen wird. Die Kinderzeichnung wird in der analytischen und projektiven Diagnostik wegen ungenügenden psychometrischen Gütekriterien aber auch kritisch hinterfragt (Jolley 2010; Seidel 2007). Trotzdem können Kinderzeichnungen zusammen mit anderen diagnostischen Instrumenten für eine Einschätzung der emotionalen Befindlichkeit eines Kindes oder auch als Verlaufskontrolle im Rahmen einer Therapie durchaus hilfreich sein.

5.3.8 Das magische Denken und der unsichtbare Freund

Bereits in der frühen Kindheit zeigt sich das sogenannte **magische Denken**, das Jean Piaget auch als **animistisches Denken** bezeichnete (Piaget 1926). Die Kinder beginnen etwa im Alter von drei Jahren, an Märchenfiguren wie Feen, Hexen, Zauberer und Zwerge zu glauben, und schreiben ihnen übermenschliche Kräfte zu. Im Alter zwischen vier und sechs Jahren zeigt sich der Höhepunkt dieser magischen Phase, auch wenn magisches Denken noch bei älteren Kindern und sogar Erwachsenen auftreten kann. Die Kinder glauben in dieser Entwicklungsphase an den Weihnachtsmann und den Osterhasen, sie lieben die Welt der Märchen, in der vieles wirklich erscheint, und sie halten die verschiedenen Phänomene der Natur für lebendig und absichtlich herbeigeführt (Mähler 1995). Diese magische Phase kann aber auch Ängste auslösen und unter anderem dazu führen, dass das Kind in der Nacht das Elternbett aufsucht (▶ Kap. 4).

Neben dem magischen Denken zeigen viele Kinder aber auch sehr realistische Vorstellungen von der Welt. Sie pendeln dabei nicht selten zwischen den beiden Welten – der magischen und realistischen – hin und her. Fragt man beispielsweise fünf- oder sechsjährige Kinder, ob Wolken die Menschen mutwillig nass machen, dann werden sie diese Frage bejahen, obwohl sie wissen, dass Wolken keine Lebewesen sind und keinen eigenen Willen haben. Diese Beobachtung hat zur Annahme geführt, dass das magische Denken Ausdruck der außerordentlich großen Phantasie und Kreativität der Kinder in dieser Entwicklungsphase ist (Mähler 1995).

Es gibt noch weitere Theorien über die Entstehung des magischen Denkens: So wurde postuliert, dass diese Form des Denkens ein Ausdruck des noch fehlenden Wissens über die Welt ist. Zwar verfügen Kinder bereits über grundlegende Fähigkeiten des kausalen Denkens, aber noch nicht über genügend Kenntnisse der physikalischen Zusammenhänge (zum Beispiel über die Entstehung von Wolken). Wenn sich das Wissen über die Welt im Verlauf der mittleren Kindheit erweitert, nimmt das magische Denken immer mehr ab. Die Kinder erkennen dann, wer die Geschenke unter den Weihnachtsbaum legt und am Ostersonntag die Eier versteckt. Sie können auch erkennen, dass Zaubertricks nicht auf den magischen Fähigkeiten des Zauberers beruhen (Phelps und Woolley 1994).

Häufig konstruiert das Kind in der Phase des magischen Denkens einen **imaginären Freund**, den es als wirklich existierenden Menschen erlebt (Taylor 1999). Diese fiktiven Gefährten sind in der Regel normale Jungen oder Mädchen, können allerdings auch besondere Figuren sein. Sie sind in den meisten Fällen freundlich, können aber auch Konflikte mit dem Kind austragen. Studien zeigen, dass 30 Prozent aller Kinder im Verlauf ihrer Entwicklung einen unsichtbaren Freund haben (Seiffge-Krenke 2000). Die Gründe für imaginäre Freunde sind sehr vielfältig: Sie sind beispielsweise Ausdruck der großen Phantasie und der sich entwickelnden Selbst- und Fremdwahrnehmung. Tatsächlich konnten Untersuchungen zeigen, dass Kinder mit einem imaginären Freund eine fortgeschrittenere Entwicklung in der Theory of Mind und der Sprachentwicklung zeigen als solche ohne fiktiven Begleiter. Auch finden sich häufiger Einzelkinder und Erstgeborene unter diesen Kindern (Taylor 1999). Das Kind kann einen imaginären Freund also durchaus aus Gründen von Einsamkeit, aber auch von Verlust oder Zurückweisung erfinden. Dieser bietet dem Kind Geborgenheit und Sicherheit, um mit Ängsten und Belastungen besser umgehen zu können. Hat der imaginäre Freund seine Funktion erfüllt, dann verschwindet er in der Regel wieder (Seiffge-Krenke 2000). Man darf daraus aber nicht schließen, dass Kinder mit einem imaginären Freund auffälliger sind als solche ohne Gefährten. Studien beweisen, dass sich ein Kind mit imaginären Freunden bezüglich seiner Beziehungen zu realen Kindern, seiner kognitiven Entwicklung, seinem Verhalten und seiner Familie nicht von einem Kind ohne fiktiven Begleiter unterscheidet (Manosevitz et al. 1973).

▶ **Fallbeispiel: Imaginäre Freunde**

Felicitas war gerade vier Jahre alt, als ihr Bruder Milo geboren wurde. Kurz darauf erfand sie eine imaginäre Freundin mit dem Namen „Lulu". Anfänglich beachtete die Mutter diese imaginäre Gefährtin nicht. Aber als diese Felicitas' Gedanken zunehmend einnahm, begann sie, sich zu sorgen. Felicitas verbrachte Stunden damit, mit „ihr" zu sprechen. Auch schrieb sie viele ihrer Spielideen Lulus Vorschlägen zu. Die Mutter interpretierte dieses Verhalten als Kompensation, denn Felicitas hatte sich eine Schwester gewünscht. Als Felicitas psychologisch abgeklärt wurde, sagte sie, dass Lulu nun nichts mehr sagen wolle. Außerdem fragte sie die Psychologin, wie ihre Lulu denn hieße, weil sie davon ausging, dass auch die Psychologin eine imaginäre Freundin hat. Ab diesem Zeitpunkt verschwand Lulu für immer. ◀

5.3.9 Das Zeitwissen

Das Wissen über die Zeit umfasst das Verständnis für die Uhrzeit, die Wochentage, die Monate und die Jahreszeiten sowie für Vergangenheit, Gegenwart und Zukunft. Das Kind erwirbt dieses **metrische Zeitwissen** in der mittleren Kindheit. Es bildet eine Grundlage für das differenzierte **Zeitbewusstsein** und das subjektive **Zeiterleben**, das sich erst in der Adoleszenz ausbildet (Rost et al. 1979).

Im Alter von fünf Jahren verfügt das Kind in der Regel bereits über differenzierte **Zeitwörter**. So kennt es die Namen von einzelnen Wochentagen oder Jahreszeiten. Außerdem weiß es, um welche Zeit es ins Bett gehen muss und wie alt es ist. Dieses frühe Zeitwissen ist eine Grundlage für das Verständnis von komplexeren Zeitstrukturen, die ein Kind – ebenso wie die Kulturtechniken des Schreibens und Lesens – in der Schule lernen muss. Tatsächlich ist das moderne Verständnis für die Zeit ein soziokulturelles Konstrukt, das zwar in gewissen Hochkulturen der Antike bereits vorhanden war, aber erst mit der Industrialisierung in der Gesellschaft dominierend wurde (Kübler 2019).

Die meisten Kinder können in der ersten Klasse die Zeit auf einer analogen Uhr noch nicht richtig entziffern (Rost et al. 1979). Erst mit zunehmender Beschulung lernen sie, den Stundenzeiger zu lesen und dann die Zeit in Minuten zu bestimmen. Das Erkennen der **Uhrzeit** ist dabei auch abhängig vom Zahlwissen des Kindes und seinem kognitiven Entwicklungsstand. Den größten Entwicklungssprung im metrischen Zeitverständnis machen Kinder in der Regel in der dritten und vierten Klasse. Gegen Ende der mittleren Kindheit sind mehr oder weniger alle Kinder in der Lage, die Uhr zu lesen. Ähnliche Befunde zeigen sich im Erwerb des Wissens über die Wochentage, die Monate und die Jahreszeiten. Allerdings ist die Variabilität zwischen einzelnen Kindern außerordentlich groß.

Ein differenziertes Verständnis für die Vergangenheit, die Gegenwart und die Zukunft entwickelt sich zwischen dem Alter von fünf und zwölf Jahren (Friedman 2000). Zwar scheinen die Kinder bereits im Alter von fünf Jahren zu verstehen, dass es eine Art **Zeitstrahl** gibt, und sie kennen Zeitwörter wie gestern, heute und morgen. Jedoch können sie sich noch nicht geistig auf diesem Zeitstrahl bewegen. So lösen sie beispielsweise das Rätsel „Heute wird morgen gestern sein" in der Regel noch nicht korrekt (Kübler 2019). In der vierten Klasse versteht etwa die Hälfte der Kinder diesen Satz und kann ihn beispielsweise folgendermaßen erklären: „Heute ist Montag; morgen ist Dienstag, und am Dienstag ist der Montag dann gestern." Im Alter von zwölf Jahren sind praktisch alle Kinder in der Lage, sich auf diesem Zeitstrahl der Wochentage vorwärts und rückwärts zu bewegen.

Dieser Zeitstrahl wird im Verlauf der mittleren Kindheit immer länger; es bildet sich ein **Zeithorizont**. Dabei zeigt sich eine Zeitvorstellung für Ereignisse oder Erlebnisse in der Vergangenheit und der Zukunft (zum Beispiel für Weihnachten, den Geburtstag, die Sommer- oder Skiferien). Während der Zeithorizont von sechsjährigen Kindern meist nur einige wenige Monate beträgt, erhöht sich bis zum Alter von zehn Jahren die Länge des Zeitstrahles auf neun Monate. Erst gegen Ende der mittleren Kindheit sind Kinder in der Lage, zu verstehen, dass sich nach zwölf Monaten bestimmte Ereignisse wie Ostern und Weihnachten in jährlichen Abständen wiederholen. Auch im Zeithorizont ist die Variabilität zwischen Kindern außerordentlich groß. So gibt es durchaus Kinder, die auch im Alter von zwölf Jahren noch kaum über einen längeren Zeithorizont verfügen und gänzlich in der Gegenwart leben.

Eine Vorstellung von der Zeit zu haben, bedeutet aber noch nicht, dass Kinder sie auch interpretieren können; hierfür sind erweiterte Denkfähigkeiten und kognitive Flexibilität erforderlich. Tatsächlich tritt ein Bewusstsein für die Zeit erst im Verlauf der Adoleszenz auf. Dann sind die Jugendlichen in der Lage, über vergangene Ereignisse zu reflektieren und über die Zukunft nachzudenken.

5.4 Eintauchen in die Kulturtechniken: Wie Kinder schulische Fertigkeiten erlernen

Das Kind lernt im Verlauf der mittleren Kindheit Lesen, Schreiben und Rechnen. Diese Fertigkeiten gelten in der modernen Dienstleistungs- und Wissensgesellschaft als unentbehrlich für die Teilnahme am gesellschaftlichen Leben. Sie nehmen im Alltag des Kindes deshalb einen bedeutsamen Platz ein. Tatsächlich wird in der Schule ein Großteil der Zeit mit Lesen, Schreiben und Rechnen verbracht.

Das Gehirn des Kindes ist allerdings nicht auf die **Kulturtechniken** vorbereitet, weil es diese erst seit vergleichsweise kurzer Zeit in der menschlichen Geschichte gibt (Schneider 2017). Das Kind lernt dabei nicht so mühelos wie bei der Sprache oder der Motorik durch erfahrungserwartende Plastizität, sondern benötigt für das Lesen, Schreiben und Rechnen gezielte Lernerfahrungen. Diese führen zur erfahrungsabhängigen Plastizität des Gehirns (▶ Kap. 2).

In den folgenden Abschnitten werden die schulischen Fertigkeiten getrennt betrachtet. Das Lesen und Schreiben basieren allerdings auf einem gemeinsamen Konzept – der **Schriftsprache**. Das Kind stellt den Zusammenhang zwischen Schrift und Sprache aber nicht ohne Weiteres her. Es versteht vor dem Alter von vier Jahren noch nicht, dass die Geschichte, die ein Erwachsener ihm vorliest, mit den Zeichen im Buch zu tun hat.

Unter dem Begriff „Schriftspracherwerb" werden diejenigen Mechanismen zusammengefasst, die den Lernprozess des Lesens und Schreibens von Kindern beschreiben. Der Erwerb der Schriftsprache ist ein außerordentlich komplexer Prozess, den viele Kinder relativ mühelos durchlaufen; andere wiederum zeigen große Schwierigkeiten damit. In den nachfolgenden Abschnitten werden die verschiedenen Phasen und die große Variabilität im Erwerb der Kulturtechniken des Lesens, Schreibens und Rechnens genauer dargestellt. Allerdings läuft die Entwicklung in den schulischen Fertigkeiten nicht parallel, was mit Longitudinalstudien gezeigt werden konnte. So fand man Korrelationen um 0,5 zwischen den Lese- und Schreibfertigkeiten von Kindern; dies passt zur Beobachtung, dass es durchaus Kinder gibt, die isolierte Störungen im Lesen oder in der Rechtschreibung zeigen (Marx 2007).

5.4.1 Entwicklung des Schreibens

Kinder beginnen schon vor dem Schuleintritt, sich für das Schreiben zu interessieren. Vor dem Alter von vier Jahren sollte allerdings nicht von „Schreiben" gesprochen werden, eher von **„symbolischem Kritzeln"**. Das Kind bemerkt, dass die Symbole der Buchstaben etwas mit der Sprache zu tun haben. So kritzelt es Symbole entlang von horizontalen Linien oder macht Zeichenketten. Es reiht dabei eine Art Vorläuferformen von Buchstaben wahllos aneinander und ahmt somit das Schreiben der älteren Kinder und Erwachsenen nach (Jenni 2013). Es zeichnet meist geometrische Formen und andere unkonventionelle Symbole, die durchaus eine gewisse Ähnlichkeit mit Buchstaben haben können, aber noch keine Beziehung zu den Lauten haben.

Das Konzept der Schrift erfassen die Kinder in der Regel erst zu Beginn der mittleren Kindheit, also mit Eintritt in den Kindergarten oder spätestens in der Schule. In der Regel können erst ab dem Alter von vier Jahren Buchstaben von anderen Zeichen oder figürlichen Zeichnungen abgegrenzt werden. Ab diesem Alter beginnen viele Kinder, ihren eigenen Namen zu schreiben (Tolchinsky 2003). Häufig schreiben sie diesen in Großbuchstaben, und nicht selten werden Buchstaben spiegelverkehrt verwendet, weil das Kind die Bedeutung der Orientierung der Buchstaben noch nicht erkannt hat.

Beim Eintritt in den Kindergarten können einige Kinder symbolische Zeichen auf ein Blatt Papier malen, andere bereits einfache Wörter aufschreiben. Eine wichtige Voraussetzung für das Schreiben ist die Fähigkeit, verschiedene **geometrische Grundformen** zu zeichnen (Dreieck, Viereck, Kreis). Diverse Studien haben gezeigt, dass Kinder mit Problemen bei der Wiedergabe von geometrischen Formen besondere Auffälligkeiten in der Entwicklung der Schrift zeigen (Weil und Amundson 1994).

Weil beim Schreiben verschiedene Ebenen berücksichtigt werden müssen, ist der Prozess des Schreibens bedeutend vielschichtiger als derjenige des Lesens. Man kann das Schreiben durchaus als eine der komplexesten Entwicklungsleistungen bezeichnen, weil sich das Kind gleichzeitig auf mehrere Aspekte fokussieren muss: beispielsweise auf die motorische Ausführung der Buchstaben mit der Hand, die Rechtschreibung der Wörter und die Umsetzung der Gedanken zu einem zusammenhängenden Text. Alle diese Komponenten des Schreibens setzen unterschiedliche Fähigkeiten und Fertigkeiten voraus.

In der Schule lernen die Kinder systematisch das Schreiben mit der Hand. Dabei führen sie die Bewegungen zu Beginn vorwiegend unter visueller Kontrolle durch (Meulenbroek und Van Galen 1986). Durch häufiges Wiederholen werden die feinmotorischen Fertigkeiten, die visuelle und taktil-propriozeptive Wahrnehmung, die motorische Planung und die visuomotorische Koordination aufeinander abgestimmt (Feder und Majnemer 2007). Dadurch werden ab der dritten Klasse die Bewegungen zunehmend automatisiert. Kinder entwickeln mit der Zeit einen mehr oder weniger individuellen Stil – die persönliche **Handschrift**.

Die zunehmende Automatisierung des Schreibprozesses äußert sich mit einer immer besseren Lesbarkeit der Schrift und einem rascheren Schreibtempo, was schließlich zu einer höheren Schreibkompetenz führt (Peverly 2006). Allerdings ist die Variabilität von Kind zu Kind außerordentlich groß.
◘ Abb. 5.16 zeigt die Anzahl Buchstaben, die ein Kind während einer Minute schreiben kann. Die schnellsten ErstklässlerInnen sind dabei gleich schnell wie die langsamsten ViertklässlerInnen (Graham et al. 1998). Jungen schreiben generell weniger leserlich und sind langsamer als Mädchen. Dieser Befund deckt sich mit den zeichnerischen Fähigkeiten und anderen feinmotorischen Tätigkeiten, die Mädchen in der Regel geschickter ausführen als Jungen (▶ Kap. 2).

Man geht heute davon aus, dass etwa fünf Prozent aller Kinder von einer Entwicklungsstörung der Feinmotorik und des Schreibens betroffen sind, die den Schulerfolg und das Wohlbefinden eines Kindes erheblich beeinträchtigen können (Karlsdottir und Stefansson 2002). Darunter finden sich deutlich mehr Jungen als Mädchen. Bei diesen Kindern sind therapeutische Maßnahmen wie beispielsweise eine Ergotherapie oder eine Psychomotorik-Therapie angezeigt, um ihnen entsprechende Strategien im Umgang mit Schreibwerkzeugen zu vermitteln. Auch sollte diesen Kindern großzügig die Gelegenheit gegeben wer-

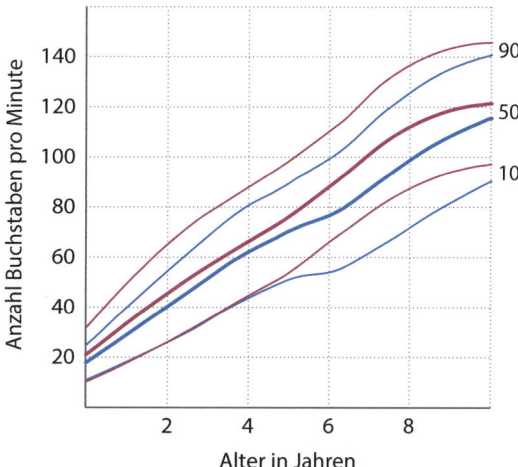

◘ **Abb. 5.16** Geschlechtervergleich beim Schreibtempo. Jungen (blau), Mädchen (rot). Daten aus Graham et al. 1998

den, mit dem Computer Texte zu verfassen. Das Schreiben eines Textes mit dem Computer scheint generell für viele Kinder einfacher zu sein, weil sie sich auf die Form und den Inhalt des Textes konzentrieren können und der motorische Aufwand deutlich geringer ist.

▶ **Fallbeispiel: Motorische Schreibstörung**

Seit Beginn der Schulzeit äußerte die Lehrerin große Sorgen bezüglich der auffälligen Handschrift des neunjährigen Matthias. Er hatte Mühe mit der Schriftführung, schrieb Wörter häufig nicht getrennt, sondern ließ sie ineinanderlaufen. Auch schwankten die Abstände zwischen den Buchstaben und waren unterschiedlich groß. Man hatte den Eindruck, dass Matthias die Groß- und Kleinschreibung willkürlich einsetzte. Er ließ auch wiederholt einzelne Silben weg oder fügte zusätzliche hinzu. Ganze Sätze rutschten von der Hilfslinie des Blattes ab. Außerdem war er immer der Letzte, der einen Satz von der Tafel abgeschrieben hatte. Weil Matthias immense Schwierigkeiten hatte, seine Gedanken schriftlich festzuhalten und zu strukturieren, hegte die Lehrerin den Verdacht auf eine Rechtschreibstörung.

Die Abklärung zeigte Lese- und Rechtschreibfähigkeiten an der unteren Norm (25. Perzentile). Besonders auffällig waren allerdings die feinmotorischen Leistungen auf der 5. Perzentile, so dass eine Entwicklungsstörung der Feinmotorik diagnostiziert wurde (▶ Kap. 7). Die schwachen Leistungen im Schreiben wurden weniger als Rechtschreibstörung, sondern vielmehr als motorische Schreibstörung interpretiert; entsprechend wurde eine Ergotherapie eingeleitet. Dadurch verbesserte sich in der Folge auch die Rechtschreibleistung von Matthias deutlich. ◀

Generell stellt sich angesichts der überwältigenden Zunahme der **elektronischen Medien** seit einigen Jahren die Frage nach dem zukünftigen Stellenwert der Handschrift. Studien deuten allerdings darauf hin, dass auch in Zukunft beide Formen nebeneinander ihre Berechtigung haben werden. So konnte man beispielsweise zeigen, dass mit der Hand geschriebene Notizen kognitiv besser verarbeitet werden und entsprechend länger im Gedächtnis behalten werden können als mit dem Computer geschriebene Texte (Mueller und Oppenheimer 2014).

Neben diesen motorischen Aspekten der Schrift spielt auch die **Rechtschreibung** beim Prozess des Schreibens eine bedeutsame Rolle. Sie macht das Geschriebene mit einer einheitlichen Schreibweise und den Satzzeichen an bestimmten Stellen leichter verständlich.

Es gibt in der deutschen Sprache mehr Laute (etwa 40 Phoneme) als Schriftzeichen (etwa 30 Grapheme). Die Zuordnung der Phoneme zu den Graphemen – die **Phonem-Graphem-Korrespondenz** – erfolgt allerdings nicht nach einfachen Gesetzmäßigkeiten. So kann ein Sprachlaut auf verschiedene Arten verschriftlicht werden (bspw. das Phonem /w/ als Graphem <w> in Wasser oder als Graphem <v> in Vase). Aus diesem Grund sind konkrete Regeln, wie die gesprochenen Wörter genau geschrieben werden, notwendig. Das Lernen der Rechtschreibung ist deutlich anspruchsvoller als das Lesen, bei dem ein Buchstabe fast immer gleich ausgesprochen wird.

Ab der ersten Klasse lernt das Kind unter systematischer Anleitung die Zuordnung von Phonemen und Graphemen sowie die Regeln der Rechtschreibung. Der Erwerb der Rechtschreibung läuft dabei in einer charakteristischen Abfolge ab (Frith 1986): Zuerst verstehen die Kinder, dass die gesprochenen Laute mit verschiedenen Buchstaben oder Buchstabenkombinationen geschrieben werden können, und sie lernen, den Lauten entsprechende Buchstaben zuzuordnen. Die Kinder orientieren sich bei der Phonem-Graphem-Korrespondenz meist an der eigenen Aussprache und schreiben entsprechend lautgetreu; das heißt, sie verschriftlichen direkt die hörbaren Laute. Zunächst sind die Kinder noch nicht in der Lage, die Vokale zuverlässig herauszuhören, und sie lassen diese häufig aus (zum Beispiel „HT" für „Hund" oder „KML" für „Kamel"), was auch als **Skelettschreiben** bezeichnet wird. Auch schreiben sie in dieser frühen Phase selten Wörter mit mehr als drei bis vier Buchstaben. Beim **lautgetreuen Schreiben** zeigt sich auch häufig eine fehlerhafte Auswahl der Grapheme, beispielsweise der Buchstaben <f> statt <v> oder <i> statt <ie>. So ist zum Beispiel die Verschriftlichung des Wortes „Bäckerin" als „Bekärin" lautgetreu durchaus korrekt, aber orthographisch falsch. Weil viele Wörter im Deutschen nicht lautgetreu verschriftlicht werden, muss das Kind die entsprechenden Rechtschreibregeln in der Schule lernen. Es muss dabei erkennen, dass es gewisse Abweichungen vom einfachen Lautprinzip gibt.

Im Verlauf der mittleren Kindheit lernt das Kind alle Regeln der Phonem-Graphem-Zuordnung und kann außerdem die Buchstabenfolgen visuell in einem Wortbildspeicher ablegen. Ein falsch geschriebenes Wort erkennt das Kind dann daran, dass es „nicht richtig aussieht".

Die größte Zuwachsrate bei der Rechtschreibung zeigen die Kinder in der Regel in der zweiten und dritten Klasse (Schneider 2017). Im weiteren Verlauf entwickelt sich die Rechtschreibkompetenz deutlich langsamer, wie in ◘ Abb. 5.17 dargestellt ist. Wie in allen Entwicklungsbereichen ist auch in der Rechtschreibung eine große Variabilität von Kind zu Kind erkennbar; so können die einen Kinder bereits in der dritten Klasse fast fehlerfrei schreiben, während andere damit größte Mühe haben. Auch zeigt sich eine erstaunliche Stabilität vom Beginn bis zum Ende der Schulzeit. Kinder mit schwächeren Schulleistungen bleiben in der Regel schwächer in der Rechtschreibung; starke SchülerInnen zeigen auch in der Oberstufe gute Leistungen (Schneider 2017). Etwa fünf Prozent der Kinder leiden unter einer Störung der

5.4 · Eintauchen in die Kulturtechniken: Wie Kinder schulische Fertigkeiten erlernen

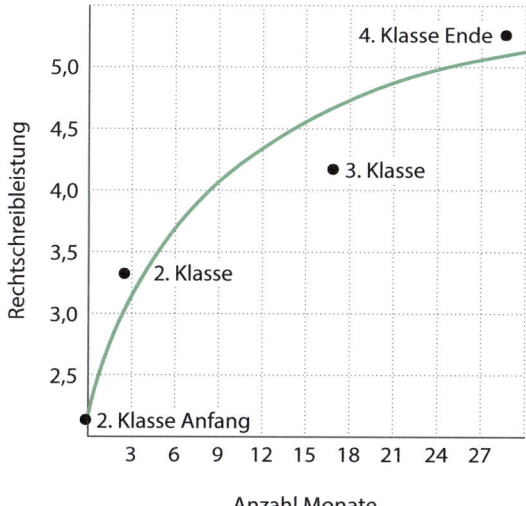

◘ **Abb. 5.17** Entwicklung der Rechtschreibleistung. Rechtschreibung in Standardwerten. Aus Schneider 2017; mit freundlicher Genehmigung von © Springer-Verlag. All Rights Reserved

Rechtschreibfertigkeiten, die eine spezifische Unterstützung indiziert.

Im Verlauf der Schulzeit lernen die Kinder aber nicht nur, einzelne Buchstaben, Wörter und Sätze zu schreiben, sondern auch, ganze Texte und Geschichten zu entwerfen. Die Textproduktion hängt dabei wesentlich davon ab, wie umfangreich das Wissen des Kindes ist. Außerdem beansprucht die Produktion von schriftlichen Texten auch exekutive Funktionen und metakognitive Fähigkeiten. So wird die Qualität eines Textes wesentlich davon beeinflusst, wie aufmerksam das Kind ist, wie gut es sein Schreiben plant und ob es Schwachstellen im Text erkennen und entsprechend überarbeiten kann. Mit der zunehmenden Automatisierung der Bewegungen beim Schreiben und den Kenntnissen der Rechtschreibregeln wird der Inhalt von Geschichten immer differenzierter, weil das Kind gleichzeitig sein Wissen sowie seine exekutiven und metakognitiven Ressourcen effizienter und rascher mobilisieren kann. Im Schulunterricht werden in der Regel Strategien zur Textproduktion und metakognitive Fähigkeiten geübt, damit sich das Textschreiben mit fortschreitendem Alter verbessert.

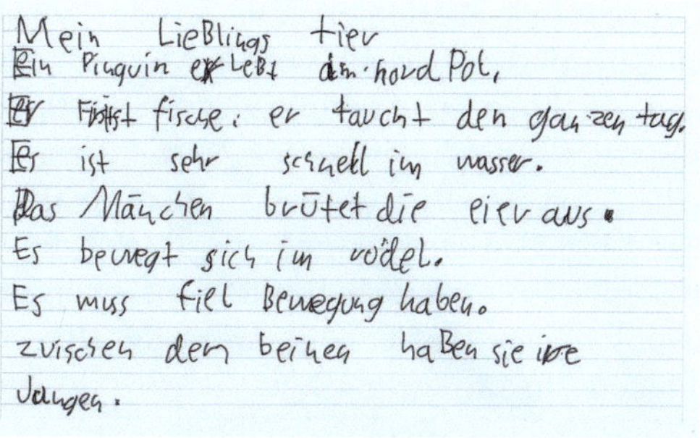

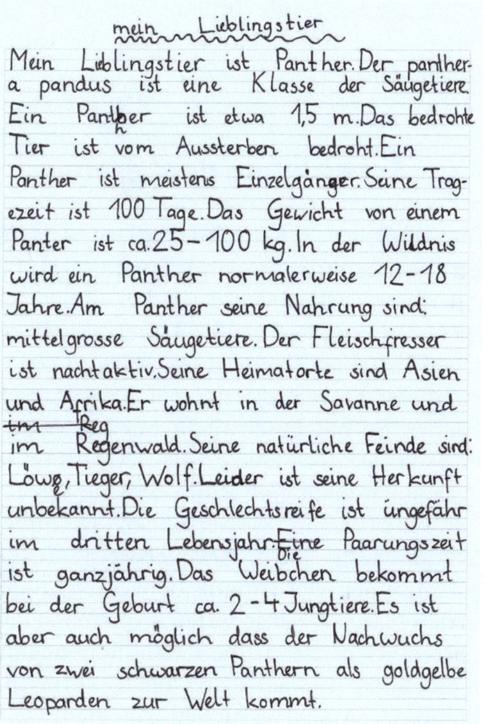

Zahlreiche Studien belegen, dass die Schreibleistungen von Kindern von deren intellektuellen Fähigkeiten beeinflusst werden. Das heißt: Je höher die Intelligenz ist, desto besser sind die Leistungen in diesen Fertigkeiten (Schneider 2017). Auch zeigen Kinder von Eltern mit einem höheren sozioökonomischen Status eine raschere Entwicklung des Schreibens und Lesens. Tatsächlich treten die sprachlichen Unterschiede von Kindern aus unterschiedlichen Bildungsschichten bereits sehr früh zutage und beeinflussen die späteren Leistungsunterschiede im Erwerb der Schriftsprache ganz wesentlich.

◘ **Abb. 5.18** Variabilität bei der Texterstellung. **a** Zehnjähriger Junge, **b** Zehnjähriges Mädchen (beide Ende der dritten Klasse). Mit freundlicher Genehmigung der Tagesschule. Für das Kind. Giedion Risch, Zürich

◘ Abb. 5.18 zeigt zwei freie **Aufsatztexte** eines zehnjährigen Mädchens und eines ebenso alten Jungen, die beide eine

Grundschule besuchten. Die Kinder wurden aufgefordert, innerhalb von 45 Minuten einen Aufsatz über ihr Lieblingstier zu verfassen. Eindrücklich zeigt sich die Variabilität zwischen den Kindern in diesem Text. Während das Mädchen einen langen, praktisch fehlerfreien sowie sprachlich differenzierten und detailreichen Text erstellt, weist der Text des Jungen ein unregelmäßiges Schriftbild, viele Fehler in der Rechtschreibung und kaum zusammenhängende Inhalte auf. Der Junge zeigte keine Entwicklungs- oder Verhaltensstörungen.

5.4.2 Entwicklung des Lesens

Im Vergleich zum Schreibenlernen scheint der Leselernprozess vergleichsweise einfach. Allerdings lassen sich auch bei dieser schulischen Fertigkeit große Unterschiede zwischen einzelnen Kindern feststellen. Die Lesekompetenz beeinflusst nahezu alle schulischen Fächer. So hat Lesen nicht nur für Arbeiten im Fach Deutsch eine große Bedeutung, sondern spielt auch eine Rolle, wie gut ein Kind die schriftlichen Anweisungen in anderen Schulfächern – wie beispielsweise Textaufgaben in der Mathematik oder Sachaufgaben in den Naturwissenschaften – verstehen kann.

Bereits in der frühen Kindheit beginnen Kinder, die Erwachsenen beim Vorlesen zu imitieren. Auch versuchen sie nicht selten, einzelne Wörter zu „lesen". Sie erkennen dabei kurze Wörter anhand von ihnen bereits bekannten Buchstaben oder auch aufgrund des **Wortbildes**. So erfassen sie beispielsweise die Logos oder Markennamen mit Buchstabeninhalt, ohne dass sie die entsprechenden Buchstaben zuverlässig unterscheiden können (Frith 1986). Ändert man die Reihenfolge der Logo-Buchstaben, so gelingt dem Kind das Worterkennen nicht mehr. Überhaupt sind die Buchstabenkenntnisse von Vorschulkindern eher klein (Schneider 2017). Nicht selten wird daher versucht, dem Kind bereits vor Schuleintritt die Buchstaben des Alphabets beizubringen. Allerdings zeigte eine Metaanalyse, dass die Effekte eines systematischen Lernens der Buchstaben auf die spätere Lese- und Rechtschreibleistung eher gering sind (Piasta und Wagner 2010).

> ▶ **Fallbeispiel: Frühes Lesen und intellektuelle Begabung**
>
> Die Eltern der vierjährigen Marta suchten den Kinderarzt auf, weil sie sich fragten, ob ihr Kind hochbegabt sei. Es sei bereits in der Lage, einen kurzen Text zu lesen. Die Eltern freuten sich über diese besondere Begabung ihrer Tochter sehr und förderten sie mit häufigen Gängen in die Bibliothek, mit gemeinsamen Leseabenden oder Büchern als Geschenken. Sie fragten sich, ob ihr Kind eine zusätzliche Förderung der intellektuellen Fähigkeiten benötige. Die entwicklungspädiatrische Abklärung zeigte altersentsprechende kognitive Leistungen (IQ 108). Der Kinderarzt empfahl den Eltern, die Leseförderung weiterzuführen und sich über die Entwicklung von Marta zu freuen. Er relativierte allerdings die angebliche Hochbegabung und riet den Eltern, nicht zu hohe Erwartungen an ihre Tochter zu haben. Einige Jahre später berichteten die Eltern anlässlich einer Konsultation, dass Marta durchaus eine gute Schülerin sei, aber die Stärken eher in der Mathematik und im Sport und nicht im Fach Deutsch lägen.
>
> Dieses Fallbeispiel zeigt, dass frühe Lesefertigkeiten nicht zwingend überdurchschnittliche kognitive Fähigkeiten erfordern und nur begrenzt eine Voraussage über den späteren Schulverlauf erlauben. Einen langfristigen Schulerfolg zeigen nur diejenigen Kinder, die vor dem Schuleintritt aus eigenem Antrieb lesen lernen (Stamm 2005); bei diesen Kindern lassen sich häufig überdurchschnittliche intellektuelle Fähigkeiten feststellen. ◀

Kinder lernen in der Regel die Buchstaben des Alphabets erst mit dem Schulunterricht in der ersten Klasse. Sie üben dabei die systematische Zuordnung von Graphemen zu Phonemen. Dabei lesen sie zu Beginn oft buchstabenweise, sie ordnen also den Buchstaben einzelne

Laute zu und identifizieren die Wörter Schritt für Schritt (Frith 1986). Auf diese Weise wird eine Buchstabenreihe in die verbale Form eines Wortes umgewandelt, was auch als **phonologische Rekodierung** bezeichnet wird. Fast alle Kinder meistern diesen ersten Schritt im Lesenlernen und machen bereits in den ersten beiden Grundschulklassen große Fortschritte, was sich in einem zunehmenden Lesetempo und einer immer besseren Lesegenauigkeit äußert.

Damit das Kind überhaupt in der Lage ist, Phoneme und Grapheme entsprechend zuzuordnen, muss es die Lautstruktur der Sprache erkennen können. Man nennt diese Fähigkeit auch **phonologische Bewusstheit**. Diese zeigt sich im Ansatz bereits in der frühen Kindheit, bildet sich aber hauptsächlich im Rahmen des frühen Lesenlernens aus. Zahlreiche Studien belegen, dass die phonologische Bewusstheit – neben der **Benenngeschwindigkeit** von Buchstaben, Silben oder Zahlen, der Kapazität des Arbeitsgedächtnisses und der allgemeinen intellektuellen Leistungsfähigkeit – der wohl bedeutsamste Prädiktor für die spätere Lese- und Rechtschreibleistung ist (Ennemoser et al. 2012; Wagner et al. 1994). Im Gegensatz zum Arbeitsgedächtnis oder der allgemeinen Intelligenz lässt sich die phonologische Bewusstheit bereits früh – beispielsweise mit Lauschspielen und Reimen – fördern (Bus und van Ijzendoorn 1999).

Phonologische Bewusstheit

Unter der phonologischen Bewusstheit wird die Fähigkeit verstanden, die Lautstruktur der Sprache zu erkennen. Im engeren Sinn bedeutet sie beispielsweise, die Laute in einem Wort identifizieren zu können: Welches ist der erste Laut in „Salz"? Kommt in „Schwein" ein r vor? Mit welchem Laut hört das Wort „Salz" auf? Kommt ein f in „Elefant" vor? Wo liegt das f in „Elefant" (Anfang, Mitte oder Schluss)? Zur phonologischen Bewusstheit im weiteren Sinn gehört das Erkennen von Reimen: Reimt sich „Tisch" auf „Fisch" oder „Messer" auf „Gabel"?

Durch die wiederholte phonologische Rekodierung einzelner Wörter werden diese mit der Zeit im **mentalen Wortlexikon** abgespeichert. Dieses Lexikon erlaubt dem Kind eine direkte Worterkennung. Ein Wort wird also vom Kind nicht mehr Buchstabe für Buchstabe entziffert, sondern auf den ersten Blick identifiziert und als gesamtes Wort gelesen (Coltheart et al. 2001). Dieser Übergang von der phonologischen Rekodierung zur unmittelbaren **Worterkennung** ist der wohl wichtigste Schritt in der Entwicklung des Lesens im Kindesalter. Der direkte Abruf eines Wortes aus dem mentalen Lexikon macht das Lesen effizienter und zunehmend fehlerfrei. Hingegen führen Schwächen in der direkten Worterkennung zu einem langsamen und mühevollen Lesen, bei dem das Kind buchstabenweise, unvollständig und ungenau liest. Die phonologische Rekodierung wird bei älteren Kindern nur noch dann eingesetzt, wenn es lange, weniger geläufige oder unbekannte Wörter lesen muss (Ehri 2005).

Mit dem schnellen Abruf aus dem mentalen Lexikon und der unmittelbaren Erkennung eines Wortes kann sich das Kind zunehmend auf den Satz- und Textinhalt konzentrieren, was zu einer Verbesserung des Leseverständnisses führt. Eine schnelle und automatisierte Worterkennung ist für das Lesen von Texten mit schwierigem Inhalt eine grundlegende Voraussetzung. Allerdings können die Fähigkeit der Worterkennung und das Leseverständnis durchaus bei einem Kind unterschiedlich ausgeprägt sein. Ein Kind mag also zwar rasch Wörter erkennen und lesen können, aber nur über ein unterdurchschnittliches Textverständnis verfügen (Schneider 2017). Wie auch beim Schreiben spielen beim Lesen das Vorwissen des Kindes über ein Thema sowie seine metakognitiven Fähigkeiten und exekutiven Funktionen eine große Rolle. Sie sorgen dafür, dass das Gelesene in seinem Sinn verstanden und entsprechend eingeordnet werden kann.

> **Fallbeispiel: Altersentsprechendes Lesetempo, schwaches Leseverständnis**
>
> Petra zeigte eine unauffällige Entwicklung in der frühen Kindheit und einen unproblematischen Eintritt in die Schule. Sie lernte rasch Lesen und Schreiben und erwarb auch die mathematischen Konzepte mühelos. In einem Elterngespräch Ende der vierten Klasse äußerte die Lehrerin allerdings, dass die Schulleistungen im Vergleich zum Vorjahr deutlich schwächer seien und die Versetzung gefährdet sei. Die Eltern veranlassten unverzüglich eine differenzierte Entwicklungsuntersuchung. Diese zeigte eine leicht überdurchschnittliche kognitive Entwicklung mit einem IQ von 120. Auch die schulischen Fertigkeiten wurden differenziert untersucht. Dabei wurde eine Störung im Leseverständnis bei normalem Lesetempo festgestellt; die Schreibleistungen waren durchschnittlich.
>
> Petra konnte mit ihrer überdurchschnittlichen kognitiven Begabung und den guten Fähigkeiten in der Worterkennung ihre Lesestörung lange kompensieren. Erst mit den zunehmenden schulischen Anforderungen zeigte sie bei vielen Aufgaben eine Überforderung, ihre Leistungen wurden stetig schwächer. Petra erhielt unverzüglich eine differenzierte Leseförderung, mit der sie ihre Schwäche im weiteren Verlauf teilweise aufholen konnte. ◀

Die Entwicklung des Lesens ist wie bei der Rechtschreibung nicht in allen Sprachen gleich und hängt von der Konsistenz der Zuordnung von Lauten zu den Schriftzeichen ab. Die Buchstaben werden im Deutschen meist mehr oder weniger gleich ausgesprochen. So werden zum Beispiel die Grapheme <o> oder <m> in verschiedenen Wörtern immer ähnlich ausgesprochen. Daher lernen deutschsprachige Kinder das Lesen deutlich schneller als englischsprachige Kinder. Diese sind mit einer irregulären und wenig lautgetreuen Schrift konfrontiert, bei der die Übereinstimmung zwischen dem Graphem und dem Phonem gering ist. Beispielsweise wird das Graphem <u> in den Wörtern „but", „unit", „full" oder „busy" ganz unterschiedlich ausgesprochen. Es verwundert deshalb nicht, dass diese Kinder deutlich mehr Zeit benötigen, um die grundlegenden Lesekompetenzen zu erwerben (Schneider 2017). Studien haben gezeigt, dass englischsprachende Kinder erst in der vierten Klasse dieselben Lesefähigkeiten zeigen, über die Kinder aus dem deutschen Sprachraum bereits in der ersten oder zweiten Klasse verfügen (Hutzler et al. 2004).

Der komplexe Entwicklungsprozess des Lesens ist zudem abhängig von einer ganzen Reihe weiterer Faktoren – besonders von der kognitiven Leistungsfähigkeit, der Kapazität des Arbeitsgedächtnisses und den exekutiven Funktionen, aber auch vom sozioökonomischen Umfeld der Familie und der Qualität des Schulunterrichtes (Bowey 2005). Alle diese Voraussetzungen sind bei jedem Kind sehr unterschiedlich ausgeprägt, und darum ist es nicht erstaunlich, dass sich wie beim Schreiben auch beim Lesen eine große interindividuelle Variabilität zeigt (Klicpera und Gasteiger-Klicpera 1993). Während die einen Kinder sehr rasch und praktisch mühelos Lesen lernen und Bücher geradezu verschlingen, ist für andere das Lesen eine mühselige und sehr anstrengende Tätigkeit.

◘ Abb. 5.19 illustriert beispielhaft die große **Spannbreite im Lesetempo** zwischen den Kindern anhand eines stufenangepassten Textes. Die stärksten LeserInnen können in der zweiten Klasse etwa 110 Wörter pro Minute lesen (90. Perzentile), fast gleich viel wie die schwächsten LeserInnen in der achten Klasse (120 Wörter pro Minute, 10. Perzentile). Auch lesen die schwächeren Kinder in der Mitte der zweiten Klasse mit vielen Fehlern (fast in jedem fünften Wort), wobei auch noch in der achten Klasse jedes 20. Wort fehlerhaft gelesen wird. Die starken LeserInnen können hingegen bereits in der Mitte der zweiten Klasse ohne Fehler lesen (Klicpera und Gasteiger-Klicpera 1993).

Die interindividuellen Unterschiede in der Fähigkeit des Lesens bleiben im Verlauf der Entwicklung relativ stabil. Mit anderen Worten: Kinder mit relativ fortgeschrittenen Lesefertigkeiten bleiben im Verlauf auch die besseren Leser und schwächere Leser zeigen auch später unterdurchschnittliche Lesefertigkeiten (Klicpera und Gasteiger-Klicpera 1993). Dabei werden die genetischen und umweltbedingten Einflüsse durch die **aktive Genom-Umwelt-Korrelation** wechselseitig verstärkt (▶ Kap. 1): Wenn Eltern

5.4 · Eintauchen in die Kulturtechniken: Wie Kinder schulische Fertigkeiten erlernen

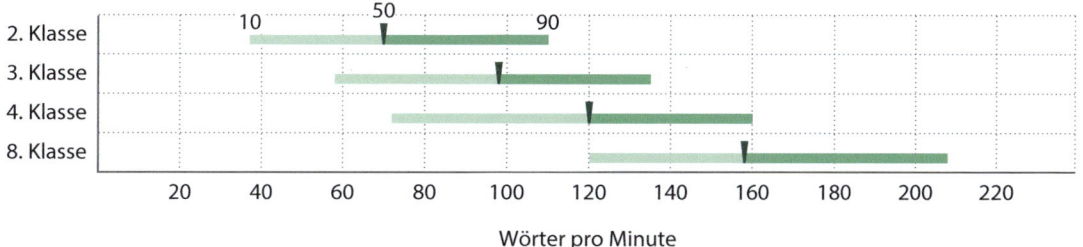

Abb. 5.19 Entwicklung und Variabilität des Lesetempos. Daten aus Klicpera und Gasteiger-Klicpera 1993

selbst häufig lesen, ist die Wahrscheinlichkeit hoch, dass auch ihre Kinder sowohl durch die elterlichen Gene als auch durch die Umwelt geprägt werden, was wiederum zu besserem Lesen führt, auch weil die Kinder selbst Gelegenheit zum Lesen suchen (Klicpera und Gasteiger-Klicpera 1993). Die Unterschiede der außerschulischen Lesezeit zwischen Kindern, die wenig lesen, und den „Leseratten" sind eindrücklich: Leseschwache Kinder lesen im Durchschnitt weniger als eine Minute pro Tag, während „Leseratten" bis zu 90 Minuten täglich lesen, was über das Jahr hinweg einige tausend Wörter bei den Leseschwachen im Vergleich zu 4,5 Millionen gelesener Wörter bei den Viellesern ergibt (Klicpera et al. 2017).

Schließlich ist es wichtig, darauf hinzuweisen, dass etwa fünf Prozent der Kinder an einer Störung der Lesefertigkeiten leiden. Diese Kinder sollten entsprechend im Lernprozess unterstützt werden. Die Lese- und Rechtschreibfertigkeiten sind nicht zwingend immer gemeinsam betroffen, sondern es gibt Kinder, die entweder nur beim Lesen oder nur in der Rechtschreibung Probleme haben können.

5.4.3 Entwicklung des Rechnens

Kinder entwickeln schon in der frühen Kindheit ein grundlegendes Verständnis für **Zahlen**. So kennen die meisten im Alter von drei oder vier Jahren bereits eine Reihe von Zahlwörtern zwischen 0 und 10 (Fuson 1988). Sie lernen dabei das Zählen, weil die Bezugspersonen ihnen das Zählen vormachen und sie aufgefordert werden, dies nachzumachen. Die Kinder zeigen auch schon früh gewisse Kenntnisse über **Mengen** (▶ Kap. 3 und 4). Dieses grundlegende Wissen über Mengen und Zahlen ist für das Rechnen in der Schule außerordentlich wichtig. Es konnte gezeigt werden, dass das Verständnis für die symbolischen Zahlen im Kindergarten die späteren **mathematischen Fertigkeiten** bis zu einem gewissen Grad voraussagen kann (Jordan et al. 2009). So zeigen Kinder mit einer schwächeren Zahlvorstellung im Kindergarten später auch schwächere Rechenleistungen. Aus dieser Sicht scheint eine frühe Förderung von numerischem Wissen sinnvoll zu sein. Allerdings ist dessen Wirksamkeit nicht klar, denn zahlreiche Studien zeigen, dass ähnlich wie beim frühen Lesen nur diejenigen Kinder den Vorsprung in den mathematischen Fertigkeiten bei Schuleintritt halten konnten, die ihr numerisches Wissen aus eigenem Antrieb erwarben. Die aktiv geförderten Kinder verloren ihren Vorsprung bis zum Ende der zweiten Klasse wieder (Stamm 2005).

Ein wichtiger Schritt im Übergang von der frühen in die mittlere Kindheit ist das numerische Verständnis für die Menge einer Zahl (Becker 1989). Dabei verknüpft das Kind eine Zahl mit einer konkreten Menge (Krajewski und Schneider 2009). Bei sehr kleinen Mengen wie 2 und 3 ist diese **Zahl-Mengen-Verknüpfung** durchaus schon bei dreijährigen Kindern erkennbar. Allerdings gewinnt das Kind erst zu Beginn der mittleren Kindheit mit etwa fünf Jahren die Einsicht, dass beim Aufzählen die zuletzt genannte Zahl die konkrete Menge der Objekte darstellt (Litkowski et al. 2020). Die Entwicklung dieses wichtigen Prinzips des Zählens – auch **Kardinalitätsprinzip** genannt (▶ Kap. 4) – zeigt eine grosse Variabilität von Kind zu Kind.

> **Zählen bei Kindern mit kognitiver Entwicklungsstörung**
> Auch Kinder mit Entwicklungsstörungen sind sich durchaus bewusst, dass das Zählen eine Beziehung zu Mengen und Größen hat (Baroody 1996). Allerdings sind diese Kinder langsamer in der Entwicklung des Zählens als Kinder, die sich normal entwickeln. Während diese das Zählen durch ihre Alltagserfahrungen mit Bezugspersonen scheinbar mühelos und spontan lernen, benötigen Kinder mit einer Entwicklungsstörung spezifische Anregung und Unterstützung. Im Verlauf können sie das Kardinalitätsprinzip dann durchaus verstehen und Mengen vergleichen.

Die Zahlen werden aber nicht nur als **Zahlwörter** sprachlich benannt („zwei"), sondern werden auch als arabische **Ziffern** („2") geschrieben. Zahlwörter und arabische Ziffern sind die symbolischen Darstellungsformen für Mengen und Größen. Zunächst lernt das Kind im frühen Kindesalter die Zahlwörter, erst danach im Kindergarten oder zu Beginn der Schule die arabischen Ziffern. Im Schulunterricht wird es auch in die typischen Stolpersteine des Stellenwertsystems der arabischen Zahlen eingeführt. So muss das Kind verstehen, dass beispielsweise dieselbe Ziffer in unterschiedlichen Positionen eine unterschiedliche numerische Bedeutung hat (zum Beispiel 3, 32, 356, 3814) oder dass die Ziffer 0 nicht „nichts" bedeutet, sondern auch wie ein Platzhalter auftreten kann. So bekommt die Ziffer 35 mit einer 0 zwischen den beiden Ziffern eine andere numerische Bedeutung (305). Einen weiteren Stolperstein birgt auch die deutsche Sprache: So werden Zahlen bereits im Zwanzigerraum nicht von links nach rechts, sondern zuerst der Einer und erst dann der Zehner gelesen (**Zahleninversion** genannt). Dieser Umstand bereitet vielen Kindern erhebliche Schwierigkeiten – gerade denjenigen mit Schwierigkeiten im Spracherwerb und beim Rechnen.

Die Beziehung zwischen den Zahlwörtern, den Ziffern und den Mengen hat Dehaene in einem neurokognitiven Modell der Zahlverarbeitung aufgezeigt (**Triple Code Modell**, (Dehaene 1992)). Dabei beschrieb er verschiedene neuronale Netzwerke, die an diesen drei Methoden der Zahlverarbeitung beteiligt sind: Die visuelle Zahlform ist im Gyrus fusiformis – einer Großhirnwindung im unteren Teil des Schläfenlappens und des Hinterhauptlappens – in beiden Hirnhemisphären neuroanatomisch lokalisiert, die Zahlwörter in der sylvischen Furche der linken Hirnhälfte, die den Scheitel- vom Schläfenlappen trennt. Und schließlich aktiviert die Mengenvorstellung die neuronale Aktivität im Scheitellappen beider Hemisphären. Das Triple Code Modell wurde in den letzten Jahren durch zahlreiche Studien erweitert. Dabei konnte gezeigt werden, dass mathematische Leistungen in einem weit verbreiteten und komplexen **neuronalen Netzwerk** generiert werden (Arsalidou et al. 2018).

Im Verlauf der Entwicklung bildet sich aus den drei genannten Zahlverarbeitungsprozessen eine differenzierte räumliche Vorstellung der Zahlen aus, der sogenannte **mentale Zahlenraum** (Siegler und Braithwaite 2017). Dieser kann auf einem **Zahlenstrahl** dargestellt werden und ist eine grundlegende Voraussetzung für das rechnerische Denken. Die Kinder sollen dabei auf einer Linie von 0 bis 100 zeigen, wo eine Zahl (zum Beispiel 15) liegt. Die meisten sechsjährigen Kindergartenkinder geben dabei an, dass die Zahl 15 in der Mitte des Zahlenstrahles liegt (Siegler und Opfer 2003). Sie schätzen die Zahl systematisch zu weit rechts auf dem Zahlenstrahl (◘ Abb. 5.20). Bereits in der zweiten Klasse im Alter von acht Jahren können sie jedoch die Mitte des Zahlenstrahles recht zuverlässig angeben und platzieren die Zahl 15 korrekt. Auf dem Zahlenstrahl von 0 bis 1000 geben die SchülerInnen der zweiten Klasse die Zahl 150 hingegen in der Mitte des Zahlenstrahles an; erst in der vierten Klasse im Alter von zehn Jahren gewinnen sie eine entsprechende Sicherheit im Zahlenraum bis 1000. Es kommt also im Verlauf der Entwicklung von einer logarithmischen – kleine Zahlen nehmen zu viel Raum ein – zu einer linearen Repräsentation und damit zu einer differenzierten Vorstellung des Zahlenraumes. Je besser Kinder die Posi-

5.4 · Eintauchen in die Kulturtechniken: Wie Kinder schulische Fertigkeiten erlernen

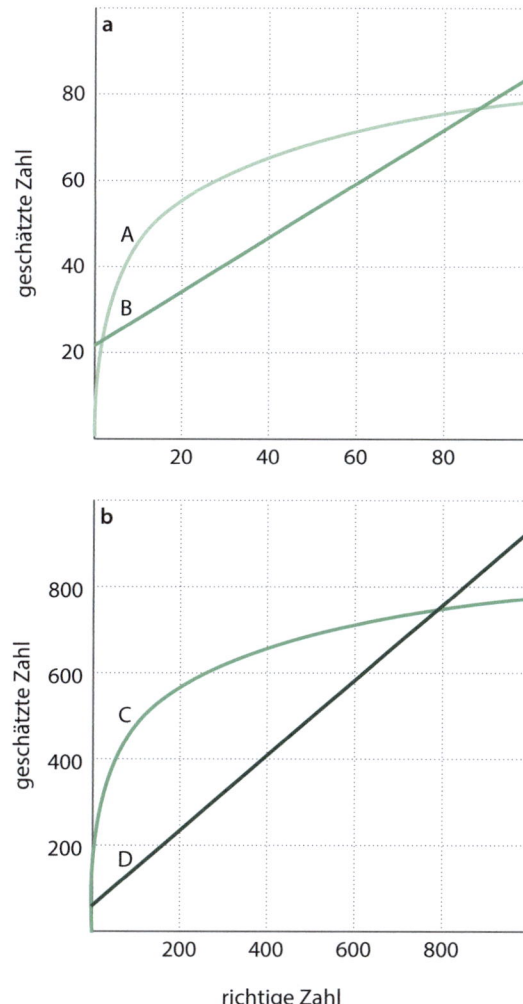

◘ **Abb. 5.20** Entwicklung des Zahlenraumes. **a** Kindergartenkind (A sechs Jahre) und 2. Klasse (B acht Jahre). **b** 2. Klasse (C acht Jahre) und 4. Klasse (D zehn Jahre). Aus Opfer und Siegler 2007; mit freundlicher Genehmigung von © Annual Reviews, Inc. Elsevier. All Rights Reserved

bis zur Million und sie rechnen in der Regel im Zehn- oder Hunderttausender-Raum.

Viele Kinder beginnen jedoch bereits ab dem Alter von vier Jahren, im Zahlenraum bis 10 zu rechnen. Dabei lösen sie einfache Additions- oder Subtraktionsaufgaben mit einer **Zählstrategie** (Geary 2006). Sie zeigen eine Rechenaufgabe mit den Fingern an beiden Händen an und zählen die Finger entsprechend ab.

> **Fingerzählen und Fingerrechnen**
> Beim zählenden Rechnen setzen Kinder intuitiv die Finger ein (Fuson 1988). Allerdings ist Fingerzählen kein zwingend notwendiger Entwicklungsschritt für das Rechnenlernen. So zeigen diejenigen Kinder, die anfänglich ihre Finger nicht zum Zählen oder Rechnen benutzen, keine abnorme Entwicklung in den mathematischen Fertigkeiten (Crollen et al. 2011).

Den meisten Kindergartenkindern gelingt mit dem **Fingerzählen** die Addition im Zehnerraum recht sicher (Moser Opitz 2008). Entsprechende Subtraktionen können etwa 50 Prozent der Kinder im Kindergarten mit dieser Strategie lösen. Neben den Fingern werden auch häufig Objekte gebraucht; fünf Birnen minus zwei Birnen sind drei Birnen. Die kindlichen Zählstrategien werden im Verlauf immer differenzierter: So zählen sie etwa im Alter von sechs Jahren eher von der ersten Summe ausgehend die zweite Zahlenreihe weiter oder von der ersten Summe entsprechend rückwärts. Beispielsweise wird bei 3 + 5 von 3 ausgehend mit 4, 5, 6, 7 und 8 weitergezählt. Eine effizientere Strategie stellt das Weiterzählen von der größeren Zahl dar; bei der Aufgabe 5 + 8 wird von 8 aufwärts gezählt und so der Zehnerraum überschritten. Diese zählenden Rechenverfahren zeigt ein Kind in der Regel zu Beginn bei allen Rechenoperationen. So schreibt es beispielsweise bei der Multiplikation von 3 × 2 häufig die 2 dreimal auf und zählt zusammen. Weil dieses **zählende Rechnen** allerdings fehleranfällig, zeit-

tion einer Zahl auf dem Zahlenstrahl angeben können, desto besser schneiden sie schließlich auch bei Rechenaufgaben ab.

Der Zahlenstrahl bildet sich mit fortschreitendem Alter durch Übung und Erfahrung immer mehr aus. So lernen die Kinder in der ersten Klasse Rechnen im Zahlenraum bis 20, in der zweiten Klasse bis 100 und in der dritten und vierten Klasse bis 1000. Ab der vierten Klasse vergrößert sich der Zahlenraum

raubend, wenig ökonomisch und für größere Zahlen nicht geeignet ist, wird es im weiteren Verlauf nach Schuleintritt meist langsam vom **denkenden Rechnen** abgelöst (Hess 2016).

> ▶ **Fallbeispiel: Zählendes Rechnen**
>
> Der sechsjährige Jonas geht in die zweite Klasse. Er rechnet dabei immer noch mit Abzählen von Fingern oder anderen sichtbaren Objekten, obwohl die Lehrerin bereits in der ersten Klasse mit den Schülern Additionen und Subtraktionen intensiv geübt hat. Er ist allerdings nicht der Einzige in der Klasse. Weil nun in der zweiten Klasse Rechnungen im Zahlenraum bis 100 anstehen, überlegt sich die Lehrerin, ob sie das zählende Rechnen einfach verbieten und stattdessen andere Rechenstrategien intensiver einüben soll.
>
> Manche Kinder setzen Zählstrategien sehr ausgiebig ein, experimentieren mit dem zählenden Rechnen und sind darin in den unteren Stufen der Grundschule erstaunlich effizient (Hess 2016). Weil sich eine große interindividuelle Variabilität im Zeitpunkt der Ablösung vom zählenden zum denkenden Rechnen zeigt, sind Verbote in der Regel nicht empfehlenswert. Verbietet man Kindern das Rechnen mit den Fingern, setzen sie es in der Regel heimlich fort. ◀

Durch die fortschreitende Zahlenraum- und Mengenvorstellung sowie die schulische Instruktion lernt das Kind immer mehr operative **Rechenverfahren** (Hess 2016). Dabei beginnt es, bekannte Beziehungen zwischen den Zahlen flexibel einzusetzen. Es sucht nach Regelmäßigkeiten in den Zahlen und setzt Muster fort. So entwickelt das Kind ein Verständnis dafür, dass 8 + 3 das gleiche Resultat ergibt wie 7 + 4. Es erkennt, dass es mit der Verdoppelung (6 + 6 = 12) oder der annähernden Verdoppelung (6 + 7 = 13) viel rascher zum Ziel kommt als mit Abzählen. Zudem beginnt es, Analogien zu bilden, und versteht deshalb zum Beispiel den spezifischen Zusammenhang zwischen zwei Aufgaben wie 1 + 5 und 11 + 5. Das Kind ist demnach in der Lage, abstrakte und operative Beziehungen zwischen den Zahlen zu verstehen, und ist nicht mehr nur an die sichtbare Anzahl von Objekten gebunden.

Ähnlich wie beim Lesen werden die Lösungen von Rechenaufgaben und operativen Strategien mit häufigen Wiederholungen im Gedächtnis als **Faktenwissen** gespeichert und können dann direkt abgerufen werden. Dieses Verstehen von operativen Beziehungen und die Fähigkeit zum direkten Abruf von Rechnungen sind wichtige Entwicklungsschritte im Erwerb der mathematischen Fertigkeiten in der mittleren Kindheit.

Die interindividuelle Variabilität in den mathematischen Fertigkeiten ist zu Beginn, aber auch während der gesamten Schulzeit außerordentlich groß (◘ Abb. 5.21). Grund dafür sind die enormen Unterschiede zwischen den Kindern in zahlreichen Wahrnehmungs- und Denkfunktionen wie dem logischen Schlussfolgern, der visuellen und räumlichen Vorstellung, den exekutiven Funktionen und metakognitiven Fähigkeiten sowie dem Arbeitsgedächtnis. Aber auch die Lernbedingungen der Kinder und die sozioökonomischen Voraussetzungen der Familien sind sehr variabel. ◘ Abb. 5.21 stellt diese Variabilität in einem standardisierten Test dar, in dem das schulische mathematische Wissen (wie Zahlennamen, Zahlenschreiben und arithmetische Operationen) bei Kindern im Alter zwischen drei und neun Jahren geprüft wurde.

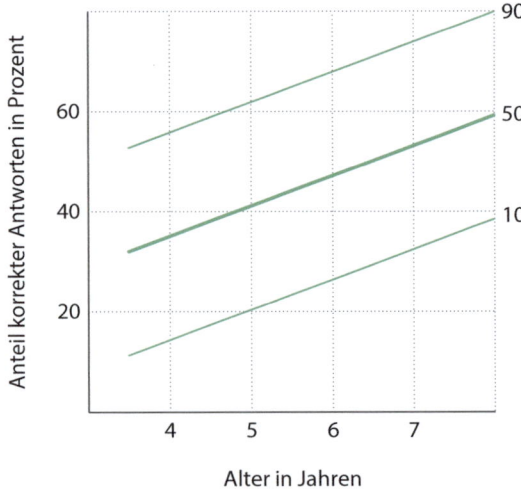

◘ **Abb. 5.21** Entwicklung des Rechnens. Daten von Mädchen und Jungen zusammengefasst. Aus Kersey et al. 2018

5.5 Ich und die Welt um mich herum: Fortschritte in der sozialen Kompetenz

Während Kinder im Säuglingsalter und in der frühen Kindheit die meiste Zeit in der Familie oder in Anwesenheit von anderen Bezugspersonen verbringen, bringt der Übergang in die mittlere Kindheit mit Eintritt in das Bildungssystem außerordentlich große Veränderungen mit sich. Die Kinder fangen an, sich mit anderen Kindern zu treffen, sind weniger auf die Anwesenheit von Bezugspersonen angewiesen und erweitern ihre soziale Welt immer mehr. Diese Entwicklungsschritte im sozialen Verhalten stehen in einem engen Zusammenhang mit der Bildung eines stabilen Selbstkonzeptes und auch der Fähigkeit, zunehmend komplexere soziale Situationen zu verstehen und dazu die Perspektive von anderen Menschen einzunehmen. Auch gelingt es den Kindern immer besser, ihre Gefühle in bestimmten Situationen zu kontrollieren und zu regulieren. Die Entwicklung dieser sozialen Fähigkeiten ermöglicht einem Kind ein zunehmend differenziertes soziales Verhalten und wechselseitige Interaktionen mit Gleichaltrigen; dies wiederum versetzt es in die Lage, stabile Freundschaften aufzubauen.

5.5.1 Die Entwicklung des Selbstkonzeptes

Das Selbstkonzept eines Kindes entwickelt sich im Verlauf der frühen Kindheit aus der Selbstwahrnehmung und dem Ichbewusstsein heraus (▶ Kap. 3 und 4). Dieses geistige Modell über sich selbst zeigt sich im Alter von drei bis vier Jahren hauptsächlich in der Beschreibung von konkreten Merkmalen wie dem eigenen Aussehen, dem Besitz und den Handlungen (Harter und Pike 1984). Dabei werden sichtbare Eigenschaften ohne Zusammenhang willkürlich aneinandergereiht („Ich bin groß, das ist mein Auto und ich kann schon Fahrradfahren"). Dieses frühe **Selbstkonzept** äußert sich ab dem Alter von vier Jahren erstmals mit dem Gefühl von Stolz. Die Kinder verwenden diesen Begriff gleichbedeutend mit Glück oder Freude: „Ich bin stolz, dass ich Fahrradfahren kann."

Im Verlauf des Kindergartens und der frühen Schulzeit sowie mit den zunehmenden sozialen Erfahrungen werden die eigenen Merkmale und Verhaltensweisen miteinander verknüpft: „Ich kann gut Fußball spielen, weil ich viele Tore schieße." Das Selbst wird durch Gegensatzpaare beschrieben: „Ich bin dünn und er ist dick." Durch soziale Vergleiche wird das Selbstkonzept zunehmend erweitert. Nach wie vor scheinen Kindergartenkinder aber zu denken, dass sie tatsächlich so sind, wie sie sich selbst beschreiben (Harter und Pike 1984). Die eigenen Einschätzungen bleiben unrealistisch positiv. Gefühle von Stolz zeigen sich besonders dann, wenn die Kinder von den Erwachsenen gelobt werden: „Ich bin stolz, wenn meine Kindergartenlehrerin sagt, dass ich schön zeichne."

> ▶ **Selbstkonzept eines sechsjährigen Kindes**
>
> „Ich habe viele Freunde in meiner Nachbarschaft und in der Schule. Einer ist mein allerbester Freund. Ich bin gut in der Schule, ich kenne die Buchstaben und Zahlen und kann auch lesen! Als ich noch kleiner war, konnte ich auf das Klettergerüst klettern, aber jetzt kann ich sogar auf das Sprungbrett klettern, das ist viel höher! Und ich kann ins Wasser springen, wenn meine Eltern zusehen (…) Ich kann noch viel weiter rennen als mit drei Jahren. Ich kann auch einen Ball weiter werfen und auch fangen! (…) Ich kann viele Sachen machen, wirklich gut, viele! Wenn man in etwas gut ist, kann man nicht schlecht in etwas sein, zumindest nicht zur gleichen Zeit. Ich kenne einige andere Kinder, die schlecht in bestimmten Dingen sind, aber nicht ich! (…) Meistens sind meine Eltern richtig stolz auf mich, zum Beispiel wenn sie mir beim Tauchen zusehen. Ich möchte, dass sie stolz auf mich sind. Ich mag es, Geschichten über mich zu erfinden. Einige Punkte davon sind irgendwie erfunden, aber meistens sind sie wahr! Es sind wirklich gute Geschichten! Ich bin ein guter Geschichtenerzähler! Vielleicht möchte ich auch ein berühmter Schauspieler werden, wenn ich groß bin." (aus dem Englischen (Harter 2012), (S. 49/50)) ◄

Im Verlauf der mittleren Kindheit werden die Vorstellungen der Kinder über ihr Selbst immer differenzierter, weil sie beginnen, sich bezüglich ihrer Eigenschaften und Verhaltensweisen mit anderen Kindern zu vergleichen. Dabei bewertet das Kind seine eigenen Fähigkeiten innerhalb der eigenen Bezugsgruppe („Mein Freund ist besser in der Mathematik als ich"). Eine typische Bezugsgruppe ist die Schulklasse, wobei die Kinder innerhalb der Klasse meist zwischen gleich- und andersgeschlechtlichen Klassenkameraden unterscheiden. Durch diese sozialen Vergleiche werden die überoptimistischen Einschätzungen der frühen Kindheit entsprechend immer realistischer.

> ▶ **Selbstkonzept eines zehnjährigen Kindes**
> „Ich gehe in die vierte Klasse. Ich bin ziemlich beliebt, zumindest bei den Mädchen, mit denen ich meine Freizeit verbringe, aber nicht mit den superbeliebten Mädchen, die denken, dass sie cooler sind als alle anderen. Bei meinen Freundinnen weiß ich, was es braucht, um geliebt zu werden, also bin ich nett zu Leuten und hilfsbereit und kann Geheimnisse für mich behalten. Ich bin normalerweise glücklich, wenn ich mit meinen Freundinnen zusammen bin, aber ich kann auch traurig sein, wenn sie nicht da sind. Manchmal, wenn ich schlecht gelaunt bin, dann kann ich auch richtig gemein sein und dann schäme ich mich für mich selbst. In der Schule fühle ich mich ziemlich schlau in bestimmten Sprachfächern, eines Tages werde ich wahrscheinlich einen Beruf lernen, der gute Sprachenkenntnisse erfordert. (…). Aber ich fühle mich ziemlich dumm in Mathe und den Naturwissenschaften, vor allem, wenn ich sehe, wie gut viele meiner Klassenkameraden sind. Ich verstehe jetzt, dass man sowohl schlau als auch dumm sein kann, man ist nicht nur das eine oder das andere. Ich mag mich, weil ich weiß, dass meine Eltern und meine Freundinnen mich auch mögen und die anderen Kinder in meiner Klasse auch. Aber man muss sich auch auf eine bestimmte Art und Weise ankleiden, wenn man will, dass andere Kinder einen mögen. Meine Eltern verstehen das nicht wirklich." (aus dem Englischen (Harter 2012), (S. 59). ◀

Das Selbstkonzept wird auch aufgrund von Leistungsrückmeldungen der Bezugspersonen immer umfassender und wirklichkeitsnaher. So beeinflussen besonders die Lehrpersonen bewusst und unbewusst das Selbstkonzept der Kinder. Bei Rückmeldungen zur kindlichen Leistung ist entscheidend, welche Bezugsnormen die Lehrpersonen verwenden. Zahlreiche Studien konnten zeigen, dass eine Berücksichtigung des individuellen Entwicklungs- und Lernstandes für die Ausbildung des **Selbstkonzeptes** und **Selbstwertgefühles** eines Kindes, aber auch für seine tatsächlichen Leistungen förderlicher ist, als wenn die kindliche Leistung mit der Gruppennorm (der sogenannten sozialen Bezugsnorm) oder den festgelegten Lernzielen verglichen wird (zum Beispiel (Ludtke et al. 2005)). Tatsächlich wird das Selbstwertgefühl eines Kindes ganz wesentlich von der Bezugsgruppe geprägt, was auch als Fischteich- oder **Bezugsgruppeneffekt** beschrieben wurde (▶ Kap. 2) (Marsh 1987).

> **Verschiedene Bezugsnormen**
> Die soziale Bezugsnorm betrachtet das Leistungsniveau der Schulklasse als Referenz für die Bewertung der kindlichen Leistung (Ludtke et al. 2005). Die individuelle Bezugsnorm hingegen orientiert sich am Entwicklungs- und Lernstand eines einzelnen Kindes: Dabei wird die Leistung eines Kindes mit seinen früheren Leistungen und seinem Entwicklungsverlauf bewertet – und nicht mit dem Leistungsniveau einer Gruppe von Kindern. Ein Hauptaspekt dieser Bewertung ist die individuelle Leistungsfähigkeit unter Berücksichtigung des Entwicklungspotenzials eines Kindes.

Das zunehmend **erweiterte Selbstkonzept** des Kindes zeigt sich auch im veränderten Gefühl von Stolz. So beginnen Kinder ab dem Alter von etwa acht Jahren, die konkreten Gründe zu nennen, warum sie auf sich selbst stolz sind. Sie äußern beispielsweise, dass sie stolz darauf sind, dass sie so gut rechnen können. Durch die Verinnerlichung der Rückmeldungen von Bezugspersonen entwickelt das Kind zunehmend einen eigenen Vergleichsmaßstab für das eigene Selbst und sein Handeln – und somit die Fähigkeit, die eigene Leistung einzuschätzen.

Ein zusätzlicher Aspekt des Selbstkonzeptes wird mit dem Begriff der **„Selbstwirksamkeit"** beschrieben (Bandura 1997). Darunter versteht man das Vertrauen des Kindes in die eigenen Fähigkeiten. Das Kind glaubt daran, dass es selbst etwas bewirken und eine Handlung selbstständig ausführen kann. Dieses Vertrauen entsteht durch frühere Erfahrungen von eigener Wirksamkeit: Das Kind erlebt das Gefühl, eine Handlung bereits einmal erfolgreich bewältigt zu haben. Eine wichtige Voraussetzung für die Entwicklung dieses Gefühles ist, dass das Kind in einer Übereinstimmung mit den Erwartungen seiner Umgebung aufwachsen kann (siehe dazu das **Fit-Konzept**, ▶ Abschn. 5.6). Sind die Erwartungen des Umfeldes zu hoch, dann wird das Kind scheitern und keine Selbstwirksamkeit erleben. Es wählt in der Folge leichtere Aufgaben und gibt bei schwierigen Problemen früher auf als ein Kind mit einem starken Gefühl von Selbstwirksamkeit. Dieses Beispiel zeigt, dass die Erwartung von Selbstwirksamkeit einen Zusammenhang mit der Leistung eines Kindes haben kann (Marsh und O'Mara 2008). Allerdings beeinflussen sich Leistung und Selbstwirksamkeitserwartung gegenseitig. Bessere Leistungen tragen zu einer Stärkung des Gefühles von Selbstwirksamkeit bei und umgekehrt.

Nicht selten stellen sich allerdings im Verlauf der Entwicklung bei den Kindern Minderwertigkeitsgefühle ein; dies verschlechtert die allgemeine Bewertung des Selbst. Tatsächlich zeigen Studien, dass das Selbstwertgefühl im Verlauf der mittleren Kindheit im Durchschnitt abnimmt und in der Adoleszenz den Tiefpunkt erreicht (Robins et al. 2002).

Das **Selbstwertgefühl** ist ein außerordentlich wichtiger Faktor für das kindliche Wohlbefinden. Kinder mit einem niedrigen Selbstwertgefühl neigen dazu, sich wertlos, deprimiert und hoffnungslos zu fühlen (Harter 2012). Ein tiefes Selbstwertgefühl geht mit verschiedenen Störungen einher wie Depression, sozialem Rückzug und Suizidgedanken. Geringes Selbstwertgefühl ist außerdem ein bedeutsamer Prädiktor für psychische Krankheiten, Drogenmissbrauch und Kriminalität im Erwachsenenalter.

Verschiedene Faktoren beeinflussen das Selbstwertgefühl von Kindern. Zwillingsstudien haben gezeigt, dass etwa 30 bis 50 Prozent der interindividuellen Unterschiede im Selbstwert auf diejenigen genetischen Faktoren zurückzuführen sind, die die Ausprägung von Merkmalen und Fähigkeiten des Kindes bestimmen (Kamakura et al. 2007). Daneben spielt aber auch das Umfeld eine zentrale Rolle. Metaanalysen haben bewiesen, dass emotionale Wärme der Bezugspersonen mit einem höheren Selbstwert der Kinder einhergeht (Khaleque 2013). Wenn sich ein Kind angenommen und geliebt fühlt, dann gelangt es zur Überzeugung, dass es liebenswert ist und die Liebe von Anderen verdient. Wenn sich ein Kind dagegen ungeliebt und vernachlässigt fühlt, dann glaubt es das Gegenteil (Harter 2012). Bezugspersonen, die sich einem Kind gegenüber anerkennend und interessiert zeigen, erleben meistens auch Kinder mit hohem Selbstwertgefühl. Wenn umgekehrt Bezugspersonen Kinder bei Fehlverhalten regelmäßig herabsetzen oder zurückweisen, vermitteln sie ihnen ein Gefühl von Wertlosigkeit. Die Kinder müssen dadurch die Erfahrung machen, nur dann geliebt zu werden, wenn sie den elterlichen Erwartungen, den Anforderungen und Normen entsprechen (Harter 2012).

Im Verlauf der mittleren Kindheit wird das Selbstwertgefühl der Kinder allerdings immer mehr von der Akzeptanz der Gleichaltrigen beeinflusst. Die Entwicklung des Selbstkonzeptes und seiner Bewertung hängen also zunehmend stärker vom Urteil der Altersgenossen als von der Bewertung der Eltern ab.

5.5.2 Die Vorstellung über das eigene Geschlecht

Mit der Entwicklung eines stabilen Selbstkonzeptes ist auch die Vorstellung über das eigene Geschlecht eng verknüpft (Bischof-Köhler 2011). Die Fähigkeit, die beiden Geschlechter voneinander zu unterscheiden, zeigt sich schon sehr früh in der Kindheit. Bereits mit sieben Monaten kann der Säugling Männer- und Frauenstimmen auseinanderhalten. Mit 2,5 Jahren sind Kinder in der Lage, das Geschlecht einer Person auf Fotos zu bestimmen (Leinbach und Fagot 1993; Weinraub et al. 1984). Dabei orientieren sie sich an äußerlichen Merkmalen wie beispielsweise den langen Haaren von Frauen. Frühestens mit drei Jahren können sie auch das eigene Geschlecht benennen. In diesem Alter erkennt das Kind, ob es ein Junge oder ein Mädchen ist (Bischof-Köhler 2011). Es versteht, dass es selbst zum einen oder anderen Geschlecht gehört und nicht zu beiden Geschlechtern gleichzeitig oder zu keinem gehören kann („Ich bin ein Junge und nicht ein Mädchen"). Es hat eine **Geschlechtsidentität** entwickelt.

Auch wenn das Kind im Alter von drei Jahren weiß, dass es ein Junge oder ein Mädchen ist, ist ihm noch nicht klar, dass diese Eigenschaft für immer bestehen bleibt. Es kann durchaus sein, dass ein Junge in diesem Alter noch sagt, dass er später eine Mama sein wird oder umgekehrt. Erst mit durchschnittlich 4,5 Jahren (frühestens mit drei und spätestens mit sechs Jahren) und dem Auftreten der Theory of Mind sowie dem Verständnis für die Vergangenheit und Zukunft erkennt das Kind die Unveränderbarkeit des Geschlechtes. So zeigt die Aussage „Ich bin ein Junge und werde für immer ein Junge bleiben", dass das Kind über eine Geschlechterkonstanz verfügt.

> ▶ **Fallbeispiel: Geschlechterkonstanz**
> Die Eltern des vierjährigen Michael sind sehr verunsichert, weil er von einem Tag auf den anderen nur noch Mädchenkleider tragen will. Man muss allerdings wissen, dass die Entwicklung der Geschlechtskonstanz eine große Variabilität von Kind zu Kind zeigt und auch abhängig vom kognitiven Entwicklungsstand des Kindes ist. Ein entsprechendes Zurechtweisen und Belehren des Kindes können diese Entwicklung nicht beschleunigen. Die Bezugspersonen von Michael sollten aber eine klare Stellung beziehen und dem Kind vermitteln, zu welchem Geschlecht es gehört. In den meisten Fällen verschwindet die Präferenz für gegengeschlechtliche Kleidung, wenn dem Kind erlaubt wird, diese zu tragen, und sich das soziale Umfeld entsprechend neutral verhält. ◀

Auch wenn Kinder verstanden haben, dass sie immer ein Junge oder ein Mädchen bleiben, glauben sie noch häufig, dass sich das Geschlecht verändern lässt, wenn man die äußere Erscheinung verändert. Die Kinder verstehen also noch nicht, dass die Identität einer Person auch bei einer äußeren Veränderung erhalten bleibt.

Erst im Verlauf des Kindergartenalters lernt das Kind, dass die Zugehörigkeit zu einem Geschlecht über verschiedene Situationen hinweg konstant bleibt und nicht veränderbar ist („Ich bin ein Junge und kann das nicht ändern", (Bischof-Köhler 2011)). Im Verlauf der Entwicklung beginnt das Kind dann auch, geschlechtstypisches Verhalten zu zeigen und zu berücksichtigen, wie es sich als Mädchen oder Junge im Alltag verhalten soll. Es lernt, welche Eigenschaften in seiner Kultur als eher männlich und welche als weiblich betrachtet werden (**Geschlechtsstereotyp**), und es erfährt, welche Erwartungen an das jeweilige Geschlecht in seiner Kultur gestellt werden (**Geschlechterrollen**). Allerdings entwickeln nicht alle Kinder im Verlauf der Entwicklung eine klare Geschlechtsidentität und sie bemerken, dass sie nicht zu ihrem biologischen Geschlecht passen (Transgender, ▶ Kap. 2).

■ Die Perspektivenübernahme im Schulalter

Ab dem Alter von vier Jahren entwickeln Kinder die Fähigkeit zur Perspektivenübernahme, die sogenannte **Theory of Mind** (▶ Kap. 2 und 4). Dieser Meilenstein in der sozialen Entwicklung des Kindes führt beispielsweise dazu, dass es zu Beginn der mittleren Kindheit das Versteckenspielen versteht. Bei einem Kind mit der Fähigkeit zur Perspektivenübernahme ist das **Versteckspiel** dann nicht nur ein Nicht-Gesehen-Werden; es versteht vielmehr auch, dass die suchende Person nicht wissen kann, wo es sich versteckt hat. Es wird dem Kind klar, dass es andere Personen absichtlich täuschen kann. Es erkennt: Man kann lügen und dabei etwas erzählen, von dem man weiß, dass es nicht richtig ist. Das bewusste **Lügen und Täuschen** – also andere Personen auf eine falsche Fährte führen – sind Verhaltensweisen, die Kinder erst zeigen, wenn sie über eine Theory of Mind verfügen (Sodian 1991). Zwar mögen auch jüngere Kinder durchaus nicht immer

5.5 · Ich und die Welt um mich herum: Fortschritte in der sozialen Kompetenz

die Wahrheit sagen, aber eher, weil sie Angst vor negativen Konsequenzen haben. Sie erkennen, dass es riskant ist, immer die Wahrheit zu sagen, weil man dann Ablehnung erfahren könnte. Kinder lügen auch, weil sie erkennen, dass selbst Erwachsene nicht immer die Wahrheit sagen: Sie geben beispielsweise dem Kind den Auftrag, der Nachbarin, die an die Türe klopft, zu sagen, dass sie nicht zu Hause seien.

Im Verlauf des Schulalters zeigen Kinder immer differenziertere Fähigkeiten, die Perspektive von Anderen einzunehmen. So entwickeln sie ab dem Alter von etwa sechs Jahren ein Verständnis dafür, was jemand über einen Dritten denkt. Man nennt dieses Stadium die **Perspektivenübernahme zweiter Ordnung**, die mit dem „John glaubt, dass Mary glaubt, dass …"-Paradigma untersucht wurde (Perner und Wimmer 1985). ◘ Abb. 5.22 stellt diese Geschichte schematisch dar.

> **Perspektivenübernahme zweiter Ordnung (John-Mary-Paradigma)**
> John und Mary spielen im Park; in der Nähe steht ein Eisverkäufer mit seinem Wagen. Mary möchte ein Eis kaufen und geht nach Hause, um Geld zu holen. Dann sieht John zu seiner Überraschung, dass der Eisverkäufer mit seinem Wagen zur Kirche geht. Er läuft daraufhin zu Marys Haus, um ihr das zu erzählen. Mary sieht allerdings von ihrem Zimmer im oberen Stock des Hauses, wie der Eisverkäufer seinen Wagen vom Park zur Kirche schiebt, und läuft deshalb zur Kirche. John kommt zu spät zu Marys Haus und ihre Mutter sagt ihm, dass Mary soeben Eiskaufen gegangen sei.
> Die Frage an das Kind lautet nun: Wo wird John nun hinlaufen, um Mary zu holen: Richtung Park oder Kirche? Ein Kind mit der Fähigkeit zur Perspektivenübernahme von Dritten wird den Park angeben.

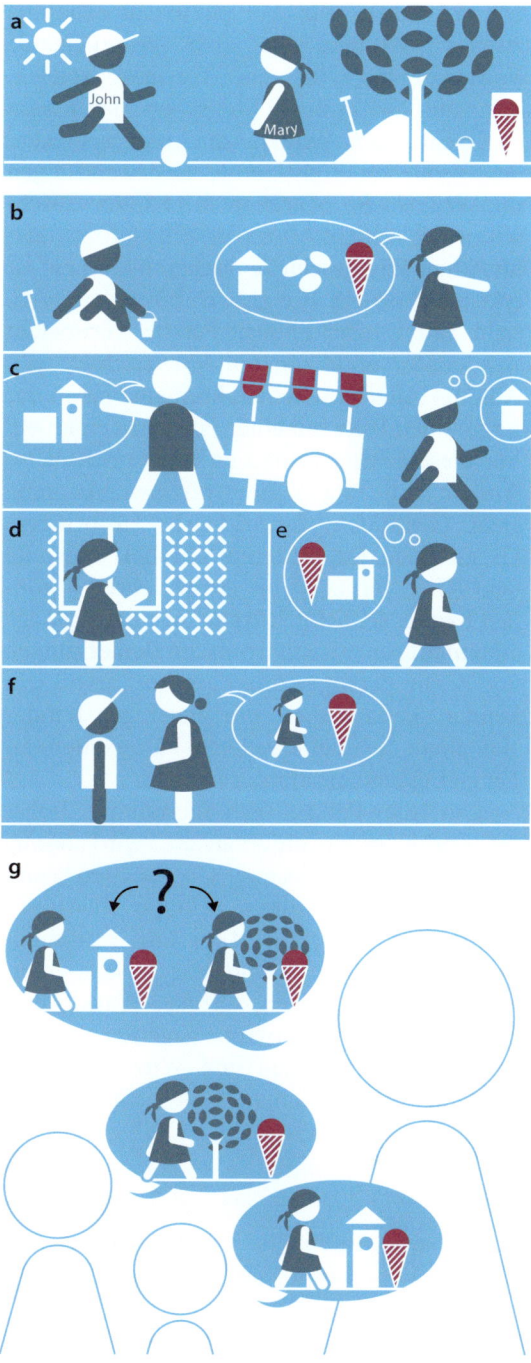

◘ **Abb. 5.22** Perspektivenübernahme zweiter Ordnung. Nachgezeichnet nach Perner und Wimmer 1985

Die Fähigkeit zur Perspektivenübernahme zweiter Ordnung ist eine grundlegende Voraussetzung für das Versteckenspielen, das Täuschen anderer Menschen, das Lügen sowie für das Erkennen von Missgeschicken, das Verstehen von Ironie, Redewendungen und Witzen. So begreifen die Kinder durchschnittlich ab dem Alter von sechs Jahren, dass im Alltag **Missgeschicke** passieren können; sie erkennen, ob ein Ereignis in böswilliger Absicht durch eine andere Person verursacht wurde oder ob es nur ein Missgeschick war. Ab dem Alter von acht Jahren sind sie in der Lage, einen **Witz** mit einer Pointe zu erzählen. Vor diesem Alter gelingt es ihnen noch nicht, Andere mit einem unerwarteten Ausgang einer Geschichte zum Lachen zu bringen. Gegen Ende der mittleren Kindheit – also ab dem Alter von zehn bis zwölf Jahren – können Kinder schließlich **Ironie** in einer Aussage erkennen. Auch wenn ironische Bemerkungen von Bezugspersonen durchaus humorvoll sein können, können diese nur diejenigen Kinder verstehen, die über erweiterte Fähigkeiten der Perspektivenübernahme verfügen.

Um die Perspektivenübernahme höherer Ordnung zu untersuchen, wird häufig die Methode „Seltsame Geschichten" eingesetzt (Strange Stories, (Happé 1994)). In diesen Geschichten geht es um Täuschungen, Lügen, Missverständnisse, falsche Überzeugungen, Notlügen, Ironie, Sarkasmus, So-tun-als-ob-Situationen, gegenteilige Gefühle, Redewendungen und Witze. Ein Beispiel aus den seltsamen Geschichten ist im Folgenden beschrieben.

> **Seltsame Geschichten – Beispiel „Missverständnis" (die Handschuhgeschichte (Happé 1994))**
> Ein Dieb, der gerade ein Geschäft ausgeraubt hat, ist auf der Flucht. Als er nach Hause läuft, beobachtet ein Polizist, wie er seinen Handschuh verliert. Der Polizist weiß nicht, dass er ein Dieb ist. Er will ihm sagen, dass er seinen Handschuh verloren hat. Als der Polizist dem Dieb „Hey, du! Stopp!" nachruft, dreht sich der Dieb um, sieht den Polizisten und stellt sich. Er streckt seine Hände in die Höhe und gibt zu, dass er in das Geschäft eingebrochen ist. Warum tut dies der Dieb?
> Richtige Antwortbeispiele sind: „Weil er glaubte, dass der Polizist wusste, dass er das Geschäft ausgeraubt hat" oder „Weil er glaubte, dass er geschnappt wurde".

Im Verlauf des Schulalters sind Kinder immer besser in der Lage, seltsame Geschichten zu verstehen und korrekte Antworten zu geben. Allerdings ist die Variabilität in der Perspektivenübernahme zwischen den Kindern sehr groß. So zeigen beispielsweise die schwächsten zwölfjährigen Kinder diejenigen Leistungen, die bereits ein durchschnittliches sechsjähriges Kind erreicht, wie in ◘ Abb. 5.23 illustriert wird. In dieser Studie wurden die zwölf seltsamen Geschichten (maximal zwei Punkte pro Geschichte) zwei Kindern zwischen fünf und zwölf Jahren präsentiert (O'Hare et al. 2009). Die Kinder konnten 0 Punkte (Geschichte nicht verstanden), 1 Punkt (Geschichte teilweise verstanden) und 2 Punkte (Geschichte mit eigenen Gedanken wiederholt und differenziert verstanden) erzielen.

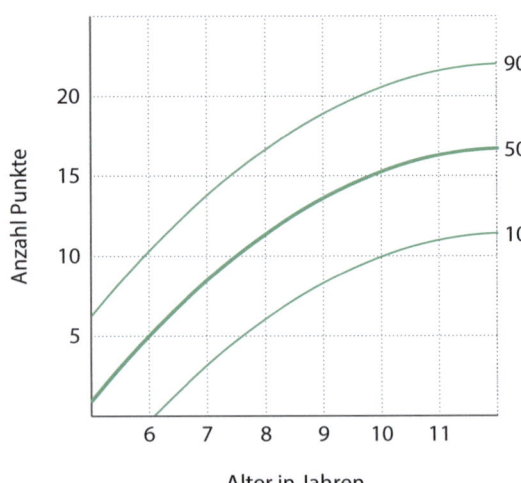

◘ **Abb. 5.23** Variabilität bei der Perspektivenübernahme. Aus O'Hare et al. 2009; mit freundlicher Genehmigung von © SpringerNature. All Rights Reserved

Je besser ein Kind die Perspektive von anderen Menschen einnehmen kann und je differenzierter die Theory of Mind ausgebildet ist, desto beliebter ist es bei Gleichaltrigen und desto stabiler sind die Freundschaften dieses Kindes (Slaughter et al. 2002).

5.5.3 Emotionen und deren Regulation

In der mittleren Kindheit ist die emotionale Entwicklung besonders von zwei Faktoren geprägt: von einem immer differenzierteren Verständnis der Gefühle des Gegenübers sowie von der fortschreitenden Entwicklung der Emotionsregulation, also der **emotionalen Komponente der Selbstregulation**.

Das Kind kann Basisemotionen wie Freude, Ärger und Furcht bereits in der frühen Kindheit ausdrücken und zuverlässig erkennen, während sich **komplexe Emotionen** wie Stolz, Scham, Schuld und Neid erst in der mittleren Kindheit zeigen. Sie können nicht unmittelbar beobachtet werden, sondern lassen sich nur durch sprachliche Äußerungen und soziale Interaktionen erschließen.

Kinder bringen im Verlauf der Entwicklung immer mehr Verständnis für die verschiedenen emotionalen Zustände auf. So sind sie gegen Ende der mittleren Kindheit in der Lage, nachzuvollziehen, dass ein Ereignis zur gleichen Zeit positive wie auch negative Gefühle auslösen kann. Im Alter von zehn Jahren versteht ein Kind zum Beispiel, dass es sich auf ein bevorstehendes Wochenende mit der Familie im Erlebnispark freuen, aber gleichzeitig auch traurig sein kann, weil es dann die Geburtstagsparty der Freundin verpasst.

Das Kind kann in dieser Entwicklungsphase außerdem erkennen, dass der Emotionsausdruck eines Gegenübers nicht zwingend mit den tatsächlichen Gefühlen dieser Person übereinstimmen muss. Es ist sich bewusst, dass man Gefühle kontrollieren und in der Intensität, Dauer und Qualität willentlich regulieren kann. So sind Kinder ab dem Alter von sechs Jahren in der Lage, ihre Gefühle zu übertreiben oder abzuschwächen, Emotionen zu unterdrücken oder gar vorzutäuschen (Saarni 1999; Harris 1993). Typische Beispiele für solche Strategien der fremdbezogenen Emotionsregulation sind die angebliche Freude bei einem unerwünschten Geschenk eines Freundes, weil man diesen nicht enttäuschen will (prosozialer Grund), oder die scheinbare Gleichgültigkeit, wenn man von einem Freund verletzt wird (selbstbezogener Grund). Die Fähigkeit zur fremdbezogenen Emotionsregulation entwickelt sich allerdings von Kind zu Kind unterschiedlich rasch. So sind manche Kinder schon zu Beginn der mittleren Kindheit in der Lage, ihren Gesichtsausdruck zu kontrollieren und Gefühle vorzutäuschen; andere können dies erst im Alter von zehn bis zwölf Jahren (Casey und Schlosser 1994).

Nicht nur die fremdbezogene Emotionsregulation, sondern auch die **selbstbezogenen Regulationsstrategien** werden in der mittleren Kindheit immer besser. So wissen Schulkinder, dass sich negative Gefühle nach einem Ereignis generell abschwächen, wenn man nicht mehr daran denkt (Prinzip der gedanklichen Ablenkung oder Abwendung von einer Situation (Harris 1993)). Viele weitere Regulationsstrategien wurden mit Studien empirisch belegt, beispielsweise das kognitive Neubewerten oder Umdeuten einer Situation, der Versuch, ein konkretes Problem zu lösen, das Akzeptieren von Gefühlen nach einem negativen Ereignis und schließlich die Suche nach Unterstützung bei den Bezugspersonen (Metaanalyse von (Aldao et al. 2010)). Ungünstige Regulationsstrategien sind unkontrollierte Wutausbrüche oder ein zielloses, langes Nachdenken über ein negatives Ereignis sowie das Unterdrücken und Vermeiden von unangenehmen Gefühlen (Aldao et al. 2010). Ein weiteres wichtiges Hilfsmittel bei der Emotionsregulation ist die Sprache: Das immer differenziertere Emotionsvokabular erlaubt es dem Kind, über den eigenen Gefühlszustand zu sprechen und die Sprache als Mittel zu entdecken, seine Gefühle zu kontrollieren, das Denken zu erleichtern und das Handeln zu steuern (Berk und Garvin 1984).

> **▶ Fallbeispiel: Emotionale Selbstregulation**
>
> Die Eltern der zehnjährigen Emilia melden sich in der entwicklungspädiatrischen Poliklinik, weil ihre Tochter immer wieder heftige Wutanfälle zeigt. Sie möchten den Grund für Emilias Verhalten verstehen und ihr besser gerecht werden. Die Wutanfälle treten nur zu Hause auf. Wenn sie in der Schule sei oder wenn die Eltern zu Hause Besuch hätten, käme es zu keinen solchen Emotionsausbrüchen. Emilia könne sich sehr gut anpassen und wolle möglichst nicht auffallen. Wenn die fremden Personen dann nicht mehr anwesend seien, breche Emilia regelrecht zusammen. Aufgrund eines Vorfalles vor einigen Wochen hätten sie eine Notfallberatung in Anspruch genommen. Emilia habe schon geäußert, dass etwas bei ihr nicht stimme.
>
> Im Säuglingsalter habe Emilia eine ausgeprägte Schreiphase durchgemacht, in der sie sich nur mit größter Mühe selbst beruhigen oder beruhigen lassen konnte. Ansonsten hätten sich die Meilensteine normal entwickelt. Es habe allerdings eine Phase gegeben, in der sie abends immer darauf bestanden habe, dass die Mutter vor dem Einschlafen stets genau dieselben vier Lieder singe. Ein Abweichen davon sei absolut nicht möglich gewesen. Beim Essen sei Emilia sehr wählerisch: Was die Mutter koche, sei immer das Falsche. Emilia erwarte häufig, dass Erlebnisse wieder genauso ablaufen müssten, wie sie es vom vorherigen Mal in Erinnerung habe. Wenn dies nicht der Fall sei, sei es sehr schwierig für Emilia. Problematisch seien vor allem Situationen, wenn etwas nicht nach ihren Vorstellungen ablaufe. Sie habe stets sehr hohe Erwartungen an eine Situation und sei dann leicht enttäuscht, wenn diese Erwartungen sich nicht so erfüllen ließen. In diesen Fällen überdramatisiere Emilia: So habe sie beispielsweise, als ein Spiel auf dem iPad aus technischen Gründen nicht möglich war, ihren Eltern abends gesagt: „Das war heute der schlimmste Tag in meinem ganzen Leben!"
>
> Die entwicklungspädiatrische Untersuchung zeigte eine leicht überdurchschnittliche kognitive Entwicklung. Eine autistische Störung oder eine ADHS wurden in der Untersuchung nicht bestätigt. Es zeigten sich aber Hinweise für Schwierigkeiten in der emotionalen Selbstregulation. Durch eine psychotherapeutische Begleitung beruhigte sich die Situation im weiteren Verlauf. ◀

5.5.4 Beziehungen zu Gleichaltrigen

Die Beziehungen zu Gleichaltrigen spielen eine besonders bedeutsame Rolle in der mittleren Kindheit. Während die meisten Kinder bereits in den ersten Lebensjahren mit Geschwistern, Nachbarskindern und auch mit Kindern einer Spielgruppe oder Kita Kontakt haben, nimmt die Zeit, die die Kinder mit **Gleichaltrigen** im Kindergarten und in der Schule verbringen, deutlich zu. Allerdings verläuft die Beziehungsaufnahme mit Altersgenossen nicht immer problemlos: Sie hängt wesentlich auch von der Entwicklung der sozialen und emotionalen Fähigkeiten eines Kindes ab. So müssen Kinder verstehen, dass eine Freundschaft auf Gegenseitigkeit beruht und man Meinungen von Anderen akzeptieren muss, auch wenn man nicht damit einverstanden ist (Furman und Buhrmester 1992). Die Kinder müssen also in der Lage sein, sich in andere Kinder hineinzuversetzen und deren Emotionen und soziale Signale zu deuten. Allerdings sind die Unterschiede in den sozioemotionalen Fähigkeiten zwischen Kindern sehr groß. Auch ist der Drang nach sozialer Anerkennung unter gleichaltrigen Kindern sehr verschieden; dem einen Kind bedeuten Freundschaften viel, ein anderes ist darauf kaum angewiesen. Deshalb ist auch das Bedürfnis nach Freundschaften von Kind zu Kind verschieden.

Die Anerkennung eines Kindes in einer Gruppe von Gleichaltrigen kann mit einem **Soziogramm** abgebildet werden (Coie et al. 1982). Dabei wird die Stellung eines Kindes in der Gruppe von gleichaltrigen Kindern mittels spezifischer Fragen erfasst, zum Beispiel mit „Neben wem würdest du (nicht) gerne sitzen?", „Wie oft sprichst du mit einem bestimmten Kind?" oder „Wie oft ärgert dich dieses Kind?". Studien konnten dabei verschiedene Gruppen von Kindern identifizieren: Ein Drittel der Kinder gilt als sehr beliebt, ein Drittel als durchschnittlich beliebt und ein Drittel als abgelehnt oder gar ignoriert.

Ein Teil der abgelehnten bzw. ignorierten Kinder zeigt häufiger schwächere Leistungen in soziemotionalen Fähigkeiten oder leidet unter einer Entwicklungsstörung. Auch wird bei den abgelehnten Kindern häufig unangebrachtes und aggressives Verhalten beschrieben (Newcomb et al. 1993). Zahlreiche Studien zeigen, dass abgelehnte Kinder nicht in einer sozialen Gruppe integriert sind (oder werden können) (Kavale und Forness 1996). Viele dieser Kinder können darum im Verlauf ihrer Entwicklung keine dauerhaften Freundschaften aufbauen und leiden unter diesem Zustand. Bei ihnen wird das Bedürfnis nach sozialer Anerkennung vom Umfeld ungenügend gedeckt (siehe zum Fit-Konzept ▶ Abschn. 5.6). Da der Kontakt mit Gleichaltrigen im Alltag ungenügend ist, fehlt ihnen auch die entsprechende Gelegenheit, soziale Fähigkeiten und angemessenes Verhalten zu üben. Es ist dabei wichtig, dass die Bezugspersonen das **Bedürfnis eines Kindes nach sozialer Anerkennung** und eine mögliche Ablehnung durch Gleichaltrige erkennen. Die Anerkennung und Zuwendung, die einem Kind gegeben wird, darf nie nur ausschließlich von seinen Leistungen und seinem Verhalten abhängig sein, sondern sollte immer auch dem Kind als Person gelten.

Im Verlauf der Schulzeit wird das Beziehungsnetz der meisten Kinder immer größer, wobei sie vorwiegend gleichgeschlechtliche Beziehungen eingehen. Überhaupt entwickeln sich die Beziehungen zu Gleichaltrigen bereits im frühen Kindesalter in „zwei Welten" (Maccoby 1990): Mädchen bleiben meist in kleinen Gruppen unter sich und Jungen formieren sich in größeren **Cliquen**. Es gibt verschiedene Gründe dafür, dass sich Kinder in der mittleren Kindheit in unterschiedlichen sozialen Welten bewegen (Hayden-Thomson et al. 1987). So vermuten die Kinder selbst, dass sie mit den andersgeschlechtlichen Kindern keine gemeinsamen Interessen verbinden. Tatsächlich zeigen sich beispielsweise in den Spielaktivitäten deutliche Geschlechtsunterschiede: Während die Jungen gerne im Spiel raufen und kämpfen (rough and tumble), bevorzugen die Mädchen Rollenspiele und den sozialen Austausch. Aber auch Bezugspersonen drängen Kinder oftmals zu einem Spielverhalten, das typisch für die Geschlechterrolle ist, und damit zur Wahl von gleichgeschlechtlichen Freunden.

5.6 Passung zwischen Kind und Umwelt – das Fit-Konzept

In den vorangehenden Kapiteln wurde wiederholt dargestellt, dass die Variabilität zwischen Kindern außerordentlich groß ist: in der Motorik, den kognitiven Voraussetzungen und den schulischen Leistungen, aber auch in sozialen und emotionalen Fähigkeiten und im Wunsch nach sozialer Anerkennung. Auch das Bedürfnis nach Zuwendung und Geborgenheit ist unter gleichaltrigen Kindern sehr unterschiedlich (▶ Kap. 4).

Der Umgang mit dieser enormen Variabilität ist im Alltag für Bezugspersonen eine immense Herausforderung. Remo Largo (1943–2020) hat 1999 in Anlehnung an die Passungstheorie von Alexander Thomas und Stella Chess ein Konzept vorgestellt, das in der Praxis sehr hilfreich ist (Largo 2019). Er nannte dieses Modell das **Fit-Konzept** und postulierte, dass der erzieherische Aufwand dann am geringsten ist, wenn man die Verschiedenheit der Kinder anerkennt und ihre individuellen Bedürfnisse angemessen befriedigt.

Thomas und Chess beschrieben, dass Kinder besonders dann Verhaltensstörungen zeigen, wenn ihre Temperamentseigenschaften nicht mit den Erwartungen und Vorstellungen der Umwelt zusammenpassen (Thomas und Chess 1977). Die beiden Kinderpsychiater beschrieben eine Übereinstimmung zwischen dem Temperament des Kindes und seiner Umwelt als **Passung (Goodness-of-Fit)** und bezeichneten diese als wichtigste Grundlage für eine gelingende Entwicklung. Bereits der Psychologe Kurt Lewin (1890–1947) äußerte, dass das kindliche Verhalten, die Motivation und die geistige Gesundheit eines Kindes von der Passung zwischen seinen Merkmalen und den Erfordernissen der sozialen Umgebung abhängen (Lewin 1951).

In Anlehnung an den Psychologen Abraham Maslow (1908–1970) definierte Largo im Fit-Konzept die folgenden **Grundbedürfnisse** des Kindes, die sein Wohlbefinden und seine Entwicklung wesentlich prägen (Largo 2019): Erstens Geborgenheit und Zuwendung, zweitens soziale Akzeptanz und drittens das Streben nach Leistung, Entwicklung und Erfolg (◘ Abb. 5.24).

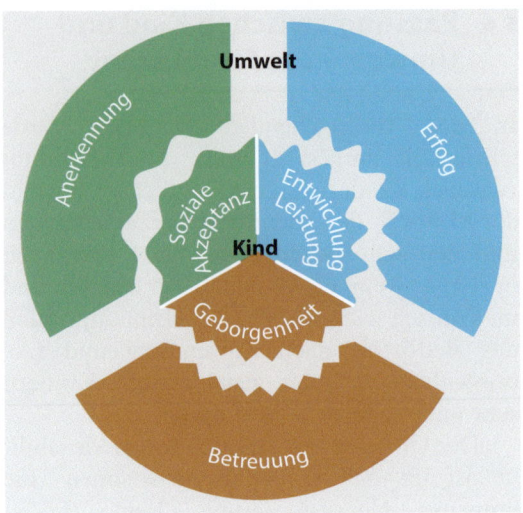

○ Abb. 5.24 Das Fit-Konzept. Nach Largo 2019

5.6.1 Bedürfnis nach Geborgenheit und Zuwendung

Kinder haben ein **Verlangen nach Geborgenheit und Zuwendung** von anderen Menschen. Sie haben ein Bedürfnis nach Bindung zu ihren Bezugspersonen (▶ Kap. 2). Geborgenheit beschreibt das Gefühl von Nähe, Sicherheit und emotionaler Wärme; es entsteht durch vertraute, feinfühlige, verlässliche und verfügbare Bezugspersonen. Geborgenheit ist eine Grundvoraussetzung für das Wohlbefinden, die Entwicklung und das Selbstwertgefühl eines Kindes (Largo und Jenni 2005).

Kinder sind aber sehr unterschiedlich auf ihre Bezugspersonen angewiesen, und das Verlangen nach Geborgenheit und Bindung an die Bezugspersonen ist bei jedem Kind unterschiedlich stark. Die einen können sich relativ leicht von ihren Bezugspersonen lösen und Kontakt zu anderen Personen herstellen, während andere länger brauchen, um sich mit anderen anzufreunden. Die einen Kinder müssen nach einem Sturz getröstet werden, andere nicht. Gewisse Schulkinder benötigen von ihren Lehrpersonen mehr Unterstützung als andere Kinder.

Ein Kind fühlt sich dann geborgen, wenn Bezugspersonen verfügbar sind, die sich für das Kind interessieren, ihm Zuwendung zeigen, angemessen mit ihm interagieren und eine kontinuierliche Betreuung gewährleisten. Man muss allerdings betonen, dass diese Forderungen nach Kontinuität und Qualität in der Betreuung eines Kindes nicht von einer einzigen Person allein erfüllt werden können; vielmehr sollten sich Eltern, Lehrpersonen und andere Bezugspersonen gemeinsam an der Betreuung beteiligen.

Der Wunsch nach Zuwendung und Geborgenheit ist besonders im Säuglingsalter und in der frühen Kindheit groß (▶ Kap. 3 und 4), aber auch in späteren Lebensaltern noch vorhanden (○ Abb. 5.25). So gehen Kinder in der mittleren Kindheit zusätzliche Bindungen zu Bezugspersonen außerhalb der Familie ein – zum Beispiel zu NachbarInnen, ErzieherInnen von Kindertagesstätten, KindergärtnerInnen, Lehrpersonen, aber auch zu Gleichaltrigen. Mit zunehmendem Alter

Das Fit-Konzept besagt, dass sich ein Kind nur dann wohlfühlt und entsprechend aktiv ist, zudem über ein gutes Selbstwertgefühl verfügt und Selbstwirksamkeit erfährt, wenn es eine **Übereinstimmung** zwischen diesen Grundbedürfnissen und den Angeboten oder Erwartungen der Umwelt gibt – also ein sogenannter Fit besteht. Aus diesem Grund müssen sich Fachpersonen und Eltern bei jedem Kind auf seine individuellen Eigenheiten und Bedürfnisse einstellen, damit es sich normal entwickeln kann. Dazu müssen sie sicherstellen, dass das Kind eine beständige, vertraute und zuverlässige Betreuung erhält, sein individueller Wunsch nach Zuwendung und Geborgenheit erfüllt wird und dass die Umwelt so gestaltet wird, dass es Erfahrungen machen kann und sich von anderen Menschen akzeptiert fühlt. Schließlich sollte das Kind seinem individuellen Entwicklungsstand entsprechend gefördert werden, damit es Erfolge und Selbstwirksamkeit erfährt. Werden diese Bedingungen nicht erfüllt, dann kommt es zu einem Misfit zwischen Kind und Umwelt. Das Fit-Konzept stellt klar, dass sich das Kind nicht umso besser entwickelt, je mehr Zuwendung, Anerkennung und Förderung es erhält, sondern desto besser sich Bezugspersonen auf seine individuellen Bedürfnisse einstellen können (Largo 2019).

5.6 · Passung zwischen Kind und Umwelt – das Fit-Konzept

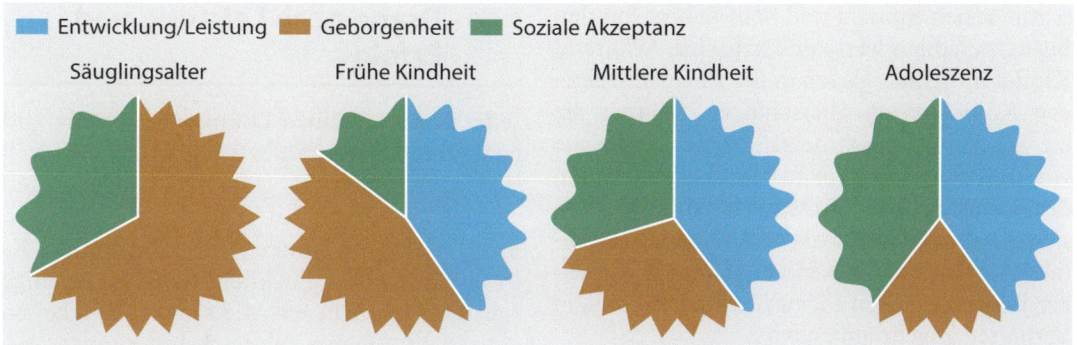

Abb. 5.25 Bedürfnisse in verschiedenen Entwicklungsphasen. Nach Largo 2019

ist die Bindung weniger vom Verlangen nach körperlichem Kontakt und Zuwendung, sondern vielmehr durch emotionale Verfügbarkeit sowie soziale Interaktionen mit Bezugspersonen geprägt.

> **Thema „Bedürfnis nach Zuwendung" – Fragen für die Praxis**
> Kind: Sucht das Kind oft nach körperlicher Nähe? Will es häufig auf den Arm genommen werden? Wie hat es Übergänge von Zuhause in die Krippe und von der Krippe in den Kindergarten bewerkstelligt? Zeigt es Trennungsangst? Leidet es unter Geschwisterrivalität? Kann es allein schlafen? Klagt es oft über Heimweh? Geht es gerne in die Kinderkrippe oder den Kindergarten? Sucht es vermehrt die Aufmerksamkeit der Lehrpersonen? Verlangt es auch im Schulalter oft nach Zuwendung? Braucht es mehr oder weniger Geborgenheit als die Geschwister?
> Umwelt: Wie werden die kindlichen Bedürfnisse nach Nähe und Autonomie befriedigt? Wie viele Bezugspersonen kümmern sich um das Kind? Zeigen die Bezugspersonen einen feinfühligen Umgang mit dem Kind? Ist eine Stabilität in der Betreuung gewährleistet? Bekommt das Kind in der Schule genügend Zuwendung?

5.6.2 Wunsch nach sozialer Anerkennung

Neben der Geborgenheit suchen Kinder auch die soziale Anerkennung von anderen Personen und wünschen sich eine bestimmte Rolle in der Gruppe von Gleichaltrigen. Sie haben das Bedürfnis, von anderen Menschen angenommen zu werden. Dabei steht der Wunsch nach Zugehörigkeit, Wertschätzung und Ansehen im Vordergrund. Das **Bedürfnis nach Anerkennung** ist – wie auch dasjenige nach Geborgenheit und Zuwendung – von Kind zu Kind sehr unterschiedlich ausgeprägt. So gibt es Kinder, die im Mittelpunkt stehen wollen; andere möchten einfach nur dabei sein oder gar nur am Rande stehen. Und schließlich gibt es auch solche, die nicht zur Gruppe gehören und lieber allein sein wollen.

Ein Kind gewinnt die soziale Akzeptanz von Bezugspersonen und Gleichaltrigen auf ganz verschiedene Weise. Das eine Kind wird anerkannt, weil es gute schulische Leistungen erbringt; ein anderes, weil es sportlich und motorisch geschickt ist, und ein drittes, weil es über starke soziale Fähigkeiten verfügt. Die soziale Akzeptanz eines Kindes ist also je nach seinen Stärken und Schwächen sowie den Interessen der Gleichaltrigen unterschiedlich.

Besonders die mittlere Kindheit ist eine wichtige Phase in der Entwicklung der sozialen Anerkennung. Ein Kind kann nur dann ein positives Selbstwertgefühl entwickeln, wenn es mit seinen Stärken und Schwächen von den Bezugspersonen wertgeschätzt wird. Während Kinder im Kindergarten in der Regel ihre eigenen Kompetenzen überschätzen, nehmen sie im Schulalter zunehmend soziale Vergleiche vor und orientieren sich an den Einschätzungen der Lehrpersonen. Entsprechend entwickelt sich das Ausmaß an sozialer Akzeptanz. Wichtig dabei ist, dass das Kind unabhängig von seiner Leistung, seinen Eigenschaften und seinem Verhalten angenommen wird.

> **Thema „Soziale Anerkennung" – Fragen für die Praxis**
> Kind: Kann es die Gefühle von anderen Personen lesen, sie verstehen und entsprechend darauf eingehen? Welche Bedeutung hat die soziale Gruppe für das Kind? Wie sehr braucht das Kind soziale Anerkennung? Ist es in der Gruppe eher ein Anführer oder ein Mitläufer? Auf welche Weise gewinnt das Kind soziale Anerkennung: im Sport, in der Schule, in der Musik oder in der Interaktion mit Freunden? Welche Stellung hat das Kind innerhalb der Familie? Hat es diejenige Rolle, die es sich wünscht?
> Umwelt: Wird das Kind in eine Gruppe von Kindern aufgenommen, zu Partys und Festen eingeladen? Lassen es die Eltern auswärts bei Freunden schlafen? Wie verbringt das Kind die Schulpausen?

5.6.3 Drang nach Leistung und Erfolg

Jedes Kind hat einen Drang nach Erfolg und nach Erleben von Selbstwirksamkeit. Es will sich seinen Stärken gemäß entwickeln und strengt sich dabei an. Das Kind fühlt sich umso wohler, je besser seine Leistung ist. Es ist zufrieden und glücklich, wenn es diejenige Leistung erbracht hat, die seinen Fähigkeiten entspricht. Dabei entwickeln Kinder besonders dann ein Gefühl von Selbstwert und Selbstwirksamkeit, wenn sie sich nicht mit anderen Kindern, sondern vor allem mit sich selbst vergleichen. Bezugspersonen sollten deshalb die Leistung eines Kindes viel eher mit individuellen und nicht mit sozialen Bezugsnormen in Bezug setzen, denn nur dann kann das Kind ein positives Selbstkonzept und ein gutes Selbstwertgefühl entwickeln (siehe zum Fischteich- oder Bezugsgruppeneffekt, ▶ Abschn. 5.5.1).

Das **Bedürfnis nach Leistung und Erfolg** ist – ebenso wie der Wunsch nach sozialer Anerkennung und Geborgenheit – von Kind zu Kind sehr unterschiedlich ausgeprägt. Das eine Kind will in der Schule eine gute Leistung erbringen, das andere im Sport und das nächste in einem Spiel am Computer. ◘ Abb. 5.26 illustriert die unterschiedlich starken Ausprägungen der Grundbedürfnisse.

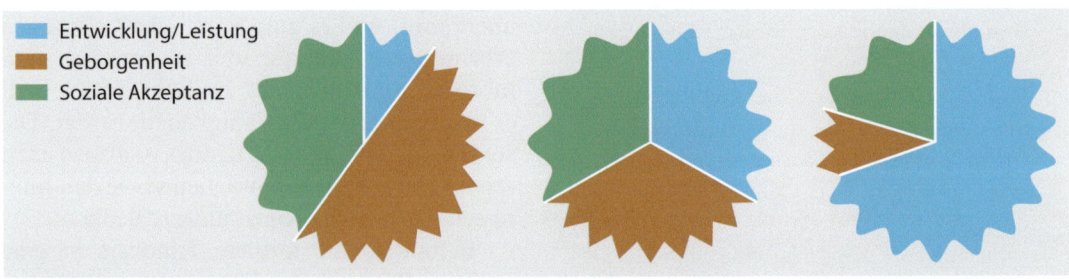

◘ Abb. 5.26 Bedürfnisse bei drei verschiedenen Kindern. Nach Largo 2019

5.6 · Passung zwischen Kind und Umwelt – das Fit-Konzept

Thema „Leistungsdrang" – Fragen für die Praxis

Kind: Wo liegen die Stärken und Schwächen des Kindes? Welche Bedeutung haben die Stärken? Erkennt das Kind seine Schwächen? Strengt es sich an, sucht es den Erfolg und Wettbewerb? Wie hoch sind die Leistungserwartungen des Kindes? Welche Leistungen erbringt das Kind von sich aus? Welche Leistungen erfüllen es mit besonderem Stolz? Wie beurteilen die Lehrpersonen oder Sportlehrer die Leistung des Kindes? Wie stark orientiert sich das Kind an den Leistungen anderer Kinder?

Umwelt: Welche Erwartungen haben Eltern und Schule in Bezug auf die Leistung des Kindes? Wie wichtig sind den Eltern Leistungen im Beruf und in der Familie? Entsprechen die Erwartungen der Bezugspersonen den Fähigkeiten und dem Entwicklungsstand des Kindes?

5.6.4 Das Fit-Konzept in der Praxis

Die Bedürfnisse eines Kindes sowie seine Eigenheiten und Fähigkeiten können so besonders sein, dass es der Umwelt schwerfällt, angemessen damit umzugehen. In solchen Fällen kann ein Misfit zwischen Kind und Umwelt entstehen. Dauert diese Situation über eine längere Zeit an, dann gerät das Kind zunehmend unter Druck, entwickelt Auffälligkeiten in seinem Verhalten, zeigt Leistungsabfälle oder leidet unter psychosomatischen Symptomen wie Bauch- oder Kopfschmerzen. In diesen Situationen gilt es, sich ein Bild über die individuellen Bedürfnisse und die Fähigkeiten des Kindes zu machen und die Misfit-Situation zu suchen. Im Folgenden werden einige Fallbeispiele von Misfit-Situationen zwischen einem Kind in der mittleren Kindheit und seiner Umwelt beschrieben.

▶ **Fallbeispiel: Misfit im Bereich der Geborgenheit**

Der sechsjährige Ramon fiel seinen Eltern durch sein frühes Interesse an Buchstaben und Zahlen auf. Bereits mit drei Jahren war er in der Lage, einfache Worte zu lesen und im Zehnerraum zu rechnen. Die Kindergärtnerin erkannte Ramons frühe Fertigkeiten, weil er den anderen Kindern einmal ihre Notizen, die auf dem Pult lagen, vorgelesen hatte. Zuhause las er bereits einfache Kinderbücher und schrieb kurze Geschichten am Computer. Im Kindergarten fiel er durch ein clowneskes und impulsives Verhalten sowie wegen seiner motorischen Unruhe auf; die Kindergärtnerin äußerte den Verdacht auf eine ADHS. ◀

Ramon suchte häufig die Nähe der Kindergärtnerin und war sehr anhänglich. Bei Aufgabenstellungen fragte er meist nach oder forderte ihre Hilfe. Seine Bindungsbedürfnisse entsprachen einem deutlich jüngeren Kind. So musste ihn seine Mutter auch noch gegen Ende des ersten Kindergartenjahrs jeden Tag in den Kindergarten begleiten. Um sich wohl zu fühlen, war ein enger Kontakt mit einer vertrauten Person notwendig. Für die Kindergärtnerin waren die hohen emotionalen Bedürfnisse von Ramon eine große Herausforderung.

Der Junge verfügte bereits im Alter von sechs Jahren über ein breites allgemeines Wissen; seine Fähigkeiten klafften jedoch weit auseinander. Er zeigte ein **dissoziiertes Entwicklungsprofil** (◘ Abb. 5.27). Die sprachlichen Kompetenzen lagen bei einem durchschnittlich zehnjährigen Kind. Lesen und Schreiben entsprachen etwa dem Leistungsniveau eines Schülers am Ende der zweiten Klasse. Auch das logische Denken war weit fortgeschritten. Seine Fähigkeiten im visuell-abstrakten Bereich und im rechnerischen Denken waren gut altersentsprechend. Seine motorischen Leistungen lagen deutlich unterhalb des Durchschnittes. Tatsächlich bereiteten ihm das Bas-

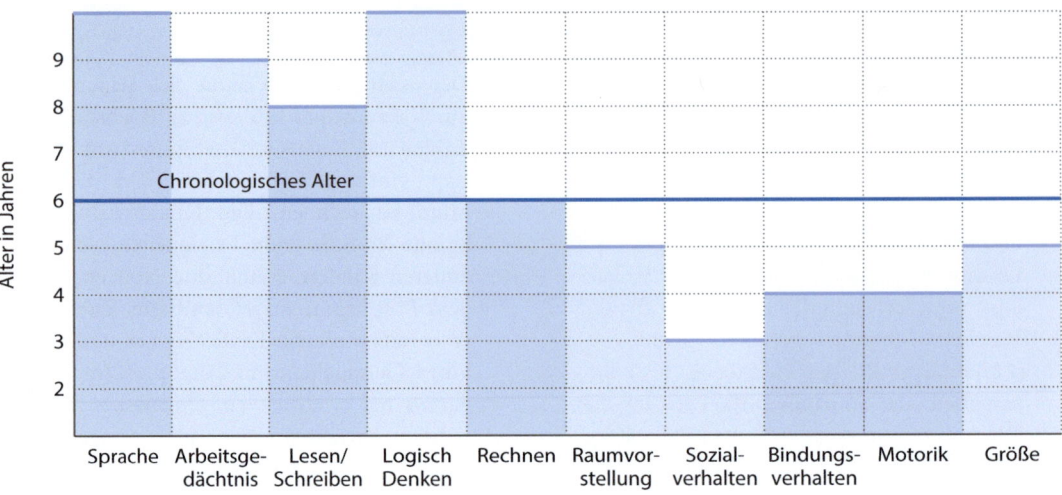

Abb. 5.27 Entwicklungsprofil von Ramon

teln, Zeichnen und Schreiben Mühe. Er wurde trotz seines gelegentlich clownesken Verhaltens von den Gleichaltrigen jedoch gut akzeptiert. Eine ADHS zeigte sich in der entwicklungspädiatrischen Untersuchung nicht. Die Verhaltensbesonderheiten von Ramon wurden als Misfit hauptsächlich im Bereich der Geborgenheit und etwas geringer im Bereich der Leistung (Motorik) beschrieben.

Trotz der hohen intellektuellen Leistungen von Ramon und seiner Fertigkeiten im Lesen und Schreiben riet man den Eltern davon ab, ihren Sohn nach nur einem Jahr Kindergarten vorzeitig einzuschulen. Die Bedürfnisse nach Geborgenheit, der hohe Anspruch an die Lehrpersonen nach häufiger Zuwendung und die motorischen Schwächen wären für Ramon in der ersten Klasse eine immense Herausforderung gewesen.

Wie soll ein sechsjähriges Kind beschult werden, das über die sprachlichen Fähigkeiten eines Zehnjährigen verfügt und die emotionalen Bedürfnisse eines Dreijährigen hat? Bei einer vorzeitigen Einschulung läuft man Gefahr, diese Diskrepanzen zu verstärken und das Kind gleichermaßen zu unter- wie auch zu überfordern: Unterfordern bezüglich seiner außerordentlichen sprachlichen und intellektuellen Fähigkeiten und überfordern im Hinblick auf seine motori-

schen Kompetenzen sowie seine Bedürfnisse nach emotionaler Sicherheit. Gleichzeitig ist es einem Sechsjährigen noch nicht möglich, seine diskrepanten Leistungen und seine Bedürfnisse einzuordnen. Aber auch die Eltern, Lehrpersonen und Therapeuten tun sich oft schwer damit und fühlen sich im Umgang mit diesen Kindern überfordert. Es kommt zu Aussprüchen wie „Du solltest das aber eigentlich besser können!", „Du musst jetzt langsam selbstständig werden!" oder „Dieses Kind soll intellektuell begabt sein?". Besonders Kinder mit einem dissoziierten Entwicklungsprofil benötigen eine individuelle Förderung innerhalb einer Gruppe von Gleichaltrigen.

Im Alter von elf Jahren wurde Ramon erneut untersucht. Er hatte zwischenzeitlich eine Klasse übersprungen und stand kurz vor dem Eintritt ins Gymnasium (ein Jahr früher als üblich). Es war seinen Lehrern größtenteils gelungen, individuell auf seine Bedürfnisse einzugehen. Er wurde während seiner Primarschulzeit innerhalb und außerhalb der Klasse gefördert; man nahm auf sein ausgeprägtes Geborgenheitsbedürfnis Rücksicht. Sein dissoziiertes Entwicklungsprofil blieb stabil. Auch sein Bedürfnis nach Geborgenheit, Nähe und Zuwendung von Lehrpersonen war immer noch groß, schränkte ihn aber im Alltag nicht ein.

5.6 · Passung zwischen Kind und Umwelt – das Fit-Konzept

▶ **Fallbeispiel: Misfit im Bereich der Leistung**

Der achtjährige Jan hat einen älteren Bruder und eine jüngere Schwester. Seine frühkindliche Entwicklung verlief unauffällig. Er besuchte während zwei Jahren den Kindergarten; weder Eltern noch Kindergärtnerin erwarteten Schwierigkeiten beim Übertritt in die Schule. Im Gegenteil ließen seine gute sprachliche Ausdrucksfähigkeit und sein umfassendes Interesse an der Umwelt auf gute Schulleistungen hoffen. Im Verlauf der zweiten Klasse kam es jedoch zu Schulschwierigkeiten und Verhaltensauffälligkeiten. Jan war unruhig und unkonzentriert; zudem störte er den Unterricht. In einem Gespräch mit der Lehrperson erfuhren die Eltern, dass seine Versetzung gefährdet sei. ◀

Von klein auf war Jan ein leistungsorientiertes und ehrgeiziges Kind. Er maß sich gerne mit seinen Geschwistern und war stolz, wenn er im Spiel der Beste war. Er war rasch ein selbstständiges Kind und brauchte weniger Zuwendung und Geborgenheit als seine Geschwister. Jans Entwicklungsprofil zeigte eine deutliche Dissoziation (◘ Abb. 5.28). Seine Stärken lagen in der gesprochenen Sprache und im logischen Denken. Gleichzeitig bestand eine Lese-Rechtschreib-Schwäche. Außerdem wurde er aufgrund seiner Körpergröße häufig für älter gehalten.

Die Verhaltensauffälligkeiten in der Schule waren nicht primär Ausdruck von Jans Schwierigkeiten im Schriftspracherwerb, sondern vielmehr von seiner inneren Zerrissenheit. Seine eigenen Erwartungen sowie diejenigen seines Umfeldes waren hoch, denn seine Eltern verfügten beide über ein abgeschlossenes Hochschulstudium. Sein älterer Bruder besuchte das Gymnasium, und somit wurde auch von Jan erwartet, dass er ein guter Schüler sei. Tatsächlich verfügte er über einen differenzierten verbalen Ausdruck und beeindruckte sein Gegenüber mit einer für sein Alter ungewöhnlichen sprachlichen Gewandtheit; aber er konnte diesen sprachlichen Reichtum nicht auf das Papier bringen. Seine Lese- oder Rechtschreib-Leistungen waren signifikant schlechter, als es die sprachliche und nicht-sprachliche Intelligenz erwarten ließen. Je nach geforderter Kompetenz lagen seine Leistungen oder sein Verhalten über seinem chronologischen Alter, entsprachen diesem oder lagen darunter. Jan war gleichermaßen unter- und überfordert. Er benötigte Unterstützung im Schriftspracherwerb; zugleich musste aber auch eine Förderung und Wertschätzung seiner mündlichen Sprachkompetenzen erfolgen, weil er aus diesem Bereich sein Selbstwertgefühl bezog.

Die bei Jan beschriebenen Verhaltensauffälligkeiten mit Aufmerksamkeitsdefizit und Hyperaktivität wurden als Folge der Lese-Rechtschreib-Schwäche, der Dissoziation von einzelnen Leistungsbereichen und einem Misfit zwischen seiner Leistungsfähigkeit und den Erwartungen des Umfeldes interpretiert. Typischer-

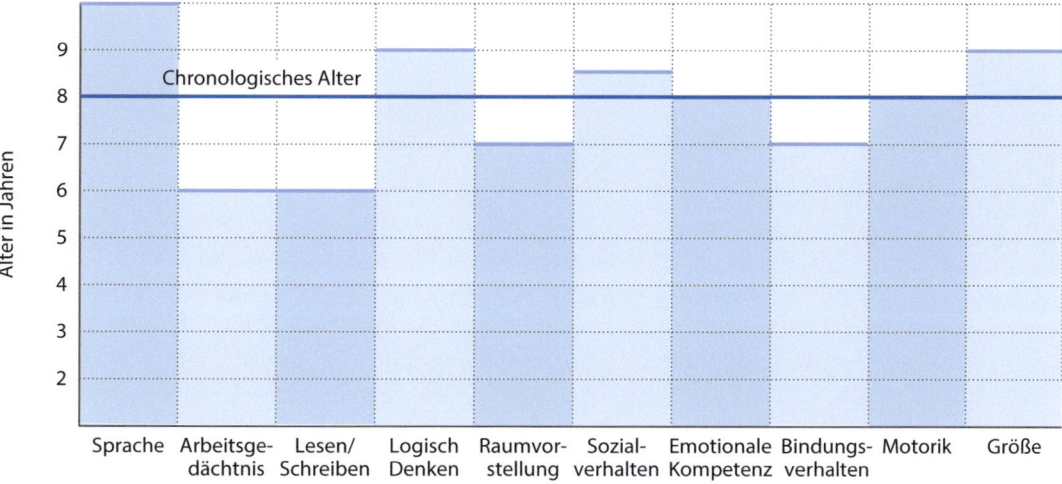

◘ Abb. 5.28 Entwicklungsprofil von Jan

weise traten die Probleme auch häufiger während der Schulzeit und seltener während der Ferien- oder Freizeit auf.

Intellektuell begabte Kinder wie Jan können eine Lese-Rechtschreib-Störung häufig in den ersten Grundschuljahren noch kompensieren, so dass die Schwierigkeiten erst später erkennbar werden. Wenn im Begabungsprofil die mündliche Sprachkompetenz die größte Ressource ist, sind die Schwierigkeiten des Kindes im Umgang mit dem dissoziierten Entwicklungsprofil einfühlbar. Neben dem Verständnis für das Kind sind von den Lehrpersonen kreative Lösungen gefragt, damit es seine an sich sehr guten sprachlichen Fähigkeiten bei schriftlichen Arbeiten nicht einfach auf ein Minimum reduziert.

▶ **Misfit im Bereich der sozialen Akzeptanz**

Der zehnjährige Florian zeigte als ältestes Kind einer Familie eine rasche Entwicklung in der frühen Kindheit und dann eine problemlose Einschulung. Im Verlauf der Grundschule traten allerdings zunehmend Probleme in der Interaktion mit anderen Kindern zutage. Florian berichtete, dass er nicht gerne in die Schule gehe und sich dort unwohl fühle, da er keine Freunde habe und von den anderen Kindern ausgeschlossen werde. Er erzählte, dass ein Klassenkamerad ihn schikaniere und die anderen Kinder gegen ihn aufhetze, so dass sich alle gegen ihn positionieren würden. Er werde ausgegrenzt und fühle sich als Außenseiter. Florian äußerte, dass er sehr traurig darüber sei, keine Freunde zu haben. Er leide unter der fehlenden Anerkennung durch die Gleichaltrigen seiner Klasse und habe auch keinen Anschluss außerhalb der Schule gefunden. ◀

Die entwicklungspädiatrische Untersuchung ergab eine überdurchschnittliche kognitive Leistungsfähigkeit mit dissoziiertem Profil (◘ Abb. 5.29). Die Leistungen im Bereich der Sprache und des logischen Denkens waren sehr stark. In einem Aufmerksamkeitstest arbeitete er konzentriert und schnell. Hingegen waren seine Fähigkeiten, soziale Situationen zu verstehen und Emotionen zu regulieren, nicht altersentsprechend. Er zeigte in diesen Bereichen die Leistungen eines vier- bis sechsjährigen Kindes. In einer Autismusspezifischen Abklärung fanden sich gute kommunikative Fähigkeiten mit angemessener Wechselseitigkeit. Auch berichtete er spontan und gut nachvollziehbar von verschiedenen Erlebnissen. Er zeigte zudem Freude an der Interaktion mit der Untersucherin und konnte über schwierige Themen wie das Unwohlsein in der Schule adäquat berichten. Eine autistische Störung wurde entsprechend ausgeschlossen. Allerdings zeigte die Untersuchung gewisse Auffälligkeiten in der Reflexion von Gedanken und Gefühlen von anderen Personen. Auch waren die Fähigkeiten zur Perspektivenübernahme höherer Ordnung auffällig. Es wurde eine Teilleistungsschwäche in den sozial-

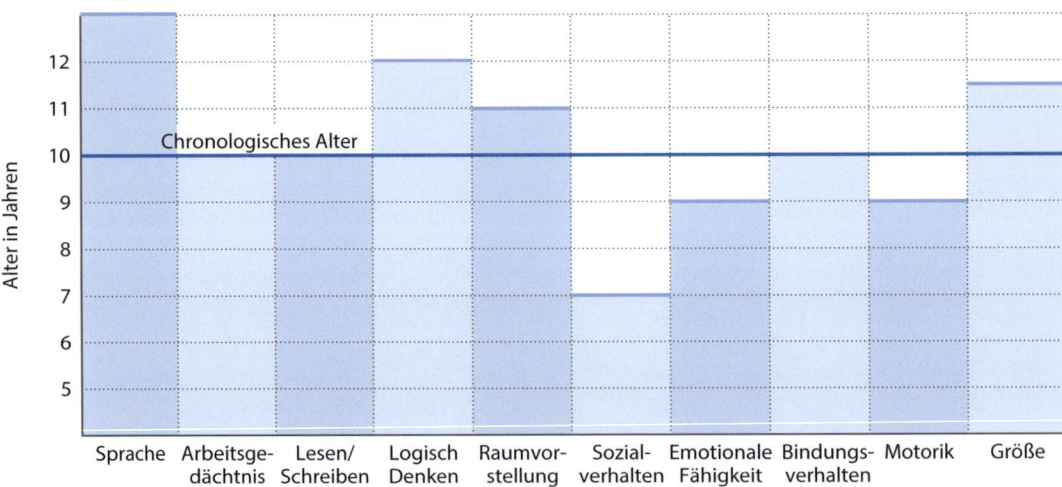

◘ Abb. 5.29 Entwicklungsprofil von Florian

kognitiven Fähigkeiten beschrieben und die Probleme von Florian als Misfit im Bereich der sozialen Akzeptanz lokalisiert.

Aufgrund der entwicklungspädiatrischen Untersuchung wurde eine Gruppentherapie im Sinne eines sozialen Trainings mit anderen Kindern eingeleitet. Auch in diesen Sitzungen war offensichtlich, dass Florian Probleme hatte, die Absichten und Gedanken von anderen Kindern zu lesen. Es gelang ihm nur schwer, gemeinsame Spielsituationen mit anderen Kindern zu entwickeln, da er sich ungenügend auf die Interaktion einlassen konnte. Neben der psychotherapeutischen Behandlung wurde auch die Schulsozialarbeit eingeschaltet, die mit der Klasse Strategien erarbeitete, um das Klassenklima zu verbessern. Im Verlauf fand sich Florian in der Schule immer besser zurecht und konnte zudem Anschluss in einem Sportklub finden.

> **Das Fit-Konzept bei Kindern mit Entwicklungsstörungen**
> Das Fit-Konzept hat sich auch bei Kindern mit Entwicklungsstörungen bewährt. Eine Orientierung an den drei Bereichen Geborgenheit und Zuwendung, soziale Akzeptanz sowie Entwicklung und Leistung kann helfen, sich auf die individuellen Bedürfnisse eines entwicklungsgestörten Kindes einzustellen. Häufig zeigen Kinder mit Entwicklungsstörungen einen Rückstand in der sozialen und emotionalen Entwicklung. So kann ein betroffenes zehnjähriges Kind ein Bedürfnis nach Geborgenheit und Nähe wie ein dreijähriges Kind haben. Dieses Bedürfnis kann durch die Abhängigkeit in Bezug auf die Ernährung oder Pflege noch zusätzlich verstärkt sein. Auch im Bereich der Entwicklung erbringt ein Kind mit einer Entwicklungsstörung in der Regel nicht die gleichen Leistungen wie ein normal entwickeltes Kind; die Bezugspersonen müssen sich auf dessen individuellen Entwicklungsstand einstellen. Im Zusammenleben mit anderen Kindern fühlt sich ein Kind mit einer Entwicklungsstörung dann am wohlsten, wenn sein Entwicklungsstand demjenigen der anderen Kinder entspricht.

Literatur

Aldao A, Nolen-Hoeksema S, Schweizer S (2010) Emotion-regulation strategies across psychopathology: a meta-analytic review. Clin Psychol Rev 30(2):217–237

Arsalidou M, Pawliw-Levac M, Sadeghi M, Pascual-Leone J (2018) Brain areas associated with numbers and calculations in children: Metaanalyses of fMRI studies. Dev Cognit Neurosci 30:239–250

Baddeley A (2003) Working memory: looking back and looking forward. Nat Rev Neurosci 4(10):829–839

Baker ST, Friedman O, Leslie AM (2010) The opposites task: using general rules to test cognitive flexibility in preschoolers. J Cogn Dev 11(2):240–254

Bandura A (1997) Self-efficacy: the exercise of control. Freeman, New York

Bareis A (2008) Vom Kritzeln zum Zeichnen und Malen, 12. Aufl. Auer Verlag GmbH, Donauwörth

Baroody AJ (1996) Self-invented addition strategies by children with mental retardation. Am J Ment Retard 101(1):72–89

Barrouillet P, Fayol M, Chevrot C (1994) The drawing of a house – construction of a developmental scale. Ann Psychol 94(1):81–98

Baur J, Bös K, Conzelmann A, Singer R (2009) Handbuch Motorische Entwicklung, 2., komplett überarb. Aufl. Hofmann, Schorndorf

Becker J (1989) Preschoolers use of number words to denote one-to-one correspondence. Child Dev 60(5):1147–1157

Berk LE, Garvin RA (1984) Development of private speech among low-income appalachian children. Dev Psychol 20(2):271–286

Bischof-Köhler D (2011) Von Natur aus anders: die Psychologie der Geschlechtsunterschiede. W. Kohlhammer, Stuttgart

Blanksby BA, Parker HE, Bradley S, Ong V (1995) Children's readiness for learning front crawl swimming. Aust J Sci Med Sport 27(2):34–37

Bowey JA (2005) Predicting Individual Differences in Learning to Read. In: Snowling MJ, Hulme C (Hrsg) Blackwell handbooks of developmental psychology. The science of reading: A handbook. Blackwell Publishing, Oxford, UK, S 155–172

Brosat H, Tötenmeyer N (2007) Der Mann-Zeichen-Test nach Hermann Ziler. Aschendorff, Münster

Bullock S, Ziegler A (1999) Scientific reasoning: developmental and individual differences. In: Weinert FE, Schneider W (Hrsg) Individual development from 3 to 12. Findings from the Munich longitudinal study. Cambridge University Press, Cambridge, UK, S 38–54

Bus AG, van Ijzendoorn MH (1999) Phonological awareness and early reading: a meta-analysis of experimental training studies. J Educ Psychol 91(3):403–414

Casey RJ, Schlosser S (1994) Emotional responses to peer praise in children with and without a diagnosed externalizing disorder. Merrill-Palmer Q J Dev Psychol 40(1):60–81

Chi MTH (1978) Knowledge structures and memory development. In: Siegler RS (Hrsg) Children's thinking: what develops. Erlbaum, Hillsdale, S 73–96

Coie JD, Coppotelli H, Dodge KA (1982) Dimensions and types of social-status – a cross-age perspective. Dev Psychol 18(4):557–570

Coltheart M, Rastle K, Perry C, Langdon R, Ziegler J (2001) DRC: a dual route cascaded model of visual word recognition and reading aloud. Psychol Rev 108(1):204–256

Conzelmann A (2002) Modelle sensibler Phasen als Leitkonzepte für ein entwicklungsgemäßes Training im Kindes- und Jugendalter? In: Hofmann A, Wick D, Carl K (Hrsg) Talent im sport. Hofmann, Schondorf, S 77–85

Crollen V, Seron X, Noel M-P (2011) Is finger-counting necessary for the development of arithmetic abilities? Front Psychol 2(242):242

Dasen PR, Lavallee M, Retschitzki J (1979) Training conservation of quantity (liquids) in west-african (baoule) children. Int J Psychol 14(1):57–68

Dehaene S (1992) Varieties of numerical abilities. Cognition 44(1–2):1–42

Dignath C, Buettner G, Langfeldt HP (2008) How can primary school students learn self-regulated learning strategies most effectively? A meta-analysis on self-regulation training programmes. Educ Res Rev 3(2):101–129

Dufresne A, Kobasigawa A (1989) Childrens spontaneous allocation of study time – differential and sufficient aspects. J Exp Child Psychol 47(2):274–296

Duncan GJ, Claessens A, Huston AC, Pagani LS, Engel M, Sexton H, Japel C, Dowsett CJ, Magnuson K, Klebanov P, Feinstein L, Brooks-Gunn J, Duckworth K (2007) School readiness and later achievement. Dev Psychol 43(6):1428–1446

Ehri LC (2005) Learning to read words: theory, findings, and issues. Sci Stud Read 9(2):167–188

Ennemoser M, Marx P, Weber J, Schneider W (2012) Spezifische Vorläuferfertigkeiten der Lesegeschwindigkeit, des Leseverständnisses und des Rechtschreibens. Z Entwicklungspsychol Pädagogische Psychol 44:53–67

Feder KP, Majnemer A (2007) Handwriting development, competency, and intervention. Dev Med Child Neurol 49(4):312–317

Field D (1987) A review of preschool conservation training – an analysis of analyses. Dev Rev 7(3):210–251

Fields RD (2008) White matter in learning, cognition and psychiatric disorders. Trends Neurosci 31(7):361–370

Flavell JH (1979) Meta-cognition and cognitive monitoring – new area of cognitive-developmental inquiry. Am Psychol 34(10):906–911

Friedman WJ (2000) The development of children's knowledge of the times of future events. Child Dev 71(4):913–932

Frith U (1986) A developmental framework for developmental dyslexia. Ann Dyslexia 36:69–81

Furman W, Buhrmester D (1992) Age and sex-differences in perceptions of networks of personal relationships. Child Dev 63(1):103–115

Fuson KC (1988) Children's counting and concepts of number. Springer, New York

Gathercole SE (1998) The development of memory. J Child Psychol Psychiatry Allied Discip 39(1):3–27

Gathercole SE, Pickering SJ, Ambridge B, Wearing H (2004) The structure of working memory from 4 to 15 years of age. Dev Psychol 40(2):177–190

Geary DC (2006) Development of mathematical understanding. In: Damon W, Lerner RM (Hrsg) Handbook of child psychology: Cognition, perception, and language. Wiley, Hoboken, S 777–810

Goodenough FL (1926) Measurement of intelligence by drawings. World Book, New York

Goswami U, Brown AL (1990) Melting chocolate and melting snowmen – analogical reasoning and causal relations. Cognition 35(1):69–95

Graham S, Weintraub N, Berninger V, Schafer W (1998) Development of handwriting speed and legibility in Grades 1–9. J Educ Res 92(1):42–52

Happé FGE (1994) An advanced test of theory of mind – understanding of story characters thoughts and feelings by able autistic, mentally-handicapped, and normal-children and adults. J Autism Dev Disord 24(2):129–154

Harris PL (1993) Understanding emotion. In: Lewis M, Haviland JM (Hrsg) Handbook of emotions. Guilford Press, New York, S 237–246

Harter S (2012) The construction of the self: developmental and sociocultural foundations, 2. Aufl. Guilford Press, New York, NY

Harter S, Pike R (1984) The pictorial scale of perceived competence and social acceptance for young-children. Child Dev 55(6):1969–1982

Hayden-Thomson L, Rubin KH, Hymel S (1987) Sex preferences in sociometric choices. Dev Psychol 23(4):558–562

Hellmich F, Wernke S (2009) Lernstrategien im Grundschulalter: Konzepte, Befunde und praktische Implikationen. Kohlhammer, Stuttgart

Hess K (2016) Kinder brauchen Strategien. Eine frühe Sicht auf mathematisches Verstehen, 2. Aufl. Klett & Kallmeyer, Seelze

Howe ML, Courage ML (1997) The emergence and early development of autobiographical memory. Psychol Rev 104(3):499–523

Hoy KE, Fitzgerald PB, Bradshaw JL, Armatas CA, Georgiou-Karistianis N (2004) Investigating the cortical origins of motor overflow. Brain Res Rev 46(3):315–327

Hutzler F, Ziegler JC, Perry C, Wimmer H, Zorzi M (2004) Do current connectionist learning models account for reading development in different languages? Cognition 91(3):273–296

Jenni O (2013) Wie Kinder die Welt abbilden – und was man daraus folgern kann. Pädiatr up2date 3:227–253

Literatur

Jenni OG, Chaouch A, Locatelli I, Thoeni I, Diezi M, Werner H, Caflisch J, Rousson V (2011) Intra-individual stability of neuromotor tasks from 6 to 18 years: a longitudinal study. Hum Mov Sci 30(6):1272–1282

Johnson CN, Wellman HM (1980) Childrens developing understanding of mental verbs – remember, know, and guess. Child Dev 51(4):1095–1102

Johnson KE, Mervis CB (1994) Microgenetic analysis of 1st steps in childrens acquisition of expertise on shorebirds. Dev Psychol 30(3):418–435

Jolley RP (2010) Children and pictures: drawing and understanding. Willey-Blackwell, Malden

Jordan NC, Kaplan D, Ramineni C, Locuniak MN (2009) Early math matters: kindergarten number competence and later mathematics outcomes. Dev Psychol 45(3):850–867

Kail R (1991) Developmental-change in speed of processing during childhood and adolescence. Psychol Bull 109(3):490–501

Kakebeeke TH, Messerli-Burgy N, Meyer AH, Zysset AE, Stulb K, Leeger-Aschmann CS, Schmutz EA, Arhab A, Puder JJ, Kriemler S, Munsch S, Jenni OG (2017) Contralateral associated movements correlate with poorer inhibitory control, attention and visual perception in preschool children. Percept Motor Skills 124(5):885–899

Kakebeeke TH, Knaier E, Chaouch A, Caflisch J, Rousson V, Largo RH, Jenni OG (2018) Neuromotor development in children. Part 4: new norms from 3 to 18 years. Dev Med Child Neurol 60(8):810–819

Kamakura T, Ando J, Ono Y (2007) Genetic and environmental effects of stability and change in self-esteem during adolescence. Personal Individ Differ 42(1):181–190

Karlsdottir R, Stefansson T (2002) Problems in developing functional handwriting. Percept Motor Skills 94(2):623–662

Kavale KA, Forness SR (1996) Social skill deficits and learning disabilities: a meta-analysis. J Learn Disabil 29(3):226–237

Kersey AJ, Braham EJ, Csumitta KD, Libertus ME, Cantlon JF (2018) No intrinsic gender differences in children's earliest numerical abilities. NPJ Sci Learn 3:12

Khaleque A (2013) Perceived parental warmth, and children's psychological adjustment, and personality dispositions: a meta-analysis. J Child Fam Stud 22(2):297–306

Klicpera C, Gasteiger-Klicpera B (1993) Lesen und Schreiben. Entwicklung und Schwierigkeiten. Huber, Bern

Klicpera C, Schabmann A, Gasteiger-Klicpera B, Schmidt B (2017) Legasthenie: Modelle, Diagnose, Therapie und Förderung. UTB, Stuttgart

Kopelmann P (2007) Bewegungsstrukturelle Stabilität in der Könnensentwicklung jüngerer Schulkinder. Phänomene der motorischen Entwicklung des Menschen. Hofmann, Schorndorf

Krajewski K, Schneider W (2009) Early development of quantity to number-word linkage as a precursor of mathematical school achievement and mathematical difficulties: findings from a four-year longitudinal study. Learn Instr 19(6):513–526

Kreutzer MA, Leonard C, Flavell JH (1975) Interview study of childrens knowledge about memory. Monogr Soc Res Child Dev 40(1):1–60

Kübler M (2019) Diversität und die Entwicklung des Zeitbewusstseins bei Kindern. In: Alavi B, Barsch S, Kühberger C, Lücke M (Hrsg) Handbuch Diversität im Geschichtsunterricht – Zugänge zu einer inklusiven Geschichtsdidaktik. Wochenschau, Schwalbach/T., S 259–268

Landis L (2010) Die Menschzeichnung in der pädiatrischen Vorsorgeuntersuchung. Dissertation an der medizinischen Fakultät der Universität Zürich, Zürich

Largo RH (2019) Kinderjahre: Die Individualität des Kindes als erzieherische Herausforderung. Piper, München

Largo RH, Jenni OG (2005) Das Zürcher Fit-Konzept. Familiendynamik 30(2):111–127

Leinbach MD, Fagot BI (1993) Categorical habituation to male and female faces – gender schematic processing in infancy. Infant Behav Dev 16(3):317–332

Lewin K (1951) Problems of research in social psychology. In: Cartwright D (Hrsg) Field theory in social science; selected theoretical papers. Harper & Row, New York, S 169

Litkowski EC, Duncan JR, Logan JAR, Purpura DJ (2020) When do preschoolers learn specific mathematics skills? Mapping the development of early numeracy knowledge. J Exp Child Psychol 195:104846

Ludtke O, Koller O, Marsh HW, Trautwein U (2005) Teacher frame of reference and the big-fish-little-pond effect. Contemp Educ Psychol 30(3):263–285

Luquet G-H (1977) Le dessin enfantin. 3e édition Delachaux et Niestlé, Lausanne

Maccoby EE (1990) Gender and relationships – a developmental account. Am Psychol 45(4):513–520

Mähler C (1995) Weiß die Sonne, daß sie scheint? Eine experimentelle Studie zur Deutung des animistischen Denkens bei Kindern. Waxmann, Münster

Manosevitz M, Prentice NM, Wilson F (1973) Individual and family correlates of imaginary companions in preschool children. Dev Psychol 8(1):72–79

Marsh HW (1987) The big-fish-little-pond effect on academic self-concept. J Educ Psychol 79(3):280–295

Marsh HW, O'Mara A (2008) Reciprocal effects between academic self-concept, self-esteem, achievement, and attainment over seven adolescent years: Unidimensional and multidimensional perspectives of self-concept. Personal Soc Psychol Bull 34(4):542–552

Marx P (2007) Lese- und Rechtschreiberwerb. Schöningh (UTB), Paderborn

Meulenbroek RGJ, Van Galen GP (1986) Movement analysis of repetitive behavior of first, second and third grade primary school children. In: Kao HSR, Van Galen GP, Hoosein R (Hrsg) Graphonomics:

contemporary research in handwriting. North-Holland, Amsterdam, S 71–92
Moffitt TE, Arseneault L, Belsky D, Dickson N, Hancox RJ, Harrington H, Houts R, Poulton R, Roberts BW, Ross S, Sears MR, Thomson WM, Caspi A (2011) A gradient of childhood self-control predicts health, wealth, and public safety. Proc Natl Acad Sci U S A 108(7):2693–2698
Möller K, Jonen A, Hardy I, Stern E (2002) Die Förderung von naturwissenschaftlichem Verständnis bei Grundschulkindern durch Strukturierung der Lernumgebung. In: Prenzel M, Doll J (Hrsg) Bildungsqualität von Schule: Bedingungen mathematischer, naturwissenschaftlicher und überfachlicher Kompetenzen. Weinheim, Basel, S 176–191
Moser Opitz E (2008) Zählen, Zahlbegriff, Rechnen. Haupt, Bern
Mueller PA, Oppenheimer DM (2014) The pen is mightier than the keyboard: advantages of longhand over laptop note taking. Psychol Sci 25(6):1159–1168
Naglieri JA (1988) Draw-a-person: a quantitative scoring system. The Psychologocal Corporation, San Antonio
Newcomb AF, Bukowski WM, Pattee L (1993) Childrens peer relations – a metaanalytic review of popular, rejected, neglected, controversial, and average sociometric status. Psychol Bull 113(1):99–128
O'Hare AE, Bremner L, Nash M, Happé F, Pettigrew LM (2009) A clinical assessment tool for advanced theory of mind performance in 5 to 12 year olds. J Autism Dev Disord 39(6):916–928
Opfer JE, Siegler RS (2007) Representational change and children's numerical estimation. Cognitive Psychology 55:169–195
Perlmutter M (1984) ontinuities and discontinuities in early human memory paradigms, processes, and performance. Comparative perspectives on memory development. In: Kail R, Spear N (Hrsg). Erlbaum, Hillsdale, S 253–284
Perner J, Wimmer H (1985) John thinks that mary thinks that – attribution of 2nd-order beliefs by 5-year-old to 10-year-old children. J Exp Child Psychol 39(3):437–471
Peverly ST (2006) The importance of handwriting speed in adult writing. Dev Neuropsychol 29(1):197–216
Phelps KE, Woolley JD (1994) The form and function of young childrens magical beliefs. Dev Psychol 30(3):385–394
Piaget J (1926) La représentation du monde chez l'enfant. Alcan, Paris
Piaget J (1952) The child's conception of number. Humanities Press, New York
Piasta SB, Wagner RK (2010) Developing early literacy skills: a meta-analysis of alphabet learning and instruction. Read Res Q 45(1):8–38
Proffit W, Fields H, Larson B, Sarver D (2018) Contemporary orthodontics, 6. Aufl. Elsevier, Maryland Heigths
Rasmussen P, Gillberg C (2000) Natural outcome of ADHD with developmental coordination disorder at age 22 years: a controlled, longitudinal, community-based study. J Am Acad Child Adolesc Psychiatry 39(11):1424–1431
Roberts RJ, Aman CJ (1993) Developmental differences in giving directions – spatial frames of reference and mental rotation. Child Dev 64(4):1258–1270
Robins RW, Trzesniewski KH, Tracy JL, Gosling SD, Potter J (2002) Global self-esteem across the life span. Psychol Aging 17(3):423–434
Rost DH, Schorch G, Kalb G (1979) Zeitwissen und Zeiterfahrung: Eine empirische Untersuchung zur Entwicklung des Zeitkonzepts bei Grundschulkindern. In: Klauer KJ, Kornalt HJ (Hrsg) Jahrbuch für Empirische Erziehungswissenschaft. Pädagogischer Verlag Schwann, Düsseldorf, S 117–141
Roth K, Roth C (2009) Entwicklung motorischer Fertigkeiten. In: Baur J, Bös K, Conzelmann A, Singer R (Hrsg) Handbuch Motorische Entwicklung. Hofmann, Schorndorf, S 227–247
Saarni C (1999) The development of emotional competence. Guilford Press, New York
Schneider W (2017) Lesen und Schreiben lernen – Wie erobern Kinder die Schriftsprache? Springer, Heidelberg
Schneider W, Berger N (2013) Gedächtnisentwicklung im Kindes- und Jugendalter. In: Ahnert L (Hrsg) Theorien in der Entwicklungspsychologie. Springer, Heidelberg, S 202–233
Schneider W, Lockl K (2006) Entwicklung metakognitiver Kompetenzen im Kindes- und Jugendalter. In: Schneider W, Sodian B (Hrsg) Enzyklopädie der Psychologie, Serie Entwicklungspsychologie, Bd 2: Kognitive Entwicklung. Hogrefe, Göttingen, S 721–776
Seidel C (2007) Leitlinien zur Interpretation der Kinderzeichnung. Praxisbezogene Anwendung in Diagnostik, Beratung, Förderung und Therapie. Journal, Lienz (A)
Seiffge-Krenke I (2000) Ein sehr spezieller Freund: Der imaginäre Gefährte. Prax Kinderpsychol Kinderpsychiatr 49:689–702
Siegler RS, Braithwaite DW (2017) Numerical development. In: Fiske ST (Hrsg) Annual review of psychology, vol 68, Bd 12. Annual Review of Psychology. Annual Reviews, Palo Alto, S 187–213
Siegler RS, Opfer JE (2003) The development of numerical estimation: evidence for multiple representations of numerical quantity. Psychol Sci 14(3): 237–243
Slaughter V, Dennis MJ, Pritchard M (2002) Theory of mind and peer acceptance in preschool children. Br J Dev Psychol 20:545–564
Sodian B (1991) The development of deception in young-children. Br J Dev Psychol 9:173–188
Stamm M (2005) Zwischen Exzellenz und Versagen. Frühleserinnen und Frührechner werden erwachsen. Rüegger, Chur/Zürich
Taylor M (1999) Imaginary companions and the children who create them. Oxford University Press, New York
Teplitz R (2009) Die Menschzeichnung von vier- bis achtjährigen Kindern: Ein Bewertungssystem für

Literatur

die kinderärztliche Praxis. Dissertation an der Medizinischen Fakultät der Universität Zürich, Zürich

Thomas A, Chess S (1977) Temperament and development. Brunner/Mazel, New York

Tolchinsky L (2003) The cradle of culture and what children know about writing and numbers before being taught. Lawrence Erlbaum, Mahwah

Voelcker-Rehage C, Wiertz O (2004) Jonglieren lernen – bis ins reife Alter. Psychologie Heute 8:60–61

Vurpillot E (1968) Development of scanning strategies and their relation to visual differentiation. J Exp Child Psychol 6(4):632–650

Wagner RK, Torgesen JK, Rashotte CA (1994) Development of reading-related phonological processing abilities – new evidence of bidirectional causality from a latent variable longitudinal-study. Dev Psychol 30(1):73–87

Wehrle FM, Caflisch JA, Eichelberger DA, Haller G, Latal B, Largo RH, Kakebeeke TH, Jenni OG (2021) The importance of childhood for adult health and development – study protocol of the Zurich longitudinal studies. Front Hum Neurosci 14:612453

Weil MJ, Amundson SJC (1994) Relationship between visuomotor and handwriting skills of children in kindergarten. Am J Occup Ther 48(11):982–988

Weinraub M, Clemens LP, Sockloff A, Ethridge T, Gracely E, Myers B (1984) The development of sex-role stereotypes in the 3rd year – relationships to gender labeling, gender identity, sex-typed toy preference, and family characteristics. Child Dev 55(4):1493–1503

Winne PH (1996) A metacognitive view of individual differences in self-regulated learning. Learn Individ Differ 8(4):327–353

Winter R, Hartmann C (2018) Die motorische Entwicklung (Ontogenese) des Menschen (Überblick). In: Meinel K, Schnabel G (Hrsg) Bewegungslehre und Sportmotorik: Abriss einer Theorie der sportlichen Motorik unter pädagogischem Aspekt, 12., überarb. Aufl. Meyer & Meyer Fachverlag und Buchhandel, Aachen, S 243–373

Wygotski LS (1987) Ausgewählte Schriften. Arbeiten zur psychischen Entwicklung der Persönlichkeit, Bd 2. Pahl-Rugenstein, Köln

Zysset AE, Kakebeeke TH, Messerli-Burgy N, Meyer AH, Stulb K, Leeger-Aschmann CS, Schmutz EA, Arhab A, Puder JJ, Kriemler S, Munsch S, Jenni OG (2018) Predictors of executive functions in preschoolers: findings from the SPLASHY study. Front Psychol 9:11

Adoleszenz – Schritt für Schritt ins Erwachsenenleben

Inhaltsverzeichnis

6.1 Die Jugendjahre im Wandel der Zeit – 355

6.2 Die Pubertät: eine Phase körperlicher Veränderungen – 357
6.2.1 Die Pubertät bei Mädchen – 360
6.2.2 Die Pubertät bei Jungen – 362

6.3 Die Nacht zum Tag machen – das jugendliche Schlafverhalten – 364
6.3.1 Veränderungen der inneren Uhr – 367
6.3.2 Veränderungen der Schlafhomöostase – 368

6.4 Kognitive Entwicklung in der Adoleszenz: der Wachstumsschub im Kopf – 369
6.4.1 Exekutive Funktionen: mehr Selbstkontrolle, weniger Abhängigkeit – 371
6.4.2 Metakognitive Strategien: effektiv lernen und planen – 373
6.4.3 Zeitbewusstsein: zwischen Vergangenheit und Zukunft – 374

6.5 Neue Balance zwischen Distanz und Nähe – das jugendliche Sozialverhalten – 374
6.5.1 Das erweiterte Selbstkonzept – die Identität – 374
6.5.2 Jugendliche Emotionen – die Lust nach Sensationen – 380

© Springer-Verlag GmbH Deutschland, ein Teil von Springer Nature 2021
O. Jenni, *Die kindliche Entwicklung verstehen*, https://doi.org/10.1007/978-3-662-62448-7_6

6.5.3	Erweiterte Perspektivenübernahme – 383
6.5.4	Autonomieentwicklung: weg von den Eltern – 383
6.5.5	Neue Beziehungen: Gleichaltrige, Freunde und Liebesbeziehungen – 386
6.5.6	Das moralische Denken und Fühlen von Jugendlichen – 391
6.6	Das Gehirn im Reifungsprozess: eine Zeit der Emotionalität und Selbstreflexion – 393
	Literatur – 396

Auch wenn bereits Aristoteles (384–322) schrieb, dass „Jugendliche sich etwa so verhalten wie Betrunkene", Sokrates (469–399) die Pubertierenden als „ihren Eltern widersprechend" und „ihre Lehrer tyrannisierend" charakterisierte und Jean-Jacques Rousseau (1712–1778) sie als „fieberhaft erregte Löwen" bezeichnete, wurde die Adoleszenz erst 1904 vom Psychologen Stanley Hall (1846–1924) als klar abgegrenzte Entwicklungsphase definiert (Hall 1904).

Die Adoleszenz liegt zwischen der mittleren Kindheit und dem Erwachsenenalter und ist durch umfangreiche biologische, psychologische und soziale Veränderungen charakterisiert. Der Organismus erfährt dabei einen letzten großen Entwicklungsschub. Der hormonell ausgelöste Reifungsprozess bewirkt einen Wachstumsspurt, einen Gestaltwandel und die sexuelle Reife. Auch zeigt sich eine Umgestaltung des Gehirns, die mit einem fundamentalen Wandel im Denken, Fühlen und Verhalten der Jugendlichen einhergeht. Dieser ermöglicht ihnen, sich von ihren Eltern abzulösen und ein eigenständiges und selbstverantwortliches Leben zu führen. Dafür gehen sie tiefgreifende Bindungen mit anderen Menschen ein, besonders mit Gleichaltrigen. Auch beschäftigen sich Adoleszente zunehmend mit ihrem zukünftigen Leben, vor allem mit ihren schulischen und beruflichen Perspektiven. Sie suchen dabei ihre eigene Identität und entwickeln moralische Werte sowie ein Normensystem.

Diese bedeutende Entwicklungsphase läuft allerdings nicht ohne Krisen ab; ein Teil der Jugendlichen leidet unter Gesundheitsproblemen. So gibt es eine Reihe von Erkrankungen, die typisch für das Jugendalter sind und die durch die körperlichen, kognitiven, emotionalen und sozialen Veränderungen in dieser Entwicklungsphase sowie durch eine generell erhöhte Vulnerabilität für psychische Störungen erklärt werden können. Darunter findet man Gesundheitsprobleme wie Essstörungen, aber auch depressive Verstimmungen oder sogar suizidale Handlungen, einen übermäßigen Alkohol-, Tabak- oder Cannabiskonsum, ein risikoreiches Sexualverhalten sowie weitere psychosoziale und psychosomatische Probleme. Tatsächlich haben viele psychische Probleme von Erwachsenen ihren Ursprung in der Adoleszenz.

Eine Wissensgrundlage über die verschiedenen Entwicklungsaufgaben von Jugendlichen kann dabei helfen, die Schwierigkeiten von Adoleszenten besser einzuordnen und zu verstehen. Dazu soll dieses Kapitel beitragen. Dabei wird die Entwicklung bis zur Vollendung des 18. Lebensjahres beschrieben. Mit der gesetzlichen Volljährigkeit ist die kindliche Entwicklung aber keinesfalls abgeschlossen, denn auch danach zeigen sich nach wie vor bedeutende Veränderungen im Denken, Fühlen und Handeln der jungen Erwachsenen. Für den Lebensabschnitt zwischen 18 und 25 Jahren – der Phase zwischen Adoleszenz und Erwachsenenalter – wird auch der Begriff des „werdenden Erwachsenenalters" (emerging adulthood) verwendet (Arnett 2000). Die jungen Erwachsenen sind dabei keine Kinder oder Jugendlichen mehr, aber auch noch keine reifen Erwachsenen.

6.1 Die Jugendjahre im Wandel der Zeit

Der Ausdruck **„Adoleszenz"** muss vom Begriff der **„Pubertät"** abgegrenzt werden. Letzterer umschreibt den Zeitraum der körperlichen Veränderungen mit der Entwicklung der **Geschlechtsreife**, die sich im Mittel zwischen zehn und 16 Jahren zeigt. Beim einzelnen Kind erstreckt sich die Pubertät durchschnittlich über drei Jahre. Die Adoleszenz ist umfassender definiert und dauert im Vergleich zur Pubertät viel länger. Sie schließt nicht nur körperliche, sondern auch **psychosoziale Veränderungen** im Übergang von der Kindheit zum Erwachsenenalter ein.

Während der Beginn der Adoleszenz mit dem Eintritt in die Pubertät biologisch recht genau bestimmt werden kann, ist das Ende der Jugendzeit weniger genau abgegrenzt (Sawyer et al. 2018). Es wird vorwiegend gesellschaftlich definiert – beispielsweise mit der gesetzlichen Volljährigkeit im Alter von 18 Jahren, mit dem Auszug aus dem Elternhaus durchschnittlich im Alter von 23 Jahren oder mit der Gründung einer eigenen Familie im Mittel mit 30 Jahren. Auch haben Studien mehrfach gezeigt, dass die Hirnentwicklung erst mit ungefähr 25 Jahren zum Abschluss kommt (Dahl et al. 2018). Außerdem wurde das sich recht abrupt verändernde Schlafverhalten mit 20 Jahren schon als „Marker für das Ende der Adoleszenz" bezeichnet (▶ Abschn. 6.3, ◘ Abb. 6.7 (Roenneberg et al. 2004)).

> **Die Entwicklungsphase der Adoleszenz**
>
> Die Adoleszenz – auch „Jugendalter" genannt – beginnt mit Eintritt in die Pubertät: bei Mädchen im Mittel mit etwa zehn Jahren und bei Jungen mit zwölf Jahren. Im Gegensatz dazu kann das Ende der Adoleszenz weniger klar bestimmt werden.

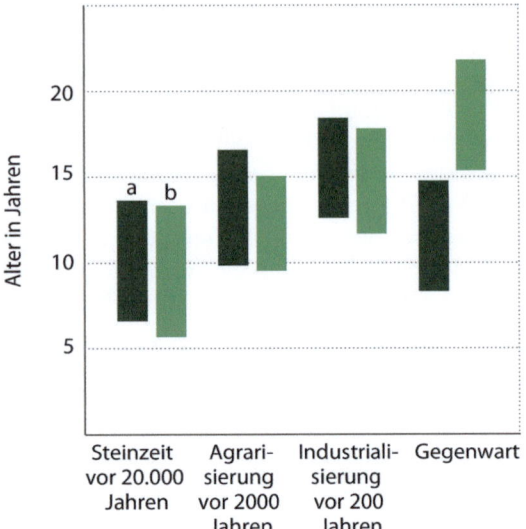

◘ **Abb. 6.1** Körperliche a und psychosoziale b Reife von der Steinzeit bis heute. Nach Gluckman und Hanson 2006; mit freundlicher Genehmigung von © Elsevier. All Rights Reserved

Bis vor etwa fünfzig Jahren betrug die Zeitspanne zwischen dem Pubertätsbeginn und dem Ende des Jugendalters nur wenige Jahre. Die Heranwachsenden traten dabei sehr früh in das Berufsleben ein und wurden von ihren Eltern unabhängig. Heute erfolgt der Einstieg in ein selbstständiges Leben bei den meisten Jugendlichen deutlich später. Durch den längeren **Bildungsweg** erstreckt sich die Lebensphase der Adoleszenz in den modernen Gesellschaften über einen größeren Zeitraum als noch vor einigen Jahrzehnten. Dies gilt jedoch nicht für Schwellen- oder Entwicklungsländer, in denen Jugendliche bereits im Verlauf der Pubertät die Aufgaben von Erwachsenen übernehmen und für sich selbst verantwortlich sein müssen.

In einem evolutionsbiologischen Modell wurde die Entwicklung der Beziehung zwischen körperlicher und psychosozialer Reifung im Verlauf der menschlichen Geschichte dargestellt (◘ Abb. 6.1) (Gluckman und Hanson 2006): In den Jäger- und Sammlergesellschaften der Altsteinzeit erreichten die Menschen die Geschlechtsreife schon mit acht bis zwölf Jahren. Auch übernahmen sie in diesem Alter bereits Erwachsenenrollen und waren entsprechend psychosozial reif. Die synchrone Entwicklung von körperlicher und psychosozialer Reife war aus evolutionsbiologischer Sicht überlebenswichtig, denn die Fortpflanzung war für diese Frühmenschen mit großen Risiken verbunden. Mit der Besiedlung und später mit der industriellen Revolution nahmen die Bevölkerungsdichte und entsprechend die Krankheiten deutlich zu und die Pubertät trat zunehmend später auf. Auch wuchs die Komplexität der gesellschaftlichen Aufgaben, was zu einer Verzögerung der psychosozialen Reife der Jugendlichen führte. Die körperliche und psychosoziale Entwicklung der Jugendlichen verlief dabei immer noch synchron. In den letzten hundert Jahren kam es allerdings durch die bessere Hygiene, Ernährung und Gesundheitsversorgung zu einem immer früheren Eintritt in die Pubertät. Gleichzeitig verlängerte sich die psychosoziale Reifephase bis in die dritte Lebensdekade. Damit entstand eine deutliche Diskrepanz zwischen dem Pubertätsbeginn und der psychosozialen Reife, die sich auch im Ungleichgewicht zwischen der hormonell ausgelösten Emotionalität der Jugendlichen und der erst später auftretenden wirksamen Selbstkontrolle zeigt (▶ Abschn. 6.6). Zum ersten Mal in der Geschichte der Menschheit geht die Pubertät also demjenigen Alter weit voraus, in dem die Jugendlichen den Schritt ins Erwachsenenleben machen (Gluckman und Hanson 2006).

6.2 Die Pubertät: eine Phase körperlicher Veränderungen

Die körperlichen Veränderungen der Pubertät sind primär gekennzeichnet durch den **Wachstumsschub** und die Ausdifferenzierung der **Geschlechtsmerkmale**. Der Zeitpunkt des Pubertätsbeginns und die Geschwindigkeit der pubertären Entwicklung sind von Kind zu Kind allerdings sehr unterschiedlich.

Die Mädchen treten im Mittel mit etwa zehn Jahren in die Pubertät ein; die Jungen durchschnittlich mit zwölf Jahren. Wie die Pubertät genau ausgelöst wird, ist nicht restlos geklärt (Wood et al. 2019). So scheint der Pubertätsbeginn aber durch die Freisetzung von Botenstoffen wie Kisspeptin und Neurokinin im Hypothalamus des Zwischenhirns in Gang gesetzt zu werden. Diese Hormone regen die Bildung des Gonadotropin-freisetzenden Hormons (GnRH) an, das in der Hirnanhangsdrüse (Hypophyse) zur Ausschüttung eines luteinisierenden (LH) und follikelstimulierenden (FSH) Hormons führt. Diese beiden Botenstoffe lösen schließlich in den Hoden und Ovarien die Produktion der Sexualhormone Testosteron und Östrogen aus. Die Freisetzung dieser Sexualhormone führt zur Ausreifung der primären Geschlechtsorgane (Hoden und Ovarien) und zur Entwicklung der sekundären Geschlechtsmerkmale (Schambehaarung und weibliche Brust). Außerdem bauen die Jungen unter dem Einfluss von Testosteron vermehrt Muskulatur auf, zugleich wird Fettmasse abgebaut. Bei den Mädchen hingegen führt die Freisetzung von Östrogenen zu einer Zunahme des Fettgewebes.

Gleichzeitig wird auch vermehrt ein Wachstumshormon freigesetzt, das die körperliche Entwicklung beschleunigt; es kommt zum sogenannten **pubertären Wachstumsschub** (Wood et al. 2019). Dieser ist zu Beginn gekennzeichnet durch eine Verlängerung der Extremitäten bei mehr oder weniger gleichbleibendem Rumpf. Die Veränderungen in den Körperproportionen können zur Folge haben, dass die Jugendlichen schlaksig aussehen und ihre Bewegungen ungeschickt sind.

Der Zeitpunkt des **Pubertätsbeginns** wird hauptsächlich durch die Genetik bestimmt. So zeigen Zwillingsstudien, dass 50 bis 80 Prozent der interindividuellen Unterschiede im Pubertätsbeginn mit genetischen Faktoren erklärt werden können (Wood et al. 2019). Deshalb berichten Eltern von Jugendlichen mit einer früh oder spät eintretenden Pubertät oft ebenfalls über eine beschleunigte oder verzögerte pubertäre Entwicklung bei sich selbst.

> ▶ **Fallbeispiel: Plötzlicher Pubertätsbeginn**
>
> Die elfjährige Adriana war der Sonnenschein der Familie. Sie war eine strebsame Schülerin, fast immer gut gelaunt und half oft im Haushalt mit. Doch von einem Tag auf den anderen schloss sie sich im Zimmer ein und zeigte Stimmungsschwankungen. Gemotze und Zickigkeit wurden zur Tagesordnung. Immer wieder gab es Streit um Kleinigkeiten. So sperrte sie sich oft lange im Badezimmer ein und begann, sich zu schminken und „sexy" anzuziehen.
>
> Der Beginn der Pubertät tritt nicht selten sehr plötzlich auf. Für viele Eltern scheint die Pubertät eine schwierige Zeit, in der aus ihrem eben noch so fröhlichen Kind plötzlich ein launischer Teenager wird. Doch auch für die Jugendlichen selbst ist diese Phase des Heranwachsens eine herausfordernde Zeit. ◄

Es gibt neben genetischen Einflüssen eine Reihe weiterer Faktoren, die den Pubertätsbeginn bestimmen, zum Beispiel das **Körpergewicht**. So führt ein Übergewicht zu einem früheren Pubertätsbeginn, ein Untergewicht – eine Anorexia nervosa oder eine Mangelernährung – hingegen zu einem verspäteten Eintritt in die Pubertät. Dieser Umstand wurde in Studien besonders bei den Mädchen bestätigt und führte in den letzten Dekaden zu einem säkularen Trend in der Pubertätsentwicklung (Eckert-Lind et al. 2020): Der Beginn der Pubertät und die körperlichen Reifungsprozesse traten dabei bei den Mädchen im Verlauf immer früher auf, was mit der zunehmend besseren Ernährung und den sozioökonomischen Bedingungen erklärt werden kann. Die Unterernährung hingegen verschwand praktisch, während der Trend zu Übergewicht bei Jugendlichen zunahm. Die säkulare Akzeleration der Pubertät kann besonders eindrücklich mit der

Brustentwicklung bei den Mädchen und dem Einsetzen der ersten **Menstruationsblutung** (Menarche) beschrieben werden, die sich von durchschnittlich 17 Jahren im 19. Jahrhundert auf heute 13 Jahre verschoben hat (▶ Kap. 2).

Aber nicht nur das Gewicht spielt für den Pubertätsbeginn eine wichtige Rolle, sondern überhaupt die körperliche Gesundheit. So zeigen viele Kinder mit einer chronischen Erkrankung einen etwas verspäteten, etwas seltener einen verfrühten Pubertätsbeginn (Draths und l'Allemand-Jander 2018). Typische Krankheiten mit einer verzögerten Pubertät oder sogar einem Pubertätsstillstand sind chronisch-entzündliche Darmerkrankungen, zystische Fibrose, rheumatische oder autoimmune Erkrankungen, ein schweres Asthma bronchiale oder Herzerkrankungen, Nierenerkrankungen, eine Blutarmut oder eine Krebserkrankung.

Der Wachstumsspezialist James Tanner (1920–2010) teilte die Pubertätsentwicklung anhand der primären und sekundären Geschlechtsmerkmale in abgrenzbare Stadien ein, die sogenannten **Tanner-Stadien** (Tanner 1962). Dabei werden die Entwicklung der Schambehaarung bei beiden Geschlechtern (abgekürzt mit P) sowie diejenige der Brust (B) der Mädchen und des Genitales (G) bei den Jungen beschrieben (◘ Tab. 6.1).

Die Einschätzung der Tanner-Stadien erfolgt in der Regel durch Fachpersonen, aber auch durch die Eltern oder die Jugendlichen selbst. Dazu werden entweder realistische Fotos oder schematische Zeichnungen mit Begleittexten verwendet (Morris und Udry 1980). In ◘ Abb. 6.2 sind die Tanner-Stadien mit Illustrationen dargestellt. Neben solchen Skizzen werden häufig auch Fragebogen verwendet, mit denen die Jugendlichen ihr pubertäres Stadium selbst bestimmen können (Petersen et al. 1988). Für einige Fragebogen existieren auch entsprechende deutsche Übersetzungen (siehe zum Beispiel in (Watzlawik 2009)).

Das erstmalige Auftreten von **Pubertätsmerkmalen** ist in ◘ Abb. 6.3 und 6.4 als Meilensteine dargestellt. Bei Mädchen zeigen sich in der Regel zuerst die Schambehaarung sowie die Brustentwicklung und erst etwas später die Axillarbehaarung, der Wachstumsspurt und schließlich die Menarche (Largo und Prader 1983b). Diese erste Menstruationsblutung ist zwar ein unübersehbares Zeichen der Pubertät bei den Mädchen; sie markiert aber nie den Beginn der Pubertät. Bei den Jungen entwickeln sich zuerst die Hoden, dann der Penis; darüber hinaus zeigt sich die Scham- und Axillarbehaarung (Largo und Prader 1983a). Schließlich folgen am Schluss der pubertären Entwicklung der Bartwuchs und der Stimmbruch. Ein weiteres typisches pubertäres Zeichen ist das zunehmende Schwitzen der Jugendlichen. Dabei bilden sich mit Beginn der Pubertät und unter dem Einfluss der Geschlechtshormone neben den eigentlichen Schweißdrüsen auch Duftdrüsen – besonders in der Achselhöhle und der Genitalgegend –, die einen meist intensiven, zum Teil unangenehmen Körpergeruch verursachen können.

> **Pubertas praecox – Pubertas tarda**
>
> Eine Pubertas praecox liegt vor, wenn Mädchen vor dem Alter von acht Jahren und Jungen vor dem Alter von neun Jahren die ersten Pubertätszeichen zeigen (größer als zwei Standardabweichungen von der Norm). Analog spricht man von einer Pubertas tarda, wenn bei einem Alter von 14 Jahren bei den Mädchen oder 15 Jahren bei den Jungen keinerlei Pubertätszeichen auftreten. In beiden Fällen sind medizinische Abklärungen angezeigt.

Zeigt ein Jugendlicher eine pubertäre Entwicklung, die wesentlich zu früh oder zu spät einsetzt, dann spricht man von einer Pubertas praecox oder einer Pubertas tarda.
Eine **vorzeitige oder verspätete Pubertätsentwicklung** mit einer Abweichung von mehr als zwei Standardabweichungen von der Norm ist selten. Während man in einigen dieser Fälle spezifische hormonelle Erkrankungen findet, bleibt die Ursache dieser Störungen aber meistens unklar. Im Gegensatz dazu kommt die konstitutionelle Verzögerung oder Beschleunigung von Wachstum und Pubertät sehr viel häufiger vor. Der pubertäre Vorsprung oder Rückstand ist dabei weniger ausgeprägt als bei einer Pubertas praecox oder tarda (▶ Kap. 2).

In zahlreichen Untersuchungen wurde die Vermutung geäußert, dass eine Verzögerung

Tab. 6.1 Stadien der Pubertät (nach Tanner 1962)

Schambehaarung (P) beider Geschlechter

P1	Vorpubertär; Flaumhaare; Fehlen der eigentlichen (dunklen) Schamhaare
P2	Spärliches Wachstum einzelner langer, pigmentierter, glatter oder gekräuselter Haare
P3	Behaarung beträchtlich dunkler, gröber und stärker gelockt; spärliche Ausbreitung über das Schamdreieck
P4	Behaarung ähnlich dem Erwachsenen-Typ, jedoch erheblich geringere Ausbreitung und kein Übergreifen auf Oberschenkel
P5	Erwachsenenbehaarung mit horizontaler oberer Begrenzung und Ausbreitung auf den Oberschenkeln

Brustentwicklung (B) bei den Mädchen

B1	Vorpubertär; kein Brustdrüsenkörper; ausschließliches Hervortreten des Warzenhofes
B2	Brustknospe; halbkugelige Vorwölbung im Bereich des Warzenhofes (erster Drüsenkörper), der sich im Durchmesser vergrößert
B3	Weitere Vergrößerung des Drüsenkörpers über den Warzenhof hinaus, ohne Trennung der Konturen
B4	Zunahme der Brustgröße und Erhebung; Abheben der Brustwarze und des Warzenhofes von der Brustkontur
B5	Reife Brust; wieder Zurückweichen der Warzenhofvorwölbung in die Brustkontur

Genitalentwicklung bei den Jungen

G1	Vorpubertär; gleiche Größe des Hodens, Hodensackes und Penis wie in der mittleren Kindheit
G2	Vergrößerung der Hoden und des Hodensackes; Strukturveränderung und Rötung der Hodensackhaut; Penis unverändert
G3	Vergrößerung des Penis, zunächst hauptsächlich in der Länge; weiteres Wachstum des Hodens und Hodensackes
G4	Zunahme des Penisumfanges und Entwicklung der Peniseichel; Dunkelfärbung der Hodensackhaut
G5	Erwachsenengröße und -form des Genitales

oder Beschleunigung des körperlichen Reifungsprozesses erhebliche Auswirkungen auf das Verhalten und die Entwicklung der Jugendlichen haben kann. So postulierte beispielsweise die **Hypothese der Reifungsabweichung**, dass eine nicht zeitgerechte Pubertät Verhaltensstörungen oder psychische Erkrankungen nach sich ziehen kann (Petersen und Taylor 1980). Man geht bei dieser Hypothese davon aus, dass sich Früh- oder Spätentwickler anders als Gleichaltrige fühlen und entsprechende Anpassungsprobleme entwickeln. Sie leiden beispielsweise vermehrt an depressiven Symptomen, Ängstlichkeit oder Essproblemen, zeigen schwächere kognitive Leistungen und werden häufig von Gleichaltrigen gehänselt (▶ Abschn. 6.2.1). Die Folgen einer frühzeitigen Pubertät scheinen für die Mädchen ausgeprägter zu sein als für

6.2.1 Die Pubertät bei Mädchen

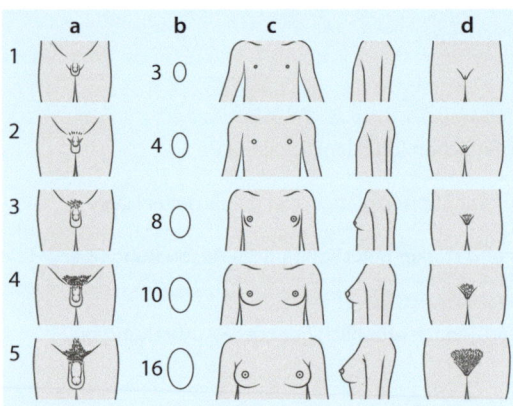

Abb. 6.2 Entwicklung der Sexualmerkmale: Pubertätsstadien nach Tanner 1962: **a** Genitalentwicklung und Schambehaarung bei Jungen, **b** Hodenvolumen in ml, **c** Brustentwicklung bei Mädchen, **d** Schambehaarung bei Mädchen

Der pubertäre Wachstumsschub setzt bei den Mädchen im Mittel mit knapp zehn Jahren ein, erreicht seinen Gipfel mit etwa zwölf Jahren und findet seinen Abschluss zwischen 15 und 16 Jahren (Abb. 6.3). Die Mädchen erreichen die Erwachsenengröße im Mittel mit etwas mehr als 15 Jahren (Largo und Prader 1983b), im Vergleich dazu die Jungen mit 17 Jahren (Abb. 6.4).

Die Entwicklung der Schambehaarung setzt häufig als erstes Pubertätszeichen bei einem mittleren Alter von etwas mehr als zehn Jahren ein (P2). Sie wird gefolgt von der Brustentwicklung (B2) mit elf Jahren und der Axillarbehaarung mit zwölf Jahren (Largo und Prader 1983b). Alle drei Pubertätsmerkmale können aber durchaus auch gleichzeitig auftreten. Zwischen dem Auftreten dieser ersten Pubertätsmerkmale und der Menstruationsblutung verstreichen durchschnittlich 2,5 Jahre. Das mittlere Alter der Menarche beträgt der-

die Jungen (Graber 2013). Im Gegensatz dazu hat eine verspätete Pubertät bei den Jungen in der Regel stärkere Auswirkungen als bei Mädchen (▶ Abschn. 6.2.2).

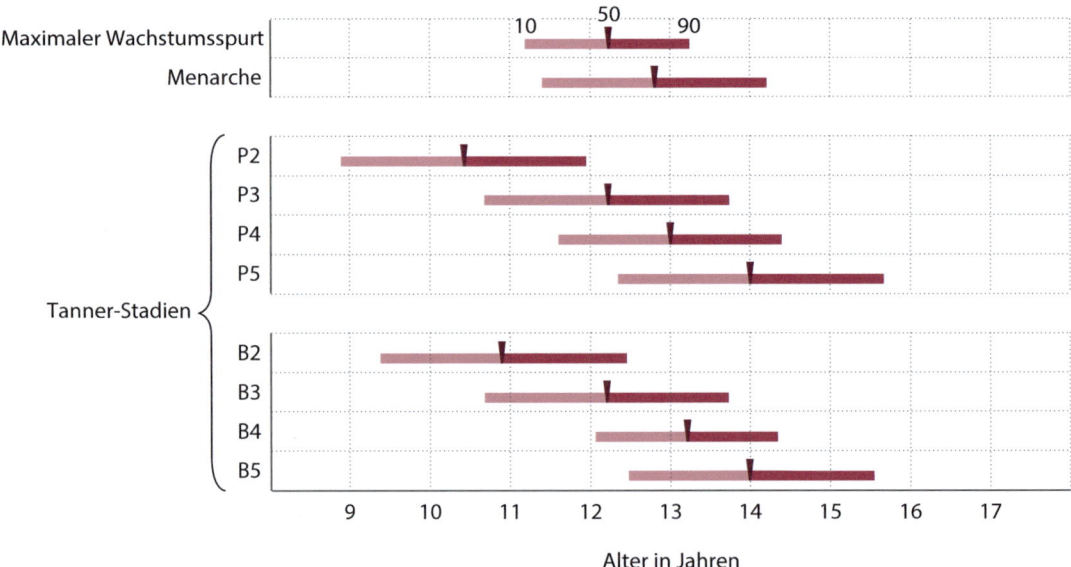

Abb. 6.3 Meilensteine der Sexualmerkmale bei Mädchen. Daten aus Largo und Prader 1983b

zeit etwa 13 Jahre. Alle Mädchen haben zum Zeitpunkt der ersten Menstruationsblutung den Gipfel des pubertären Wachstumsschubes bereits überschritten. So beträgt die mittlere Größe bei der Menarche 157 Zentimeter, was einer erreichten Erwachsenengröße von circa 95 Prozent entspricht. Mit der Menarche ist die Phase der größten Längenzunahme also bereits abgeschlossen. Die Menarche setzt bei einem mittleren Körpergewicht von 48 Kilogramm ein (Streuung: 33 bis 73 Kilogramm) (Frisch und Revelle 1971). Die pubertäre Gewichtszunahme hinkt allerdings um einige Monate hinter dem Längenwachstum her. Die Jugendlichen strecken sich zuerst und legen erst dann an Fülle zu. Bei den Mädchen nimmt vor allem das Fettgewebe zu, bei den Jungen das Muskelgewebe.

Die Gesichtsakne tritt bei den Mädchen normalerweise ab etwa elf bis zwölf Jahren auf, kommt in den folgenden Jahren bei fünfzig Prozent der Mädchen vor und ist nach dem 16. Lebensjahr deutlich rückläufig. Sie wird durch die Stimulation der Talgdrüsen und durch die nur gering vorhandenen männlichen Sexualhormone ausgelöst.

> ▶ **Fallbeispiel: Das verstärkte Schamgefühl**
>
> Die Mutter der 8,5-jährigen Riccarda kommt zur Kinderärztin in die Beratung. Nachdem sie jüngst zusammen mit ihrer Mutter den ersten BH kaufen musste, befürchtet diese, dass nun auch bald die Menstruation einsetzen wird. Riccarda will aber nicht darüber reden, es ist ihr peinlich. Die Mutter hat auch bemerkt, dass sie sich für den Turnunterricht nicht mehr in der Schule umziehen will, sondern von Zuhause aus im Sportoutfit in die Schule geht.
>
> Riccarda nimmt sich und ihren Körper mit Beginn der Pubertät anders wahr. Dabei hat sich das Gefühl von Scham verstärkt. Mit dem sich entwickelnden Schamgefühl definiert sie nun klar und deutlich ihre Grenzen, die die Bezugspersonen, aber auch Gleichaltrige akzeptieren müssen. ◀

Die verschiedenen Pubertätsstadien können bei den Mädchen außerordentlich variabel auftreten. So reicht die Streubreite über einen Zeitraum von fünf bis sechs Jahren. ◻ Abb. 6.3 stellt die große Variabilität im Auftreten der Pubertätsmerkmale dar: So kann zum Beispiel die Menarche frühestens zwischen neun und zehn Jahren, spätestens zwischen 16 und 17 Jahren beobachtet werden.

Die außerordentlich breite Streuung im zeitlichen Auftreten der Pubertätsmerkmale wie auch in der Dauer der Pubertätsentwicklung führt dazu, dass sich Mädchen zwischen zwölf und 15 Jahren in sehr unterschiedlichen Stadien der Pubertätsentwicklung befinden; einige sind körperlich bereits voll ausgereift und andere noch nicht in die Pubertätsentwicklung eingetreten. Diese großen interindividuellen Unterschiede in der körperlichen Entwicklung können erhebliche psychosoziale Auswirkungen auf die Jugendlichen haben.

Eine besonders frühe Reife kann bei Mädchen zu Verhaltensauffälligkeiten führen, weil sie mit den neuen sozialen Erfahrungen überfordert sind und sich deutlich weniger lang auf die Entwicklungsaufgaben der Adoleszenz vorbereiten können (Graber et al. 1997). Mädchen mit einer konstitutionellen Beschleunigung der Entwicklung leiden entsprechend mehr unter Stresssituationen als Gleichaltrige, weil sich häufig eine Diskrepanz zwischen ihrer raschen körperlichen Reifung und der langsamer voranschreitenden kognitiven und emotionalen Entwicklung zeigt. Die einen Jugendlichen leiden dabei unter depressiven Symptomen oder verstärkt unter einer Ängstlichkeit; andere entwickeln eine Essstörung, schließen vermehrt Freundschaften mit älteren Jugendlichen und nehmen früh sexuelle Aktivitäten auf. Auch neigen **Frühentwicklerinnen** eher zu Substanzmissbrauch als Gleichaltrige mit einer durchschnittlichen Pubertätsentwicklung (Mendle et al. 2007).

Dass allerdings nicht jedes frühreife Mädchen im Verlauf eine auffällige Entwicklung zeigen muss, ist in der Fallvignette beschrieben. Tatsächlich zeigen Studien, dass frühreife Jugendliche rascher nach Autonomie streben als solche, die erst spät in die Pubertät kommen (Steinberg 1988). Entsprechend zeigen sich Frühentwicklerinnen im Verhalten selbstsicherer und ergreifen eher die Initiative. Allerdings reagieren die Eltern darauf nicht selten mit Einschränkungen und überwachen die Aktivitäten der Jugendlichen stärker, was zu zunehmenden Konflikten in der Familie führen kann.

▶ **Fallbeispiel: Frühe körperliche Reife – konstitutionelle Beschleunigung der Entwicklung**

Kurz nach dem zehnten Geburtstag bekam Elena ihre erste Monatsblutung. Gleichzeitig veränderte sich auch ihr Verhalten. Sie war oft schlecht gelaunt, machte nicht mehr mit ihren früheren Freundinnen ab, sondern traf sich bevorzugt mit den älteren Jungen in der Nachbarschaft. Die Eltern machten sich große Sorgen. Weil sie Elenas Aktivitäten einzuschränken versuchten, kam es zu Hause oft zu Konflikten. Auch in der Schule kam es wiederholt zu Mobbing-Situationen und Streit mit Klassenkameradinnen. Doch die Eltern beobachteten im Verlauf auch recht reife Verhaltensweisen. So erledigte sie beispielsweise regelmäßig die Einkäufe für eine kranke Nachbarin und engagierte sich zusammen mit einer Gruppe von etwas älteren Jungen an verschiedenen sozialen Aktivitäten der Gemeinde. Im Alter von knapp 13 Jahren schloss sie mit einem zwei Jahre älteren Jungen eine romantische Freundschaft, die auch Jahre später noch bestand. Elena zeigte im Verlauf eine unproblematische Entwicklung, machte eine Lehre und wirkte im Alter von 18 Jahren wie eine erwachsene Frau. ◀

6.2.2 Die Pubertät bei Jungen

Bei den Jungen setzt die Pubertätsentwicklung mit einer Vergrößerung der Hoden von einem präpubertären Volumen von weniger als drei auf mehr als drei Milliliter ein (◻ Abb. 6.5). Der Hodenvergrößerung folgt die Entwicklung des Penis sowie der Schambehaarung (Largo und Prader 1983a). Ejakulationen treten erstmals im letzten Drittel der Pubertätsentwicklung auf. Der Gipfel des pubertären Wachstumsschubes stellt sich mit etwa vierzehn Jahren ein – das heißt, im zweiten oder dritten Pubertätsjahr – und auch der Stimmbruch tritt immer nach dem Gipfel des Wachstumsschubes auf. Da die Körpergröße, die tiefe Stimme und der Bart-

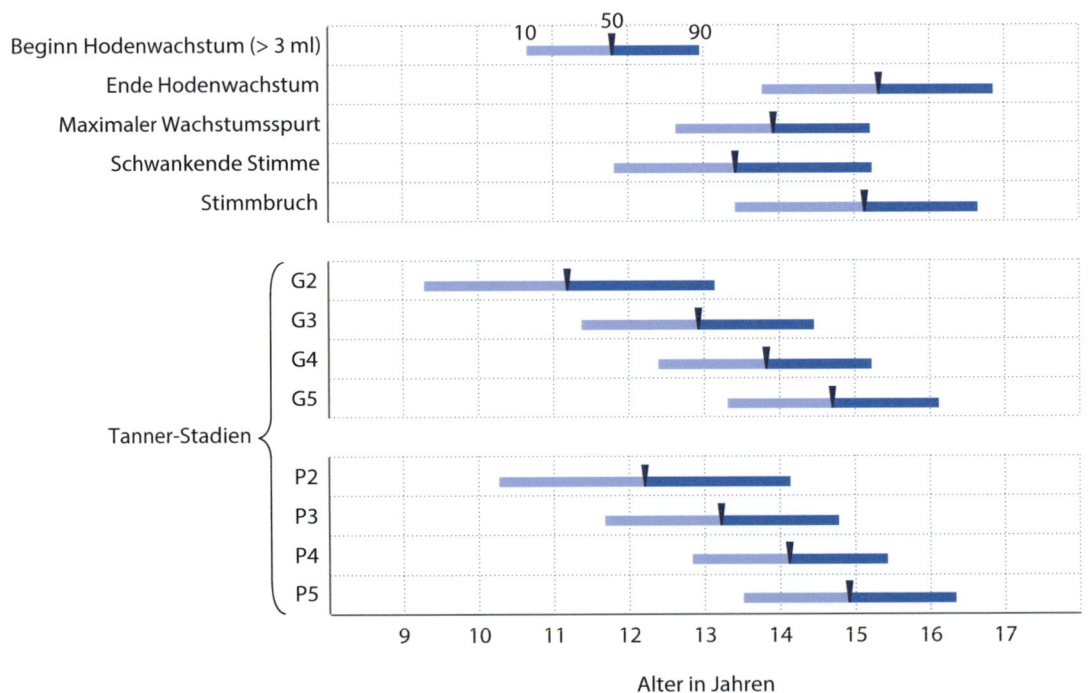

◻ **Abb. 6.4** Meilensteine der Sexualmerkmale bei Jungen. Daten aus Largo und Prader 1983a

6.2 · Die Pubertät: eine Phase körperlicher Veränderungen

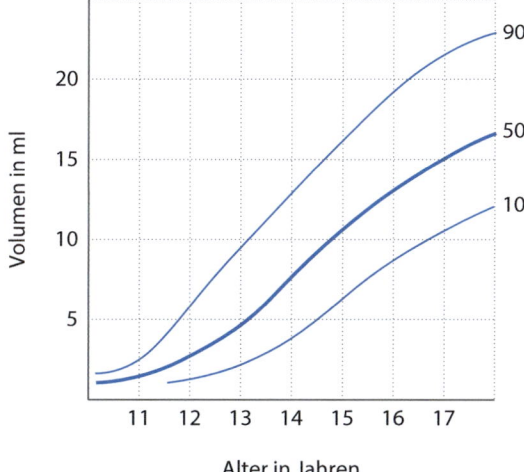

Abb. 6.5 Entwicklung und Variabilität des Hodenvolumens. Daten aus Largo und Prader 1983a

wuchs typische männliche Reifezeichen sind und erst in der zweiten Hälfte der Pubertät der Jungen auftreten, scheint der pubertäre Reifeunterschied zwischen Jungen und Mädchen im Alter von zehn bis 15 Jahren noch verstärkt zu sein.

Die Erwachsenengröße wird von den Jungen im Mittel mit 17 Jahren erreicht. Eine Gesichtsakne wird bei etwa 30 Prozent der Jungen bis zum 18. Lebensjahr beobachtet. Die Entwicklung des Bartwuchses und der Körperbehaarung setzt sich bis in die dritte Lebensdekade fort.

Die Pubertätsentwicklung der Jungen ist wie bei den Mädchen durch eine große Variabilität in Bezug auf Zeitpunkt und Dauer gekennzeichnet (Abb. 6.4). Im Alter von zwölf bis 15 Jahren sind gleichaltrige Jungen sehr unterschiedlich weit entwickelt (Largo und Prader 1983a). Die Mehrheit steht mitten in der Pubertätsentwicklung, einige Jungen sind bereits geschlechtsreif und andere weisen noch keine sekundären Geschlechtsmerkmale auf. Eine erhebliche körperliche Entwicklungsverzögerung bei einem Jungen kann zu sozioemotionalen Auffälligkeiten führen.

Ein relativer Östrogenüberschuss zu Beginn der Pubertät führt bei 60 bis 70 Prozent der Jungen zu einer, oft nur einseitigen, Vergrößerung der Brustdrüsen. Diese verschwindet bei vielen Jungen im Verlauf von ein bis zwei Jahren, kann aber bis ins Erwachsenenalter persistieren. Sie kann, wenn sie ausgeprägt ist, allerdings zu einer psychosozialen Belastung werden und entsprechend eine professionelle Beratung erfordern.

Die Vergrößerung und Verlagerung des Kehlkopfes und die dabei länger werdenden Stimmbänder führen – beim männlichen Geschlecht weit ausgeprägter als beim weiblichen – zu einer Absenkung der Stimmhöhe. Zuerst nimmt die Umgebung eine veränderte Stimmlage wahr, und die Stimme beginnt, zu schwanken, bevor sie nach einiger Zeit dauerhaft tiefer bleibt. Im Verlauf der Pubertät verdoppelt sich die Herzgröße. Damit nehmen Blutdruck und Blutvolumen, aber auch andere organische Parameter wie die Lungenkapazität deutlich zu.

▶ **Fallbeispiel: Konstitutionelle Verzögerung der Pubertät**

Die Gestalt des 14-jährigen Jens erinnerte an ein jüngeres Kind. Er zeigte noch keinerlei Pubertätszeichen und war in der Klasse der zweiten Oberstufe der Kleinste. Auch sein Verhalten wirkte noch nicht wie das Benehmen eines 14-jährigen Jugendlichen; vielmehr benahm er sich wie ein Zehnjähriger. So suchte er beispielsweise häufig den Kontakt zu den Bezugs- oder Lehrpersonen und holte sich deren Unterstützung bei den Schulaufgaben. Auch hatte er am Abend Mühe, einzuschlafen, und saß gerne mit den Eltern im Wohnzimmer. Sein Bedürfnis nach Geborgenheit war groß. Die Eltern mussten ihn dreimal pro Woche zu den Eishockeytrainings fahren, während seine Mannschaftskollegen mit dem Bus zur Eishalle fuhren. Überhaupt konnte er seinen Alltag noch nicht selbstständig organisieren, vergaß ständig Dinge oder musste auf anstehende Verpflichtungen aufmerksam gemacht werden. Die entwicklungspädiatrische Abklärung zeigte eine konstitutionell verzögerte körperliche Entwicklung mit einem Knochenalter bei elf Jahren. Seine intellektuellen Fähigkeiten waren in der Norm, hingegen litt er unter Schwächen in den exekutiven Funktionen. Die Untersuchung bestätigte schließlich die konstitutionelle Verzögerung in Wachstum und Entwicklung. ◄

Die Erfahrung im Umgang mit Jugendlichen mit einer **verzögerten Pubertätsentwicklung** bestätigt, dass diese in der Regel auch in der emotionalen Entwicklung und in den exekutiven Funktionen später reifen. Letzteres führt dazu, dass sie zumeist auch schwächere Leistungen in der Schule zeigen und schlechtere Noten bekommen (Dubas et al. 1991). In der Folge besuchen **Spätentwickler** seltener eine weiterführende Schule und haben im Erwachsenalter ein niedrigeres Bildungsniveau und ein geringeres Einkommen (Koerselman und Pekkarinen 2018).

Die Beziehung zwischen kognitiver Leistungsfähigkeit und Pubertätsbeginn zeigt sich deutlich in den Extremen: So haben männliche Jugendliche mit einer verzögerten Pubertät einen tieferen IQ als Gleichaltrige (Duke et al. 1982). Eine solche Beziehung findet sich bei den Mädchen nicht. Im Gegenteil: Man beschrieb bei Mädchen, die sich spät entwickeln, einen eher höheren IQ als bei Frühentwicklerinnen.

Es ist aus diesem Grund wenig überraschend, wenn Erwachsene die spät reifenden Jungen intellektuell als weniger leistungsfähig einschätzen (Dubas et al. 1991). Wenn an diese dann tatsächlich geringere Erwartungen gestellt werden als an früh oder zeitgerecht reifende Jugendliche, dann kann sich dies ganz wesentlich auf deren weiteren Entwicklungsverlauf auswirken. ◘ Abb. 6.6 illustriert, wie sich die körperliche Entwicklung auf die Zielorientierung von Jugendlichen auswirkt. Während die Jugendlichen in der sechsten Klasse unabhängig von ihrer körperlichen Reife ähnliche Vorstellungen über Bildungs- und Berufsziele zeigen, entwickeln die Spätpubertierenden

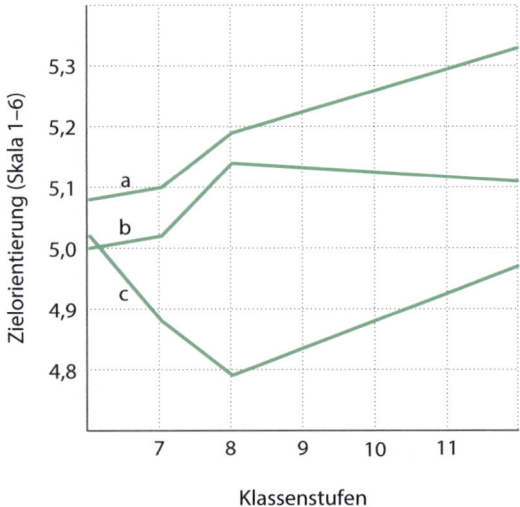

◘ **Abb. 6.6** Zielorientierung von Jugendlichen. a Frühreif, b Durchschnittlich reif, c Spätreif. Nach Dubas et al. 1991

im Verlauf deutlich weniger Ideen, wie ihre Zukunft aussehen soll, als die Frühentwickler.

6.3 Die Nacht zum Tag machen – das jugendliche Schlafverhalten

Während der Schlaf in der frühen und zum Teil auch in der mittleren Kindheit nicht selten geprägt ist von Störungen wie häufigem nächtlichen Erwachen oder einem Pavor nocturnus (► Kap. 3 und 4), sind Jugendliche in der Regel gute Schläfer. Sie erwachen in der Nacht nur noch selten. Ein typisches Merkmal des adoleszenten Schlafes hingegen ist, dass Jugendliche im Verlauf ihrer Entwicklung immer später ins Bett gehen und an freien Tagen immer länger ausschlafen (Carskadon et al. 2004). Die Schlafphase verschiebt sich also nach hinten und die Kinder entwickeln sich zunehmend von **Lerchen zu Eulen** (► Kap. 2). Grund dafür sind die umfangreichen sozialen und biologischen Veränderungen im Verlauf der Adoleszenz (► Abschn. 6.3.1 und 6.3.2).

6.3 · Die Nacht zum Tag machen – das jugendliche Schlafverhalten

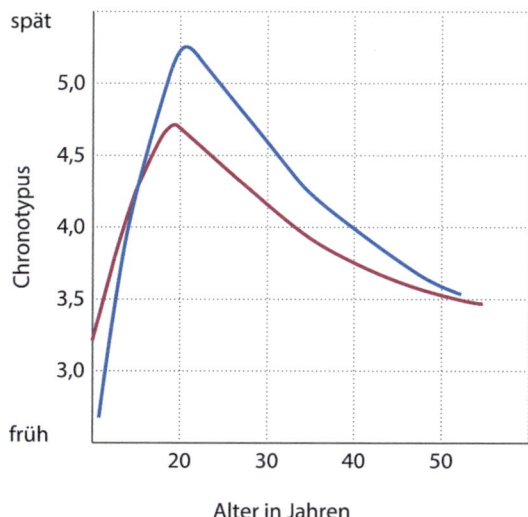

Abb. 6.7 Entwicklung des Chronotypus. Jungen (blau), Mädchen (rot). Aus Roenneberg et al. 2004; mit freundlicher Genehmigung von © Elsevier. All Rights Reserved

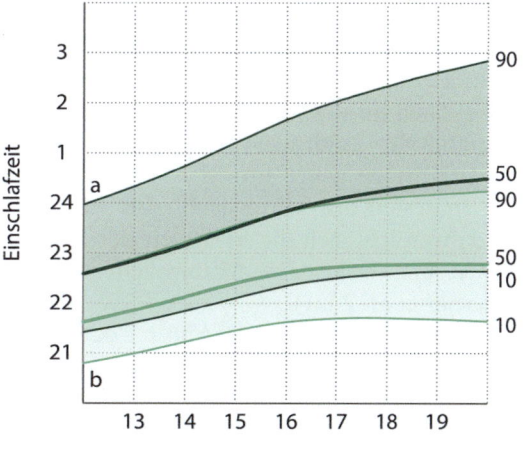

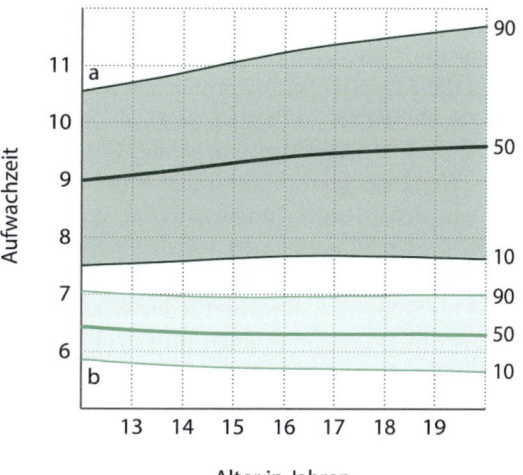

Abb. 6.8 Entwicklung und Variabilität der Schlafzeiten. a An freien Tagen (Wochenende, Ferien), b An geregelten Tagen (Schule, Berufstätigkeit). Unveröffentlichte Daten aus Werner et al. 2021

Abb. 6.7 illustriert diese Verschiebung sehr eindrücklich: Dabei verlagert sich der Mittelpunkt der Schlafphase von ungefähr drei Uhr nachts im Alter von zehn Jahren auf fünf Uhr im Alter von 20 Jahren. Dann dreht sich diese Entwicklung recht abrupt wieder zurück und die Schlafphase verschiebt sich wieder nach vorne. Es zeigt sich das bekannte Phänomen, dass die Erwachsenen im Laufe ihres Lebens immer früher ins Bett gehen und entsprechend früher aufstehen.

Eine Konsequenz dieser Entwicklung ist, dass die Bezugspersonen oft über abendliche **Einschlafschwierigkeiten** der Jugendlichen berichten. So sind diese nicht selten noch hellwach, wenn ihre Eltern bereits zu Bett gehen.

Die immer spätere Bettzeit im Verlauf des Jugendalters zeigt sich besonders an den Wochenenden oder in den Ferien, wenn die Jugendlichen am Morgen nicht für die Schule aufstehen müssen. Abb. 6.8 illustriert die **Verzögerung der Einschlafzeit** zwischen zwölf und 20 Jahren an freien Tagen sowie an Schultagen (unveröffentlichte Daten aus (Werner et al. 2021)). Im Alter von zwölf Jahren geht ein Jugendlicher an freien Tagen im Durchschnitt um 22:35 Uhr ins Bett. Nur vier Jahre später im Alter von 16 Jahren liegt die Bettzeit bereits um Mitternacht und mit 18 Jahren legen sich Jugendliche in der Regel erst weit nach Mitternacht schlafen. Weil sie an den Wochentagen die Schule besuchen oder – wenn sie älter sind – einer Berufsausbildung nachgehen, ist die Bettzeit an diesen geregelten Tagen entsprechend früher: im Alter von zwölf Jahren im Mittel um 21:37 Uhr, mit 16 Jahren um 22:36 Uhr (Abb. 6.8).

Die Spannbreite der Bettzeit ist von Individuum zu Individuum allerdings beträchtlich (Abb. 6.8). Die frühesten Zwölfjährigen gehen an den Schultagen um 20:47 Uhr (10. Perzentile) zu Bett, die spätesten fast zwei Stunden später, um 22:36 Uhr (90. Perzentile). Auch an den freien Tagen ist die große Variabilität eindrucksvoll: Die frühesten Zwölfjährigen gehen um 21:25 Uhr ins Bett, die spätesten um Mitternacht. Im Alter von 18 Jahren legt sich die Mehrheit der Jugendlichen erst weit nach Mitternacht schlafen (Werner et al. 2021).

Die Aufwachzeit ist in ◘ Abb. 6.8 dargestellt. Hier zeigt sich der Unterschied der Aufwachzeiten zwischen freien und geregelten Tagen besonders deutlich (Werner et al. 2021). Die Kurven überlappen sich praktisch nicht. Die große Diskrepanz der Aufwachzeiten zwischen Wochen- und Wochenendtagen deutet darauf hin, dass die Jugendlichen während den Schultagen ein **Schlafdefizit** aufbauen, das sie über das Wochenende mit längerem Schlaf kompensieren. Wenn sie also während den Wochenenden weit in den Morgen hineinschlafen, dann gleichen sie den Schlafmangel aus, den sie während der Woche aufgebaut haben.

Das Schlafdefizit während der Woche kann zu erhöhter Tagesmüdigkeit führen (Werner et al. 2021). Darunter leiden diejenigen Jugendlichen, die besonders spät ins Bett gehen und früh am Morgen aufstehen müssen. Tatsächlich haben zahlreiche Studien gezeigt, dass mehr als ein Drittel aller Adoleszenten über chronische Müdigkeit klagt (Crowley et al. 2018). Sie sind dann in ihrer Aufmerksamkeit und Lernleistung beeinträchtigt oder machen einen Mittagsschlaf, wenn sie dafür die Gelegenheit haben. Auch neigen sie eher dazu, während den Schulstunden einzuschlafen. Mangelnder Schlaf kann auch die Fähigkeit beeinträchtigen, die Emotionen zu regulieren. So sind Jugendliche mit einem Schlafdefizit leichter reizbar und neigen zu vermehrten Stimmungsschwankungen. In diesen Fällen empfiehlt sich, eine fachliche Beratung in Anspruch zu nehmen.

Allerdings ist die generelle Empfehlung, einfach „mehr zu schlafen" oder „früher ins Bett zu gehen", nicht angezeigt, denn wie auch bei jüngeren Kindern ist die interindividuelle Variabilität im **Schlafbedarf** groß

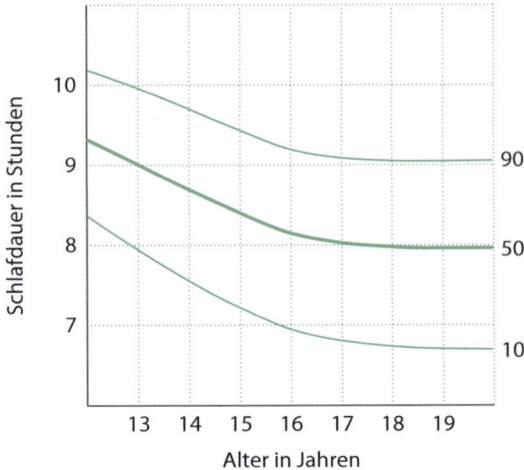

◘ **Abb. 6.9** Entwicklung und Variabilität der Schlafdauer. Unveröffentlichte Daten aus Werner et al. 2021

(Werner et al. 2021). Nicht jeder Jugendliche braucht gleich viel Schlaf und ist am Abend entsprechend zur gleichen Zeit müde und bereit, ins Bett zu gehen. Während 80 Prozent der Zwölfjährigen zwischen acht und zehn Stunden schlafen, liegt der Schlafbedarf bei den 18-Jährigen zwischen sieben und neun Stunden (◘ Abb. 6.9). 20 Prozent der Jugendlichen liegen außerhalb dieser Spannbreite. Sie benötigen weniger als sieben Stunden oder mehr als zehn Stunden Schlaf, um ausgeruht und leistungsfähig zu sein.

Wenig oder viel Schlaf muss nicht zwangsläufig das Symptom einer Krankheit sein, sondern kann auch aufgrund der genetischen Variabilität zwischen Individuen entstehen. So wurden spezifische Genmutationen bei **Kurzschläfern** gefunden (Shi et al. 2019). Dazu passt, dass Kinder, die nur wenig schlafen, im Verlauf ihrer Entwicklung Kurzschläfer bleiben (Jenni et al. 2007). Das Gleiche gilt für Kinder, die einen eher höheren Schlafbedarf haben. Mit anderen Worten: Schläft ein Kind in der frühen Kindheit viel, dann ist es wahrscheinlich, dass es auch in der Adoleszenz ein Langschläfer bleibt.

Es gibt eine Reihe von möglichen Erklärungen für die zunehmende Verzögerung der Schlafphase im Verlauf der Adoleszenz (Carskadon et al. 2004): So kann die spätere Bettzeit durchaus mit dem **pubertären Drang** nach **Autonomie** und der geringeren elterlichen Kontrolle am Abend erklärt werden. Die Jugendlichen entwickeln das Bedürfnis, sich von den Eltern abzulösen und selbst zu entscheiden, wann sie ins Bett gehen wollen. Auch nehmen in der Regel schulische oder berufliche Verpflichtungen zu, die die Jugendlichen häufig abends noch erfüllen müssen. Außerdem verstärkt sich der **soziale Austausch mit den Gleichaltrigen**, sei es anlässlich von nächtlichen Partys oder in den sozialen Medien. Überhaupt kann das Internet mit seinen zahlreichen Möglichkeiten die Jugendlichen bis weit in die Nacht hinein beschäftigen. Die Entwicklungsprozesse im Sozialverhalten spielen also eine wichtige Rolle bei der Verzögerung der Schlafphase im Verlauf der Jugendzeit.

Studien unter kontrollierten Bedingungen haben allerdings gezeigt, dass auch eine ganze Reihe von biologischen Mechanismen die pubertäre Verzögerung der Schlafphase bestimmen (Carskadon et al. 2004). So weisen zum Beispiel reifere Jugendliche einen späteren Beginn und ein späteres Ende der Melatonin-Ausschüttung auf als jüngere Adoleszente. Diese **biologischen Entwicklungsprozesse** haben eine einleuchtende Ursache: Die Jugendlichen treffen sich bevorzugt am Abend, wenn es dunkel ist. Sie lernen dabei Gleichaltrige kennen und gehen neue Beziehungen ein, auch weil bei Dunkelheit die Hemmschwellen niedriger sind und es ihnen leichter fällt, sich auf Neues einzulassen. Sie müssen dazu aber genügend wach und aufmerksam sein.

> ▶ **Fallbeispiel: Einschlafschwierigkeiten in der Pubertät**
>
> Der 13-jährige Adrian war bis zum Eintritt in die Pubertät ein durchwegs guter Schläfer. Er erwachte praktisch nie und hatte keinerlei Probleme, einzuschlafen. Allerdings änderte sich sein Schlafverhalten mit den ersten Pubertätszeichen. Plötzlich lag er abends bis zu zwei Stunden wach, spielte am Smartphone verschiedene Games und schlief erst ein, nachdem seine Familie schon ins Bett gegangen war. Am Morgen kam er dann jeweils kaum aus dem Bett, tagsüber war er müde. Seine Eltern machten sich Sorgen, dass sich sein Schlafdefizit negativ auf die Schulleistungen auswirken könnte.
>
> In der fachlichen Beratung wurde die Regelmäßigkeit der Bett- und Aufstehzeit an Wochentagen und am Wochenende thematisiert und den Eltern empfohlen, die Bettzeit zu kontrollieren und die Smartphone-Nutzung am Abend einzuschränken. ◂

6.3.1 Veränderungen der inneren Uhr

Die innere Uhr zeigt die folgenden drei Entwicklungsprozesse im Verlauf der Pubertät, die zu einer **Verzögerung der Schlafphase** nach hinten führen (Carskadon et al. 2004).

1. **Phasenverschiebung der biologischen Uhr:** Die Phase der inneren Uhr kann mit dem Hormon Melatonin, das in der Zirbeldrüse im Zwischenhirn gebildet und besonders in der Nacht ausgeschüttet wird, gemessen werden. Dabei ist der Anstieg von Melatonin am Abend ein Marker für die biologische Einschlafzeit und der Hormonabfall am Morgen ein Zeichen für die Aufwachzeit. Melatonin bestimmt also die Schlafphase. Untersuchungen unter kontrollierten Bedingungen konnten zeigen, dass dieses „Hormon der Dunkelheit" bei älteren Jugendlichen am Abend später ansteigt als bei jüngeren Adoleszenten und am Morgen entsprechend verzögert wieder abfällt (Carskadon et al. 1993). Diese Phasenverschiebung mit verzögerter Melatonin-Ausschüttung wurde auch bei verschiedenen Säugetieren wie Rhesusaffen, Mäusen und Ratten beobachtet (Hagenauer et al. 2009). Außerdem konnte das Phänomen der zirkadianen Phasenverschiebung in vielen verschiedenen Kulturen nachgewiesen werden. Interessanterweise zeigen die Mädchen im Vergleich zu den Jungen – parallel zur Pubertätsentwicklung – ein früheres Einsetzen der Phasenverschiebung. Dieser geschlechterspezifische Unterschied ist ein Hinweis dafür, dass bei der Phasen-

verschiebung hormonelle Faktoren beteiligt sind (Roenneberg et al. 2004).
2. **Verlängerung der Periode der inneren Uhr:** Die Periodenlänge der inneren Uhr bestimmt unseren Chronotypus. Eine Periode, die länger als 24 Stunden ist, führt zum Abendtypen (Eule) und eine Periode, die kürzer als 24 Stunden ist, zum Morgentypen (Lerche). Im Verlauf der Adoleszenz verlängert sich die Periode der inneren Uhr und macht die Jugendlichen entsprechend immer mehr zu Eulen (Carskadon et al. 2004). Tatsächlich betrachten sich diejenigen Jugendlichen, die sich selbst als körperlich reifer einschätzen, eher als Abendtypen als diejenigen, die weniger körperlich reif sind. In ◘ Abb. 6.7 ist die Verschiebung der Schlafphase eindrücklich illustriert.
3. **Lichtempfindlichkeit der inneren Uhr:** Licht ist der wohl wichtigste Zeitgeber der inneren Uhr (▶ Kap. 2). Durch die hohe Lichtempfindlichkeit der inneren Uhr von Jugendlichen verzögert sich auch deren Einschlafen. Studien konnten zeigen, dass eine hohe Lichtexposition am Abend das Einschlafen der Jugendlichen stark verzögert und auch die Melatonin-Ausschüttung später einsetzt. Jugendliche, die abendlichem Licht ausgesetzt sind, bleiben demnach längere Zeit wach und sind aufmerksamer (van der Lely et al. 2015). Es empfiehlt sich daher bei digitalen Geräten, den zumeist eingebauten Blaulichtfilter zu benutzen oder am Abend vor dem Einschlafen ganz auf diese zu verzichten.

6.3.2 Veränderungen der Schlafhomöostase

Studien haben nicht nur die Veränderungen der inneren Uhr während der Pubertät, sondern auch die Entwicklung der **Schlafhomöostase** untersucht. So wird mit zunehmendem Alter der Schlafdruck über den Tag immer langsamer aufgebaut (Jenni et al. 2005). Während Kleinkinder in der Regel noch einen Mittags-

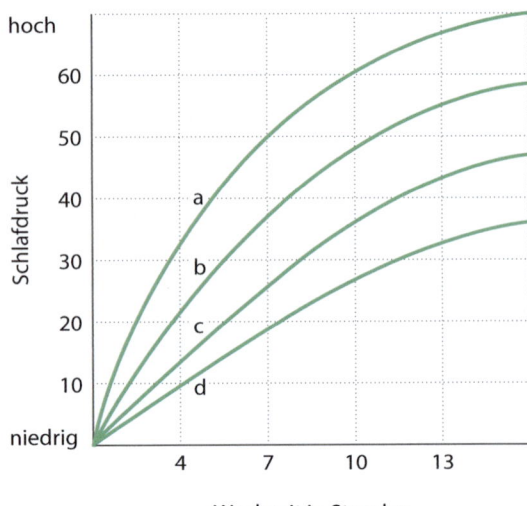

◘ **Abb. 6.10** Schlafdruck in verschiedenen Entwicklungsphasen. Im Alter von zwei Jahren a, sechs Jahren b, zwölf Jahren c, und 18 Jahren d. Aus Jenni und LeBourgeois 2006; mit freundlicher Genehmigung von © Elsevier. All Rights Reserved

schlaf benötigen, weil sich der Schlafdruck sehr rasch aufbaut und sie entsprechend tagsüber müde werden, können Jugendliche wegen der langsameren Dynamik der Schlafhomöostase problemlos über längere Zeit wach bleiben, haben am Abend ein geringes Schlafbedürfnis und sind daher weniger müde (◘ Abb. 6.10). Diese Beobachtungen wurden auch mit den unterschiedlich langen Schlaflatenzen – der Zeit nach dem Lichterlöschen bis zum Einschlafen – bei vorpubertären und reifen Jugendlichen bestätigt. Die reiferen Jugendlichen weisen wegen des **geringeren Schlafdruckes** am Abend eine längere Schlaflatenz auf als die vorpubertären Jugendlichen (Taylor et al. 2005). Wenn der homöostatische Schlafdruck also weniger stark ansteigt und sich das Zeitfenster für das Einschlafen aufgrund der zirkadianen Phasenverzögerung nach hinten verschiebt, sind die Jugendlichen frühabends noch nicht müde und in der Regel hellwach.

Die biologisch-bedingte Phasenverschiebung des Schlaf-Wach-Rhythmus drängt die Frage auf, ob der morgendliche Schulstart angepasst werden sollte, damit die Jugendlichen leistungsfähiger sind und ihr Rhythmus somit besser ihren biologischen Voraussetzungen angepasst ist (Werner et al. 2021). Dies ist zurzeit Gegenstand intensiver Diskussionen zwischen Fachwelt und Öffentlichkeit.

6.4 Kognitive Entwicklung in der Adoleszenz: der Wachstumsschub im Kopf

Während das Denken von Kindern bis zum Alter von zehn, bisweilen sogar zwölf Jahren noch von unmittelbaren Erfahrungen und Beobachtungen geprägt ist, können Jugendliche über Situationen und Sachverhalte reflektieren, die in der realen Welt nicht vorkommen, nicht unmittelbar zu sehen sind oder nur schwer beschrieben werden können. Sie beginnen, Zusammenhänge, die abstrakt sind, zu verstehen, und sind in der Lage, komplexe wissenschaftliche Prinzipien zu erfassen. Piaget nannte dieses kognitive Stadium in der Adoleszenz **formal-operational** – als Weiterentwicklung des konkret-operationalen Denkens über reale Dinge und Ereignisse der mittleren Kindheit.

Wenn Jugendliche mit einer Fragestellung konfrontiert sind, gehen sie in der Regel systematisch vor. Sie berücksichtigen ihr Vorwissen, entwerfen eine allgemeine Theorie und leiten davon entsprechende **Hypothesen** ab, wie man das Problem lösen könnte. Piaget untersuchte die Entwicklung der Kognition im Übergang von der mittleren Kindheit zum Jugendalter mit der **Pendelaufgabe** (Inhelder und Piaget 1958).

Bei diesem Versuch beobachten Kinder und Jugendliche zunächst, dass ein langes und leichtes Pendel langsamer schwingt als ein kurzes und schweres Pendel. Anschließend werden sie gefragt, von welchen Faktoren die Geschwindigkeit eines Pendels abhängt (◘ Abb. 6.11). Die Antworten fallen je nach Alter unterschiedlich aus: In der mittleren Kindheit wird überwiegend nur einem Aspekt des Pendels Beachtung geschenkt. Kinder geben beispielsweise an, dass entweder nur das kurze oder das schwere Pendel schneller schwingt. Oder sie sagen, dass das kurze, schwere Pendel schneller schwingt.

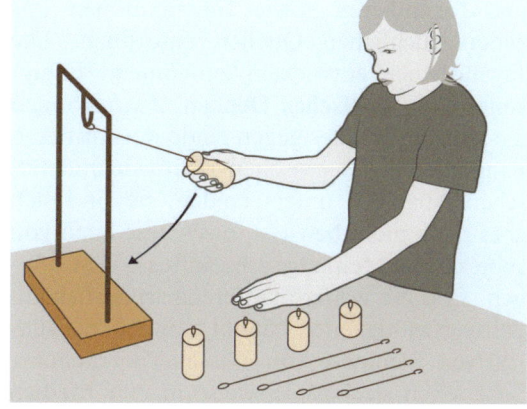

◘ Abb. 6.11 Pendelversuch nach Piaget. Nach Inhelder und Piaget 1958

Erst in der Adoleszenz erkennen sie, dass ihr Wissen noch nicht ausreicht, um die Frage sicher zu beantworten. Sie müssten verschiedene Kombinationen testen, um herauszufinden, ob die Schwingungsfrequenz von der Länge des Pendels, von seinem Gewicht oder von beiden Faktoren gleichzeitig abhängt. Erst im Verlauf der Jugendzeit sind sie in der Lage, mehrere Faktoren in Gedanken zu kombinieren und entsprechende Hypothesen systematisch zu testen. Sie konzentrieren sich dann nicht mehr ausschließlich auf einen Aspekt, sondern erfassen aus den Beobachtungen verschiedene mögliche Faktoren, die für die korrekte Lösung kombiniert werden müssen. Jugendliche gehen also dabei methodisch vor, identifizieren die bestimmenden Elemente einer Aufgabe und denken verschiedene Möglichkeiten durch. Sie erkennen durch das Experimentieren auch, dass es keine Rolle spielt, wie hoch das Pendel gehalten und wie stark es mit der Hand angestoßen wird.

Mit fortschreitender Entwicklung können Jugendliche also immer mehr Faktoren berücksichtigen und **komplexere Hypothesen** ausarbeiten. Das logische Denken differenziert sich immer mehr aus. Dies erlaubt ihnen schließlich den Umgang mit abstrakten Begriffen, zum Beispiel in der Algebra. Diese erweiterten kognitiven Fähigkeiten ermöglichen ihnen außerdem das **Argumentieren** mit Gleichaltrigen und Erwachsenen. Sie können verschiedene Argumente erkennen, bewerten und formulieren sowie Informationen aus widersprüchlichen Quellen einordnen. Die Jugendlichen entwickeln zunehmend Fähigkeiten zum **kritischen Denken**. Zwar können die meisten Kinder gegen Ende der mittleren Kindheit bereits zwischen richtigen und falschen Aussagen unterscheiden; sie sind sich aber noch nicht bewusst, dass diese auch von subjektiven Meinungen beeinflusst sein können. Erst die weitere Differenzierung der kognitiven Fähigkeiten erlaubt es ihnen, die subjektiven Elemente von Wissen zu erkennen. So erleben sie beispielsweise in den Medien widersprüchliche Meinungen, sind aber trotzdem in der Lage, diese entsprechend einzuordnen. Sie verstehen, dass Wissen immer vorläufig ist, dass es aber trotzdem auf einer Grundlage von wissenschaftlicher Erkenntnis beruht. Diese Fähigkeiten zum **wissenschaftlichen Denken** und die Kompetenz im Argumentieren erlauben Jugendlichen, immer mehr Sachverhalte differenziert zu bewerten. Als Folge davon nehmen sie beispielsweise an politischen Diskussionen teil und engagieren sich in der Friedens- oder Klimabewegung.

Allerdings ist die Variabilität im logischen, wissenschaftlichen und kritischen Denken von Jugendlichen wie in allen Entwicklungsbereichen außerordentlich groß. So gibt es durchaus Kinder vor dem Alter von zehn Jahren, die bereits systematisch denken und beispielsweise den Einfluss von Flugzeugmerkmalen auf den Benzinverbrauch systematisch zu testen vermögen (siehe dazu die Flugzeugstudie von (Bullock und Ziegler 1999), ▶ Kap. 5). Auf der anderen Seite zeigen aber auch viele Erwachsene erhebliche Schwierigkeiten beim **abstrakten Denken** und scheitern an Piagets Pendelversuch (Keating 1979). Manche Heranwachsende verfügen also bereits in der mittleren Kindheit über Fähigkeiten des abstrakten Denkens, manche erst gegen Ende der Pubertät, und wieder andere erwerben sie nie. ◘ Abb. 6.12 illustriert diesen Umstand anhand verschiedener Tests zum deduktiven Denken. Dabei mussten die Jugendlichen in einem Kartenspiel jeweils die

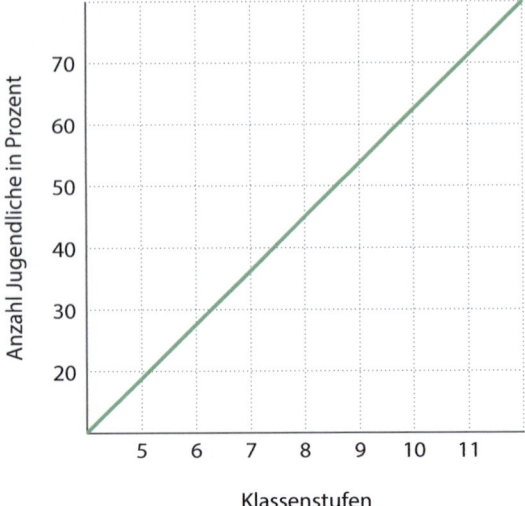

◘ **Abb. 6.12** Variabilität im abstrakten Denken. Aus Ward und Overton 1990; mit freundlicher Genehmigung von © American Psychological Association. All Rights Reserved

Regeln erkennen und die richtigen Karten auswählen. Im Alter von zehn Jahren waren erst etwa zehn Prozent der Kinder in der Lage, die abstrakten Aufgaben zu lösen, im Alter von 18 Jahren bereits 80 Prozent.

◘ Abb. 6.12 macht deutlich, dass das logisch-abstrakte Denken von Kindern nicht ausschließlich – wie von Piaget angenommen – einer streng stufenweisen Entwicklung folgt: Auch kontinuierliche Veränderungen in der kognitiven Leistungsfähigkeit führen zu einem immer differenzierteren Denken. So nehmen Jugendliche die Informationen aus ihrer Umwelt immer rascher auf und verarbeiten sie. Allerdings zeigt sich eine außerordentlich große Variabilität von Kind zu Kind, wie ◘ Abb. 6.12 eindrücklich illustriert. Diese Prozesse werden unter anderem mit der Zunahme der **Geschwindigkeit der Informationsverarbeitung** durch die neuronale Myelinisierung erklärt, die einer großen interindividuellen Variabilität unterliegt (Kail 1991). Dadurch werden das Gedächtnis, die exekutiven Funktionen und die metakognitiven Fähigkeiten im Verlauf der Jugendzeit immer ausgereifter. Diese Fähigkeiten ermöglichen dem Jugendlichen, sich an die zunehmend komplexen Aufgaben in der Erwachsenenwelt immer besser anzupassen.

Außerdem zeigen Jugendliche immer differenziertere logische Einsichten, weil sie zunehmend mehr über die Welt wissen (Ziegler et al. 2018). In der mittleren Kindheit können Kinder in vielen Fällen logische Schlüsse noch nicht ziehen, weil ihnen die nötigen Kenntnisse über gewisse Sachverhalte fehlen. Die kognitive Entwicklung in der Adoleszenz ist also nicht nur charakterisiert durch fortgeschrittene Denkfähigkeiten, sondern auch durch **vermehrtes Wissen** über die Welt, das Kinder und Jugendliche mit fortschreitender Entwicklung in der Familie und in der Schule erwerben.

Das erweiterte Denken im Verlauf der Adoleszenz erleben die Jugendlichen auch als eine Art Befreiung. Sie wollen die Welt erkunden und dabei auch verändern. Anfänglich neigen sie zu realitätsfernen Erwartungen, vorschnellen Urteilen und Selbstüberschätzung. Sie sind dabei oft idealistisch, aber gelegentlich auch intolerant gegenüber Vorstellungen, die nicht mit ihren übereinstimmen. Es ist darum nicht erstaunlich, dass politische oder auch andere Gruppierungen, die einfache Antworten auf komplexe Fragen versprechen, auf gewisse Jugendliche eine immense Anziehungskraft ausüben.

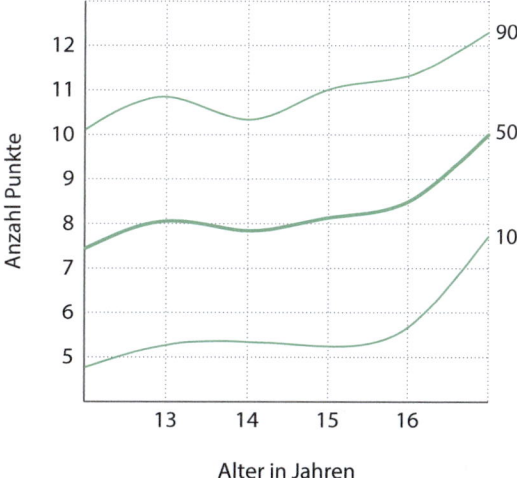

Abb. 6.13 Planungsfähigkeit von Handlungen. Aufgaben aus den Stockings of Cambridge nach Poon 2018

6.4.1 Exekutive Funktionen: mehr Selbstkontrolle, weniger Abhängigkeit

Zwar zeigen sich erste exekutive Fähigkeiten bereits in der frühen und mittleren Kindheit, aber die eigentlichen Reifungsprozesse in der **kognitiven Selbstregulation** treten erst mit der Entwicklung des präfrontalen Kortex im Verlauf des Jugendalters auf. Dabei zeigen sich Veränderungen in allen Domänen, im Arbeitsgedächtnis, der kognitiven Flexibilität und auch der Reaktionshemmung.

Ein Zeichen für die fortschreitende Entwicklung der exekutiven Funktionen ist die immer bessere Planung von Handlungen, die in Abb. 6.13 dargestellt ist. Für die Erfassung der Fähigkeit zur **Handlungsplanung** wurden den Jugendlichen drei farbige Kugeln präsentiert, die jeweils mit einer vorgeschriebenen Anzahl von Zügen und unter Einhaltung von bestimmten Regeln in vorgegebene Platzhalter (Strümpfe) verschoben werden mussten (Stockings of Cambridge). Eine deutliche Verbesserung in der Planung und Steuerung von Handlungen zeigt sich erst ab dem Alter von 16 Jahren. Die kognitiven Kontrollfunktionen sind schließlich erst im jungen Erwachsenenalter voll ausgebildet (Abb. 6.16).

Die verbesserten Leistungen in der kognitiven Selbstregulation während der Adoleszenz äußern sich darin, dass Jugendliche ihr Verhalten immer besser kontrollieren können. So reagieren sie nicht mehr vorschnell und unüberlegt auf unwichtige Reize, sondern können diese wirksam unterdrücken. Auch zeigen sie zunehmend flexibles Denken und können unterschiedliche Aspekte einer Aufgabe beachten. Diese entscheidenden Schritte in den exekutiven Funktionen erlauben ihnen, Fragestellungen und Probleme systematisch anzugehen und wissenschaftlich zu lösen. Schließlich können sie im Verlauf der Entwicklung ihre Handlungen immer besser planen, in notwendige Teilschritte unterteilen, zeitliche Vorgaben berücksichtigen und ihre Aktivitäten entsprechend steuern. Sie sind in der Lage, zu entscheiden, welche Handlungen zum Erreichen eines bestimmten Zieles notwendig sind. Sie verstehen die Zusammenhänge zwischen den Zielen einer Handlung, den nächsten Schritten und dem benötigten Zeitbedarf. Damit sind sie im Alltag immer weniger auf die Unterstützung von Bezugspersonen angewiesen. Allerdings muss man klarstellen, dass sich diese Entwicklungsschritte bei vielen Jugendlichen erst relativ spät in der Adoleszenz oder gar erst im jungen Erwachsenenalter einstellen.

> ▶ **Fallbeispiel: Erstaunlicher Entwicklungsschub in den exekutiven Funktionen**
>
> Jan war seit der frühen Kindheit sehr bewegungsfreudig. In der Schule wurde er als leicht ablenkbar und etwas impulsiv eingestuft. Sein Arbeitstempo war eher langsam. Die Mutter beschrieb ihn als etwas unordentlich und gelegentlich vergesslich. Wenn er aber an etwas interessiert war, konnte er sich durchaus konzentrieren. Aus Sicht der Eltern war Jan ein „typischer Junge". Mit Beginn der Pubertät zeigte sich allerdings ein erstaunlicher Entwicklungsschub: Er begann, seine Verpflichtungen und Aufgaben – zur Freude seiner Eltern – zunehmend selbstständig zu organisieren. So konnte er in der Oberstufe recht konzentriert an seinen Hausaufgaben arbeiten, schaute beim Kuchenbacken gleichzeitig einen Netflix-Film und ließ sich durch eingehende WhatsApp-Nachrichten seiner Freunde nicht stören.
> Die bessere Reaktionshemmung, höhere kognitive Flexibilität sowie die zunehmend selbstständige Handlungsplanung können mit den Entwicklungsveränderungen im präfrontalen Kortex, die oftmals schubweise erfolgen, erklärt werden. ◀

Neben dem Phänomen der erstaunlichen Entwicklungsdynamik in der kognitiven Selbstregulation tritt in der Adoleszenz auch eine große interindividuelle Variabilität zutage (◘ Abb. 6.13). Während die einen Zwölfjährigen ihre Handlungen genauso gut planen können wie 16-jährige Jugendliche und nur wenig auf Unterstützung durch Bezugspersonen angewiesen sind, gibt es solche, die im Alter von 16 Jahren immer noch die Planungsfähigkeiten von Zwölfjährigen zeigen. Sie können sich noch nicht selbstständig organisieren und müssen immer wieder auf ihre Verpflichtungen aufmerksam gemacht werden. Weil Jugendliche in diesem Alter in der Regel den körperlichen Entwicklungsschub bereits durchgemacht haben und in der Gestalt wie Erwachsene wirken, können manche Bezugspersonen den Unterstützungsbedarf nicht nachvollziehen. Denn sie erwarten eigentlich, dass die Jugendlichen in diesem Alter ihre Handlungen selbstständig planen, durchführen und steuern können. Tatsächlich sind jedoch viele Heranwachsende auch nach der Pubertät noch auf Führung und Hilfe der Bezugspersonen angewiesen.

Die großen interindividuellen Unterschiede in der Selbstregulation haben ihren Ursprung schon in der frühen und mittleren Kindheit. Kinder mit schwächeren selbstregulativen Fähigkeiten zeigen in der Regel auch entsprechende Schwächen in der Adoleszenz und im jungen Erwachsenenalter (Moffitt et al. 2011). Langzeitstudien konnten belegen, dass Schwächen in den exekutiven Funktionen lange nachwirken und die Entwicklung nicht selten bis in das Erwachsenenalter beeinträchtigen können.

Im Allgemeinen sind diejenigen Jugendlichen, die über ein hohes Maß an selbstregulativen Fähigkeiten verfügen, besser in der Lage, komplexe Aufgaben zu lösen als solche mit einer schwächeren kognitiven Selbstregulation. Die Fähigkeit der gezielten Kontrolle des Denkens, der Aufmerksamkeit, des Verhaltens sowie der eigenen Gefühle führt dazu, dass sie zunehmend selbstständig lernen und arbeiten können. Tatsächlich werden im Verlauf der Entwicklung die Aufgaben für die Jugendlichen in der Gesellschaft immer komplexer und verlangen entsprechend immer differenziertere Fähigkeiten, um Handlungen zu planen und auszuführen, unerwünschte Handlungsimpulse zu unterdrücken und dabei entstehende Gefühle zu regulieren.

Die Entwicklungsprozesse in den höheren kognitiven Funktionen sind allerdings am Ende der Jugendzeit noch nicht abgeschlossen. Die Fähigkeit zur kognitiven Selbstregulation nimmt auch nach dem Alter von 18 Jahren noch zu und erreicht erst etwa zwischen 22 und 26 Jahren ihren Höhepunkt (Steinberg et al. 2018). ◘ Abb. 6.16 stellt die Entwicklung von verschiedenen exekutiven Funktionen bei mehr als 5000 Jugendlichen aus elf Ländern dar. Tatsächlich zeigt sich bei den Jugendlichen und jungen Erwachsenen aus Asien, Europa, Nord- und Südamerika sowie Afrika ein sehr ähnlicher Entwicklungsverlauf, auch wenn die gesellschaftlichen Erwartungen in diesen Kulturen sehr unterschiedlich sind.

Schwächen in den exekutiven Funktionen während der Adoleszenz können mit verschiedenen Entwicklungsstörungen oder auch psychischen Erkrankungen einhergehen (▶ Kap. 7). Dabei kann es zu Beeinträchtigungen im Denken, Verhalten, aber auch bei den Gefühlen von Jugendlichen kommen, was sich mit einer ADHS, einem gestörten Sozialverhalten oder einer Suchterkrankung äußern kann. Diese Erkrankungen erfordern eine umfassende Abklärung und gegebenenfalls auch eine Behandlung. Man darf aber nicht erwarten, dass sich diese Störungen einfach mit einem Training der kognitiven Selbstregulation behandeln lassen. Zahlreiche Studien haben gezeigt, dass exekutive Funktionen nur ungenügend mit spezifischen Trainings verbessert werden können (Sala und Gobet 2019).

6.4.2 Metakognitive Strategien: effektiv lernen und planen

Metakognitive Fähigkeiten entwickeln sich bereits im mittleren Kindesalter (▶ Kap. 5). So verstehen in der Regel bereits zehnjährige Kinder, dass man sich etwas weniger gut merken kann, wenn man beim Lernen gestört wird. Auch wissen sie, dass man Wortlisten einer Fremdsprache besser im Gedächtnis behalten kann, wenn man sie mehrfach lernt (Schneider und Lockl 2006). Differenzierte metakognitive Strategien bilden die Kinder allerdings erst im Verlauf der Adoleszenz aus.

Dabei lernen die Jugendlichen immer besser, effiziente Lernstrategien auszuwählen und diese in ihrem Alltag umzusetzen. Mit metakognitiven Strategien sind sie zum Beispiel zunehmend in der Lage, eine Aufgabe im Voraus zu planen: Wie gehe ich bei der Bearbeitung der Aufgabe vor? Welche Teile der Aufgabe soll ich zuerst machen, welche erst danach? Wieviel Zeit brauche ich für die einzelnen Teile der Aufgabe? Auch die Überwachung der Durchführung einer Aufgabe ist eine wichtige metakognitive Leistung: Passt die Strategie zur Lernaufgabe? Erreiche ich mit dem gewählten Vorgehen das Lernziel? Stimmt der Zeitrahmen, den ich mir dafür vorgenommen habe?

> **Metakognitive Fähigkeiten**
> Jugendliche mit fortgeschrittenen metakognitiven Fähigkeiten überlegen sich vor einer Prüfung, welche Aspekte eines Themas relevant sind und welche nicht. Sie beurteilen, in welcher Reihenfolge sie zu welchen Zeitpunkten den behandelten Stoff durcharbeiten wollen und wie sie am effektivsten vorgehen können, um sich mit dem Lernstoff auseinanderzusetzen. Außerdem stellen sie sich Fragen zum Lerninhalt, um sicherzugehen, dass sie alles verstanden haben. Sie fassen die wichtigsten Inhalte schriftlich zusammen und erklären sie einem Kollegen, um ihr eigenes Verständnis zu prüfen.

Weitere Beispiele für **Lernstrategien** von Jugendlichen sind die Zuhilfenahme von Gedächtnistechniken wie Eselsbrücken oder der Einsatz von Lernkarten oder Smartphone Apps für das Lernen von Inhalten oder Wörtern einer Fremdsprache, das Hervorheben von Informationen in einem Text mittels eines Leuchtstiftes, das Erstellen von Zusammenfassungen von Lerninhalten oder das Anfertigen eines Lernplanes.

Nicht alle Jugendlichen verfügen allerdings über solche differenzierten metakognitiven Fähigkeiten. Die Variabilität in den Lernstrategien von Jugendlichen ist außerordentlich groß. Wie bei der kognitiven Selbstregulation ist auch die Entwicklung von metakognitiven Fähigkeiten am Ende des Jugendalters noch lange nicht abgeschlossen, sondern schreitet bis in das Erwachsenenalter fort. So können sich auch Erwachsene mit einer entsprechenden Instruktion durchaus noch wirksame Lernstrategien aneignen.

> ▶ **Fallbeispiel: Unterschiedliche Lernstrategien**
>
> Die beiden 15-jährigen, zweieiigen Zwillinge Armin und Peter sind Schüler am Gymnasium. Seit der Grundschule beobachten die Eltern sehr unterschiedliche Lernstrategien: Armin liest Texte eher oberflächlich. Er lernt die Inhalte lieber auswendig, kopiert das Wissen und reflektiert den Inhalt nur wenig. Generell beschränkt er den Lernstoff nur auf das Notwendigste. Im Gegensatz dazu versucht Peter, den Textinhalt zu verstehen, und bemüht sich, neue Informationen mit seinem bereits bestehenden Wissen zu verknüpfen. Er erledigt seine Lernaufgaben immer sehr systematisch und organisiert. ◀

6.4.3 Zeitbewusstsein: zwischen Vergangenheit und Zukunft

Durch die erweiterten Denkfähigkeiten entsteht während der Adoleszenz ein **Bewusstsein für die Zeit**. Die Jugendlichen sind dann in der Lage, über vergangene Erfahrungen nachzudenken und Entscheidungen für die Zukunft zu treffen. So entschließt sich beispielsweise das eine Kind nach seinem erfolgreichen Abschluss der Grundschule zum Schritt aufs Gymnasium. Eine andere Jugendliche beginnt nach Jahren mit Schulunlust eine Lehre in einem handwerklichen Beruf.

Gegen Ende der Adoleszenz beginnen Jugendliche, sich immer differenziertere Vorstellungen über die eigene Entwicklung und ihre Zukunft zu machen. Sie schätzen die realistischen Chancen ein, ein bestimmtes Ziel erreichen zu können, und formulieren ihre Wunschvorstellungen mit bestimmten Zielen. Sie entwickeln also eine eigentliche **Zukunftsorientierung** (◘ Abb. 6.6).

6.5 Neue Balance zwischen Distanz und Nähe – das jugendliche Sozialverhalten

Die Veränderungen im Sozialverhalten während der Adoleszenz sind besonders geprägt durch die Ablösung und die **Neugestaltung der Beziehung zu den Eltern** und anderen Bezugspersonen. So beginnen die Jugendlichen, sich im Zimmer oder Bad einzuschließen, nicht mehr alle Erlebnisse mit den Eltern zu teilen und überhaupt auf Distanz zur Welt der Erwachsenen zu gehen. Auch Lehrpersonen betrachten sie fortan nicht mehr als allwissende Autoritäten. Im Gegensatz dazu nimmt der Stellenwert von Freundschaften stark zu; die Jugendlichen bauen neue, tiefgreifende Beziehungen zu Gleichaltrigen auf.

Im Folgenden wird die Weiterentwicklung des adoleszenten Selbstkonzeptes beschrieben, das sich bereits im Säuglingsalter und in der frühen Kindheit in einer gewissen Art und Weise manifestiert. Dann werden die entstehenden jugendlichen Emotionen und die erweiterte Perspektivenübernahme thematisiert sowie die Ablösung von den Eltern, die neuen Freundschaften und entsprechend die Entwicklung von erweiterten Wert- und Moralvorstellungen erläutert. Die Suche nach einer sozialen Rolle in der Gemeinschaft, die Anerkennung durch Gleichaltrige sowie das Suchen und Ausprobieren verschiedener Identitäten sind dabei besonders zentrale Entwicklungsaufgaben der Jugendzeit.

6.5.1 Das erweiterte Selbstkonzept – die Identität

Im Verlauf ihrer Entwicklung sind Kinder immer besser in der Lage, sich selbst zu beschreiben. In der frühen Kindheit beziehen sich ihre Selbstbeschreibungen auf beobachtbare Merkmale („Ich habe blonde Haare und blaue Augen") und dann immer stärker auf abstrakte Eigenschaften, Neigungen und Interessen („Ich bin kreativ und zeichne gerne"). Im Schulalter beginnen Kinder, sich am

Urteil von Lehrpersonen („Ich habe eine ungenügende Note erhalten") oder an den Leistungen der Gleichaltrigen zu orientieren („Ich bin weniger gut im Sport als mein Freund"), was zu einer immer realistischeren Einschätzung des eigenen Ichs führt (▶ Kap. 5). Es bildet sich in der Folge ein stabiles Selbstkonzept aus.

In der Adoleszenz folgt eine Erweiterung dieses Konzeptes über sich selbst; die Jugendlichen entwickeln dabei eine **eigene Identität**, die weit über die Vorstellungen über ihre Eigenschaften, ihre Vorlieben und Verhaltensweisen hinausgeht (Harter 2012). Sie erfahren zum Beispiel, wie Andere sie wahrnehmen, was diese über sie denken und wie diese sie einschätzen. Die Entwicklung eines solchen **erweiterten Selbstkonzeptes** und einer eigenen Identität ist eine der wohl zentralsten Entwicklungsaufgaben in der Adoleszenz. Auch wenn sich die Identität eines Menschen während des gesamten Lebens weiter verändert, haben viele Jugendliche am Ende des Jugendalters doch ein recht gutes Gefühl dafür entwickelt, wer sie sind und wie sie von anderen Menschen gesehen werden. Auch können sie Widersprüche bei sich selbst und in ihrem Verhalten erkennen und einordnen. Sie haben damit ein kohärentes Selbstkonzept entwickelt.

▶ **Fallbeispiel: Selbstkonzept einer 13-jährigen Jugendlichen**

„Gegenüber meinen Freunden bin ich ein extrovertierter Mensch: Ich bin ziemlich gesprächig, etwas draufgängerisch und witzig. … Meine Freunde mögen mich wirklich. Ich fühle mich super, wenn ich etwas mit ihnen unternehme. … Gegenüber meinen Eltern … fühle ich mich schlecht und habe wenig Hoffnung, es ihnen jemals recht machen zu können. … In der Schule komme ich gut klar. Ich bin ziemlich clever, wenn es darum geht, wie ich in der Schule Punkte sammeln kann, ich bin neugierig, wenn etwas Neues drankommt, und ich bin auch kreativ, wenn Probleme gelöst werden sollen. Mein Lehrer behauptet das jedenfalls. … Ich bekomme bessere Noten als die meisten meiner Kameraden. Ich gebe damit aber nicht an, weil das uncool ist. Ich kann sehr zurückhaltend sein, wenn ich unter Menschen bin, die ich nicht gut kenne – ich bin dann richtig schüchtern, fühle mich unwohl und werde schnell nervös. Ich verbringe viel Zeit damit, mir Gedanken darüber zu machen, was Andere von mir denken, vor allem diejenigen Kolleginnen in der Schule, die beliebt sind, aber ich mache mir auch Gedanken darüber, wie Erwachsene mich sehen, meine Eltern oder Lehrer. … Manchmal bin ich einfach ein Idiot, mache ziemlichen Blödsinn und sage Dinge, die einfach nur bescheuert sind." (aus dem Englischen (Harter 2012), (S. 74). ◀

Dieses Beispiel illustriert, wie sich Jugendliche im Vergleich zu jüngeren Kindern nicht nur mit beobachtbaren Eigenschaften beschreiben, sondern zunehmend mit komplexen sprachlichen Begriffen selbst einschätzen. Tatsächlich ist die **Entwicklung der Identität** wesentlich von der Fähigkeit zum abstrakten Denken und von sprachlichen Kompetenzen abhängig. Jugendliche beginnen, Begriffe für sich selbst zu verwenden, die nicht direkt sichtbar sind oder einfach beschrieben werden können – zum Beispiel das Wort „extrovertiert". Die Beschreibung der 13-Jährigen zeigt auch, dass das Selbstkonzept je nach Situation unterschiedlich sein kann. So beschreibt sie sich gegenüber ihren Freunden anders als gegenüber den Eltern. Sie erkennt demnach die Diskrepanzen ihres Selbstbildes.

Adoleszente erweitern ihr Selbstkonzept, indem sie sich mit ihren Freunden auseinandersetzen und bestehende Werte und Normen von Bezugspersonen hinterfragen (Harter 2012). Das Bild des eigenen Selbst entsteht besonders dann, wenn Jugendliche darüber nachdenken, wie sie von den Gleichaltrigen gesehen werden und wie sie auf Andere wirken. Dafür müssen sie über differenzierte Fähigkeiten der Perspektivenübernahme verfügen. Sie müssen in der Lage sein, die eigenen Handlungen im Blickwinkel einer anderen Person zu sehen (▶ Abschn. 6.5.3). Diese erweiterte Form der **Theory of Mind** macht ihnen bewusst, dass andere Menschen eine bestimmte Meinung über sie haben können, und was Gefühle von Glück und Stolz auslösen, aber auch Scham, Selbstzweifel und peinliche Gefühle hervorrufen kann.

Überhaupt haben Jugendliche häufig das Gefühl, dass andere Menschen dauernd über sie reden und sie bewerten, obwohl dies nicht der Fall ist. Dieses Phänomen wurde mit dem Begriff des **„imaginären Publikums"** beschrieben (Elkind 1967); die Jugendlichen stellen sich dabei ein Publikum vor, das sie beobachtet, auch wenn dieses in der Realität gar nicht existiert. Durch den Blick von Anderen fühlen sich die Jugendlichen nicht selten peinlich berührt. Tatsächlich zeigen Studien, dass Adoleszente nicht nur deutlich stärker über peinliche Gefühle berichten als Kinder oder Erwachsene, sondern dass dies auch mit spezifischen körperlichen Reaktionen und einer veränderten Hirnaktivität gemessen werden kann (Somerville et al. 2013). Wenn sich beispielsweise 16-jährige Jugendliche beobachtet fühlen, dann reagieren sie – im Vergleich zu Kindern im Alter zwischen acht und zwölf Jahren oder zu jungen Erwachsenen – stärker mit Schweißproduktion und einer erhöhten Aktivierung derjenigen Hirnareale, die an der **Selbstreflexion** beteiligt sind (▶ Abschn. 6.6).

Dieser starke Fokus auf sich selbst, das eigene Denken und Handeln führt oft dazu, dass sich Jugendliche einzigartig fühlen und entsprechend glauben, dass andere Menschen ihre Gedanken und Gefühle nicht nachvollziehen können („Das verstehst du nicht"). Dieses Phänomen wurde in Anlehnung an Piaget auch als **Egozentrismus der Adoleszenz** bezeichnet (Elkind 1967).

> ▶ **Fallbeispiel: Die imaginären Freundinnen**
> Priska liebte es, mit ihren Eltern und ihrer jüngeren Schwester Gesellschaftsspiele zu machen. Doch mit Beginn der Pubertät verlor sie plötzlich das Interesse daran. Sie wusste, dass ihre Freundinnen Gesellschaftsspiele doof finden. Sie weigerte sich auch, in den Familienferien zu spielen, obwohl keine ihrer Freundinnen dabei war oder je davon erfahren würde. Nach einer erneuten Aufforderung, doch auch beim Monopoly mitzuspielen, schrie sie verärgert ihre Eltern an: „Ihr versteht mich nicht. Was wisst ihr denn überhaupt, wie ich mich fühle!" ◄

Der soziale Druck, der von **gleichaltrigen Freunden** ausgeht, wird im Verlauf der Adoleszenz immer größer. Die Meinungen von Freunden sind dabei viel wichtiger als diejenigen von erwachsenen Bezugspersonen (Larson et al. 1996). Wenn Jugendliche von Gleichaltrigen abgelehnt werden, leidet ihr Selbstwertgefühl. Jüngere Kinder hingegen betrachten ihre Freunde mehr noch als Kameraden oder Spielpartner, die ihnen in schwierigen Situationen helfen können (O'Brien und Bierman 1988).

Die zunehmende Bedeutung von Gleichaltrigen steht in einem engen Zusammenhang mit dem Drang nach Unabhängigkeit von den Eltern. Kinder müssen sich im Verlauf der Jugendzeit von ihren erwachsenen Bezugspersonen loslösen und in die Gruppe von Gleichaltrigen integrieren können. Für diese soziale Entwicklungsaufgabe ist es wichtig, dass die Jugendlichen spüren, was ihre Freunde über sie denken, damit sie dieses Wissen in ihr Selbstkonzept einfließen lassen können. Auf diese Weise können sie sich an die sozialen Normen und Erwartungen der Gruppe anpassen. Daher sind Adoleszente für die Meinungen von Freunden besonders empfänglich. Die jugendlichen Handlungen werden also viel stärker vom Bedürfnis nach sozialer Akzeptanz beeinflusst als bei jüngeren Kindern oder Erwachsenen. Dafür gehen die Jugendlichen nicht selten auch entsprechende Risiken in der Gegenwart von Gleichaltrigen ein, die sie nicht unbedingt auf sich nehmen würden, wenn sie allein wären. Diese erhöhte Risikobereitschaft geht zeitlich mit dem Drang nach intensiven Gefühlen einher (▶ Abschn. 6.5.2).

Wie das Bedürfnis nach sozialer Anerkennung durch Gleichaltrige zu erhöhter Risikobereitschaft führt, wurde mit der Fahrsimulator-Studie eindrücklich belegt (Gardner und Steinberg 2005): Jugendliche mussten dabei möglichst unfallfrei mit einem Auto einen Rundkurs mit Ampeln so rasch wie möglich abfahren. In der Gegenwart von Gleichaltrigen nahmen die 13- bis 17-Jährigen dreimal so häufig Risiken in Kauf als bei Runden ohne Zuschauer (◘ Abb. 6.14). Auch bei jungen Erwachsenen im Alter zwischen 18 und 25 Jahren war die Risikobereitschaft noch doppelt so hoch. Erst bei Erwachsenen zwischen 25 und 60 Jahren hatte die Gegenwart von anderen Menschen keinen Einfluss

6.5 · Neue Balance zwischen Distanz und Nähe – das jugendliche Sozialverhalten

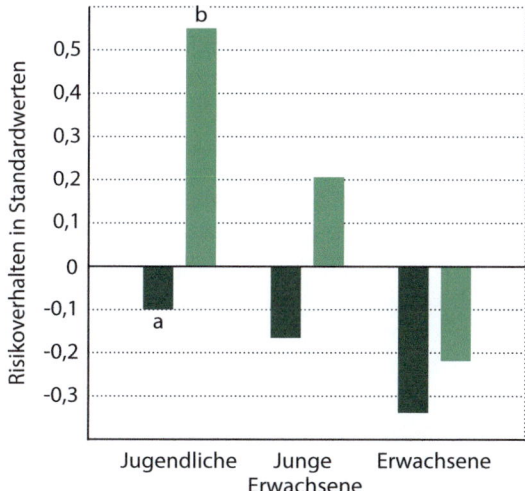

Abb. 6.14 Risikobereitschaft in Gegenwart Anderer. a Allein, b Zusammen mit einer Gruppe von Gleichaltrigen. Nach Gardner und Steinberg 2005; mit freundlicher Genehmigung von © American Psychological Association. All Rights Reserved

auf das Fahrverhalten. Die Risikobereitschaft scheint also besonders dann hoch zu sein, wenn Gleichaltrige anwesend sind. Jugendliche wägen in einem solchen Fall ihre Entscheidungen nicht rational ab, sondern versuchen, mit risikoreichen Verhaltensweisen die soziale Anerkennung zu erlangen und soziale Ablehnung oder Ausgrenzung zu verhindern. Sie sind in der Lage, die Gefahren eines Verhaltens zu erkennen und überlegte Entscheidungen zu treffen – insbesondere, wenn sie allein sind und nicht beobachtet werden. Jugendliche sind also nicht in allen Situationen risikobereiter, und ihre Handlungen müssen nicht grundsätzlich stärker von Gefühlen als von rationalen Entscheidungen geleitet sein. In den letzten Jahren wurden verschiedene neurobiologische Modelle beschrieben, die erklären, warum die Risikobereitschaft in der Adoleszenz einen eigentlichen Höhepunkt erreicht (▶ Abschn. 6.3).

Die **erhöhte Risikobereitschaft** in der Adoleszenz muss nicht zwingend schlecht sein. Es ist durchaus möglich, dass risikobereite Jugendliche im Verlauf der Entwicklung einen Anpassungsvorteil haben. Das erfolgreiche Bewältigen von gewagten Situationen kann das Selbstwertgefühl eines Heranwachsenden stärken. Das Selbstbild wird dabei so stark geprägt, dass sich die Jugendlichen auch später im Leben mehr zutrauen als solche, die zurückhaltend, gehemmt und ängstlich sind. Tatsächlich konnten Studien zeigen, dass diejenigen Heranwachsenden, die in der Jugendzeit eher dazu neigten, Regeln nicht einzuhalten und Risiken einzugehen, später häufiger selbstständig waren, zu Unternehmern wurden und eine eigene Firma gründeten (Obschonka et al. 2013).

Erhöhte Risikobereitschaft bei Tieren
Die höhere Risikobereitschaft bei Anwesenheit anderer Adoleszenter konnte man auch in Tierexperimenten zeigen. So tranken jugendliche Mäuse, denen man Alkohol zum Trinken gab, deutlich mehr, wenn andere jugendliche Mäuse dabei waren (Logue et al. 2014). Diesen Effekt des Gruppenzwanges unter jugendlichen Mäusen fand man bei erwachsenen Tieren nicht mehr.

Das Bedürfnis nach sozialer Anerkennung spielt bei vielen Jugendlichen also eine zentrale Rolle in ihren Handlungen und Entscheidungen (siehe zum Fit-Konzept, ▶ Kap. 5). Es ist mit ein Grund dafür, weshalb die sozialen Medien in der Adoleszenz eine so große Bedeutung haben. Sie nutzen diese sozusagen als Instrument, um sich, ihre Wirkung auf Gleichaltrige und ihre Akzeptanz durch Andere zu erkunden. Sie stellen sich dabei in den sozialen Netzwerken dar und erhalten unmittelbare Anerkennung in Form von Likes, Herzchen oder lobenden Kommentaren, was ihre Emotionen und Selbstinszenierung verstärkt. Wenn die Anerkennung von Gleichaltrigen öffentlich – für alle sichtbar – in den sozialen Netzwerken stattfindet, dann wird das Selbstbewusstsein der Jugendlichen gestärkt. Allerdings können Adoleszente auch schlechte Erfahrungen in sozialen Netzwerken machen, die für sie schwer zu ertragen sind und ihr Selbstwertgefühl schwerwiegend beeinträchtigen. So können sie mit sexuellen Bemerkungen belästigt werden, Fotos können Hohn und Spott auslösen und Kommentare schließlich zu Mobbing ausarten. Allerdings ist der Drang nach sozialer Akzeptanz zwischen Jugendlichen sehr unterschiedlich. Es gibt durchaus solche, die kaum darauf angewiesen sind, nicht an sozialen Netzwerken teilnehmen und sich entsprechend nur wenig durch ihr Umfeld beeinflussen lassen.

Gegen Ende der Adoleszenz festigt sich das Selbstkonzept immer mehr und wird weniger durch die Meinungen von Gleichaltrigen oder anderen Menschen beeinflusst. Die Jugendlichen haben dann die Vorstellungen über sich selbst, die sie von Anderen erfahren haben, akzeptiert. Was Andere über sie denken, wird immer weniger wichtig. Vielmehr versuchen sie zunehmend, nach eigenen Werten und Überzeugungen zu leben. Auch können sie bei sich selbst Widersprüche erkennen und in ihr erweitertes Selbstkonzept integrieren. Sie realisieren beispielsweise, dass sie je nach Situation nicht immer ganz ehrlich sind oder mit Freunden und Eltern unterschiedlich kommunizieren.

> ▶ **Fallbeispiel: Selbstkonzept eines 17-jährigen Jugendlichen**
>
> „Ich möchte eine moralisch korrekte Person sein, die andere Menschen gerecht behandelt. Deshalb möchte ich Anwalt werden. Manchmal tue ich aber etwas, das sich nicht so fair anfühlt. Wenn das passiert, dann werde ich nachdenklich, weil ich mich dann als Mensch nicht mag. Aber ich sage mir dann, dass es natürlich ist, Fehler zu machen, so dass ich nicht wirklich die Tatsache in Frage stelle, dass tief in mir drin eine moralisch korrekte Person ist, gerechter als Andere, was mich irgendwie besonders und stolz macht. ... Normalerweise bin ich ziemlich fröhlich und optimistisch. Ich mag mich, wie ich bin. ... Sportlich zu sein, ist mir nicht so wichtig, obwohl es für viele Schüler in unserer Schule wichtig ist. ... Aber es kümmert mich nicht mehr wirklich, was meine Kammeraden sagen. Zumindest versuche ich, mir einzureden, dass ich nicht glaube, was sie denken. Früher war das wichtiger, aber jetzt zählt, was ich selbst über mich denke. ... Alles in allem muss ich mit mir als Mensch leben und mich als diesen Menschen respektieren, was ich mittlerweile auch tue, jedenfalls mehr als vor ein paar Jahren." (aus dem Englischen (Harter 2012), (S. 118/119)). ◀

Zu Beginn der Adoleszenz wird die Entwicklung des erweiterten Selbstkonzeptes auch durch die Wahrnehmung der körperlichen Veränderungen während der Pubertät geprägt. Dabei gehen die Jugendlichen nicht selten kritisch mit ihrer äußeren Erscheinung um und haben beispielsweise das Gefühl, jedermann starre sie an. Bereits geringfügige Verzerrungen der **Körperwahrnehmung** können das Selbstbild von Jugendlichen negativ prägen. Eine schwerwiegende gestörte Eigenwahrnehmung, wie sie beispielsweise bei der Anorexia nervosa auftritt, ist trotzdem selten und kommt eher in der Pubertät oder frühen Adoleszenz vor.

Die körperlichen Veränderungen können das **Selbstwertgefühl** der Jugendlichen erheblich beeinträchtigen – besonders bei den Mädchen, etwas weniger bei den Jungen. Diese erleben durch den zunehmend kräftigen Körperbau nicht selten auch eine Verbesserung ihres Selbstwertgefühles. Wie oben beschrieben nimmt im Verlauf der Adoleszenz der Einfluss, den Gleichaltrige auf die Bekleidung, die Aktivitäten und das Verhalten von Jugendlichen ausüben, immer mehr ab. Die körperliche Attraktivität und das Aussehen bleiben aber kritische Faktoren – sowohl in der Beziehung zu Gleichaltrigen wie auch für das eigene Selbstwertgefühl.

Die Bewertung des eigenen Selbst löst bei vielen Jugendlichen Gefühle von **Selbstzweifel** und Minderwertigkeit aus. Tatsächlich erreicht das Selbstwertgefühl im Verlauf der Jugendzeit einen Tiefpunkt und steigt erst im jungen Erwachsenenalter wieder langsam an (Robins et al. 2002). ◻ Abb. 6.15 stellt den durchschnittlichen Verlauf des Selbstwertgefühles von der mittleren Kindheit bis in das hohe Alter für beide Geschlechter dar. Dabei zeigen die Mädchen durchwegs ein schlechteres Selbstwertgefühl als die Jungen, was sich bis in das Erwachsenenalter fortsetzt (Kling et al. 1999). Das geringere Selbstwertgefühl von Mädchen kann darauf zurückgeführt werden, dass sie sich hinsichtlich ihres Aussehens deutlich negativer bewerten als die Jungen. So fühlen sich beispielsweise 25 Prozent der Mädchen im Alter von 14 bis 17 Jahren zu dick, aber fast keine Jugendliche zu dünn (Hessling und Bode 2017). Dagegen lässt sich

6.5 · Neue Balance zwischen Distanz und Nähe – das jugendliche Sozialverhalten

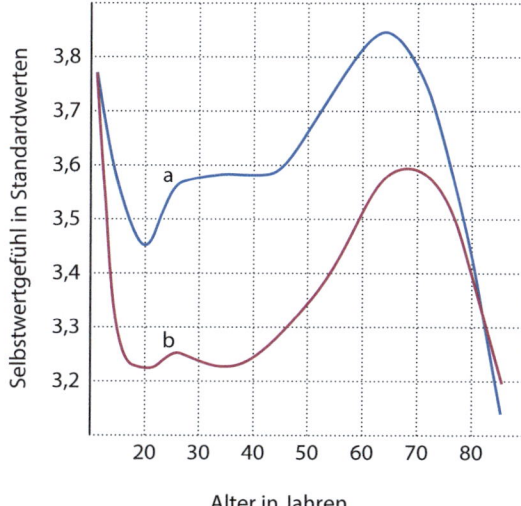

Abb. 6.15 Selbstwertgefühl über die Lebensspanne. a Jungen/Männer, b Mädchen/Frauen. Nach Robins et al. 2002; mit freundlicher Genehmigung von © American Psychological Association. All Rights Reserved

ein negatives Körperempfinden bei Jungen nur selten beobachten. Es muss allerdings betont werden, dass es sich bei ◘ Abb. 6.15 um Mittelwertkurven handelt, denn das Selbstwertgefühl zwischen Jugendlichen beider Geschlechter variiert sehr stark.

Die Gefühle von Selbstzweifel und **Minderwertigkeit** können zusammen mit zusätzlichen Risiken wie niedriger sozioökonomischer Status, schwache Schulleistungen oder psychische Erkrankungen Suizidgedanken bei Jugendlichen auslösen. Tatsächlich scheinen die Gedanken an den Tod unter Jugendlichen häufig zu sein. Studien berichten, dass jeder siebte Jugendliche schon an eine Selbsttötung in der Vergangenheit gedacht hatte (Brunner et al. 2007), wobei Mädchen deutlich häufiger Suizidgedanken angeben als Jungen. Es ist es allerdings sehr wichtig zu wissen, dass eine Suizidalität in der Adoleszenz auch ohne psychische Störung oder andere Risikofaktoren vorkommen kann. Aus diesem Grund ist es für Fachpersonen außerordentlich wichtig, entsprechende Warnzeichen frühzeitig zu erkennen. Differenzierte Informationen dazu finden sich in den aktuellen Leitlinien (Deutsche Gesellschaft für Kinder- und Jugendpsychiatrie 2016).

Im Verlauf der Entwicklung beschäftigen sich Jugendliche zunehmend mit existenziellen Fragen: Wer bin ich, weshalb bin ich hier und woher komme ich? Sie erkundigen sich über ihre Vergangenheit, weil die eigene Herkunft immer auch die Vorstellung über sich selbst und die zukünftigen Möglichkeiten prägt. Das Selbstkonzept wird daher immer stärker durch die Stellung bestimmt, die die Jugendlichen in der Zukunft haben werden. Sie entwickeln eine eigene Identität.

Die Entwicklung der **Identität** wurde vom Psychoanalytiker Erik Erikson (1902–1994) in seinem Modell der Entwicklungsstufen beschrieben (Erikson 1968). Er postulierte, dass die Adoleszenz diejenige Entwicklungsstufe ist, in der sich die Identität eines Individuums durch die Bewältigung von Krisen immer mehr festigt. Dabei durchlebt der Jugendliche Phasen, in denen er ein recht genaues inneres Bild über sich erwirbt und zunehmend weiss, wer er ist, sein möchte und was er will. Aber er erlebt in diesem Prozess der **Selbstfindung** auch Situationen, in denen er seine Erfahrungen und Erlebnisse nicht in seine Persönlichkeit integrieren kann oder es ihm nicht gelingt, seine Rolle in der Gesellschaft zu finden. Erikson bezeichnete diese Phasen als Rollendiffusion oder **Rollenverwirrung**. Diese verschwinden im Verlauf der Adoleszenz immer mehr, und der Jugendliche entwickelt ein inneres Bild über sich selbst, das mehr oder weniger mit derjenigen Vorstellung übereinstimmt, die auch die Umwelt von ihm hat.

Der komplexe Prozess des Suchens, Findens und sich Bewährens einer Identität wurde von James Marcia in vier Kategorien eingeteilt (Marcia 1980). Dabei wird der aktuelle Zustand der Identität eines Jugendlichen mit einem Fragebogen erfasst, der zwischen den beiden Dimensionen „Exploration (Erkundung)" und „Engagement (Verpflichtung und Verbindlichkeit)" unterscheidet: Im Zustand der **diffusen Identität** zeigt ein Jugendlicher eine nur geringe Exploration wie auch ein schwaches Engagement. Er hat noch keine Pläne festgelegt und keine ausgeprägten Interessen. Bei der **übernommenen Identität** über-

Tab. 6.2 Die vier Identitätstypen (nach Marcia 1980)

	Exploration (Erkundung)	Engagement (Verpflichtung)
Erarbeitete Identität	hoch	hoch
Übernommene Identität	gering	hoch
Kritische Identität	hoch	gering
Diffuse Identität	gering	gering

nehmen Jugendliche familiär oder kulturell vorgegebene Lebensziele und Werte, ohne sie genauer zu erkunden oder zu hinterfragen. In der **kritischen Identität** suchen die Jugendlichen verschiedene Alternativen, nehmen unterschiedliche Werte an und erkunden verschiedene Überzeugungen und Ziele. Schließlich gehen die Adoleszenten nach einer Phase von aktiver Exploration eine bestimmte Verpflichtung ein: Sie beginnen beispielsweise eine Ausbildung. Bei dieser **erarbeiteten Identität** haben sie sich entschieden, welche Werte und Lebensziele für sie am wichtigsten sind (◘ Tab. 6.2).

Während manche Jugendliche schon früh in ihrer Entwicklung einer Kategorie zugeteilt werden können, wechseln andere zwischen den Identitätstypen hin und her. Generell nimmt der Anteil Adoleszenter mit einer übernommenen oder erarbeiteten Identität im Verlauf der Entwicklung immer mehr zu und die Häufigkeit der beiden anderen Identitätstypen ab (Kroger et al. 2010). Bei der übernommenen und erarbeiteten Identität ist sich der Jugendliche seiner Stärken und Schwächen bewusst. Er wird von seinem Umfeld als authentische Persönlichkeit wahrgenommen. Seine Identität wirkt entsprechend gefestigt. Gegen Ende der Adoleszenz zeigen etwa 20 Prozent der Jugendlichen eine erarbeitete Identität, knapp 40 Prozent eine übernommene Identität und je etwa 20 Prozent die beiden anderen Identitätstypen. Eine kritische oder diffuse Identität wird eher mit ungünstigen Entwicklungsverläufen in Zusammenhang gebracht. Diese beiden Typen kommen auch bei Jugendlichen mit psychischen Erkrankungen wie beispielsweise einer Depression gehäuft vor (Luyckx et al. 2008). Man muss aber klar feststellen, dass auch später im Leben nicht alle Erwachsenen eine gefestigte Identität zeigen (Kroger et al. 2010).

6.5.2 Jugendliche Emotionen – die Lust nach Sensationen

Ein typisches Merkmal der Jugendzeit sind die intensiven Gefühle, die Lust nach Sensationen und die häufigen Stimmungsschwankungen, die Stanley Hall Anfang des 20. Jahrhunderts als Ausdruck des jugendlichen „Sturm und Dranges" verstand (Hall 1904). „Sturm und Drang" bezeichnet eine geistige Strömung in der Zeit der Aufklärung, in der verschiedene junge Schriftsteller wie Goethe und Schiller für das jugendliche Lebensgefühl und gegen das rationale Denken kämpften.

Heute werden die **jugendlichen Emotionen** mit den hormonellen Veränderungen während der Pubertät und mit den Entwicklungsprozessen von spezifischen Gehirnstrukturen erklärt (▶ Abschn. 6.3, (Crone und Dahl 2012)). Allerdings entstehen die neuen Gefühlswelten nicht nur durch die biologische Reifung, sondern auch durch den Wandel der Beziehung zu den Eltern, die neue Bedeutung von Gleichaltrigen und die Entwicklung der eigenen Identität. Wissenschaftliche Untersuchungen haben die hohe Intensität von Emotionen bei Jugendlichen im Vergleich zu Kindern oder Erwachsenen bestätigt (Larson et al. 2002). Dabei berichten Mädchen zu Beginn der Adoleszenz über negativere Gefühle als Jungen; sie leiden vermehrt unter einer Ängstlichkeit, Traurigkeit oder emotionaler Verletzlichkeit (Silk et al. 2003), was mit den Geschlechtsunterschieden in der Hirnentwicklung erklärt wird (▶ Abschn. 2.2.9). Auch reagieren sie stärker auf soziale Bewertungen und Ausgrenzungen als die Jungen. Allerdings klagen Jugendliche nicht nur über negative Gefühle, sondern erleben durchaus auch positive Emotionen (Silk et al. 2003). Sie suchen nach **intensiven Gefühlen** und haben einen großen **Drang nach Sensationen** (Steinberg et al. 2018). Die hohe Emotionalität von Jugendlichen kann dazu führen, dass ihr Verhalten unreifer wirkt als dasjenige von präpubertären Kindern. Erwachsenen fällt es häufig schwer, die Gefühlswelt von Jugendlichen zu verstehen. Sie sollten die jugendlichen Emotionen jedoch ernst nehmen, sich dafür interessieren und vor allem nicht abwerten, auch wenn sie aus der erwachsenen Perspektive wirklichkeitsfern sind.

Nicht nur Gefühlsausbrüche an sich sind in der frühen Adoleszenz ausgeprägter; auch die **Stimmungsschwankungen** sind heftiger (Maciejewski et al. 2015). Dies trifft auf alle Formen von Emotionen zu wie beispielsweise Freude, Ärger und Trauer. Im Alter zwischen zwölf und 15 Jahren sind die Gefühlsschwankungen besonders ausgeprägt: Viele Jugendliche erleben diese Zeit als eine eigentliche emotionale Achterbahn. Mädchen zeigen dabei etwas stärkere Schwankungen im Gefühlserleben als Jungen.

> ▶ **Fallbeispiel: Die Pubertät als emotionale Achterbahn**
>
> Die 13-jährige Annika war früher ein ruhiges und ausgeglichenes Mädchen, das ihren Eltern viel Freude bereitete. Seit einigen Monaten ist sie aber häufig schlecht gelaunt und oft schroff zu ihrem kleinen Bruder. Sie vergisst häufig die Hausaufgaben, hängt nur mit ihren Freundinnen herum oder schließt sich in ihrem Zimmer ein. Kritik erträgt sie nur sehr schlecht. Wenn man sie anspricht, reagiert sie unwirsch und abweisend. Schon kleine Anlässe können ausgeprägte Tobsuchtsanfälle verursachen. Auf der anderen Seite gibt es aber auch Tage, an denen sie zusammen mit der Mutter einen Kuchen bäckt, den Eltern am Mittagstisch über ihre Pläne am nächsten Tag erzählt und am Abend auf dem Sofa mit dem Bruder kuscheln will. ◄

Besonders intensive Gefühlserlebnisse erfahren die Jugendlichen in der Interaktion mit Gleichaltrigen, mit den ersten Liebesbeziehungen (▶ Abschn. 6.5.5), in sportlichen Aktivitäten, aber auch mit dem Genuss von Suchtmitteln wie Alkohol oder mit unerlaubten Drogen. Dieses **Auskundschaften** von neuen Erfahrungen mit einer **erhöhten Risikobereitschaft** wird mit gewissen Entwicklungsprozessen des Gehirns erklärt. Studien legen nahe, dass Jugendliche in emotionalen Situationen eine erhöhte Aktivität in den **limbischen Arealen** des Gehirns aufweisen (▶ Abschn. 6.3). Interessanterweise reagieren diese Hirnregionen besonders empfindlich auf Belohnungen. Es ist darum nicht erstaunlich, dass Jugendliche immer wieder nach intensiven Gefühlserfahrungen suchen und sich auf diese Weise belohnen. ◘ Abb. 6.16 zeigt, dass die Lust nach Sensationen im Verlauf der Adoleszenz immer mehr zunimmt und im Alter von 18 bis 19 Jahren ein Maximum erreicht (Steinberg et al. 2018). Im Vergleich zu diesem Entwicklungsverlauf der intensiven Gefühle und der Lust nach Neuem sind die Fähigkeiten zur

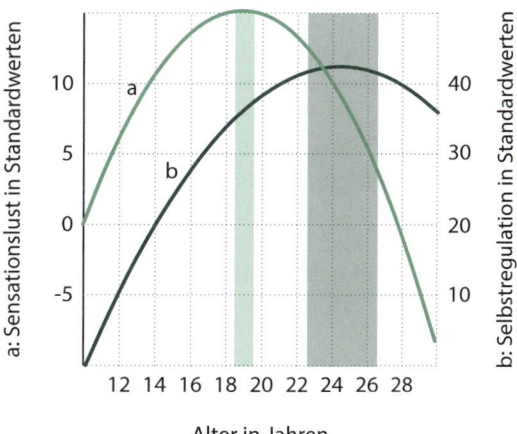

◘ **Abb. 6.16** Ursache der erhöhten Risikobereitschaft. a Sensationslust, b Kognitive Selbstregulation. Nach Steinberg et al. 2018; mit freundlicher Genehmigung von © John Wiley an Sons. All Rights Reserved

kognitiven Selbstregulation noch nicht ausreichend entwickelt (▶ Abschn. 6.4.1). Dieses Ungleichgewicht zwischen Sensationslust und Selbstkontrolle wird mit neurobiologischen Modellen erklärt (▶ Abschn. 6.6).

Der Drang nach intensiven Gefühlen und neuen Erlebnissen ist für die Entwicklung der Jugendlichen außerordentlich wichtig. Erst ein starkes Bedürfnis nach Abwechslung ermöglicht es ihnen, sich von der elterlichen Bindung zu lösen und neue Herausforderungen zu wagen. Es ist also sinnvoll, wenn Jugendliche besonders sensibel für emotionale Reize sind, damit sie sich trauen, neue Beziehungen außerhalb der Familie zu suchen und die komplexen sozioemotionalen Entwicklungsaufgaben zu lösen. Ein primär rationales Verhalten ist für diese anspruchsvollen Schritte ins Erwachsenenalter nicht geeignet (Crone und Dahl 2012).

Bereits in der mittleren Kindheit verfügen Kinder über gewisse Strategien der Regulation von Gefühlen (**emotionale Selbstregulation**). So können sie beispielsweise im Alter von zehn Jahren ihre Gefühle unterdrücken oder sogar vortäuschen (▶ Kap. 5). Auch sind sie in der Lage, bis zu einem gewissen Grad mit negativen Gefühlen umzugehen. Erstaunlicherweise haben aber Studien mit Jugendlichen gezeigt, dass diese zwischen zwölf und 15 Jahren über eher weniger Strategien zur Gefühlsregulation verfügen als jüngere Kinder (Zimmermann und Iwanski 2014). Die Entwicklung der emotionalen Selbstregulation zeigt demnach keine stetigen Fortschritte, sondern kann sogar mit Rückschritten einhergehen. So suchen Jugendliche in emotional belastenden Situationen weniger Unterstützung bei anderen Personen als in der mittleren Kindheit. Auch verhalten sie sich in bestimmten Situationen weniger zurückhaltend als jüngere Kinder und lassen ihren Gefühlen freien Lauf. Es scheint, dass das Repertoire an Emotionsregulationsstrategien besonders in der frühen Adoleszenz im Vergleich zum Kindesalter wieder etwas abnimmt, was zum vermehrten Risikoverhalten passt, das bei Jugendlichen beobachtet werden kann (▶ Abschn. 6.5.1).

Man darf aufgrund dieser Befunde aber nicht darauf schließen, dass Adoleszente ihre Gefühle überhaupt nicht steuern können. Sie sind durchaus in der Lage, ihre Emotionen zu unterdrücken oder zu verbergen. Das heißt, sie können bewusst nicht zeigen, wie sie sich wirklich fühlen. So sind sie beispielsweise gut darin, zu verbergen, dass sie traurig sind (Zeman und Shipman 1997). Generell werden Gefühle von den Jungen häufiger unterdrückt als von Mädchen, die auch als emotionaler gelten (Silk et al. 2003). Die Fähigkeit zur Beherrschung von Gefühlen angesichts von aufregenden, überraschenden oder auch gefährlichen Ereignissen gilt unter Jugendlichen nicht selten als bewundernswert und äußert sich entsprechend als „coole" Haltung.

Die Fähigkeiten zur Emotionsregulation hängen wesentlich davon ab, welche Vorbilder die Jugendlichen haben (Morris et al. 2007). So geben beispielsweise Bezugspersonen mit ihrem eigenen Regulationsverhalten ein Modell vor, das die Heranwachsenden verinnerlichen. Auch spielen das familiäre Klima und die Beziehung der Eltern untereinander eine wichtige Rolle. Es gibt bei der Regulation der Gefühle allerdings sehr große Unterschiede zwischen Jugendlichen: Die einen können ihre Gefühle besser unterdrücken als andere. Manche wirken gehemmter und zurückhaltender. Und es gibt solche, die ihre Gefühle kaum zurückhalten können. Ein Teil der Adoleszenten entwickelt dabei auch ungünstige Regulationsstrategien wie häufige Wutausbrüche im Umgang mit anderen Personen oder zielloses Nachdenken über Sorgen und Probleme. Solche Strategien der Emotionsregulation werden bei psychisch auffälligen Jugendlichen vermehrt beobachtet (Aldao et al. 2010).

Nicht nur die emotionale Selbstregulation spielt eine wichtige Rolle für die sozialen Interaktionen von Jugendlichen, sondern auch ihre Fähigkeiten, die Gefühle des Gegenübers zu erkennen. Interessanterweise zeigt sich in der Adoleszenz – wie bei der Gefühlsregulation – zunächst eine Verschlechterung bei der **Emotionserkennung**. So scheinen Jugendliche mit Eintritt in die Pubertät die Gefühle von anderen Personen plötzlich schlechter lesen zu können als in der mittleren Kindheit (McGivern et al. 2002). Man geht heute davon aus, dass die Reorganisationsprozesse des Gehirns zu Beginn der Pubertät dafür verantwortlich sind (▶ Kap. 2 und

6.5 · Neue Balance zwischen Distanz und Nähe – das jugendliche Sozialverhalten

▶ Abschn. 6.6). Dabei wird das neuronale Netzwerk durch das synaptische Pruning neu geordnet und ist in dieser Phase ineffizienter. Erst in der mittleren und späteren Adoleszenz reift die Fähigkeit zur Gefühlserkennung aus; die Jugendlichen sind dann in der Lage, die Gefühle ihrer Mitmenschen schnell und zuverlässig zu erfassen.

> **Der Leistungseinbruch zu Beginn der Pubertät**
> Schwächere Leistungen zu Beginn der Pubertät werden nicht nur für die emotionale Selbstregulation und die Gefühlserkennung beschrieben, sondern auch bei gewissen kognitiven Leistungen beobachtet. Sie gehen zeitlich mit den großen Umbauprozessen des Gehirns in der ersten Phase der Adoleszenz einher (▶ Abschn. 6.6, (Dumontheil et al. 2010)). Der nicht selten beobachtete Leistungsknick von Jugendlichen zu Beginn der Pubertät kann also nicht nur mit den neuen Herausforderungen in der Gesellschaft oder den körperlichen Veränderungen erklärt werden, sondern ebenso mit der Reorganisation des Gehirns.

Die hohe Emotionalität von Jugendlichen sollte man jedoch nicht nur als Problem betrachten. Im Gegenteil: Die intensiven Gefühle der Heranwachsenden können ganz wesentlich zum technologischen und kulturellen Wandel einer Gesellschaft beitragen. Dabei stellen die Jugendlichen vieles infrage, was für Erwachsene normal ist. Die Entwicklungsphase der Adoleszenz kann deshalb auch als **„Jungbrunnen der Gesellschaft"** bezeichnet werden (Largo 2012).

6.5.3 Erweiterte Perspektivenübernahme

Jugendliche sind im Verlauf ihrer Entwicklung immer besser in der Lage, die Vorstellungen und Überzeugungen von anderen Personen zu verstehen (Selman und Byrne 1974). So können sie sich nicht nur ausmalen, was eine andere Person über einen Dritten denkt (Perspektivenübernahme zweiter Ordnung, ▶ Kap. 5), sondern können die Perspektive einer anderen Person bewerten und ihre Einschätzung mit den Überzeugungen einer Gruppe vergleichen. Sie sind demnach in der Lage, ihre eigenen Handlungen und Entscheidungen aus Sicht der Regeln und Normen einer Gruppe zu verstehen. Dieser Entwicklungsschritt ist für den Erwerb eines differenzierten Selbstbildes und für die Integration in die Gruppe von Gleichaltrigen außerordentlich wichtig.

Adoleszente können also andere Überzeugungen zunehmend einordnen. Sie erkennen beispielsweise, dass die Haltungen einer anderen Person auch durch die Wertvorstellungen des Umfeldes sowie durch den kulturellen und religiösen Hintergrund geprägt sind. Die Sichtweise auf andere Personen relativiert sich dadurch (Selman und Byrne 1974). Diese **relativierte Perspektivenübernahme** führt zu einem differenzierten Verständnis für Gerechtigkeit und moralisches Handeln (▶ Abschn. 6.5.3). Während Kinder zum Beispiel ungerechte Lösungen noch akzeptieren können, lehnen Jugendliche diese ab, besonders wenn gerechte Lösungen möglich sind. Sie beginnen zudem, Ungerechtigkeiten gegenüber Anderen zu kritisieren, auch wenn es keine alternativen Lösungen gibt.

6.5.4 Autonomieentwicklung: weg von den Eltern

Das Beziehungsverhalten zu den Eltern erfährt in der Adoleszenz durch den großen Drang der Jugendlichen nach Eigenständigkeit einen bedeutsamen Bruch. Die **enge Bindung** zu den primären Bezugspersonen schwächt sich so weit ab, dass die Jugendlichen frei werden, um neue Beziehungen einzugehen, die Familie zu verlassen und schließlich selbst eine zu gründen.

Ein typisches Zeichen der zunehmenden Ablösung von den primären Bezugspersonen ist, dass die Adoleszenten mit fortschreitendem Alter immer weniger Zeit mit der Familie verbringen (Larson et al. 1996). So nimmt zwischen zehn und 18 Jahren die Familienzeit von Jugendlichen von 35 Prozent der gesamten Wachzeit

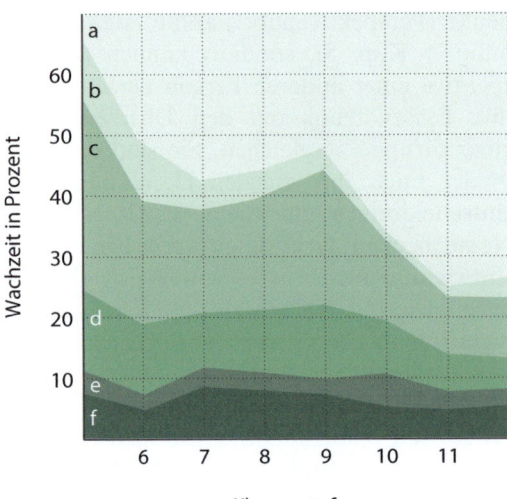

Abb. 6.17 Gemeinsam verbrachte Zeit. a Allein oder mit Freunden, b Erweiterte Familie (z.B. mit Großeltern), c Kernfamilie, d Nur mit Geschwistern, e Nur mit Vater, f Nur mit Mutter. Nach Larson et al. 1996; mit freundlicher Genehmigung von © American Psychological Association. All Rights Reserved

auf nur noch 14 Prozent ab. Dies betrifft nicht nur das Zusammensein mit der ganzen Familie, sondern auch mit den Geschwistern. Im Gegenzug werden die Zeitfenster, in denen sie in Gesellschaft ihrer Freunde oder auch allein sind, deutlich größer (Abb. 6.17).

Erstaunlicherweise bleibt die Zeit, in der die Jugendlichen entweder mit dem Vater oder der Mutter allein sind, während der ganzen Adoleszenz unverändert. Diese Verbundenheit mit den Eltern bedeutet, dass die primären Bezugspersonen auch in der Adoleszenz wichtige Ansprechpartner der Jugendlichen bleiben. So suchen die Jugendlichen den Austausch mit der Mutter oder dem Vater, wenn sie in Schwierigkeiten geraten sind, negative Erlebnisse erfahren haben oder ihre schulische oder berufliche Zukunft planen wollen. Ratschläge werden dabei etwas häufiger bei der Mutter als beim Vater geholt. Dasselbe gilt für Meinungsverschiedenheiten oder Streitigkeiten, die eher mit der Mutter ausgetragen werden (Laursen und Collins 2009). Überhaupt scheint der Kontakt von Jugendlichen mit der Mutter intensiver zu sein, während die Beziehung zum Vater in der Regel entfernter ist. Dieser Umstand gilt für männliche wie auch weibliche Adoleszente gleichermaßen.

Allerdings teilen die Adoleszenten ihre intimsten Geheimnisse nicht mehr mit den Eltern, sondern nur noch mit ihren engen Freunden, was sich auch darin zeigt, dass sie nur selten den Eltern erzählen, wenn sie die ersten sexuellen Aktivitäten aufnehmen (▶ Abschn. 6.5.5). Die Eltern verlieren ihre Rolle als engste **Vertrauenspersonen** ihrer Kinder mit Eintritt in die Pubertät.

Die Neuorientierung der Jugendlichen wirkt sich wesentlich auf ihr Verhalten gegenüber den Eltern aus. So wird beispielsweise die körperliche Distanz zu Vater und Mutter größer. Sie betrachten die Eltern nicht mehr als alles wissend und vollkommen, sondern sehen sie als normale Menschen. Die Eltern verlieren für die Jugendlichen die emotionale Bedeutung, die sie noch in der frühen und mittleren Kindheit hatten. Es kommt dabei zu einer eigentlichen Entidealisierung der Eltern. In diesem Prozess grenzen sich die Jugendlichen zunehmend ab und wollen selbst über ihr Leben entscheiden. Sie verspüren dabei ein starkes Bedürfnis, klar und deutlich zu signalisieren, dass sie die Eltern nicht mehr brauchen. So betrachten sie die Ordnung in ihrem Zimmer, die Planung der Hausaufgaben, ihre Freizeitaktivitäten und auch das Kommen und Gehen als ihre ganz persönlichen Angelegenheiten, in die sich die Eltern nicht einzumischen haben. Mit der emotionalen Ablösung verlieren sie auch die Angst vor einem Liebesentzug, wenn sie sich den Vorstellungen der Eltern entgegenstellen. Sie sind immer weniger bereit, ihr Verhalten nach den Bezugspersonen auszurichten, und lassen sich nur mehr schwer kontrollieren.

> **Die Bedeutung der Eltern aus Sicht der Jugendlichen (nach Dolto et al. 1999)**
> „Ich liebe meine Eltern nicht mehr so, wie ich sie als Kind geliebt habe. Ich finde sie nicht mehr großartig. Ich vertraue ihnen nicht mehr alles an und fühle mich dabei nicht schuldig. Ich sehe sie mit neuen Augen an und idealisiere sie nicht mehr. Eltern sind Menschen wie andere auch. Sie haben gute und schlechte Eigenschaften. Ich suche zwar gelegentlich das Gespräch mit ihnen, aber ich brauche keine guten Ratschläge."

6.5 · Neue Balance zwischen Distanz und Nähe – das jugendliche Sozialverhalten

Dieser besonders auch für die Eltern herausfordernde Ablöseprozess hat zur generellen Ansicht geführt, dass die Pubertät eine schwierige Zeit für die Familie ist und hauptsächlich von Stimmungsschwankungen, Stresssituationen, Streitereien und Konflikten geprägt wird. Dieser Standpunkt steht allerdings im Gegensatz zur wissenschaftlichen Literatur (Smetana et al. 2006): So berichten die meisten Eltern in der Rückschau auf die Pubertät über mehr oder weniger problemlose Beziehungen mit ihren Jugendlichen. Ernsthafte Konflikte – wie beispielsweise eine Entfremdung von den Eltern oder eine generelle Auflehnung gegenüber allen Erwachsenen – sind die Ausnahme. Je nach Untersuchung findet man in lediglich fünf bis 15 Prozent aller Familien bedeutsame Pubertätskonflikte (Smetana et al. 2006). Schwerwiegende Störungen in der Beziehung zwischen Eltern und Kind haben ihre Wurzeln ohnehin schon in der mittleren Kindheit und persistieren in vielen Fällen über die Pubertät hinaus (Loeber et al. 2000).

Die Adoleszenz verläuft jedoch nicht ohne Spannungen zwischen Eltern und Jugendlichen (◘ Abb. 6.18): Auseinandersetzungen treten in der Regel zu Beginn sowie im mittleren Jugendalter auf und werden oft mit einer hohen Emotionalität ausgetragen. Streitereien zwischen Eltern und Kindern finden sich allerdings nicht häufiger als Spannungen zwischen den Eltern selbst (Laursen et al. 1998). Konflikte mit den Eltern sind ein typisches Reifungsphänomen der Jugendlichen auf ihrem Weg in die Autonomie. Oft realisieren die Eltern dabei nicht, wie stark sich die Bedürfnisse ihrer jugendlichen Kinder verändert haben. Dabei entsteht eine komplexe Wechselwirkung zwischen den Entwicklungsveränderungen der Jugendlichen, den dadurch verursachten Verunsicherungen bei den Eltern und deren Reaktionen, die nicht dem Entwicklungsstand ihres Kindes angepasst sind.

Die Konflikte nehmen mit fortschreitendem Alter aber ab, weil die Jugendlichen ihre Eltern immer weniger um Rat fragen oder bei ihren Entscheidungen miteinbeziehen. Gewisse Spannungen in der Eltern-Kind-Beziehung während der Adoleszenz können auch förderlich für die Entwicklung in der Adoleszenz sein (Allen et al. 1994): So lernen Jugendliche durch das Aushandeln von Regeln und Argumentieren innerhalb der Familie eine Streitkultur, die die Integration in die Gruppen mit Gleichaltrigen erleichtert. Auseinandersetzungen mit den Eltern erhöhen auch das Selbstwertgefühl von Jugendlichen und schützen sie bis zu einem gewissen Grad vor negativen Entwicklungen.

Die Beziehung zwischen Jugendlichen und ihren Eltern wird durch zahlreiche Faktoren wie beispielsweise den sozioökonomischen Status der Familie oder auch den Erziehungsstil geprägt. So zeigen sich vermehrt Konflikte in Familien mit einem autoritären und kontrollierenden Erziehungsstil und weniger Spannungen bei einem autoritativen Stil (▶ Kap. 2). Eine Reihe von Untersuchungen hat bestätigt, dass ein autoritativer Erziehungsstil auch in der Pubertät den Entwicklungsverlauf von Jugendlichen eher begünstigen kann (Pinquart 2017).

Generell ist die Erziehung von Adoleszenten eine große Herausforderung: So müssen die Eltern ein Gleichgewicht zwischen ihrer Kontrolle und dem jugendlichen Drang nach Autonomie finden. Die Jugendlichen müssen die Gelegenheit erhalten, neue Erfahrungen unabhängig von den Eltern zu machen. Gleichzeitig müssen dabei entstehende Risiken in Grenzen gehalten werden. Studien

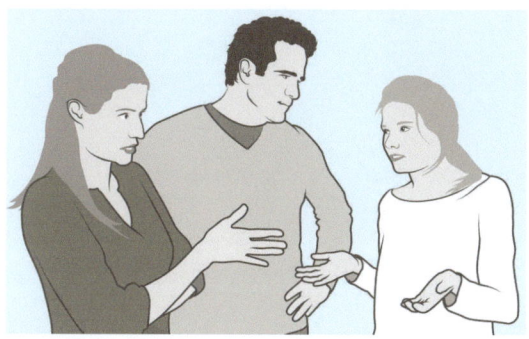

◘ Abb. 6.18   Familiäre Konfliktsituationen

belegen, dass der Zeitpunkt durchaus relevant ist, in welchem Alter den Jugendlichen Autonomie gewährt und das elterliche Monitoring reduziert werden kann (Pavlova et al. 2011). So zeigt sich, dass eine zu frühe Autonomiegewährung – zum Beispiel hinsichtlich des abendlichen Ausganges – zu Problemverhalten, Schulschwierigkeiten, Drogenmissbrauch und Beziehungsstörungen führen kann. Aber auch wenn die Autonomie über die abendlichen Aktivitäten zu spät gewährt wird, zeigen sich Nachteile – wie beispielsweise negative Gefühle gegenüber den Eltern und Beziehungsprobleme mit Gleichaltrigen. Jugendliche, die im Alter zwischen 16 und 18 Jahren im Rahmen ihrer Freizeitaktivitäten am Abend selbstständig werden, scheinen hingegen eher günstige Entwicklungsverläufe zu zeigen (Pavlova et al. 2011).

Die Erziehung in der Adoleszenz wird auch dadurch erschwert, dass die Jugendlichen den Eltern immer weniger Einblick in ihre Aktivitäten gewähren. Wie gut Bezugspersonen über den Alltag ihrer Kinder informiert sind, hängt davon ab, wie offen und ehrlich sich diese gegenüber den Eltern verhalten und wie vertrauensvoll die Beziehung ist. Das elterliche Verhalten ist denn auch stark abhängig von den Jugendlichen selbst. So löst ein problematisches Verhalten bei Eltern in vielen Fällen autoritäre Reaktionen aus, die in der Folge zu einem wechselseitigen Teufelskreis zwischen Strafen und Problemverhalten führen können. Erst gegen Ende der Adoleszenz entsteht eine wechselseitige Beziehung zwischen den Eltern und dem jungen Erwachsenen auf Augenhöhe.

Auch wenn in der Adoleszenz neue Beziehungen außerhalb der Familie immer bedeutsamer werden, bleiben die Eltern dennoch wichtige Vertrauenspersonen. Jugendliche sind in ihrem Streben nach Unabhängigkeit auf die Unterstützung der Familie angewiesen. Sie brauchen dazu vor allem Gelegenheiten für Gespräche und den Rückhalt bei vertrauten Erwachsenen, die aber nicht versuchen sollten, sie in ihrem Denken, ihren Gefühlen und Zielen zu beeinflussen.

6.5.5 Neue Beziehungen: Gleichaltrige, Freunde und Liebesbeziehungen

Die zwischenmenschlichen Erfahrungen und die Beziehungen von Jugendlichen werden im Verlauf der Entwicklung immer reichhaltiger. Während **Freundschaften** in der mittleren Kindheit hauptsächlich durch Kameradschaft und Ähnlichkeit von Interessen charakterisiert sind (Furman und Buhrmester 1992), werden sie in der Adoleszenz als Beziehungen verstanden, die trotz Unstimmigkeiten und Konflikten über die Zeit bestehen bleiben. Dabei akzeptieren Jugendliche bei ihren Freunden auch Eigenheiten, die nicht zu ihren eigenen Vorstellungen passen oder ihnen sogar missfallen (Selman 1981).

Freunde sind in der Jugendzeit also wichtiger denn je (◘ Abb. 6.19). So berichten nur zehn Prozent aller Jugendlichen, dass sie keinen Freund oder Freundin haben (Albert et al. 2010). Sogar solche, die häufig am Computer sitzen und scheinbar wenig soziale Kontakte pflegen, zählen ähnlich viele Freundschaften und Liebesbeziehungen wie diejenigen Adoleszenten, die eine weniger intensive Mediennutzung zeigen.

Tatsächlich fühlen sich Jugendliche am wohlsten, wenn sie mit ihren Freunden zusammen sind (Larson und Richards 1991). So zeigen viele Studien, dass Freundschaften die psychische Gesundheit, das Selbstwert-

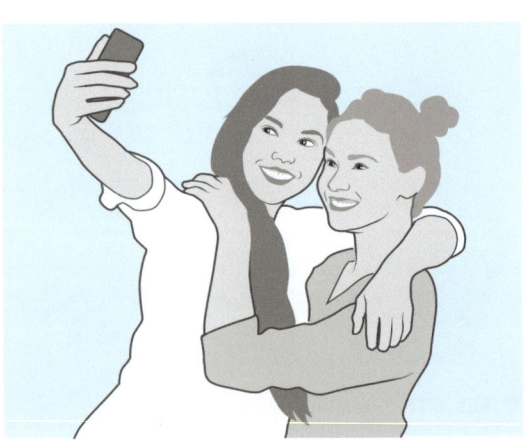

◘ Abb. 6.19 Bedeutung von Freundschaften

gefühl, ja sogar die schulischen Leistungen positiv beeinflussen und vor Mobbing sowie Ausgrenzung schützen (Hodges et al. 1999). Alleinsein beeinträchtigt das Wohlbefinden eines Jugendlichen hingegen stark.

Viele Jugendliche erleben die Ablösung von den Eltern als spannungs- und konfliktgeladen, weil sie zwar durchaus selbstständig werden, aber noch finanziell und rechtlich von den primären Bezugspersonen abhängig sind. In diesem Spannungsfeld finden Jugendliche bei Gleichaltrigen entsprechende Gleichgesinnte. Die Beziehungen zwischen Jugendlichen untereinander sind im Gegensatz zur Eltern-Kind-Beziehung durch Gleichberechtigung gekennzeichnet. Es gibt in der Regel keine Hierarchie zwischen den Jugendlichen; vielmehr werden die Regeln, Normen und Werte einer Gruppe von Gleichaltrigen gemeinsam erarbeitet und immer wieder modifiziert.

Freundschaften mit Gleichaltrigen sind in der Adoleszenz durch drei besondere Eigenschaften charakterisiert:

Geborgenheit und Zuwendung: Jugendliche gehen mit denjenigen Gleichaltrigen eine enge Freundschaft ein, die ihnen Geborgenheit und Zuwendung geben. Diese emotionale Sicherheit haben sie bisher von den Eltern erhalten (Largo 2012). Die Erwartungen, die sie dabei an ihre Freunde stellen, sind nicht geringer als diejenigen, die sie bisher an die Eltern richteten: Freunde müssen verlässlich, vertraut und verfügbar sein. Diese Voraussetzungen führen dazu, dass sie ihnen ihre innersten Gedanken und intimsten Gefühle mitteilen. Das Bedürfnis nach Geborgenheit ist wie im Säuglingsalter und der frühen Kindheit jedoch sehr unterschiedlich. Während die einen Jugendlichen nicht ohne ihre Freundin oder ihren Freund auskommen können, gibt es auch solche, die weniger Kontakt suchen und gerne auch für eine gewisse Zeit allein sind.

> **Verlässlichkeit, Vertrautheit und Verfügbarkeit**
>
> Es gilt – wie im Säuglingsalter und in der frühen Kindheit – auch in der Adoleszenz, dass sich Jugendliche bei Freunden genauso aufgehoben fühlen wollen wie als Kind bei den Eltern. Voraussetzung dafür ist, dass ihre Freunde verlässlich, verfügbar und vertraut sind.

Soziale Akzeptanz: Jugendliche wollen als Personen mit ihrer Erscheinung, ihren Fähigkeiten und Leistungen von den Gleichaltrigen akzeptiert sein. Sie fordern eine entsprechende soziale Anerkennung (Largo 2012). Sie reagieren empfindlich auf die Einschätzung ihrer Stärken und Schwächen. Die meisten Jugendlichen sind dauernd bemüht, zu gefallen, und reagieren sehr sensibel auf Ablehnung und Verlust. Das Schlimmste, was Jugendlichen zustoßen kann, ist, von den Gleichaltrigen nicht akzeptiert zu werden. Das Ausmaß ihrer Verzweiflung ist mit dem Verlassenheitsgefühl eines Kindes vergleichbar, das sich von den Eltern abgelehnt fühlt.

Loyalität: Die Jugendlichen fordern – besonders in der frühen Adoleszenz – von ihren Freunden absolute Loyalität. Ihre Freunde müssen sich für sie ohne jegliche Vorbehalte einsetzen. Sie dürfen sich nicht Anderen zuwenden oder sie sogar verlassen (Buhrmester 1998). Dafür vertrauen die Jugendlichen ihren engen Freunden die größten und intimsten Geheimnisse an und verlangen, dass sie diese auf keinen Fall weitererzählen. Jugendliche – besonders auch Mädchen – betrachten ihre Freundschaften deshalb als sehr exklusiv.

Gleichaltrige sind zwar meist in Gruppen miteinander verbunden, sie müssen dabei aber nicht zwingend eng befreundet sein. Eine enge Freundschaft ist in der Jugendzeit dadurch charakterisiert, dass die Jugendlichen ihre Sorgen, Nöte und Freuden teilen, Intimitäten austauschen und sich gegenseitig unterstützen (Selman 1981). Auch haben sie oft eine ähnliche Einstellung zur Schule, den gleichen Musikgeschmack oder zeigen einen identischen Kleidungsstil. Enge Freunde ähneln sich außerdem in Bezug auf das Alter und den sozioökonomischen Status der Familie.

Die neu entstandenen Beziehungen geben den Jugendlichen das Geborgenheitsgefühl, das sie während der Kindheit nur innerhalb

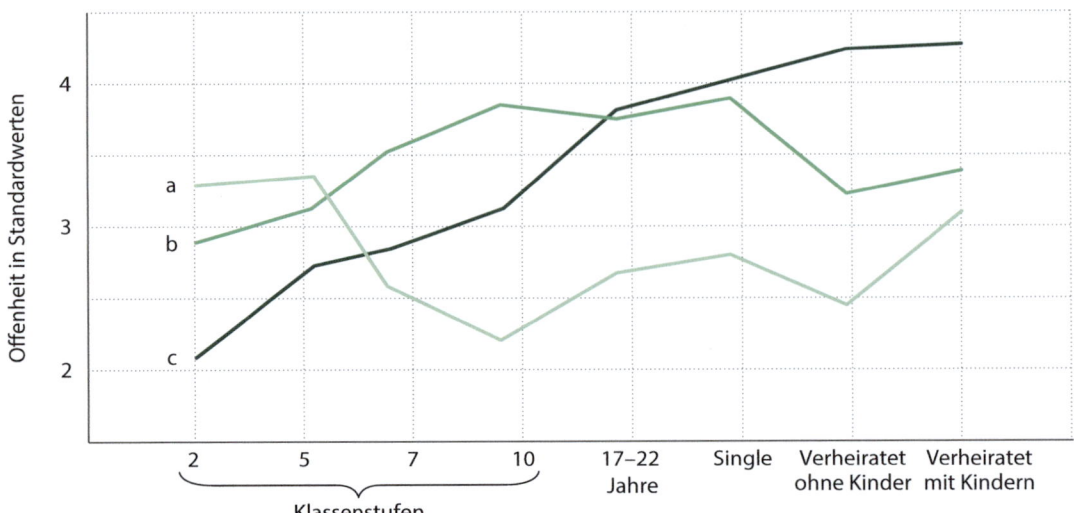

Abb. 6.20 Offenheit in verschiedenen Entwicklungsphasen. a Eltern, b Freunde, c Liebespartner. Nach Buhrmester 1998; mit freundlicher Genehmigung von © Cambridge University Press. All Rights Reserved

der Familie erlebt haben. Die Freunde von Jugendlichen unterscheiden sich nicht nur in qualitativer Hinsicht von den Kameraden im mittleren Kindesalter: Die Freundschaftsbeziehungen im Jugendalter können mit dem Grad der Offenheit gegenüber anderen Menschen auch quantitativ gemessen werden (Buhrmester 1998). **Abb. 6.20** zeigt, wie stark sich Jugendliche im Verlauf der Pubertät ihren Eltern verschließen. Die Bereitschaft nimmt stark ab, intime Gefühle und besondere Erfahrungen mit den Eltern auszutauschen. Die Jugendlichen gehen emotional auf Distanz zu ihren Eltern. Im Gegenzug wachsen Vertrauen und Offenheit zu den Freunden immer mehr; mit ihnen gehen die Jugendlichen vertrauensvolle Beziehungen ein. Erst im Erwachsenenalter werden die Eltern bis zu einem Grad wieder zu Vertrauenspersonen ihrer Kinder – insbesondere, wenn diese eigene Kinder bekommen. Im jungen Erwachsenenalter übernimmt dann die Partnerin bzw. der Partner die Rolle als beste(r) Freund(in) eines Menschen und pflegt mit diesem die engste Beziehung (Buhrmester 1998).

Im Verlauf der frühen Adoleszenz nimmt die Bedeutung der Gruppe für die Jugendlichen immer mehr zu. Dabei organisieren sie sich häufig in **Cliquen** mit vier bis sechs Mitgliedern, die gemeinsame Vorstellungen und Normen für Aussehen, Verhaltensweisen oder Interessen entwickeln. Die Cliquen von Gleichaltrigen schaffen oft auch eine eigene Sprache, um sich auf diese Weise von den Erwachsenen und anderen Gruppen abzugrenzen. Diese **gemeinsame Sprache** stärkt das Gefühl der Zusammengehörigkeit zwischen Jugendlichen. Typischerweise sind sich die Adoleszenten einer Clique sehr ähnlich: Einerseits, weil sie ihre Freunde gezielt auswählen („Gleich und Gleich gesellt sich gern"), und andererseits, weil durch die Freundschaften mit der Zeit ähnliche Haltungen übernommen werden und die Clique dadurch immer homogener wird.

Von außen wirken die Jugendlichen in einer Gruppe Gleichaltriger häufig wenig beeinflussbar und nicht kontrollierbar, was bei Eltern und anderen Bezugspersonen Sorgen und Ängste auslösen kann. Tatsächlich kann die Dynamik in einer Gruppe verstärkt zu riskantem Verhalten von Jugendlichen führen. Sie sind sich dabei in der Regel der Gefahren bewusst. Aber wenn ihnen beispielsweise Cannabis angeboten wird, dann ist ihnen wichtiger, was die Gleichaltrigen in der Clique über sie denken und weniger, welche möglichen Auswirkungen das Rauchen von Cannabis auf ihre Gesundheit hat. Die Jugendlichen treffen ihre Entscheidungen in solchen Momenten nicht aufgrund einer Abwägung der Folgen ihres Handelns, sondern eher aus Furcht, aus der Gruppe ausgeschlossen zu werden. Der Drang nach sozialer Akzeptanz und emotionalen Erlebnissen ist in diesen Situationen oft stärker als die vernünftige Abwägung von möglichen negativen Folgen (▶ Abschn. 6.6).

Die Freundschaften und auch die Gruppen von Gleichaltrigen sind in der mittleren Kindheit strikt geschlechtergetrennt: Die Mädchen spielen zusammen mit anderen Mädchen, Jungen organisieren sich in Jungengruppen. Erst mit Eintritt in die Pubertät nehmen die Beziehungen zwischen den Geschlechtern immer mehr zu. Dabei spiegeln Sprüche und Neckereien gegenüber dem anderen Geschlecht sowie Gerüchte darüber, wer wen liebt, das unterschwellige Interesse am anderen Geschlecht wider. Diese spielerischen Annäherungen sind ein Übungsfeld für die ersten **romantischen Liebesbeziehungen**. Trotzdem überwiegen in der frühen Adoleszenz nach wie vor die gleichgeschlechtlichen Freundschaften. Mädchenfreundschaften basieren dabei eher etwas mehr auf gegenseitigem Vertrauen, während sich die Jungen besonders auf gemeinsame Aktivitäten und Wettbewerb abstützen (Hall 2011). Entsprechend hängt das Selbstwertgefühl von Mädchen vor allem von ihren sozialen Beziehungen ab, während die Jungen sich eher über Leistungserfolge definieren.

> **Von der Freundschaft zur Liebesbeziehung (nach Brown 1999)**
> **Anfangsphase (11–13 Jahre):** Es zeigen sich erste Begegnungen zwischen Jungen und Mädchen von meist kurzer Dauer. Neckereien, spielerische Annäherungen oder auch Augenkontakt aus der Ferne stehen im Vordergrund.
> **Statusphase (14–16 Jahre):** Verabredungen werden bevorzugt mit besonders beliebten oder attraktiven Partnern gemacht. Es wird ein Partner gesucht, der von der Gruppe anerkannt ist. Es muss sozusagen der „richtige" Partner sein. Diese frühen Beziehungen dauern in der Regel sechs bis zwölf Monate.
> **Affektphase (17–20 Jahre):** Verabredungen erfolgen in dieser Phase zunehmend als Paar. Die Beziehung wird exklusiver und intimer. Gleichaltrige spielen eine weniger wichtige Rolle. Der Partner wird häufig idealisiert und zur wichtigsten Vertrauensperson. Die Dauer dieser Beziehungen beträgt in der Regel ein bis zwei Jahre.
> **Bindungsphase (21–24 Jahre):** Die Beziehung soll in dieser Phase dauerhaft erhalten bleiben und später allenfalls zur Gründung einer Familie führen. Die Partnerschaft wird realistischer eingeschätzt. Es wird ein Gleichgewicht zwischen Nähe und Unabhängigkeit gesucht.

Das Interesse am anderen Geschlecht wächst mit Eintritt in die Pubertät. Die Jugendlichen erfahren die eigenen körperlichen Veränderungen und spüren dabei die ersten sexuellen Bedürfnisse. Sie versuchen zunächst, das (in den meisten Fällen) andere Geschlecht mit Annäherungen zu gewinnen. Es entstehen kurze, noch wenig stabile Beziehungen zwischen Jungen und Mädchen (Brown 1999). Erst mit der Zeit entwickeln sich länger dauernde, romantische Paarbeziehungen, die die Freundschaften mit anderen Gleichaltrigen allmählich ersetzen.

Studien zeigen, dass zehn Prozent der 12- bis 14-Jährigen, 25 Prozent der 15- bis 17-Jährigen und fast jeder zweite Jugendliche im Alter zwischen 18 und 21 Jahren eine Liebesbeziehung hat, wobei Mädchen etwas vermehrt über romantische Partnerschaften berichten als Jungen. Grund dafür mag die etwas fortgeschrittene körperliche Entwicklung der Mädchen im Vergleich zu den Jungen sein (Seiffge-Krenke 2003; Albert et al. 2010). Je jünger ein Jugendlicher ist, desto kürzer dauern die Liebesbeziehungen. Bei den ersten Partnerschaften stehen hauptsächlich das Selbstwertgefühl und weniger die Suche

Tab. 6.3 Prozentsatz der Jugendlichen mit erstem Geschlechtsverkehr (nach Hessling und Bode 2017)

Alter (Jahre)	Mädchen/Frauen	Jungen/Männer
14	6	3
15	22	18
16	45	35
17	65	55
18	82	63
19	90	70
20	89	81
21	95	85

nach Geborgenheit oder nach sexuellen Aktivitäten im Vordergrund. Tatsächlich ist eine Beziehungsdauer von einer gewissen Zeitspanne nötig, damit überhaupt ein tiefes Vertrauen zwischen einem Jungen und einem Mädchen entstehen kann (Fraley und Davis 1997).

Sexuelles Verhalten in der Adoleszenz beginnt zunächst mit Küssen und Petting; erst im Verlauf einer romantischen Beziehung kommt es zum Geschlechtsverkehr. Allerdings zeigen die sexuellen Aktivitäten bei den Jugendlichen eine sehr große interindividuelle Variabilität. Einschränkend muss erwähnt werden, dass die Erfassung des sexuellen Verhaltens bei Jugendlichen in den meisten Fällen mittels Fragebogen oder durch ein Interview erfolgt und deshalb die Angaben mit gewissen Ungenauigkeiten einhergehen. Aktuelle Studien zeigen, dass im Alter von 17 Jahren etwa 90 Prozent der Jugendlichen Erfahrungen mit Küssen und 70 Prozent mit Petting haben (Hessling und Bode 2017). Den ersten Geschlechtsverkehr erleben die Jugendlichen in unterschiedlichen Altern. Tab. 6.3 stellt die Häufigkeit des ersten Geschlechtsverkehrs zwischen 14 und 21 Jahren dar (Hessling und Bode 2017). Weil Mädchen den ersten Geschlechtsverkehr etwas früher haben als Jungen, sind die Werte separat für beide Geschlechter dargestellt. Der Beginn von sexueller Aktivität hängt wesentlich vom körperlichen Reifungstempo der Jugendlichen, aber auch von sozialen und kulturellen Faktoren ab. Zudem spielt die Entwicklung des Bindungs- und Beziehungsverhaltens eine große Rolle. Zwischen fünf und 15 Prozent der Jugendlichen berichten auch über gleichgeschlechtliche Erfahrungen.

Interessanterweise zeigt sich in den letzten Jahren eher ein Rückwärtstrend im Beginn von sexuellen Aktivitäten in der Adoleszenz. Die Jugendlichen werden also nicht immer jünger, auch wenn man das mit der immer früheren körperlichen Reife durchaus annehmen könnte. Im Gegenteil: Der Einstieg in das Sexualleben erfolgt immer später (Hessling und Bode 2017). Grund dafür ist, dass die Vertrautheit mit dem Partner in der aktuellen Generation von Jugendlichen wichtiger zu sein scheint als in früheren Zeiten, und darum der erste Geschlechtsverkehr in der Regel erst in einer vertrauensvollen und stabilen Beziehung erfolgt.

Die **sexuelle Orientierung** – die sexuelle Anziehung gegenüber einem gleich- oder andersgeschlechtlichen Partner – entwickelt sich im Verlauf der Adoleszenz, wobei sich viele Heranwachsende ihrer sexuellen Ausrichtung noch unsicher und entsprechend verunsichert sind (Bailey et al. 2016). Tatsächlich gibt es zwischen den beiden extremen Ausrichtungen – der Hetero- und der Homosexualität – ein Kontinuum mit einer großen Vielfalt. Studien zeigen, dass etwa zehn bis 15 Prozent der Jugendlichen im Verlauf der Adoleszenz gleichgeschlechtliche körperliche Erfahrungen machen, Mädchen etwas häufiger als Jungen (Hessling und Bode 2015). Schließlich entwickeln etwa fünf Prozent der Adoleszenten bis in das junge Erwachsenenalter eine nicht-heterosexuelle Orientierung. Die sexuelle Ausrichtung wird zu einem großen Teil mit neurobiologischen und genetischen

Bedingungen in Verbindung gebracht – und weniger mit sozialen Voraussetzungen (Bailey et al. 2016). Gesellschaftliche Entwicklungen haben in den letzten Jahrzehnten dazu geführt, dass gleichgeschlechtliches Verhalten eher akzeptiert wird als früher.

Diejenigen Jugendlichen, die eher früh sexuelle Aktivitäten aufnehmen (vor dem Alter von 15 Jahren) zeigen etwas vermehrt Verhaltensauffälligkeiten, psychische Störungen oder Drogenmissbrauch und sind in ihrer körperlichen Reife in der Regel fortgeschritten. Auch Schulschwierigkeiten, weniger Beziehungserfahrungen oder ein geringeres elterliches Monitoring führen zu einer früheren Aufnahme von sexuellen Aktivitäten (Zimmer-Gembeck et al. 2001).

Bei der **Aufklärung über Sexualität** und Verhütung spielt die Mutter – besonders bei den Mädchen – und auch in einem geringeren Maße der Vater nach wie vor noch eine gewisse Rolle. Allerdings hat in den letzten Jahren die Aufklärung in Schulen und besonders über das Internet stark an Bedeutung zugenommen (Hessling und Bode 2017). Dass Aufklärung weniger eine Sache der Eltern ist, erkennt man auch daran, dass die Jugendlichen ihren Eltern kaum anvertrauen, wann sie das erste Mal Geschlechtsverkehr hatten. So informieren nur 37 Prozent der Mädchen ihre Mutter und vier Prozent ihren Vater, während neun Prozent der Jungen ihre Mutter und zehn Prozent ihren Vater in Kenntnis setzen. Im Gegensatz dazu berichten die Mädchen und Jungen zu 65 beziehungsweise 49 Prozent ihren Freunden über ihre sexuellen Erfahrungen. Diese Beobachtungen passen zum Umstand, dass generell die Offenheit gegenüber den Eltern ab- und entsprechend gegenüber Gleichaltrigen zunimmt (▶ Abschn. 6.5.4).

Im Verlauf der Adoleszenz ist allerdings das Bedürfnis, sich mit Gleichaltrigen in der Gruppe zu treffen, stetig rückläufig; die Partnersuche hingegen wird deutlich wichtiger. Romantische Partnerschaften bestimmen zunehmend das Beziehungsverhalten der Adoleszenten und Werte wie Liebe, Zugehörigkeit und gegenseitige Verantwortung werden immer bedeutungsvoller.

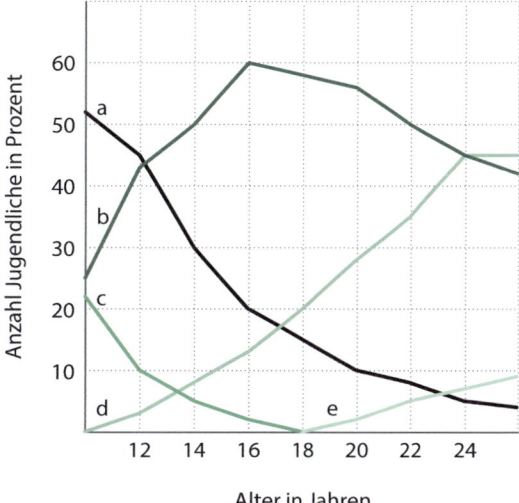

◘ **Abb. 6.21** Entwicklung der Moral nach Kohlberg. a Stufe 1 (Orientierung an Gehorsam und Strafe), b Stufe 2 (Orientierung an eigenen Interessen), c Stufe 3 (Orientierung an moralischen Erwartungen der Gruppe), d Stufe 4 (Orientierung an Recht und Ordnung), e Stufe 5 (Orientierung an einer universellen Ethik). Nach (Colby et al. 1983); mit freundlicher Genehmigung von © Wiley. All Rights Reserved

6.5.6 Das moralische Denken und Fühlen von Jugendlichen

Die kindlichen Moralvorstellungen sind zu Beginn der mittleren Kindheit mehrheitlich geprägt von Gehorsam und Strafe (entsprechend Piagets heteronomer Moral, ▶ Kap. 2, Stufe 1 in ◘ Abb. 6.21). Für ein fünfjähriges Kind beruht richtiges oder falsches Verhalten auf unveränderbaren Regeln, die von erwachsenen Bezugspersonen geschaffen werden. Diese **Verbotsmoral** drückt sich beispielsweise so aus, dass es aus Sicht des Kindes nicht erlaubt ist, einem Bettler Essen zu geben, wenn man es dafür stehlen muss.

Etwas später sind die moralischen Werte von Kindern hauptsächlich durch die eigenen Wünsche und Bedürfnisse geprägt, die sie auch anderen Personen zugestehen (Stufe 2 in ◘ Abb. 6.21). Gerecht bedeutet dann, dass jeder gleich viel erhält. Ein Kind, das etwas für eine andere Person macht, erwartet, dass es dafür auch etwas bekommt. Wenn es ein anderes Kind schlägt, dann wendet sich dieses von ihm ab – nach dem Prinzip „Wie du mir, so ich dir" (**Gerechtigkeitsmoral**, ▶ Kap. 2).

Bis zum Alter von zehn bis zwölf Jahren verändern sich die kognitiven und sprachlichen Voraussetzungen wie auch die Fähigkeiten zur Perspektivenübernahme so stark, dass die Jugendlichen diese beiden Formen der kindlichen Moralität überwinden. Sie gehorchen dann nicht mehr blind einer einzelnen Autorität, sondern beginnen, deren Werte und Normen zu hinterfragen und sich dagegen aufzulehnen, was oft zu Spannungen und Konflikten mit Erwachsenen führt. Die Adoleszenten werden dabei nicht selten als moralisch orientierungslos bezeichnet – insbesondere, wenn sie gegen gesellschaftliche Regeln verstoßen. Diese Wahrnehmung von Jugendlichen in der Gesellschaft widerspricht aber der Tatsache, dass sie sich durchaus an übergeordneten Vorstellungen und **ethischen Normen** orientieren. So schätzen sie beispielsweise die sozialen Beziehungen zu anderen Personen als bedeutsamer ein als persönliche Interessen, den Wunsch nach Selbstverwirklichung oder die eigenen Bedürfnisse (Albert et al. 2010). Für Jugendliche sind moralische Werte wie Gerechtigkeit also durchaus wichtig. Von einem generellen moralischen Wertezerfall der jungen Generation kann deshalb nicht gesprochen werden. Im Gegenteil: Viele Adoleszente und junge Erwachsene setzen sich für die Bekämpfung von Armut, für Frieden oder in jüngster Zeit ganz besonders auch für den Klimaschutz ein.

Kohlberg beschrieb die systematischen Veränderungen des moralischen Denkens vom Kindes- bis in das Erwachsenenalter im Detail (Kohlberg 1976). Nach seinem Modell der moralischen Entwicklung versuchen Jugendliche, gegenüber der Gruppe gut und gerecht zu handeln, weil sie den Drang nach sozialer Anerkennung verspüren. Sie übernehmen die sozialen Regeln der Clique, zu der sie sich zugehörig fühlen, und passen sich an (Stufe 3, ◘ Abb. 6.21). Als gerecht werden von den Jugendlichen also diejenigen Handlungen gewertet, die auch von der Gruppe gutgeheißen werden. Später argumentieren die meisten, dass es ebenso wichtig sei, seine Pflichten zu erfüllen und die entsprechenden Regeln der Gesellschaft zu befolgen, um die soziale Ordnung aufrecht zu erhalten. Sie handeln dabei nach dem **Prinzip von Recht und Ordnung** (Stufe 4, ◘ Abb. 6.21). Es werden all jene Handlungen als gerecht eingestuft, die den gesellschaftlichen Konventionen folgen.

Auf der höchsten Stufe der moralischen Entwicklung nach Kohlberg handeln die Jugendlichen nach **universellen ethischen Grundsätzen,** die durch moralische Werte wie Gerechtigkeit und individuelle Freiheit für alle Menschen charakterisiert sind (Stufe 5, ◘ Abb. 6.21). Nicht alle Jugendlichen und Erwachsenen erreichen diese Stufe; die meisten orientieren ihre Moralvorstellungen an den Prinzipien für Recht und Ordnung. Mit anderen Worten: Das ethische Bewusstsein ist nicht bei allen Jugendlichen gleich ausgeprägt; es zeigt sich vielmehr eine große interindividuelle Variabilität in den Vorstellungen über Freiheit, Gerechtigkeit und Fürsorge.

Dieser stufenweise Entwicklungsverlauf wurde allerdings auch kritisiert, weil die von Kohlberg beschriebenen Dilemmata künstlich konstruiert waren und die Wirklichkeit nur ungenügend abbildeten (▶ Kap. 2). Tatsächlich ist das reale Leben viel komplexer. So kommt es auf die konkrete Situation und auf die Art der Beziehung der beteiligten Personen an, ob und in welchem Ausmaß welche moralischen Grundsätze ein Jugendlicher anwendet. So ist es für ihn gerecht, wenn ein Freund, der finanzielle Probleme hat, Geld erhält (**Fürsorgemoral**). Von einem Fremden erwartet er hingegen, dass er für Geld eine gewisse Leistung erbringt (**Gerechtigkeitsmoral**). Das moralische Denken von Jugendlichen ist also außerordentlich vielschichtig und zeigt eine große Variabilität sowie Heterogenität.

▶ **Fallbeispiel: Moralische Vorstellungen zweier Jugendlicher**

Die 13-jährige Franziska und der 17-jährige Jakob – ein Geschwisterpaar – wurden gefragt, welchen Zweck Gesetze haben. Franziska antwortete, dass Gesetze wichtige Regeln seien, die man einhalten müsse, damit die Ordnung erhalten bleibe. Diese Regeln seien vom Staat gemacht worden. Gäbe es keine Gesetze, könnten Menschen einfach wahllos andere Menschen töten. Gesetze würden auch verhindern, dass Leute stehlen. Bei Franziska zeigt sich also das Prinzip von Recht und Ordnung. Ihr älterer Bruder hingegen verfügt bereits über eine sehr viel differenziertere Vorstellung von der Bedeutung der Gesetze. Diese seien staatlich festgelegte Regeln, die von demokratisch gewählten Politikern beschlossen würden. Sie seien wichtig für unsere Sicherheit. Gesetze würden dafür sorgen, dass andere Menschen respektiert werden und keinen Schaden erleiden. Es sei auch das Ziel von Gesetzen, dass jeder die Möglichkeit habe, sein Leben so zu führen, wie er möchte, ohne dass er die Freiheit Anderer einschränke. Jakobs moralische Haltung basiert eher auf grundlegenden ethischen Werten wie Autonomie und individuelle Freiheit. ◄

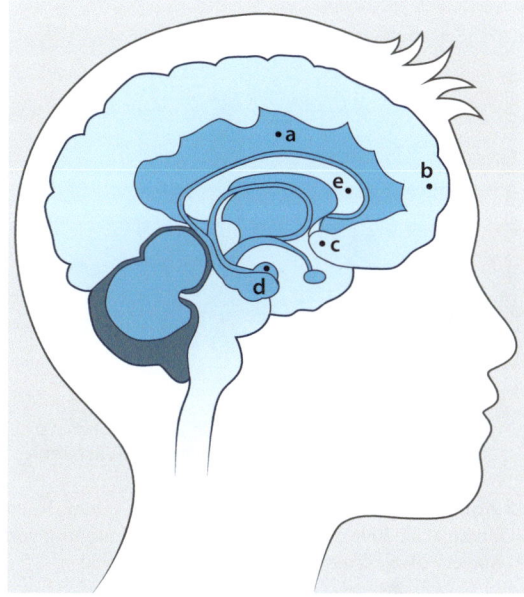

Abb. 6.22 Limbisches System. **a** Anteriore Gürtelwindung (Gyrus cinguli), **b** Präfrontaler Kortex, **c** Nucleus accumbens, **d** Amygdala, **e** Striatum

6.6 Das Gehirn im Reifungsprozess: eine Zeit der Emotionalität und Selbstreflexion

Die hormonellen Veränderungen zu Beginn der Pubertät lösen eine Reihe von Entwicklungsprozessen im Gehirn aus (Dahl et al. 2018). So reifen besonders die Regionen in den tieferliegenden Hinstrukturen wie beispielsweise im Mittel- und Zwischenhirn, wo das sogenannte **limbische System** liegt (◘ Abb. 6.22). Dieses neuronale Netzwerk ist für die Entstehung von Gefühlen, Lust und Motivation von zentraler Bedeutung und wird vor allem über den Neurotransmitter Dopamin reguliert (Blakemore 2008).

Zahlreiche neurowissenschaftliche Studien konnten zeigen, dass Jugendliche in emotional aufregenden Situationen eine erhöhte Aktivität im **Mandelkern (Amygdala)** aufweisen, der an der Gefühlswahrnehmung beteiligt ist. Auch ruft die Aussicht auf eine Belohnung bei Jugendlichen einen deutlich höheren Blutfluss im Nucleus accumbens hervor als bei Kindern und Erwachsenen. Diese Kernstruktur im unteren Vorderhirn nimmt eine zentrale Rolle im neuronalen Belohnungssystem ein, reguliert über Dopamin die Glücksgefühle und ist an der Entstehung von Sucht beteiligt. ◘ Abb. 6.23 zeigt die Aktivierung im Nucleus accumbens in einer funktionellen Magnetresonanzaufnahme während eines Belohnungsexperimentes bei Kindern, Jugendlichen und Erwachsenen (Galvan et al. 2006).

Weitere Befunde deuten darauf hin, dass diejenigen Hirnregionen in der Adoleszenz besonders stark aktiviert werden, die an der Selbstreflexion beteiligt sind. So konnte man zeigen, dass der mittlere Teil des Stirnhirns und der vordere Teil der Gürtelwindung (Gyrus cinguli, ◘ Abb. 6.22) bei Jugendlichen stärker aktiviert wird, wenn sie über sich selbst nachdenken, als dies bei Erwachsenen der Fall ist (Blakemore 2008; Somerville et al. 2013). Adoleszente reflektieren also möglicherweise bewusster als Erwachsene über das eigene Ich. Bei Erwachsenen findet die Selbstreflexion denn auch in anderen Hirnregionen statt und scheint ein eher automatisierter Prozess zu sein (Blakemore 2008).

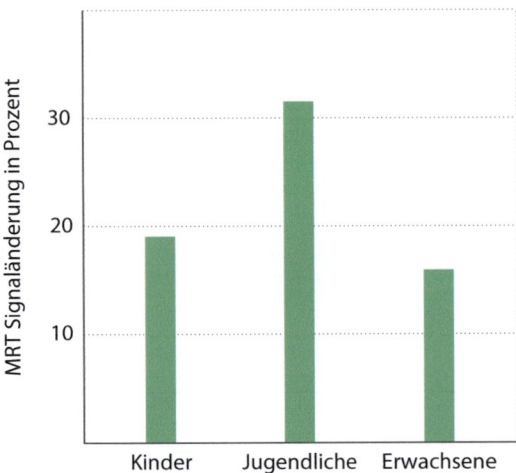

Abb. 6.23 Aktivierung im limbischen System. Nach (Galvan et al. 2006); mit freundlicher Genehmigung von © Society of Neuroscience. All Rights Reserved

Zahlreiche Studien zeigen also, dass das limbische System und weitere neuronale Netzwerke in der Adoleszenz empfindlicher sind als im Erwachsenenalter und diese erhöhte Sensibilität durch die hormonellen Veränderungen in der Pubertät ausgelöst wird (Blakemore 2008). Es ist aus einem neurowissenschaftlichen Blickwinkel also durchaus erklärbar, warum die Reaktionen von Jugendlichen von so hoher Emotionalität geprägt sind und sie ein derart starkes Bedürfnis nach Selbstdarstellung und außergewöhnlichen Erlebnissen haben.

Neben diesen Veränderungen in den tieferliegenden, phylogenetisch alten Hirnstrukturen zeigen sich im Verlauf der Adoleszenz ebenso Entwicklungsprozesse im vordersten Teil der Hirnrinde, im **präfrontalen Kortex** oder Stirnhirn. So werden in dieser Hirnregion die Hälfte aller bisher gebildeten Synapsen – den Verbindungen zwischen den Nervenzellen – eliminiert und die Nervenzellen mit einer Myelinscheide umhüllt (▶ Kap. 2). Der gezielte Abbau von Verbindungen im Stirnhirn und die verbesserte Nervenleitung führen zu einer Steigerung der Effizienz der neuronalen Netzwerke und haben eine direkte Auswirkung auf das Verhalten und die Fähigkeiten der Jugendlichen.

Das Stirnhirn ist aus evolutionsbiologischer Sicht die jüngste Hirnregion. Tiere haben ebenfalls ein Stirnhirn, aber kein Lebewesen hat einen so großen und komplex aufgebauten präfrontalen Kortex wie der Mensch (Diamond 2002). Etwa 25 Prozent des gesamten menschlichen Hirnvolumens nimmt das Stirnhirn ein. Bei Primatenaffen beträgt dieser Anteil lediglich 15 Prozent, bei Hunden sieben Prozent und bei Katzen nur vier Prozent. Der präfrontale Kortex des Menschen hat sich in den letzten Jahrtausenden immer stärker differenziert und erlaubt dem modernen Menschen, in komplexen Gesellschaften zu leben. So ermöglicht das Stirnhirn **flexibles Denken** und integriert sensorische, motorische, sprachliche und kognitive Funktionen. Der präfrontale Kortex ist also wesentlich an der **Entscheidungsfindung** und **Handlungsplanung** beteiligt. Außerdem verhindert das Stirnhirn unangebrachtes Verhalten, indem es impulsive oder automatisierte Aktivitäten unterdrücken kann.

Bedeutung des Stirnhirns

Die Rolle des Stirnhirns für das menschliche Verhalten wurde mit dem Fall von Phineas Gage (1823–1860) bekannt (Damasio et al. 1994). Dieser erlitt als Gleisarbeiter 1848 einen schweren Unfall, bei dem ihm durch eine verunglückte Sprengung eine dicke Eisenstange durch den Schädel getrieben wurde; eine schwere Verletzung des präfrontalen Kortex war die Folge. Er überlebte den Unfall und war nach Angaben seines Arztes nach wenigen Wochen wieder gesund; auch seine intellektuellen und motorischen Fähigkeiten waren völlig intakt. Allerdings kam es nach dem Unfall zu schweren Persönlichkeitsveränderungen. Aus dem zuvor umgänglichen und zuverlässigen Gage wurde ein launenhafter, jähzorniger, impulsiver und unzuverlässiger Mensch. Diese Veränderungen deuteten auf die wichtige Bedeutung des Stirnhirns für die Handlungsplanung, Selbstregulation und Hemmung von impulsiven Handlungen hin.

Die späte Reifung des präfrontalen Kortex führt dazu, dass Jugendliche gewisse Fähigkeiten erst im Verlauf der Adoleszenz effizient lernen können. Tatsächlich haben wissenschaftliche Experimente gezeigt, dass sich höhere kognitive Leistungen zu einem relativ späten Zeitpunkt entwickeln (Knoll et al. 2016). So sind Jugendliche erst nach dem Alter von 16 Jahren in der Lage, komplexe abstrakte Denkaufgaben und mathematische Regeln zu lernen, weil das Stirnhirn dann ein entsprechendes Reifestadium erreicht hat. Mit anderen Worten: Die Lernfähigkeit ist nicht nur im frühen und mittleren Kindesalter hoch und nimmt dann ab; auch in der Adoleszenz finden noch große Lernfortschritte statt (▶ Kap. 2).

In den letzten Jahren wurden verschiedene Modelle beschrieben, die das typische Verhalten von Jugendlichen aufgrund der Entwicklungsveränderungen des Gehirns erklären können (◘ Abb. 6.24 und 6.25). Die Modelle begründen adoleszentes Verhalten mit dem unterschiedlichen Entwicklungstempo in denjenigen Hirnarealen, die die Emotionen steuern, den Drang nach Belohnungen auslösen und das Verhalten kontrollieren.

Im **Modell der zwei Systeme** (Dual Systems Model, (Steinberg et al. 2008)) wird das jugendliche Verhalten mit der Suche nach Sensationen und riskanten Entscheidungen aufgrund der Wechselwirkungen der zwei neurobiologischen Systeme erklärt – dem limbischen System mit Amygdala, Striatum und Nucleus accumbens sowie dem kognitiven Kontrollsystem im präfrontalen Kortex (◘ Abb. 6.22). Mit Beginn der Pubertät führt der Anstieg der Aktivität von Dopamin im limbischen System zu einer Zunahme von sensationssuchendem und risikoreichem Verhalten, während das kognitive Kontrollsystem im präfrontalen Kortex noch nicht ausgereift ist. Die fehlende Übereinstimmung in der Entwicklung dieser beiden Systeme führt zum Adoleszenz-typischen Verhalten (◘ Abb. 6.24).

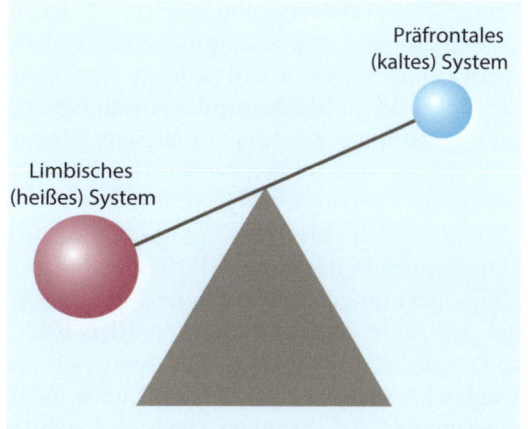

◘ **Abb. 6.24** Zweisystem-Modell. Nach Steinberg et al. 2008. Aus Galvan 2017; mit freundlicher Genehmigung von © Cambridge University Press. All Rights Reserved

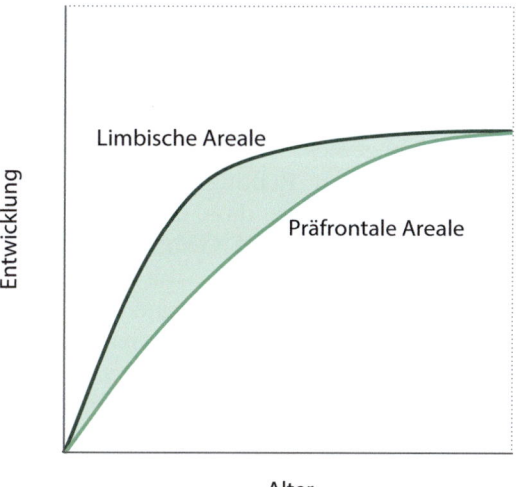

◘ **Abb. 6.25** Ungleichgewichts-Modell. Nach Casey et al. 2008. Aus Galvan 2017; mit freundlicher Genehmigung von © Cambridge University Press. All Rights Reserved

Das **Modell des Ungleichgewichtes** (Imbalance Model, (Casey et al. 2008)) beschreibt die Entwicklungsveränderungen stärker in der neurochemischen, strukturellen und funktionellen Zusammensetzung des Gehirns während unterschiedlicher Phasen (◘ Abb. 6.25). Das Ungleichgewicht in diesen Prozessen führt dazu, dass Hirnregionen, die am Belohnungsverhalten beteiligt sind (der Nucleus accumbens und das Striatum), eine stärkere Aktivierung zeigen als diejenigen Regionen, die für die Verhaltenskontrolle zuständig sind (der präfrontale Kortex). In diesem Modell sind also die neuronalen Netzwerke noch ungenügend aufeinander abgestimmt.

Die beiden Modelle besagen, dass die Handlungen in der ersten Hälfte des Jugendalters bevorzugt emotional und motivational gesteuert sind und die kognitive Kontrolle noch ungenügend ist. Es zeigt sich ein **Ungleichgewicht** zwischen der Suche nach aufregenden Erfahrungen sowie der Selbstregulation. Eine Konsequenz davon ist, dass bei großer Erregung und emotionalen Reizen die Wahrscheinlichkeit höher ist, dass Gefühle – und weniger rationale Entscheidungen – die Handlungen beeinflussen. Erst mit der Reifung des präfrontalen Kortex im Verlauf des Jugendalters nimmt die Kontrolle über Gefühle und Lust zu, die Fähigkeit zur Selbstregulation differenziert sich aus.

Die neurowissenschaftlichen Befunde dieses Ungleichgewichtes zwischen den limbischen und präfrontalen Reifungsgeschwindigkeiten passen zur Tatsache, dass die Jugendlichen meist wenig effektiv auf Gefahren und Risiken aufmerksam gemacht werden können, weil sie durch Belohnungen und Emotionen stärker beeinflusst werden als durch rationale Erklärungen oder gar Bestrafungen. Sie werden durch Belohnungen offenbar stärker in Versuchung geführt, als dass sie sich durch eine vernünftige Erklärung mit einer entsprechenden späteren Belohnung (zum Beispiel einer Vermeidung von späteren Gesundheitsfolgen) überzeugen lassen.

Die meisten Interpretationen von Studien zur Gehirnentwicklung in der Adoleszenz beruhen allerdings auf der Analyse von Durchschnittsverläufen. Man muss dabei klarstellen, dass sich eine außerordentlich große Variabilität zwischen einzelnen Individuen findet (Blakemore 2018). Mit anderen Worten: Nicht bei jedem Jugendlichen kann mit bildgebenden Methoden ein Ungleichgewicht zwischen der limbischen und präfrontalen Entwicklung nachgewiesen werden. Es gibt also durchaus Jugendliche mit einer synchronen Entwicklung dieser beiden Hirnareale; diese sind in der Lage, ihre Emotionen angemessen zu kontrollieren, und verfügen bereits früh in der Adoleszenz über fortgeschrittene selbstregulative Fähigkeiten. Ein wichtiges Fazit, das man aus diesen Beobachtungen schließen kann, ist, dass es den „durchschnittlichen" Jugendlichen nicht gibt und die Variabilität in der Entwicklung während der Adoleszenz sehr groß ist.

Die dramatischen Entwicklungsprozesse des Gehirns während der Adoleszenz erzeugen neben einmaligen Lerngelegenheiten allerdings auch eine **erhöhte Vulnerabilität** für psychische Erkrankungen wie eine Schizophrenie, Depression oder Suchtmittelabhängigkeit (▶ Kap. 2). Beispielsweise vermuten zahlreiche Studien, dass ein starker Konsum von Cannabisprodukten während der Jugendzeit zu langfristigen Veränderungen der Hirnstruktur und auch des Denkens sowie Fühlens, die sich wesentlich stärker zeigen als bei Erwachsenen (Levine et al. 2017), führen kann.

Trotz der Risiken und Vulnerabilitäten in der Adoleszenz gilt aber, dass viele Jugendliche diese bedeutende Entwicklungsphase mit wenigen Schwierigkeiten durchlaufen und nur wenige Heranwachsende unter vielen und schwerwiegenden Problemen leiden. Zahlreiche Studien belegen denn auch, dass der Lebensabschnitt zwischen Kindheit und Erwachsenenalter mindestens so viele **Entwicklungsmöglichkeiten und Chancen** eröffnet, wie er Probleme und Risiken birgt (Dahl 2004). Die Adoleszenz darf also trotz der komplexen Veränderungen in Körper und Geist nicht nur als Problemphase gesehen werden, sondern als einzigartige Entwicklungsperiode mit vielen Möglichkeiten und Wegen zu einem selbstbestimmten und glücklichen Leben.

Literatur

Albert M, Hurrelmann K, Quenzel G, Schneekloth U (2010) 16. Shell Jugendstudie – Jugend 2010. Eine pragmatische Generation behauptet sich. Shell Deutschland Holding, Frankfurt am Main

Aldao A, Nolen-Hoeksema S, Schweizer S (2010) Emotion-regulation strategies across psychopathology: a meta-analytic review. Clin Psychol Rev 30(2):217–237

Literatur

Allen JP, Hauser ST, Bell KL, Oconnor TG (1994) Longitudinal assessment of autonomy and relatedness in adolescent-family interactions as predictors of adolescent ego development and self-esteem. Child Dev 65(1):179–194

Arnett JJ (2000) Emerging adulthood – a theory of development from the late teens through the twenties. Am Psychol 55(5):469–480

Bailey JM, Vasey PL, Diamond LM, Breedlove SM, Vilain E, Epprecht M (2016) Sexual orientation, controversy, and science. Psychol Sci Public Interest 17(2):45–101

Blakemore SJ (2018) Das Teenager-Gehirn. S. Fischer, Frankfurt am Main

Blakemore SJ (2008) The social brain in adolescence. Nat Rev Neurosci 9(4):267–277

Brown BB (1999) „You're going out with who?" Peer group influences on adolescent romantic relationships. In: Furman W, Brown BB, Feiring C (Hrsg) The development of romantic relationships in adolescence. Cambridge University Press, Cambridge, S 291–329

Brunner R, Parzer P, Haffner J, Steen R, Roos J, Klett M, Resch F (2007) Prevalence and psychological correlates of occasional and repetitive deliberate self-harm in adolescents. Arch Pediatr Adolesc Med 161(7):641–649

Buhrmester D (1998) Need fulfillment, interpersonal competence, and the developmental contexts of early adolescent friendship. In: Bukowski WM, Newcomb AF, Hartup WW (Hrsg) Cambridge studies in social and emotional development. The company they keep: friendship in childhood and adolescence. Cambridge University Press, Cambridge, MA, S 158–185

Bullock S, Ziegler A (1999) Scientific reasoning: developmental and individual differences. In: Weinert FE, Schneider W (Hrsg) Individual development from 3 to 12. Findings from the Munich Longitudinal Study. Cambridge University Press, Cambridge, UK, S 38–54

Carskadon MA, Vieira C, Acebo C (1993) Association between puberty and delayed phase preference. Sleep 16(3):258–262

Carskadon MA, Acebo C, Jenni OG (2004) Regulation of adolescent sleep – implications for behavior. In: Dahl RE, Spear LP (Hrsg) Adolescent brain development: vulnerabilities and opportunities. Annals of the New York Academy of Sciences, Bd 1021. New York Academy of Sciences, New York, S 276–291

Casey BJ, Getz S, Galvan A (2008) The adolescent brain. Dev Rev 28(1):62–77

Colby A, Kohlberg L, Gibbs J, Lieberman M (1983) A longitudinal-study of moral judgment. Monogr Soc Res Child Dev 48(1–2):1–96

Crone EA, Dahl RE (2012) Understanding adolescence as a period of social-affective engagement and goal flexibility. Nat Rev Neurosci 13(9):636–650

Crowley SJ, Wolfson AR, Tarokh L, Carskadon MA (2018) An update on adolescent sleep: new evidence informing the perfect storm model. J Adolesc 67:55–65

Dahl RE (2004) Adolescent brain development: a period of vulnerabilities and opportunities – keynote address. In: Dahl RE, Spear LP (Hrsg) Adolescent brain development: vulnerabilities and opportunities. Annals of the New York Academy of Sciences, Bd 1021. New York Academy of Sciences, New York, S 1–22

Dahl RE, Allen NB, Wilbrecht L, Suleiman AB (2018) Importance of investing in adolescence from a developmental science perspective. Nature 554(7693):441–450

Damasio H, Grabowski T, Frank R, Galaburda AM, Damasio AR (1994) The return of gage, phineas – clues about the brain from the skull of a famous patient. Science 264(5162):1102–1105

Deutsche Gesellschaft für Kinder- und Jugendpsychiatrie, Psychosomatik und Psychotherapie (DGKJP) et al.: Leitlinie Suizidalität im Kindes- und Jugendalter, 4. überarb. Version, 31.05.2016, verfügbar unter https://www.awmf.org/leitlinien/detail/ll/028-031.html

Diamond A (2002) Normal development of prefrontal cortex from birth to young adulthood: cognitive functions, anatomy, and biochemistry. In: Stuss D, Knight R (Hrsg) Principles of frontal lobe function. Oxford University Press, Oxford, A 466–503

Dolto F, Dolto-Tolitch C, Percheminier C (1999) Von den Schwierigkeiten, erwachsen zu werden. Klett-Cotta, Stuttgart

Draths R, l'Allemand-Jander D (2018) Die Bedeutung der Pubertät bei chronischen Erkrankungen oder Behinderungen. Pädiatrie up2date 13(4):327–346

Dubas JS, Graber JA, Petersen AC (1991) The effects of pubertal development on achievement during adolescence. Am J Educ 99(4):444–460

Duke PM, Carlsmith JM, Jennings D, Martin JA, Dornbusch SM, Gross RT, Siegelgorelick B (1982) Educational correlates of early and late sexual-maturation in adolescence. J Pediatr 100(4):633–637

Dumontheil I, Houlton R, Christoff K, Blakemore S-J (2010) Development of relational reasoning during adolescence. Dev Sci 13(6):F15–F24

Eckert-Lind C, Busch AS, Petersen JH, Biro FM, Butler G, Brauner EV, Juul A (2020) Worldwide secular trends in age at pubertal onset assessed by breast development among girls a systematic review and meta-analysis. JAMA Pediatr 174(4):e195881

Elkind D (1967) Egocentrism in adolescence. Child Dev 38(4):1025–1034

Erikson EH (1968) Identity. Youth and crisis. Norton, New York

Fraley RC, Davis KE (1997) Attachment formation and transfer in young adults' close friendships and romantic relationships. Pers Relat 4(2):131–144

Frisch RE, Revelle R (1971) Height and weight as menarche and a hypothesis of menarche. Arch Dis Child 46(249):695–699

Furman W, Buhrmester D (1992) Age and sex-differences in perceptions of networks of personal relationships. Child Dev 63(1):103–115

Galvan A (2017) The neuroscience of adolescence. Cambridge University Press, Cambridge, UK/New York

Galvan A, Hare TA, Parra CE, Penn J, Voss H, Glover G, Casey BJ (2006) Earlier development of the accumbens relative to orbitofrontal cortex might underlie risk-taking behavior in adolescents. J Neurosci 26(25):6885–6892

Gardner M, Steinberg L (2005) Peer influence on risk taking, risk preference, and risky decision making in adolescence and adulthood: an experimental study. Dev Psychol 41(4):625–635

Gluckman PD, Hanson MA (2006) Evolution, development and timing of puberty. Trends Endocrinol Metab 17(1):7–12

Graber JA (2013) Pubertal timing and the development of psychopathology in adolescence and beyond. Horm Behav 64(2):262–269

Graber JA, Lewinsohn PM, Seeley JR, BrooksGunn J (1997) Is psychopathology associated with the timing of pubertal development? J Am Acad Child Adolesc Psychiatry 36(12):1768–1776

Hagenauer MH, Perryman JI, Lee TM, Carskadon MA (2009) Adolescent changes in the homeostatic and circadian regulation of sleep. Dev Neurosci 31(4):276–284

Hall GS (1904) Adolescence: its psychology and its relations to physiology, anthropology, sociology, sex, crime, religion, and education. Appleton & Co, New York

Hall JA (2011) Sex differences in friendship expectations: a meta-analysis. J Soc Pers Relat 28(6):723–747

Harter S (2012) The construction of the self: developmental and sociocultural foundations, 2. Aufl. Guilford Press, New York

Hessling A, Bode H (2015) Jugendsexualität 2015. Repräsentative Wiederholungsbefragung. Die Perspektive der 14- bis 25-Jährigen. Bundeszentrale für gesundheitliche Aufklärung, Köln

Hessling A, Bode H (2017) Sexual- und Verhütungsverhalten Jugendlicher im Wandel: Ausgewählte Ergebnisse der Studien zur Jugendsexualität der Bundeszentrale für gesundheitliche Aufklärung. Bundesgesundheitsblatt 60:937–947

Hodges EVE, Boivin M, Vitaro F, Bukowski WM (1999) The power of friendship: protection against an escalating cycle of peer victimization. Dev Psychol 35(1):94–101

Inhelder B, Piaget J (1958) The growth of logical thinking from childhood to adolescence. Basic Books, New York

Jenni OG, LeBourgeois MK (2006) Understanding sleep-wake behavior and sleep disorders in children: the value of a model. Curr Opin Psychiatr 19(3):282–287

Jenni OG, Achermann P, Carskadon MA (2005) Homeostatic sleep regulation in adolescents. Sleep 28(11):1446–1454

Jenni OG, Molinari L, Caflisch JA, Largo RH (2007) Sleep duration from ages 1 to 10 years: variability and stability in comparison with growth. Pediatrics 120(4):e769–e776

Kail R (1991) Developmental-change in speed of processing during childhood and adolescence. Psychol Bull 109(3):490–501

Keating DP (1979) Toward a multivariate life-span theory of intelligence. In: Kuhn D (Hrsg) Intellectual development beyond childhood. Jossey-Bass, San Francisco

Kling KC, Hyde JS, Showers CJ, Buswell BN (1999) Gender differences in self-esteem: a meta-analysis. Psychol Bull 125(4):470–500

Knoll LJ, Fuhrmann D, Sakhardande AL, Stamp F, Speekenbrink M, Blakemore SJ (2016) A window of opportunity for cognitive training in adolescence. Psychol Sci 27(12):1620–1631

Koerselman K, Pekkarinen T (2018) Cognitive consequences of the timing of puberty. Labour Econ 54:1–13

Kohlberg L (1976) Moral stages and moralization: the cognitive-developmental approach. In: Lickona T (Hrsg) Moral development and behavior: theory, research and social issues. Holt, Rinehart and Winston, New York

Kroger J, Martinussen M, Marcia JE (2010) Identity status change during adolescence and young adulthood: a meta-analysis. J Adolesc 33(5):683–698

Largo RH (2012) Jugendjahre: Kinder durch die Pubertät begleiten. Piper, München

Largo RH, Prader A (1983a) Pubertal development in swiss boys. Helv Paediatr Acta 38(3):211–228

Largo RH, Prader A (1983b) Pubertal development in swiss girls. Helv Paediatr Acta 38(3):229–243

Larson RW, Richards MH (1991) Daily companionship in late childhood and early adolescence – changing developmental contexts. Child Dev 62(2):284–300

Larson RW, Richards MH, Moneta G, Holmbeck G, Duckett E (1996) Changes in adolescents' daily interactions with their families from ages 10 to 18: disengagement and transformation. Dev Psychol 32(4):744–754

Larson RW, Moneta G, Richards MH, Wilson S (2002) Continuity, stability, and change in daily emotional experience across adolescence. Child Dev 73(4):1151–1165

Laursen B, Collins WA (2009) Parent-child relationships during adolescence. In: Lerner RM, Steinberg L (Hrsg) Handbook of adolescent psychology. Vol. 2: Contextual influences on adolescent development. Wiley, Hoboken, S 3–42

Laursen B, Coy KC, Collins WA (1998) Reconsidering changes in parent-child conflict across adolescence: a meta-analysis. Child Dev 69(3):817–832

Levine A, Clemenza K, Rynn M, Lieberman J (2017) Evidence for the risks and consequences of adolescent cannabis exposure. J Am Acad Child Adolesc Psychiatry 56(3):214–225

Loeber R, Drinkwater M, Yin YM, Anderson SJ, Schmidt LC, Crawford A (2000) Stability of family interaction from ages 6 to 18. J Abnorm Child Psychol 28(4):353–369

Logue S, Chein J, Gould T, Holliday E, Steinberg L (2014) Adolescent mice, unlike adults, consume more alcohol in the presence of peers than alone. Dev Sci 17(1):79–85

Luyckx K, Schwartz SJ, Goossens L, Soenens B, Beyers W (2008) Developmental typologies of identity formation and adjustment in female emerging adults: a latent class growth analysis approach. J Adolesc Res 18(4):595–619

Maciejewski DF, van Lier PAC, Branje SJT, Meeus WHJ, Koot HM (2015) A 5-year longitudinal study on mood variability across adolescence using daily diaries. Child Dev 86(6):1908–1921

Marcia JE (1980) Identity in adolescence. In: Adelson J (Hrsg) Handbook of adolescent psychology. Wiley, New York, S 159–187

McGivern RF, Andersen J, Byrd D, Mutter KL, Reilly J (2002) Cognitive efficiency on a match to sample task decreases at the onset of puberty in children. Brain Cogn 50(1):73–89

Mendle J, Turkheimer E, Emery RE (2007) Detrimental psychological outcomes associated with early pubertal timing in adolescent girls. Dev Rev 27(2):151–171

Moffitt TE, Arseneault L, Belsky D, Dickson N, Hancox RJ, Harrington H, Houts R, Poulton R, Roberts BW, Ross S, Sears MR, Thomson WM, Caspi A (2011) A gradient of childhood self-control predicts health, wealth, and public safety. Proc Natl Acad Sci U S A 108(7):2693–2698

Morris AS, Silk JS, Steinberg L, Myers SS, Robinson LR (2007) The role of the family context in the development of emotion regulation. Soc Dev 16(2):361–388

Morris NM, Udry JR (1980) Validation of a self-administered instrument to assess stage of adolescent development. J Youth Adolesc 9(3):271–280

O'Brien SF, Bierman KL (1988) Conceptions and perceived influence of peer groups – interviews with preadolescents and adolescents. Child Dev 59(5):1360–1365

Obschonka M, Andersson H, Silbereisen RK, Sverke M (2013) Rule-breaking, crime, and entrepreneurship: a replication and extension study with 37-year longitudinal data. J Vocat Behav 83(3):386–396

Pavlova MK, Haase CM, Silbereisen RK (2011) Early, on-time, and late behavioural autonomy in adolescence: psychosocial correlates in young and middle adulthood. J Adolesc 34(2):361–370

Petersen AC, Taylor B (1980) The biological approach to adolescence: biological change and psychological adaptation. In: Adelson J (Hrsg) Handbook of adolescent psychology. Wiley, New York, S 117–155

Petersen AC, Crockett L, Richards M, Boxer A (1988) A self-report measure of pubertal status – reliability, validity, and initial norms. J Youth Adolesc 17(2):117–133

Pinquart M (2017) Associations of parenting dimensions and styles with externalizing problems of children and adolescents: an updated meta-analysis. Dev Psychol 53(5):873–932

Poon K (2018) Hot and cool executive functions in adolescence: development and contributions to important developmental outcomes. Front Psychol 8:2311

Robins RW, Trzesniewski KH, Tracy JL, Gosling SD, Potter J (2002) Global self-esteem across the life span. Psychol Aging 17(3):423–434

Roenneberg T, Kuehnle T, Pramstaller PP, Ricken J, Havel M, Guth A, Merrow M (2004) A marker for the end of adolescence. Curr Biol 14(24):R1038–R1039

Sala G, Gobet F (2019) Cognitive training does not enhance general cognition. Trends Cogn Sci 23(1):9–20

Sawyer SM, Azzopardi PS, Wickremarathne D, Patton GC (2018) The age of adolescence. Lancet Child Adolesc Health 2(3):223–228

Schneider W, Lockl K (2006) Entwicklung metakognitiver Kompetenzen im Kindes- und Jugendalter. In: Schneider W, Sodian B (Hrsg) Enzyklopädie der Psychologie, Serie Entwicklungspsychologie, Bd 2: Kognitive Entwicklung. Hogrefe, Göttingen, S 721–776

Seiffge-Krenke I (2003) Testing theories of romantic development from adolescence to young adulthood: evidence of a developmental sequence. Int J Behav Dev 27(6):519–531

Selman RL (1981) The child as a friendship philosopher. In: Asher SR, Gottman JM (Hrsg) The development of children's friendships. Cambridge University Press, Cambridge, S 242–320

Selman RL, Byrne DF (1974) Structural-developmental analysis of levels of role taking in middle childhood. Child Dev 45(3):803–806

Shi G, Xing L, Wu D, Bhattacharyya BJ, Jones CR, McMahon T, Chong SYC, Chen JA, Coppola G, Geschwind D, Krystal A, Ptacek LJ, Fu Y-H (2019) A rare mutation of beta(1)-adrenergic receptor affects sleep/wake behaviors. Neuron 103(6):1044–1055

Silk JS, Steinberg L, Morris AS (2003) Adolescents' emotion regulation in daily life: links to depressive symptoms and problem behavior. Child Dev 74(6):1869–1880

Smetana JG, Campione-Barr N, Metzger A (2006) Adolescent development in interpersonal and societal contexts. In: Annual review of psychology, Bd 57. Annual review of psychology. Annual Reviews, Palo Alto, S 255–284

Somerville LH, Jones RM, Ruberry EJ, Dyke JP, Glover G, Casey BJ (2013) The medial prefrontal cortex and the emergence of self-conscious emotion in adolescence. Psychol Sci 24(8):1554–1562

Steinberg L (1988) Reciprocal relation between parent child distance and pubertal maturation. Dev Psychol 24(1):122–128

Steinberg L, Albert D, Cauffman E, Banich M, Graham S, Woolard J (2008) Age differences in sensation seeking and impulsivity as indexed by behavior and self-report: evidence for a dual systems model. Dev Psychol 44(6):1764–1778

Steinberg L, Icenogle G, Shulman EP, Breiner K, Chein J, Bacchini D, Chang L, Chaudhary N, Di Giunta L, Dodge KA, Fanti KA, Lansford JE, Malone PS, Oburu P, Pastorelli C, Skinner AT, Sorbring E, Tapanya S, Uribe Tirado LM, Alampay LP, Al-Hassan SM, Takash HMS (2018) Around the world, adolescence is a time of heightened sensation seeking and immature self-regulation. Dev Sci 21(2): e12532

Tanner JM (1962) Growth at adolescence. Blackwell, Oxford

Taylor DJ, Jenni OG, Acebo C, Carskadon MA (2005) Sleep tendency during extended wakefulness: insights into adolescent sleep regulation and behavior. J Sleep Res 14(3):239–244

Van der Lely S, Frey S, Garbazza C, Wirz-Justice A, Jenni OG, Steiner R, Wolf S, Cajochen C, Bromundt V, Schmidt C (2015) Blue blocker glasses as a countermeasure for alerting effects of evening light-emitting diode screen exposure in male teenagers. J Adolesc Health 56(1):113–119

Ward SL, Overton WF (1990) Semantic familiarity, relevance, and the development of deductive reasoning. Dev Psychol 26(3):488–493

Watzlawik M (2009) Die Erfassung des Pubertätsstatus anhand der Pubertal Development Scale: Erste Schritte zur Evaluation einer deutschen Übersetzung. Diagnostica 55(1):55–56

Werner H, Albrecht J, Widmer N, Janisch D, Huber R, Jenni OG (2021) Adolescents' preference for later school start times. J Sleep Res e13401

Wood CL, Lane LC, Cheetham T (2019) Puberty: normal physiology (brief overview). Best Pract Res Clin Endocrinol Metab 33(3):101265

Zeman J, Shipman K (1997) Social-contextual influences on expectancies for managing anger and sadness: the transition from middle childhood to adolescence. Dev Psychol 33(6):917–924

Ziegler E, Deiglmayr A, Schalk L, Stern E (2018) Kognitive Entwicklung im Jugendalter. In: Gniewosz B, Tietzmann P (Hrsg) Handbuch Jugend. Kohlhammer, Stuttgart

Zimmer-Gembeck MJ, Siebenbruner J, Collins WA (2001) Diverse aspects of dating: associations with psychosocial functioning from early to middle adolescence. J Adolesc 24(3):313–336

Zimmermann P, Iwanski A (2014) Emotion regulation from early adolescence to emerging adulthood and middle adulthood age differences, gender differences, and emotion-specific developmental variations. Int J Behav Dev 38(2):182–194

Störungen der Entwicklung – mit Unsicherheiten leben

Inhaltsverzeichnis

7.1 Störungen als Spiegel der Variabilität: die Terminologie – 403

7.2 Einblicke in das Spektrum von Entwicklungsstörungen – 406

7.3 Entwicklungsdiagnostik – unverzichtbar bei der Suche nach der Ursache – 409
7.3.1 Quellen der Diagnostik – 409
7.3.2 Entwicklungsscreening – 410
7.3.3 Entwicklungstestung – 411

7.4 Risiko- und Schutzfaktoren für die Entwicklung eines Kindes – 414
7.4.1 Risikofaktoren – 414
7.4.2 Schutzfaktoren – 416
7.4.3 Wechselwirkungen von Risiko- und Schutzfaktoren – 418

7.5 Abklärung und Förderung bei globalen Entwicklungsstörungen – 419
7.5.1 Unterschiedliche Schweregrade – 419
7.5.2 Ursachen von Entwicklungsstörungen – 420
7.5.3 Fördermaßnahmen bei Entwicklungsstörungen – 423

7.6 Die Motorikstörung: ein prognostischer Marker – 424
7.6.1 Die Kriterien der Motorikstörung – 425
7.6.2 Entstehung und Verlauf – 425
7.6.3 Das klinische Bild – 426
7.6.4 Die diagnostischen Schritte – 427

© Springer-Verlag GmbH Deutschland, ein Teil von Springer Nature 2021
O. Jenni, *Die kindliche Entwicklung verstehen*, https://doi.org/10.1007/978-3-662-62448-7_7

7.6.5	Motorische Störungen bei Kindern mit Entwicklungsrisiken – 429	
7.6.6	Entwicklungsförderung der Motorik – 429	

7.7	**Sprachentwicklungsstörung: Je früher erkannt, umso besser! – 430**
7.7.1	Die Sprachentwicklungsstörung und ihre Entstehung – 430
7.7.2	Risikofaktoren von Sprachstörungen – 432
7.7.3	Bedeutung des Umfeldes bei kindlichen Sprachstörungen – 434
7.7.4	Abklärung von Sprachstörungen – 434
7.7.5	Sprachliche Entwicklungsförderung – 434

7.8	**Die Aufmerksamkeitsdefizit-Hyperaktivitäts-Störung als Spektrumdiagnose – 436**
7.8.1	Das klinische Bild – 436
7.8.2	Kein allgemein anerkanntes Störungsmodell – 437
7.8.3	Kein zuverlässiger Test – 437
7.8.4	Überschneidungen mit anderen Krankheitsbildern – 438
7.8.5	ADHS als unreifes Verhalten – 438
7.8.6	ADHS als dimensionale Störung – 439
7.8.7	Klinische Diagnostik – 440
7.8.8	Differentialdiagnosen – 442
7.8.9	Synthese der Befunde – 442
7.8.10	Behandlungsansätze bei ADHS – 443

7.9	**Barrieren in der sozialen Interaktion: die Autismus-Spektrum-Störung – 444**
7.9.1	Die Trias des Autismus – 444
7.9.2	Häufigkeit: Anstieg oder nicht ? – 445
7.9.3	Die Entstehungswege des Autismus – 446
7.9.4	Theory of Mind und zentrale Kohärenz: die Theorien zum Autismus – 447
7.9.5	Das klinische Bild – 447
7.9.6	Entwicklungsdiagnostik des Autismus – 449
7.9.7	Begleiterkrankungen – 450
7.9.8	Entwicklungsförderung – 451

Literatur – 452

Vor hundert Jahren litten Kinder vor allem an Unterernährung oder erkrankten an Infektionen wie Diphtherie, Masern oder Tuberkulose – oftmals mit tödlichen Folgen. Dank der in den letzten Jahrzehnten erzielten medizinischen und gesellschaftlichen Fortschritte sind heutzutage solche Infektionen glücklicherweise kein Todesurteil mehr; die meisten Kinder können gesund heranwachsen. Im Gegenzug nahmen allerdings chronische Krankheiten zu. Dieses Phänomen der Zunahme von chronischen Störungen anstelle von akuten Erkrankungen wird auch als **moderne Morbidität** oder **neue Epidemie** des Kindes- und Jugendalters bezeichnet (Brockmann et al. 2019). Dabei nahm insbesondere die Häufigkeit von Entwicklungs- und Verhaltensstörungen zu (Zablotsky et al. 2019). Tatsächlich kam eine Metaanalyse mit Einschluss von zahlreichen Prävalenzstudien zum Schluss, dass gegenwärtig mindestens eines von sieben Kindern weltweit an einer Störung der Entwicklung oder des Verhaltens leidet (Polanczyk et al. 2015).

Die Gründe für die Häufung von Entwicklungs- und Verhaltensstörungen sind vielfältig (Collishaw 2015). So haben ein stärkeres Bewusstsein und ein umfassenderes Wissen von Fachpersonen dazu geführt, dass Besonderheiten in der kindlichen Entwicklung früher erkannt werden und dabei rascher als auffällig oder gar abnorm klassifiziert und entsprechend behandelt werden. In den aktuellen Statistiken erscheinen daher mehr Fälle von Entwicklungsstörungen als früher. Allerdings ist nicht allein die höhere Sensibilität der Fachleute für die Zunahme von Verhaltens- und Entwicklungsstörungen verantwortlich. Auch haben die Neudefinition von Störungen und eine entsprechende Erweiterung der Klassifikationssysteme zu einer scheinbar höheren Prävalenz von Auffälligkeiten geführt. Und schließlich nahm auch die Zahl derjenigen Kinder zu, die aufgrund einer medizinischen Ursache ein Risiko für Entwicklungsstörungen zeigen. So konnte man beispielsweise in zahlreichen Studien aufzeigen, dass Frühgeborene wesentlich häufiger unter Entwicklungsstörungen und Verhaltensauffälligkeiten leiden als Termingeborene (Pascal et al. 2018). Das Spektrum der Risikofaktoren für die kindliche Entwicklung hat sich also durch die medizinischen Fortschritte und gesellschaftlichen Veränderungen erheblich gewandelt.

Während in den vorangegangenen Kapiteln die kindliche Entwicklung von der Geburt bis in die Adoleszenz nachgezeichnet wurde, behandelt dieses abschließende Kapitel die wichtigsten Störungen der Entwicklung. Auch werden Unsicherheiten und Widersprüchlichkeiten rund um das Thema „Entwicklungsauffälligkeiten" beleuchtet. Diese entstehen, weil Entwicklungsdiagnosen nicht einfach mit einem Test gestellt werden können, sondern aus einer Synthese von unterschiedlichen Quellen konstruiert werden. Entwicklungsdiagnostik erfordert deshalb viel Erfahrung. Aber auch mit umfangreichen Kompetenzen fällt es in der Praxis oft schwer, zwischen einer Entwicklungsverzögerung, die das Kind wieder aufholt, und einer bleibenden Störung zu unterscheiden. Auch überschneiden sich die verschiedenen Entwicklungsstörungen in der Regel, was die Krankheitsklassifikation erschwert. Und schließlich sind die Merkmale von Entwicklungsstörungen kontinuierlich in der Population verteilt. Es ist deshalb oftmals schwierig, eine Grenze zwischen „normal" und „gestört" zu ziehen.

Wenn man Kinder mit Entwicklungsstörungen betreut, muss man also mit vielen Unschärfen leben und Unsicherheiten aushalten können.

7.1 Störungen als Spiegel der Variabilität: die Terminologie

Kinder mit einem Entwicklungsverlauf, der nicht mit demjenigen von Gleichaltrigen übereinstimmt, zeigen sogenannte **Entwicklungsauffälligkeiten**. Dieser übergeordnete Ausdruck ist allerdings unscharf definiert. Er erlaubt nur sehr bedingt eine Aussage über den Verlauf der Entwicklung oder eine Prognose. Der Begriff schließt Bezeichnungen wie Entwicklungsverzögerung und Entwicklungsstörung mit ein und umfasst auch diejenigen Besonderheiten, die in der Ausprägung eher leicht und nicht unbedingt von einer statistischen Norm abweichend sind. Der Begriff kann auch verwendet werden, wenn

Unsicherheiten bei der Interpretation von kindlichen Verhaltensweisen bestehen.

> **Entwicklungsauffälligkeiten**
>
> Dieser Begriff umfasst übergeordnet alle Besonderheiten der Entwicklung. Er kann in der Praxis auch bei leichten Auffälligkeiten und diagnostischen Unsicherheiten verwendet werden; in den Störungsklassifikationen ist er jedoch nicht abgebildet.

Entwicklungsverzögerung bedeutet, dass das chronologische Alter dem Entwicklungsalter eines Entwicklungsbereiches voraus ist. Es zeigt sich also eine zeitliche Abweichung von der Altersnorm. Neben dem Ausdruck „Entwicklungsverzögerung" werden auch oft die Bezeichnungen **„Entwicklungsrückstand"** oder **„Unreife"** verwendet (siehe dazu auch ▶ Abschn. 1.2.6). Diese Begriffe deuten darauf hin, dass eine Aufholentwicklung des Kindes nicht ausgeschlossen ist. Sie werden vor allem in der frühen Kindheit bevorzugt, weil in diesem Alter Entwicklungsprognosen wegen der großen Variabilität der kindlichen Entwicklung meist noch unzuverlässig sind (Shevell et al. 2003). Eine Entwicklungsverzögerung kann sich in der Folge aber als **Entwicklungsstörung** manifestieren.

Ein typisches Beispiel zur Abgrenzung zwischen Verzögerung und Störung findet sich bei der sprachlichen Entwicklung (▶ Abschn. 7.7). Eine Sprachentwicklungsverzögerung liegt vor, wenn ein Kind bis zum Alter von drei Jahren einen Rückstand in der Sprachentwicklung zeigt (Bühler et al. 2020). Man spricht dann auch von einem „Late Talker" (Spätsprecher). Diese Kinder produzieren im Alter von zwei Jahren weniger als 50 Wörter. Da die Sprachentwicklung sehr variabel verläuft, ist die definitive Diagnose einer Spracherwerbsstörung vor dem Alter von drei Jahren nicht möglich. Tatsächlich holt etwa ein Drittel der Kinder die sprachliche Verzögerung auf (Geissmann et al. 2012). Man nennt diese Kinder auch „Late Bloomer" (Spätblüher). Erst ab dem vierten Lebensjahr lässt sich die Diagnose einer Spracherwerbsstörung mit einer differenzierten Diagnostik zuverlässig stellen.

> **▶ Fallbeispiel: Allgemeiner Entwicklungsrückstand**
>
> Frederik wurde nach einer unauffälligen Schwangerschaft am Termin geboren. Im Rahmen der kinderärztlichen Vorsorgeuntersuchung im Alter von 24 Monaten äußerten die Eltern Sorgen bezüglich Frederiks Entwicklung. Er würde zwar seit einigen Monaten frei laufen, spreche aber nur einzelne Wörter. Auch würde er kaum von sich aus spielen. Er habe vor einigen Wochen begonnen, Gegenstände zu stapeln, könne aber mit Puppen und Alltagsobjekten wie einem Telefon oder einer Bürste nichts anfangen. Der Beziehungsaufbau gestalte sich schwierig. Die Eltern fragten sich, ob etwas mit seiner Entwicklung nicht stimme und wie sie Frederik unterstützen könnten.
>
> Weil bei Frederik mehrere Entwicklungsbereiche verzögert sind, spricht man von einem allgemeinen Entwicklungsrückstand. Der Begriff „Rückstand" impliziert, dass noch nicht klar ist, ob dieser auch in Zukunft persistieren wird. ◄

Eine **Entwicklungsstörung** bedeutet, dass ein Kind aufgrund einer Störung so stark beeinträchtigt ist, dass es altersgerechte Aufgaben nicht erfüllen kann (Shevell et al. 2003). Die Störung muss schwerwiegend sein, das heißt: Die Entwicklungsleistungen eines Kindes unterscheiden sich von der Norm mit mehr als zwei Standardabweichungen. Bei einer Entwicklungsstörung geht man davon aus, dass die zeitliche Abweichung des Entwicklungsalters vom Lebensalter bestehen bleibt, die Entwicklungsstörung also persistiert und betroffene Erwachsene ein tieferes Entwicklungs- und Intelligenzalter zeigen; dies ist in ◘ Abb. 7.1 genauer dargestellt. Aufgrund der großen Variabilität der frühkindlichen Entwicklung kann die Diagnose einer Entwicklungsstörung in den ersten Lebensjahren allerdings nicht zuverlässig gestellt werden, und eine Aussage über die Entwicklungsprognose ist nur bedingt möglich. Darum sollte der Begriff „Entwicklungsstörung" in der frühen

7.1 · Störungen als Spiegel der Variabilität: die Terminologie

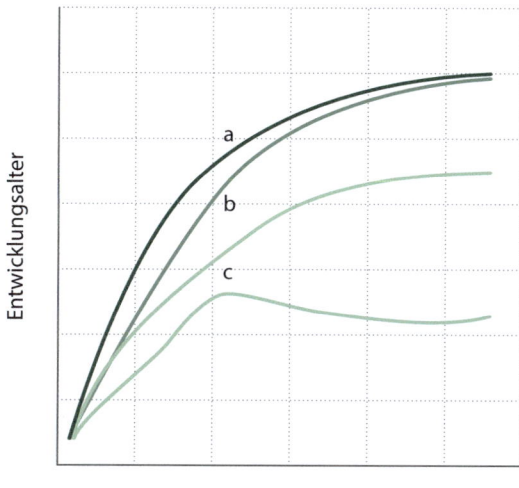

Abb. 7.1 Verzögerung und Störung der Entwicklung. a Normaler Entwicklungsverlauf, b Entwicklungsrückstand mit Aufholentwicklung, c Formen von persistierenden Entwicklungsstörungen. Aus Benz und Jenni 2015; mit freundlicher Genehmigung von © Georg Thieme Verlag. All Rights Reserved

Kindheit nur mit Zurückhaltung verwendet werden.

Die oben beschriebenen Störungsbegriffe der Entwicklung dürfen aber durchaus kritisch hinterfragt werden. Denn die Terminologie von Entwicklungsstörungen beruht auf einer rein normativen Auffassung von Entwicklung: Störungen werden dabei grundsätzlich als Abweichung von der Norm interpretiert. Man kann Störungen aber auch als Spiegel der enormen Variabilität zwischen Kindern betrachten – und weniger als wertende Einordnungen von Eigenschaften oder Verhaltensweisen. Wie sich eine Beeinträchtigung im Alltag tatsächlich auswirkt, hängt ganz wesentlich auch von den Erwartungen und Anforderungen des Umfeldes eines Kindes ab (Fit-Konzept, ▶ Kap. 5). Stimmen die Anforderungen und Erwartungen mit den Eigenschaften und Fähigkeiten des Individuums überein, dann erlebt das Kind Wohlbefinden, ist selbst aktiv und gewinnt an Selbstwertgefühl.

Aus diesen Gründen sollte der Störungsbegriff in der Praxis umsichtig eingesetzt werden. Er bezieht sich auf eine im Prinzip nicht haltbare Normalitätsdefinition, betont einseitig die Defizite eines Kindes und wird nicht selten für den Zweck der Selektion von Kindern eingesetzt. Trotz aller Kritik gehören Störungsbegriffe jedoch zur Nomenklatur und zum Wissen von Fachpersonen und werden daher in diesem Kapitel genauer beschrieben.

In der Regel wird bei einer Entwicklungsstörung (und Entwicklungsverzögerung) der Bereich der Beeinträchtigung definiert – so spricht man von einer kognitiven, sprachlichen, motorischen oder sozialen Entwicklungsstörung. Die **kognitive Entwicklungsstörung** wird in der Regel auch als **allgemeine oder globale Entwicklungsstörung** bezeichnet, weil in diesem Fall häufig auch die Sprache, die Motorik und das soziale Verhalten beeinträchtigt sind (▶ Abschn. 7.5).

Entwicklungsstörungen werden in den medizinischen Klassifikationssystemen als klar voneinander abgrenzbare Störungskategorien beschrieben. Die beiden am häufigsten verwendeten Systeme sind die Internationale statistische Klassifikation der Krankheiten (ICD) und der Diagnostische und Statistische Leitfaden für psychische Störungen (DSM). Im deutschsprachigen Raum wird bevorzugt das Klassifikationssystem nach ICD eingesetzt. Deren elfte Überarbeitung wurde 2019 von der Weltgesundheitsorganisation (WHO) verabschiedet (ICD-11) und soll 2022 offiziell in Kraft treten. In ◘ Tab. 7.1 sind die Entwicklungsstörungen und deren Häufigkeiten nach ICD-11 aufgelistet. Die Prävalenzzahlen für Entwicklungsstörungen unterscheiden sich dabei in der Literatur sowie von Land zu Land erheblich. Die Zahlen in der Tabelle sind daher nur als grobe Orientierung zu verstehen.

Verhaltensstörungen werden in der ICD-11 unter den **psychischen Störungen** klassifiziert. Darunter fallen beispielsweise die Angst- oder Zwangsstörung, die Depression, die Ess- oder Schlafstörung, Suchterkrankungen, die Schizophrenie, Psychose und auch die posttraumatische Belastungsstörung. Diese Störungsbilder treten nicht selten auch bei Entwicklungsstörungen als Begleitstörungen auf. Sie werden in diesem Kapitel nicht näher behandelt (siehe dazu (Steinhausen 2019)).

Tab. 7.1 Entwicklungsstörungen nach ICD-11

Kapitel	Störung	Häufigkeit in Prozent
6A00	Allgemeine (kognitive) Entwicklungsstörung	2
6A01	Spracherwerbsstörung	5
6A02	Autismus-Spektrum-Störung (ASS)	1
6A03	Lernstörung: Lese-Rechtschreib- sowie Rechen-Störung	3
6A04	Entwicklungsstörung der Motorik	5
6A05	Aufmerksamkeitsdefizit-Hyperaktivitäts-Störung (ADHS)	3
6A06	Stereotype Bewegungsstörung	keine Angaben
6A0Y	Andere Entwicklungsstörung	keine Angaben
6A0Z	Unspezifische Entwicklungsstörung	keine Angaben

Psychische Störung

Unter einer psychischen Störung versteht man kindliche Verhaltensweisen, die unter Berücksichtigung von Alter, Ausmaß und sozialer Erwartung abnorm sind und zu einer Beeinträchtigung der Entwicklung des Kindes sowie zu Leidensdruck führen oder negative Auswirkungen auf Andere haben können (Steinhausen 2019).

Der Unterschied zwischen Entwicklungsstörungen und psychischen Störungen beruht in erster Linie auf den zugrundeliegenden Störungsmodellen. Entwicklungsstörungen werden als Funktionsbeeinträchtigungen des Gehirns betrachtet und in den Klassifikationssystemen entsprechend als Neurodevelopmental Disorders bezeichnet. Im Gegensatz dazu lassen sich psychische Störungen mit kognitiven, lerntheoretischen, psychodynamischen oder multifaktoriellen – biopsychosozialen – Störungsmodellen erklären (Steinhausen 2019).

In der Praxis werden Entwicklungsstörungen nicht nur als neurologische Funktionsstörungen mittels Klassifikation nach ICD oder DSM bewertet; vielmehr schätzt man im Rahmen der Internationalen Klassifikation der Funktionsfähigkeit, Behinderung und Gesundheit (ICF) auch die **Aktivitäten** und **Teilhabe (Partizipation)** eines Individuums am täglichen Leben ein. In diesem Kontext wird oft auch der Begriff „Behinderung" verwendet. Er beschreibt eine nicht nur vorübergehende, sondern dauerhafte Einschränkung der Funktionsfähigkeit, Aktivität und Partizipation eines Menschen. Dieser Begriff impliziert eine persistierende Störung nach Abschluss der Entwicklung. Er wird jedoch Kindern mit Entwicklungsstörungen nicht gerecht. Daher sollten Begriffe wie „Sprachbehinderung" oder „geistige Behinderung" bei der Beschreibung von Entwicklungsdefiziten nicht verwendet werden. Der Behinderungsbegriff ist aber bei Kindern mit körperlichen Störungen oder Sinnesbeeinträchtigungen durchaus angebracht (Hör- oder Sehbehinderung, Körperbehinderung).

7.2 Einblicke in das Spektrum von Entwicklungsstörungen

In der Praxis werden Krankheiten häufig in scheinbar homogene Kategorien eingeteilt; dabei werden die Krankheitssymptome anhand von eindeutigen Ein- und Ausschlusskriterien gruppiert. Die Kategorie einer Krankheit unterscheidet sich im **Ausmaß**, in der **Art** und in der **Qualität** vom gesunden Zustand.

So ist beispielsweise die Sichelzellanämie eine Krankheit aus der somatischen Medizin, bei der sich die roten Blutkörperchen in der Anzahl (zu wenig), im Aussehen (sichelförmig) und in deren Eigenschaften (anderer Blutfarbstoff) von den normalen Blutkörperchen unterscheiden. Die Sichelzellanämie ist also eine **kategoriale Krankheit**. In ◘ Abb. 7.2 sind normale Blutkörperchen und Sichelzellen illustriert. Mit der Kategorisierung reduziert man die Komplexität von Informationen über eine Krankheit, schafft eine gemeinsame Sprache und ermöglicht der Fachperson einen raschen Zugriff auf das Wissen und die Behandlungsmöglichkeiten einer Erkrankung.

Es gibt allerdings auch Erkrankungen, die sich nicht in der Art und Qualität, sondern vor allem im Ausmaß von der Norm unterscheiden. Ein typisches Beispiel für eine **dimensionale Krankheit** ist der Bluthochdruck. Blutdruckwerte zeigen in der Regel eine Normalverteilung, das heißt: Sie sind in einer Population kontinuierlich verteilt (► Kap. 2). Die einen Individuen haben einen hohen, andere einen tiefen und die meisten einen mittleren Blutdruck. Von Bluthochdruck spricht man, wenn beispielsweise die diastolischen Blutdruckwerte bei 90 mm Hg oder darüber liegen. ◘ Abb. 7.2 zeigt die Blutdruckverteilung in einer Gruppe von gesunden Erwachsenen. Die Grenze von 90 mm Hg wurde anhand von großen Studien zur Sterblichkeit bei unterschiedlichen Blutdruckwerten festgelegt. Bei körperlichen Krankheiten mit dimensionalen Eigenschaften kann also die Grenze zwischen normal und abnorm recht genau durch bestimmte Merkmale wie beispielsweise die Sterblichkeit oder das Auftreten von Begleiterkrankungen bestimmt werden. Bei Entwicklungsstörungen sind entsprechende Ergebnisparameter nicht einfach zu finden, weil diese auch wesentlich vom Leidensdruck und von der Passung (dem Fit ► Kap. 5) zwischen dem Kind und der Umwelt zusammenhängen.

Analog zu den körperlichen Störungen wurden in den Klassifikationssystemen ICD und DSM Kategorien für Entwicklungs- und Verhaltensstörungen geschaffen. Dabei geht man davon aus, dass sich auch diese Erkrankungen aus einer Reihe von klar abgrenzbaren Symptomen zusammensetzen, die sich in Ausmaß, Art und Qualität von der normalen Entwicklung unterscheiden.

Die Praxis lehrt uns allerdings, dass Entwicklungsstörungen in der Regel **dimensionale Störungen** sind. Mit anderen Worten: Die Grenze zwischen einer normalen und einer gestörten Entwicklung ist fließend. Trotzdem kann im klinischen Alltag eine kategoriale Einteilung in Störung oder Nicht-Störung nötig sein, weil nur eine eindeutige Diagnose bestimmt, ob ein Kind entsprechende Leistungen der Gesellschaft (zum Beispiel der Krankenkasse oder des Bildungssystems) in Anspruch nehmen darf. In der Praxis diagnostiziert man deshalb eine Entwicklungsstörung häufig als quantitative Abweichung von einer statistischen Norm. Bei einer Entwicklungsstörung der Motorik wird zum Beispiel ein Testergebnis in einem Motorik-Test unterhalb der 15. Perzentile gefordert (etwa eine Standardabweichung, (Blank und Vin-

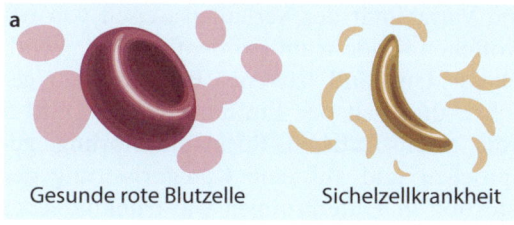
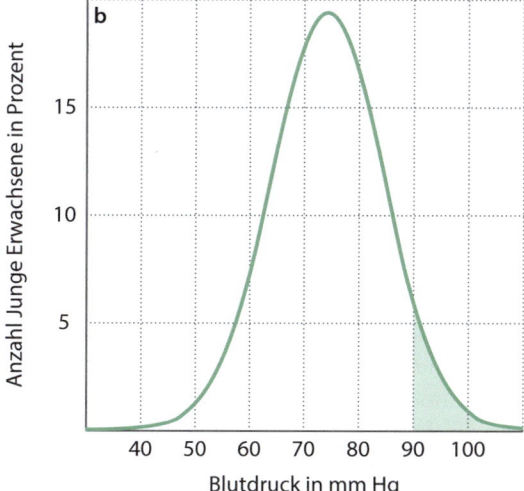

◘ **Abb. 7.2** Kategoriale und dimensionale Krankheit. **a** Kategoriale Sichelzellkrankheit, **b** Blutdruckverteilung von jungen Erwachsenen (Bluthochdruck > 90 mm Hg)

çon 2020)). Für die kognitive Entwicklungsstörung hat sich als Grenzwert ein IQ kleiner als 70 (zwei Standardabweichungen) durchgesetzt. Es ist dabei wichtig, zu wissen, dass diese Grenzwerte nicht wissenschaftlich begründet sind, sondern einzig auf einem Konsens zwischen Fachleuten beruhen. Neben quantitativen Merkmalen werden aber auch qualitative Kriterien für die Diagnose einer Entwicklungsstörung herangezogen: So müssen bei einer Störung ebenso die Aktivitäten des täglichen Lebens, das Handlungsvermögen eines Kindes oder seine schulischen Leistungen erheblich beeinträchtigt sein.

Ein Grundproblem der dimensionalen Natur von Entwicklungsstörungen ist der Umstand, dass die Diagnose auch abhängig ist von den Erwartungen und Anforderungen der Umwelt. Exemplarisch kann dieses Dilemma bei der ADHS gezeigt werden. ◘ Abb. 7.3 illustriert die dimensionale Verteilung von ADHS-Symptomen in einer Population von Kindern (Longitudinal Study of Early Child Care and Youth Development NICHD, geboren 1991, n = 1078, dritte Klasse); diese wurden mit Entwicklungstests untersucht, die auch bei der ADHS-Diagnostik zur Anwendung kommen (Marcus und Barry 2011).

◘ Abb. 7.3 illustriert die Problematik, eine Grenze zwischen normalen und abnormen ADHS-Verhaltensweisen zu ziehen. Die dimensionalen Eigenschaften von ADHS bedeuten, dass die Diagnose auch von den Bewertungen, Vorannahmen und sozialen Normen abhängt. Tatsächlich wird beispielsweise das Verhalten eines Kindes, das auf einem Bauernhof aufwächst, anders bewertet als die Verhaltensweisen eines Stadtkindes. Je höher die Anforderungen an ein Kind sind, desto eher werden Verhaltensweisen als abnorm interpretiert und desto mehr verschiebt sich die Grenze zwischen normal und gestört in ◘ Abb. 7.3 nach links.

Entwicklungsstörungen sind aber nicht nur dimensionale Störungen, sondern auch gekennzeichnet durch eine große **Heterogenität** im Erscheinungsbild. Die Vielfalt der Merkmale von Kindern mit Entwicklungsstörungen wird auch als **Spektrum** bezeichnet. Mit anderen Worten: Es gibt nicht DAS autistische oder aufmerksamkeitsgestörte Kind; vielmehr ist die Variabilität der Verhaltensweisen von betroffenen Kindern außerordentlich umfassend. Dieser Umstand hat zum Beispiel dazu geführt, dass seit der Einführung von DSM-5 von einer Autismus-Spektrum-Störung gesprochen und auf eine Kategorisierung der Störung in Untergruppen wie frühkindlicher Autismus oder Asperger Autismus verzichtet wird. **Autismus-Spektrum-Störung** impliziert, dass autistische Merkmale sehr vielfältig sind, die Symptome in ihrer Intensität variieren können und die Grenze zwischen normalem und autistischem Verhalten fließend ist (Coghill und Sonuga-Barke 2012).

Bei anderen Entwicklungsstörungen hat sich der Begriff „Spektrum" noch nicht durchgesetzt, obschon alle Entwicklungsstörungen im Erscheinungsbild sehr heterogen sind (◘ Abb. 7.4). Tatsächlich zeigt beispielsweise die praktische Arbeit mit ADHS-Kindern, dass diese sehr verschieden sind und sich die Variabilität in ihren Eigenschaften nicht von der Variabilität gesunder Kinder unterscheidet. Aus diesem Grund sollte auch bei ADHS besser von einem **ADHS-Spektrum** gesprochen werden (Jenni 2016).

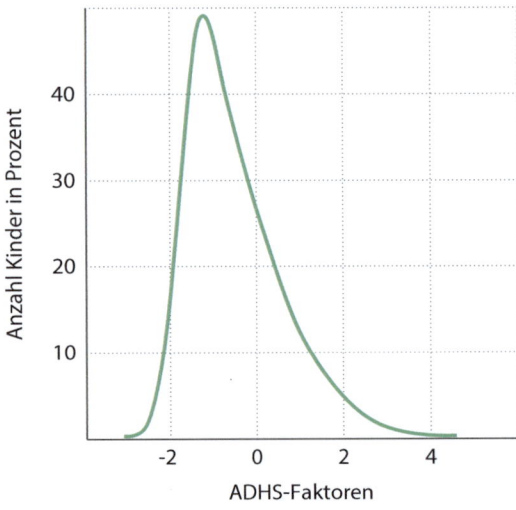

◘ Abb. 7.3 Dimensionale Verteilung von ADHS-Merkmalen. Aus Marcus und Barry 2011 (Marcus und Barry 2011); mit freundlicher Genehmigung von © American Psychological Association. All Rights Reserved

7.3 · Entwicklungsdiagnostik – unverzichtbar bei der Suche nach der Ursache

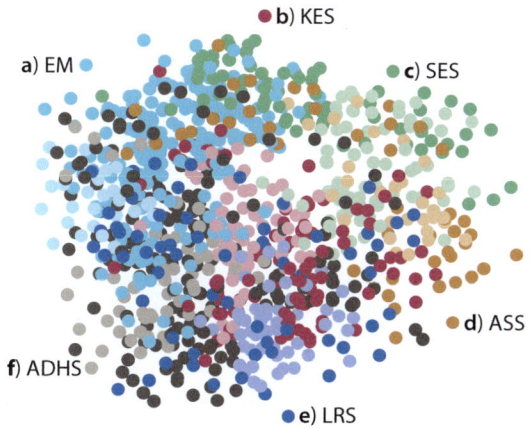

Abb. 7.4 Spektrum von Entwicklungsstörungen. **a** EM (Entwicklungsstörung der Motorik), **b** KES (Kognitive Entwicklungsstörung), **c** SES (Sprachentwicklungsstörung), **d** ASS (Autismus-Spektrum-Störung), **e** LRS (Lese-Rechtschreib-Störung), **f** ADHS (Aufmerksamkeitsdefizit-Hyperaktivitäts-Störung)

Die Heterogenität im Erscheinungsbild der Störungen führt zudem dazu, dass sich diese beträchtlich überschneiden (◘ Abb. 7.4). So geht beispielsweise eine ADHS oder eine Spracherwerbsstörung oft mit einer motorischen Störung einher, oder Kinder mit motorischen Störungen zeigen auch eine Lese-Rechtschreib-Störung (Kadesjo und Gillberg 2001). Die Überlappung der verschiedenen Störungen wurde auch in den genetischen Profilen bestätigt (Anttila et al. 2018). Aus diesem Grund mehren sich die Stimmen in der wissenschaftlichen Literatur, ob man überhaupt von so klar abgrenzbaren Entwicklungsstörungen sprechen darf oder ob die Defizite eines Kindes nicht am ehesten durch eine allgemeine **Hirnentwicklungsstörung** verursacht werden, die – je nach Kind – bevorzugt die Kognition, die Sprache, die Motorik oder das soziale Verhalten betrifft (Moreno-De-Luca et al. 2013).

Die dimensionale und heterogene Natur von Entwicklungsstörungen hat zur Folge, dass der Leidensdruck eines betroffenen Kindes hauptsächlich von der Passung zwischen seinen Fähigkeiten und den Anforderungen der Umwelt abhängig ist – und weniger davon, ob eine Störung vorliegt oder nicht. Kinder mit Entwicklungsstörungen entwickeln sich bestmöglich, wenn sich Bezugspersonen auf ihren individuellen Entwicklungsstand einstellen; wenn es also zu einem Fit zwischen dem Kind und den Erwartungen der Umwelt kommt (► Kap. 5).

7.3 Entwicklungsdiagnostik – unverzichtbar bei der Suche nach der Ursache

Entwicklungs- und Verhaltensauffälligkeiten eines Kindes erfordern eine sorgfältige diagnostische Abklärung. Auf diese Weise können die Besonderheiten in der Entwicklung eingeordnet und in vielen Fällen auch erklärt werden. Eine **Entwicklungsdiagnostik** erlaubt außerdem eine differenzierte Suche nach der Ursache für eine Entwicklungsstörung. Diagnostische Fragestellungen sind ebenfalls sinnvoll, wenn eine Prognose gemacht werden soll oder Interventionen geplant werden müssen, die den Entwicklungsverlauf eines Kindes positiv beeinflussen sollen.

In der Entwicklungsdiagnostik wird die Entwicklung eines Kindes im Vergleich zu anderen Kindern eingeordnet. Damit der Entwicklungsstand zuverlässig eingeschätzt werden kann, sind umfangreiche Kenntnisse über die kindliche Entwicklung und deren Variabilität von der Geburt bis in das Erwachsenenalter unverzichtbar. Nur wenn eine Fachperson ihre Beobachtungen auf Basis ihres Wissens in das Spektrum der kindlichen Entwicklung einordnen kann, ist sie in der Lage, ein betroffenes Kind angemessen zu begleiten und allfälligen Auffälligkeiten zu begegnen.

> **Entwicklungsdiagnostik**
>
> Darunter versteht man die systematische Erfassung des kindlichen Entwicklungsstandes in verschiedenen Bereichen und anhand unterschiedlicher Quellen.

7.3.1 Quellen der Diagnostik

Entwicklungsdiagnostik darf niemals anhand eines einzelnen Testes durchgeführt werden. Sie beruht nicht nur auf den Testwerten eines Entwicklungstestes; vielmehr gilt es, ebenso Zusammenhänge zwischen anamnestischen Angaben, Beobachtungen und dem gemessenen Entwicklungsstand herzustellen. Es geht darum, möglichst unterschiedliche Quellen zu einer **Gesamtschau** zusammenzuführen. Auch qualitative Beobachtungen liefern dabei wichtige Informationen. Besonders wichtig ist zudem die Berücksichtigung aller Entwicklungsbereiche eines Kindes, denn nur so lässt sich ein umfassendes **Entwicklungsprofil** mit den kindlichen Stärken und Schwächen darstellen (▶ Kap. 1 und 5).

Entwicklungsdiagnostik ist anspruchsvoll und erfordert eine entsprechende fachliche Erfahrung. So müssen Fachpersonen über ausreichende Kenntnisse zu den psychometrischen Kriterien der eingesetzten Instrumente verfügen. Sie tragen eine hohe Verantwortung, weil ihre Einschätzung das Leben eines Kindes und seiner Familie maßgeblich beeinflusst. Diagnostische Fehler können für das Kind gravierende Nachteile haben. Entwicklungsdiagnostik erfordert von der Untersuchungsperson außerdem ein hohes Maß an Flexibilität und Anpassung an den Zustand des Kindes, denn nur wenn Befunde in einer guten Zusammenarbeit mit dem Kind erhoben werden können, sind sie zuverlässig. Dazu muss man Vertrauen schaffen, damit sich das Kind wohlfühlt, und die Diagnostik allenfalls in mehreren Schritten und an verschiedenen Tagen durchführen.

Die Entwicklungsdiagnostik beinhaltet die folgenden Schritte:
1. Klären des Auftrages, Beurteilung der Notwendigkeit einer Entwicklungsdiagnostik und Auflistung der Fragestellungen
2. Erfassen der Entwicklungsanamnese mit Meilensteinen
3. Nachzeichnen der Familien- und Sozialanamnese
4. Evaluieren von Risiko- und Schutzfaktoren
5. Durchführen einer körperlichen Untersuchung inklusive einer neurologischen Testung
6. Untersuchen der Entwicklung mit verschiedenen entwicklungsdiagnostischen Verfahren wie Intelligenz-, Motorik- und Entwicklungstests, mittels Fragebogen sowie durch Beobachtung
7. Interpretieren der Befunde aus den verschiedenen Quellen
8. Herstellen einer Synthese mit Gesamtschau auf das Kind und dessen Umfeld
9. Erarbeiten von Vorschlägen für entsprechende Förder- oder Therapiemaßnahmen.

Entwicklungsdiagnostik ist immer eine Momentaufnahme, mit der ein aktueller Entwicklungsstand erfasst wird. Weil Entwicklungsverläufe variabel sein können, darf nicht mit einer einzigen Untersuchung auf den weiteren Verlauf geschlossen werden. So gibt es beispielsweise Kinder, die erst im Alter von 18 Monaten frei laufen und später einen völlig normalen Entwicklungsverlauf zeigen (bspw. die Sitzrutscher, ▶ Kap. 4), und solche, die mit 13 Monaten die ersten freien Schritte gehen und später an einer Entwicklungsstörung der Motorik leiden. Auch müssen Resultate einer Entwicklungsdiagnostik mit anderen Quellen bestätigt und allfällige Widersprüche durch weitere diagnostische Schritte geklärt werden.

Wenn mit einer entwicklungsdiagnostischen Untersuchung ein Unterstützungs- und Förderbedarf ausgesprochen wurde, ist zusätzlich auch eine Förderdiagnostik notwendig. Dabei werden in mehreren Untersuchungen die Stärken und Schwächen herausgearbeitet, auf deren Grundlagen im Verlauf spezifische Interventionen geplant und durchgeführt werden können.

7.3.2 Entwicklungsscreening

Von der eigentlichen Entwicklungstestung muss das Entwicklungsscreening abgegrenzt werden. Darunter versteht man Testverfahren, mit denen man in kurzer Zeit eine grobe Orientierung über die Entwicklung und allfällige Auffälligkeiten eines Kindes gewinnen kann. Während die Spezifität eines Screenings in der Regel gut ist, ist die Sensitivität der meisten Instrumente eher gering. Mit anderen Worten: Mit einem **Entwicklungsscreening** werden zwar jene Kinder, die sich normal entwickeln, zuverlässig erfasst, jedoch auffällige Kinder häufig verpasst.

> **Sensitivität und Spezifität**
>
> Diese beiden Begriffe beschreiben die Zuverlässigkeit eines Entwicklungstestes. Dabei misst die Sensitivität den prozentualen Anteil derjenigen entwicklungsauffälligen Kinder, die auch wirklich in der Entwicklung auffällig sind. Je höher die Sensitivität eines Entwicklungstestes, desto sicherer erfasst dieser die entwicklungsgestörten Kinder. Die Spezifität misst den Anteil der normal entwickelten Kinder, die tatsächlich auch keine Entwicklungsauffälligkeiten zeigen.

Die Sensitivität eines Entwicklungsscreenings kann deutlich erhöht werden, wenn Kinder mehrfach angeschaut werden; dies geschieht in der Regel im Rahmen von kinderärztlichen Vorsorgeuntersuchungen (Weber und Jenni 2012). Mit diesen Untersuchungen sind die Impfprogramme zeitlich gekoppelt, was zu hohen Besuchsraten im Vorschulalter führt. Es muss allerdings berücksichtigt werden, dass das Entwicklungsscreening in kinderärztlichen Praxen nicht einheitlich erfolgt, sondern Kinderärztinnen und Kinderärzte sehr unterschiedliche Vorgehensweisen haben (Moser 2020).

Durch eine Verhaltensbeobachtung des Kindes und eine Befragung der Eltern wird eingeschätzt, ob das Kind altersentsprechende Entwicklungsaufgaben erfüllt oder ob Verdachtsmomente für Entwicklungsdefizite bestehen. Das Ziel eines Entwicklungsscreenings ist nicht, den kindlichen Entwicklungsstand differenziert zu bestimmen, sondern diejenigen Kinder zu identifizieren, bei denen sich der Verdacht auf eine Entwicklungsstörung ergibt.

Häufig werden dafür die Denver-Entwicklungsskalen eingesetzt, die allerdings veraltet sind (Flehmig et al. 1973). Dabei werden die Bereiche Grob- und Feinmotorik, Sprache und der soziale Kontakt erfasst. Ein anderes, oft eingesetztes Instrument ist die erweiterte Vorsorgeuntersuchung (EVU), in der die Motorik, Sprache, Kognition und die sozioemotionale Entwicklung dimensional erfasst werden (Melchers et al. 2003). Auch gibt es Fachpersonen, die einzelne Untertests von Instrumenten wie dem SON-R-2-8 oder dem K-ABC-II einsetzen (◘ Tab. 7.2). In der Schweiz hat sich auch das Zürcher Spielverhalten bewährt, das das Screening von einzelnen Entwicklungsaufgaben mit Grenzsteinen erlaubt (Bonhoeffer und Jenni 2018). In den USA werden neben Instrumenten zum Testscreening gelegentlich auch Elternfragebogen für das Entwicklungsscreening eingesetzt (zum Beispiel Ages & Stages Questionnaires oder Parents' Evaluation of Developmental Status (Limbos und Joyce 2011)). Diese sind allerdings bis anhin nicht für den deutschen Sprachraum übersetzt und normiert, so dass zurzeit keine allgemeinen Fragebogen für das Entwicklungsscreening auf Deutsch zur Verfügung stehen.

Teilbereiche der kindlichen Entwicklung werden in der Regel mit spezifischen Fragebogen erfasst. So stehen für ein Sprachscreening zwischen 18 und 30 Monaten mehrere Elternfragebogen zur Verfügung. Eine Beurteilung dieser Fragebogen nach psychometrischen Gütekriterien kam zu folgender Reihenfolge in punkto Einsatz für die VSU im Alter von 24 Monaten (Rosenfeld und Kiese-Himmel 2011): SBE-2-KT, ELAN-R, ELFRA-2-Kurzversion, ELFRA-2, FRAKIS-K und FRAKIS (◘ Tab. 7.2). Für das Autismus-Screening zwischen 18 und 30 Monaten wird ein Elternfragebogen mit Ja-Nein-Fragen eingesetzt, die Modified Checklist for Autism in Toddlers, Revised with Follow-Up (M-CHAT-R/F; (Robins et al. 2001)). Die Checkliste ist zum freien Download für klinische und wissenschaftliche Zwecke verfügbar.

7.3.3 Entwicklungstestung

Zeigen sich in einem Screening Auffälligkeiten in der Entwicklung eines Kindes, dann ist eine umfassende Entwicklungstestung angezeigt. **Entwicklungstests** erlauben im Vergleich zu Screeningverfahren eine viel differenziertere Orientierung über den Entwicklungsstand eines Kindes. Im Rahmen von Entwicklungstests wird die kindliche Entwicklung mit quantitativen Methoden eingeschätzt (zum Beispiel

Tab. 7.2 Testverfahren zur Beurteilung des Entwicklungsstandes im Kindesalter

Testverfahren, Jahr	Altersbereich	Aufgaben und Untertests
Bayley-Scales of Infant Development (Bayley III) Reuner und Rosenkranz, 2014 (deutsche Version)	0–3,5 Jahre	Kognitive Entwicklung, Sprache (rezeptiv und expressiv), Motorik (Grobmotorik, Feinmotorik); Fragebogen zur sozioemotionalen Entwicklung und zum Alltagsverhalten
Griffiths 1983/2001 Brandt und Sticker, 2001 (deutsche Version)	0–2 Jahre	Motorik, Persönlich-sozial, Hören und Sprechen, Auge und Hand, Leistungen
Münchner Funktionelle Entwicklungsdiagnostik 4. Auflage, 1994 Hellbrügge et al. 1978	0–3 Jahre	Statomotorik, Sinnesorgane, Spielvermögen, Sprache, Sozialverhalten
Intelligence and Development Scales – Preschool (IDS-P) Grob et al. 2013	3–5 Jahre	Kognition, Psychomotorik, Sozioemotionale Kompetenz, logisch-mathematisches Denken, Sprache
Wiener Entwicklungstest (WET) Kastner-Koller und Deimann, 2012	3–6 Jahre	Motorik, Visuomotorik/Visuelle Wahrnehmung, Lernen und Gedächtnis, Kognitive Entwicklung (inkl. Rechnen) und Sprache, Sozioemotionale Entwicklung
Entwicklungstest 6 Monate bis 6 Jahre-Revision (ET 6-6-R) Petermann und Macha, 2013	0,5–6 Jahre	Körper- und Handmotorik, Kognitive Entwicklung (Gedächtnis, Handlungsstrategien, Kategorisieren), Sprachentwicklung, Sozioemotionale Entwicklung
Snijders-Oomen non-verbaler Intelligenztest (SON-R-2-8) Tellegen, Laros, Petermann, 2018	2–8 Jahre	Puzzles, Kategorien, Zeichenmuster, Situationen, Mosaike, Analogien
Stanford-Binet Intelligence Scale 5. Auflage 2003	3 Jahre bis in das Erwachsenenalter	Fluid reasoning, Knowledge, Quantitative reasoning, Visual-spatial processing, Working memory
K-ABC-II Kaufman Assessment Battery for Children-II Melchers und Melchers, 2015	3–18 Jahre	Sequenziell, Simultan, Lernen, Planung, Wissen

7.3 · Entwicklungsdiagnostik – unverzichtbar bei der Suche nach der Ursache

Tab. 7.2 (Fortsetzung)

Testverfahren, Jahr	Altersbereich	Aufgaben und Untertests
Wechsler Intelligence Scale for Children – Fifth Edition (WISC-V) Petermann, 2017	6–16 Jahre	Sprachverständnis, Visuell-räumliche Verarbeitung, Fluides Schlussfolgern, Arbeitsgedächtnis, Verarbeitungsgeschwindigkeit
Wechsler Preschool and Primary Scale of Intelligence – IV (WPPSI-IV) Petermann und Daseking, 2018	2,5–7 Jahre	Sprachverständnis, Visuell-räumliche Verarbeitung, Fluides Schlussfolgern, Arbeitsgedächtnis, Verarbeitungsgeschwindigkeit
Intelligence and Development Scales (IDS-2) Grob, Meyer, Hagmann-von Arx, 2018	5–10 Jahre	Kognition, Psychomotorik, Sozioemotionale Kompetenz, Mathematik, Exekutive Funktionen, Sprache
Adaptives Intelligenz Diagnostikum 3 (AID 3) Kubinger und Holocher-Ertl, 2014	6–15 Jahre	Adaptives Testverfahren, Kognitives Stärken-Schwächen-Profil im Rahmen von 10–15 Subtests
CFT 1-R Grundintelligenztest Skala Weiß und Osterland, 2012	5–10 Jahre 7–12 Jahre	Substitutionen, Labyrinthe und Ähnlichkeiten, Reihen fortsetzen, Klassifikationen und Matrizen

mit IQ-Werten). Es gibt zwei Formen von Entwicklungstests: Stufen- und Leistungstests.

Piaget beschrieb die Entwicklung in Stufen (▶ Kap. 2). Er erfand dazu eine Reihe von Aufgaben, die bis heute in verschiedenen Entwicklungstests verwendet werden. Testverfahren, die sich an Entwicklungsstufen orientieren, werden auch **„Stufentests"** genannt. Sie kommen besonders in der frühen Kindheit zum Einsatz. Dabei löst das Kind unterschiedliche Aufgaben in einem zunehmenden Schwierigkeitsgrad (bspw. im Konstruktionsspiel mit Bauen eines Turmes, Zuges und einer Mauer). Die verschiedenen Aufgaben werden dann zusammengezählt. Dabei werden die in einer unteren Stufe falsch gelösten Aufgaben nicht berücksichtigt. Klassische Stufenverfahren sind die Bayley-Skalen oder der Griffith-Test (◘ Tab. 7.2).

Im Gegensatz dazu prüfen **Leistungstests** mit gleichartigen Aufgaben in unterschiedlichen Schwierigkeitsgraden die Leistungsfähigkeit eines Kindes in einem Entwicklungsbereich im Vergleich zu gleichaltrigen Kindern. So sind die klassischen Intelligenztests beispielsweise Leistungstestverfahren. Weil Stufentests und Leistungstests unterschiedliche Konstruktionsprinzipien haben, ist die Korrelation zwischen diesen Testinstrumenten in der Regel gering (▶ Kap. 2). Das ist mit ein Grund dafür, dass man mit einem frühkindlichen Testverfahren die Intelligenz im Schulalter nicht zuverlässig bestimmen kann. Auch sollte man wegen etwaiger Veränderungen der Testwerte im Verlauf der Generationen immer mit den neuesten Testversionen arbeiten (siehe zum Flynn-Effekt, ▶ Kap. 1).

Die Entscheidung für ein Verfahren hängt von den konkreten Fragestellungen ab. Je nach Alter, Entwicklungsbereich, Gruppe von Kindern, Untersuchungssetting und zeitlichem Aufwand werden unterschiedliche Methoden eingesetzt. Es existieren deshalb keine einheitlichen Qualitätsstandards in der Entwicklungsdiagnostik. ◘ Tab. 7.2 listet die wichtigsten Entwicklungs- und Intelligenztests im Kindesalter auf.

Es muss allerdings betont werden, dass die Entwicklungstests in ◘ Tab. 7.2 durchwegs für Populationen von gesunden, sich normal entwickelnden Kindern erarbeitet wurden und zumeist entsprechende Normierungsstudien für Kinder mit Entwicklungsauffälligkeiten fehlen (Renner und Mickley 2015). Dabei zeigt sich ein besonderes Problem durch sogenannte **Bodeneffekte**. Diese entstehen, wenn der Test keine sehr leichten Aufgaben umfasst. Naturgemäß werden in einer Normpopulation keine solchen Aufgaben gestellt, sondern man beginnt auf einer etwas anspruchsvolleren Stufe. Bodeneffekte können dann dazu führen, dass ein Kind mit einer schweren Entwicklungsstörung in einem IQ-Test nur eine leichte Störung zeigt, auch wenn es keine einzige Aufgabe lösen kann. Bodeneffekte entstehen besonders bei einem IQ unter 50. In diesen Fällen empfiehlt es sich, einen Test für chronologisch jüngere Kinder zu verwenden und das **Entwicklungsalter** approximativ einzuschätzen.

Für die differenzierte Entwicklungsdiagnostik hat sich als Arbeitsmittel auch das **Entwicklungsprofil** bewährt (Jenni et al. 2011). Es erlaubt, die Stärken und Schwächen eines Kindes visuell anhand der Entwicklungsalter in einzelnen Entwicklungsbereichen darzustellen, und ist für die Beratung der Bezugspersonen des Kindes oft hilfreich (▶ Kap. 2).

7.4 Risiko- und Schutzfaktoren für die Entwicklung eines Kindes

Je schwerer eine Entwicklungsstörung ist, desto zuverlässiger lässt sich diese mit einem Screening erfassen. Im Gegensatz dazu werden leichte Auffälligkeiten in vielen Fällen verpasst. Allerdings können mit einer systematischen Erfassung von **Risiko- und Schutzfaktoren** Kinder mit leichteren Störungen besser identifiziert werden. Das Konzept von Risiko- und Schutzfaktoren ist aus diesem Grund für die frühe Erfassung – zum Beispiel in den ärztlichen Vorsorgeuntersuchungen – außerordentlich wichtig.

7.4.1 Risikofaktoren

Verschiedene Risikofaktoren führen dazu, dass Entwicklungs- und Verhaltensstörungen entstehen oder verstärkt werden. Es werden dabei zwei verschiedene Gruppen von Risikofaktoren unterschieden (◘ Abb. 7.5).

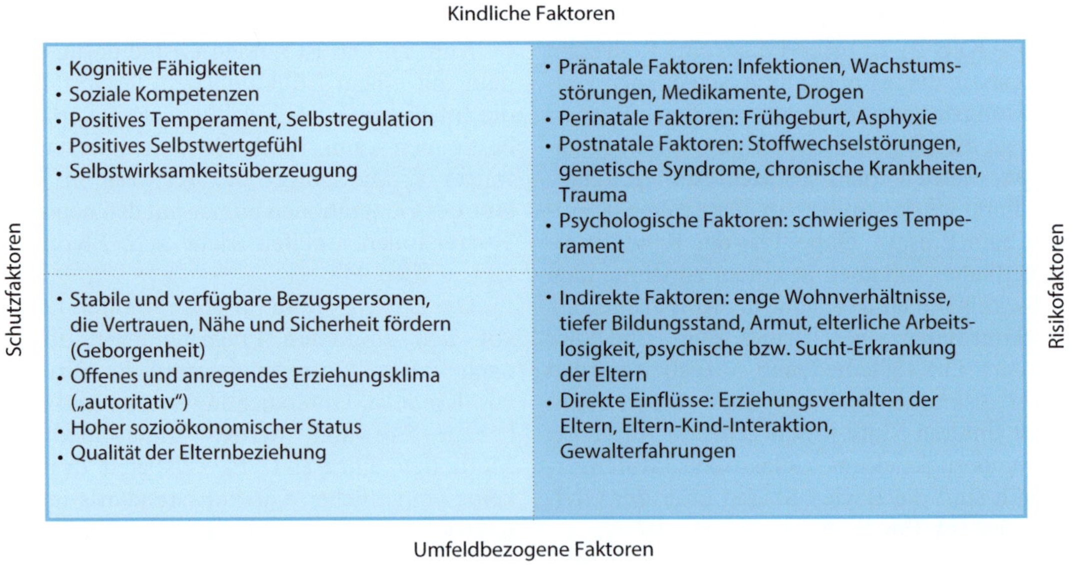

Kindliche Faktoren

Schutzfaktoren	Risikofaktoren
• Kognitive Fähigkeiten • Soziale Kompetenzen • Positives Temperament, Selbstregulation • Positives Selbstwertgefühl • Selbstwirksamkeitsüberzeugung	• Pränatale Faktoren: Infektionen, Wachstumsstörungen, Medikamente, Drogen • Perinatale Faktoren: Frühgeburt, Asphyxie • Postnatale Faktoren: Stoffwechselstörungen, genetische Syndrome, chronische Krankheiten, Trauma • Psychologische Faktoren: schwieriges Temperament
• Stabile und verfügbare Bezugspersonen, die Vertrauen, Nähe und Sicherheit fördern (Geborgenheit) • Offenes und anregendes Erziehungsklima („autoritativ") • Hoher sozioökonomischer Status • Qualität der Elternbeziehung	• Indirekte Faktoren: enge Wohnverhältnisse, tiefer Bildungsstand, Armut, elterliche Arbeitslosigkeit, psychische bzw. Sucht-Erkrankung der Eltern • Direkte Einflüsse: Erziehungsverhalten der Eltern, Eltern-Kind-Interaktion, Gewalterfahrungen

Umfeldbezogene Faktoren

◘ **Abb. 7.5** Risiko- und Schutzfaktoren. In Anlehnung an Wustmann 2005

Kindliche Faktoren beinhalten biologische und psychologische Merkmale eines Kindes. Diese führen zu einer erhöhten Vulnerabilität für Entwicklungsstörungen. Darunter fallen Faktoren vor der Geburt (**pränatal**) wie intrauterine Wachstumsstörungen, Auswirkungen von mütterlichen Infektionen sowie Medikamente und Drogen während der Schwangerschaft. Auch Ereignisse während der Geburt (**perinatal**) – wie beispielsweise eine Frühgeburt oder ein Sauerstoffmangel unter der Geburt (Asphyxie) – gelten als Risikofaktoren für die Entwicklung. Schließlich können auch Einflüsse nach der Geburt (**postnatal**) eine Rolle spielen: zum Beispiel Stoffwechselstörungen, genetische Syndrome, andere chronische Krankheiten, ein Trauma oder auch ein schwieriges Temperament des Kindes.

> **Die Bedeutung von Drogen während der Schwangerschaft**
> Zahlreiche Studien haben gezeigt, dass legale und damit häufiger konsumierte Drogen stärkere Auswirkungen auf die kindliche Entwicklung haben als illegale Drogen (Shankaran et al. 2007). So ist ein mütterlicher Alkohol- und/oder Nikotinkonsum während der Schwangerschaft mit einem erhöhten Risiko für Entwicklungs- und Verhaltensauffälligkeiten assoziiert. Besonders schwerwiegend ist der Effekt von Alkohol, der zu körperlichen Symptomen wie Kleinwuchs, Auffälligkeiten des Gesichtes und Fehlbildungen des Skelettes sowie zu Entwicklungsstörungen und Verhaltensauffälligkeiten führen kann. Studien zufolge trinkt in Europa jede vierte Frau Alkohol während der Schwangerschaft, auch wenn von den Gesundheitsbehörden davor gewarnt wird (Popova et al. 2017). Hingegen sind beispielsweise die Auswirkungen von weniger oft konsumierten Drogen wie Kokain oder Heroin zumeist weniger gravierend.

Umfeldbezogene Faktoren umfassen die Belastungen aus dem familiären und dem weiteren sozialen Umfeld eines Kindes und können sich indirekt oder direkt auf ein Kind auswirken. **Indirekte Faktoren** sind enge Wohnverhältnisse, ein tiefer Bildungsstand, Armut oder auch eine psychische bzw. Sucht-Erkrankung der Eltern. **Direkte Einflüsse** entstehen durch das Erziehungsverhalten der Eltern und durch die Eltern-Kind-Interaktion.

Kindliche und umfeldbezogene Faktoren beeinflussen sich in einer komplexen Wechselwirkung. Exemplarisch lässt sich das bei Säuglingen zeigen, die in den ersten Lebensmonaten exzessiv schreien. So haben diese Kinder oftmals schwierige Startbedingungen bei der Geburt – wie zum Beispiel eine Frühgeburtlichkeit. Die negativen Erfahrungen der Eltern rund um die Geburt können in der Folge zur Entwicklung von psychischen Störungen der Eltern und einer Beeinträchtigung der Mutter-/Eltern-Kind-Interaktion führen (Korja et al. 2014).

Risikofaktoren wirken also in einer komplexen Art und Weise. Für die Entstehung von Entwicklungsstörungen ist aber nicht die Art des Risikofaktors entscheidend, sondern vielmehr der Schweregrad und die Dauer der Belastung. Auch die Anzahl von Risikofaktoren spielt eine große Rolle.

1. **Anhäufung von Risikofaktoren:** Das Vorliegen eines einzelnen Risikofaktors ist weitaus weniger gravierend als eine Kumulation von Belastungsfaktoren (Evans et al. 2013). So ist die Wahrscheinlichkeit für eine Entwicklungsstörung bei einem frühgeborenen Kind höher, wenn das Kind gleichzeitig ein schwieriges Temperament hat und ein Elternteil unter einer psychischen Krankheit leidet (Korja et al. 2014).
2. **Schweregrad des Risikofaktors:** Je schwerer die Ausprägung eines Risikofaktors ist, desto größer ist die Gefahr einer andauernden Störung. Kinder mit einer schweren kognitiven Einschränkung – mit einem IQ < 50 – werden als Erwachsene nicht selbstständig leben können, während viele Kinder mit einem IQ zwischen 60 und 80 (zumindest teilweise) eine Selbstständigkeit erlangen (Huang und Blum 2010).
3. **Dauer der Belastung:** Je länger eine Belastung andauert, desto höher ist das Ri-

siko für eine persistierende Störung. So führt ein generell tiefer sozioökonomischer Status der Eltern eher als eine vorübergehende elterliche Krisensituation zu bleibenden Entwicklungs- und Verhaltensstörungen im Kindesalter.

4. **Geschlecht:** Jungen sind wesentlich häufiger von Entwicklungsstörungen betroffen als Mädchen (Richardson et al. 1986), und auch die Häufigkeit von chronischen Erkrankungen im Kindesalter ist beim männlichen Geschlecht erhöht. Eine mögliche Erklärung liegt bei häufigen X-chromosomalen Erbgängen von Entwicklungsstörungen und Erkrankungen (▶ Kap. 2). Im Verlauf der Pubertät nimmt insbesondere die Anfälligkeit von psychischen Erkrankungen bei Mädchen allerdings zu.

▶ **Fallbeispiel: Die Auswirkungen schwerwiegender Risikofaktoren für die kindliche Entwicklung**

Christian hatte seit Geburt bis in das junge Erwachsenenalter nie Geborgenheit erlebt. Seine Mutter hatte schwerwiegende Alkoholprobleme, dabei viele Klinikaufenthalte zum stationären Alkoholentzug. Stabile und verfügbare Bezugspersonen gab es nicht. Auch der Vater hatte eine gewaltsame Kindheit erlebt. Die Eltern trennten sich, als Christian nur wenige Monate alt war. Christian war ein irritabler Säugling und zeigte als Kleinkind schwere Trotzanfälle. In der Kinderkrippe und im Kindergarten lief es recht gut, wenn jeweils eine Betreuungsperson nur für ihn da war. Wegen hohem Betreuungsaufwand wurde er in der Folge in eine Spezialschule eingeschult. Zur gleichen Zeit wurde er wegen der stationären Aufenthalte seiner Mutter in ein Kinderheim eingewiesen. Der Kontakt zur Mutter brach ab. In der Schule war er sehr verhaltensauffällig. Abklärungen zeigten eine altersentsprechende Grundintelligenz, aber große Probleme beim Erlernen der Kulturtechniken Lesen und Schreiben. Nach Abschluss der Sekundarschule begann er in einem Heim die Lehre als Maler mit eidgenössischem Berufsattest. Auch während dieser Zeit zeigte er schwerwiegende Verhaltensstörungen mit Ausrastern, Fernbleiben von der Arbeit und Lügen, obwohl die Beziehung zum Lehrmeister gut war und er über ausreichende Fähigkeiten zur Bewältigung der Anforderungen verfügte. Das Lehrverhältnis wurde noch während der Lehrzeit abgebrochen. Im Verlauf sollte er in einer Wohnschule zur Selbstständigkeit geführt werden. Mit großer Begeisterung und guten Vorsätzen, es diesmal zu schaffen, begann er neuerdings eine Lehre. Allerdings verübte er erneut gefährliche Streiche und hielt sich nicht an die Abmachungen, so dass ihm auch dieser Lehrmeister kündigen musste. Es folgte eine betreute psychiatrische Wohngemeinschaft. Heute bezieht Christian eine Rente und geht keiner Arbeit nach. Er lebt in einer kleinen Einzimmerwohnung und ist nach wie vor enttäuscht, dass seine Mutter keinen Kontakt zu ihm aufnehmen möchte.

Christian litt unter einer Anhäufung von schwerwiegenden Risikofaktoren ohne wesentliche Schutzfaktoren. Er erlebte ungenügende Geborgenheit und keine stabilen Bindungen in seiner Kindheit. Man kann zudem davon ausgehen, dass sein schwieriges Temperament oft negative Reaktionen wie Ablehnung, Bestrafung und Distanzierung von Bezugspersonen auslöste. ◀

7.4.2 Schutzfaktoren

In den letzten Jahren hat sich der Schwerpunkt bei der Suche nach Ursachen und Bedingungen von Entwicklungs- und Verhaltensstörungen verlagert: So stehen heutzutage zunehmend Schutzfaktoren, Ressourcen und Stärken eines Kindes im Vordergrund – und weniger die Risikofaktoren oder Defizite. Die Identifizierung von Stärken spielt in der Entwicklungsdiagnostik also eine wichtige Rolle. Angestoßen wurde diese Entwicklung durch die Longitudinalstudie der Entwicklungspsychologin Emmy Werner (1929–2017) bei Kindern auf der Hawaii-Insel Kauai (Werner und Smith 1982) sowie durch das Salutogenese-Konzept des Soziologen Aaron Antonowsky (1923–1994) (Antonovsky 1997).

7.4 · Risiko- und Schutzfaktoren für die Entwicklung eines Kindes

> **Resilienz**
>
> Emmy Werner prägte mit der Kauai-Längsschnittstudie den Begriff „Resilienz". Dieser bedeutet die Fähigkeit, Risikofaktoren oder schwierige Lebensereignisse erfolgreich bewältigen zu können. Resilienz bedeutet also Widerstandsfähigkeit gegenüber biologischen, psychischen oder sozialen Entwicklungsrisiken (Masten 2016). Das Gegenteil von Resilienz ist Vulnerabilität (Verletzbarkeit, Empfindlichkeit) gegenüber Risikofaktoren (▶ Abschn. 1.4.3).

Schutzfaktoren sind Merkmale, die die Entstehung einer Entwicklungs- oder Verhaltensstörung verhindern oder deren Ausprägung vermindern und eine positive Entwicklung begünstigen (Rutter 1987). Nicht jeder Schutzfaktor führt allerdings zu einer Verminderung eines Risikos, denn Schutzfaktoren können in verschiedenen Situationen unterschiedlich wirken. So kann eine hohe Intelligenz eines Kindes zwar dazu beitragen, gewisse Risiken auszugleichen; sie kann aber auch aufgrund einer differenzierteren Sicht auf die Umwelt zu vermehrtem Stress führen. Auch bei den Schutzfaktoren gilt: Je mehr Schutzfaktoren vorhanden sind, desto kleiner ist das Risiko für Entwicklungsauffälligkeiten. Im klinischen Alltag sind Schutzfaktoren besonders wichtig, weil diese durch eine Förderung unterstützt werden können. Es ist einfacher, Schutzfaktoren zu verstärken, als Risikofaktoren zu vermindern. Beispielsweise kann mit einer psychologischen Beratung oder auch mit einer Psychotherapie die Eltern-Kind-Beziehung positiv beeinflusst werden.

Es gibt Hinweise, dass nicht alle Schutzfaktoren gleichermaßen wirken, sondern eine **Hierarchisierung** der Schutzfaktoren vorliegt (Zander 2009). Mit anderen Worten: Es gibt wirksamere und weniger wirksame Schutzfaktoren. Im Folgenden werden exemplarisch einige effektive Schutzfaktoren erwähnt, die empirisch gut untersucht sind.

Kognitive Fähigkeiten: Viele Studien konnten zeigen, dass Kinder mit Problemlösefähigkeiten sowie kognitiven und schulischen Stärken negative Erfahrungen deutlich besser kompensieren können als jene, die nicht über diese Eigenschaften verfügen (Masten und Coatsworth 1998).

Positives Temperament und Selbstregulation: Bereits in der Kauai-Longitudinalstudie fand Emmy Werner heraus, dass diejenigen Kinder einen guten Entwicklungsverlauf zeigen, die emotional ausgeglichener und anpassungsfähiger sind (Werner und Smith 1982). Viele weitere Untersuchungen bestätigten, dass Kinder mit einem „pflegeleichten" Temperament positive Reaktionen wie Zuwendung, Wärme und Unterstützung bei den Bezugspersonen hervorrufen (Wustmann 2005). Ein positives Temperament ist auch mit guten Fähigkeiten zur Selbstregulation assoziiert, einem wichtigen Schutzfaktor der kindlichen Entwicklung (Eisenberg et al. 2003).

Selbstwirksamkeit und Selbstwertgefühl: Selbstwirksamkeit beschreibt das Gefühl eines Kindes, durch eigenes, aktives Handeln etwas bewirken zu können, das zu einem Ziel und einer positiven Veränderung führt (▶ Kap. 2). Kinder entwickeln Selbstwirksamkeit durch Experimentieren, durch Erkennen der Konsequenzen ihrer Handlungen und durch die Rückmeldung der Umwelt. Erst eine ausreichende Selbstwirksamkeit führt dazu, dass das Kind Vertrauen gewinnt, etwas zu riskieren und zu verändern. Durch eine erfolgreiche Bewältigung von schwierigen und neuen Situationen steigert sich das Selbstwertgefühl eines Kindes (Fingerle et al. 1999).

Geborgenheit: Viele Studien konnten zeigen, dass verlässliche und verfügbare Bezugspersonen, die Vertrauen, Nähe und Sicherheit fördern, sowie die Qualität der Beziehung zwischen den Bezugspersonen und dem Kind wie auch der elterlichen Paarbeziehung die wichtigsten Schutzfaktoren darstellen (Masten 2016). Einfühlsames Verhalten der Bezugspersonen führt zu einem Gefühl der Geborgenheit bei Kindern (▶ Kap. 2).

Autoritatives Erziehungsklima: Mehrfach haben Studien bestätigt, dass ein autoritativer Stil ein wirkungsvoller Schutzfaktor ist (Werner und Smith 1982). Dieser Erziehungsstil ist mit Wärme, Zuwendung und Akzeptanz gegenüber dem Kind und gleichzeitig mit einem hohen Maß an Forderung und Kontrolle assoziiert (▶ Kap. 1).

Wenn keine Schutzfaktoren vorliegen, können die vorhandenen Risikofaktoren eine Störung begünstigen. Das Fehlen jeglicher Risikofaktoren bedeutet allerdings noch nicht, dass ein Individuum vor Störungen geschützt ist. Mit anderen Worten: Risikofaktoren sind nicht einfach das Gegenteil von Schutzfaktoren – und umgekehrt. Die beiden beeinflussen sich in einem komplexen Wechselspiel.

> ▶ **Fallbeispiel: Positiver Entwicklungsverlauf dank feinfühliger Bezugspersonen**
>
> Die Mutter von Nelson stammte aus Afrika. Sie wuchs in sehr einfachen Verhältnissen auf. Mit zwei Töchtern zog sie vor einigen Jahren in die Schweiz, wo sie einen Schweizer heiratete. Die Ehe wurde allerdings bald geschieden, die Eltern trennten sich. Nelson war schon früh in der Kita wegen Entwicklungsverzögerung aufgefallen und erhielt heilpädagogische Früherziehung. Im Alter von vier Jahren erfolgte die Einweisung in ein Kinderheim, weil seine Mutter die Sorge für Nelson nicht gewährleisten konnte. Er selbst sagt heute als junger Erwachsener, dass sie damals nicht mehr in der Lage gewesen sei, ihn aufzuziehen. Im Kinderheim betreute ihn während drei Jahren ein kompetenter, verfügbarer und feinfühliger Heilpädagoge als enge Bezugsperson. In der Schule zeigten sich anfänglich Verhaltensauffälligkeiten und Schwierigkeiten in der Integration. Die enge Betreuung in der Schule und im Kinderheim führte aber im Verlauf zu einer Stabilisierung der Situation. Rasch erlernte er die Kulturtechniken und entwickelte ein gutes Selbstwertgefühl. Er schloss die Oberstufe in einer regulären Sekundarschule ab. Die Lehre als Logistiker bestand er mit guten Noten. Heute engagiert er sich in seiner Freizeit als Leiter einer Pfadfindergruppe und liest sehr gerne – insbesondere wissenschaftliche Magazine. Er hat eine Arbeitsstelle in seinem Lehrbetrieb, erwägt eine Berufsmaturität und träumt von einem Biochemie-Studium sowie von einer eigenen Familie. Dank seines freundlichen Charakters, seiner guten Intelligenz und der Tatsache, dass er im Leben meist wohlgesonnenen, häufig fachlich kompetenten und sich oft für längere Zeit für ihn verantwortlich fühlenden Bezugspersonen begegnet ist, darf sein Lebensverlauf durchaus als positiv betrachtet werden.
>
> Verfügbare und feinfühlige Bezugspersonen müssen nicht unbedingt die Eltern sein; auch andere Personen können dem Kind die nötige Geborgenheit geben. Im Fall von Nelson konnte eine mehrjährige stabile Betreuungssituation in einem Kinderheim mit kompetenten Fachpersonen die Belastungen zu Beginn des Lebens kompensieren. Dieses Fallbeispiel zeigt, dass Geborgenheit nicht nur im Kleinkindalter, sondern auch im späteren Leben wichtig ist. ◀

7.4.3 Wechselwirkungen von Risiko- und Schutzfaktoren

Die Wechselwirkungen zwischen Risiko- und Schutzfaktoren sind sehr komplex. Eine Häufung von Risikofaktoren bei gleichzeitigem Fehlen von Schutzfaktoren kann sich negativ auf die Entwicklung eines Kindes auswirken. Dies bedeutet, dass ein Schutzfaktor besonders dann wirksam ist, wenn Risiken vorhanden sind; er vermag also, Belastungen abzuschwächen. Wächst ein Kind in normalen, unbelasteten Verhältnissen auf, wird die Entwicklung durch eine Vielzahl von unterschiedlichen Bedingungen gefördert und nicht durch einen einzelnen Schutzfaktor geprägt. In diesen Fällen wird ein Kind in der Regel ein gutes Wohlbefinden sowie Selbstwertgefühl entwickeln und sein genetisches Potenzial erreichen.

Schutzfaktoren wirken in Abhängigkeit vom Kontext, den spezifischen Umständen und der individuellen Sensitivität der Personen gegenüber Umwelteinflüssen (▶ Kap. 1). Bei fehlenden Schutzfaktoren können die risikoerhöhenden Umstände unmoduliert zum Tragen kommen. Die Ansicht, dass sich Risiko- und Schutzfaktoren in einer einfachen Rechnung aufsummieren lassen, ist allerdings falsch.

▶ Fallbeispiel: Kompensierende Schutzfaktoren bei einer Entwicklungsstörung

Felice wuchs in einem sehr behüteten Umfeld auf. Im Interview als 20-jähriger, junger Erwachsener sagt er spontan, dass er die besten Eltern der Welt hatte. Das Wichtigste sei gewesen, dass ihm seine Eltern viel Zeit geschenkt hätten. Felice zeigte im Kindesalter eine schwerwiegende Spracherwerbsstörung. Er konnte bis in den Kindergarten nicht sprechen und verstand seine Umgebung nicht. Abklärungen bestätigten die schwere Sprachstörung mit Teilleistungsstörungen bezüglich auditiver und visueller Merkfähigkeit bei altersentsprechender Grundintelligenz. Felice war ein sehr zugewandter und freundlicher Junge, der trotz seiner schwerwiegenden Entwicklungsstörung ein gutes Selbstwertgefühl hatte. Während der Kindergarten- und Schulzeit erhielt er intensive Logopädie. Der Verlauf in der Schule gestaltete sich allerdings sehr schwierig. Er wurde gehänselt und gemobbt, von der Gemeinschaft ausgeschlossen und entwickelte schwere Verhaltensstörungen. Trotzdem schaffte er einen regulären Sekundarschulabschluss. Eine begonnene Lehre als Mechaniker brach er nach einem Jahr ab und begann, sich eigenständig mit der Finanzbranche zu beschäftigen. Heute wirkt er nach eigenen Angaben als erfolgreicher Berater im Mikrowährungsbereich. Er hat sich in der Zwischenzeit zu einem freundlichen, zugewandten und kommunikativen jungen Mann entwickelt, der gut spricht.

Felice konnte auf eine Reihe von kindlichen und umfeldbezogenen Schutzfaktoren zurückgreifen, die seine Risikofaktoren wie die schwere Sprachstörung und die negativen Schulerfahrungen kompensierten. ◀

7.5 Abklärung und Förderung bei globalen Entwicklungsstörungen

Ein typisches Kennzeichen der **allgemeinen (oder globalen) Entwicklungsstörung** sind die Defizite des Kindes im Denken. Man spricht deshalb häufig auch von **kognitiver Entwicklungsstörung**. In den meisten Fällen zeigt sich allerdings nicht nur eine Beeinträchtigung in der geistigen Entwicklung, sondern auch bei der Sprache, Motorik und im sozialen Verhalten. Mit anderen Worten: Die Entwicklung ist bei einer allgemeinen Entwicklungsstörung in mehreren Entwicklungsbereichen beeinträchtigt (Moeschler und Shevell 2014).

Diese Kinder fallen im Rahmen der kinderärztlichen Vorsorgeuntersuchungen häufig bereits als Säuglinge mit einer generellen Verzögerung der Entwicklung auf. In diesem frühen Alter stehen zum Beispiel Auffälligkeiten in den Bewegungsmustern, der Körperspannung und -haltung, aber auch in der Verhaltensregulation im Vordergrund. So sind betroffene Kinder beispielsweise leicht reizbar oder lassen sich nur schwer beruhigen. Eine differenzierte Beurteilung der Kognition ist in diesem frühen Alter aber noch nicht möglich. Der Entwicklungsstand wird in den ersten drei Jahren spielerisch mit Stufentests bestimmt, die sich an den Meilen- und Grenzsteinen orientieren (▶ Abschn. 7.3). Erst gegen Ende der frühen Kindheit mit etwa vier Jahren kann das Intelligenzniveau der Kinder mit entsprechenden Leistungstests bestimmt werden (◘ Tab. 7.2). Mit einem Intelligenztest wird auch der Schweregrad einer allgemeinen Entwicklungsstörung erfasst. Er ist für die zuverlässige Diagnose einer Störung allerdings nicht genügend. Neben intellektuellen Defiziten muss das Kind auch wesentliche Einschränkungen der sozialen und praktischen Fertigkeiten zeigen; diese werden anhand der ICF klassifiziert.

7.5.1 Unterschiedliche Schweregrade

Die Einteilung von Entwicklungsstörungen in Schweregrade erlaubt eine ungefähre Einschätzung der Prognose eines Kindes. Ein **unterdurchschnittliches Intelligenzniveau** liegt vor, wenn Kinder eine geistige Leistungsfähigkeit von weniger als einer Standardabweichung von der Norm zeigen (IQ < 85). Dabei liegen die IQ-Werte zwischen 70 und 84 in einem Grenzbereich. Diese Gruppe umfasst etwa 13 Prozent aller Kinder. Sie leiden in der Regel unter **Lernschwächen** und Schulschwierigkeiten, zeigen ADHS-Symptome oder Sprachstörungen. Allerdings hängen ihre Probleme in der Schule und ihr Leidensdruck ganz wesentlich auch von der **Passung** zwischen den schulischen Anforderungen und ihrer geistigen Leistungsfähigkeit ab (zum Fit-Konzept, siehe ▶ Kap. 5). Wenn sich Bezugspersonen auf den individuellen Entwicklungsstand eines solchen Kindes einstellen, trägt dies wesentlich zum individuellen Wohlbefinden und zu günstigen Entwicklungsverläufen bei. Dabei spielt auch der sozioökonomische Status der Eltern für die Entwicklung dieser Kinder eine große Rolle. Weitere Faktoren, die den Verlauf positiv beeinflussen, sind sowohl die praktischen Fähigkeiten des Kindes als auch seine psychische und körperliche Gesundheit (Huang und Blum 2010).

Viele Kinder, deren geistige Fähigkeiten in diesem **Grenzbereich** liegen und die keine schwerwiegenden körperlichen Beeinträchtigungen oder Verhaltensstörungen zeigen, sind später durchaus in der Lage, selbstständig zu leben und im freien Arbeitsmarkt einen Beruf auszuüben. Der früher häufig verwendete Begriff der „Lernbehinderung" sollte für diese Gruppe der Kinder deshalb nicht mehr verwendet werden.

> **Messgenauigkeit von Tests**
> Ein Intelligenztest misst nie exakt; es besteht immer ein gewisser Fehlerbereich – zum Beispiel, weil die Kinder nicht gut mitgemacht haben oder sie mit der Testlänge überfordert waren. Der Fehlerbereich zwischen einem IQ von 70 bis 84 reicht entweder in den weit unterdurchschnittlichen (< 70) oder auch in den durchschnittlichen Bereich hinein (> 84). Aus diesem Grund darf die Diagnose einer Entwicklungsstörung niemals lediglich auf Basis eines einzelnen Tests erstellt werden. Vielmehr sind sowohl der Verlauf von Entwicklungsauffälligkeiten als auch die Aktivitäten und Teilhabe des Kindes im Alltag als wichtige Informationsquellen in die Diagnostik einzubeziehen (Jenni et al. 2015).

Erst bei einem IQ < 70 (zwei Standardabweichungen unter dem Mittelwert) spricht man von kognitiver Entwicklungsstörung, die bei gut zwei Prozent aller Kinder auftritt. Diese wird entsprechend in ICD-11 als Störung klassifiziert.

Eine kognitive Entwicklungsstörung mit einem Intelligenzniveau zwischen 50 und 69 wird gewöhnlich als „leicht" bezeichnet. Diese Kinder benötigen in der Schule eine besondere Förderung. Allerdings verbessern sich die intellektuellen Fähigkeiten durch Förderung und Training meist nur in einem geringen Umfang (Jenni et al. 2015). Kinder mit einer **leichten kognitiven Entwicklungsstörung** erreichen als Erwachsene ein geistiges Entwicklungsalter von neun bis zwölf Jahren. Sie können dann durchaus ein gewisses Maß an Selbstständigkeit und Unabhängigkeit erreichen und soziale Beziehungen eingehen. Eine Voraussetzung für den Eintritt in den Arbeitsmarkt ist, dass die betroffenen Erwachsenen schulisch etwa das Niveau am Ende der Grundschulzeit erreichen.

Zeigen Kinder intellektuelle Fähigkeiten mit einem IQ unter 50, leiden sie unter einer **schweren Entwicklungsstörung**. Ihr Entwicklungsalter als Erwachsene liegt bei unter neun Jahren. Bei diesen Kindern ist eine kontinuierliche Unterstützung in allen Lebensbereichen notwendig. Auch im Erwachsenenalter sind die Betroffenen nicht selbstständig: Sie wohnen entweder in Institutionen oder in begleiteten Wohnprogrammen. Bei schweren Entwicklungsstörungen treten häufig psychische Erkrankungen auf (Huang und Blum 2010).

7.5.2 Ursachen von Entwicklungsstörungen

In der Diagnostik werden anhand einer ausführlichen Anamnese der kindlichen und familiären Lebens- und Krankengeschichte die **Risiko- und Schutzfaktoren** erhoben (▶ Abschn. 7.4.1). Auch sind Kenntnisse über den Stammbaum des Kindes wichtig, um mögliche vererbte Ursachen zu erkennen. Zudem werden der Gesundheitszustand und das Wachstum des Kindes überprüft. Neben der

Untersuchung von Seh- und Hörleistungen sind ein körperlicher und insbesondere auch ein neurologischer Status notwendig. Schließlich folgt eine ausführliche Entwicklungsdiagnostik mit einem **Entwicklungsprofil** (▶ Abschn. 7.3.3).

Eine wichtige Aufgabe in der Diagnostik von Entwicklungsstörungen ist die Suche nach einer möglichen **Ursache der Störung**. Dies ist für die Bewältigung von elterlichen Schuldgefühlen und das Verstehen der kindlichen Schwierigkeiten hilfreich. Ebenfalls sehr bedeutsam für Eltern und Kinder ist die Einschätzung einer Prognose. Gesicherte Diagnosen können zudem oft unnötige weitere Untersuchungen vermeiden und falsche Theorien über die Ursache der Störung korrigieren. Auch können mit einer spezifischen Diagnose gewisse medizinische Risiken – beispielsweise eine Schilddrüsenunterfunktion bei der Trisomie 21 – frühzeitig erkannt und behandelt werden. Außerdem erlauben sie eine Anpassung der unterstützenden Maßnahmen und Therapien und ermöglichen den Eltern einen Erfahrungsaustausch mit anderen betroffenen Familien. Gleichzeitig kann durch eine gesicherte Diagnose auch das genetische **Wiederholungsrisiko** bei weiterer Familienplanung besser abgeschätzt werden.

Die Ursachen für Entwicklungsstörungen werden in zwei Gruppen unterteilt: **endogene und exogene Ursachen**. Die letzteren werden in der pränatalen, perinatalen oder postnatalen Entwicklungsphase erworben und machen weniger als fünf Prozent aller Entwicklungsstörungen aus. Zu den **pränatalen Ursachen** zählen toxische Schädigungen des Fötus durch Alkohol, Drogen oder Medikamente sowie Vitaminmangel (zum Beispiel ein Folsäure- oder Vitamin B12-Mangel), Infektionen (zum Beispiel Röteln, Zytomegalievirus, Toxoplasmose, Herpes) oder andere Krankheiten der Mutter. Frühgeburtlichkeit, Asphyxie und eine ausgeprägte Neugeborenengelbsucht (Kernikterus) werden als **perinatale Ursachen** bezeichnet. Das Spektrum der **postnatalen Ursachen** umfasst Infektionen (zum Beispiel eine Meningitis), ein schweres Schädel-Hirn-Trauma, eine hormonelle Erkrankung (Hypothyreose) oder schädigende Substanzen (zum Beispiel im Rahmen einer Chemotherapie).

Im Gegensatz zu diesen biologischen Ursachen kann auch ein **psychosozial belastendes Umfeld** mit Deprivation und Misshandlung intermittierend zu einer Entwicklungsstörung führen (Fallbeispiel ▶ Kap. 1). Allerdings sind solche Störungen nach einer Veränderung der Umfeldbedingungen in den meisten Fällen reversibel. Das Kind erreicht durch die Eigenregulation der Entwicklung wieder seinen anlagebedingten Entwicklungstand (zur Eigenregulation, siehe ▶ Kap. 2)

Mit 95 Prozent deutlich häufiger zeigt sich bei Entwicklungsstörungen eine **genetische Ätiologie** (Krankheitsursache); dabei spielt der Schweregrad der Störung eine maßgebliche Rolle. Bei leichten Entwicklungsstörungen finden sich meist polygenetische Veränderungen, die familiär weitergegeben werden (Reichenberg et al. 2016). ◘ Abb. 7.6 verdeutlicht, dass häufig auch bei Geschwistern von leicht betroffenen Kindern Auffälligkeiten in der Entwicklung festzustellen sind. Die IQ-Verteilung der Geschwister ist in der Folge ebenfalls abnorm und in ◘ Abb. 7.6 nach links verschoben. Es zeigt sich also eine familiäre Komponente der Entwicklungsstörung. Hin-

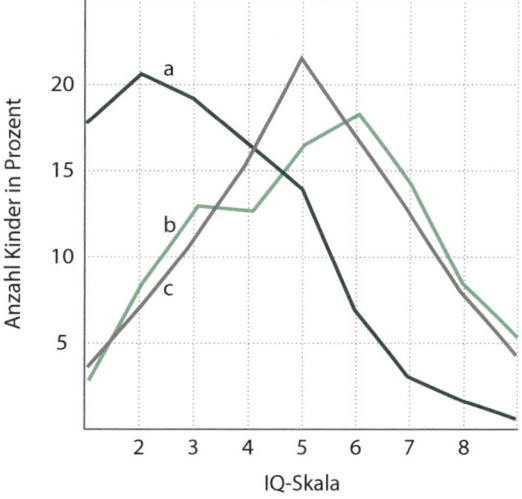

◘ **Abb. 7.6** Polygene und monogene Störungen. a Geschwister von leicht betroffenen Kindern, b Geschwister von Kindern mit schweren (monogenen) Störungen, c Normpopulation IQ dargestellt auf einer Skala von 1–9 (Mittelwert 5, IQ 100). Aus Reichenberg et al. 2016; mit freundlicher Genehmigung von © National Academy of Sciences of the United States of America. All Rights Reserved

gegen sind Geschwister bei monogenen Störungen – wie beispielsweise der Trisomie 21 – nicht betroffen. Diese Störungen entstehen in den meisten Fällen von neuem (de novo). Entsprechend liegt die IQ-Verteilung der Geschwister von Kindern mit schweren Entwicklungsstörungen häufig in der Norm.

In den letzten Jahren wurden aufgrund der enormen technologischen Fortschritte in der Genetik immer mehr Entwicklungsstörungen genetisch aufgeklärt. Differenzierte Methoden erlauben heutzutage die **Sequenzierung aller Genabschnitte**, die die Proteine kodieren, dem sogenannten Exom. Man nennt diese Methode auch Whole Exome Sequencing (WES). Seit kurzem ist auch die Sequenzierung des gesamten Genoms (das Whole Genome Sequencing, WGS) möglich, also eine Aufschlüsselung aller kodierenden wie auch der nicht-kodierenden Regionen des Genoms.

🔲 Tab. 7.3 fasst die wichtigsten Gruppen genetischer Störungen und ihre Häufigkeit zusammen (Niemi et al. 2018; Rauch et al. 2006). Oft treten **Fehlverteilungen der Chromosomen** auf, die zu einer abnormen Chromosomenzahl führen: beispielsweise zu einem Fehlen oder einem doppelten Vorkommen von Chromosomen. Ein typisches Beispiel für diese sogenannten Chromosomenaberrationen ist die Trisomie 21. Zeigen sich Störungen in einem einzelnen Gen, spricht man von **monogenen Entwicklungsstörungen** wie dem Fragilen X-Syndrom. Auch das Rett-Syndrom und die meisten Stoffwechselstörungen sind monogene Erkrankungen. Andere genetische Störungen entstehen auch durch minime Verluste von Chromosomenstücken, die nur mit speziellen Techniken wie der FISH-Analyse oder dem Micro-Array-Verfahren (Array-CGH) nachgewiesen werden können. Ein Beispiel für diese sogenannten **Mikrodeletionen** ist das Williams-Syndrom, das mit besonderen kognitiven Beeinträchtigungen einhergeht. Liegen – statt der normalen Zahl von zwei Genkopien – nur eine oder sogar drei Kopien der Gene vor, spricht man von einer **Kopienzahlvariation** (Copy number variation); dies kann ebenfalls Entwicklungsstörungen hervorrufen. Und schließlich konnte man gewissen Entwicklungsstörungen in den letzten Jahren komplexe polygene Veränderungen, Mutationen in den nicht-kodierenden Bereichen des Gens oder sogar epigenetische Veränderungen zuschreiben. Es ist also davon auszugehen, dass in den nächsten Jahren noch weitere genetische Ursachen für Störungen der Entwicklung gefunden werden (Niemi et al. 2018; Rauch et al. 2006).

Für die Ursachensuche bei Entwicklungsstörungen hat sich ein schrittweises Vorgehen

🔲 **Tab. 7.3** Genetische Ursachen für Entwicklungsstörungen (nach Niemi et al. 2018; Rauch et al. 2006)

Ursachen	Beispiele	Häufigkeit in Prozent
Aneuploidie (numerische Aberration)	Trisomie 21	10
Andere Chromosomenaberrationen	Partielle Trisomien/Monosomien	4
Mikrodeletionssyndrome	22q11, Prader Willi, Angelman, Williams, Smith Magenis	5
Pathologische Copy Number Varianten (CNV)		10
Monogene Störung (klinisch erkennbar)	FRAX, Sotos, Noonan, NF1, Rett, Stoffwechselstörung	10
Monogene Störung (mittels WES/WGS)		30
De novo nicht-kodierende Mutation und polygene Vererbungswege		10
Unbekannte genetische Störung		16

7.5 · Abklärung und Förderung bei globalen Entwicklungsstörungen

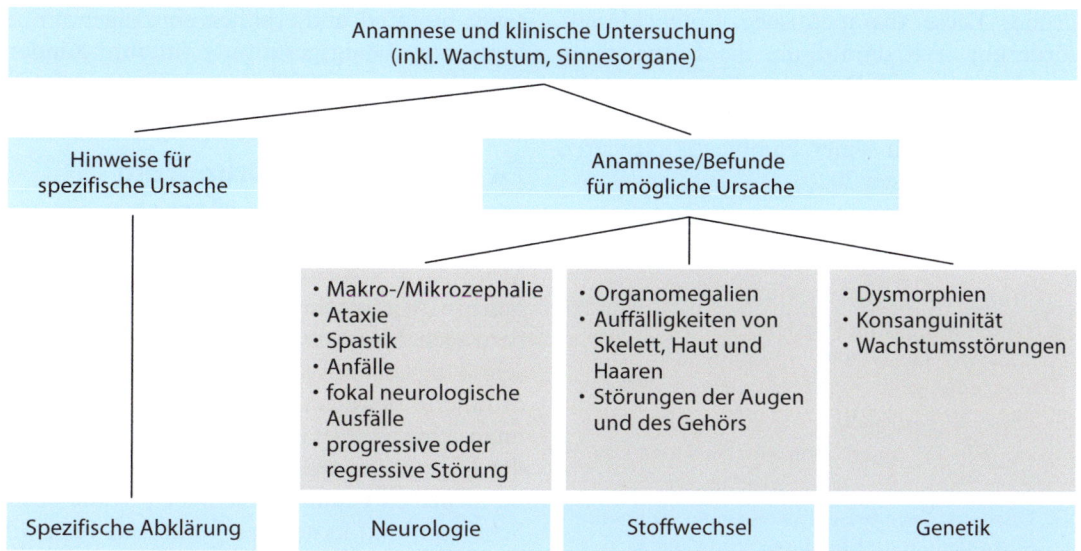

Abb. 7.7 Abklärungsgang von Entwicklungsstörungen. Nach Moeschler und Shevell 2014

bewährt (Abb. 7.7): Bestehen bei einem Kind klinische Hinweise für eine neurologische, metabolische (stoffwechselbedingte) oder genetische Grunderkrankung, so erfolgt eine Abklärung durch die Spezialisten der Fachgebiete Neurologie, Stoffwechsel und Genetik (Moeschler und Shevell 2014).

Kinder, die für die Störung keine offensichtlichen Auffälligkeiten zeigen, leiden unter einer **nicht-syndromalen bzw. unspezifischen Entwicklungsstörung**. Bei diesen Kindern sind in erster Linie genetische Untersuchungen angezeigt, weil mit den modernen genetischen Technologien wie WES oder WGS die Störungen immer besser aufgeklärt werden können. Im Gegensatz dazu schätzen Fachleute die diagnostische Ausbeute von anderen medizinischen Untersuchungen wie einer Stoffwechselabklärung, einer zerebralen MRT oder einer EEG bei betroffenen Kindern als relativ klein ein (Moeschler und Shevell 2014). Mit diesen Methoden liegt die Aufklärungsrate bei einer unspezifischen Indikationsstellung bei unter einem Prozent. Weil aber in den deutschsprachigen Ländern im Vergleich zu den USA im Stoffwechselscreening der Neugeborenen nach deutlich weniger Krankheiten gesucht wird, kann im Falle einer nicht-syndromalen Entwicklungsstörung ein metabolisches Screening durchaus empfohlen werden.

Eine MRT ist bei Kindern mit unspezifischen Entwicklungsstörungen nicht indiziert (Moeschler und Shevell 2014). Zwar zeigen diese Kinder in fast 50 Prozent der Fälle auffällige Befunde im MRT; diese haben allerdings sehr selten einen spezifischen Zusammenhang mit der Entwicklungsstörung. Erst wenn zusätzliche neurologische Auffälligkeiten auftreten, ist die diagnostische Ausbeute höher und eine MRT-Untersuchung angezeigt – zum Beispiel im Falle einer Mikro-/Makrozephalie, einer Ataxie, einer Spastik, von Anfällen oder fokal neurologischen Befunden. Ebenso ist eine EEG-Untersuchung nur bei einem Verdacht auf zerebrale Anfälle indiziert.

7.5.3 Fördermaßnahmen bei Entwicklungsstörungen

Eine kausale Therapie von Entwicklungsstörungen ist bisher nur bei einzelnen Stoffwechselstörungen möglich. Ein klassisches Beispiel ist die Hypothyreose – die Unterfunktion der Schilddrüse. Diese wird mit Schilddrüsenhormonen behandelt (Dimitropoulos et al. 2009). Ansonsten stehen **medizinische Therapien** wie die Physiotherapie oder die Ergotherapie sowie **sonderpädagogische Fördermaßnahmen** wie die Logopädie oder die heilpädagogische Frühförderung im Vordergrund. Diese therapeutische Entwicklungsförderung zielt darauf ab, die Entwicklung von Kindern mit Defiziten, Störungen oder Risiken zu verbessern und die Ressourcen des Kindes wie auch seiner Familie zu aktivieren (Jenni und Hansen 2020).

> **Optimierende Entwicklungsförderung**
> Von den therapeutischen Fördermaßnahmen muss die optimierende Entwicklungsförderung abgegrenzt werden. Diese versucht, die Entwicklungschancen von Kindern zu erhöhen, obwohl keine Defizite, Störungen oder Risiken vorliegen. Darunter fällt beispielsweise eine bewusst frühe bilinguale Erziehung durch deutschsprachige Eltern. Diese Form der Förderung darf durchaus kritisch hinterfragt werden, weil sie hauptsächlich dem gesellschaftlichen Primat folgt, die Kinder möglichst früh und intensiv zu fördern.

Über viele Jahrzehnte dominierten in der **therapeutischen Entwicklungsförderung** störungsorientierte Konzepte, die hauptsächlich darauf ausgerichtet waren, die Defizite eines Kindes mit kindzentrierten Interventionen zu behandeln (Jenni und Hansen 2020). In der modernen Entwicklungsförderung wird allerdings zunehmend ressourcenorientiert und mit dem Umfeld des betroffenen Kindes gearbeitet. Dabei sollen seine individuellen Stärken gefördert und die Ressourcen des Umfeldes angeregt werden (**umgebungszentrierte Entwicklungsförderung**). Tatsächlich hat in den ersten Lebensjahren das soziale Umfeld des Kindes einen großen Einfluss, was in der modernen Entwicklungsförderung entsprechend berücksichtigt wird. Dieser Umstand wird mit den Gen-Umwelt-Korrelationen erklärt (▶ Kap. 1). So wird in der heilpädagogischen Frühförderung, aber auch in der logopädischen Therapie neben der Arbeit unmittelbar mit dem Kind auch das Umfeld einbezogen. Dabei wird die gesamte Familie unterstützt und auf die Fragen der Eltern eingegangen; diese werden ermutigt sowie bestätigt und erhalten ein Angebot mit Ideen zur Alltagsgestaltung für ihre Kinder (von Rhein et al. 2020).

7.6 Die Motorikstörung: ein prognostischer Marker

Motorische Schwächen eines Kindes können sich im Alltag sehr vielfältig zeigen: Sie äußern sich beispielsweise durch ungeschickte, sehr langsam ausgeführte und ungenau koordinierte Bewegungen. So stoßen die Kinder unabsichtlich an Gegenstände, sind nicht in der Lage, einen Ball zu fangen oder ein Messer sicher zu benutzen; sie haben Mühe beim Schreiben und lernen erst verzögert, Fahrrad zu fahren.

Etwa fünf Prozent aller Kinder zeigen eine **Entwicklungsstörung der Motorik** (Lingam et al. 2009). Jungen sind etwa doppelt so häufig von der Störung betroffen wie Mädchen. Die motorischen Defizite gehen oftmals auch mit anderen Entwicklungsstörungen einher (Kadesjo und Gillberg 1999). So leidet beispielsweise jedes zweite Kind mit einer ADHS oder einer Sprachstörung an motorischen Schwächen. Wegen der häufigen Überschneidung mit anderen Entwicklungsstörungen darf die Klassifikation der motorischen Entwicklungsstörung als eigenständige Kategorie durchaus kritisch hinterfragt werden (zur Heterogenität von Entwicklungsstörungen siehe auch, ▶ Abschn. 7.2).

Die Entwicklungsstörung der Motorik wird in diesem Kapitel allerdings gesondert behandelt, weil viele Studien belegen, dass motorische Schwächen für Kinder eine große Belastung darstellen können, und darum aus Sicht des Kindes und der Gesellschaft die Diagnose einer motorischen Störung durchaus gerechtfertigt ist (Blank und Vinçon 2020). Außerdem ist das Auftreten von motorischen Defiziten ein wichtiges prognostisches Merkmal von Entwicklungsstörungen. Verschiedene Studien haben gezeigt, dass eine Entwicklungsstörung schwerwiegender ist und eher bis in das Erwachsenenalter persistiert, wenn die Kinder zusätzlich motorische Schwächen zeigen (Rasmussen und

Gillberg 2000). Die Motorik scheint also ein wichtiger prognostischer Marker für den Verlauf einer Entwicklungsstörung bei einem betroffenen Kind zu sein.

7.6.1 Die Kriterien der Motorikstörung

Auffälligkeiten in der motorischen Entwicklung können aufgrund des klinischen Erscheinungsbildes und Schweregrades grob in zwei Kategorien unterteilt werden: Die erste umfasst die schweren neurologischen Bewegungsstörungen, zum Beispiel die **Zerebralparese** (Baumann et al. 2018). Diese werden bei den neurologischen Erkrankungen und nicht bei den Entwicklungsstörungen klassifiziert. Für die zweite Kategorie wird der Ausdruck „**umschriebene Entwicklungsstörung der Motorik**" verwendet.

Die motorische Entwicklungsstörung wird anhand von drei Kriterien definiert (nach Blank und Vinçon 2020):
1. Es muss eine deutliche Beeinträchtigung der motorischen Leistungsfähigkeit im Vergleich zu gleichaltrigen Kindern, zum kognitiven Entwicklungsstand eines Kindes und zu seinen Möglichkeiten zum Erwerb von altersgemäßen motorischen Fertigkeiten vorliegen.
2. Die motorischen Schwächen müssen die Aktivitäten des täglichen Lebens schwerwiegend und persistierend beeinträchtigen. Sie beeinflussen die schulischen Leistungen, die Freizeitaktivitäten und das Spiel des Kindes.
3. Die motorischen Defizite können nicht durch eine neurologische oder psychische Krankheit oder durch den sozialen und kulturellen Hintergrund erklärt werden. Sie treten bereits zu Beginn der Kindheit auf.

Das Störungsbild kann verschiedene Funktionsebenen der Motorik betreffen (▶ Kap. 2): die motorischen Fähigkeiten (Tempo, Kraft, Ausdauer), die Bewegungsqualität (Mitbewegungen), verschiedene koordinative Funktionen (Bewegungsharmonie, Gleichgewicht, Handlungsplanung), feinmotorische Fertigkeiten (Greifen, Zeichnen, Schreiben und Schneiden) oder die Grobmotorik (Werfen, Springen). Diese Funktionsebenen können bei einer motorischen Entwicklungsstörung in unterschiedlichem Maße betroffen sein, was zur **Heterogenität des Störungsbildes** beiträgt. So gibt es zum Beispiel Kinder, die besonders feinmotorische Auffälligkeiten zeigen (beim Schreiben und Zeichnen), während koordinative Fähigkeiten und Grobmotorik normal entwickelt sind. Die motorischen Störungen können entsprechend auch in Untergruppen eingeteilt werden, zum Beispiel in die feinmotorische und die grobmotorische Entwicklungsstörung.

> **Dyspraxie und andere Begriffe zur motorischen Störung**
>
> Es gibt in der Literatur zahlreiche Begriffe für Auffälligkeiten in der Motorik: motorische Koordinationsstörung, motorische Schwierigkeiten, motorische Ungeschicklichkeiten oder motorische Lernstörungen; auch findet sich häufig der Ausdruck „**Dyspraxie**". Diese Begriffe werden jedoch in den Klassifikationssystemen nicht aufgeführt und sollten entsprechend nicht als Diagnosen verwendet werden. Der Begriff „**Motorische Ungeschicklichkeit**" hingegen kann durchaus als Beschreibung für leichte motorische Auffälligkeiten eingesetzt werden, besonders wenn ein Kind die Kriterien für eine Entwicklungsstörung der Motorik nicht erfüllt.

7.6.2 Entstehung und Verlauf

Motorische Störungen entstehen hauptsächlich durch Defizite bei der Planung und der Steuerung von Bewegungen sowie durch Störungen im **motorischen Lernen** (Blank und Vinçon 2020). Außerdem tragen Schwächen in der kognitiven Kontrolle zur motorischen Störung bei. Dieser Umstand erklärt die häufig beobachtete Komorbidität (Begleiterkrankung) von motorischen Störungen mit ADHS. Die Entstehung einer motorischen Entwicklungsstörung kann mit einer abnormen Bildung und Aktivierung von neuronalen Netzwerken im präfontalen und parietalen Kortex sowie im Kleinhirn erklärt werden. Dabei zeigen sich besonders Veränderungen in der Organisation der weißen Substanz. Diese neurowissenschaftlichen Befunde passen zur Tatsache, dass Kinder mit einer motorischen Störung vermehrte **Mitbewegungen** zeigen, die durch die ausgedehnte Aktivierung der neuronalen Netzwerke entstehen (Licari et al. 2015). Mitbewegungen sind also nicht nur ein Reifezeichen der neurologischen Entwicklung (▶ Kap. 2), sondern können auch ein Hinweis für eine motorische Störung und ein Maß für den motorischen Aufwand und die Ermüdbarkeit darstellen.

Etwa die Hälfte der Kinder wächst die motorischen Defizite aus, während bei den anderen auch im Erwachsenenalter noch motorische Probleme auftreten (Visser et al. 1998). Die Erwachsenen zeigen dann Auffälligkeiten in verschiedenen motorischen Fertigkeiten des Alltages – zum Beispiel beim Autofahren – und leiden vermehrt unter Aufmerksamkeitsdefiziten, Angststörungen, Depressionen und einem tiefen Selbstwertgefühl.

7.6.3 Das klinische Bild

Die motorische Störung äußert sich im Alltag der Kinder zum Beispiel mit Problemen beim Ballspiel, bei sportlichen Aktivitäten und feinmotorischen Aufgaben sowie im motorischen Lernen von neuen Aufgaben. Ein Verdacht für eine motorische Störung besteht, wenn ein Kind ab dem Alter von fünf bis sechs Jahren in zwei und mehr der unten genannten sechs Aktivitätsgruppen Auffälligkeiten zeigt (in Anlehnung an Blank und Vinçon 2020).

1. **Ballspiel:** Ball kontrolliert und gezielt werfen, Ball fangen, Ball mit der Hand auf dem Boden prellen.
2. **Sportaktivitäten:** Über Hindernisse in der Umgebung oder beim Spielen springen, durchschnittlich schnell mit altersentsprechendem Laufstil rennen, interessiert und gerne an sportlichen Aktivitäten teilnehmen.
3. **Feinmotorik:** In altersentsprechendem Tempo nachmalen oder schreiben, altersentsprechend genau bzw. leserlich ausmalen bzw. schreiben, in angemessener Stifthaltung bzw. ökonomischem Kraftaufwand malen/schreiben.
4. **Komplexe motorische Fertigkeiten:** Bilder oder Formen genau und ohne wesentliche Anstrengung ausschneiden, komplexe motorische Fertigkeiten (zum Beispiel Bauen, Basteln) umsetzen, schnell und altersangemessen aufräumen, Schuhe und Kleider anziehen.
5. **Lerntempo bei motorischen Fertigkeiten:** Schwimmen oder neue Bewegungsspiele lernen und dabei nicht mehr Zeit zum Erlernen als Gleichaltrige benötigen.
6. **Verhalten:** Körperhaltung und -bewegung passend zur Umgebung und Situation kontrollieren und steuern (ruhig auf dem Stuhl sitzen, Objekte nicht umstoßen, beim Spielen nicht rempeln).

> ▶ **Fallbeispiel: Kombination von Entwicklungsstörung der Motorik und Sprachentwicklungsstörung**

Der zehnjährige Timur wuchs in einer türkisch-stämmigen Familie auf. Seit dem sechsten Lebensmonat besuchte er eine Kinderkrippe, wo er mit der deutschen Sprache in Kontakt kam. Er sprach aber die ersten Wörter erst ab dem Alter von drei Jahren. Wegen einer Sprachentwicklungsstörung wurde eine logopädische Therapie begonnen. Auch die Motorik zeigte im Verlauf der Entwicklung gewisse Auffälligkeiten. Er erreichte zwar normale motorische Meilensteine, war aber bei Bewegungsspielen sehr zurückhaltend, stürzte häufig und begann erst mit neun Jahren, Fahrrad zu fahren. Er zeichnete auch ungerne und konnte nur kurz dafür motiviert werden.

Zum Zeitpunkt der Abklärung besuchte er die dritte Klasse und erzählte, dass er überhaupt nicht gerne zur Schule gehe. Seine Eltern berichteten von zunehmenden Verhaltensauffälligkeiten. Er habe Angst, vieles nicht richtig zu machen. Es sei sehr schwierig, ihn für die Schule zu motivieren. Er könne ganz gut lesen, hätte aber Probleme beim Schreiben und im Rechnen. In letzter Zeit hätte er ein teilweise aggressives Verhalten gezeigt. Die Mutter sei von der Schule auf Timurs Verhalten und seine mangelnden Schulleistungen aufmerksam gemacht worden.

Die Abklärung mittels Zürcher Neuromotorik ergab eine motorische Leistungsfähigkeit unterhalb der 3. Perzentile. Timur zeigte besondere Probleme bei den Gleichgewichtsaufgaben, beim Springen, aber auch im Umgang mit dem Ball. Ebenso auffällig war seine Feinmotorik: So war er in der Steckbrettuntersuchung sehr langsam. Auch seine sprachlichen Fähigkeiten waren nicht altersgemäß. Ihm unterliefen häufig grammatikalische Fehler („Ich habe Angst vor Hunden, aber finde es süß. Aber er hat auch Angst mit mir."). Er verfügte über einen einfachen Wortschatz und musste manchmal Wörter umschreiben. Die logopädische und kognitive Untersuchung ergab eine Störung im Sprachausdruck und Sprachverständnis. Auffälligkeiten zeigten sich auch in den Arbeitsgedächtnisfunktionen. Die Leistungen im logischen Denken waren allerdings altersentsprechend. Die Verhaltensauffälligkeiten wurden als Misfit im Bereich der Leistung interpretiert. Die schulischen Erwartungen stimmten nicht mit seinem sprachlichen und motorischen Entwicklungsstand überein.

Die Befunde von Timur qualifizierten für eine Entwicklungsstörung der Motorik und eine Sprachentwicklungsstörung bei einer altersentsprechenden kognitiven Entwicklung. In der Folge wurden die logopädische Therapie wieder aufgenommen, eine Ergotherapie eingeleitet und die Lehrpersonen sowie seine Eltern beraten. ◄

Zahlreiche Studien belegen, dass Kinder mit einer Entwicklungsstörung in der Motorik bei vielen Aufgaben im täglichen Leben, aber auch in den schulischen Leistungen beeinträchtigt sind (Blank und Vinçon 2020). Sie sind außerdem häufig weniger körperlich aktiv (Smyth und Anderson 2000). Aus diesem Grund haben sie ein höheres Risiko für Übergewicht. Im Gegensatz dazu scheint eine verminderte Bewegungsaktivität wegen Übergewicht nicht zwingend zu einer motorischen Störung zu führen. Kinder mit einer motorischen Störung leiden – im Vergleich zu motorisch geschickten Kindern – an einer geringeren Selbstwirksamkeit und tieferen Lebensqualität (Carney et al. 2005). Auch ihre soziale Integration ist deutlich erschwert.

Sie leiden gehäuft unter sozialer Ängstlichkeit, werden aus Gruppen ausgeschlossen und sogar vermehrt gemobbt (Blank und Vinçon 2020). Die motorische Störung eines Kindes kann eine Familie sehr belasten.

Es gibt aber auch Kinder mit deutlichen Auffälligkeiten in der Motorik und einer motorischen Leistungsfähigkeit unter der 15. Perzentile, bei denen keine Auswirkungen im Alltag sichtbar sind oder kein Leidensdruck aufgrund der Störung entsteht. In diesem Fall wird das auffällige Bewegungsverhalten eines Kindes vom Umfeld erkannt, akzeptiert und angemessen unterstützt – oder die Erwartungen und Anforderungen der Umwelt an die motorischen Fähigkeiten des Kindes sind gering. Diese Kinder qualifizieren nicht für die Diagnose einer motorischen Entwicklungsstörung, weil das Kriterium für die Alltagsbeeinträchtigung fehlt (Blank und Vinçon 2020). Es besteht ein Fit zwischen den Eigenheiten des Kindes und seiner Umwelt (► Kap. 5).

Wenn ein Kind die von der Umgebung erwarteten Kompetenzen nicht besitzt, können negative Interaktionen und ungünstige Entwicklungen auftreten. Das Kind wird sich den Erwartungen der Umgebung nicht gewachsen fühlen; es kann Versagensgefühle entwickeln, bereits bestehende Rückzugsreaktionen werden verstärkt. Studien konnten zeigen, dass ein angemessener Umgang der Bezugspersonen und Freunde des Kindes der stärkste Prädiktor für den Verlauf einer motorischen Entwicklungsstörung bis ins Erwachsenenalter ist (Blank und Vinçon 2020).

7.6.4 Die diagnostischen Schritte

Zwar äußern sich motorische Auffälligkeiten bereits in der frühen Kindheit, die Diagnose einer Motorikstörung kann jedoch erst im Kindergarten- oder Schulalter zuverlässig gestellt werden. Um das Ausmaß der motorischen Störung zu erfassen, sind eine neurologische Untersuchung und eine Beurteilung des **motorischen Entwicklungsstandes** notwendig. Untersuchungen wie eine MRT oder EEG sind bei fehlenden klinischen oder anamnestischen Hinweisen auf eine Störung des Gehirns nicht indiziert. Differenzierte Empfehlungen zum diagnostischen Ablauf sowie ein Algorithmus zur Untersuchung, Behandlungsindikation und Planung finden sich in den aktuellen Leitlinien (Blank und Vinçon 2020).

Die Diagnose setzt eine deutliche Beeinträchtigung der motorischen Leistungsfähigkeit im Vergleich zu einem gleichaltrigen Kind voraus. In der Literatur wird das quantitative Kriterium kontrovers diskutiert, auch weil die Entwicklungsstörung der Motorik eine dimensionale Störung ist und die Grenze bis zu einem gewissen Grad willkürlich gelegt wird. Nach der ICD wird eine Abweichung von zwei Standardabweichungen unterhalb der motorischen Leistungsfähigkeit eines gleichaltrigen Kindes gefordert (2. Perzentile), während im Leeds Consensus Statement die 5. Perzentile als Grenzwert bezeichnet wird (Sugden 2006). Zudem wurde in den internationalen und deutschsprachigen Leitlinien zur Entwicklungsstörung der Motorik die 15. Perzentile festgelegt (Blank und Vinçon 2020).

Für das Kindergarten- und Schulalter sind verschiedene **Motorik-Tests** entwickelt worden. ◘ Tab. 7.4 listet einige wichtige Instrumente auf. Die Untersuchungsinstrumente unterscheiden sich in Bezug auf den Alters-

◘ **Tab. 7.4** Testverfahren zur Beurteilung der Motorik im Kindesalter

Testverfahren	Altersbereich	Aufgaben und Untertests
Zürcher Neuromotorik (ZNM-2) Kakebeeke et al., 2019	3–18 Jahre	3 Komponenten in 10 Untertests:
		Rein motorische Leistungen (repetitive, alternierende und sequenzielle Bewegungen)
		Feinmotorik (Steckbrett, Schraubenbrett, Perlenauffädeln)
		Grobmotorik (Hüpfen, Weitsprung, Aufstehen vom Sitzen, Gleichgewicht)
		Qualitative Erfassung von Leistung (Zeit) und Bewegungsqualität (Mitbewegungen)
Movement Assessment Battery for Children (M-ABC-2) Petermann et al., 2015	3–16 Jahre	8 Aufgaben in 3 Bereichen: Handgeschicklichkeit, Ballfertigkeiten, Statische und dynamische Balance
		Normierung für die Altersbereiche 3–6, 7–10 sowie 11–16 Jahre, Checkliste erhältlich
Bruininks-Oseretzky Test (BOT-2) Blank et al., 2014	4–15 Jahre	53 Aufgaben mit 8 Untertests: Feinmotorische Genauigkeit, Feinmotorische Integration, Handgeschicklichkeit, beidseitige Koordination, Gleichgewicht, Schnelligkeit und Geschicklichkeit, Ballfertigkeiten und Kraft
		Langfassung (50–60 Minuten) und Kurzfassung (20–30 Minuten)
Motoriktest für vier- bis sechsjährige Kinder (MOT 4–6) Zimmer, 2015	4–6 Jahre	18 Aufgaben in 7 Bereichen:
		Gesamtkörperliche Gewandtheit und Beweglichkeit, Feinmotorische Geschicklichkeit, Gleichgewichtsvermögen
		Reaktionsfähigkeit, Sprungkraft und Schnelligkeit, Bewegungsgenauigkeit, Koordinationsfähigkeit
Körper-Koordinationstest für Kinder (KTK) Kiphard und Schilling, 2017	5–14 Jahre	4 Untertests: Balancieren rückwärts, Monopedales Überhüpfen, Seitliches Hin- und Herspringen, Seitliches Umsetzen

bereich, die zugrundeliegenden Konzepte, Untertests und Funktionsebenen erheblich, was sich in einer mäßigen Übereinstimmung zwischen den Verfahren widerspiegelt.

Die **Zuverlässigkeit (Reliabilität)** und die **Güte (Validität)** eines Instrumentes müssen bei der Wahl eines Testes immer berücksichtigt werden (Wiart und Darrah 2001): Erhält eine Untersuchungsperson das gleiche Resultat, wenn sie ein Kind zweimal untersucht? Stimmen die Befunde von zwei Untersuchern beim gleichen Kind überein? Kann die Untersuchungsperson beim gleichen Kind ein Untersuchungsergebnis zwei Wochen später reproduzieren? Wie hoch ist die praktische Aussagekraft eines Instrumentes? Kann anhand der Untersuchung eine bestehende motorische Entwicklungsstörung tatsächlich zuverlässig erfasst werden? Eng verknüpft mit der Zuverlässigkeit und der Güte eines Testes ist die **Standardisierung** und **Normierung** der Untersuchung. Das Vorgehen bei einzelnen Aufgaben und die Beurteilungskriterien müssen genau festgelegt werden, das Verfahren muss anhand einer möglichst repräsentativen Stichprobe geprüft sein.

7.6.5 Motorische Störungen bei Kindern mit Entwicklungsrisiken

Motorische Störungen kommen bei Kindern mit Entwicklungsrisiken wie bei ehemaligen Frühgeborenen oder bei Kindern nach einer geburtlichen Asphyxie gehäuft vor. Dabei zeigen sich bei den verschiedenen Gruppen von Kindern mit Entwicklungsrisiken unterschiedliche Muster der motorischen Defizite. ◘ Abb. 7.8 illustriert diese Profile anhand verschiedener Studien. Es zeigt sich, dass ehemalige **Frühgeborene** vor allem in der Feinmotorik Defizite aufweisen (Schmidhauser et al. 2006), während Kinder mit angeborenen **Herzfehlern** eher in der Grobmotorik schwächer sind (Naef et al. 2017). Kinder mit einer **Asphyxie** scheinen vermehrt Auffälligkeiten in den motorischen Fähigkeiten – wie beispielsweise in der Bewegungsgeschwindigkeit – zu zeigen (Perez et al. 2013). Diese spezifischen Muster stehen möglicherweise

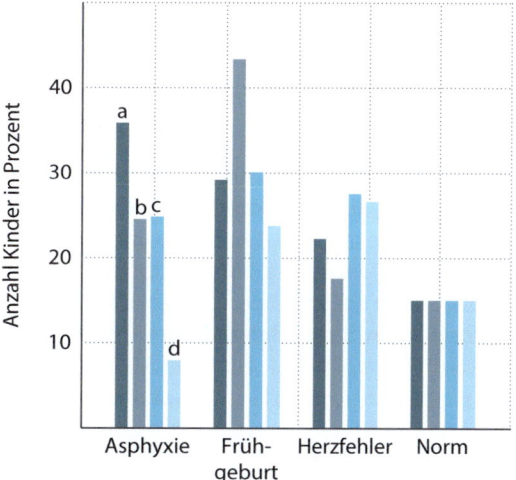

◘ **Abb. 7.8** Motorische Profile. a Schnelligkeit, b Feinmotorische Fertigkeiten, c Grobmotorische Fertigkeiten, d Gleichgewicht. Aus Jenni et al. 2008; mit freundlicher Genehmigung von © Georg Thieme Verlag. All Rights Reserved

mit unterschiedlichen Zeitpunkten der Schädigung im Zusammenhang. So wird bei der Asphyxie das motorische System unter der Geburt geschädigt, bei Frühgeborenen unmittelbar nach der Geburt und bei Kindern mit angeborenen Herzfehlern im Verlauf des Säuglingsalters und der frühen Kindheit.

7.6.6 Entwicklungsförderung der Motorik

Viele Kinder mit einer motorischen Entwicklungsstörung benötigen eine **kindzentrierte Intervention**, da die Störung aufgrund der feinmotorischen Probleme ihre schulischen Leistungen und aufgrund der grobmotorischen Schwierigkeiten ebenso ihre Teilnahme an Spiel und Sport sowie ihre soziale Integration mit Gleichaltrigen beeinflusst.

Die aktuellen Leitlinien empfehlen eine **Aufgaben-orientierte Behandlung**, die die motorische Aktivität und die konkreten Bewegungsaufgaben in den Vordergrund stellt (Blank und Vinçon 2020). Die Kinder üben zusammen mit der Therapeutin bzw. mit dem Therapeuten die Ausführung derjenigen Aufgaben und Bewegungen, die ihnen im Alltag Mühe machen. So lernen sie den sicheren Umgang mit Schere und Messer und trainieren grobmotorische Fertigkeiten in einem Parcours oder auf dem Fahrrad. Diese Therapieformen sollen die soziale Teilhabe des Kindes verbessern. Dazu sind nicht zwingend lange Behandlungen erforderlich; auch relativ kurze Therapiephasen können durchaus positive Auswirkungen auf die motorische Leistungsfähigkeit haben, wenn das Kind auch sonst Möglichkeiten hat, motorische Erfahrungen zu machen. Hingegen scheinen **Prozess-orientierte Behandlungsansätze**, die den Schwerpunkt auf eine Verbesserung der Körperstrukturen und -funktionen sowie der Wahrnehmung legen, deutlich weniger effizient zu sein als Aufgaben-orientierte Ansätze.

Entwicklungsförderung in der Motorik erfordert Konzepte, die das Umfeld miteinbeziehen und es zugleich an die Eigenheiten des Kindes heranführen. Die konkrete Umsetzung dieser Haltung lautet: Die Anforderungen an die Fähigkeiten eines Kindes mit einer motorischen Störung müssen angepasst werden; so sollte man ihm zum Beispiel bei einer motorischen Aufgabe mehr Zeit gewähren oder Hilfsmittel erlauben. Dies ist die Aufgabe der **umgebungszentrierten Entwicklungsförderung**.

7.7 Sprachentwicklungsstörung: Je früher erkannt, umso besser!

Die meisten Kinder erwerben die Sprache scheinbar mühelos und erreichen die sprachlichen Meilensteine ohne Probleme. Dennoch zeigen einige Kinder eine Störung in der Sprachentwicklung. Sie sprechen beispielsweise nur schwer verständlich, besitzen einen kleinen Wortschatz oder weisen Auffälligkeiten in der Grammatik auf. Auch leiden diese Kinder häufig an Defiziten im Sprachverständnis; entsprechend beeinträchtigt ist die Kommunikation mit anderen Personen. Eine Störung im Erwerb der Sprache wird als **Sprachentwicklungsstörung** bezeichnet (Kannengieser 2019). Die Kinder können daneben noch zusätzliche Beeinträchtigungen aufweisen, zum Beispiel eine kognitive oder motorische Entwicklungsstörung oder eine Autismus-Spektrum-Störung. Es gibt aber auch Kinder, die sich in den anderen Entwicklungsbereichen durchaus mit Gleichaltrigen vergleichbar entwickeln und bei denen hauptsächlich die Sprache betroffen ist.

Kinder mit Auffälligkeiten in der Sprachentwicklung haben ein erhöhtes Risiko für Schwierigkeiten im Lesen und Schreiben, im Verstehen und Erzählen von Geschichten sowie im Lösen von mathematischen Aufgaben (Durkin et al. 2015). Auch zeigen sie vermehrt soziale Besonderheiten, bitten Andere weniger um Hilfe und zeigen ein geringeres Interesse an einem gemeinsamen Spiel. Die Probleme in der sozialen Interaktion können sich bis in die mittlere Kindheit und Adoleszenz fortsetzen (Wadman et al. 2011). Im Vergleich zu Kindern mit einer normalen Sprachentwicklung verfügen sprachgestörte Kinder oft über ein geringeres Selbstvertrauen, werden häufiger gemobbt und haben vermehrt Probleme, Freundschaften zu schließen. Zudem neigen sie eher zu depressiven Störungen.

Außerdem erschwert eine Sprachstörung das Lernen in der Schule, weil dieses in einem hohen Maße über die Sprache vermittelt wird. Die Auswirkungen einer gestörten Sprachentwicklung können für viele Kinder also schwerwiegend sein. Es ist aus diesem Grund außerordentlich wichtig, Kinder mit Sprachproblemen schon in der frühen Kindheit zu erfassen (Bühler et al. 2020).

7.7.1 Die Sprachentwicklungsstörung und ihre Entstehung

Eine Verzögerung in der sprachlichen Entwicklung eines Kindes kann man in der Regel zwischen 18 und 30 Monaten dann erkennen, wenn seine Ausdrucksfähigkeit nicht der Altersnorm entspricht. Kinder, die im Alter von zwei Jahren weniger als 50 Wörter sprechen und bzw. oder noch keine Zweiwort-Sätze machen, werden auch als **Late Talker** bezeichnet (Rescorla und Schwartz 1990). Dieser Begriff drückt aus, dass die Sprachentwicklung zwar verzögert ist, aber noch nicht als gestört betrachtet werden kann. Der Anteil der Kinder mit einer **Sprachentwicklungsverzögerung** wird auf zehn bis 15 Prozent geschätzt (Zubrick et al. 2007). Etwa jedes zweite Kind mit einer Verzögerung der Sprachentwicklung holt im Verlauf des dritten Lebensjahres bis ins Schulalter den Rückstand auf. Man bezeichnet diese Kinder auch als **Late Bloomer**. Sie zeigen nach den anfänglichen Schwierigkeiten eine mehrheitlich unauffällige Sprachentwicklung. Allerdings können gewisse Schwächen in der Sprache auch bei diesen Kindern persistieren und sich beispielsweise im Erwerb der schulischen Fertigkeiten wie Lesen und Schreiben bemerkbar machen.

Wenn Kinder bis zum Alter von drei Jahren keine Aufholtendenzen zeigen, gilt die Verzögerung als schwerwiegend und wird daher als **Sprachentwicklungsstörung** bezeichnet. Insgesamt sind etwa fünf Prozent aller Kinder mit einer gestörten Sprachentwicklung diagnostiziert (Bühler et al. 2020).

Betroffene Kinder verfügen über sprachliche Fähigkeiten, die sich mindestens eine Standardabweichung unterhalb der Norm befinden. Die Störung der Sprachentwicklung tritt auf den ersten Blick vor allem als Störung des Sprachausdruckes zutage. Dabei zeigen sich Schwierigkeiten auf allen Sprachebenen, das heißt: Viele Kinder weisen neben der expressiven Sprachentwicklungsstörung auch Auffälligkeiten im Sprachverständnis und bzw. oder in der Pragmatik und Kommunikation auf (Bühler et al. 2020).

> **Spezifische Sprachentwicklungsstörung**
> Dieser Begriff wird zunehmend weniger verwendet, weil die Sprachentwicklungsstörung nicht spezifisch für die Sprache sein muss (Bishop 2014). So zeigen betroffene Kinder in der Regel auch Auffälligkeiten in anderen Entwicklungsbereichen wie in der Motorik oder der Kognition. Sprachentwicklungsstörungen sind wie alle Entwicklungsstörungen außerordentlich heterogen. Auch unterscheidet sich der Sprachentwicklungsverlauf von Kindern mit einer bekannten Ursache häufig nicht wesentlich vom Verlauf bei Störungen ohne erkennbaren Grund (◘ Abb. 7.9 (Norbury et al. 2017)).

Als Ursache von Sprachentwicklungsstörungen werden in erster Linie genetische Veränderungen diskutiert (Bishop 2006). So wurde zum Beispiel vor einigen Jahren eine Familie entdeckt (die KE Familie), bei der jedes zweite Kind über mehrere Generationen von einer Sprachstörung betroffen war. Später fand man, dass die Störung bei dieser Familie durch eine **Mutation im FOXP2-Gen** auf Chromosom 7 verursacht wird. Es zeigte sich, dass dieses Gen für die Regulation von weiteren Genen verantwortlich ist, die die Sprach- und Hirnentwicklung steuern. Weil sprachgestörte Kinder nur selten Mutationen im FOXP2-Gen zeigen, geht man heute davon aus, dass unzählige Gene für die Ausbildung von Sprachentwicklungsstörungen verantwortlich sind. Es gibt also nicht ein einzelnes „Sprachgen".

Auch wenn nur wenige Kinder mit einer Sprachstörung spezifische Veränderungen im FOXP2-Gen aufweisen, liegt trotzdem bei jedem zweiten Kind eine **familiäre Disposition** vor. So erhöht sich das Risiko für eine Sprachstörung erheblich, wenn auch andere Familienmitglieder wie die Eltern oder die Geschwister betroffen sind oder waren. Die Sprachentwicklungsstörung entsteht aber nicht nur durch genetische Veränderungen: Sie gilt vielmehr als multifaktorielle Störung, bei der die genetischen Voraussetzungen, die Gesundheit des Kindes, aber auch die Unterstützung aus dem Umfeld und der Familie zusammenspielen (Collisson et al. 2016).

Jungen tragen generell ein höheres Risiko für eine Sprachentwicklungsstörung (Collisson et al. 2016). Diese Jungenlastigkeit hängt mit den X-chromosomal gebundenen genetischen Besonderheiten zusammen, da weit mehr als hundert Gene für Entwicklungsstörungen auf dem X-Chromosom liegen. Da Jungen nur eines davon besitzen (XY), sind sie deutlich häufiger von einer Störung betroffen als Mädchen, die zwei X-Chromosomen haben (▶ Kap. 2).

Bei den meisten Kindern treten Sprachstörungen ohne ersichtlichen Grund auf. Diese **primären Sprachentwicklungsstörungen** müssen von sekundären Störungen unterschieden werden. **Sekundäre Sprachentwicklungsstörungen**

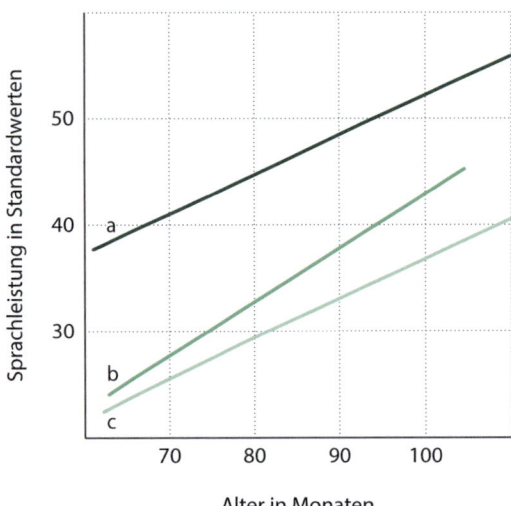

Abb. 7.9 Entwicklungsverlauf von Sprachstörungen. a Normale Entwicklung, b Gestörte Entwicklung ohne Ursache, c Sprachentwicklung bei spezifischer Ursache (z.B. Autismus). Aus Norbury et al. 2017; mit freundlicher Genehmigung von © Wiley and Sons. All Rights Reserved

kommen beispielsweise im Rahmen einer Autismus-Spektrum-Störung oder bei neurologischen Erkrankungen vor. Die sekundären Störungen sind in der Regel schwerwiegender als die primären, was in ◘ Abb. 7.9 dargestellt ist. Diese Abbildung illustriert auch, dass betroffene Kinder zwar – wie gesunde Kinder – kontinuierliche Entwicklungsschritte in der Sprache vollziehen, sich bei ihnen jedoch keine eigentliche Aufholentwicklung einstellt.

Für den Umgang mit sprachgestörten Kindern und die therapeutischen Maßnahmen spielt diese Unterteilung keine Rolle. In der Praxis muss immer eine umfassende Einschätzung der gesamten Entwicklung eines einzelnen Kindes erfolgen – unabhängig davon, ob eine primäre oder sekundäre Störung vorliegt.

7.7.2 Risikofaktoren von Sprachstörungen

Sprachentwicklungsstörungen sollten möglichst früh erfasst werden. Dabei ist eine Beurteilung der verschiedenen **Risiko- und Schutzfaktoren** ein wichtiger Schritt in der Praxis (◘ Tab. 7.5). Die frühesten Anzeichen von Schwierigkeiten im Spracherwerb sind eine ausbleibende oder sehr spät einsetzende Produktion der ersten Wörter. Das Risiko nimmt deutlich zu, wenn ein Kind im Alter von zwei Jahren nur wenige Wörter spricht und dann in den folgenden Monaten nur geringe Fortschritte zeigt. Häufig weisen diese Kinder auch Auffälligkeiten im Gebrauch von Verben auf. So setzen sie viel häufiger allgemeine Verben wie beispielsweise „Machen", „Wollen" oder „Gehen" ein. Ein weiterer Risikofaktor ist das Ausbleiben von Zweiwort-Kombinationen im Alter von zwei Jahren (Bühler et al. 2020).

Die Auffälligkeiten betreffen allerdings nicht nur die Anzahl der gesprochenen Wörter. Andere sprachliche und nicht-sprachliche Fähigkeiten sowie Umweltfaktoren müssen ebenfalls berücksichtigt werden (◘ Tab. 7.5).

Doch scheint nicht nur das „Was ein Kind spricht", sondern auch das „Wie ein Kind spricht" einen Einfluss auf die weitere Entwicklung der Sprache zu haben (Bühler et al. 2020). Kinder, die nur vier bis fünf Konsonanten und eine limitierte Anzahl von Vokalen sprechen, haben ein erhöhtes Risiko für eine Sprachentwicklungsstörung. Dies zeigt sich auch, wenn Kinder im Alter von drei Jahren Vokalfehler machen (zum Beispiel „Bell" statt „Ball"), initiale oder finale Konsonanten weglassen („isch" statt „Fisch" oder „Gabe" statt „Gabel"), die hinteren Konsonanten ersetzen (zum Beispiel g, k, ch: „Tanne" statt „Kanne") oder ganze Silbenstrukturen abändern („ette" statt „Schmetterling").

Eltern von Kindern mit Sprachentwicklungsstörungen berichten, dass ihre Kinder als Säuglinge im Vergleich zu Gleichaltrigen weniger gelallt oder weniger Lautvariationen wie einen Wechsel von Konsonanten und Vokalen gezeigt hätten. Außerdem werden bei später sprachgestörten, intellektuell normal entwickelten Kindern im Alter von zwei und drei Jahren ein eher vermeidender Blickkontakt, ein geringeres Zuhörverhalten, weniger Fragen, weniger Aufnahme von Themen und eher Abbrüche von Dialogen beobachtet (Bühler et al. 2020).

Neben diesen kommunikativen Merkmalen von Sprachstörungen lassen sich häufig auch Auffälligkeiten in nicht-sprachlichen Entwicklungsbereichen beobachten. So sind betroffene Kinder oftmals weniger offen im

7.7 · Sprachentwicklungsstörung: Je früher erkannt, umso besser!

Tab. 7.5 Risikofaktoren für eine Sprachentwicklungsstörung (nach Bühler et al. 2020)

Kindliche Faktoren		Umfeldbezogene Faktoren
Sprachliche Faktoren	**Nicht-sprachliche Faktoren**	
Sprachproduktion – kleiner Wortschatz, keine Zweiwort-Kombinationen – wenig Verben, eher Nomen, kaum Konsonanten **Sprachverständnis** – echolalisches Nachsprechen ohne Inhaltsverständnis – Kind hört nicht zu, ungenaues Befolgen von Anweisungen – vorschnelle, bestätigende Reaktionen wie „Okay, ja, mhm" – wenig Interesse an Bilderbüchern oder Hörspielen **Nicht-verbale Kommunikationsstrategien** – wenige Vokalisationen in der Lallphase – wenig Augenkontakt oder Momente der geteilten Aufmerksamkeit – unaufmerksames Zuhören – geringes Antwort- und Frageverhalten – wenig kommunikative und symbolische Gestik	**Spiel** – wenig Symbolspiel, eher Erkunden und funktionelles Spiel – kaum Kategorisieren **Soziale Kompetenzen** – weniger offen im Kontakt, eher distanziert – Schwierigkeiten, sich zu integrieren **Biologische Faktoren** – männliche Geschlechtszugehörigkeit – Mittelohrentzündungen	**Erblichkeit** – betroffene Familienmitglieder **Sozioökonomischer Status der Familie** – tiefer Bildungsstand der Mutter – wenig Zugang zu Büchern – eingeschränkte Möglichkeiten zum Spiel – einseitiges Angebot an Betreuung **Elterliche Merkmale** – Interaktionsstil mit Anordnungen und Vorschriften – hohe Besorgnis

Kontakt, lassen sich weniger auf ihr Gegenüber ein und können sich weniger in eine Aktivität integrieren. Sie werden auch als schüchtern, distanziert und weniger sozial wahrgenommen. Außerdem setzt bei ihnen das Symbolspiel verspätet ein, da sie mehr am Erkunden von Dingen und am funktionellen Spiel interessiert sind. Der Umgang mit Spielmaterial ist bei sprachauffälligen Kindern häufig auch weniger differenziert und monotoner. Dementsprechend gehen Verzögerungen in der Sprachentwicklung oft auch mit einer langsameren Spielentwicklung und einer geringeren Komplexität im symbolischen Spiel einher (Bühler et al. 2020). Dieses entsteht auch deshalb, weil betroffene Kinder Schwierigkeiten haben, sequenzielle Abfolgen zu erfassen und nachzuspielen. Sie können dabei noch nicht auf die Versprachlichung von Spielsequenzen zurückgreifen und sind darum in ihrem Spiel weniger organisiert (Bühler et al. 2020).

> **Mittelohrentzündungen**
> Es gibt Kontroversen darüber, ob vermehrte Mittelohrentzündungen in der frühen Kindheit die Entwicklung der Sprache beeinträchtigen. Metaanalysen haben allerdings gezeigt, dass keine bis nur sehr geringe Beziehungen zwischen wiederholten Mittelohrentzündungen mit Hörverlust und der späteren Sprachentwicklung bestehen (Roberts et al. 2004).

7.7.3 Bedeutung des Umfeldes bei kindlichen Sprachstörungen

Umweltfaktoren sind für die Sprachentwicklung von großer Bedeutung (◘ Tab. 7.5). Ein tiefer Bildungsstand der Familie kann beispielsweise negative Auswirkungen auf den weiteren Spracherwerb haben. Eine geringe Bildung der Mutter wurde in vielen Studien als Risikofaktor für den Spracherwerb der Kinder identifiziert (Bühler et al. 2020). So verdoppelt sich das Risiko für eine Spracherwerbsstörung, wenn die Mutter eine tiefe Schulbildung aufweist. Zusätzlich besteht für Kinder aus Familien, in denen nicht regelmäßig Bücher gemeinsam angeschaut werden, ein deutlich höheres Risiko für Sprachauffälligkeiten. Auch ungenügende Spielmöglichkeiten wirken sich negativ auf den Spracherwerb aus und steigern das Risiko für eine Störung. Insgesamt hat das Beziehungs- und Betreuungsangebot einen großen Einfluss auf die kindliche Sprachentwicklung. Studien zeigen, dass Kinder, die primär in Krippen oder vergleichbaren Einrichtungen betreut werden, ein geringeres Risiko haben, eine Sprachstörung zu entwickeln. Dies hängt vermutlich damit zusammen, dass die Betreuungspersonen im Bereich der Sprachentwicklung ausgebildet sind und dementsprechend sprachfördernde Bedingungen schaffen können (Bühler et al. 2020). Außerdem reden in diesen Kontexten auch andere Kinder mit einem Kind, was die Redezeit zusätzlich potenziert. Mit anderen Worten: Erwachsene können nie so viel mit einem Kind reden, wie es Kinder untereinander tun.

Ein erschwerter Spracherwerb beim Kind hat immer auch Auswirkungen auf die Eltern-Kind-Interaktion. Eltern von sprachauffälligen Kindern scheinen die sprachlichen Äußerungen ihrer Kinder weniger aufzunehmen und wiederzugeben. Untersuchungen zeigen auch, dass sie eher die Themen in einem Dialog bestimmen und bedeutend mehr sprechen (Bühler et al. 2020).

7.7.4 Abklärung von Sprachstörungen

Wenn ein Kind im Alter zwischen 18 und 24 Monaten eine Verzögerung der Sprachentwicklung aufweist, aber ein gutes Hörvermögen und eine normale Spielentwicklung zeigt, kann man mit einer Abklärung noch zuwarten (Bühler et al. 2020). Eine logopädische Abklärung ist dann indiziert, wenn ein Kind zwischen 24 und 30 Monaten nur geringe Fortschritte macht oder **Risikofaktoren** vorliegen (◘ Tab. 7.5). Ein weiterer Grund für eine Abklärung ist eine große **Besorgnis der Eltern**. Die logopädischen Fachpersonen führen differenzierte und standardisierte Abklärungen der sprachlichen Fähigkeit der Kinder durch und leiten gegebenenfalls eine gezielte Sprachintervention ein.

Zur präzisen Einschätzung der mündlichen Sprachkompetenz stehen standardisierte Tests zur Verfügung (Kannengieser 2019). In ◘ Tab. 7.6 sind einige klassische Instrumente aufgeführt. Neben standardisierten Testuntersuchungen hat sich in der Praxis auch die Beobachtung der spontanen Sprache eines Kindes bewährt. Dabei werden zum Beispiel im Rahmen des Freispieles die sprachlichen Äußerungen dokumentiert und analysiert. Für die Beurteilung der Sprachkompetenz eines Kindes müssen neben der individuellen Sprachentwicklung immer auch das Hörvermögen, die kognitive Entwicklung, die Fähigkeiten in der Schriftsprache beim Schulkind sowie das Umfeld, in dem das Kind aufwächst, berücksichtigt werden.

7.7.5 Sprachliche Entwicklungsförderung

Bei der sprachlichen Entwicklungsförderung sind verschiedene Formen möglich; diese müssen jeweils dem individuellen Entwicklungsstand eines Kindes angepasst sein und auf die familiären Bedürfnisse eingehen (Bühler et al. 2020).

7.7 · Sprachentwicklungsstörung: Je früher erkannt, umso besser!

Tab. 7.6 Testverfahren zur Beurteilung der Sprache im Kindesalter

Testverfahren, Jahr	Altersbereich	Aufgaben und Untertests
Elternfragebogen für die Früherkennung von Risikokindern (ELFRA) Grimm und Doil, 2006	12/24 Monate	ELFRA-1: Sprachproduktion, Sprachverständnis, Gesten und Feinmotorik ELFRA-2: Produktiver Wortschatz, Syntax, Morphologie
Fragebogen zur frühkindlichen Sprachentwicklung (FRAKIS) Szagun et. al., 2009	18–30 Monate	Wortschatz und Grammatik
Sprachbeurteilung durch Eltern – Kurztest (SBE-2-KT, SBE-3-KT) Suchodoletz, 2012	24–36 Monate	Wortschatz
Sprachentwicklungstest für zweijährige Kinder (SETK-2) Grimm, 2016	2–3 Jahre	Wort- und Satzverständnis sowie -produktion
Sprachentwicklungstest für drei- bis fünfjährige Kinder (SETK 3–5) Grimm, 2016	3–6 Jahre	Satzverständnis, Sprachliche Regelbildung, Phonologisches Arbeitsgedächtnis, Satzgedächtnis
Sprachstands-Erhebung Test (SET 3–5) Petermann, 2015	3–6 Jahre	Wortschatz, Semantische Relationen, Phonologie, Grammatik und Pragmatik
Entwicklungstest Sprache (ETS 4–8) Angermaier, 2007	4–8 Jahre	Sprache verstehen, Grammatikentwicklung, Silben erkennen, Farbnamen, Lese-Test, Motorik
Test zur Überprüfung Grammatikverständnis (TROG-D) Fox-Boyer et al., 2006	3–10 Jahre	Verständnis für die grammatikalischen Strukturen, die durch Flexion, Funktionswörter und Satzstellung markiert werden
Heidelberger Sprachentwicklungstest (HSET) Grimm und Schöler, 1991	3–9 Jahre	Satzstruktur, Morphologische Struktur, Satzbedeutung, Wortbedeutung, interaktive Bedeutung, Integrationsstufe

Eine **Elternberatung** als **umgebungszentrierte Entwicklungsförderung** ist bei allen sprachgestörten Kindern indiziert (Bühler et al. 2020). Sie kann durchaus auch als alleinige Maßnahme empfohlen werden, wenn ein Kind mit einer verzögerten Sprachentwicklung keine Risikofaktoren zeigt. Dabei werden die Eltern bezüglich ihres Sprachverhaltens und Interaktionsstils beraten und angeleitet. Man erklärt ihnen, wie sie im Alltag die Sprache ihrer Kinder fördern können (Bühler et al. 2020). Sie sollten zum Beispiel langsam sprechen und dabei Wortwahl und Satzstruktur vereinfachen. Darüber hinaus sollten sie ihren Sprachstil anpassen. Es wird empfohlen, die Aussagen und Lautmalereien des Kindes zu imitieren, aufzunehmen und auszuführen. Auch Objekte, die das Kind interessieren, sollten mit den entsprechenden Wörtern aufgenommen und in Sätzen wiedergegeben werden. Fehlerhafte Aussagen des Kindes sollen nicht korrigiert, sondern wohlwollend aufgegriffen und das Verständnis bestätigt werden, indem die Eltern zum Beispiel im Rahmen eines Satzes mit der korrekten ergänzenden Grammatik antworten („Papa da Auto" – „Ja, genau, Papa kommt gleich, mit dem Auto. Siehst Du Papa schon?"). Empfehlenswerte standardisierte Interventionskonzepte für deutschsprachige Eltern sind beispielsweise das Heidelberger Elterntraining zur frühen Sprachintervention oder das Elterntraining „Schritte in den Dialog". LogopädInnen stellen dabei ihr Fachwissen zur Verfügung und bieten Gruppenkurse an.

Eine **logopädische Therapie** im Sinne einer **kindzentrierten Intervention** ist dann ratsam, wenn ein Kind mit einer verzögerten oder gestörten Sprachentwicklung mehrere Risikofaktoren aufweist, nur geringe Fortschritte innerhalb von drei Monaten zeigt und erschwerende Umstände im sprachlichen Umfeld vorliegen (Bühler et al. 2020). Das Ziel einer Therapie ist, die Kommunikation des Kindes anzubahnen und einen Fortschritt im Spracherwerb des Kindes auszulösen. Ebenso sollen sich die betroffenen Kinder neben den sprachlichen Kompetenzen auch wirksame Kommunikationsformen aneignen. In dieser Form der Intervention arbeitet die Logopädin direkt mit dem Kind und führt eine Sprachtherapie durch. Untersuchungen bezüglich der Wirksamkeit einer logopädischen Therapie haben keine herausragende Methode feststellen können. Einige Befunde deuten jedoch darauf hin, dass Imitationsübungen bei schweren Sprachstörungen effektiver sind, während Kinder mit weniger schweren Beeinträchtigungen eher von einem modellierenden Vorgehen mit Aufgreifen und Variieren der Äußerungen des Kindes profitieren (Bühler et al. 2020). Evaluationsstudien bezüglich der Wirksamkeit der Sprachtherapie belegen, dass Kinder Fortschritte in den bearbeiteten Therapiebereichen zeigen (Ebbels et al. 2017). Bei Kindern mit begleitenden Auffälligkeiten wird eine Zusammenarbeit mit der Ergotherapie (zum Beispiel bei Aufmerksamkeitsstörungen), der Psychologie (bei emotionalen oder Verhaltens-Problemen) oder mit einer Erziehungsberatung gesucht.

7.8 Die Aufmerksamkeitsdefizit-Hyperaktivitäts-Störung als Spektrumdiagnose

ADHS ist die häufigste Verhaltensstörung im Kindes- und Jugendalter. Studien zeigen, dass weltweit etwa drei Prozent aller Kinder mit dieser Diagnose konfrontiert werden (Polanczyk et al. 2015). Allerdings gibt es rund um dieses Störungsbild verschiedene Unsicherheiten, die im Folgenden beschrieben werden.

7.8.1 Das klinische Bild

Unter ADHS versteht man gemäß der Klassifikationssysteme eine Störung mit der Symptomtrias **Unaufmerksamkeit, Hyperaktivität und Impulsivität**. Die Symptome beginnen in der Regel in der Kindheit, dauern mehr als sechs Monate an, treten in mehreren Lebensbereichen auf, entsprechen im Ausmaß nicht dem Alter und dem Entwicklungsstand des Kindes oder Jugendlichen und führen schließlich zu einer schwerwiegenden Beeinträchtigung der Partizipation und Integration. Erste Zeichen treten bei vielen Kindern bereits in der frühen Kindheit auf. Sie zeigen beispielsweise als Säuglinge ein vermehrtes Schreien und Schlafstörungen oder als Kleinkinder einen außerordentlich hohen Bewegungsdrang (Hemmi et al. 2011). Mit dem Schuleintritt kommt es bei den meisten Kindern dann zu einer Zunahme der Symptomatik, weil die Anforderungen an die Konzentrationsfähigkeit, die Ausdauer und das Stillsitzen erheblich steigen. Der Alltag mit ADHS-Kindern lehrt uns allerdings, dass das klinische Erscheinungsbild der Störung sehr heterogen ist; dies führt dazu, dass über ADHS-Diagnosen und -Maßnahmen unter Fachleuten und auch in der Öffentlichkeit zum Teil kontrovers diskutiert wird.

Unsicherheiten entstehen vor allem deshalb, weil es kein allgemein anerkanntes Störungsmodell gibt, kein zuverlässiger

ADHS-Test zur Verfügung steht, sich die Störung mit anderen Erkrankungen und reaktiven Verhaltensauffälligkeiten zum Teil erheblich überschneidet, es in der Praxis bisweilen schwer fällt, zwischen unreifem Verhalten und Störung zu unterscheiden, und ADHS-Symptome kontinuierlich in der Population verteilt sind (Jenni 2016).

7.8.2 Kein allgemein anerkanntes Störungsmodell

ADHS ist eine Störung, die aus einem komplexen Zusammenspiel zwischen neurobiologischen, genetischen, psychischen und sozialen Faktoren entsteht. Obwohl verschiedene entwicklungsbedingte, toxisch-metabolische und psychosoziale Risikofaktoren identifiziert werden konnten, die das Auftreten von ADHS begünstigen, sind Ursache und Pathophysiologie von ADHS noch nicht vollständig aufgeklärt. Es existiert auch nach wie vor kein allgemein anerkanntes Störungsmodell für die Erkrankung. Das liegt unter anderem daran, dass ADHS in den Klassifikationssystemen ohne zugrundeliegendes theoretisches Modell definiert wird und nur auf einer phänomenologischen Ebene beschrieben ist.

Fachpersonen bevorzugen in der Praxis je nach Menschenbild und Berufsgruppe verschiedene Erklärungen zur Entstehung von ADHS. So beschreibt – vereinfachend gesagt – die medizinische Sichtweise eine **neurobiologisch-genetische Theorie**, die neben einer vererbten Komponente auch eine gestörte Regulation verschiedener Netzwerke des Gehirns postuliert (Wankerl et al. 2014). Die Störung äußert sich in diesem Erklärungsansatz mit **neuropsychologischen Defiziten** in den exekutiven Funktionen (Barkley 1997) und im Belohnungssystem (Sonuga-Barke 2002). Neben dieser neurobiologischen Erklärung versucht die **psychologische Dimension**, vielmehr die komplexe psychische und soziale Realität eines Kindes zu beschreiben. Im klinischen Alltag bedient man sich je nach individuellem Fall meist der einen oder anderen Erklärung oder greift auf beide mit unterschiedlicher Gewichtung zurück.

7.8.3 Kein zuverlässiger Test

Die Diagnose ADHS beruht auf einer **subjektiven Einschätzung** des kindlichen Verhaltens durch Bezugs- und Fachpersonen. Spannungen entstehen im diagnostischen Prozess vor allem dann, wenn signifikante Meinungsverschiedenheiten zwischen Beobachtern bestehen und damit das geforderte Kriterium der situationsübergreifenden Störung nicht erfüllt wird. Besonders in diesen Fällen wäre ein zuverlässiger **Biomarker** – ein „ADHS-Test" – sehr hilfreich.

Es gibt allerdings keine genetische, neurologische oder neuropsychologische Untersuchungsmethode, die mit genügender Sensitivität und Spezifität für die ADHS-Diagnostik eingesetzt werden kann (Brandeis et al. 2019). Obwohl in der Literatur interessante Resultate zu möglichen neurobiologischen und genetischen Mechanismen von ADHS beschrieben wurden, existieren nach wie vor keine zuverlässigen bildgebenden (MRT oder EEG), laborchemischen oder molekularbiologischen Verfahren für die Diagnostik beim individuellen Patienten. Diese medizinischen Untersuchungen sollen ohnehin nur dann durchgeführt werden, wenn sie für die Abklärung möglicher zugrundeliegender körperlicher Erkrankungen oder für differenzialdiagnostische Überlegungen von Bedeutung sind.

Obwohl die Entwicklung einer spezifischen Untersuchungsmethode in Zukunft nicht völlig undenkbar ist, besteht auch bei einem „Biomarker" die Problematik, dass keine eindeutige Grenze zwischen normal und pathologisch definiert werden kann.

> **Kriterien für Biomarker**
> Biomarker sind Merkmale oder Muster von Störungen, die mit biologischen Verfahren wie EEG, MRT oder laborchemischen Analysen erkannt werden können und die Diagnose einer Entwicklungsstörung sichern. Sie müssen verschiedene Kriterien erfüllen, um klinisch zuverlässig eingesetzt werden zu können (Thome et al. 2012). Der Biomarker muss mit einer

Sensitivität und einer Spezifizität von über 80 Prozent in mindestens zwei unabhängig durchgeführten, begutachteten und veröffentlichten Studien in anerkannten wissenschaftlichen Zeitschriften belegt sein. Schließlich muss ein Biomarker einfach anwendbar, zuverlässig, wiederholbar und kostengünstig sein. Diese Kriterien werden bis heute für keinen Biomarker erfüllt; daher sind Entwicklungsstörungen bis heute klinische Diagnosen (Brandeis et al. 2019).

Aber nicht nur diagnostische Biomarker wären wünschenswert: Auch prognostische Marker wären wichtig, um die Wirksamkeit von Behandlungsansätzen abzuschätzen. Allerdings zeigen sich auch bei Prognose- oder Behandlungsmarkern bis heute keine konsistenten Befunde (Brandeis et al. 2019).

7.8.4 Überschneidungen mit anderen Krankheitsbildern

70 Prozent der von ADHS betroffenen Kinder zeigen in klinischen Stichproben zusätzlich assoziierte Störungen, die man auch **Komorbiditäten** nennt (Yoshimasu et al. 2012). Darunter fallen Angststörungen, depressive Symptome, Schlafstörungen, Tic-Störungen, Entwicklungsstörungen der Motorik und der Sprache, Lese-Rechtschreib-Störungen oder Rechenstörungen. Bisweilen stehen diese Störungen beim einzelnen Kind sogar im Vordergrund und die ADHS-Symptome treten als **reaktive Verhaltensauffälligkeiten** auf. Wenn die Überschneidungen so groß sind, kann dann ADHS überhaupt als eigenständige Entität betrachtet werden? Tatsächlich gibt es aus genetischen Assoziationsstudien Hinweise für eine große Überlappung der genetischen und biochemischen Eigenschaften verschiedener Entwicklungs- und Verhaltensstörungen (Anttila et al. 2018).

7.8.5 ADHS als unreifes Verhalten

Seit den 1970er-Jahren wird von einigen Autoren postuliert, dass ADHS eine **Reifungsverzögerung** ist, weil sich die Betroffenen wie jüngere Kinder verhalten, die gewöhnlich aktiver und impulsiver sind und über eine geringere Ausdauer und Konzentration verfügen (Kinsbourne 1973). Tatsächlich kamen verschiedene Studien zu dem Ergebnis, dass die jüngsten Kinder einer Klasse deutlich häufiger die Diagnose ADHS erhalten als die ältesten (◘ Abb. 1.9, Morrow et al. 2012).

Neurowissenschaftliche Untersuchungen konnten die Hypothese der Verhaltensunreife bestätigen (Ringli et al. 2013; Shaw et al. 2007). Der zeitliche Ablauf der Hirnreifung von Kindern mit ADHS war dabei im Vergleich zu denjenigen ohne Störung um drei Jahre verzögert. ◘ Abb. 7.10 zeigt, dass das Verteilungsmuster der langsamen Wellen im Schlaf-EEG bei knapp zwölfjährigen ADHS-Kindern eher den Acht- bis Elfjährigen als den Elf- bis Vierzehnjährigen entspricht (Ringli et al. 2013). In der unteren Reihe sind gesunde Kinder dargestellt.

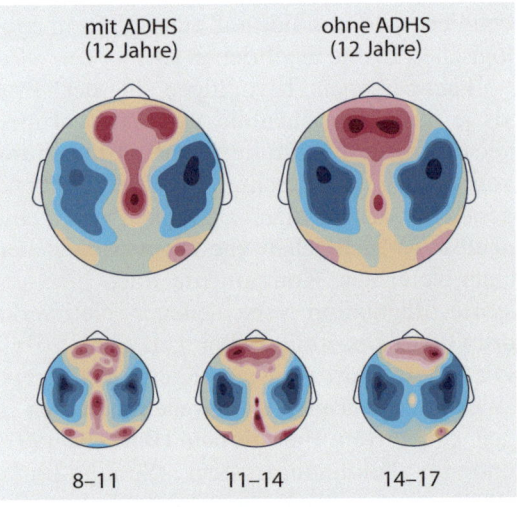

◘ **Abb. 7.10** ADHS: unreife Hirnentwicklung. Rot- und Gelbtöne illustrieren Regionen mit erhöhter neuronaler Plastizität (siehe auch ▶ Abschn. 2.14). Aus Ringli et al. 2013; mit freundlicher Genehmigung von © Elsevier. All Rights Reserved

7.8 · Die Aufmerksamkeitsdefizit-Hyperaktivitäts-Störung als Spektrumdiagnose

Die neurowissenschaftlichen Befunde decken sich mit der Beobachtung, dass sich die ADHS-Symptomatik bei einem Teil der Betroffenen im Verlauf vermindert oder gar auswächst, so dass keine Unterschiede zu Gleichaltrigen mehr feststellbar sind. Verlaufsuntersuchungen an klinischen Stichproben haben gezeigt, dass zwischen 30 und 60 Prozent aller Kinder mit der Diagnose ADHS im Erwachsenenalter keine klinisch relevanten Auffälligkeiten mehr zeigen, während der Rest unter dauerhaften Beeinträchtigungen leidet. In ◘ Abb. 7.11 ist der Verlauf der ADHS-Diagnose über die Zeit illustriert. So erfüllten bei einer Nachuntersuchung im Erwachsenenalter nur noch 15 Prozent die Diagnosekriterien für ADHS. Restsymptome waren noch bei 65 Prozent vorhanden (Faraone et al. 2006). Bei 20 Prozent waren keine Symptome mehr vorhanden. Überhaupt konnten Untersuchungen zeigen, dass die Überlappung von Individuen mit der Diagnose ADHS im Kindesalter mit denjenigen im Erwachsenenalter nicht besonders groß ist und man durchaus die Frage stellen darf, ob ADHS im Erwachsenenalter überhaupt die gleiche Störung wie ADHS im Kindesalter ist (Moffitt et al. 2015).

In der klinischen Praxis spielt die Frage, ob es sich eher um eine Reifungsverzögerung oder eine Störung handelt, eine wichtige Rolle – insbesondere hinsichtlich der Entscheidung, welche weiteren Maßnahmen in welcher Dringlichkeit und Intensität eingeleitet werden sollen. Es stehen aber bis anhin keine zuverlässigen Prädiktoren zur Verfügung, die eine verlässliche Voraussage erlauben, ob sich bei einem individuellen Kind eine ADHS im Verlauf der Zeit auswächst oder die Störung bis in das Erwachsenenalter hinein fortbestehen wird. Gewisse Hinweise deuten darauf hin, dass der Schweregrad der Störung, eine positive Familienanamnese, ungünstige psychosoziale Bedingungen sowie die Häufigkeit und das Ausmaß von anderen psychischen Störungen bedeutende Risikofaktoren für die Persistenz von ADHS sind (Law et al. 2014).

7.8.6 ADHS als dimensionale Störung

In den Klassifikationssystemen hat man versucht, dem Umstand einer **dimensionalen Verteilung** der ADHS-Symptome dadurch Rechnung zu tragen, dass Kinder für die Diagnose ADHS über einen längeren Zeitraum stark beeinträchtigt sein müssen. Was aber bedeutet „stark beeinträchtigt" im konkreten klinischen Kontext? Wo liegt die Grenze? Im Grunde genommen existiert bei Kindern mit einer ADHS-Symptomatik keine eindeutige Abgrenzung zwischen gesund und krank. Aus diesem Grund sollte man in Anlehnung an die Autismus-Spektrum-Störung besser von **ADHS-Spektrum** sprechen. Dieser passende Begriff berücksichtigt neben den dimensionalen Eigenschaften von ADHS auch deren große Heterogenität im Erscheinungsbild. So steht bei einigen Kindern das Aufmerksamkeitsdefizit im Vordergrund, bei anderen wiederum die Impulskontrollstörung und Hyperaktivität.

Die Tatsache, dass ADHS-Symptome als Spektrum kontinuierlich in der Population verteilt sind (siehe auch ◘ Abb. 7.3) und die Störung keine kategoriale Erkrankung ist, führt unweigerlich zu einem Dilemma in

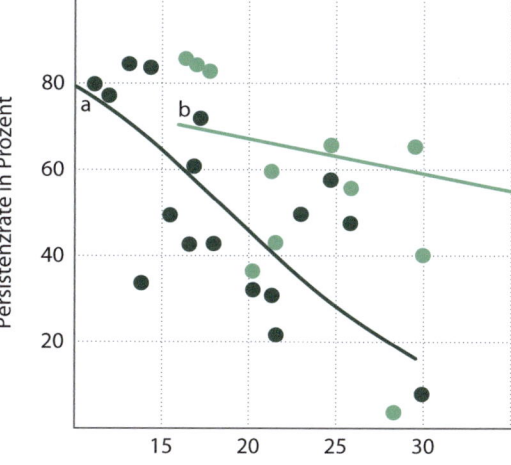

◘ **Abb. 7.11** Verlauf der ADHS-Diagnose. a Vollbild, Diagnosekriterien für ADHS auch noch bei Nachuntersuchung erfüllt (15 Prozent), b Nur noch Restsymptome vorhanden (65 Prozent). Aus Faraone et al. 2006; mit freundlicher Genehmigung von © Cambridge University Press. All Rights Reserved

der klinischen Praxis. Es besteht die Gefahr, die Diagnose direkt von den Erwartungen des Umfeldes und den gesellschaftlichen Bewertungen abhängig zu machen.

7.8.7 Klinische Diagnostik

Die Diagnose ADHS wird durch die Angaben von Eltern und Umfeld sowie nach einer umfassenden Untersuchung des Kindes gestellt. Dieses Vorgehen mag auf den ersten Blick klar erscheinen; allerdings ist die ADHS-Diagnostik im Alltag sehr anspruchsvoll und bietet viel Interpretationsspielraum. Tatsächlich beschreiben Fachpersonen den diagnostischen Prozess als außerordentlich komplex mit Einbezug von zahlreichen Quellen und Untersuchungsbefunden (Kovshoff et al. 2012). So spielen die Erfahrung aus früheren Fällen, die Intuition der bzw. des Untersuchenden, der Leidensdruck des Kindes sowie die Einstellung von Eltern und Umfeld eine wichtige Rolle.

Grundlage der Diagnostik ist eine ausführliche Anamnese mit Schilderung der aktuellen Probleme, der Stärken und Schwächen des Kindes, der Krankengeschichte, der Entwicklungsmeilensteine sowie der Familien- und Sozialanamnese (Jenni 2016). Letztere beinhaltet besonders die Exploration von psychosozialen Voraussetzungen wie elterliche Krankheiten, familiäre Eigenheiten und Ressourcen sowie Interaktions- und Erziehungsstil. Außerdem werden die drei Kernmerkmale der Störung systematisch erfasst. Die Angaben werden mit **ADHS-spezifischen Fragebogen** für Eltern und Lehrpersonen ergänzt – beispielsweise mit den Conners-Skalen zu Aufmerksamkeit und Verhalten, dem Diagnostik-System für psychische Störungen im Kindes- und Jugendalter oder der Child Behavior Checklist. Jedoch kann nur mit diesen Fragebogen keine ADHS-Diagnose gestellt werden. Sie sind insbesondere für die Erfassung und den Vergleich des kindlichen Verhaltens in verschiedenen Situationen sowie durch unterschiedliche Beobachter hilfreich, was wiederum ein Kriterium für die Diagnose ist (Jenni 2016).

Des Weiteren wird ein **Entwicklungsprofil** des Kindes erstellt (▶ Kap. 1 und 5). Die exakte Erfassung der kindlichen Kompetenzen mit Leistungstests ist wichtig für die Suche nach Differentialdiagnosen und Begleiterkrankungen sowie für die Planung der weiteren therapeutischen Maßnahmen. Auch die Prüfung der Aufmerksamkeit und der exekutiven Funktionen kann in Einzelfällen hilfreich sein – sei es mit Papier und Bleistift oder mit computerunterstützten Verfahren. Ein körperlicher und neurologischer Status schließt die Untersuchung ab. Generell werden Zusatzuntersuchungen wie EEG, MRT, Laboruntersuchungen oder auch die Testung von schulischen Fertigkeiten (Lesen, Schreiben, Rechnen) nur dann durchgeführt, wenn es hierfür besondere klinische Anhaltspunkte gibt (◘ Tab. 7.7).

> ▶ **Fallbeispiel: Abklärung und unterstützende Maßnahmen bei ADHS**
>
> Der zehnjährige Phillip war schon als Säugling und Kleinkind oft unruhig. Er schrie tagsüber häufig, und die Eltern mussten ihn in der Nacht alle zwei Stunden trösten, weil er aufgewacht war. In den ersten Jahren waren Zeichentrickfilme im Fernsehen das Einzige, was ihn wirklich beruhigen konnte. Die Kindergartenzeit hingegen verlief einigermaßen problemlos, auch wenn er in einzelnen Spielsituationen und im Kreis oft unruhig war. Die Eltern erzählten zudem, dass er häufig „wie von einem Motor angetrieben sei" und übermäßig viel rede. Oft platze er mit seiner Antwort heraus, bevor die Frage überhaupt gestellt sei, oder unterbreche das Gespräch anderer. Die Lehrerin der Grundschule beschrieb, dass er Mühe hatte, bei Aufgaben über längere Zeit aufmerksam zu sein, und durch äußere Reize sehr rasch abgelenkt werde (zum Beispiel das Herunterfallen eines Bleistiftes im Klassenzimmer). Auch seine Schreibleistung sei schwach und er leide unter feinmotorischen Defiziten. Er sei in der Klasse durchaus integriert, auch wenn andere Kinder ihn teilweise als sonderbar erlebten und sein Handeln nicht verstehen könnten. Es sei für sie schwierig, seinen sprunghaften Gedanken und Äußerungen zu folgen. Er habe auch oft eine Unordnung bei seinen Sachen, so dass immer wieder etwas vergessen

7.8 · Die Aufmerksamkeitsdefizit-Hyperaktivitäts-Störung als Spektrumdiagnose

Tab. 7.7 Störungen mit typischen ADHS-Symptomen (nicht vollständig)

Körperliche Störung	Hyperthyreose
	Epilepsie oder andere neurologische Störung
	Blutarmut
	Nebenwirkungen von Medikamenten
Entwicklungs-/Lernstörung	Entwicklungsstörung der Motorik
	Entwicklungsstörung der Sprache
	Lese-Rechtschreib-Störung, Rechenstörung
	Kognitive Entwicklungsstörung, Intelligenzminderung
	Autismus-Spektrum-Störung
Psychische Störung	Angststörung
	Bindungsstörung
	Affektive Störung
	Posttraumatische Belastungsstörung
Umfeldbedingte Einflüsse	Über-/Unterforderung
	Misshandlung, Verwahrlosung, Deprivation
	Psychische Erkrankung der Eltern

oder auch verloren gehe. In letzter Zeit sei den Eltern und Lehrpersonen vermehrt aufgefallen, dass Phillip deprimiert und traurig sei. Er habe dabei auch schon geäußert, dass ihm „nichts gelinge". Er würde sich zunehmend mit anderen Kindern vergleichen und bemerke, dass er nicht dieselbe Leistung erbringen könne.

Die Abklärung ergab eine durchschnittlich kognitive Entwicklung, wobei er deutlich bessere Leistungen im logischen Denken zeigte als in den exekutiven Funktionen. Insgesamt waren seine Leistungen im Arbeitsgedächtnis und in der Aufmerksamkeit unterdurchschnittlich. Auch fanden sich eine leichte Sprachentwicklungsstörung und eine motorische Entwicklungsstörung. Zusammen mit den Angaben der Eltern und Lehrpersonen wurde in der Gesamtschau die Diagnose ADHS gestellt. Ein weiterer Grund für die Diagnose war die Tatsache, dass die Verhaltensauffälligkeiten zu Hause und in der Schule – trotz der bereits seit längerem durchgeführten Therapien – zu einer deutlichen Beeinträchtigung der Leistung und des Leidensdruckes mit vermindertem Selbstwertgefühl führten. Als Maßnahmen wurden das Fortsetzen der Therapien, eine ausführliche Elternberatung und eine medikamentöse Therapie mit Methylphenidat empfohlen. Außerdem wurde ein Nachteilsausgleich wegen ADHS und motorischer Entwicklungsstörung ausgesprochen. Dieser bestand aus dem Einsatz eines Computers für handschriftliche Aufgaben und mehr Zeit bei Aufgaben. Zur Verbesserung der Teilhabe am Unterricht wurden weitere Maßnahmen wie ein separater Arbeitsplatz, eine klare Gliederung von Aufgaben und ein separater Raum für Prüfungen umgesetzt. ◄

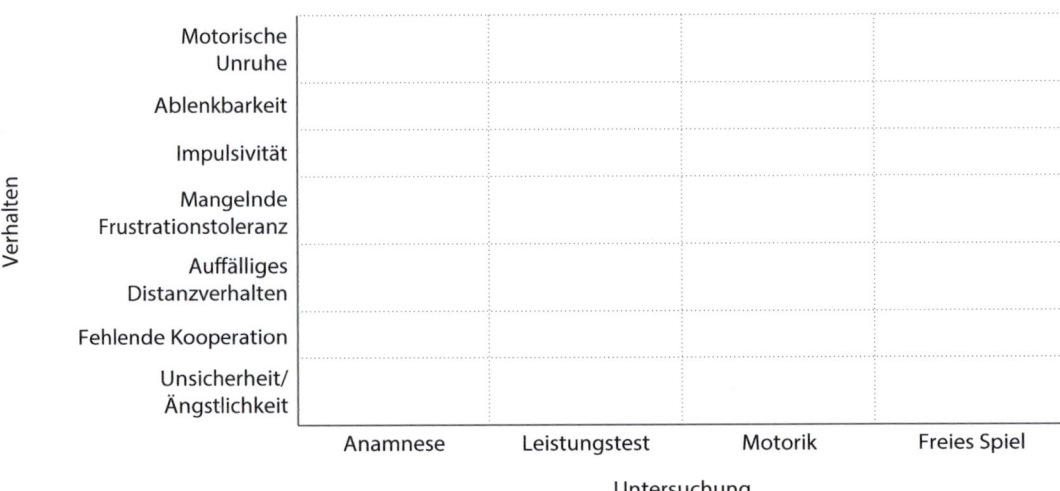

Abb. 7.12 Verhaltensbeobachtung während der ADHS-Abklärung. + leicht, ++ deutlich, +++ stark ausgeprägt (von KD Dr. Caroline Benz, Abteilung Entwicklungspädiatrie, Universitäts-Kinderspital Zürich, mit freundlicher Genehmigung)

Während der Untersuchungssituation wird das Verhalten des Kindes durch die Untersucherin bzw. den Untersucher strukturiert eingeschätzt (Abb. 7.12). Dadurch kann unterschieden werden, ob allenfalls eine Teilleistungsschwäche das auffällige Verhalten des Kindes bedingt. Verhält sich das Kind unauffällig, ist eine Verhaltensbeobachtung im Kindergarten oder in der Schule notwendig; dies erlaubt eine Beurteilung der Symptome auch im Kontakt mit anderen Kindern und Erwachsenen.

7.8.8 Differentialdiagnosen

Die Diagnose ADHS wird im Ausschlussverfahren gestellt. Darum ist besonders die Suche nach anderen Störungen oder Bedingungen unerlässlich, die ebenfalls mit Konzentrationsstörungen, Hyperaktivität oder Impulsivität einhergehen können (Tab. 7.7). Die Suche nach **Differentialdiagnosen** macht ein weiteres Dilemma bei der ADHS-Diagnostik offensichtlich: Handelt es sich bei den in Tab. 7.7 aufgeführten Störungen tatsächlich um Begleiterkrankungen mit ADHS als primärer Störung? Oder stehen diese Erkrankungen bzw. Bedingungen nicht vielmehr im Vordergrund und die ADHS-Symptomatik ist reaktiv oder sekundär?

Reaktive Verhaltensauffälligkeiten treten bei verschiedenen Entwicklungsstörungen und in unterschiedlichen Situationen auf. So zeigen beispielsweise Kinder mit einer Sprachstörung oft Schwierigkeiten in Aufmerksamkeit, Handlungsplanung und Selbstregulation als Folge der kommunikativen Überforderung. Ein weiteres Beispiel sind Kinder in psychosozialen Belastungssituationen wegen psychischer Störung der Eltern, ungünstigem Erziehungsverhalten oder Partnerschaftskonflikten, was ebenfalls häufig zu ADHS-typischen, reaktiven Verhaltensauffälligkeiten führt. Diese Kinder qualifizieren nicht für die Diagnose ADHS.

7.8.9 Synthese der Befunde

> „Das Ganze ist mehr als die Summe seiner Teile." Aristoteles, verkürztes Zitat aus Metaphysik 1041 b 10 (VII. Buch)

Der schwierigste Schritt in der klinischen Diagnostik von ADHS ist die Integration der erhobenen Befunde und Beobachtungen in ein Gesamtbild, das die kindliche Realität bestmöglich abbildet. Die verfügbaren Leitlinien sind für diese anspruchsvolle Aufgabe ungenügend operationalisiert und darum wenig hilfreich. Die Befunde werden nicht einfach aufsummiert; vielmehr konstruiert die Untersucherin bzw. der Untersucher eine **Synthese** seiner Beobachtungen mit der Erfahrung aus früheren Fällen.

Dabei berücksichtigt er neben den subjektiven Erklärungsmodellen der Eltern besonders auch den Leidensdruck des Kindes, der beispielsweise durch das negative Selbstbild, die soziale Ausgrenzung und die chronische Erfahrung des Scheiterns entsteht. Die Gesamtanalyse erfordert im Einzelfall auch eine vertiefte Auseinandersetzung mit der Frage, ob die Diagnose tatsächlich im Interesse des Kindes ist und welche Vorteile (zum Beispiel der Zugang zu Hilfsangeboten, Finanzierung von Leistungen, Entlastung von elterlichen Schuldgefühlen) und Risiken (beispielsweise die drohende Stigmatisierung, Fehldiagnose) eine Störungsklassifikation mit sich bringt.

Tatsächlich sollte die **Stigmatisierung** von Kindern mit ADHS nicht unterschätzt werden (Lebowitz 2016). So konnte unter anderem gezeigt werden, dass jeder fünfte Erwachsene keine Interaktionen mit einem ADHS-Kind haben möchte und mehr als 30 Prozent der Erwachsenen die Verhaltensweisen von ADHS-Kindern als gefährlich einstufen (Pescosolido et al. 2008). Auch Lehrpersonen scheinen die Leistungen von Kindern mit ADHS signifikant negativer zu bewerten als von gesunden Kindern.

7.8.10 Behandlungsansätze bei ADHS

Für die Indikation von Maßnahmen und Therapien bei einem Kind mit ADHS sind weniger das Vorhandensein und Ausmaß der beschriebenen Verhaltenseigenschaften maßgebend, sondern vielmehr der **kindliche Leidensdruck**. Das bedeutet, dass die Therapieschwelle ganz wesentlich von den Erwartungen und Rahmenbedingungen des Umfeldes abhängt. In einem ersten Schritt sollten daher immer zuerst **umgebungszentrierte Interventionen** eingeleitet werden. Dafür ist meist keine formale Diagnose notwendig.

Grundsätzlich gilt es, das Umfeld bestmöglich an die individuellen Eigenheiten und Bedürfnisse eines Kindes heranzuführen und nicht einfach nur dessen störende Symptome zu eliminieren (zum Fit, ▶ Kap. 5). Voraussetzung für eine **Passung** ist, dass Eltern sowie Lehr- und Fachpersonen das Entwicklungsprofil des Kindes kennen und wissen, was das Kind gut kann, welche Stärken und Bedürfnisse es hat und wo genau seine Defizite liegen. Eine Anpassung der Umgebungsfaktoren – zum Beispiel elterliche Vorstellungen und Erziehungsstil oder schulische Bedingungen und Erwartungen – kann unangemessene Verhaltensweisen eines Kindes deutlich verringern. Im therapeutischen Alltag werden als umgebungszentrierte Interventionen auch die Erziehungs- und Elternberatung, das Elterntraining oder die Elternpsychotherapie sowie eine Anweisung der Lehrkräfte eingesetzt (Evans et al. 2014). Ein besonderes Augenmerk gilt dabei den häufig auftretenden negativen Kind-Erwachsenen-Interaktionen, die den Leidensdruck des Kindes wesentlich erhöhen und sein Wohlbefinden beeinträchtigen können. Damit umgebungszentrierte Maßnahmen effizient eingeleitet werden können, ist eine möglichst gute Kommunikation zwischen den verschiedenen Akteuren wie Eltern, Lehrpersonen und weiteren Fachpersonen unabdingbar. Handlungsempfehlungen können für die Strukturierung der Maßnahmen hilfreich sein.

Kindzentrierte Interventionen dienen der Verbesserung des Selbstbildes und Selbstwertgefühles des Kindes, seiner Emotionsregulation, der sozialen Kompetenzen, einzelner kognitiver oder motorischer Funktionen, der metakognitiven Fähigkeiten, Lernstrategien und -techniken und schließlich der Behandlung von begleitenden Störungen. Eine umfangreiche Metaanalyse hat dazu sechs Gruppen von nicht-pharmakologischen Maßnahmen bei ADHS genauer untersucht: Verhaltenstherapie, neuropsychologisches Training, Neurofeedback, Omega-3-Fettsäurenzusatz, Restriktionsdiät und Elimination von Lebensmittelzusätzen (Sonuga-Barke et al. 2013). Insgesamt war die empirische Wirksamkeit von diesen nicht-medikamentösen Maßnahmen in Studien mit hohem methodischem Standard gering bis moderat (Effektstärken < 0,5) – insbesondere im Vergleich zur medikamentösen

Behandlung, die eine große Effektstärke mit > 0,9 zeigte (Moreira Maia et al. 2017). Diese Effektstärken beziehen sich jeweils auf die Reduktion der ADHS-Kernsymptome, denn es gibt daneben noch weitere Therapieziele bei ADHS-Kindern, so dass beispielsweise eine Psychotherapie durchaus angebracht sein kann.

Wenn ADHS-Symptome im Ausmaß moderat auftreten, dann ist eine **medikamentöse Therapie** nicht angezeigt. Ist die Verhaltensstörung aber stark ausgeprägt, die oben genannten Maßnahmen wenig hilfreich, der Leidensdruck des Kindes groß und sind möglicherweise drastische schulische Maßnahmen erforderlich, können Medikamente bei ADHS durchaus indiziert sein. Die kurz- und mittelfristige Wirksamkeit von ADHS-Medikamenten ist wissenschaftlich gut belegt (Moreira Maia et al. 2017). Dabei verbessert Methylphenidat die Konzentrationsstörung, die Hyperaktivität und die Impulsivität. Voraussetzungen für eine medikamentöse Therapie sind ausreichende ärztliche Erfahrung, regelmäßige Verlaufskontrollen und die Weiterführung der bereits eingeleiteten, nicht-medikamentösen Maßnahmen. Medikamente allein sind nicht ausreichend für einen Behandlungserfolg. Sie sollten deshalb nicht als erste therapeutische Wahl und nicht ohne weitere umgebungs- und kindzentrierte Maßnahmen eingesetzt werden.

7.9 Barrieren in der sozialen Interaktion: die Autismus-Spektrum-Störung

Durch zahlreiche Filme, Bücher und Medienberichte ist der Autismus in den letzten dreißig Jahren einer breiten Öffentlichkeit bekannt geworden. Ein besonderer Auslöser war der amerikanische Spielfilm „Rain Man" aus dem Jahr 1988 mit Dustin Hoffmann in der Hauptrolle. Seit dieser Zeit hat sich das Bild dieser Entwicklungsstörung stark gewandelt. Im Kern wird die Autismus-Spektrum-Störung als schwere **soziale Interaktions- und Kommunikationsstörung** definiert, die sich durch Defizite in der Entwicklung und Aufrechterhaltung von Beziehungen mit anderen Menschen äußert (Lord et al. 2020). Deshalb geht sie oftmals mit schwerwiegenden Einschränkungen in der Partizipation und Teilhabe der Betroffenen in der Gesellschaft und mit einer geringeren Lebensqualität einher.

7.9.1 Die Trias des Autismus

Unter Autismus-Spektrum-Störung versteht man gemäß der Klassifikationssysteme eine Störung mit der folgenden Symptomtrias: Störung in der **sozialen Interaktion**, Störung in der **Kommunikation und Sprache** sowie **repetitive Verhaltensweisen, Sonderinteressen und sensorische Auffälligkeiten**. Die Diagnose beruht – wie auch bei der ADHS – auf einer Beschreibung des Verhaltens des Kindes.

Die genannten Symptombereiche müssen immer alle gleichzeitig – mit unterschiedlichem Schweregrad – betroffen sein, damit bei einem Kind die Diagnose eines Autismus gestellt werden kann (◘ Abb. 7.13). Fehlen beispielsweise die repetitiven Verhaltensweisen, dann sind als Differentialdiagnosen auch die Sprachentwicklungsstörung oder eine soziale Kommunikationsstörung möglich. Fehlt die soziale Interaktionsstörung, kann auch eine kognitive Entwicklungsstörung vorliegen

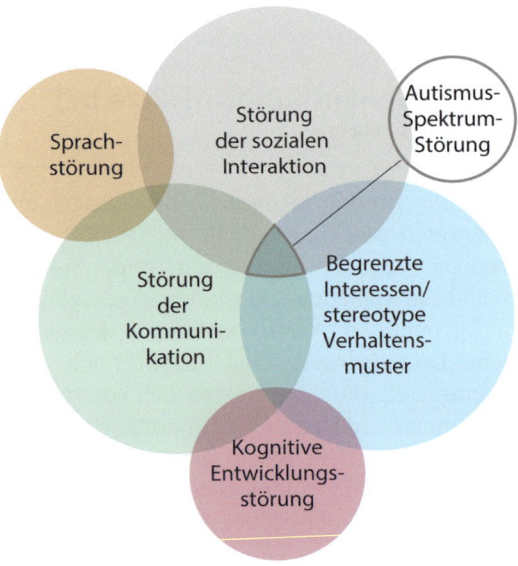

◘ **Abb. 7.13** Die Trias des Autismus. In Anlehnung an (Kamp-Becker et al. 2020); mit freundlicher Genehmigung von © SpringerNature. All Rights Reserved

7.9 · Barrieren in der sozialen Interaktion: die Autismus-Spektrum-Störung

(Kamp-Becker et al. 2020). Die verschiedenen Kategorien sind in der Praxis allerdings nicht einfach voneinander abzugrenzen, es zeigt sich eine große Überlappung.

In den letzten Jahren wurde die Klassifikation der autistischen Störung grundlegend überarbeitet. So wurde beispielsweise auf die Unterteilung in frühkindlichen Autismus oder Asperger-Syndrom verzichtet, weil diese Untergruppen wissenschaftlich nur ungenügend abgegrenzt werden können. Vielmehr sind die verschiedenen Facetten der autistischen Kinder außerordentlich variabel und in der Population dimensional verteilt (▶ Abschn. 7.2). Dieser **dimensionalen Natur** wird in den Klassifikationen mit der Stufeneinteilung der Störung nach Schweregrad anhand der Befunde der diagnostischen Beobachtungsskala für autistische Störungen (ADOS-2) entsprechend Rechnung getragen.

> ▶ **Fallbeispiel: Tieffunktionale Autismus-Spektrum-Störung**
>
> Amalie wurde am Termin geboren. In den ersten Lebensmonaten entwickelte sie sich zu einem richtigen Schreikind. Es war schwierig, sie zu beruhigen, und sie zeigte eine auffällige soziale Interaktion. Die Eltern berichteten, dass sie im Alter von knapp drei Jahren bis auf ein ungerichtetes „pa-pa-pa" keine verständlichen Worte spreche. Wenn sie etwas möchte, nehme sie die Eltern bei der Hand und ziehe sie zum gewünschten Objekt. Oder sie bringe ihnen die Flasche, wenn sie etwas trinken möchte. Die Eltern erzählen auch, dass sie zu Hause und in der Kita vorwiegend allein spiele, mit Legos meist Türme baue. Essen und Schlafen sei ein großes Problem, sie würde in der Nacht häufig erwachen und dann grundlos schreien. Sie hätte einen eingeschränkten Speiseplan, würde nur eine bestimmte Art von Keksen essen und gesüßten Tee trinken.
>
> Die Entwicklungsuntersuchung zeigte ein Entwicklungsalter von etwa 20 Monaten. In der Untersuchung mittels ADOS sprach Amalie keine Worte. Sie war sehr still, richtete nur gelegentlich unverständliche Lautäußerungen an ihr Gegenüber. Sie setzte keine andere Gestik ein. Sie hatte einen nur flüchtigen Blickkontakt, zeigte aber durchaus auch referenzielles Blickverhalten. Freude an der gemeinsamen Interaktion war nicht erkennbar. Amalies Spielverhalten schien stereotyp. Sie reagierte auch nicht auf ihren Namen. Ein Lenken der Aufmerksamkeit war kaum möglich. Es waren verschiedene sensorische Interessen erkennbar und es zeigten sich auch eigenartige Bewegungsstereotypien wie ein repetitives Winken mit den Händen. Im ADOS lagen die Werte deutlich über dem Schwellenwert für eine Autismus-Spektrum-Störung. Mit dieser Diagnose wurde eine Autismus-spezifische Intensivtherapie eingeleitet. ◀

In den Klassifikationssystemen erfolgt die Einteilung der Störung primär nach dem Grad der kognitiven und sprachlichen Einschränkung der betroffenen Kinder (Lord et al. 2020). Etwa die Hälfte der Betroffenen zeigt eine schwerwiegende kognitive und sprachliche Störung (mehr als zwei Standardabweichungen von der Norm), was auch als **„tieffunktionaler (low functioning) Autismus"** bezeichnet wird. Die andere Hälfte entwickelt sich mit mehr oder weniger altersentsprechenden Fähigkeiten in der Kognition und Sprache, auch **„hochfunktionaler (high functioning) Autismus"** genannt. Nur etwa drei Prozent aller autistischen Individuen haben allerdings eine überdurchschnittliche kognitive Leistungsfähigkeit mit einem IQ von über 115. Es ist also nicht so, dass autistische Kinder in der Regel über eine hohe Begabung verfügen (Lord et al. 2020).

7.9.2 Häufigkeit: Anstieg oder nicht ?

Während man vor einigen Jahrzehnten nur schwere Verlaufsformen von Autismus erfasste, werden heute auch mildere autistische Störungen klassifiziert, was zu einem Anstieg der Prävalenz der Störung geführt hat. In den letzten Jahren hat dabei vor allem die Zahl von älteren Kindern mit einem hochfunktionalen Autismus zugenommen. Fasst man die aktuelle Studienlage zusammen, dann geht man von einer aktuellen Häufigkeit des Autismus von etwa einem Prozent aus, die unabhängig von der Herkunft eines Kindes, seiner Ethnie, dem Wohnsitz und auch der Qualität der

Gesundheitsversorgung der entsprechenden Region ist (Elsabbagh et al. 2012).

Etwa 70 Prozent aller Kinder mit einer autistischen Störung sind Jungen und nur etwa 30 Prozent Mädchen – unabhängig vom kognitiven Entwicklungsstand (Loomes et al. 2017). Die Ursache dafür ist nicht restlos geklärt, möglicherweise spielen epigenetische oder X-chromosomale Vererbungsmechanismen eine Rolle. Denkbar ist auch, dass die Diagnosekriterien so ausgelegt sind, dass Jungen eher als auffällig und Mädchen als weniger auffällig klassifiziert werden. Tatsächlich gibt es im sozialen Verhalten zwischen Jungen und Mädchen gewisse Geschlechtsunterschiede (▶ Kap. 3). Mädchen gelingt es in der Regel besser, sich an soziale Situationen anzupassen und soziale Schwächen zu kompensieren.

7.9.3 Die Entstehungswege des Autismus

Die Ursachen von Autismus-Spektrum-Störungen sind so heterogen wie ihr Erscheinungsbild. Weil die Störung durch eine komplexe Wechselwirkung von verschiedenen Risikofaktoren und genetischen Voraussetzungen entsteht, wird man auch in Zukunft nicht eine einzelne Ursache für dieses Krankheitsbild finden.

Etwa zehn Prozent der Kinder mit einem Autismus zeigen eine **monogenetische Störung** wie das Fragile X-Syndrom, das Rett-Syndrom, das Prader-Willi-Syndrom, die tuberöse Sklerose, die Neurofibromatose, das Angelman-Syndrom oder die Trisomie 21 (Lai et al. 2014). Bei den restlichen 90 Prozent findet man keine spezifische Ursache, auch wenn eine genetische Ätiologie in den meisten Fällen wahrscheinlich ist.

Tatsächlich haben Studien gezeigt, dass die Autismus-Spektrum-Störung zu den am stärksten genetisch vererbten Erkrankungen gehört (Wang et al. 2017). So liegt das Risiko für eine autistische Störung bei monozygoten Zwillingen bei über 80 Prozent, bei dizygoten Zwillingen bei 40 Prozent. Das Wiederholungsrisiko von Autismus liegt bei fast 20 Prozent; somit ist also bei Eltern mit einem autistischen Kind die Wahrscheinlichkeit, dass sie ein weiteres Kind mit Autismus bekommen, deutlich erhöht (Ozonoff et al. 2011). Weil aber Eltern oft von sich aus nach einem betroffenen Kind keine weiteren Kinder mehr haben, ist das tatsächliche Wiederholungsrisiko möglicherweise noch größer.

Trotz dieser starken Erblichkeit wurde bis heute kein spezifisches „Autismusgen" gefunden; die Störung gilt als **polygenetisch vererbte Erkrankung**. Tatsächlich konnten in den letzten Jahren durch die neuen genetischen Technologien unzählige de novo-Mutationen und Copy Number Variations identifiziert werden, die mit der autistischen Störung in einem Zusammenhang stehen.

> **Alte Väter**
> Während ein höheres mütterliches Alter als Risikofaktor für verschiedene Komplikationen während Gestation und Geburt eines Kindes seit langem bekannt ist, wurde das väterliche Alter als Risikofaktor für die kindliche Entwicklung erst in den letzten Jahren entdeckt (Phillips et al. 2019). Tatsächlich sind die Partnerinnen von Männern mit einem Alter von über 45 Jahren einem höheren Risiko für Schwangerschaftskomplikationen und die Kinder gewissen Entwicklungsstörungen wie einer Autismus-Spektrum-Störung ausgesetzt. Grund dafür ist, dass sich das Erbgut der Spermien mit der Zeit verändert. So führen epigenetische Veränderungen, Mutationen in der Keimbahn und der abnehmende Testosteronspiegel mit steigendem Alter der Väter zu genetischen Störungen der Nachkommen.

Neben diesen genetischen Gründen gibt es eine Reihe von weiteren **Risikofaktoren für Autismus** (Modabbernia et al. 2017). Besonders erwähnenswert sind ein kurzes Intervall zwischen den Schwangerschaften, Geburtskomplikationen, ein mütterliches Übergewicht, ein Diabetes während der Schwangerschaft oder eine antiepileptische oder antidepressive Therapie mit Medikamenten. Allerdings lösen diese Risikofaktoren keinen Autismus per se aus, sondern wirken in einer komplexen Interaktion mit den genetischen oder epigenetischen Eigenschaften des Kindes. Eindeutig widerlegte Risikofaktoren für einen Autismus sind eine Geburt durch Kaiserschnitt, andere Geburtseingriffe oder auch eine künstliche Befruchtung (Lord et al. 2020).

> **Impfungen und Autismus**
> 1998 erschien in der renommierten britischen Medizinzeitschrift „The Lancet" eine Fallserie von zwölf Kindern im Alter zwischen drei und zehn Jahren mit Entwicklungsstörungen und Magen-Darm-Problemen (Wakefield et al. 1998). Dabei berichteten die meisten Eltern dieser Kinder, dass die Symptomatik zeitgleich mit der Masern-Mumps-Röteln-Impfung aufgetreten sei. Der Studienautor, der englische Magen-Darm-Spezialist Andrew Wakefield, äußerte dabei den Verdacht auf einen ursächlichen Zusammenhang zwischen Impfung und Autismus, was von den Medien sehr schnell aufgegriffen wurde. Die Studie führte in der Folge zu einem dramatischen Vertrauensverlust in die Impfungen (insbesondere in die Masernimpfung), und es kam zu großen Masernausbrüchen mit hohen Komplikations- und Sterberaten. Die Überprüfung der Untersuchung zeigte allerdings signifikante methodische Schwächen und Interessenskonflikte der Autoren um Wakefield. Die Studie wurde in der Zwischenzeit auch zurückgezogen, eine umfangreiche Metaanalyse konnte den Zusammenhang zwischen Impfungen und dem Auftreten von Autismus eindeutig widerlegen (Taylor et al. 2014).
> Eine autistische Störung wird häufig im Verlauf des zweiten Lebensjahres bei ausbleibender Sprachentwicklung und wegen eines kognitiven Entwicklungsrückstandes mit auffälliger sozialer Interaktion bemerkt; der zeitliche Zusammenhang mit Impfungen ist dabei rein zufällig.

7.9.4 Theory of Mind und zentrale Kohärenz: die Theorien zum Autismus

Kinder und Jugendliche mit einer autistischen Störung leiden darunter, dass sie die Absichten und Gefühle von anderen Menschen nur ungenügend erfassen und verstehen können. Sie können sich nicht in die Lage ihrer Mitmenschen hineinversetzen und einer anderen Person eigene Vorstellungen, Wünsche und Überzeugungen zuschreiben. Sie leiden also unter einer **gestörten sozial-kognitiven Perspektivenübernahme** und zeigen entsprechend eine Verzögerung in der Entwicklung der Theory of Mind (Baron-Cohen 1995). Mit anderen Worten: Sie verstehen zwar auf einer formalen Ebene, was eine andere Person sagt; sie können jedoch nicht nachvollziehen, was genau die Person damit meint. Sie haben auch Mühe, Witze zu verstehen, und nehmen ironische Bemerkungen oft wortwörtlich. Auch können sie nicht gut lügen oder Andere täuschen. Außerdem werden autistische Kinder häufig von Details angezogen. Sie können aber einzelne Informationen und Reize nicht miteinander in Zusammenhang bringen und in einem Gesamtbild erkennen. Vereinfacht ausgedrückt: Sie sehen zwar viele Bäume, aber keinen Wald. Man nennt dieses Phänomen auch **schwache zentrale Kohärenz** (Happe 1999); dieses zeigt sich unter anderem darin, dass gewisse autistische Kinder über große Stärken in der Detailwahrnehmung und besondere Begabungen im Gedächtnis verfügen.

7.9.5 Das klinische Bild

Auch wenn die Autismus-Spektrum-Störung eine außerordentlich große Heterogenität im Erscheinungsbild zeigt, so finden sich bestimmte Kernsymptome (Lord et al. 2020): Das klinische Bild besteht aus einer Störung der sozialen Interaktion, Kommunikation und Sprache sowie aus stereotypen Verhaltensmustern, sonderbaren Interessen und sensorischen Besonderheiten.

Störung der sozialen Interaktion: Der Kern von autistischen Verhaltensweisen ist die fehlende Gegenseitigkeit in der Interaktion mit anderen Menschen. Autistische Kinder können durchaus soziale Verhaltensweisen zeigen, diese jedoch nicht angemessen im Umgang mit anderen anwenden. So können sie zum Beispiel distanzlos sein, können Freude und **Aufmerksamkeit nicht mit anderen teilen**, zeigen einen eigenartigen, zum Teil fehlenden Blickkontakt und erkennen die Stimmung und die Gefühle von anderen Personen nicht zuverlässig. Deshalb verstehen sie das Verhalten anderer oder soziale Situationen oftmals falsch. Sie können aber durchaus eine gewisse Empathie für Andere zeigen. So leiden sie mit und zeigen eine Art affektive Empathie – aber sie können sich kognitiv nicht vorstellen, was das Problem des Gegenübers ist. Dieser Umstand macht autistische Kinder hilflos im Handeln. Kinder mit einer Autismus-Spektrum-Störung sind auch interessiert an Freundschaften und sehnen sich nach Kontakten. Sie werden aber oft von der sozialen Gemeinschaft isoliert, weil sie die Gegenseitigkeit von Freundschaften nicht verstehen und entsprechend nicht auf Freunde eingehen können.

Störung der Sprache und Kommunikation: Die sprachlichen Fähigkeiten von autistischen Kindern sind sehr verschieden. Die einen entwickeln keine Sprache oder machen nur unverständliche Lautäußerungen, während andere eine sehr differenzierte Sprache ausbilden. Typisch sind die Besonderheiten in den pragmatischen Fähigkeiten: So sprechen sie häufig mit einer monotonen und wenig modulierten Prosodie oder zeigen Auffälligkeiten in der **non-verbalen Kommunikation**. Dabei sind beispielsweise das Blickverhalten, die Mimik, die Gestik und die Körperhaltung nicht dem Gegenüber und dem sozialen Kontext angepasst. Sie sind ungenügend in der Lage, sich beim Sprechen mit dem Gesprächspartner abzuwechseln und sich auf ihn einzulassen. Es fehlen auch gestische Zeichen wie Kopfschütteln oder Nicken oder sie werden – im Vergleich zu Kindern, die nicht von einer autistischen Störung betroffen sind – weniger eingesetzt. Ein typisches Merkmal für die Kommunikationsstörung ist, wenn autistische Kinder die Hand der Bezugsperson zu einem gewünschten Objekt ziehen. Sie benutzen den Körper einer anderen Person in solchen Fällen als Werkzeug, um beispielsweise auf einen Schalter zu drücken.

Stereotype Verhaltensmuster und sensorische Interessen: Kinder mit einer Autismus-Spektrum-Störung zeigen oft begrenzte, bisweilen sonderbare Muster im Verhalten. So haben sie zum Beispiel ein intensives Interesse an technischen Dingen, zeigen einen stereotypen und repetitiven Umgang und Einsatz von Objekten oder haben einen abnorm hohen Drang nach **sensorischen Eindrücken**. Auch zeigen sich oftmals zwanghafte Verhaltensweisen. Sie streichen beispielsweise mit den Händen wiederholt über Gegenstände, riechen daran oder betrachten sie immer wieder aus unterschiedlichen Winkeln. Bei älteren Kindern lassen sich oftmals ungewöhnliche, in der Intensität **abnorme Interessen** und Aktivitäten beobachten – wie beispielsweise das Sammeln von Spielzeugautos einer bestimmten Automarke oder das detaillierte Buchführen von Zugfahrplänen. Diese Interessen können derart intensiv ausgelebt werden, dass der Alltag einer Familie stark belastet wird. Das Bedürfnis des autistischen Kindes nach **Routine und Ritualen** führt oftmals dazu, dass es plötzliche Veränderungen nicht erträgt und mit Verhaltensauffälligkeiten und Wutausbrüchen reagiert. Weitere typische Symptome von autistischen Kindern sind eine Hypo- oder Hypersensibilität für Wahrnehmungsreize sowie Bewegungsstereotypien wie ein unwillkürliches Winken (▶ Kap. 4).

> **▶ Fallbeispiel: Hochfunktionaler Autismus**
> Die Eltern beschreiben den 14-jährigen Rudolf als lieben und rücksichtvollen Jungen. Er sei ein sehr angenehmes Kleinkind gewesen, allerdings habe er eine verzögerte sprachliche und motorische Entwicklung gezeigt. Erst mit drei Jahren habe er die ersten Worte und mit Eintritt in den Kindergarten die ersten Sätze gesprochen. Besonders auffällig sei, dass er seit Sprechbeginn ausschließlich Hochdeutsch spreche, keinerlei Schweizerdeutsch, obwohl er

in der Schweiz geboren und aufgewachsen ist. Er habe als Kleinkind nie imitiert, ein sehr monotones Spielverhalten gezeigt und keine Rollenspiele gemacht. Auch sein Blickverhalten sei auffällig gewesen. Man hätte ihn immer darauf aufmerksam machen müssen, dass er einen anschauen solle. Er sei auch nie auf Kinder zugegangen, habe jedoch positiv reagiert, wenn sich andere an ihn gewandt hätten. Erst in der Oberstufe habe er einen ersten richtigen Freund gehabt. Er lege sehr großen Wert darauf, dass Vereinbarungen eingehalten werden, und sei darauf angewiesen, dass es klare, überschaubare und relativ gleichbleibende Strukturen im Alltag gibt. In der Schule würde er insgesamt gute Leistungen erbringen.

Im Alter von drei Jahren habe er im Urlaub am Meer Holzstöcke für das Spiel gesucht. Im Verlauf sei aus dem Stock ein imaginärer Freund geworden, den er immer bei sich trage und mit dem er sich auch unterhalte. Mit der Zeit habe er festgestellt, dass ein Zollstock sehr praktisch ist, weil er diesen zusammenklappen kann. Er trage deshalb heute meist einen Zollstock mit sich. Auch zeige er verstärkte sensorische Interessen und würde Objekte ständig in den Mund nehmen.

Während der Untersuchung von Rudolf mit einem ADOS gab es keine wechselseitige Konversation oder Freude an der gemeinsamen Interaktion mit der Untersucherin. Rudolf antwortete auf Fragen mit Einzelwörtern oder kurzen, monotonen, kaum modulierten Sätzen und zeigte einen nur flüchtigen Blickkontakt. Zudem ergab sich aus der Untersuchung, dass er lediglich über ein rudimentäres Verständnis für die eigenen Gefühle, die Emotionen anderer Menschen und für die Natur sozialer Beziehungen verfügt. Auch das kreative Phantasiespiel war speziell: So beschäftigte sich Rudolf größtenteils mit dem Aufbau der Spielsituation, jedoch nicht mit dem aktiven Spielen. Insgesamt zeigte der ADOS einen Wert über dem Schwellenwert für eine autistische Störung.

Im Verlauf wurde eine Psychotherapie eingeleitet, in der die Kontaktaufnahme mit Gleichaltrigen und mit anderen Personen thematisiert sowie Verhaltensaspekte besprochen und im Rollenspiel geübt wurden. Gleichzeitig wurde auch ein Gruppentraining an einer Klinik begonnen. ◄

Etwa 30 Prozent der Kinder mit einer späteren Diagnose Autismus-Spektrum-Störung entwickeln sich in den ersten zwei Lebensjahren normal. Sie zeigen mehrheitlich unauffällige soziale Interaktionen mit Bezugspersonen und beginnen auch, erste Wörter zu sprechen. Im dritten Lebensjahr setzt bei diesen Kindern dann häufig eine Verlangsamung oder gar ein Stillstand in der Entwicklung ein, so dass in der Regel Abklärungen eingeleitet werden.

Die Stabilität der Autismus-Diagnose von der frühen Kindheit bis in die Adoleszenz ist relativ hoch. Trotzdem zeigt sich ein heterogener Entwicklungsverlauf: Manche Kinder holen in ihren sozialen Fähigkeiten auf, andere entwickeln schwerwiegendere Störungen (Lord et al. 2006).

7.9.6 Entwicklungsdiagnostik des Autismus

Wie bei allen Entwicklungsstörungen gibt es auch beim Autismus keine objektiven Kriterien für die Diagnose und ebenso keinen **Biomarker**. Die Diagnose wird mit einer Befragung der Bezugspersonen, einem Entwicklungs- oder Intelligenztest und einer Verhaltensbeobachtung gestellt (Lord et al. 2020).

Während Kinder mit einem kognitiven Entwicklungsrückstand in der Regel bereits in der frühen Kindheit diagnostiziert werden, erfolgt bei Kindern mit einer altersentsprechenden kognitiven Entwicklung die Diagnose meist erst in der mittleren Kindheit oder sogar noch später.

Kinder mit Autismus können in der Regel im Alter ab etwa zwei Jahren zuverlässig erfasst werden. Vor diesem Alter ist die Diagnose eine Herausforderung, weil nicht zuverlässig zwischen einer allgemeinen Entwicklungsstörung und einem Autismus unterschieden werden kann. Durchschnittlich erfolgt die Diagnose eines Autismus erst im Alter von vier Jahren. Dabei werden die Kinder mit einer autistischen Störung mit kognitiver Beeinträchtigung in den meisten Fällen im Rahmen der kinderärztlichen Vorsorgeuntersuchungen erfasst (Moser 2020).

Die **Früherkennungszeichen** für eine autistische Störung in der frühen Kindheit sind:
- Mangelnde gemeinsame Aufmerksamkeit (Joint Attention)
- Fehlendes oder auffälliges Symbolspiel
- Auffälliges Blickverhalten und eingeschränkter Blickkontakt
- Reduzierte Zeigegesten
- Kaum Reaktion auf den Namen
- Geringes Interesse an menschlichen Stimmen
- Verlust oder Rückschritt von bereits entwickelten Fähigkeiten in der Sprache und im sozialen Verhalten

Auffällige Verhaltensweisen, die auf einen Autismus hindeuten, können bereits im Säuglingsalter auftreten; jedoch ist eine Diagnose in diesem Alter nicht zuverlässig und sollte deshalb noch nicht gestellt werden. Autistische Merkmale entwickeln sich in der Regel allmählich. So gibt es Säuglinge mit einer unauffälligen sozialen Interaktion und einem normalen Blickverhalten, die dann später unter einer autistischen Störung leiden (Lord et al. 2020). Dieser Umstand spricht gegen die Hypothese, dass Autismus in erster Linie eine früh angelegte Störung der Hirnentwicklung mit sozialen Auffälligkeiten ist. Vielmehr entwickelt sich die Erkrankung in einem komplexen Wechselspiel zwischen den genetischen Anlagen, Risikofaktoren und Umweltbedingungen. Zudem ist es bei Kindern mit einem allgemeinen Entwicklungsrückstand in den ersten zwei Lebensjahren nicht möglich, autistische Merkmale sicher zu erkennen.

Autistisches Verhalten kann im Alter zwischen 14 und 24 Monaten mit der modifizierten Checkliste für Autismus bei Kleinkindern (**M-CHAT**) in einem Screeningverfahren erfasst werden (◘ Tab. 7.8). Allerdings ist die Spezifität des M-CHAT niedrig, so dass auch Kinder erfasst werden können, die für die Diagnose Autismus-Spektrum-Störung nicht in Frage kommen. Dies zeigt sich besonders dann, wenn die Bezugspersonen bereits über gewisse Kenntnisse der Störung verfügen.

Die Autismus-Diagnostik läuft in verschiedenen Schritten ab: Zum einen wird eine detaillierte Entwicklungsgeschichte von Geburt an erhoben. Dann erfolgt die Erstellung eines Entwicklungsprofils und die Erfassung der intellektuellen Fähigkeiten des Kindes bzw. Jugendlichen.

Im Weiteren kann in einem **strukturierten Interview** – dem diagnostischen Interview für Autismus (ADI-R) – der Alltag des Kindes anhand von Verhaltensbeispielen hinsichtlich autistischer Merkmale bewertet werden. Zusätzlich ist allenfalls eine Beobachtung des kindlichen Verhaltens in der Schule oder im Kindergarten notwendig. Dann folgen eine Beobachtung des Verhaltens des Kindes und seiner Interaktion mit einer ihm unbekannten Untersuchungsperson in einem strukturierten Setting sowie im freien Spiel. Dafür wird häufig die ADOS-2 eingesetzt – ein strukturiertes **Beobachtungsverfahren**, bei dem die Kommunikation, Interaktion und das Spielverhalten eines Kindes anhand von einzelnen vorgegebenen Szenen erfasst wird. Das ADI-R und die ADOS-2 gelten als Goldstandard für die Diagnose. Diese beiden Instrumente sind nur Bausteine in der Diagnostik des Autismus. Denn auch wenn die diagnostische Schwelle (der Cut-off-Wert) zum Autismus bei einer Untersuchung nicht erreicht wird, ist die Diagnose im Verlauf der Entwicklung eines Kindes noch durchaus möglich (◘ Tab. 7.8).

7.9.7 Begleiterkrankungen

Eine autistische Störung kann mit vielen verschiedenen Begleitstörungen einhergehen, was in der Praxis eine große Herausforderung darstellt. Weil die Überlappung mit den Symptomen von anderen Störungen der Entwicklung und des Verhaltens so groß ist, ist für eine korrekte Diagnostik viel Fachwissen und Erfahrung unabdingbar.

Autistische Kinder zeigen häufig schwerwiegende Schlaf- und Essstörungen, motorische Ungeschicklichkeiten, einen außerordentlich großen Bewegungsdrang oder sogar eine Epilepsie. Auch werden vermehrt Angstzustände,

Tab. 7.8 Testverfahren für die Autismus-Diagnostik

Testverfahren, Jahr	Altersbereich	Aufgaben
Modified Checklist for Autism in Toddlers, Revised with Follow-Up (M-CHAT-R/F) Robins, Fein und Barton, 2009	16–30 Monate	Elternfragebogen als Screeninginstrument
Fragebogen zur Sozialen Kommunikation (FSK), Deutsche Fassung des Social Communication Questionnaire (SCQ), Bölte und Poustka, 2006	ab vier Jahren bzw. ab Entwicklungsalter von zwei Jahren	Autismus-Fragebogen zur Erfassung von abnormen sozialen Interaktions- und Kommunikationsmustern sowie stereotypen Verhaltensweisen
Skala zur Erfassung sozialer Reaktivität (SRS) Bölte und Poustka, 2007	4–18 Jahre	Autismus-Fragebogen zur Beurteilung sozialer, kommunikativer und rigider Verhaltensweisen
Marburger Beurteilungsskala zum Asperger-Syndrom (MBAS) Kamp-Becker und Remschmidt, 2006	6–24 Jahre	Fragebogen zum Screening des hochfunktionalen Autismus (Asperger)
Skala zur Erfassung von Autismus bei Minderbegabten (SEAS-M) Kraijer und Melchers, 2003	2–70 Jahre	Beobachtungs-Skala von Alltagssituationen
Diagnostische Beobachtungsskala für Autistische Störungen (ADOS-2) Poustka et al., 2015	Kleinkind bis Erwachsenenalter	Erfassung von Kommunikation, sozialer Interaktion und Spielverhalten in folgenden Modulen: Kleinkind-Modul von 12 bis 30 Monate, Modul 1: ab 31 Monate, Modul 2: Kinder, Modul 3: Kinder und junge Jugendliche, Modul 4: ältere Jugendliche und Erwachsene
Diagnostisches Interview für Autismus – Revidiert (ADI-R) Bölte et al., 2006	ab zwei Jahren	Standardisiertes Befragungsinstrument zur Erfassung von autistischen Störungen

Zwangs- oder Tic-Störungen beschrieben (Lord et al. 2020). Zudem gibt es eine gewisse Überlappung mit ADHS, und in der Adoleszenz treten häufig depressive Symptome auf.

Weil Begleitstörungen den Schweregrad der autistischen Einschränkung wesentlich bestimmen, sind sowohl Erfassung als auch Behandlung der Begleiterkrankungen außerordentlich wichtig; dabei werden häufig Medikamente gegen die Begleitstörungen eingesetzt. Oftmals sind die Begleiterkrankungen für die Familien von autistischen Kindern viel belastender als die autistischen Symptome des Kindes an sich.

7.9.8 Entwicklungsförderung

Studien haben gezeigt, dass die Prognose einer autistischen Störung nicht nur vom Schweregrad der Verhaltensauffälligkeiten, von der kognitiven und sprachlichen Beeinträchtigung sowie von den Begleiterkrankungen abhängig ist, sondern auch ganz wesentlich vom Zeitpunkt des Beginns einer Intervention. Je früher eine entwicklungsfördernde Maßnahme begonnen wird, desto besser ist die Wirksamkeit der Maßnahmen. Frühzeitige Interventionen bei Kindern mit Autismus scheinen auch deshalb besonders wichtig, weil die

Schwierigkeiten in der sozialen Interaktion die Spiel- und Lernmöglichkeiten der betroffenen Kinder so stark einschränken können, dass die Eltern-Kind-Interaktion langfristig belastet wird.

Es gibt verschiedene Formen der Förderung eines autistischen Kindes, zum Beispiel auf der Basis von **entwicklungsbasierten oder verhaltenstherapeutischen Ansätzen**. Wenn schwerwiegende Begleitsymptome wie Angstzustände, Aggressionen, motorische Unruhe oder Schlafstörungen auftreten, können auch Medikamente indiziert sein.

Es gibt zahlreiche Therapieangebote für Kinder mit einer autistischen Störung (siehe dazu die Leitlinien, (Friedman 2000)). Ein Vergleich zwischen den sehr unterschiedlichen Angeboten ist nicht möglich. Außerdem fehlt ein Konsens in der Literatur bezüglich Behandlungsdauer, -intensität und -frequenz von Kindern mit Autismus. Wissenschaftliche Studien über Fördermaßnahmen von autistischen Kindern sind ohnehin eine Herausforderung, weil sie meist sehr kosten- und zeitintensiv sind, die Ergebnisvariablen nicht immer sicher bestimmt und Placeboeffekte nur schwer kontrolliert werden können.

Die **kindzentrierte Entwicklungsförderung** beruht oftmals auf verhaltenstherapeutischen und lerntheoretischen Konzepten. Ein bekannter therapeutischer Ansatz ist die Applied Behavior Analysis (ABA), die auf einer intensiven Förderung des kindlichen Verhaltens beruht (Lovaas 1987). So werden zum Beispiel die Spielvorlieben des Kindes aufgenommen und zusammen mit der Therapeutin bzw. dem Therapeuten gemeinsame Aktivitäten initiiert. Die verhaltenstherapeutischen Ansätze beruhen auf dem Prinzip der operanten Konditionierung – es werden dabei diejenigen Verhaltensweisen wiederholt, die eine positive Wirkung haben, und jene unterdrückt, die ungünstig sind (▶ Kap. 2).

In den letzten Jahren wurden Föderansätze entwickelt, die sich noch stärker an der Entwicklung des Kindes orientieren. Durch einen engen Einbezug der Eltern in den therapeutischen Prozess werden die vorhandenen Kompetenzen der Familie genutzt. Dabei begegnet man dem Kind unter Berücksichtigung seiner individuellen Besonderheiten auf seinem aktuellen Entwicklungsstand. Auf diese Weise werden Unter- und Überforderungen vermieden und dem Kind Sicherheit vermittelt. Die „DIR-/Floortime"-Methode (DIR: developmental, individual difference, relationship-based) stellt einen solchen Ansatz dar (Wieder und Greenspan 2003). Dabei gilt es, mit dem Kind auf seinem Entwicklungsniveau in Beziehung zu treten und diese Beziehung zu nutzen, um eine Interaktion mit dem Kind gemeinsam zu entwickeln, zu gestalten und so die natürlichen Ressourcen des Kindes zu wecken, auszubauen und zu fördern.

Auch ältere Kinder und Jugendliche mit einer Autismus-Spektrum-Störung können von therapeutischen Interventionen profitieren. Dabei kommen sowohl individuelle psychotherapeutische Behandlungen als auch Programme zum sozialen Training in Gruppen zum Einsatz.

Literatur

Antonovsky A (1997) Salutogenese. DGVT, Tübingen
Anttila V et al. (2018) Analysis of shared heritability in common disorders of the brain. Science 360(6395): 1313
Barkley RA (1997) Behavioral inhibition, sustained attention, and executive functions: constructing a unifying theory of ADHD. Psychol Bull 121(1): 65–94
Baron-Cohen S (1995) Mindblindness: an essay on autism and theory of mind. MIT Press, Cambridge
Baumann T, Dierauer S, Meyer-Heim A (2018) Zerebralparese: Diagnose, Therapie und multidisziplinäres Management. Thieme, Stuttgart
Benz C, Jenni O (2015) Kindliches Sozialverhalten: Entwicklungsaufgaben und Krisen in den ersten Lebensjahren. Pädiatr up2date 10(4):295–318
Bishop DVM (2006) What causes specific language impairment in children? Curr Dir Psychol Sci 15(5):217–221
Bishop DVM (2014) Ten questions about terminology for children with unexplained language problems. Int J Lang Commun Disord 49(4):381–415
Blank R, Vinçon S (2020) Deutsch-österreichisch-schweizerische (DACH) Versorgungsleitlinie zu Definition, Diagnostik, Behandlung und psychosozialen Aspekten bei Umschriebenen Entwicklungsstörungen motorischer Funktionen (UEMF), Langfassung. Arbeitsgemeinschaft der Wissenschaftlichen Medizinischen Fachgesellschaften (AWMF online)
Bonhoeffer J, Jenni O (2018) Das frühkindliche Spielverhalten – ein Spiegel der kognitiven Entwicklung. Pädiatr up2date 13:303–321

Literatur

Brandeis D, Huber R, Walitza S, Jenni O (2019) Biomarker in der Diagnostik der Aufmerksamkeitsdefizit-/Hyperaktivitätsstörung. Paediatrica 30(1):45–47

Brockmann K, Schlack HG, Deneke C, Aksu F (2019) Soziale Faktoren und „neue Morbidität" bei Kindern und Jugendlichen. In: Hoffmann GF, Lentze MJ, Spranger J, Zepp F, Berner R (Hrsg) Pädiatrie: Grundlagen und Praxis. Springer, Heidelberg, S 1–14

Bühler D, Ernst B, Jenni O (2020) Sprachentwicklung des jungen Kindes. Monatsschr Kinderheilk 168:208–214

Carney J, Hay JA, Faught BE, Wade TJ, Corna L, Flouris A (2005) Developmental coordination disorder, generalized self-efficacy toward physical activity, and participation in organized and free play activities. J Pediatr 147(4):515–520

Coghill D, Sonuga-Barke EJS (2012) Annual research review: categories versus dimensions in the classification and conceptualisation of child and adolescent mental disorders – implications of recent empirical study. J Child Psychol Psychiatry 53(5): 469–489

Collishaw S (2015) Annual research review: secular trends in child and adolescent mental health. J Child Psychol Psychiatry 56(3):370–393

Collisson BA, Graham SA, Preston JL, Rose MS, McDonald S, Tough S (2016) Risk and protective factors for late talking: an epidemiologic investigation. J Pediatr 172:168–174

Dimitropoulos A, Molinari L, Etter K, Torresani T, Lang-Muritano M, Jenni OG, Largo RH, Latal B (2009) Children with congenital hypothyroidism: long-term intellectual outcome after early high-dose treatment. Pediatr Res 65(2):242–248

Durkin K, Mok PLH, Conti-Ramsden G (2015) Core subjects at the end of primary school: identifying and explaining relative strengths of children with specific language impairment (SLI). Int J Lang Commun Disord 50(2):226–240

Ebbels SH, Wright L, Brockbank S, Godfrey C, Harris C, Leniston H, Neary K, Nicoll H, Nicoll L, Scott J, Maric N (2017) Effectiveness of 1:1 speech and language therapy for older children with (developmental) language disorder. Int J Lang Commun Disord 52(4):528–539

Eisenberg N, Valiente C, Morris AS, Fabes RA, Cumberland A, Reiser M, Gershoff ET, Shepard SA, Losoya S (2003) Longitudinal relations among parental emotional expressivity, children's regulation, and quality of socioemotional functioning. Dev Psychol 39(1):3–19

Elsabbagh M, Divan G, Koh Y-J, Kim YS, Kauchali S, Marcin C, Montiel-Nava C, Patel V, Paula CS, Wang C, Yasamy MT, Fombonne E (2012) Global prevalence of autism and other pervasive developmental disorders. Autism Res 5(3):160–179

Evans GW, Li D, Whipple SS (2013) Cumulative risk and child development. Psychol Bull 139(6): 1342–1396

Evans SW, Owens JS, Bunford N (2014) Evidence-based psychosocial treatments for children and adolescents with attention-deficit/hyperactivity disorder. J Clin Child Adolesc Psychol 43(4):527–551

Faraone SV, Biederman J, Mick E (2006) The age-dependent decline of attention deficit hyperactivity disorder: a meta-analysis of follow-up studies. Psychol Med 36(2):159–165

Fingerle M, Freytag A, Julius H (1999) Ergebnisse der Resilienzforschung und ihre Implikationen für die (heil)pädagogische Gestaltung von schulischen Lern- und Lebenswelten. Z Heilpädagogik 50:302–309

Flehmig I, Schloon M, Uhde J, Bernuth H (1973) Denver Entwicklungsskalen. Testanweisung. Harburger Spastikerverein, Hamburg

Friedman WJ (2000) The development of children's knowledge of the times of future events. Child Dev 71(4):913–932

Geissmann H, Fahrländer E, Margelist T, Truninger R, Züllig S, Jenni O (2012) Wie entwickeln sich Late Talkers? In: Hellbrügge T, Schneeweiss B (Hrsg) Sprache, Kommunikation und soziale Entwicklung: Frühe Diagnostik und Therapie. Klett-Cotta, Stuttgart, S 52–67

Happe F (1999) Autism: cognitive deficit or cognitive style? Trends Cogn Sci 3(6):216–222

Hemmi MH, Wolke D, Schneider S (2011) Associations between problems with crying, sleeping and/or feeding in infancy and long-term behavioural outcomes in childhood: a meta-analysis. Arch Dis Child 96(7):622–629

Huang P, Blum NJ (2010) Developmental and behavioral disorders grown-up-intellectual disability. J Dev Behav Pediatr 31(1):61–71

Jenni O (2016) Warum nicht ADHS Spektrum? Monatsschr Kinderheilk 164(4):271–277

Jenni O, Hansen G (2020) Entwicklungsförderung heute: im Spannungsfeld zwischen Kind und Familie. Monatsschr Kinderheilk 168(3):193–194

Jenni O, Caflisch JA, Latal B (2008) Motorik im Schulalter. Pädiatr up2date 4:339–356

Jenni O, Benz C, Latal B (2011) Wenn die kindliche Entwicklung nicht im Gleichschritt verläuft – Kinder mit Entwicklungsauffälligkeiten besser verstehen. Pädiatr up2date 2:199–228

Jenni OG, Fintelmann S, Caflisch J, Latal B, Rousson V, Chaouch A (2015) Stability of cognitive performance in children with mild intellectual disability. Dev Med Child Neurol 57(5):463–469

Kadesjo B, Gillberg C (1999) Developmental coordination disorder in Swedish 7-year-old children. J Am Acad Child Adolesc Psychiatry 38(7):820–828

Kadesjo B, Gillberg C (2001) The comorbidity of ADHD in the general population of Swedish school-age children. J Child Psychol Psychiatry Allied Discip 42(4):487–492

Kamp-Becker I, Stroth S, Stehr T (2020) Autismus-Spektrum-Störungen im Kindes- und Erwachsenenalter: Diagnose und Differenzialdiagnosen. Nervenarzt 91:457–470

Kannengieser S (2019) Sprachentwicklungsstörungen: Grundlagen, Diagnostik und Therapie, 4. Aufl. Elsevier, München

Kinsbourne M (1973) Minimal brain dysfunction as a neurodevelopmental lag. Ann N Y Acad Sci 205: 268–273

Korja R, Huhtala M, Maunu J, Rautava P, Haataja L, Lapinleimu H, Lehtonen L, Grp PS (2014) Preterm infant's early crying associated with child's behavioral problems and parents' stress. Pediatrics 133(2):e339–e345

Kovshoff H, Williams S, Vrijens M, Danckaerts M, Thompson M, Yardley L, Hodgkins P, Sonuga-Barke EJ (2012) The decisions regarding ADHD management (DRAMa) study: uncertainties and complexities in assessment, diagnosis and treatment, from the clinician's point of view. Eur Child Adolesc Psychiatry 21(2):87–99

Lai MC, Lombardo MV, Baron-Cohen S (2014) Autism. Lancet 383(9920):896–910

Law EC, Sideridis GD, Prock LA, Sheridan MA (2014) Attention-deficit/hyperactivity disorder in young children: predictors of diagnostic stability. Pediatrics 133(4):659–667

Lebowitz MS (2016) Stigmatization of ADHD: a developmental review. J Atten Disord 20(3):199–205

Licari MK, Billington J, Reid SL, Wann JP, Elliott CM, Winsor AM, Robins E, Thornton AL, Jones R, Bynevelt M (2015) Cortical functioning in children with developmental coordination disorder: a motor overflow study. Exp Brain Res 233(6):1703–1710

Limbos MM, Joyce DP (2011) Comparison of the ASQ and PEDS in screening for developmental delay in children presenting for primary care. J Dev Behav Pediatr 32(7):499–511

Lingam R, Hunt L, Golding J, Jongmans M, Emond A (2009) Prevalence of developmental coordination disorder using the DSM-IV at 7 years of age: a UK population-based study. Pediatrics 123(4):e693–e700

Loomes R, Hull L, Mandy WPL (2017) What is the male-to-female ratio in autism spectrum disorder? a systematic review and meta-analysis. J Am Acad Child Adolesc Psychiatry 56(6):466–474

Lord C, Risi S, DiLavore PS, Shulman C, Thurm A, Pickles A (2006) Autism from 2 to 9 years of age. Arch Gen Psychiatry 63(6):694–701

Lord C, Brugha TS, Charman T, Cusack J, Dumas G, Frazier T, Jones EJH, Jones RM, Pickles A, State MW, Taylor JL, Veenstra-VanderWeele J (2020) Autism spectrum disorder. Nat Rev Dis Primers 6(1):5

Lovaas OI (1987) Behavioral treatment and normal educational and intellectual functioning in young autistic children. J Consult Clin Psychol 55:3–9

Marcus DK, Barry TD (2011) Does attention-deficit/hyperactivity disorder have a dimensional latent structure? a taxometric analysis. J Abnorm Psychol 120(2):427–442

Masten AS (2016) Resilienz: Modelle, Fakten & Neurobiologie. Junfermann, Paderborn

Masten AS, Coatsworth JD (1998) The development of competence in favorable and unfavorable environments – Lessons from research on successful children. Am Psychol 53(2):205–220

Melchers P, Floß S, Brandt I, Eßer K-J, Lehmkuhl G, Rauh H, Sticker E (2003) Erweiterte Vorsorgeuntersuchung (EVU). PITS, Leiden

Modabbernia A, Velthorst E, Reichenberg A (2017) Environmental risk factors for autism: an evidence-based review of systematic reviews and meta-analyses. Mol Autism 8:13

Moeschler JB, Shevell M (2014) Comprehensive evaluation of the child with intellectual disability or global developmental delays. Pediatrics 134(3):e903–e918

Moffitt TE, Houts R, Asherson P, Belsky DW, Corcoran DL, Hammerle M, Harrington H, Hogan S, Meier MH, Polanczyk GV, Poulton R, Ramrakha S, Sugden K, Williams B, Rohde LA, Caspi A (2015) Is adult ADHD a childhood-onset neurodevelopmental disorder? Evidence from a four-decade longitudinal cohort study. Am J Psychiatr 172(10):967–977

Moreira Maia CR, Cortese S, Caye A, Deakin TK, Polanczyk GV, Polanczyk CA, Paim Rohde LA (2017) Long-term efficacy of methylphenidate immediate-release for the treatment of childhood ADHD: a systematic review and meta-analysis. J Atten Disord 21(1):3–13

Moreno-De-Luca A, Myers SM, Challman TD, Moreno-De-Luca D, Evans DW, Ledbetter DH (2013) Developmental brain dysfunction: revival and expansion of old concepts based on new genetic evidence. Lancet Neurol 12(4):406–414

Morrow RL, Garland EJ, Wright JM, Maclure M, Taylor S, Dormuth CR (2012) Influence of relative age on diagnosis and treatment of attention-deficit/hyperactivity disorder in children. Can Med Assoc J 184(7):755–762

Moser M (2020) Versorgung von Vorschulkindern mit Entwicklungsstörungen: Rolle der Grundversorger im Kanton Zürich (Schweiz). Dissertation an der medizinischen Fakultät der Universität Zürich

Naef N, Liamlahi R, Beck I, Bernet V, Dave H, Knirsch W, Latal B (2017) Neurodevelopmental profiles of children with congenital heart disease at school age. J Pediatr 188:75–81

Niemi MEK, Martin HC, Rice DL, Gallon G, Gordon S, Kelemen M, McAloney K, McRae J, Radford EJ, Yu S, Gecz J, Martin NG, Wright CF, Fitzpatrick DR, Firth HV, Hurles ME, Barrett JC (2018) Common genetic variants contribute to risk of rare severe neurodevelopmental disorders. Nat 562(7726):268–271

Norbury CF, Vamvakas G, Gooch D, Baird G, Charman T, Simonoff E, Pickles A (2017) Language growth in children with heterogeneous language disorders: a population study. J Child Psychol Psychiatry 58(10):1092–1105

Ozonoff S, Young GS, Carter A, Messinger D, Yirmiya N, Zwaigenbaum L, Bryson S, Carver LJ, Constantino JN, Dobkins K, Hutman T, Iverson JM, Landa

R, Rogers SJ, Sigman M, Stone WL (2011) Recurrence risk for autism spectrum disorders: a Baby Siblings Research Consortium Study. Pediatrics 128(3):e488–e495

Pascal A, Govaert P, Oostra A, Naulaers G, Ortibus E, Van den Broeck C (2018) Neurodevelopmental outcome in very preterm and very-low-birthweight infants born over the past decade: a meta-analytic review. Dev Med Child Neurol 60(4):342–355

Perez A, Ritter S, Brotschi B, Werner H, Caflisch J, Martin E, Latal B (2013) Long-term neurodevelopmental outcome with hypoxic-ischemic encephalopathy. J Pediatr 163(2):454–459

Pescosolido BA, Jensen PS, Martin JK, Perry BL, Olafsdottir S, Fettes D (2008) Public knowledge and assessment of child mental health problems: findings from the National Stigma Study-Children. J Am Acad Child Adolesc Psychiatry 47(3):339–349

Phillips N, Taylor L, Bachmann G (2019) Maternal, infant and childhood risks associated with advanced paternal age: the need for comprehensive counseling for men. Maturitas 125:81–84

Polanczyk GV, Salum GA, Sugaya LS, Caye A, Rohde LA (2015) Annual research review: a meta-analysis of the worldwide prevalence of mental disorders in children and adolescents. J Child Psychol Psychiatry 56(3):345–365

Popova S, Lange S, Probst C, Gmel G, Rehm J (2017) Estimation of national, regional, and global prevalence of alcohol use during pregnancy and fetal alcohol syndrome: a systematic review and meta-analysis. Lancet Glob Health 5(3):e290–e299

Rasmussen P, Gillberg C (2000) Natural outcome of ADHD with developmental coordination disorder at age 22 years: a controlled, longitudinal, community-based study. J Am Acad Child Adolesc Psychiatry 39(11):1424–1431

Rauch A, Hoyer J, Guth S, Zweier C, Kraus C, Becker C, Zenker M, Hueffmeier U, Thiel C, Rueschendorf F, Nuernberg P, Reis A, Trautmann U (2006) Diagnostic yield of various genetic approaches in patients with unexplained developmental delay or mental retardation. Am J Med Genet A 140A(19):2063–2074

Reichenberg A, Cederlof M, McMillan A, Trzaskowski M, Kapara O, Fruchter E, Ginat K, Davidson M, Weiser M, Larsson H, Plomin R, Lichtenstein P (2016) Discontinuity in the genetic and environmental causes of the intellectual disability spectrum. Proc Natl Acad Sci U S A 113(4):1098–1103

Renner G, Mickley M (2015) Berücksichtigen deutschsprachige Intelligenztests die besonderen Anforderungen von Kindern mit Behinderungen? Prax Kinderpsychol Kinderpsychiatr 64:88–103

Rescorla L, Schwartz E (1990) Outcome of toddlers with specific expressive language delay. Appl Psycholinguist 11(4):393–407

von Rhein M, Schaefer C, Ifflaender R, Jenni O (2020) Kognitive und soziale Entwicklungsförderung: Erkennen, behandeln und begleiten. Monatsschr Kinderheilk 168(3):222–227

Richardson SA, Koller H, Katz M (1986) Factors leading to differences in the school performance of boys and girls. J Dev Behav Pediatr 7(1):49–55

Ringli M, Souissi S, Kurth S, Brandeis D, Jenni OG, Huber R (2013) Topography of sleep slow wave activity in children with attention-deficit/hyperactivity disorder. Cortex 49(1):340–347

Roberts JE, Rosenfeld RM, Zeisel SA (2004) Otitis media and speech and language: a meta-analysis of prospective studies. Pediatrics 113(3):e238–e248

Robins DL, Fein D, Barton ML, Green JA (2001) The modified checklist for autism in toddlers: an initial study investigating the early detection of autism and pervasive developmental disorders. J Autism Dev Disord 31(2):131–144

Rosenfeld J, Kiese-Himmel C (2011) Vergleichende Analyse aktueller Untersuchungsinstrumente zur Früherkennung von Sprachentwicklungsretardationen in den pädiatrischen Vorsorgeuntersuchungen U7/U7a. Das Gesundheitswesen 73(10):668–679

Rutter M (1987) Psychosocial resilience and protective mechanisms. Am J Orthopsychiatry 57(3):316–331

Schmidhauser J, Caflisch J, Rousson V, Bucher HU, Largo RH, Latal B (2006) Impaired motor performance and movement quality in very-low-birthweight children at 6 years of age. Dev Med Child Neurol 48(9):718–722

Shankaran S, Lester BM, Das A, Bauer CR, Bada HS, Lagasse L, Higgins R (2007) Impact of maternal substance use during pregnancy on childhood outcome. Semin Fetal Neonatal Med 12(2):143–150

Shaw P, Eckstrand K, Sharp W, Blumenthal J, Lerch JP, Greenstein D, Clasen L, Evans A, Giedd J, Rapoport JL (2007) Attention-deficit/hyperactivity disorder is characterized by a delay in cortical maturation. Proc Natl Acad Sci U S A 104(49):19649–19654

Shevell M, Ashwal S, Donley D, Flint J, Gingold M, Hirtz D, Majnemer A, Noetzel M, Sheth RD (2003) Practice parameter: evaluation of the child with global developmental delay – report of the quality standards subcommittee of the American Academy of Neurology and The Practice Committee of the Child Neurology Society. Neurology 60(3):367–380

Smyth MM, Anderson HI (2000) Coping with clumsiness in the school playground: social and physical play in children with coordination impairments. Br J Dev Psychol 18:389–413

Sonuga-Barke EJ, Brandeis D, Cortese S, Daley D, Ferrin M, Holtmann M, Stevenson J, Danckaerts M, van der Oord S, Dopfner M, Dittmann RW, Simonoff E, Zuddas A, Banaschewski T, Buitelaar J, Coghill D, Hollis C, Konofal E, Lecendreux M, Wong IC, Sergeant J (2013) Nonpharmacological interventions for ADHD: systematic review and meta-analyses of randomized controlled trials of dietary and psychological treatments. Am J Psychiatr 170(3):275–289

Sonuga-Barke EJS (2002) Psychological heterogeneity in AD/HD – a dual pathway model of behaviour and cognition. Behav Brain Res 130(1–2):29–36

Steinhausen H-C (2019) Psychische Störungen bei Kindern und Jugendlichen. Urban & Fischer/Elsevier GmbH, Amsterdam

Sugden DA (2006) Leeds consensus statement: ESRC seminar developmental coordination disorder LEEDS 2004–2005

Taylor LE, Swerdfeger AL, Eslick GD (2014) Vaccines are not associated with autism: an evidence-based meta-analysis of case-control and cohort studies. Vaccine 32(29):3623–3629

Thome J, Ehlis A-C, Fallgatter AJ, Krauel K, Lange KW, Riederer P, Romanos M, Taurines R, Tucha O, Uzbekov M, Gerlach M (2012) Biomarkers for attention-deficit/hyperactivity disorder (ADHD). A consensus report of the WFSBP task force on biological markers and the World Federation of ADHD. World J Biol Psychiatry 13(5):379–400

Visser J, Geuze RH, Kalverboer AF (1998) The relationship between physical growth, the level of activity and the development of motor skills in adolescence: differences between children with DCD and controls. Hum Mov Sci 17(4–5):573–608

Wadman R, Botting N, Durkin K, Conti-Ramsden G (2011) Changes in emotional health symptoms in adolescents with specific language impairment. Int J Lang Commun Disord 46(6):641–656

Wakefield AJ, Murch SH, Anthony A, Linnell J, Casson DM, Malik M, Berelowitz M, Dhillon AP, Thomson MA, Harvey P, Valentine A, Davies SE, Walker-Smith JA (1998) RETRACTED: ileal-lymphoid-nodular hyperplasia, non-specific colitis, and pervasive developmental disorder in children (Retracted article. See vol 375, pg 445, 2010). Lancet 351(9103):637–641

Wang K, Gaitsch H, Poon H, Cox NJ, Rzhetsky A (2017) Classification of common human diseases derived from shared genetic and environmental determinants. Nat Genet 49(9):1319–1325

Wankerl B, Hauser J, Makulska-Gertruda E, Reissmann A, Sontag TA, Tucha O, Lange KW (2014) Neurobiologische Grundlagen der Aufmerksamkeitsdefizit-/Hyperaktivitätsstörung. Fortschr Neurol Psychiatr 82(1):9–29

Weber P, Jenni O (2012) Kinderärztliche Vorsorgeuntersuchungen: Effektivität und Relevanz einzelner Früherkennungs- und Präventionsmaßnahmen. Dtsch Ärztebl 109(24):431–435

Werner EE, Smith RS (1982) Vulnerable but invicible. A longitudinal study of resilient children and youth. McGraw-Hill, New York

Wiart L, Darrah J (2001) Review of four tests of gross motor development. Dev Med Child Neurol 43(4):279–285

Wieder S, Greenspan SI (2003) Climbing the symbolic ladder in the DIR model through floor time/interactive play. Autism 7(4):425–435

Wustmann C (2005) Die Blickrichtung der neueren Resilienzforschung. Wie Kinder Lebensbelastungen bewältigen. Z Pädagogik 51(2):192–206

Yoshimasu K, Barbaresi WJ, Colligan RC, Voigt RG, Killian JM, Weaver AL, Katusic SK (2012) Childhood ADHD is strongly associated with a broad range of psychiatric disorders during adolescence: a population-based birth cohort study. J Child Psychol Psychiatry 53(10):1036–1043

Zablotsky B, Black LI, Maenner MJ, Schieve LA, Danielson ML, Bitsko RH, Blumberg SJ, Kogan MD, Boyle CA (2019) Prevalence and trends of developmental disabilities among children in the United States: 2009–2017. Pediatrics 144(4):e20190811

Zander M (2009) Armes Kind – starkes Kind? 2. Aufl. Springer, Heidelberg

Zubrick SR, Taylor CL, Rice ML, Slegers DW (2007) Late language emergence at 24 months: an epidemiological study of prevalence, predictors, and covariates. J Speech Lang Hear Res 50(6):1562–1592

Nachwort: Kindheit heute

Der gesellschaftliche Wandel der letzten Jahrzehnte mit modernen Familienbildern, den Möglichkeiten der Familienplanung und den neuen Vorstellungen von Kindheit hat zu veränderten Ansprüchen der Gesellschaft und der Wirtschaft an das Kind geführt. Mit der Angst vor dem Verlust internationaler Wettbewerbsfähigkeit geht die Forderung einher, dass Kinder möglichst früh und intensiv gefördert, in der Schule noch besser ausgebildet und schließlich für eine erfolgreiche Berufstätigkeit optimal vorbereitet werden sollen – auch wenn wir gar nicht wissen, welchen Herausforderungen sich die heranwachsende Generation in Zukunft stellen muss. Vor dem Hintergrund einer solchen Erwartungshaltung wird die Kindheit strukturiert, institutionalisiert, kommerzialisiert, ja geradezu industrialisiert. Der „Rohstoff Kind" wird verarbeitet, geformt, gefördert und auf Effizienz getrimmt.

Die Gesellschaft strebt danach, die kindlichen Fähigkeiten zum vermeintlich Positiven zu verändern, und tut sich sichtlich schwer damit, die Variabilität unter Heranwachsenden – insbesondere die Eigenschaften, die jenseits dessen liegen, was als „normal" beurteilt wird – zu akzeptieren. Fördermaßnahmen unterschiedlichster Art sollen die „kindlichen Defizite" ausmerzen. Es ist offensichtlich: Die Normvorstellungen über Kinder sind enger geworden.

Ich habe in diesem Buch an vielen Stellen verdeutlicht, dass die Unterschiede zwischen Kindern außerordentlich groß sind. Vielfalt zeigt sich nicht nur im Aussehen der Kinder, sondern auch in ihrem Temperament, der Intelligenz, den sprachlichen und motorischen Fähigkeiten, der körperlichen Ausdauer, der Emotionalität, dem sozialen Verhalten und vielem anderen mehr. Die Unterschiede entstehen durch eine komplexe Wechselwirkung zwischen Genetik und Umwelt. Die Modelle der kindlichen Entwicklung lehren uns, dass es nicht „eine einzige bestmögliche Umwelt" für alle Kinder gibt, sondern dass vielmehr verschiedene Umwelten mit unterschiedlichen Anlagen zusammenwirken.

Die Vielfalt zwischen Kindern lässt sich nicht überwinden. Verhaltensgenetische Studien haben gezeigt, dass auch in der bestmöglichen, „gleichsten" Umwelt die Variabilität zwischen Kindern bestehen bleibt und in diesem Fall auf deren genetischen Unterschieden beruht. Die Gesellschaft täte also gut daran, die Vielfalt der Umwelten wie auch die genetische Variabilität der Kinder anzuerkennen – anstatt sie als störend zu betrachten. Und um folgerichtig noch einen Schritt weiterzudenken: Wir müssen dafür sorgen, dass alle Kinder einen fairen Zugang zu ihrer passenden Umwelt bekommen. Chancengerechtigkeit bedeutet, dass die Gesellschaft eine Fülle verschiedener Umwelten und Angebote zur Verfügung stellt, damit es möglichst bei jedem Kind zu einer Passung mit seiner Umwelt kommt. Hierzu können insbesondere diejenigen Menschen, die sich als Fachpersonen mit der Entwicklung von Kindern und Jugendlichen beschäftigen, einen wertvollen Beitrag leisten.

Eine Voraussetzung dafür ist, dass man über ausreichendes Wissen über die kindliche Entwicklung und ihre Gesetzmäßigkeiten verfügt. Dieses Entwicklungswissen anschaulich und prägnant zu vermitteln, ist die Absicht dieses Buches.

Serviceteil

Stichwortverzeichnis – 461

Stichwortverzeichnis

A

Abendtyp 88, 368
ADHS
– Differentialdiagnosen 442
– Symptomtrias 436
ADHS-Spektrum 408, 439
Äquilibrium 119
Aggression 160
Akkommodation 118
Aktimetrie 93
Akzeleration
– individuelle 64
– konstitutionelle 16
– säkulare 64
Alpträume 253
Als-ob-Spiele 260, 261
Alter 245
– biologisches 14
– chronologisches 13
– gesetzliches 13
– relatives 14, 16
Altersbestimmung 15
Alterseffekt
– relativer 18
Altersklassen 16
Ambidextrie 242
Ammensprache 133
Amygdala 393
Angstträume 253
A-nicht-B-Fehler 217, 268
Anlage 41
Arbeitsgedächtnis 110, 113, 115, 306
– auditives 268
– visuelles 268
Arbeitsgedächtnistraining 113
Asphyxie 415, 421, 429
Assimilation 118
Atemschutzreflexe 180
Aufholentwicklung 26, 35, 40, 79, 404
Aufklärung über Sexualität 391
Aufmerksamkeit
– geteilte 114, 220
– selektive 114, 307
Ausdauer 94, 294
– Trainierbarkeit 299
Autismus
– Früherkennungszeichen 450
– hochfunktionaler 445
– Risikofaktoren 446
– Symptomtrias 444
– tieffunktionaler 445
Autismus-Spektrum-Störung 408
Autonomie 205, 278, 367, 383, 386
Autostimulationstheorie des
   REM-Schlafes 92
Axon 66, 67

B

Babinski-Reflex 183
Babysprache 133, 199
Basalganglien 104
Basisemotionen 145
Basisfertigkeiten 96, 97, 179, 236, 299
Bauchlage 184
Bedürfnisaufschub 283
Bedürfnis nach sozialer Anerkennung 339
Bedürfnis nach Geborgenheit 251
Bedürfnis nach Leistung und Erfolg 342
Bedürfnisse 3, 140, 149, 339
Begabung 113
Behandlung
– Aufgaben-orientierte 429
– Prozess-orientierte 430
Behaviorismus 117, 158
Beinachsen 236
Beliefs 142, 280
Belohnungsaufschub 283
Benenngeschwindigkeit 325
Benennungsspurt 275
Bewegungen
– rhythmische 97, 246
– spontane 179
Bewegungsaktivität 71, 97, 103
Bewegungsasymmetrie 189, 243
Bewegungsdrang 29, 97, 237, 244, 299
Bewegungskoordination 95, 296
Bewegungsqualität 40, 95, 298
Bewegungsspiel 97, 244
Bewegungsstereotypien 187, 237, 245
Bewusstheit
– phonologische 325
Bewusstsein für die Zeit 374
Beziehungsverhalten 150, 153, 161, 284
Bezugsgruppeneffekt 332
Bilderbuchanschauen
– dialogisches 134
Bindung 150, 219, 221, 284
– desorganisierte 152
– enge 383
– sichere 152
– unsicher-ambivalente 152
– unsicher-vermeidende 152
Bindungsbedürfnis 151, 161, 284
Bindungsmuster 151
Bindungsobjekt 285
Bindungsqualität 151
Bindungstypen 152
Bindungsverhalten 151, 219
Biobehavioral Shifts 175
Biomarker 437, 449
Blasenkontrolle
– nachts 247
– tagsüber 247

Blickpräferenzmethode 86, 193
Blooming 69, 70
Bodeneffekte 414
Body-Mass-Index 65
Bootstrapping 132
Breiernährung 202
Broca-Areal 138

C

Cliquen 339, 388
Code-Mixing 136
Code-Switching 136

D

Darmkontrolle 247
Dendrit 67
Denken
– abstraktes 370
– animistisches 317
– deduktives 268
– flexibles 300, 394
– formal-operationales 302
– kausales 109, 267
– konkret-operationales 302
– kritisches 370
– logisches 109, 268
– magisches 267, 317
– postkonventionelles 156
– schlussfolgerndes 109, 268
– wissenschaftliches 302, 370
Denkprodukt 107
Denkprozesse 107
Deprivation
– psychosoziale 79, 421
Desensibilisierung 158
Desires 142, 280
Diathese-Stress-Modell 52
Diskontinuität 27
Diversität 6
Drang nach Sensationen 381, 448
Dreiberge-Experiment 258
Dreimonatskoliken 210
Drei-Punktgriff 241, 244

E

Effektstärke 98
Effizienztheorie
– neuronale 113
Egozentrismus
– der Adoleszenz 376
– des Kleinkindes 258
Eigeninitiative 247
Eigenregulation 35, 39, 204, 421
Einbeinstand 239, 296
Einschlafhilfe 250
Einschlafritual 250

Einschlafschwierigkeiten 365
Elternberatung 435
Elternbett 208
Emergenzmodelle 131
Emotionen
– jugendliche 380
– komplexe 145, 337
Emotionsausdruck 140, 145
Emotionserkennung 382
Emotionsregulation 114, 145, 225
– fremdbezogene 148, 238, 337
– selbstbezogene 148, 283
Emotionsverständnis 145
Empathie 142, 160, 283
Empfindlichkeit
– Unterschiedliche Empfindlichkeit 52
– Differentielle Empfindlichkeit 53
Empfindlichkeitsvorteil 53
Entwicklung der Identität 375
Entwicklung des Greifens 189
Entwicklungsabfolgen 11
Entwicklungsalter 11, 13, 414
Entwicklungsauffälligkeiten 403
Entwicklungsaufgaben 30
Entwicklungsdiagnostik 11, 409
Entwicklungsförderung
– kindzentrierte 452
– therapeutische 424
– umgebungszentrierte 424, 430, 435
Entwicklungsphasen 26, 30, 32
Entwicklungspotenzial 45, 52, 55
Entwicklungsprofil 24, 111, 410, 414, 421, 440
– dissoziiertes 25, 343
Entwicklungsprozess
– biologischer 367
– gleichmäßiger 26
– kontinuierlicher 26
Entwicklungsquotient 14, 124
Entwicklungsrückstand 13, 263, 404
Entwicklungsscreening 410
Entwicklungssprünge 26, 27, 32
Entwicklungsstörung 404
– allgemeine 405, 419
– endogene 421
– exogene 421
– genetische Ätiologie 421
– globale 405, 419
– kognitive 38, 405, 419, 420
– monogene 422
– nicht-syndromale 423
– perinatale 421
– postnatale 421
– pränatale 421
– schwere 420
– unspezifische 423
– Ursache 421
Entwicklungsstörung der Motorik 424
Entwicklungsstufen 26, 30, 32, 119
Entwicklungstempo 21

Stichwortverzeichnis

Entwicklungstests 411
Entwicklungsverlauf 26, 29
Entwicklungsverzögerung 404
Epiphänomen 255
Erblichkeit 42
Erkunden
– manuelles 212
– orales 211
– visuelles 212
Erkundungsphase 30
Ernährung 61
Erwachsenenernährung
– kindgerechte 202
Erwartungseffekt 2
Erwartungsverletzung 214
Erziehungsstil
– autoritärer 48
– autoritativer 48, 417
– permissiver 48
– vernachlässigender 48
Erziehungsverhalten
– intuitives 222
Eulen 364
Explorationsverhalten 151
Externalitätseffekt 195

F

Fade-Out Phänomen 40
Fähigkeiten 94, 106, 140, 160, 417
Faktenwissen 330
false beliefs 280
Farbwahrnehmung 195
Fast Mapping 132, 275
Feinfühligkeit 151, 222
Feinmotorik 29, 96, 237
Ferntransfer-Effekt 113
Fertigkeiten 94
– beobachtbare 140
– komplexe 96, 97, 299
– mathematische 327
fidgety movements 185
Fingerzählen 329
Fischteicheffekt 141
Fit-Konzept 3, 140, 150, 204, 226, 333, 339
Flexibilität
– kognitive 114, 308
Flynn-Effekt 65, 123
Fontanelle
– hintere 178
– vordere 178
Fragealter 277
freies Gehen 29, 180, 191, 237, 241
Fremdenangst 220, 221
Fremde-Situations-Test 152
Fremdverständnis 140, 142
Freunde
– gleichaltrige 376, 384, 386
– imaginäre 318

Freundschaften 154, 386
FrühentwicklerInnen 362
Frühgeborene 178, 183, 429
Fürsorgemoral 155, 156, 392
Fürsorgeverhalten 219
Funktionen
– exekutive 107, 114, 143, 298
Funktionsspiel 259
Funktionswörter 127

G

Gauß'sche Glockenkurve 8
Gauß'sche Perzentilen 9
Geborgenheit 47, 150, 208, 250, 284, 340, 343, 347, 387, 417
Geburtsdatumseffekt 17
Gedächtnis
– autobiographisches 279, 304
– deklaratives 215
– episodisches 110
– semantisches 110
Gedächtnisstrategien 305
Gefühlsansteckung 147, 283, 224
Gehörlosigkeit 79
– angeborene 79
Generalfaktor-Theorien 23, 111
Genom-Umwelt-Korrelation 22, 45, 49, 326
– aktive 326
Genvarianten 51
Gerechtigkeitsmoral 155, 156, 392
Geruchssinn 200
Geschicklichkeit
– Trainierbarkeit 299
Geschlecht 63, 82, 91, 98, 121, 136, 159, 245, 262, 333, 357, 389
Geschlechterähnlichkeitstheorie 98
Geschlechterrollen 334
Geschlechterstereotyp 101, 334
Geschlechtsidentität 334
Geschlechtsmerkmale 357
Geschlechtsreife 355
Geschmacksrichtungen 199
Geschmackswahrnehmung 199
Geschwindigkeit der Informationsverarbeitung 370
Gestaltwandel 61
Gewichtsverlust 176
Gleichaltrige 154, 161, 282, 338, 386
Gleichgewicht 29, 95, 236, 296
Global-to-Basic-Level-Shift 213
Goodness-of-Fit 339
Graphem 130
Graphomotorik 94
Gratifikationsphänomen 246
Greifen
– Entwicklung 189
– radiales 188
– ulnares 188
Greifreflex 182

Grenzsteine 180, 237, 241
Griffformen 244
Grobmotorik 96, 191, 237, 294, 425
Großhirnrinde 69
Grundformen
– geometrische 272, 320

H

Habituations-Dishabituations-Methode 38, 86
Häufigkeitsverteilung 8, 237
Hand-Augen-Koordination 188
Hand-Hand-Koordination 188
Handleistung 242
Handlungen
– prosoziale 284
Handlungsnormen 155
Handlungsplanung 308, 371, 394
Hand-Mund-Koordination 188
Handpräferenz 242
Handschrift 321
Heritabilität 42
Heterogenität 6, 408, 425
Hirnentwicklungsstörung 409
Hüpfen 239
Hyperaktivität 436

I

Ichbewusstsein 141, 251, 282
Ich-Du-Unterscheidung 278
Identität 374, 379
– diffuse 379
– eigene 375
– erarbeitete 380
– kritische 380
– übernommene 379
Imitation
– verzögerte 215
Imitationslernen 120, 159
Impulsivität 436
Impulskontrolle 114
Informationsverarbeitung 38
Informationsverarbeitungstheorien 113, 117, 303, 370
Inhalt-Behälter-Spiel 256
Inhaltswörter 126
Inhibition 114, 298
Integration
– sensorische 84
Intelligenz 106
– emotionale 112
– fluide 111
– kreative 112
– kristalline 111
– multiple 23, 112
– praktische 112
– soziale 112
Intelligenzalter 7

Intelligenzquotient 7
Intentionalität
– geteilte 154
Interaktionsstörung
– soziale 444
Intersex 63
Intervention
– kindzentrierte 429, 436, 443
– umgebungszentrierte 443
Invarianzkonzept 300
Ironie 336

J

Jahrgangsklassen 16
John-Mary-Paradigma 335

K

Kardinalitätsprinzip 327
Katarakt 78
Kategorisieren 213, 264, 311
Kausalbegriffe 277
Kausalität 255
Kernwissen 107, 213
Kind
– einfaches 226
– pflegeleichtes 226
– schwieriges 226
– sich langsam öffnendes 226
– unauffälliges 226
Klammerreflex 181
Kleinhirn 104
Knochenalter 15
– verzögertes 20
Körpergewicht 65, 176, 357
Körpergröße 8, 19, 29, 34, 61
Körperkontrolle 179, 183
Körperwahrnehmung 378
Kognition 102, 106
Kohärenz
– schwache zentrale 447
Kommunikation
– nicht-sprachliche 126, 127, 217, 448
Komorbiditäten 438
Kompetenzen 112, 140
Konditionierung
– klassische 158
– operante 159
Konnektom 68
Konstruktionsspiel 256
Konstruktivismus 131
Kontinuität 27
Kontrollprozesse 107, 113
Konzept der Erhaltung 300
Koordination 95, 294, 296

Kopffüßler 272
Kopfkontrolle 80, 185
Kopfumfang 33, 65, 177
Kopienzahlvariation 422
Korrelationskoeffizient 32
Kortex 69, 104
– präfrontaler 308, 394
Krabbeln 190
Kraft 94, 294
Krafttraining 299
Kraniosynostosen 178
Krankheit
– Art 406
– Ausmaß 406
– dimensionale 407
– kategoriale 407
Kriechen 190
Kritzeln 270
– funktionelles 271
– Punktkritzeln 271
– rundes 271
– sinnunterlegtes 271
– spitzes 271
– symbolisches 320
Kulturtechniken 320
Kurzschläfer 366
Kurzzeitgedächtnis 110, 304

L

Lächeln
– soziales Lächeln 220
– Engelslächeln 220
Längsschnittstudien 27
Lallmonologe 219
Lallphase
– erste 219
– zweite 219
Langzeitgedächtnis 110, 304
Late Bloomer 431
Lateralisierung 138, 243
Late Talker 430
Laufbewegungen 239
Lautartikulation 80
Lautdifferenzierung 198
Laute 126, 276
Lautwahrnehmung 80
Lebensalter 7, 11
Leistungstests 413
Lerchen 364
Lernen 19, 71, 92, 308, 373
– erfahrungsabhängiges 19
– motorisches 425
– soziales 120, 140, 159, 261
– am Modell 120
Lernschwäche 420
Lernstrategien 309, 310, 373
Lerntheorie
– sozialkognitive 120

Lese-Rechtschreib-Störung 4, 136, 345, 406
Lexem 127
Lexikon
– mentales 127
Liebesbeziehungen
– romantische 381, 389
Limbisches System 381, 393
Linkshändigkeit 242
Lügen 334, 447

M

Mandelkern 82, 393
Matrizen 109, 268, 303
Matthäus-Effekt 22
M-CHAT 450
Median 10
Medien
– elektronische 256, 265, 322, 377
Meilensteine 105, 180, 237, 410
Mengen 108, 327
Menstruationsblutung, Menarche 358
Mentalisierung 143
Mental Speed Theorie 23
Mere-Exposure Effekt 204
Merkmal
– geschlechtsspezifisches 98
– geschlechtstypisches 98
Metakognition 107
– deklarative 116, 309
– prozedurale 116, 309
Mikrodeletion 422
Milchzähne 178
Mitbewegungen 40, 72, 95, 99, 297, 426
Mittelwert 8
Mittel zum Zweck 215
Modell
– hierarchisches 111
– sozialkonstruktivistisches 120
– der zwei Systeme 395
– des maximalen
  Entwicklungspotenzials 52
– des Ungleichgewichtes 395
– der unterschiedlichen
  Empfindlichkeit 52
moderne Morbidität 403
Moral
– autonome 155
– heteronome 155
Morgentyp 88
Moro-Reflex 180, 181
Morphem 127
Motherese 134
Motivationen 140, 149
Motorik 102, 103
Motorik-Tests 428
Mutation 422
Myelinisierung 66, 69

N

Nachahmen 159, 182, 215, 261
Nachtschreck 252
Nackenreflex
– asymmetrisch-tonischer 182
Nahrungspräferenzen 200
Nahtransfer-Effekt 113
Nativismus 117, 130
Nervenzellen 66
Netzwerk 66
– linkshemisphärisches 138
– neuronales 68, 72, 177, 328
Neun-Monats-Revolution 175
Neurogenese 66, 69
Neuromotorik 94, 105, 428
Neurotransmitter 67
Non-REM-Schlaf 87, 205
Normalität 6, 7
Normalverteilung 8
Normativität 7
Normen
– ethische 392
Normierungsstichprobe 14

O

O-Bein-Stellung 235
Oberbegriffe 265
Objektpermanenz 85, 137, 216, 303
Orientierung
– sexuelle 390
otoakustische Emissionen 198

P

Parasomnien 252
Partizipation 406
– gelenkte 120
Passung 3, 140, 226, 339, 420, 442
Pendelaufgabe 369
Personalpronomen 278
Personenpermanenz 216
Perspektivenübernahme 142
– emotionale 142, 146, 147, 283
– erster Ordnung 280
– relativierte 383
– sozial-kognitive 142, 447
– visuell-räumliche 142, 259, 314
– zweiter Ordnung 335
Perzentilen 9, 65
– empirische 10
– Gauß'sche 9
Phasen
– entwicklungsneurologische 179
– kritische 77, 78
– magische 251
– sensible 74, 77, 80
– trainingsgünstige 300
Phonem 126

Phonem-Graphem-Korrespondenz 322
Phonologie 126
Phonologische Schleife 306
Picky Eating 204
Pinzettengriff 188, 241
Plagiozephalus 178
Plastizität
– erfahrungsabhängige 71, 74
– erfahrungserwartende 19, 71
– erfahrungsunabhängige 68
– kortikale 74
– neuronale 74
– synaptische 68, 74
Playfulness 255, 263
Polymorphismen 51
Polysomnographie 86, 93
Präferenzmethode 86
Pragmatik 126, 277
Premack-Prinzip 159
Primitivreflexe 180
Profilanalysen 24
Pronomen 277
Prosodie 128
Protein-Hypothese 202
Prozentränge 9
Prozess
– epigenetischer 54
– erfahrungsabhängiger 69, 131
– erfahrungserwartender 69, 131
– erfahrungsunabhängiger 68
– homöostatischer 90
– zirkadianer 88
Pruning 69, 72
Psychomotorik 94
Pubertät 235, 299, 355
Pubertätsbeginn 357
Pubertätsentwicklung
– verspätete 358, 364
– vorzeitige 358
Pubertätsmerkmale 358
Publikum
– imaginäres 376
Punktkritzeln 271
Pygmalion-Effekt 2
Pyramidenbahn 104

R

Raufen und Kämpfen 97
Reaktionshemmung 114, 268, 298, 307
Reaktionsnorm 55
Reaktivierungshypothese 92
Rechenoperationen 108, 330
Rechnen
– denkendes 330
– zählendes 329
Rechtschreibung 322
Rechtshändigkeit 242
Referenzieren
– soziales 220, 225

Referenzkurven 65
Reflexreaktionen 179
Reflexschreiten 180
Regulationsstrategien
- selbstbezogene 337
Reife
- biologische 15, 18, 299
Reifung 18, 71
- erfahrungserwartende 19
- individuelle 247
Reifungsverzögerung 248, 438
Rekodierung
- phonologische 325
Reliabilität 429
REM-Schlaf 86, 205
Repräsentation
- mentale 85, 216, 261, 269, 314
Risikobereitschaft
- erhöhte 377, 381
Risikofaktoren 414, 420, 432, 434
- indirekte 415
- kindliche 415
- perinatale 415
- postnatale 415
- pränatale 415
- umfeldbezogene 415
R-Konzept 314
Robben 190
Rollenspiel 253, 260
Rollenverwirrung 379
Rouge-Test 278
Rückenlage 184
Runquist-Effekt 123
Rutscher
- symptomatischer 190

S

Säuglingsforschung 193
Sally-Anne-Paradigma 280
Satzbau 126
Sauberkeitsentwicklung 247
Sauberkeitstraining 248
Saugpräferenz 86
Saugreflex 181
Scaffolding 120, 121
Schema 117
Schereneffekt 22
Scherengriff 188
Schielen 78, 195
Schlaf
- aktiver 205
- ruhiger 205
Schlafbedarf 248, 366
Schlafdefizit 366
Schlafdruck 90
Schlafen im Elternbett 284
Schlafhomöostase 206, 368
Schlafwandeln 253

Schluckreflex 181
Schlussfolgerungen
- deduktive 303
- induktive 303
Schmerzempfindungen 200
Schnelligkeit 94, 294
Schreiben
- lautgetreues 322
Schreidauer 209
Schreien
- abnormes 209
- physiologisches 209
- unspezifisches 209
Schreigipfel 210
Schreikurve 209
Schreiphase 30
Schriftsprache 320
Schutzfaktoren 222, 414, 420, 432
Schwerkraftprinzip 212, 214
Sehschärfe 194
Seilspringen 294
Seitwärtshüpfen 295
Selbstfindung 379
Selbstkonzept 141, 278, 331, 332
- erweitertes 332, 375
Selbstobjektivierung 141, 278, 283
Selbstreflexion 376
Selbstregulation 417
- emotionale 114, 283, 337, 382
- heiße 114
- kalte 114
- kognitive 114, 217, 268, 307, 371, 382
Selbstverständnis 140
Selbstwahrnehmung 140, 251, 278
Selbstwert 18, 141
Selbstwertgefühl 3, 141, 161, 332, 333, 378, 417
Selbstwirksamkeit 224, 333, 417
Selbstwirksamkeitsgefühl 18
Selbstzweifel 378
Sexualhormone 61, 63
Signalübertragung
- chemische 67
- elektrische 67
Sinnesempfindung 83
Sinnzeichen 314
Situationsverstehen 128
Sitzen 185
Sitzrutschen 4, 190
Skelettschreiben 322
Sleeper-Effekt 79
Soliditätsprinzip 212
Sonnenzeichen 272
Sortieren
- systematisches 264
Soziogramm 338
Spätentwickler 364
Spannbreite 4, 7
Spektrum 406, 408, 436, 444

Spiel
- Bedeutung 254
- Funktion 254
- funktionelles 253
- kooperatives 260
- repräsentatives 253, 259
- symbolisches 253, 259
- sequenzielles 260
Spielinteresse 262
Spielverhalten 211
Spielzeug
- geschlechtstypisches 262
Spontanbewegungen 97, 180
- unwillkürliche 185
Sportmotorik 94
Sprachausdruck 128
Sprache
- kindgerichtete 133, 199
Sprachentwicklungsstörung 430, 431
- primäre 431
- sekundäre 431
Sprachentwicklungsverzögerung 430
Spracherwerbstheorien 130
Sprachexpression 128
Sprachrezeption 128
Sprachstil
- analytisch 135
- holistisch 135
Sprachverständnis 128, 277
Sprechen im Schlaf 253
Sprechjargon 274
Stabilität 3, 5, 27, 32
Stabilitäts-Plastizitäts-Dilemma 77
Standardabweichung 8
Standardisierung 429
Standardkurven 65
Stillen 176
Still-Face-Paradigma 223
Stimmungsschwankungen 381
Störung
- dimensionale 407
- kategoriale 407
- monogenetische 446
- polygenetisch vererbte 446
- psychische 405
Strabismus 78
Strichkritzeln 271
Strichsymbolik 272
Stufentests 413
24-Stunden-Schlafprotokoll 93
Substanz
- graue 70
- weiße 70
Suchreflex
- oraler 181
Symbolsystem 125, 253
Synapse 67
synaptische Homöostasehypothese 92
synaptisches Blühen 70
Synaptogenese 70
Syntax 126, 127

Systemtheorie
- dynamische 103, 181

T

Täuschen 334
Tagschlafepisoden 250
Talent 112
Tanner-Stadien 358
Tastkörper 272
Tastsinn 200
Teilbegabungen 22
Teilhabe 406
Telomerlänge 15
Temperament 98, 160, 225, 245, 279, 339, 414
- positives 417
Testalteräquivalent 12
Testverfahren 105
Theorie
- konstruktivistische 85, 117
- neurobiologisch-genetische 437
- ökologische 85
Theory of Mind 117, 142, 259, 334, 375
Therapie
- logopädische 436
- medikamentöse 444
- medizinische 423
Tiefenwahrnehmung 196
Tiefschlaf 87
Tonlokalisation 197
Trainierbarkeit 295
Transferdefizit 133
Transgender 63
Trend
- säkularer 64, 91, 101, 123
Trennungsangst 222
Treppensteigen 240
Triple Code Modell 328
Trotzphase 4, 30, 279
Turmbau 257
Turn Taking 133

U

Überdiskrimination 275
Übergangsobjekt 285
Übergeneralisierung 264, 275
Überzeugungen 142, 280
- falsche 280
Uhr
- epigenetische 15, 54
- innere 88
Umfeld
- psychosoziales 143, 421
Umklappungen 314
Umwelt
- geteilte 46
- nicht-geteilte 46
Unaufmerksamkeit 436
Unreife 404
- sozioemotionale 20, 404, 438

Stichwortverzeichnis

Untersuchung
- entwicklungsneurologische 183

V

Validität 429
Variabilität 2–5
- interindividuelle 6
- intraindividuelle 6, 22
Varianten 11, 32, 190, 244
Verben 276
Verbotsmoral 155, 156, 391
Verfolgen
- horizontales 195
Verhalten
- beobachtbares 140
- empathisches 147
- kooperatives 154
- moralisches 161
- prosoziales 155, 160
- repetitives 444
- sexuelles 390
- soziales 139
- stereotypes 448
Verhaltensauffälligkeiten
- reaktive 438, 442
Verhaltensbeobachtung 205
Verhaltensgenetik 42
Verhaltensstadien 205
Verhaltensstörungen 405
Versteckspiel 259, 334
Vertrauenspersonen 384
Verzögerung der Entwicklung
- konstitutionelle 16, 19, 20
Verzögerung der Schlafphase 365, 367
visuelle Klippe 197
visuell-räumlicher Notizblock 114, 306
Visuomotorik 94
Vorannahmen 132
Vorbilder 120, 159, 262
Vorwissen 303, 305
Vulnerabilität 355, 396, 415, 417

W

Wachstumsgeschwindigkeit 21, 62, 176
Wachstumshormone 61
Wachstumskanal 35
Wachstumskurve 61
Wachstumsprognose 37
Wachstumsschub 357
- mittlerer 62
- pubertärer 62, 357
Wachstumsspurt 61
Wahrnehmung 83
- auditive 79
- intermodale 83
- sensorische 79
- visuelle 122, 257
Wahrnehmungsverengung 196, 198
Warum-Fragen 277

Wechselspiel
- dialogisches 133
Weitsprung 29
Werfen 240
Wernicke-Areal 138
Wiederholungsrisiko 421
Winken
- unwillkürliches 246
Wirbelsäulenkrümmung 235
Witze 336
Wortbild 324
Worterkennung 325
Wortformen 126
Wortkategorien 265
Wortlexikon
- mentales 325
Wortschatzspurt 275
writhing movements 185
Wurfbewegung 297

X

X-Bein-Stellung 236

Z

Zählstrategie 329
Zähne
- bleibende 294
- Milchzähne 178
Zähneknirschen 253
Zahlen 108, 265, 327
Zahleninversion 266, 328
Zahlenraum
- mentaler 328
Zahlenstrahl 328
Zahl-Mengen-Verknüpfung 327
Zahlsystem
- approximatives 214
Zahlwörter 328
Zahnwechsel 179, 294
Zehenspitzengang 238
Zeichnungen
- figürliche 273
Zeichnungsalter 312
Zeigegesten 217
Zeitbegriff
- basaler 108, 266
- konkreter 108, 266
- metrischer 108
Zeitbewusstsein 108, 319
Zeiterleben 319
Zeitgeber
- soziale 206
Zeithorizont 266, 319
Zeitstrahl 266, 319
Zeitwörter 266, 319
Zellkörper 66
Zentralfurche 104
Zerebralparese 425

Ziffern 328
Zone der proximalen Entwicklung 120, 121, 303
Zürcher Longitudinalstudien 27, 34
Zürcher Spielverhalten 263
Zukunftsorientierung 374
Zweisprachigkeit
– konsekutive 134
– sequenzielle 134
– simultane 134
Zweiwort-Äußerungen 276
Zwillingsstudien 43

If you have any concerns about our products,
you can contact us on
ProductSafety@springernature.com

In case Publisher is established outside the EU,
the EU authorized representative is:
**Springer Nature Customer Service Center GmbH
Europaplatz 3, 69115 Heidelberg, Germany**

Printed by Libri Plureos GmbH
in Hamburg, Germany